国家科学技术学术著作出版基金资助出版

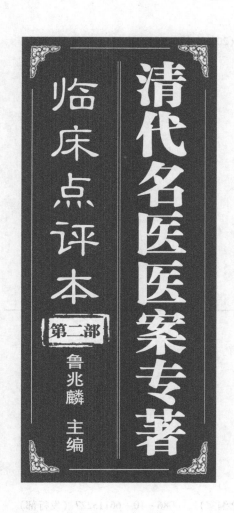

清代名医医案专著

临床点评本

第二部

鲁兆麟 主编

北京科学技术出版社

图书在版编目（CIP）数据

清代名医医案专著：临床点评本. 第二部 ／ 鲁兆麟
主编. — 北京 ：北京科学技术出版社，2020.10
　　ISBN 978 - 7 - 5714 - 0884 - 8

　　Ⅰ. ①清… 　Ⅱ. ①鲁… 　Ⅲ. ①医案 - 汇编 - 中国 - 清
代 　Ⅳ. ①R249. 49

中国版本图书馆 CIP 数据核字（2020）第 065142 号

策划编辑：侍　伟　吴　丹
责任编辑：侍　伟　吴　丹　刘　雪
责任校对：贾　荣
装帧设计：蒋宏工作室
责任印制：李　茗
出 版 人：曾庆宇
出版发行：北京科学技术出版社
社　　　址：北京西直门南大街 16 号
邮政编码：100035
电　　　话：0086 - 10 - 66135495（总编室）　0086 - 10 - 66113227（发行部）
网　　　址：www. bkydw. cn
印　　　刷：北京捷迅佳彩印刷有限公司
开　　　本：710mm × 1000mm　1/16
字　　　数：1248 千字
印　　　张：62
版　　　次：2020 年 10 月第 1 版
印　　　次：2020 年 10 月第 1 次印刷
ISBN 978 - 7 - 5714 - 0884 - 8

定　　价：498. 00 元

前　言

中医医案，是医家灵活运用中医传统的理、法、方、药救治病人的真实记录。近代国学大师章太炎说过："中医之成绩，医案最著。欲求前人之经验心得，医案最有线索可寻，循此钻研，事半功倍。"中医文献学界也通常将医案与论著、方药并列，作为主要的研究内容之一。中医医案从先秦两汉伊始，迄今两千余年，从未断流。时至清代，医案之作已达到鼎盛，这时个案专著已非常普遍，经笔者整理发现现存的清代医案专著有三百多种。并且，此时期，专门搜集整理医案的类书已不仅仅拘于以证类案一格，还出现了多种编研方式，医家更加重视对医案理论的研究。正是清朝时期医案学的长足发展，奠定了医案在中医学中的重要地位。故而，清代医案的系统搜集与整理工作对中医文献学、中医临床学的发展，乃至整体中医药学术传承发展均具有重要的推动作用。

数年前笔者组织出版了《清代名医医案专著（临床点评本）·第一部》，自面世以来，深受广大临床医师的喜爱。笔者自 20 世纪 80 年代开始研究医案，并提出了"中医医案学"的概念。通过多年来对医案的整理与研究，笔者更加深刻地认识到，学好医案确实是提高中医临证水平的捷径。每个医家的医案，充分体现出其诊断辨证、处方用药中的独到经验，在此基础上进行的总结与提炼可以归纳出该医家独特的学术思想。医案学无疑是中医药学宝库中最为璀璨夺目的珍宝，对中医医案的学习应该受到重视。

《清代名医医案专著（临床点评本）·第二部》从三百余部清代及民国时期医案专著中，精心挑选出九部最具代表性的清代名家医案专著：吴门名医代表《曹沧洲医案》、海派名医代表《陈莲舫医案》、江苏名医代表《李冠仙医案》、古闽名医代表《林氏活人录汇编》、孟河医派代表《孟河费氏医案》、丹徒名医代表《王九峰医案》、新安医派代表《王仲奇医案》《杏轩医案》、中原地区儒医代表《醉花窗医案》。本书将各医案著作的优良版本呈现给读者，并针对各个医案专著的学术特色，首先还原医家著书的历史时代背景，并且充分结合其学术传承，梳理其学术脉络，尽力从各位医案专著编著者自身的角度来整理、研读、解析医案，努力做到让"医家自己讲解医案"，最后凝练出各医案专著的临床点评，以期广大读者对所选中医医案专著中蕴含的学术经验有更为确切的掌握，力求将对中医医案的整理与学习推向一个新的高度，以及在提供一条符合中医自身发展规律的研究途径方面，尽一份绵薄之力。

本书是中医古籍，其中部分方药涉及野生动物药材，与现行野生动物保护相关法律法规要求不一致，为保留图书原貌，未做修改，请读者注意鉴别使用。

总目录

总目录

曹沧洲医案

曹沧洲　著

临床点评

曹沧洲（1849—1931 年），名元恒，号沧洲，江苏吴县人。曹家世代以医为业，曹氏于光绪三十三年被征召至京城为御医。曹氏著有《曹沧洲医案》《霍乱救急便览》等。《曹沧洲医案》（以下简称曹氏《医案》）共分上下两卷。上卷主要记录内科疑难杂症，下卷侧重记录外科部分危症、重症以及沉疴痼疾。全书共涉及 43 个病种，包括中风、伤寒以及内、外科杂证，分门别类，按语简明畅达。难能可贵的是，其继承和保留了汉代张仲景所提及的诊"人迎脉、气口脉"的宝贵经验及传统的诊断方法，为较为复杂的病证及其临床辨证、处方、用药提供了综合分析的理论依据，拓宽了诊断治疗沉疴痼疾的方法与思路。

曹氏《医案》临证有三个特点，值得我们细细研读。

一、用药轻灵

曹氏用药精妙，多以轻灵之品取效。如九月初七日请脉，"九月初七日请得　皇上脉左三部静细，右动按仍弦、滑数。虽诸恙见减"。光绪皇帝左手脉静细，右手脉重按弦滑，"而中焦消化甚迟。清浊相干，脘宇满闷，腹响始通大便，干稀不定，干则降浊，稀则气陷不和，以致神倦色㿠，头愈发眩，足愈无力，必得坐立移动，肢体酸软稍和，仍少寐，口浊咳嗽，恶寒胁痛，左右串作"，兼有胸闷、大便不调、胁痛少寐等症状。诸御医商拟只用炒归身、生白芍等药，入生姜两片、红枣三枚为引，取四两拨千斤之意。遂开方"西绵芪二钱，防风七分，同捣，天生于术三钱五分，枳壳五分，同炒，引用煨姜二小片，酒炒归身三钱五分，生白芍三钱五分，红枣三枚，金石斛二钱，炒神曲二钱"。又如九月十二日请脉，诊得光绪皇帝左手脉细软，右手寸关脉弦浮，"脾失健运，肝肺又有薄感。昨午腹痛，溏泻而兼糟粕，牵连诸恙，肢体酸软，胁背串痛，乏力软弱，惟咳嗽频"。又因泄泻导致乏力，背部疼痛，另兼有咳嗽。"即属肝肺升降失司，脾土不能生金。谨拟调中和表，预防天凉寒暖反复。恭请圣裁"。治疗以调中和表为法，用药茯苓、半夏等六味，姜、枣为引。

二、注重调肝

曹氏诊治，十分注重调理肝脏。如"四月初七日请得　皇上脉又见弦数"。诊得脉象弦数，曹氏认为脉象弦数是肝火导致一系列病证。"弦为肝邪，数为火旺，水可涵木，木邪侮中，因之湿郁化火，火复生风，上扰下窜，耳鸣堵响未减，腰膝足牵连，痛势此重彼轻。现在足甚于腰，酸软无力，且似经络发热"，故治疗上以解热泄风、通络化湿为法，标本兼治。开方以"羚羊角片一钱，先煎，川柏八分，盐水炒，金毛脊四钱，炙去毛，宣木瓜一钱，香独活一钱，嫩桑枝三钱，引用川断二钱，丝瓜络三钱"。用药上用羚羊角平肝息风、清热镇惊，再配以通络化湿之品。又如三月二十三日诊得光绪脉象两关脉弦数，尺脉软，寸脉虚。"肾不济心，心不固肾。遗泄昨夜又发，所以肝不能潜，耳响未平，重听又甚，脾不能运，足跟仍痛，牵连旁筋，所有夜寐欠实，腰愈酸楚，大便不畅，种种见证"，曹氏认为由于心肾不交，导致肝阳不能下潜，脾胃不能运化，从而出现耳鸣、足跟痛、夜眠差、腰酸等症状。治以清心固肾，柔肝运脾。"玄参心二钱，橘络五分，连心麦冬三钱五分，辰砂拌，抱木茯神三钱，粉丹皮三钱五分，料豆衣三钱五分，引用莲子心十根"，用药以清心固肾运脾之品为主，配以料豆衣柔肝平肝。

三、外证内治

外证内治，古来有之，而曹氏《医案》，论精治妙，是该《医案》独具之特色，亦体现了《黄帝内经》"有诸内必形诸外"的论点。如沈姓病人患有背疽，肿势蔓延，色红，疼痛不已，夜不能寐。曹氏认为此为火盛，治疗上要防止毒邪内陷。"广藿梗，丝瓜络，白杏仁，泽泻，白蒺藜，陈皮，土贝，桑枝，赤芍，生米仁，茯苓，茄子蒂。"用药上以清热解毒、通络止痛之品口服治之。又如金姓病人患肺痈，"近日又反复，且伤风，脉弦数，鼻塞手冷，腹痛"。曹氏认为此患病情比较复杂，治疗上要全盘考虑不容易。遂给药"桑叶，川石斛，丝瓜络，甘草节，白杏仁，竹茹，甜瓜子，通草，象贝，橘络，玄参，瓦楞壳"。治疗上除了运用治疗肺痈的药物，还加用解表通络之品口服治之。

综观曹氏《医案》，选方轻灵精当，用药灵活多变，体现出曹氏独到的理论特点与丰富的临证经验。细细读之，常能品味出不同的韵味，很值得医学同仁们仔细研究。

目录

帝案（曹沧洲医案真本）

光绪皇上病。吾师与莲舫陈君同看。议方。

九月初七日请得

皇上脉左三部静细，右动按仍弦、滑数。虽诸恙见减，而中焦消化甚迟。清浊相干，脘宇满闷，腹响始通大便，干稀不定，干则降浊，稀则气陷不和，以致神倦色㿠，头愈发眩，足愈无力，必得坐立移动，肢体酸软稍和，仍少寐，口浊咳嗽，恶寒胁痛，左右串作。以脉合证，仿金匮之法，以饮食消息之，则药饵可以间服。伏乞圣裁。

　　西绵芪二钱　防风七分，同捣　天生于术三钱五分　枳壳五分，同炒

　　引用煨姜二小片　酒炒归身三钱五分　生白芍三钱五分　红枣三枚

　　金石斛二钱　炒神曲二钱

九月初八日请得

皇上脉左右静软，寸关尺三部一律平和。按症体虚，药久未能复元。叠奉圣躬病单，原委分明，始知药有偏弊，中气反困。照金匮饮食消息之义，似乎和宜。谨拟固表和中，以备圣裁。

　　西芪皮三钱五分　炒建曲二钱　辰茯神三钱　杭菊一钱　防风七分　白芍三钱五分

　　引用红枣三枚　生姜一片

九月初九日请得

皇上脉两手仍然细软，右关微见数象。大约天气阳不得潜藏，背足俱为酸痛，咳俱为酸痛，咳嗽不平，更牵引胸胁为痛。两日停药，寝食尚好，寒热不发，诸恙有减无增。谨拟肝肺两和调理。

　　西芪皮三钱五分　杭菊花一钱　酒炒归身三钱五分　川贝母二钱，去心

　　甜杏仁三钱，去皮尖，研　白芍三钱五分

　　引用红枣三枚　枇杷叶三片，去毛筋，蜜炙

九月初十日请得

皇上脉细而带数，左甚于右。病虚，火浮上则阳不潜藏，下焦虚而不固，遗泄复发。亦属阴亏所致。尚头眩耳鸣，脑蒙发响，咳嗽频作，胸背牵引作痛，行动费力，夜睡微汗，七日未发寒热，四日未曾复药，诸恙有减无增。可见多药，却有偏胜，惟原虚，不能不为调摄。仿徐泂溪食颐养法。恭呈圣裁。

  杜茨实三十枚　甜杏仁三十粒，去皮尖

二味浸透，捣烂成浆酪，少和冰糖，适口为度。

九月十一日请得

皇上脉左右各部均见静软。诸恙亦见向安，连日天气和暖，形寒、恶风均得减轻，虚阳亦能潜藏，惟肝尚为升，肺少下降，咳嗽略为见紧，耳鸣头响，口渴难瘥，胁痛肢酸，运食尚迟，以冀由渐而平。谨拟服食调理，亦能关涉诸病法。恭呈圣裁。

  核桃肉二枚，去净衣　甜杏仁三十粒，去皮尖　杜茨实三十粒

三味捣烂，和开水，并和再研。以绢滤清，炖开酌加冰糖。以适口为度。

九月十二日请得

皇上脉左三部仍然细软，右寸关弦浮。脾失健运，肝肺又有薄感。昨午腹痛，溏泻而兼糟粕，牵连诸恙，肢体酸软，胁背串痛，乏力软弱，惟咳嗽频。即属肝肺升降失司，脾土不能生金。谨拟调中和表，预防天凉寒暖反复。恭请圣裁。

  西芪皮三钱五分　橘络七分　川贝三钱五分，去心　云茯苓三钱　半夏曲一钱

  炒谷芽一钱五分

  引用红枣三枚　生姜一小片

以下吾师立方。

三月初八日请得

皇上脉左弦细，为水不涵木，木火上升之象；右细数，系脾运不健，湿热下走之征。木火上升，则右耳作堵，闻声不甚清楚；脾湿下走，则气肿作痛，食下运化迟钝。谨拟泄化分利，疏运为法。

  冬桑叶一钱　五加皮三钱五分　生白芍三钱五分　石决明一钱五分，盐水煅

  杭甘菊一钱，稍炒　带皮苓三钱

  引用炒谷芽四钱，绢包　橘白七分

三月初九日请得

皇上脉左细弱带弦，右细软微数。右耳鸣响作堵，左足跟微肿作痛，饮食下行迟慢。良由营虚水亏，肝少滋养，气火未能下潜；脾虚气弱，转输窒滞，湿热遂致停顿。调理之法，寒凉则碍脾运，温燥易扰肝阳。谨拟潜阳疏利，以复肝脾升降运融之常。

> 鳖甲心三钱　云茯苓三钱　石决明四钱，盐水煅，先煎　粉萆薢三钱　新会皮七分
> 飞辰砂三分　盐半夏三钱五分
> 引用杭甘菊一钱，去蒂　炒谷芽四钱，绢包

三月初十日请得

皇上脉左细软之中仍带弦象，右软，按久略有数状。是阴分不充，肝火不潜，脾运迟钝，湿随气滞之证。火浮所以耳鸣作堵，湿滞所以足跟痛，运化不能流利。推致病之由，当在肾阴不足，脾阳不振而论。积根源远，专务治标无益也。谨拟滋肾以柔肝，醒脾以化湿。恭呈圣裁。

> 龟腹板三钱，水炙　青盐半夏三钱五分　橘白一钱　云茯苓四钱，北辰砂三分，拌
> 白芍三钱五分　海蛤粉三钱，绢包
> 引用炒谷芽四钱，绢包

三月十一日请得

皇上脉左关细弦，右关微数，余部均细。右耳鸣响作堵，左足跟热痛连及足背，右腋间及腹中时觉窜痛，腰脊间或刺痛，饮食消化不速，头晕，屡有小泡。以脉合证，为水亏火浮，湿郁化热之象。谨拟上泄浮火，下利二便，使可水升火降，湿化气顺。以备圣裁。

> 玄参三钱五分，水飞辰砂三分，拌　柏子仁三钱，去油　杭甘菊一钱，去蒂
> 引用川断三钱五分，盐水炒　橘络七分　生蛤壳一钱五分，杵　赤芍三钱五分
> 炒谷芽一钱五分，绢包

三月十二日请得

皇上脉左弦象稍加，右脉尚带微数，按久均细而少力。两耳鸣响，右耳作堵，左足背痛势较轻，跟间依然热痛。经曰：肾开窍于耳。足跟痛为肾亏，则火浮，阴虚则湿阻，湿火相搏，热象渐来。谨拟标治，以期火潜湿化。

> 玄参三钱五分，辰砂二分，拌　云茯苓四钱　粉丹皮一钱　生蛤壳一钱五分

杭菊瓣一钱　　赤芍三钱五分

引用丝瓜络三钱五分　　炒谷芽四钱，绢包

三月十三日请得

皇上脉左细如昨，弦象较和，右部尚带渐数。两耳鸣响，右耳作堵，左足跟作痛，微觉焮热，食下运迟，大便不流利，脾肾不足，肝亢有余，火浮于上，湿聚于下，中间转输未能如常，湿热因之停顿。谨拟标本兼治为法。

川石斛三钱　　粉丹皮一钱　　生白芍三钱五分　　杭菊瓣一钱

玄参三钱五分，辰砂三分，拌　　瓜蒌皮三钱五分

引用细桑枝三钱　　炒谷芽一钱五分

谨备洗足跟痛方：防己四钱　　淡木瓜三钱　　晚蚕沙三钱　　丹皮二钱　　净乳香三钱　　丝瓜络三钱　　水煎浓汤熏洗。

三月十四日请得

皇上脉左部较静，右部尚带微数。肝木上升较平，脾湿蒸热未解。耳堵稍松，鸣响尚甚，足跟热痛，时有盛衰。考经义：肾主闭藏，脾司运融，肾阴内虚，闭藏不足，肝逆上浮，脾运不健，则气化易滞，湿随下走。谨拟脾肾两治，使得火潜湿解，中运流利。候圣裁。

细生地三钱　　云茯苓三钱　　白芍二钱　　粉丹皮一钱　　柏子仁二钱　　飞辰砂三分

杭菊瓣一钱

引用细桑枝三钱　　炒谷芽一钱五分，包

足跟痛便方：食盐研细，用少许轻轻擦后，温水洗去。

三月十六日请得

皇上脉左细稍带弦象，右濡细，微微带数。肾不摄肝，肝火上升，所以耳鸣作堵；脾少健运，运迟生湿，所以胃纳式微。迩来左足跟痛引足背。良由气弱湿阻，营络失宣所致。谨拟柔肝醒脾，化湿宣络，标本并理。

水炙鳖甲心三钱　　橘白三钱五分　　金石斛二钱，另煎

松木茯神三钱五分，水飞辰砂三分，拌　　玄参三钱，盐水炒　　白芍三钱五分

引用炒香谷芽一钱五分　　丝瓜络三钱

以下吾师又与陈莲舫同诊。

三月十七日请得

皇上脉右弦数，左细数。属阴虚生风，气虚生湿，风从上扰，两耳鸣响，右耳作堵，湿随气陷，足跟作疼，牵引踝骨。气与阴亏则风与湿用事，饮食少运，大便或干或溏，热升，口舌起泡。证系半虚半实，实不能疏散，虚不能填纳。谨拟滋阴泄风，调中化湿。以呈圣裁。

　　北沙参二钱　　白蒺藜二钱，炒去刺　　焦米仁二钱　　云茯苓三钱　　金石斛三钱

　　杭菊瓣一钱

三月十八日请得

皇上脉弦象稍减，数仍未平。虚火尚炽，挟风则耳鸣未止，右耳堵塞，挟湿则足跟疼痛，牵连踝骨，中运不健，饮食不甚消化，大便今日见溏。虚实参半。谨拟潜阳和阴，藉以息风化湿。

　　北沙参三钱　　云茯苓三钱　　炒米仁三钱　　水炙鳖甲三钱　　白芍三钱　　杭菊瓣一钱

　　引用料豆衣三钱　　炒谷芽四钱

三月十九日请得

皇上脉浮弦，两手均数。虚火总属未平，火生风，耳鸣如昨。右耳堵闷轻减，火挟湿，足跟作痛。络脉仍未宣通，风从肝出。湿自脾生，中运欠健，食后运迟，早间便溏，因之头晕气怯，升降未和所致。谨拟潜阳以息风，和络以化湿。恭呈圣裁。

　　北沙参三钱　　粉丹皮三钱五分　　杭菊瓣一钱　　生白芍三钱五分　　水炙鳖甲三钱

　　云茯苓三钱

　　引用谷芽四钱　　焦米仁三钱

三月二十日请得

皇上脉弦象较和，数象未静。所以虚火煽烁，下关不固，腰酸气弱，尚是上盛下虚，耳闷稍减，仍然作响，足跟作痛，略见减轻，惟中焦运融未健，消化犹迟，便垢带溏。谨拟育阴摄阳，参以固养运中。

　　北沙参三钱　　白莲须一钱　　生白芍三钱五分　　抱木茯神二钱，水飞辰砂三钱，拌

　　生牡蛎三钱，先煎　　丝瓜络三钱五分

　　引用炒谷芽一钱五分，包　　橘白一钱

三月二十一日请得

皇上脉仍弦减而数未静。水亏木旺，木火上扰清空，耳鸣不减，木邪下注底极，足跟犹痛，虚实兼见，头晕运迟，脾胃不协。所以夜寐醒后顿觉痰泛，今日更衣，尚能调匀。谨拟上盛下虚。立方。

北沙参三钱　半夏曲一钱　水炙鳖甲三钱　粉丹皮一钱　杭菊瓣一钱

抱木茯神三钱，水飞辰砂三分，拌

引用桑寄生三钱　炒香谷芽一钱五分，绢包

三月二十二日请得

皇上脉弦数之象渐减轻，耳堵较通，鸣响尚存，足痛已轻，筋酸尚留。向来脾胃虚弱，中之少冲和之气。中者，脾胃也，药饵未见备胜，所以治多日转觉气体酸软。似宜暂缓两日或三日。进以一剂醒其胃，而畅其脾，以观病机。拟调中而和上下。伏乞圣裁。

北沙参三钱五分　橘白一钱　川石斛二钱　盐半夏一钱

引用炒谷芽四钱，包　桑寄生三钱五分

三月二十三日请得

皇上脉两关弦数如昨，尺部较软，寸部亦见不足之象。肾不济心，心不固肾。遗泄昨夜又发，所以肝不能潜，耳响未平，重听又甚，脾不能运，足跟仍痛，牵连旁筋，所有夜寐欠实，腰愈酸楚，大便不畅，种种见证。谨拟清心固肾，柔肝运脾。

玄参心二钱　橘络五分　连心麦冬三钱五分，辰砂拌　抱木茯神三钱

粉丹皮三钱五分　料豆衣三钱五分

引用莲子心十根

三月二十四日请得

皇上脉弦数较平，虚象更见。遂致遗泄连作，有梦属心，无梦属肾。心肾两亏，诸证纷沓，耳鸣堵闷，略见减轻，足痛步艰，更见酸重，未免清升浊降，未能流利，腰间发酸，大便一时俱发。总核病机审审。下谨拟摄心肾而和肝脾。伏乞圣裁。

上西芪八分，盐水炒　抱木茯神三钱，水飞辰砂三分，拌　桑寄生三钱五分

川杜仲三钱五分，盐水炒　细生地三钱　沙苑子三钱，盐水炒

引用陈皮八片　莲子心十根

三月二十七日请得

皇上脉左右一律细软，俱见数象。虚火非上扰即下迫，关门不固，叠次梦泄，其为之热，肾无虚已可概见，上热下热必及于中，胃不能容，脾不能运，以致食物消化迟缓，大便未克畅利，所有耳鸣足痛，右耳响闷稍减，足踝酸痛略轻。察病机，合脉用药。谨拟养心固肾，仍不窒碍中焦，以保脾胃。

西洋参一钱,生切　杜仲二钱,盐水炒　抱木茯神三钱,辰砂拌　带心连翘二钱,辰砂拌

玄参心三钱五分　沙苑子三钱,盐水炒

引用丝瓜络三钱五分　新会皮八分

三月三十日请得

皇上脉左部仍见数象，右细，两尺皆软。营阴不足，气弱不能流利机关，足跟痛减而腰股酸软，耳响如初，且堵闷未和，气不蒸液，天凉口干，脾少磨运，消化迟缓。种种见证，谨拟益气以利机关，养液以潜虚火。

西洋参三钱五分,生切　粉丹皮三钱五分　宣木瓜八分　川断三钱

玄参心三钱五分,辰砂二分,拌　生白芍三钱五分

引用炒石斛三钱　橘白一钱

四月初三日请得

皇上脉弦象得减，渐转虚软，按之带数。以脉推病，大致肝烁肾，生风则耳窍鸣响，挟湿又为堵闭，肝乘脾，郁湿则足跟作痛，挟风牵及络脉，以致机关皆为不利，肩髀腰胯无处不为酸软，凡此种种脾肾两虚，肝郁独炽，便溏不实，食物消化迟缓。再三审量，拟泄风以宣窍，清热以和络。

细生地三钱　白蒺藜二钱五分,炒去刺　杭菊瓣三钱五分　酒炒归身二钱五分

金毛脊三钱五分,去毛炙　白米仁二钱,盐水炒

引用橘络五分　细桑枝三钱　料豆衣三钱

四月初四日请得

皇上脉弦数较减轻，所重按皆虚软无力。审察病由，耳响作堵，有增无减，足跟痛有减无增，现在腰痛不止，上连背部，下及胯间。考腰为肾府，封藏有亏，肝木上升，脾湿下陷，偏于右，血不流灌，风湿两邪窜经入络。谨拟从上盛下虚调治，可顾诸恙。伏乞圣裁。

细生地三钱　水炙鳖甲心四钱　桑寄生三钱　川续断三钱　金毛脊三钱,去毛尖

　　九孔石决明四钱

　　引用钩钩三钱　路路通五个

四月初六日请得

　　皇上脉弦数俱见轻减，按之仍虚软少力。显属有虚无邪，肝家主病为多。由于肾不养肝，肝木侮中，脾胃久而不复，纳食消化迟缓，大便溏结不一，所以肝火上炎，耳鸣作堵仍然未减，下焦不能摄纳，足跟酸痛与腰膝酸软尚未尽止，又为寐时体颤。谨拟滋肾泄热，柔肝息风，兼顾中焦痰湿，不至腻膈。

　　细生地二钱　生石决明三钱　金毛脊三钱，炙去毛　煅苍龙齿二钱　川续断三钱

　　抱木茯神三钱　沙苑子二钱　盐半夏三钱五分

　　引用钩钩三钱

四月初七日请得

　　皇上脉又见弦数。弦为肝邪，数为火旺，水可涵木，木邪侮中，因之湿郁化火，火复生风，上扰下窜，耳鸣堵响未减，腰膝足牵连，痛势此重彼轻。现在足甚于腰，酸软无力，且似经络发热。脉证参详，谨拟解热泄风，通络化湿，为标本兼调。伏乞圣裁。

　　羚羊角片一钱，先煎　川柏八分，盐水炒　金毛脊四钱，炙去毛　宣木瓜一钱

　　香独活一钱　嫩桑枝三钱

　　引用川断二钱　丝瓜络三钱

四月初八日请得

　　皇上脉弦数，旋平旋起，弦两关为甚，数两尺为多。病情本在肝肾。考肝主筋，肾主骨，股足掣动之痛在于肝，酸重之痛在肾。耳亦属于肝肾，耳为肾窍，肝附胆经亦行耳侧，其耳之鸣响堵闷，由是来也。肝易侮土，肾为胃关，所以食物运迟，大便不调。种种病机，皆本肾肝两虚而起。用药之义，肝非清不安，肾非摄不固。谨拟数味以调诸恙。恭呈圣裁。

　　大生地三钱　全当归三钱　钩钩三钱　杭甘菊三钱五分　宣木瓜三钱五分

　　粉丹皮三钱五分　生白芍三钱五分　左秦艽三钱五分

　　引用桑枝三钱　丝瓜络三钱五分

四月初九日请得

　　皇上脉两尺见数，所以又发遗泄，两关仍弦。水亏木旺，木火内燃，上升则耳鸣

堵塞，未见轻减；下扰则足跟痛减，又支窜腰胯。阴亏气痹，因之口觉微渴，食物运迟，大便不畅。统核诸症，合以脉情。谨拟调气和阴。

　　　　大生地三钱　　生白芍三钱五分　　全当归三钱　　左秦艽三钱五分　　钩钩三钱，后下

　　　　粉丹皮三钱五分　　石决明三钱，盐水煅，先煎　　金石斛三钱

　　　　引用川断三钱　　生谷芽三钱，包　　莲子心七根

四月初十日请得

皇上脉仍然细小，从中兼于带数。数属心肾两亏，虚火内炽，弦属肝脾不调，至于细小，又属体虚本脉。自调理以来，证情未见轻减。意欲兼顾上下，用镇坠则耳响作堵相宜，恐与下焦不合；用兜涩则遗泻足痛得益，又与上焦不符。既顾上下，又须中权运动，则饮食能运，大便令畅，不令湿热壅气，再之组织以求目的。拟济心肾而和肝脾。

　　　　台党参三钱五分　　潼蒺藜三钱　　大生地三钱　　抱木茯神三钱　　川黄柏一钱，盐水炒

　　　　川断三钱，盐水炒　　肥知母一钱，盐水炒　　新会皮一钱

　　　　引用黛灯心七寸　　莲子心七粒

四月十二日请得

皇上脉数较减，尺部依然软弱。卫久虚不复，腰痛减而又增，肾为先天之根本，肾不涵木，木风挟湿蒙窍，耳鸣作堵，肾反克脾，脾湿鼓风入络，足跟尚痛，仍然食物运迟，更衣不畅，以脉合证，必须标本兼顾为要。向来虚不受补，而攻利亦非所宜。谨拟肝脾肾三阴同治。

　　　　台党参三钱五分　　肥知母一钱，盐水炒　　大生地三钱　　金毛脊三钱，去毛尖

　　　　元武板三钱，酒炙　　川续断三钱　　川柏一钱，盐水炒　　新会皮一钱

　　　　引用炙甘草三分

以下陈莲舫独诊。

四月十七日请得

皇上脉数均减，重拨轻按气无力而软，以脉议证。头为诸阳之会，足为至阴之部，虚阳少潜，耳窍堵响未平，又为眩晕，真阴不充，足胫酸痛就轻，又移腰胯。先天之本虚，后天之气弱，胃之容物，脾主消滞，升降欠度，则清浊每易混淆。所以脘宇撑胀作噯，更衣溏结不调。处方用药，谨拟阴不能不养，藉以解热息风，气不能不调，藉以运滞化湿。

生于术—钱　杭菊花三钱五分　炒夏曲—钱　金毛脊三钱，去毛尖　金石斛二钱

生白芍三钱五分　黑稽豆—钱

引用干荷叶边—圈　嫩桑枝三钱，酒炒

四月二十二日请得

皇上脉细软如前，又起数象带弦。弦属阴虚火旺，数属阳不潜藏，所以诸症纷叠而来，响作堵骤为眩晕，足跟尚痛，又觉酸软。种种上盛下虚，由于肾真亏弱，腰俞酸痛尤甚，咳嗽转动皆为牵引。应当填补相宜。惟心中虚气滞，纳食消运为迟，大便溏结不定。向来虚不受补。斟酌于虚实之，谨拟镇肝泄热，安中和络。

大生地三钱　煅龙齿三钱五分　扁豆衣三钱　炒夏曲三钱五分

抱木茯神三钱，辰砂拌　炒川断三钱　炒白蒺藜三钱，去刺　炒桑枝三钱，切

引用丝瓜络三钱五分

四月二十七日请得

皇上脉左三关均细软无力，右寸关独濡浮。阴虚阳旺所致。经云：阴在内，阳之守也；阳在外，阴之使也。阴不敛阳，浮阳上越，阳不引阴，阴失下贯。遂致耳窍蒙听，鸣响不止，足跟酸痛，筋络肘掣，阴阳本互为其根，其禀承悉由于肾。封藏内虚，精关因之不固，遗泄后腰痛胯酸，有增无减。诸恙亦未见平，头晕口渴，纳食作酸，大便溏泄。按证调理。谨拟运水谷之精华，调气营之敷布，则合阴平阳秘，精神乃治。

野于术三钱五分　黑料豆三钱五分　西洋参三钱五分　炙甘草—两　双钩藤二钱

炒川断三钱　白蒺藜三钱　杭菊瓣三钱五分

引用嫩桑枝六钱

五月初二日请得

皇上脉左右皆静而和，关部不弦，寸尺平调。所见诸症无非虚发，耳响发堵，实者风与火，若虚主脑髓不得充盈也。腰酸足痛，实者湿与风，若虚诸血管不流贯也。补脑补血，似乎相宜。惟现在当长夏气候，脾胃司令，着重在清升浊降。所以滋腻重浊诸品，在所不合，仍须调胃和脾。谨拟清煦汤饮，随时酌进。恭候圣裁。

杭菊花五分　桑寄生三钱　鲜荷—角，去蒂　红枣三枚

上药或煎或泡，用以代茶代药。

五月初七日请得

皇上脉左三部细软，属阴虚于下，各部均浮，属阳冒于上。以致耳蒙发堵，足跟

酸痛，近后阴不敛阳，阳旺内延，关门失固，遗泄之后腰胯坠痛更增，甚至口干心烦，满闷交作，坐卧倦懒，现在脾胃当令，燥则生风，滞则酝湿，因之气与阴虚，风与湿，极为用事。谨拟简括数味。伏乞圣裁。

　　西洋参一钱　　黑芝麻三钱，炒熟去屑

　　上味浓煎，用桑寄生膏五钱调冲服之。

　　炒川断三钱　　抱木茯神三钱　　桑寄生四两

　　煎一二次去渣存汁，和白蜜六钱，收膏用。

五月初九日请得

　　皇上脉左右皆软，两尺尤甚。由于夏季损气，气失运行，经云：百病皆生于气。表虚为气散，里滞为气阻，冲和之气致偏，气火上升则耳病，气痹不宣则足病，气之所以亏者，又归肾。肾关久不为固，所谓精生气，气化神之用，有所不足，腰胯之痛，有增少减，且神倦无力，心烦口渴，食物运迟，大便见溏，总核病机，按以时令。拟甘温益气，参以柔肝养心。

　　潞党参二钱　　焦夏曲三钱五分　　炙甘草五分　　生白芍三钱五分　　野于术一钱

　　白茯神三钱

　　引用桑寄生三钱　　陈橘络五分

五月初十日请得

　　皇上脉右寸濡细，属肺气之虚；左寸细小，属心阴之弱；左关属肝，右属脾胃，见为细弦，系木邪侮中；两尺属肾，肾主火，肾主水，按之无力，当是水火两亏之象。三焦俱及，诸体欠舒，所以腰胯痛胀，大便溏稀，上起舌泡，下发遗泄，无非阳不潜，不藏生风郁热。现在耳窍蒙堵，鸣响更甚。再谨拟和阳清阴之法。伏乞圣裁。

　　潞党参三钱五分　　抱木茯神三钱，辰砂拌　　寸麦冬三钱五分，去心　　扁豆衣三钱五分

　　白蒺藜三钱　　原金斛三钱　　生白芍三钱五分　　双钩藤三钱五分

　　引用路路通三枚　　莲子心七根　　桑寄生三钱　　阳春砂仁三分

五月二十八日请得

　　皇上脉左右细涩，涩甚近数，尺部左软右细，属正气内亏，真阴失固，关键总在脾肾，大便不润，属脾不健化也。梦泄又发，属肾不坚守也。口渴心烦，头晕艰寐，气软体倦，归于脾肾之虚牵连所致。前年病由上而下，虚寒为多。此时病由下而上，虚热为甚。所以上热下寒，耳鸣发堵，腰胯酸重，累月不平，且两日间，食后恶心，卫汗津津。谨将详审原委，推究虚实。拟清上摄下，参以和络调气。

大生地三钱　　怀山药二钱，炒黄　　远志三钱五分，盐水炒　　抱木茯神三钱，辰砂拌

灵磁石一钱，同捣　　炒川断三钱，酒拌　　制萸肉三钱五分　　苍龙齿三钱五分

左牡蛎先煎　　金毛脊

引用鲜荷叶一角　　淡菜三枚　　炒淮小麦三钱五分　　路路通三枚

五月二十九日请得

皇上脉左部均静软，右三部细濡带数。仍属阴虚于下，阳冒于上，遗泄后阴虚更亏，气阳有升少降，挟心之热，挟肝之风，所以耳鸣发堵，孔窍被蒙，腰酸胯痛，机关不利。考后天主乎脾胃，可以补益先天，乃纳食运迟，大便弗实数稍多，因之气怯神倦，嗜卧眩晕，种种见证，当湿天令，未免中气不和。谨拟调心为主，柔肝运脾佐之。恭呈圣裁。

大生地三钱　　炒丹皮三钱五分　　党参三钱　　抱木茯神三钱，辰砂拌　　扁豆衣三钱五分

金毛脊二钱　　生白芍三钱五分　　嫩桑枝四钱，酒炒

引用淡菜三枚　　红枣三枚　　炒麦芽二钱　　丝瓜络三钱五分　　炒谷芽二钱

五月三十日请得

皇上脉左涩细，右濡带数。与昨相同，以脉合证，证情亦无增无减，惟天令溽闷，虚火虚风挟湿上升更盛，耳窍不清，且响且堵，上热愈炽，下虚益见，腰胯依然酸痛，种种上下一盛一虚，又关中焦运行不健，所以化食见缓，大便勿匀，诸恙纷沓，口渴头晕，神倦嗜卧。谨拟养封藏为第一义，兼熄肝胆之火，并和心脾之气。伏乞圣裁。

大生地三钱　　炒麦曲三钱五分　　抱木茯神三钱，辰砂拌　　扁豆衣三钱五分

春砂仁末四分，拌捣　　煅龙齿三钱五分　　石决明三钱，先煎　　白蒺藜三钱

川柏八分　　制萸肉三钱五分

引用鲜荷边一角　　甘草四分　　炒薏仁三钱　　淡菜三钱

六月初十日请得

皇上脉息细软，身体本合，惟数象时平时起，所以关元不固，更衣频仍，显属少火不藏，而壮火转炽之证见于脾胃者，纷叠不一，耳窍堵响，起与眩晕，腰胯掣痛于步履，遂致精神疲倦，每为嗜卧。诸病未见减轻，元气更为亏乏，证脉同参，似宜滋水益火峻剂调理。而再三审度，又多有不合之处。谨拟养心以滋肾，柔肝以和脾。恭候圣裁。

潞党参二钱　　煅龙齿三钱五分，先煎　　煨天麻七分　　辰茯神三钱　　制萸肉三钱五分

陈皮一钱　　大生地三钱，砂仁末拌　　怀山药三钱，炒黄　　白芍三钱五分

引用莲子心七粒，去心　　桑枝四钱，酒炒

六月十四日请得

皇上左三部皆静软，右关向来不和，或滑或弦。今诊脉象尚不失冲和之象，气分郁湿，阴虚生热逗留，所以虚不受补，脘宇运迟，大便不畅，中气不调，真阴不复，耳响发堵，不见增减，腰痛胯掣较甚，近因濡暑郁闷，机关更为不利，下虚转为上热，头晕时起，口发小泡，以脉合证，谨协肝脾而化湿。湿化火。恭呈圣裁。

生白芍三钱五分　　辰砂拌白芍三钱五分　　陈皮一钱　　金石斛三钱　　抱木茯神三钱

炒夏曲三钱五分　　川断三钱　　杭菊一钱　　厚朴花四分

引用丝瓜络三钱　　桑寄生二钱　　红枣三个

是日张御医彭年请得

皇上脉软数象，平而未静，右部关中欠调。病本为气阴虚，脾肾不足，但眩晕为风，便溏为湿，风湿合化，虚热自生，此皆标病所致。昨今腰胯尤觉跳痛，耳鸣而作堵，补则碍标，泻则碍本。恭拟标本双合法。呈候圣裁。

生白术一钱　　生白芍三钱五分　　秦艽八分　　炙甘草二分　　云茯苓二钱　　厚朴花五分

桑寄生三钱五分　　云茯神二钱　　白蒺藜去刺，二钱　　扁豆衣三钱五分

引用荷叶边一圈　　竹卷心七个

是日吕御医用宾请得

皇上脉左部略缓，右部微数，舌苔淡。木乘土位，湿蕴中宫，上泛则耳鸣气堵，头晕，中滞则饮食不运，下注则便溏，腰胯掣痛。宜清肝运脾，兼治下焦，清利湿热，谨拟按证拟方。恭呈圣裁。

生白芍二钱　　橘白八分　　潼蒺藜二分　　杭菊花一钱　　云茯苓二钱

金毛脊二钱，炙去毛　　桑寄生三钱　　晚蚕沙三钱五分

引用炒麦芽三钱

风温湿热（附伏邪伏暑）

左 风温热入营分，身作痒。淹缠之证，不易速效。

桑叶三钱　豨莶草三钱，制　生米仁四钱　白茅根一两，去心　白鲜皮三钱

赤芍三钱五分　连翘三钱　丹皮二钱　银花三钱　粉萆薢四钱

右 胸腹均畅，惟子夜寒热，每至卯始退，此系劳顿受风。须表里同治。

银柴胡三钱五分　淡吴萸三分，盐水炒　苏梗三钱五分　炙鸡金三钱，去垢

归身三钱五分　制半夏三钱五分　制香附二钱　五加皮四钱　赤芍三钱五分，炒

川贝三钱，去心　干佩兰三钱五分，后下　金毛脊三钱，去毛尖　生姜一片　红枣三枚

左 湿邪痰滞交炽，热不扬，头晕腿酸，舌黄隐灰，溲少，便通，脉弦数。病经四月，防寒热转重，勿忽。

广藿梗三钱五分　橘红一钱　蔓荆子三钱五分　白蔻仁五分，研冲　制川朴五分

制半夏三钱五分　白蒺藜三钱，去刺　生米仁三钱　白杏仁三钱，去尖

象贝四钱，去心　赤芍三钱五分　滑石四钱

左 血液不能下润肠腑，大便难，浊气在上，乃生䐜胀，口腻，胸闷，溲少，脉细濡。体虚而有湿痰，当先治标分。

苏梗三钱五分　全瓜蒌一钱五分，打　橘红一钱　沉香曲四钱，包　制香附三钱五分

火麻仁三钱，研如泥　法半夏三钱五分　车前子三钱　金铃子三钱，炒　郁李仁三钱

炙鸡金三钱　泽泻三钱

左 湿困中焦，神思困顿，胸闷不思纳，便溏，脉软数，兼之喉肿痛，红而碎。兼顾立方。

淡芩炭三钱五分　竹茹三钱五分　银花三钱五分　滑石四钱　赤芍三钱五分

鲜芦根一两，去节　象贝三钱，去心　朱灯心三十寸　甘中黄一钱　连翘三钱五分

扁豆衣三钱　茯苓三钱

左 表热四日，盛衰不定，脉数，便秘，痰多。湿温痰滞交结，变迁方多，幸勿轻视。

薄荷头三钱五分，后下　广藿梗二钱　白杏仁四钱　益元散四钱，包　桑叶三钱

前胡三钱五分　象贝四钱　石决明一两，先煎　青蒿子三钱　牛蒡子三钱

枳壳三钱五分　通草一钱

左　触痧之后，乍寒乍热，舌黄，梦语，少寐，烦躁，便秘溲少，脉弦数不畅。此系湿阻重证。今交四日，变迁易如反掌。

淡豆豉三钱　薄荷三钱五分，后下　枳壳三钱五分　紫贝齿一两，杵　黑山栀二钱

牛蒡三钱，勿研　槟榔尖三钱五分　滑石三钱　青蒿三钱　连翘三钱　竹茹二钱

鲜芦根一两

右　湿痰随气升降，肝木不潜，头晕耳鸣，尤来少寐，数日前发热，今热虽退，而余邪未尽。宜先治所急。

桑叶三钱　白杏仁四钱，去尖　旋覆花三钱五分，绢包　生蛤壳一两

石决明一两一钱五分，先煎　宋半夏二钱　橘络一钱　玉蝴蝶三分

煨天麻五分　象贝一钱五分，去心　丝瓜络三钱

左　头痛目胀，胸闷，连得大便而不多，口腻，脉濡。体乏而有湿痰。未易奏效。

苏梗三钱五分　煨天麻五分　淡芩炭三钱五分　全瓜蒌一钱五分，打　蔓荆子二钱

陈皮一钱　炙鸡金一钱五分，去垢　火麻仁一两，研如泥　白蒺藜四钱

法半夏三钱五分　沉香曲三钱，包　郁李仁四钱　车前子三钱，绢包　更衣丸三钱，包

左　湿温病旬日。舌燥黄尖红，热甚于身，裹衣欲起，脉弦数滑，重按少力，大便旁流。积滞不下，溲赤口干，神识不清。湿温化热燥，阴之损则阳长，阳长则阴更竭矣。防猝厥不返，大危大危。

桑叶三钱　鲜生地一钱五分　石决明一两，生，先煎　淡芩三钱五分　丹皮三钱

鲜石斛一钱五分，先煎　紫贝齿一两，杵　滑石四钱，包　青蒿三钱　赤芍三钱五分

玉泉散三钱，绢包　神犀丹一粒，去壳用，研细　竹沥二两，冲服

右　热四日，头痛无汗，胸闷，腹部拒按，便秘，舌白黄，唇裂，口渴不饮。温邪、痰湿滞交结，防骤然昏倒，殊不可忽。

桑叶三钱五分　薄荷尖一钱，后下　生蛤壳六钱　甘中黄一钱　前胡三钱五分

白杏仁三钱，去尖　广郁金三钱五分　朱灯心三十寸　白前三钱五分　象贝三钱

连翘三钱五分　青蒿梗三钱五分　枇杷露一两，温服

右　表热三日，汗少，头涨晕，胸闷，口淡腻，呕恶，少腹胀滞，少寐。温湿交阻，此系重证，不可忽。

广藿梗三钱五分　石决明六钱，先煎　象贝一钱五分，去心　朱茯苓四钱

干佩兰三钱五分，后下　白蒺藜四钱，去刺　枳壳三钱五分　陈皮一钱　青蒿三钱五分

白杏仁四钱，去尖　竹茹三钱　桑枝一钱五分，切　益元散三钱，绢包

左　温邪病，正交三候，有汗，布白痦。昨得大便，邪滞并无疏表攻里，现可无

议。惟正气阴液，均已告乏。上扰肝木，下动卫（即肾也）气，气阻丹田，上逆，逆则不已。神思困惫，耳鸣头晕，舌干燥、无津液。脉左数而不调，已有根本欲离之势，右部滑数，痰热犹未全退，厥塞易如反掌。勉拟方以尽人谋，而希天佑。候诸名家正之。

西洋参三钱五分，米炒　煅牡蛎一两，先煎　旋覆花二钱，绢包　川贝三钱

鲜藿斛四钱，打，先煎　竹茹三钱　紫石英一两，煅　朱茯神一钱五分　细生地六钱

竺黄片三钱五分　赤芍三钱五分，炒　紫贝齿一两，杵

左　温邪病交旬日，肺胃之邪，化火劫阴，直逼厥少，昏蒙，坐卧不安，有汗热不解，气急旁流，渴饮，脉左不扬、右滑数，舌干糙。证情十分危险，防陡然厥变。

羚羊角三钱五分，先煎　淡豆豉三钱　苦杏仁四钱，去尖，二味与生地同打　竹茹三钱

鲜藿斛一钱五分　鲜生地七钱　枳壳三钱五分　赤芍三钱五分　朱茯神一钱五分

白蒺藜四钱，去刺　紫贝齿一两，杵　连翘三钱

右　发热九日，气急口渴，糊语少寐，脉弦数，舌黄腻。温邪郁伏，恐正不胜病，骤然昏陷变端。

羚羊角三钱五分，先煎　鲜藿斛四钱，先煎　黑山栀二钱　石决明一两，煅，先煎

花粉三钱　鲜生地四钱，与豆豉同打　连翘三钱　赤芍三钱五分　知母三钱

淡豆豉三钱　抱木茯神一钱五分，朱砂拌　鲜芦根一两，去节

右　温邪病，有汗热不解，舌灰干，脉数少寐。形将化火，不可轻视。

桑叶三钱五分　朱茯神四钱　枳壳三钱五分　白蒺藜三钱五分，去刺　牛蒡三钱

连翘三钱　竹茹三钱　象贝三钱，去心　黑山栀三钱五分　紫贝齿六钱，杵

鲜金斛三钱，先煎　郁金三钱五分，切　鲜芦根一两，去节

左　整三日，有汗不解，渴不引饮。脉弦数，头涨胸闷，舌尖绛。火如燎原，理之不易奏功也。

淡豆豉三钱　黑山栀三钱　鲜生地四钱，打　枳壳三钱五分　桑叶三钱五分

陈皮一钱　荆芥一钱　滑石四钱　丹皮三钱五分　薄荷七分，后下　竹茹三钱五分

泽泻三钱

左　湿温病一候，脉不扬，舌糙黄。势在转重，防昏陷。

大豆卷三钱　枳壳三钱五分　朱连翘三钱　通草一钱　广藿梗三钱五分

赤芍三钱五分，炒　朱茯神四钱　广郁金三钱五分，切　白蒺藜四钱，去刺

原金斛四钱，先煎　泽泻三钱　大腹皮三钱五分　鲜佩兰三钱五分，后下

左　脾阳湿困，得食作胀，舌苔淡黄而白，两脉濡数，大便日夜四五度，少腹沃涩而痛，有时知饥。以挟土化湿。

炒党参三钱五分　广陈皮一钱，炙　大腹皮一钱，洗　台乌药三钱五分，切

苏梗三钱五分　　宋半夏三钱五分　　焦六曲三钱　　楂炭三钱　　四制香附三钱五分

枳壳三钱五分　　煨木香七分　　赤苓三钱

左　痰湿气机交阻，咽哽不畅，胸次不舒，中脘易阻。脉濡滑。宜再顺气疏中。

上川连一钱，盐水炒　　白蔻仁五分，研冲　　法半夏三钱五分　　车前子四钱，绢包

制厚朴一钱　　全瓜蒌三钱，打　　象贝四钱，去心　　炙鸡金三钱　　白杏仁四钱，去尖

沉香曲三钱　　枳壳三钱五分　　炒谷芽一钱五分，绢包　　白茅根一两，去心

右　胸闷便泄，舌微黄，脉不畅。灼热气窒，吐痰不利。温邪内郁，表里相传，未可泛视。

广藿梗三钱五分　　前胡三钱五分　　茯苓四钱　　台乌药三钱五分　　焦六曲三钱

牛蒡三钱五分　　大腹皮三钱，洗　　焦麦芽一钱五分，绢包　　地骷髅三钱　　象贝四钱，去心

炙鸡金三钱

左　形寒热不透，咳不畅，骨痛，舌白，脉不扬。表邪郁不能达之象。须透之。

柴胡五分　　苏梗三钱五分　　紫菀三钱五分　　白杏仁三钱，去尖　　枳壳三钱五分

淡豆豉三钱　　前胡三钱五分　　象贝四钱，去心　　赤芍三钱五分　　荆芥三钱五分

牛蒡三钱，勿研　　白蒺藜四钱，去刺　　桑枝一两，切　　丝瓜络三钱五分

左　酒湿积久，中阳被困，运化迟钝，大便易散，脉濡。宜从中焦立方。

广木香七分　　茯苓四钱　　范志曲四钱　　枳椇子三钱　　春砂末七分　　猪苓三钱五分

陈皮一钱　　焦米仁四钱　　葛花一钱　　泽泻三钱　　制半夏三钱五分　　炙鸡金三钱

幼　温邪内郁，表热。耳下肿，稍有咳，火升，脉数。法宜透达宣泄。

淡豆豉三钱　　牛蒡三钱，勿研　　前胡三钱五分　　山慈菇七分，去毛节　　桑叶三钱五分

制蚕三钱　　赤芍三钱五分　　莱菔子三钱，炒　　防风三钱五分　　土贝四钱，去心

丝瓜络三钱五分，炒

风湿相搏，发为紫疹，蔓势颇甚。当清营利湿。

桑叶三钱五分　　牛蒡三钱五分　　炒萆薢三钱　　豨莶草三钱　　丹皮二钱　　防风三钱五分

赤芍三钱五分　　陈皮一钱　　连翘三钱　　防己三钱五分　　泽泻三钱　　生米仁三钱

左　面垢油亮，目皆黄，头涨如束，胸脘痞闷，此暑湿热气内伏，因劳倦正气泄越而发。既非暴受风寒，发散取汗，徒伤阳气。按脉形濡涩，岂是表证。凡伤寒，必究六经，伏气须明三焦。论证参脉，壮年已非有余之质。当以劳倦伤伏邪例诊治。

滑石　　川朴　　白杏仁　　竹叶　　淡芩　　醋炒半夏　　白蔻仁

左　老年气弱血衰，湿热下陷，两足肿红而热，其势方张。当择要先治。

桑白皮　　川牛膝　　防己　　白蒺藜　　五加皮　　豨莶草　　丹皮　　川萆薢

冬瓜皮　　臭梧桐　　赤芍　　生米仁

右　脚气痛楚，不能履地，脉弦。宜疏肝宣络，祛风化湿。

老苏梗　生米仁　豨莶草　防己　槟榔　丝瓜络　臭梧桐　二妙丸

淡木瓜　川牛膝　威灵仙　桑枝

左　脉左为火，腹中胀满，据述肛外臀间，均有豆大肿粒。此属湿热为病。法当内外两治。

脏连丸　忍冬藤　大腹皮　茯苓　连翘　赤芍　鸡内金　川萆薢　丹皮

土贝　陈香橼　泽泻

左　热八日，肢麻胸闷，烦躁不安寐，口干，脉不畅。伏邪重证，变迁可虑。

上川连　大豆卷　枳壳　紫贝齿　炒枯芩　白蒺藜　朱茯神　益元散

青蒿子　赤芍　朱连翘

左　伏暑病旬日，胸闷口干，夜来热壮，不寐烦躁，脉不扬。势在转重，勿忽。

炒川连　连翘　紫贝齿　鸡苏散　青蒿子　丹皮　朱茯神　泽泻

炒枯芩　赤芍　枳壳　鲜芦根

右　向病风湿骨痛，至今不净，胸闷，心悸，寐不安，脉细数。宜宽中宁神，宣通经脉为法。

瓜蒌皮四钱　朱茯神一钱五分　竹茹三钱　川石斛四钱　枳壳三钱　北秫米四钱

紫贝齿一两，生杵　朱连翘三钱　广郁金三钱五分　盐半夏三钱　首乌藤三钱

陈佛手三钱五分

左　表热交八日，肠鸣胸闷，舌黄，脉数。伏暑为病，不可忽视。

大豆卷　煅瓦楞壳　牛蒡子　竹茹　青蒿子　白蒺藜　连翘　泽泻

赤芍　枳壳　川石斛　朱赤苓

左　日来夜寐稍安，寐中仍易惊惕，口干腻，胃纳呆顿，脉软弦微滑。肝亢脾弱，痰湿热逗留，须兼顾立方。

苏子三钱　朱茯神四钱　川石斛四钱　炙鸡金三钱　橘红七分

生石决明一两，先煎　川断三钱　六曲三钱　法半夏三钱五分　白蒺藜四钱

赤芍三钱　大腹皮三钱五分

右　风火上升，病缠两旬余。头痛从后项而上，暮夜发热，脉弦。须速为解散。

生鳖甲一钱五分，先煎　桑叶三钱五分　赤芍三钱五分　灵磁石三钱，生，先煎

石决明一两，先煎　甘菊瓣一钱　土贝三钱，去心　连翘三钱五分　白蒺藜三钱

蔓荆子三钱　忍冬藤四钱　鲜荷叶一角

左　伏暑病旬日，胸闷口干，夜来热壮，不寐烦躁，脉数不扬。热在转重，勿忽。

水炒川连　连翘　紫贝齿　炙鸡金　青蒿子　丹皮　朱茯神　泽泻

枯芩　赤芍　枳壳　鲜芦根

右　日疟甫止，胃纳呆顿，舌仍白黄，二便流利。湿热、痰热尚非浅少，须加意

珍卫，以防反复。

> 香青蒿三钱　前胡三钱五分　六曲一钱　台乌药一钱,切　桑叶三钱
>
> 白杏仁四钱,去尖　炙鸡金三钱,去垢　车前子三钱,绢包　赤芍三钱
>
> 象贝一钱五分,去心　大腹皮三钱,洗　炒香谷芽七钱,绢包　陈麦柴三钱

左　表热三日，胸闷头痛，遍体痛，二便俱闭，口干不引饮。此系湿温重证，变迁易易，勿泛轻视。

> 淡豆豉三钱　前胡三钱五分　象贝一钱五分,去心　六曲三钱　黑山栀三钱五分
>
> 白蒺藜四钱,去刺　枳壳三钱五分,炒　滑石四钱　赤芍三钱五分　牛蒡三钱五分,勿研
>
> 广郁金一钱,切　泽泻三钱　鲜佩兰三钱五分,后下　桑枝一钱五分

左　乍寒乍热，头痛，胸闷隐痛，大便溏薄，舌黄，不思纳食。延久非宜也，未易速效。

> 广藿梗　枳壳　炙鸡金　莱菔甲　香青蒿　橘白　大腹皮　炒谷芽
>
> 白蒺藜　盐半夏　台乌药　春砂末

右　湿温痰滞交结，表热头涨晕，胸闷骨痛，便泄腹胀，脉不扬。表里相传，转重可虑。

> 大豆卷三钱　橘红一钱　六曲三钱,炒　白蒺藜四钱,去刺　广藿梗三钱五分
>
> 制半夏三钱五分　楂炭三钱五分　泽泻三钱　干佩兰三钱五分,后下　枳壳三钱五分,炒
>
> 槟榔炭一钱　桑枝一钱五分,切

左　乍寒乍热，胸闷腹胀拒按，大便不畅，今转闭结。表里同病，极易转重，未可忽。

> 广藿梗三钱　广郁金三钱五分　焦建曲一钱五分　制香附三钱　干佩兰三钱,后下
>
> 枳壳三钱五分　槟榔尖二钱　车前子三钱五分,绢包　薄荷头三钱五分,后下
>
> 青皮三钱五分　莱菔子四钱,研　桑枝一两,切

左　乍寒乍热，头涨胸闷，手足酸胀痛，便闭。病约三日，势在方张，变迁可虑。

> 老苏梗三钱五分　枳壳三钱五分　焦建曲三钱,炒　车前子三钱,绢包　广藿梗三钱
>
> 橘红一钱　楂炭三钱五分　泽泻三钱　干佩兰三钱五分,后下　制半夏三钱五分
>
> 大腹皮三钱,洗　桑枝一两,切

左　形寒灼热，头涨干呕，咽痒欲咳，咳不畅，脉微数。湿痰中阻，外袭风温，宜宣泄涤邪主之。

> 广藿梗三钱五分　鲜佩兰三钱五分,后下　苦杏仁三钱,去尖　赤苓三钱　前胡三钱五分
>
> 白蒺藜四钱,去刺　象贝四钱,去心　泽泻三钱　牛蒡子三钱　赤芍三钱五分,炒
>
> 枳壳三钱五分,炒　桑枝一钱五分,切

右　乍寒乍热，胸痞，少腹胀，便溏溲少。湿温痰滞阻气，不易速效。

老苏梗三钱五分　越鞠丸一钱五分，绢包　青皮二钱　大腹皮三钱，洗　广藿梗三钱

橘红一钱　焦六曲四钱　炒米仁三钱　赤芍二钱　制半夏三钱五分　广郁金二钱，切

泽泻三钱　鲜佛手三钱五分　桑枝一钱五分

左　灼热，纳食、便溺如常，口腻。拟先清化泄降主之。

桑叶　淡芩炭　茯苓　滑石　丹皮　橘白　瓦楞壳　鲜芦根　连翘

盐半夏　黄菊

右　乍寒乍热，胸闷头痛，口腻泛呕，脉不畅。宜先透达利湿兼进之。

广藿梗　枳壳　漂白术　大腹皮　鲜佩兰　竹茹　茯苓　炙鸡金

赤芍　淡芩炭　春砂仁

左　寒战发热，得汗渐解，头痛如破，脉不扬。湿邪痰滞交结，极易转成连热，殊不可忽。

广藿梗三钱　淡芩三钱五分　象贝四钱　六曲三钱，炒　鲜佩兰三钱五分

瓦楞粉一两，包煎　白杏仁四钱　槟榔二钱　柴胡七分　法半夏三钱五分

白蒺藜四钱　知母三钱五分　泽泻三钱

左　头晕，神倦胃呆，舌黄口馊，形寒灼热，脉濡。宜燥湿和中，疏解表邪。

广藿梗三钱　白杏仁四钱　蔓荆子三钱五分　赤芍三钱　干佩兰三钱　白蒺藜四钱

生米仁四钱　泽泻三钱　赤芍三钱　石决明一两，先煎　越鞠丸四钱，包

左　头重畏风，灼热，胸闷腹膨，二便俱通。温邪痰湿滞，郁遏气机，防热甚转重，未可忽视。

老苏梗三钱五分　赤芍三钱五分　楂炭三钱　鲜佩兰三钱五分，后下　广郁梗五钱

干菖蒲四分　鲜佛手一钱，煎汤代茶　玉泉散三钱，包　广郁金三钱，切

枳壳三钱五分　桑枝一两，切

左　湿温病，今交旬日。泛呕咳嗽，脉弦滑数，舌白黄，溲赤，便溏。邪滞交结，殊不可忽。

上川连五分，酒炒透　薄荷三钱五分，后下　枳实片三钱五分　淡芩炭三钱

瓜蒌皮一钱五分，切　桑叶三钱　鲜竹茹二钱　滑石六钱，包　宋半夏三钱五分

青蒿三钱　朱连翘三钱　泽泻三钱　鲜佩兰三钱，后下

左　胸闷腹胀，干呕头涨背胀，口腻溲通，便孔不畅。湿温痰滞，变迁易如反掌。

广藿梗三钱五分　橘红一钱　枳壳三钱五分　焦建曲一钱五分　白蒺藜四钱，去刺

制半夏二钱　青皮三钱五分　楂炭二钱　秦艽三钱　象贝三钱，去心

广郁金三钱五分，切　鲜佩兰三钱五分　桑枝一钱五分，切

右　表邪之后，余邪未清，夜来灼热，二便俱少，口腻泛呕，舌黄，不思食。湿温痰浊交结，势防迁延转重，未可泛视。

桑叶　白蔻仁　白蒺藜　六曲　青蒿　白杏仁　枳壳　赤苓　赤芍

生米仁　竹茹　泽泻　益元散　桑枝

左　触痧之后，寒热止作不定，溲赤胸闷，脘腹拒按。湿温痰热交结，防连热转重，未可忽。

广藿梗三钱　枳实片三钱　紫贝齿一两　滑石块四钱　香青蒿三钱　鲜竹茹三钱

黑山栀三钱　车前子三钱，包　淡芩三钱五分　连翘三钱　朱茯苓四钱　鲜芦根一两

右　类疟寒轻热重，少寐口苦，舌黄，脉弦不畅，二便俱红。湿温痰滞蒸热，积滞不下。变迁可虑。

广藿梗三钱　赤芍三钱　槟榔炭三钱五分　滑石块一钱五分　鲜佩兰三钱

淡芩炭三钱五分　焦六曲四钱　黑山栀三钱　香青蒿三钱　鲜竹茹三钱

青皮三钱五分　泽泻三钱

左　病起四日，胸闷头涨，寒热，腹不舒。湿温痰滞交结，延防转重，未可忽。

桑叶三钱　石决明一两，先煎　鲜竹茹三钱　保和丸四钱，包　青蒿三钱

枳壳三钱五分　连翘三钱　槟榔尖三钱五分　白蒺藜四钱，去刺　广郁金一钱

赤芍三钱　茯苓四钱

左　口干畏风，热不扬，胸闷，得食脘中阻。湿温内热交蒸，殊不可忽。

广藿梗　枳壳　青皮　鲜佩兰　广郁金　滑石块　赤芍　白蒺藜　泽泻

左　湿郁气阻，胸脘痞闷，舌滑脉濡。宜燥湿疏中。

生茅术　橘红　白豆蔻　陈麦柴　制香附　制半夏　白杏仁　炒谷芽

范志曲　茯苓　生米仁

左　脘腹不舒，得食中阻，大便燥结，溲赤短，舌白黄，口干苦腻，头晕胸闷。湿滞气机交阻。燥湿疏中为法。

越鞠丸三钱，包　白蒺藜四钱　象贝三钱　车前子三钱　橘红一钱　枳壳三钱五分

白杏仁三钱　益元散四钱，包煎　法半夏三钱五分　竹茹三钱　白蔻仁三钱五分

桑枝一钱五分　陈麦柴

左　便闭不食，汗少嗜卧。凉风束暑，延防转重，未可忽。

广藿梗　白蒺藜　六曲　赤苓　赤芍　枳壳　象贝　泽泻　香青蒿

青皮　莱菔子

右　表热间日而作，热不外透，头晕胸闷，腹中鸣响作胀，遍体百节烦疼。舌苔不清，不思纳，脉不畅。湿温内郁，延防转重，未可忽。

柴胡　广藿梗　枳实　益元散　淡芩炭　青蒿　白蒺藜　赤苓　青皮

赤芍　六曲　桑枝　鲜佩兰

左　腹痛便泄，头涨晕，口苦。湿滞交结，尚须疏通分利。

老苏梗三钱　橘红一钱　大腹皮三钱五分　炙鸡金三钱，去垢　制香附三钱五分

制半夏三钱五分　广木香一钱　沉香曲三钱，绢包　淡芩炭三钱五分　茯苓三钱

莱菔子一钱五分，炒研

左　触痧之后，神思呆倦，四肢无力，泛呕口腻不思食，舌白垢，脘腹不舒，二便均不流利。凉暑湿滞交结，防增表热，未可忽。

生茅术三钱五分　枳壳三钱五分，炒　白豆蔻五分，敲小粒，后下　赤苓三钱

制香附三钱五分　橘红一钱　白杏仁四钱，去尖　通草一钱　范志曲三钱，包

法半夏三钱五分　生米仁三钱　陈麦柴三钱　炒谷芽一钱五分，绢包

左　吸受秽邪，自口鼻而入，遂致清浊失常，吐泻交作，今虽渐止而邪未尽出。头涨重，胸闷，腹胀膨大，脉微数，肢冷。病方外达，急当乘势而透达表邪，以防转重。

苏梗三钱五分　枳壳三钱五分　白蒺藜四钱，炒去刺　滑石一钱五分　藿梗三钱

橘红一钱　六曲四钱，炒　泽泻三钱　陈香薷五分　法半夏三钱五分　楂炭三钱

鲜芦根一两，去节

幼　热八日，得汗热缓，汗干热甚，胸闷，舌质红、口干，脉软弦。暑邪与阳明热交炽，防转重，毋忽。

桑叶三钱五分　赤芍三钱五分　白杏仁三钱，去尖　鲜荷叶一角　丹皮三钱五分

玉泉散三钱，包　象贝三钱，去心　青蒿三钱五分　知母三钱五分　生米仁三钱

左　热减动则头涨口腻，烦躁胸闷，便通食后作饱，神倦。当再清利法。

广藿梗　橘红　桑叶　生米仁　青蒿　制半夏　蔓荆子　桑枝　赤芍

白豆蔻　白蒺藜　广郁金　石决明

左　但热不寒，口干，畏风，汗少，心中热烦躁，舌黄。其势不轻，毋忽。

淡豆豉　青蒿　枳壳　滑石　黑山栀　牛蒡　竹茹　六曲　赤芍　连翘

紫贝齿　泽泻

左　形浮肿灼热，胸闷，脉不畅，便溏溲少而赤，得食中阻。暑湿为寒凉所束，以防连热不退，殊不可忽。

桑叶三钱　广郁金一钱，切　六曲四钱，炒　滑石五钱　丹皮三钱五分　青蒿子三钱

楂炭二钱　泽泻三钱　赤芍三钱　带皮茯苓五钱　大腹皮三钱，洗

车前子四钱，绢包

右　胸闷腹痛，便闭溲少，舌滑黄，不渴。湿滞为凉所束，转重可虑也。

广藿梗三钱　越鞠丸五钱　焦六曲四钱　莱菔子五钱，炒研　鲜佩兰三钱五分

橘红一钱　楂炭三钱　车前子四钱，炒，包　赤芍三钱　制半夏三钱五分

槟榔尖二钱，切　赤苓三钱

右　腿酸便泄均减，寒热依然，胸闷、口腻如昨，舌白，脉弦数不大。暑湿滞深重，变迁可惧。

上川连四分，盐水炒　大豆卷三钱　生茅术三钱五分　六曲三钱，炒　陈香薷一钱

枳壳三钱五分　制香附三钱五分　广木香三钱五分　赤芍三钱五分　青皮一钱

广郁金三钱五分，切　楂炭三钱　玉枢丹二分，研，冲　车前子四钱，包

左　身热，甚衰无定，胸闷，咳痰不利，舌白腻，腹痛便少，足冷，寐多梦，暑湿滞交阻气道。脉不畅。极易变迁，慎之。

淡芩炭三钱五分　前胡三钱五分　橘红一钱　竹茹三钱　陈香薷一钱　白杏仁四钱

制半夏三钱五分　六曲三钱，炒　广藿梗三钱　白豆蔻七分，敲小粒，后下

枳壳三钱五分　茯苓四钱　鲜佛手三钱五分

左　形寒发热，头晕胸闷，恶心腹痛，舌白黄，便闭溲少。凉暑湿滞交结深，防转重。

淡芩炭三钱五分　白豆蔻一钱，敲小粒，后下　焦六曲四钱　槟榔尖三钱五分，切

陈香薷一钱　白杏仁四钱，去尖　楂炭三钱五分　莱菔子四钱，炒　赤芍三钱五分

生米仁四钱　广木香三钱五分　车前子四钱，炒，绢包　玉枢丹研末，二分

枇杷露一两，炖温，另服

右　神倦，晨起心嘈，多动气急腿软，劳乏伤阳，气不运湿。宜标本兼治。

当归三钱五分　广陈皮三钱五分　五加皮三钱　炒香谷芽五钱，绢包　怀牛膝三钱五分

宋半夏三钱五分　瓦楞壳一两，煅　红枣三枚　川断三钱五分，盐水炒　茯苓三钱

白蒺藜四钱，去刺　桑枝一两

左　发热旬日，胸闷，大便复闭，不寐，脉弦数，舌黄垢。两候时届，昏痉厥变虑也。

淡豆豉三钱　鲜金斛五钱　黑山栀三钱，三味同打　薄荷三钱五分

枳实片三钱五分，切　青蒿三钱五分　牛蒡三钱　竹茹三钱　槟榔尖三钱五分

连翘三钱　紫贝齿一两，生杵　知母三钱五分　滑石五钱　鲜芦根一两，去节

左　寒热，口苦腻，便泄溲少，舌质红。暑为凉束，转重可虑也。

杜藿梗三钱　枳壳三钱五分，切　六曲四钱，炒　广木香一钱　蔓荆子四钱

青皮一钱，切　楂炭三钱　车前子四钱，绢包　白蒺藜四钱　广郁金一钱

大腹皮三钱，洗　泽泻三钱

右　便泄不畅，溲少有汗，舌中光，胸闷。防直入三阴、诸厥变幻。

陈香薷　越鞠丸　白豆蔻　楂炭　白蒺藜　橘红　生米仁　茯苓　赤芍

制半夏　六曲　车前子

左　头晕恶寒，腹饱胀，二便不畅。湿郁气束，凉暑外侵。宜治所急。

　　　　藿梗　佩兰　制半夏　大腹皮　蔓荆子　枳壳　六曲　川楝子

　　　　白蒺藜　橘红　楂炭　车前子　泽泻

　　左　头晕微微畏寒，腹胀，恶食油荤，大便不畅，欲行不行，小溲不通。宜通气疏解凉暑。

　　　　苏梗三钱　枳壳三钱五分　赤芍三钱　桂枝二分，同炒　广木香一钱，切

　　　　四制香附三钱五分　橘红一钱，炙　车前子四钱，绢包　金铃子三钱

　　　　小茴香五分，同炒　制半夏三钱五分　范志曲四钱　泽泻三钱

　　左　表热旬日，畏风形寒，舌质红，苔黄，苦腻思饮冷，便溏溲少。邪无出路，变迁可惧。

　　　　淡豆豉　薄荷　枳实　槟榔尖　鲜金斛　牛蒡　竹茹　车前子

　　　　赤芍　连翘　广郁金　红灵丹二分，用开水调服

　　右　作寒发热，腹痛，舌糙垢，口干不寐，按之腰下酸痛。风温邪滞交结。未可泛视，勿忽。

　　　　桑叶三钱　牛蒡子三钱，勿研　生米仁三钱　川石斛四钱　丹皮　鲜生地

　　　　赤苓　朱连翘　赤芍　白蒺藜　泽泻　夜合花　炒谷芽五钱

　　左　表热七日，无汗，头晕胸闷，脘腹拒按，便闭，夜来糊语，脉数不扬，舌黄垢。邪滞积伏深重，骤变可虑也。

　　　　淡豆豉　枳实　薄荷　六曲　黑山栀　紫贝齿　牛蒡子　莱菔子

　　　　赤芍　竹茹　连翘　泽泻　玉枢丹二分，研末，开水冲服　干佩兰三钱五分，后下

　　左　触痧之后，痰湿停阻中宫，二便不通，不思食，胸闷，脉不畅。防蒸成寒热，未可忽。

　　　　越鞠丸三钱，绢包　淡芩炭三钱　茯苓三钱　青皮一钱　橘红一钱，盐水炙

　　　　白杏仁四钱，去尖　泽泻三钱　广郁金三钱五分　制半夏二钱　生米仁四钱

　　　　桑枝一两，切　焦六曲三钱

　　右　脉不畅，面浮头晕，脐下作痛，便溏，舌红。风伤于上，食滞中阻。延防转重，未可忽。

　　　　桑叶三钱　橘红一钱　保和丸三钱，绢包　槟榔尖三钱　蔓荆子三钱

　　　　法半夏三钱五分　焦六曲三钱　泽泻三钱五分　白蒺藜四钱，去刺　茯苓三钱

　　　　广木香三钱五分　滑石块三钱五分，包

　　左　风水病，今交五日。寒热退，浮肿如昨，咳嗽较畅，寐则气急，头痛脉数浮。风湿热互郁。宜肝脾兼治。

　　　　旋覆花三钱五分，绢包　前胡三钱五分　炙鸡金三钱，去垢　白蒺藜三钱，去刺

　　　　煅瓦楞粉一两，绢包　白前三钱五分　大腹皮三钱五分，洗　象贝三钱，去心

沉香曲三钱，绢包　牛蒡三钱五分　带皮苓三钱　车前子三钱五分，包　陈麦柴四钱

桑枝五钱，切

左　脱力伤阳，阳气不能运湿，肌肤发黄，四肢无力，舌白无华，脉弦濡。二便俱通，防延腹满，未可忽。

蔓荆子三钱五分　煅瓦楞粉四钱，包　生米仁三钱　西茵陈三钱五分　白蒺藜三钱

陈皮一钱　川断二钱　川草薢三钱　煨天麻一钱　法半夏二钱　白豆蔻七分，后下

焦六曲三钱　炒谷芽五钱　桑枝一两

右　间疟转为连热不退，今交三日，舌白黄垢、根黄，溲赤便闭，胸闷，腹部拒按。此属湿热，变迁可虑。

炒豆卷三钱　薄荷三钱五分，后下　朱茯神四钱　紫贝齿一两　黑山栀三钱

朱连翘三钱　槟榔尖三钱五分　泽泻三钱　青蒿三钱　枳实片三钱　滑石块三钱

玉枢丹二分，研末，用枇杷露一两，炖温化服

左　连热四日，舌白黄，溲短赤，口腻，大便欲行不行，胸闷，腹部膨硬拒按，作恶呕，痰极多。上焦略开，中下积滞未动。正在变迁之时，须慎之又慎。

瓜蒌实　焦谷芽　朱连翘　枳实片　薤白头　黑山栀　紫贝齿　鲜竹茹

制半夏　赤芍　青蒿　槟榔尖

左　舌黄垢腻，大便燥结艰行，茎中痛漏不少，又起血麻，脉软弦带数。湿郁化火，火势方张，一时不易奏效。

上川连七分，盐水炒　银花四钱　鲜生地一两，打　滑石五钱　川柏三钱，盐水炒

淡竹叶三钱　丹皮三钱　黑山栀三钱　肥知母三钱，盐水炒　甘草梢一钱

小蓟炭三钱　更衣丸一钱，吞服

左　寒热退而复作，面浮渐退，咳嗽较稀，气急头晕而重，溲通便闭，脉浮数。风得温而化火，火性炎上，鼻衄色鲜。宜清化泄降。

桑叶三钱五分　白蒺藜四钱，去刺　桑白皮三钱五分　滑石四钱　丹皮三钱五分

石决明四钱，杵　大腹皮三钱五分，洗　赤苓三钱　甘菊三钱五分　赤芍炭三钱

炙鸡金三钱　泽泻三钱　陈麦柴三钱

右　形寒烘热均瘥，大便泄泻转溏，得食脘痛，脉弦濡，舌白腻。湿滞阻气，尚须疏通分利。

苏梗三钱五分　越鞠丸三钱，包　广木香一钱　五灵脂三钱五分　四制香附三钱

橘红一钱　槟榔尖三钱五分　沉香曲三钱，包　金铃子三钱五分　制半夏三钱五分

延胡索一钱　泽泻三钱

左　畏风，热不扬，胸痞头涨，遍体痛，脉数重按少力。湿温痰滞阻气。宜先表里分解。

广藿梗三钱五分　枳壳三钱五分　越鞠丸三钱，包　赤苓三钱　炒黑荆芥三钱五分

橘红一钱　象贝四钱　泽泻三钱　鲜佩兰三钱五分　制半夏三钱五分　白蒺藜四钱

桑枝一两

左　面浮头晕，脐下作痛，便溏舌垢。邪滞交结，防蒸寒热，未可忽。

桑叶三钱　藿梗三钱五分　枳实片三钱五分　广木香一钱　蔓荆子三钱五分

佩兰三钱五分　槟榔尖三钱五分　车前子四钱，包　白蒺藜三钱　赤芍三钱五分

焦六曲三钱

右　饮食不节，寒暖不时，头涨口苦，肠如燥泄，脉不畅，舌白腻，脘部拒按。防蒸成下痢，殊不可忽。

苏梗三钱五分　橘红一钱　广木香一钱　沉香曲三钱　四制香附三钱五分

制半夏三钱　槟榔尖三钱五分　楂炭三钱　川楝子三钱五分　白蔻仁五分，后下

莱菔子三钱，炒　滑石块四钱

左　寒转发热，头晕胸闷，手麻，舌黄，口甜腻。湿痰滞交结，遏阻气机，势在发越之时，未可忽。

广藿梗三钱　越鞠丸三钱，包　橘红一钱　秦艽三钱五分　青蒿三钱五分

淡芩炭三钱　制半夏三钱五分　泽泻三钱　赤芍三钱五分　白蒺藜四钱

郁金一钱　桑枝一两，切

左　湿温痰滞互阻，脘闷拒按，小溲通畅，大便昨又泄泻，便时肛门热如烙，舌白中黄，心惕。邪势方张，变迁可虑。

上川连五分，盐水炒　枳实三钱五分　槟榔尖三钱　鲜芦根一两，去节

全瓜蒌三钱，切　广郁金三钱五分，切　朱连翘三钱　滑石五钱　宋半夏三钱

象贝四钱　焦六曲三钱　泽泻三钱五分

左　形寒灼热，头晕，口腻吐涎，舌微黄，脉弦数。湿温痰滞交结，变迁可惧。

广藿梗三钱　橘红一钱　旋覆花三钱五分，绢包　鲜佩兰三钱五分　白蒺藜四钱，去刺

春砂末五分，冲　茯苓三钱　鲜佛手三钱五分　石决明一两，煅，先煎　象贝四钱，去心

制半夏三钱五分

右　形寒灼热，头晕，腹膨胀，便闭溲少，泛恶，湿温痰滞互郁，正在转重之时，未可忽。

广藿梗　越鞠丸　白蒺藜　赤芍　鲜佩兰　橘红　秦艽　泽泻　薄荷头

制半夏　滑石

左　表热七日，舌黄口干，胸闷，痰腻，咽间不易咯吐，脉不畅。病方转重，此属湿温，正在发越之时，勿忽。

广藿梗　枳实　槟榔尖　象贝　桑叶　竹茹　黑山栀　滑石　青蒿

广郁金　前胡　泽泻

右　头晕龈胀，胸闷纳少，畏风灼热，舌隐灰，便闭。湿热风温互郁。宜轻透分利。

薄荷头　制半夏　白蒺藜　淡芩　鲜佩兰　象贝　滑石　鲜芦根

广藿梗　桑叶　黑山栀

左　头涨晕减而未愈，畏风亦较瘥，呼吸胸口牵痛，脉不畅，大息少力。宜息风平肝、泄降主之。

桑叶　旋覆花　陈皮　橘络　白蒺藜　瓦楞壳　宋半夏　丝瓜络

煨天麻　真郁金　枳壳　白茅根

右　表热，胸闷不畅，便溏，咽痒欲咳。正在转重之时，未可泛视。

广藿梗　枳壳　六曲　车前子　蔓荆子　陈皮　楂炭　泽泻　白蒺藜

法半夏　莱菔子　鲜佩兰　桑枝

左　湿阻气机，清阳不司，又转满腹膜胀鸣响，自觉有水声，大便溏薄，小溲热，神疲，四肢无力，口腻胸闷。宜疏化和中，以防腹满，勿忽。

越鞠丸　白蔻仁　炙鸡金　车前子　橘红　白杏仁　大腹皮　泽泻

制半夏　生米仁　茯苓　桑枝

腹满撑胀渐瘥，大便溏薄转为便闭，小溲较利，神疲，四肢无力，舌黄，口淡无味，胸闷恶心，头重。宜守前法增之。

生茅术一钱　法半夏二钱　炒米仁三钱　范志曲三钱　大腹皮三钱

四制香附三钱五分　白蔻仁七分　车前子四钱,包　白杏仁四钱　茯苓皮四钱

橘红一钱　炒谷芽五钱　白蒺藜四钱　陈麦柴四钱

左　诸风掉眩，皆属于肝。前病已愈，今则复发，头晕胸闷，痰多。此眩仆。肝阳痰热不平，深恐厥而不返，未可泛视。

桑叶　石决明　陈皮　炒谷芽　白蒺藜　灵磁石　制南星　玫瑰瓣

甘菊瓣　煨天麻　制半夏

右　壮热五日不退，胸闷头晕，舌黄，少寐糊语，脉弦数不畅。秋凉引动伏暑，病无出路，昏陷可虑。

淡豆豉　薄荷　枳实片　茯苓皮　鲜金斛　牛蒡　鲜竹沥　淡芩炭

赤芍　连翘　紫贝齿　滑石　枇杷露　鲜芦根

左　时邪寒热之后，口苦腻，两腿酸痛，胃呆纳少。宜先清热泄火。

桑叶　花粉　银花　石决明　丹皮　鲜生地　甘中黄　水飞青黛

赤芍　知母　黑山栀　滑石　鲜芦根

右　肠鸣便泄，便时肛门热如烙，动则气急，舌黄口干。暑湿阻延，防昏陷喘塞，

未可忽视。

　　　　桑白皮　橘白　淡芩炭　旋覆花　款冬花　制半夏　胡芦巴　瓦楞壳
　　　　象贝　茯苓　水姜皮　陈麦柴　车前子

　　左　热解形浮，多食作胀，溲通神倦，喜热饮，痰湿互郁，气机不通。深防变迁，未可忽。

　　　　越鞠丸　炙鸡金　沉香曲　白杏仁　苏梗　白蒺藜　白蔻仁　生米仁
　　　　制香附　煅瓦楞粉　半贝丸　车前子　陈麦柴

　　右　热七日，胸闷，舌黄垢，口苦腻，大便不多，溲少而热，咳不畅，少寐多梦。伏邪痰湿滞为暴凉所遏，昏陷可惧，慎之。

　　　　淡豆豉　薄荷　槟榔尖　牛蒡子　黑山栀　前胡　枳实　泽泻　竺黄片
　　　　赤芍　竹茹　桑枝　车前子　佛手

　　左　寒热之后神思疲倦，多食作胀，杳不思食，口腻，舌微黄。宜利湿疏中，以醒机轴。

　　　　越鞠丸　台乌药　茯苓　泽泻　橘红　白蔻壳　大腹绒　资生丸
　　　　制半夏　象贝　炙鸡金　白杏仁　炒谷芽

　　右　耳鸣，腹胀，头晕，脉不畅，溲赤。宜利湿疏中为法。

　　　　制香附　台乌药　赤苓　法半夏　金铃子　生米仁　六曲　茯苓
　　　　延胡索　白杏仁　陈皮　泽泻

　　右　寒热之后余邪留恋，日暮灼热，二便通调，胃呆神倦。宜泄热涤邪为法。

　　　　杜藿梗　陈皮　赤芍　赤苓　桑叶　法半夏　白杏仁　泽泻　青蒿
　　　　豆蔻壳　象贝　鲜稻叶　薄荷头

　　左　表热五日，头涨胸闷，咳不畅，腹痛，脉数。温邪内伏，急急透之。

　　　　淡豆豉　枳壳　白蒺藜　莱菔子　紫菀　白杏仁　青皮　赤芍
　　　　前胡　象贝　牛蒡子　泽泻　干佩兰

　　左　倪少兰出诊方：伏邪晚发，已交七日，热甚于夜，烦躁，寐中呻吟不已，指搐谵语，邪蒙。脉弦滑数，舌干黑无津，大便不通。证情十分险重，昏厥变幻，可立而待也。

　　　　至宝丹一丸,研末　羚羊角三钱五分　钩钩三钱　凉膈散三钱,包
　　　　上濂珠五分,研如尘　鲜藿斛一两　朱茯神五钱　陈金汁一两,冲
　　　　鲜竹沥二两,三味温化先服　紫贝齿二两　带心连翘六钱

　　二方：邪陷开之，未能尽出，阴气实属告竭，风动不已，牙关紧，舌短缩，小溲不禁，时时目窜。势实吃重，非人力所挽回也。

　　　　羚羊角　西洋参　茯苓　陈金汁　石决明　鲜藿斛　连翘　钩钩

紫贝齿　玄参　鲜竹沥

三方：表邪化热，热甚于日晡，继以呕逆，今通大便，结而且畅。腑邪渐有出路，惟经邪留恋尚多，脉滑数，舌糙黄。病在阳明，治宜存阴清热。

鲜金斛一两，打　朱连翘三钱五分　黄甘菊三钱五分　鲜竹茹三钱五分　香青蒿三钱

丝瓜络三钱　范志曲三钱，炒　飞滑石三钱，包　冬桑叶三钱五分　黑山栀三钱五分

朱赤苓三钱　粉丹皮二钱五分

四方：卧届一候，幸得腑气畅下，表热得解，但右脉未静，口味不清，舌津未全回，搐搦止而不净，余邪尚有逗留也。最易借因生端，饮食寒暖须慎之又慎。且本体虚弱，时近大节，用药须为预筹。

鲜藿斛四钱　赤芍三钱　朱茯神四钱　枳壳三钱五分，切炒　冬桑叶三钱五分

白蒺藜四钱，炒去刺　朱连翘二钱　竹茹三钱五分，炒　青蒿子三钱五分

广郁金一钱，切　象贝四钱，去心　通草一钱　枇杷叶三钱，去毛筋

五方：病缠一候，发热不退，不甚恶寒，焦寐不安，将寐自语喃喃，手指搐动。此温邪病也。虚体邪郁，不易外解而易传里，脉状细数而软，舌白黄少津。拟泄火以救阴，解肌以透邪，然风波易起，殊非寻常表证可比，至外证一层，幸有松机。治当顾及之。候诸高明政之。

淡豆豉三钱　鲜石斛五钱，同打　赤芍二钱　紫贝齿一两，生杵　薄荷五分，后下

枳壳三钱五分，切　朱连翘二钱　牛蒡三钱，勿研　青蒿子三钱五分　竹茹三钱

朱赤苓四钱　白蒺藜四钱，炒去刺　枇杷叶三钱，去毛筋　丝瓜络三钱

六方：表热退净，流注得消，舌津已回，无一非佳象也。脉细软，胃纳微，体本不充，时近夏至，尚须珍重起居，俾可早日强健。今方宜参调理法。

川石斛四钱　朱茯神四钱　丝瓜络三钱五分　赤芍三钱五分　煅瓦楞粉一两，包

橘白一钱　川断三钱五分，盐水炒　象贝四钱，去心　青盐半夏三钱五分

白蒺藜四钱，炒去刺　生米仁三钱五分　粉草薢三钱　桑枝五钱，切　生谷芽五钱，包

七方：表证全退，气阴稍得来复，寐中尚有惊惕自语。舌津不足，脉来濡，气弱易积痰湿，阴薄易动心肝。宜清理调理兼进之。

南沙参三钱　竹茹三钱五分　归身一钱，土炒　粉草薢三钱　川石斛四钱

川断三钱五分，盐水炒　赤芍三钱　抱木茯神四钱　橘白一钱　白蒺藜三钱，炒去刺

首乌藤三钱　丝瓜络二钱　生谷芽五钱，包　佛手花一钱

八方：表证初得清解，气阴未能遽复，寐中惊惕，神思未振，舌津不足，脉状较昨稍畅和。所幸疡患得消，可无他虑。当再循法理之。

南沙参三钱　青盐半夏三钱五分　丝瓜络二钱　赤芍三钱五分　川石斛四钱

水炒竹茹三钱五分　川断二钱，盐水炒　白蒺藜四钱，炒去刺　橘白一钱

生石决明—两，先煎　粉草薢三钱　朱茯神四钱　桑寄生四钱　生谷芽五钱，包

九方： 外疡已消，内热未尽，纳谷不多，胃气尚能知饥味，脉右弦，舌薄白。中气素弱，营分不和。治宜存阴养胃，以泄余热。

原金斛五钱　白芍三钱　橘白—钱，炙　料豆衣三钱，盐水炒　扁豆衣三钱

黑山栀三钱五分　甘黄菊三钱五分　生米仁三钱　粉丹皮三钱五分　鲜竹茹三钱五分

白茯苓三钱　连翘三钱　生谷芽五钱，包

十方： 复病伤阴，表热得汗不解，神志似昧，间有谵语，指搐，胸闷，便秘溲赤。舌苔薄、尖光干少液，咽关起有糜点，脉状弦数。邪滞郁阻未达，无如阴分先伤，势恐陷逼厥少而起风动之波，其势颇重，复病难从表达。拟以存阴泄热为法。

鲜石斛八钱，打，先煎　连翘二钱　象贝四钱，去心　黑山栀三钱五分　鲜生地六钱，打

玄参三钱五分　全瓜蒌四钱　朱茯神四钱　金银花三钱　竹卷心三钱　竺黄片三钱

川通草—钱　鲜芦根—两，去节

十一方： 倾间宿垢畅下，下后神识较清，然语言多而气机促，所说尚多，不轻。有微汗，仍壮热，舌光干至甚。一派阴液为邪火劫夺之象，最怕正不胜病，猝然直陷变幻。

羚羊角三钱五分　钩钩三钱，后下　连翘三钱，带心，辰砂拌　二青竹茹三钱

鲜藿斛—两，打如泥　桑叶三钱五分　赤芍三钱　知母四钱　紫贝齿—两，生杵

丹皮三钱五分　竺黄片三钱　滑石块四钱　玄参三钱　鲜芦根—两，去节

生濂珠二分，研如尘，二味调化温服　枇杷露—两

十二方： 复病发热，热不大壮而正气已疲惫，阴已告匮，惊惕抽掣，神倦嗜卧。舌干光有白糜点，有矢气无大便，脉右软、左弦数。因虚生火，火甚劫阴，阴乏，生风变幻极易，殊非寻常表证可比。格外慎护为要。

青蒿三钱　知母三钱　黑山栀三钱　竹茹三钱　生鳖甲四钱　鲜生地打，—两

生石决明—两，先煎　滑石四钱　天花粉三钱　鲜藿斛—两，打如泥

玄参三钱，秋石水炒　淡芩—钱五分，酒炒

十三方： 复病发热，正不敌邪，邪火劫津动风，一身振惕搐搦不已，神昏，热壮，舌缩而干，脉状模糊。病涉厥少，防内闭而转外脱，势实危急之至。候诸高明政之。

羚羊角三钱五分，镑，先煎　全瓜蒌七钱，打　丹皮三钱五分　黑山栀三钱

紫贝齿—两五钱，生杵　鲜藿斛—两，打　青皮三钱五分　知母三钱　钩钩三钱，后下

桑叶三钱　带心连翘三钱　竹叶三钱　生濂珠三分，研如尘

鲜竹沥二两，二味调化，炖温先服

十四方： 复热幸已退清，肝风瘛疭，亦得平静，舌糜大减，津液尚未来复，脉状较昨为和。格外珍卫，勿令寒热往来为要。

青蒿三钱五分　生石决明一两，先煎　橘白一钱　淡竹叶三钱五分　淡芩三钱五分

川贝三钱，去心　知母三钱　瓜蒌皮四钱　鲜藿斛一两，打如泥　玄参三钱　竹茹三钱

川通草一钱　鲜芦根一两，去节

十五方：昨宵安寐，溱溱汗出，顷得热退，神清内风亦平，惟左脉弦而不散，右脉软数。营卫未能调畅，最防往来寒热，且舌糜不退，阴损已极，又虑胃气不复，格外慎护，以希渐渐应手。

羚羊角四分　生石决明一两，先煎　盐半夏三钱五分　知母三钱

野蔷薇露一两，二味调化，炖温先服　青蒿三钱五分　川贝三钱，去心，勿研

竹茹三钱　鲜藿斛一两　淡芩三钱五分　赤芍三钱　玄参三钱，海蛤粉拌

鲜芦根一两，去节切　滑石块四钱

十六方：两次病缠，所虚已甚，表分不固则多汗，正气内乏则神思疲惫，运用不健。脉数，舌光淡、少血色。须格外加慎，俾可日起有功。

南沙参三钱五分　料豆衣三钱　玄参二钱，海蛤粉拌　盐半夏三钱五分

浮小麦五钱，包　石决明一两，先煎　知母二钱，盐水炒　抱木茯神四钱，辰砂拌

鲜藿斛七钱　瓜蒌皮四钱，切　橘白一钱，炙　川通草一钱　野蔷薇瓣三钱五分

鲜芦根一两，去节切

十七方：顷间起坐之后，肢冷畏寒，汗出不已，脉微数软，舌全光，头涨。一派虚象，即使小有感冒，仍以扶正为要务，否则猝起虚波，可虑之至也。不得不预为筹及。

台参须七分，入秋石三厘，另煎冲　苍龙齿四钱　制首乌三钱　盐半夏三钱五分

真枫斛四钱，打，另煎冲　白芍三钱　料豆衣三钱　炒竹茹三钱五分

左牡蛎一两，先煎　朱茯神五钱　橘白一钱　浮小麦五钱，包　生谷芽五钱，包

十八方：昨虚惫百出，进气阴两补法，幸合机宜。今诊脉仍软弱至甚，遍体骨痛。舌津得回，虚汗得定，头痛渐止，循法善调，以御风波复起。

台参须一钱，入秋石三厘，另煎冲　左牡蛎一两，盐水煅，先煎　朱茯苓五钱

盐半夏三钱五分　真枫斛四钱，打，另煎冲　归身一钱　川断三钱，盐水炒

浮小麦七钱，包　制首乌四钱　白芍二钱　橘白一钱　白杏仁三钱五分，去尖

生谷芽五钱，包

十九方：病后诸恙渐松。舌津回，自汗止。虚风已息，寐亦得安，头痛、骨痛均渐渐得定。拟再培补气阴，俾可逐日起色，勿稍反复为幸。

台参须一钱，秋石三厘，另煎冲　制首乌四钱　煅牡蛎一两，先煎　盐半夏三钱五分

南沙参三钱　归身一钱，炙　炒香枣仁三钱五分　柏子仁四钱　生谷芽五钱，包

二十方：昨畅汗，肌灼、头涨藉汗而解。今脉尚静，舌苔亦润。证情尚稍安和，

惟本体素虚，一时不能复原。当溽暑熏逼，不得不加意慎调。

西洋参三钱五分，生切　鲜金斛五钱　半贝丸二钱　赤芍三钱　生鳖甲三钱，先煎

全瓜蒌五钱，切　淡芩三钱五分　滑石块三钱　青蒿子三钱五分　知母二钱

石决明一两，生煅同用，先煎　竹茹二钱　稻根须四钱，洗　鲜芦根一两，去节

二十一方：表热复来，虚体不能胜病，迷蒙嗜卧，舌干光无津液，有糜点，寐即指搐手动，脉左弦数、右软，均不甚调，大便不通。腹病非初病可比，颇有可虑之处。姑进救阴泄热以冀应手。

鲜藿斛一两，打如泥　知母三钱　青蒿子三钱　竹茹三钱　鲜生地一两，打

银花三钱　丹皮三钱五分　通草一钱　玄参三钱　连翘三钱　紫贝齿一两，生，先煎

赤芍三钱　鲜芦根一两，去节　野蔷薇瓣三钱五分

左　据述昨下大便，脘腹闷痛未止，表热未退，口干尚甚。仍防变迁。

鲜藿斛五钱，打　桑叶三钱　枳壳三钱五分　青蒿三钱　鲜生地五钱，打

牛蒡三钱　竹茹三钱五分　朱连翘三钱　淡豆豉三钱　白杏仁四钱，去尖

滑石四钱　朱茯苓五钱　鲜芦根二两，去节

左　身热头晕，痰多胀闷。宜解表疏里。

前胡三钱五分，蜜水炙　石决明一两，先煎　枳壳三钱五分　大腹皮三钱，洗

桑叶三钱五分　白蒺藜四钱，炒去刺　橘白一钱　炙鸡金三钱，去垢　牛蒡三钱

煨天麻七分　生草三分　通草一钱　生熟谷芽各五钱，包

左　湿热化疡，势方越发。急宜清化分利，俾可由渐奏功。

龙胆草一钱　银花三钱　粉萆薢四钱　土贝四钱，去心　川柏三钱五分　甘中黄一钱

黑山栀三钱五分　连翘三钱　知母三钱五分，盐水炒　淡竹叶三钱五分　赤芍三钱

左　表热不退，口渴不已。变迁可惧，幸勿轻忽。

鲜藿斛七钱，打　牛蒡三钱　朱连翘三钱，带心　知母三钱五分　淡豆豉四钱，打

白杏仁四钱　朱茯神五钱　枳壳三钱五分　香青蒿二钱　赤芍三钱　花粉三钱

竹茹三钱　鲜芦根二两，去节

匝月前，表热两作，旋即口渴不已，肩肋酸痛入腹，脉弦。温邪伤阴入络。当表里分解。

鲜藿斛五钱，打　白蒺藜四钱，炒去刺　丝瓜络三钱五分　玄参三钱五分　苏叶三钱五分

秦艽三钱五分　川通草一钱　象贝四钱，去心　赤芍三钱　片姜黄三钱五分

朱茯苓四钱　鲜桑枝一两，切

左　昨起寒热，头涨，脉数不畅。宜疏达法。

苏叶三钱　荆芥三钱五分，炒　牛蒡三钱　枳壳　淡豆豉四钱　防风三钱五分

白杏仁四钱　莱菔子三钱，炒　赤芍三钱　前胡三钱五分　象贝四钱　陈佩兰后下

桑枝一两

老公祖（吴县正号）　湿热未楚，舌苔黄，脉带弦数。尚须清化分利，务使肝胆之火与膀胱之湿，各得平靖为要。

龙胆草一钱　川柏二钱　知母二钱，盐水炒　甘草梢四分　泽泻三钱五分

黑山栀三钱　滑石四钱　土贝四钱，去心　丹皮二钱　淡竹叶三钱　猪苓三钱五分

瞿麦三钱　朱灯心三分

左（正号）　三阴疟初止，脉状未静，营卫未和，所病未清也。须格外加慎，以防反复。兼之肝肾不足，风湿痹络，左腿痛而酸尤须速为解散，以防结疡。

全当归三钱　白蒺藜四钱，炒去刺　豨莶草三钱，制　粉萆薢四钱　淮牛膝三钱五分

川断三钱，盐水炒　五加皮三钱　臭梧桐三钱　伸筋草三钱　菟丝子三钱，盐水炒

金毛脊三钱，炙去毛　桑枝一两，切

左　风湿交阻，腰右酸痛着骨，防结流注。须作速消散。

苏梗二钱　淮牛膝三钱五分　豨莶草三钱　淡木瓜三钱五分　独活一钱　五加皮三钱

臭梧桐三钱五分　丝瓜络二钱　防风三钱五分　川断三钱　威灵仙三钱五分

金毛脊三钱，炙去毛

左　头痛发热渐愈，肢冷畏寒尚甚，咳嗽痰多，脉数。拟六安煎加减法。

前胡三钱五分　陈皮一钱　白杏仁四钱　莱菔子四钱，炒　牛蒡三钱

法半夏三钱五分　象贝四钱　防风三钱五分　紫菀三钱五分，蜜炙　茯苓四钱

白芥子七分　泽泻三钱　酒炒桑枝一两，切

六安煎正方：陈皮三钱五分　茯苓二钱　甘草一钱　白杏仁一钱　半夏三钱　白芥子七分

左　积滞已解，运化未醒，脉弦。本体不充，素有湿热，当标本两治。

台参须七分，另煎冲　新会皮一钱　川断三钱，盐水炒　金樱子三钱，盐水炒

制首乌三钱　制半夏三钱五分　春砂末五分，冲　远志炭七分，去心

沙苑子三钱，盐水炒　玉竹三钱五分　炒香枣仁三钱五分

左　头痛久不止，近增骨痛，脉数转弦。阴薄肝亢，外受风邪。拟清理之，再为培本。

桑叶三钱五分　秦艽二钱　石决明一两　陈佩兰三钱五分，后下　白蒺藜四钱，炒去刺

苏梗三钱五分　赤芍三钱五分　桑枝一两，切　蔓荆子三钱五分　荆芥三钱五分

赤苓三钱

左　频咳不畅，夜来寒热，脉数。风温留恋肺经，非透达不可。

淡豆豉三钱　白蒺藜四钱，炒去刺　冬瓜子七钱　苏叶三钱五分　前胡三钱五分

防风三钱五分　白杏仁四钱，去尖　陈皮一钱　牛蒡子三钱　荆芥三钱五分，炒

象贝四钱，去心　枳壳三钱五分　桑枝一两，切

左 曾病风痹，至今复原未足，脉濡。当和气血，解散风湿痰浊。

全当归三钱　防风三钱五分　白蒺藜四钱　陈皮一钱　制首乌四钱　淮牛膝三钱五分

豨莶草四钱　法半夏三钱五分　生西芪三钱五分　片姜黄三钱五分　臭梧桐三钱

制南星七分　桑枝一两，切

右 左肋下作痛如麻，延经匝月，风湿痹阻营络，延防聚而成疡。

桑叶二钱　土贝四钱　防风三钱五分　淡木瓜三钱五分　白蒺藜四钱　丝瓜络二钱

防己三钱五分　生米仁四钱　赤芍三钱　陈皮一钱　豨莶草三钱五分　桑枝一两，切

右 作寒发热，头痛无汗，咳嗽鼻塞，脉数而不畅。宜疏散表邪。

淡豆豉三钱　前胡三钱五分　白杏仁四钱，去尖　枳壳三钱五分　苏叶三钱五分

牛蒡三钱　象贝四钱，去心　莱菔子三钱　白蒺藜四钱　紫菀一钱，蜜炙

荆芥三钱五分，炒　黑冬瓜子七钱

左 胁刺痛，温病甫得解表，未净之邪壅气，作呃不止。脉弦细。病情尚在险途，仍防变迁。

旋覆花三钱五分，包　公丁香七粒，后下　刀豆子三钱，炙存性，杵　枳壳三钱五分

代赭石七钱，煅，先煎　柿蒂七只　新会皮一钱　朱茯苓五钱　沉香片三分

淡吴萸三分，盐水炒　盐半夏三钱　焦麦芽六钱　通草一钱

左 劳伤风寒为病，咳嗽气急，作寒头痛，兼之腹痛便溏。当表里两治。

苏叶三钱五分　紫菀三钱五分，蜜炙　代赭石五钱，煅，先煎　乌药三钱五分

荆芥三钱五分　牛蒡三钱　枳壳三钱五分　六曲四钱　前胡三钱五分　象贝四钱，去心

冬瓜子一两　泽泻三钱　桑枝一两

左 湿痰咽腻，劳伤骨痛，脉濡，稍有感冒。治当兼顾。

苏梗三钱五分，切　橘红一钱，炙　生米仁四钱　通草一钱　白蒺藜四钱，炒去刺

法半夏三钱　川断三钱，盐水炒　桑枝一两　赤芍三钱五分　制南星七分　赤苓三钱

左 恶寒发热，久不止，脉弦软。本体内乏，未可忽视。

银柴胡一钱　鳖甲心四钱，水炙　煅瓦楞粉一两，包　通草一钱　全当归三钱五分

制半夏三钱五分　川贝三钱五分，二味共研，包　川楝子三钱五分　陈佩兰二钱

赤芍三钱　赤苓三钱　桑枝一两

左 病约五日，热势交暮为甚，头痛、遍体痛，舌白黄垢，口腻脉数，不甚鼓指，大便溏泄，溲少不寐，烦躁。病未双透，正转重之时也。

淡豆豉三钱　白蒺藜四钱，炒去刺　生米仁四钱　朱连翘四钱　黑山栀三钱五分

白豆蔻七分，敲小粒，后下　枳壳三钱五分　六曲四钱，炒　赤芍三钱，酒炒

白杏仁四钱，去尖　竹茹三钱　车前子四钱，包　佩兰叶三钱五分，后下

右 内热、满口红碎，舌尖起腐作痛妨食，大便闭，溲少。风温留恋，最防转重。

桑叶三钱　黑山栀三钱五分　银花三钱五分　白茅根一两，去心　牛蒡三钱　连翘三钱

甘中黄一钱　朱灯心五分　赤芍三钱　竹茹三钱　飞中白三钱五分，包　通草一钱

右　伤风不净，略有咳嗽，纳谷不香，舌苔白黄，大便不润。宜清理法。

北秫米四钱　白杏仁四钱　茯苓四钱　大腹皮三钱　橘白一钱　象贝四钱

六曲四钱　通草一钱　盐半夏三钱五分　竹茹三钱　炙鸡金四钱

生熟谷芽各五钱，包

左　表热盛衰不定，大便溏泄，溲少，舌黄垢。风温痰滞交郁。宜表里两治。

广藿梗三钱五分　枳壳三钱五分　茯苓四钱　钩钩三钱，后下　白蒺藜四钱

六曲四钱　大腹皮三钱　泽泻三钱　赤芍三钱五分　楂炭三钱五分　莱菔子四钱

炒麦芽五钱，包　佩兰三钱五分，后下

左　往来寒热，头痛，咳嗽胸痛，连日鼻衄，舌少苔，咽关红。风温互郁，最易转重。

淡豆豉三钱　连翘三钱　白杏仁四钱，去尖　赤芍三钱五分　白蒺藜四钱，炒去刺

黑山栀四钱　象贝五钱，去心　丝瓜络三钱五分　枳壳三钱五分

鲜生地五钱，同豆豉三味打　竹茹三钱五分　通草一钱　桑枝一两

右　胃阳不振，时易泛酸，舌白黄。胃气呆木，大便溏，脉弦数。经郁气阻，未易奏效。

生茅术三钱五分　制川朴五分　炙鸡金三钱　淡芩一钱，酒炒　橘红一钱

白杏仁四钱　范志曲三钱　茯苓四钱　制半夏二钱　象贝四钱　西茵陈三钱

泽泻三钱　佛手花三钱五分　生熟谷芽各五钱

左　表热气急，气短，舌糙黄，口干，胸次闷塞，便闭，不得寐，脉滑数。头痛邪滞，积伏不浅。防塞逆变幻。

甜葶苈四钱，焙去油　旋覆花三钱五分，包　象贝五钱，去心　莱菔子五钱，研

白前三钱五分　代赭石五钱，煅，先煎　全瓜蒌四钱，切　楂炭三钱　枳壳三钱

白杏仁五钱　火麻仁泥一两　车前子四钱，包　玉枢丹二钱，研末

枇杷露一两，二味调化先服

左　脉软滑数，软为脏阴亏乏，滑数为痰热有余。舌中灰腻，口干咽燥，耳聋糊语，咳嗽痰白，便闭溲少。邪正交病，风波易起，万勿忽。

鲜金斛一两　鲜生地一两　鲜沙参一两，三味同打如泥　全瓜蒌五钱，打

紫贝齿一两五钱，杵　竹茹三钱　火麻仁泥七钱　朱茯神五钱　竺黄片三钱

黑山栀三钱　朱连翘三钱

右　昨宵形寒发热，头晕，腹痛，呕吐，舌白黄，脉数。当表里两治。

苏梗三钱五分　白蒺藜四钱，炒去刺　青皮一钱　莱菔子四钱　藿梗三钱五分

蔓荆子_{三钱五分}　六曲_{四钱，炒}　赤苓_{三钱}　赤芍_{三钱五分}　枳壳_{三钱五分}　楂炭_{三钱}

泽泻_{三钱}　佩兰_{三钱五分，后下}

左　头重胸闷，表热，脉不畅，肢冷。病方鸱张，变迁可虑。

淡豆豉_{三钱}　白蒺藜_{四钱，炒去刺}　薄荷_{三钱五分，后下}　六曲_{三钱}　黑山栀_{三钱五分}

蔓荆子_{三钱五分}　牛蒡_{三钱}　莱菔子_{三钱，炒}　赤芍_{三钱}　枳壳_{三钱五分}　连翘_{三钱}

泽泻_{三钱}

左　头涨痛，寐则多梦纷纭，不思食，食则胸次作堵，舌白口腻。湿困脾阳。防转重。

越鞠丸_{四钱，包}　白蒺藜_{四钱，炒去刺}　白豆蔻_{七钱，敲小粒，后下}　六曲_{四钱，炒}

橘红_{一钱}　蔓荆子_{八钱}　白杏仁_{四钱，去尖}　莱菔子_{四钱，炒}　制半夏_{二钱}

赤芍_{八钱}　生米仁_{四钱}　车前子_{四钱，包}　桑枝_{一两}　佩兰_{三钱，后下}

左　内阻痰湿，外感表邪。恶寒胸闷，脉不畅，舌黄。防转重，勿忽。

老苏梗_{三钱五分}　越鞠丸_{四钱，包}　白蔻仁_{七钱，研冲}　六曲_{四钱，炒}

广藿梗_{三钱五分}　橘红_{一钱}　白杏仁_{四钱，去尖}　莱菔子_{四钱，炒}　赤芍_{三钱五分}

制半夏_{三钱}　生米仁_{四钱}　泽泻_{三钱}　桑枝_{一两，切}

左　表热颇壮，胸闷稍有咳，腹膨，便溏溲少，脉数。病方鸱张，变迁易如反掌也。

淡豆豉_{三钱}　枳壳_{三钱五分}　六曲_{四钱}　赤芍_{三钱}　前胡_{三钱五分}　竹茹_{三钱}

莱菔子_{四钱，炒}　滑石_{四钱}　牛蒡子_{三钱}　连翘_{三钱}　青皮_{一钱}　泽泻_{三钱}

枇把叶_{三钱，去毛筋，包}

热经一候，胸闷便薄，少寐糊语，气急，舌糙黄起刺，质红，口干，脉数。此非轻证，不敢忽视。

淡豆豉_{三钱}　鲜金斛_{五钱}　黑山栀_{三钱，三味同打}　薄荷_{三钱五分，后下}

枳壳_{三钱五分}　赤苓_{四钱，朱砂拌}　牛蒡子_{三钱，勿研}　竹茹_{三钱五分}

六曲_{四钱，炒}　连翘_{三钱}　紫贝齿_{一两五钱，生杵}　车前子_{四钱，包}

枇杷叶_{三钱，去毛筋，包}　石决明_{一两，生，先煎}

左　头涨鼻塞，形寒。风邪伤卫，风性偏阳，卫亦属阳，以阳从阳，其气必浮，是以夜来惊惕，咽痒咳塞窒，脉微数。当专从上焦宣泄，勿使邪恋生波为要。

前胡_{三钱五分}　白蒺藜_{四钱，炒去刺}　石决明_{一两，生，先煎}　枇杷叶_{四钱，去毛筋，包}

白前_{三钱五分}　白杏仁_{去尖}　赤芍_{三钱五分}　瓜蒌皮_{三钱，切}　牛蒡_{三钱}　象贝_{去心}

通草_{一钱}

左　形寒发热，盛衰不定，汗少，头涨，胸闷，腑气不通，小溲尚利。风温内郁，最虑转重。

淡豆豉三钱　白蒺藜四钱，炒去刺　六曲三钱，炒　连翘三钱　香青蒿三钱五分

枳壳三钱五分　莱菔子四钱，炒研　车前子四钱，包　赤芍三钱五分　竹茹三钱

象贝四钱，去心　泽泻三钱

左　尺肤热脉盛躁者，病温也。温从热化，最易烁阴。舌白黄，边尖绛，头痛、胸次不适，少寐起经五日。正发越之时也。

冬桑叶三钱　白蒺藜四钱，炒去刺　枳壳三钱五分，炒　生石决明一两，先煎

薄荷三钱五分，后下　荆芥三钱五分　白杏仁四钱，去尖　朱连翘三钱

牛蒡子三钱，勿研　赤芍三钱　象贝四钱，去心　泽泻三钱　桑枝一两，切

炒香豆豉二钱

左　温病由口鼻而入，首先犯肺，由肺达表，恶寒表热，热势不壮，头痛无汗，脘腹痞闷，不耐拒按，二便俱少，脉数不甚鼓指，夜来烦躁少寐，舌黄口干，遍体作痛。此系重证，已延五日，最防昏陷化燥。

淡豆豉四钱　鲜金斛五钱　黑山栀三钱，三味同打　桑叶三钱　枳壳三钱，切

槟榔尖三钱五分，切　牛蒡子三钱，勿研　竹茹三钱　莱菔子五钱，炒研

赤芍三钱　紫贝齿一两，生杵　车前子四钱，包　滑石四钱　活水芦根一两，去节

左　恶寒发热，已起六日，热势午后为甚，头涨痛，胸闷，语言吃力，舌黄，四末不暖，脉数不大，二便俱通。温邪恰交一候，最防迁延转重，未敢轻视。

淡豆豉三钱　枳壳三钱五分　白蒺藜四钱，炒去刺　滑石四钱　黑山栀三钱

竹茹三钱　牛蒡子三钱，勿研　赤苓三钱，辰砂拌　赤芍三钱　朱连翘三钱

象贝四钱，去心　泽泻三钱　生石决明一两，先煎

右　外寒内热，头晕胸闷，脉不畅，舌白黄，口干，二便俱少，夜少安寐，遍体痛，温湿逗留，热不外达。病势方张，变迁可虑。

淡豆豉三钱　桑叶三钱　象贝四钱，去心　白蒺藜四钱，炒去刺　黑山栀三钱

牛蒡子三钱　枳壳三钱五分　连翘三钱　赤芍三钱　白杏仁四钱，去尖　竹二青三钱

莱菔子四钱，炒　车前子四钱，包　桑枝一两，切

右　湿郁困脾，遍体无力，知饥不能食，嗜卧，舌苔不清，脉状尚能流利。拟先顺气疏中。

苏梗三钱五分　枳壳三钱五分　白蒺藜四钱，炒去刺　茯苓四钱　四制香附三钱五分

竹茹三钱　炒黑荆芥一钱　桑枝一两，切　新会皮三钱五分，炙　盐半夏三钱五分

炒黑赤芍一钱　生谷芽五钱，包

左　热九日，头晕口腻，舌黄垢，作恶胸闷，少寐糊语，骨痛，便溏溲少。邪滞积伏甚深，正转重出入关头。

淡豆豉三钱　上川连五钱　枳实三钱　盐半夏三钱　鲜金斛五钱　薄荷三钱五分

竹茹三钱　象贝五钱　赤芍三钱　连翘三钱　淡芩炭三钱五分　朱茯苓五钱

右　阳胜则身热喘粗，不得寐，咽痒咳窒，头晕胸闷，脉数不甚大，脘次拒按，大便溏薄，小溲热，舌白黄，口干，时时作恶。病约八日，正发越之时，极易化燥昏陷。

淡豆豉　薄荷　前胡　象贝　鲜金斛　牛蒡子　白杏仁　盐半夏

黑山栀　连翘　枳壳　泽泻　生石决明

右　脉数不大，舌黄，口干少津液，唇燥，脘腹拒按，二便俱少。病势十分险恶，发越之变，可立而待也。

先服牛黄清心丸一粒　细叶菖蒲四钱　鲜竹沥二两　羚羊角三钱五分，镑，先煎

枳实三钱，切　紫贝齿一两，生杵　朱茯神五钱　鲜金斛一两，打

淡豆豉三钱，二味同打　竹茹三钱　石决明一两，生，先煎　连翘三钱，辰砂拌

竺黄片三钱　钩钩三钱，后下　莱菔子四钱，包

左　头涨痛，遇风形浮，胸次微闷，遍体不适，舌薄白，二便俱少。温湿互郁，防蒸寒热，未可忽。

桑叶三钱　枳壳三钱五分　石决明一两，先煎　赤苓三钱五分　白蒺藜四钱

陈皮一钱　六曲三钱　车前子四钱，包　蔓荆子三钱　宋半夏三钱五分

茯苓四钱　赤芍三钱五分　佩兰叶三钱五分　桑枝一两，炒，切

左　神疲嗜卧，一身无力，咳逆气急，痰多，咳则汗来，舌根黄、前半少苔、多裂纹，脉软，寐则多梦纷纭，纳少。体虚病深，中挟痰湿，最防作喘。

苏子三钱五分　白杏仁四钱　生蛤壳一两　茯苓四钱　桑白皮三钱，蜜炙

象贝四钱　冬瓜子七钱　丝瓜络三钱五分　款冬花三钱，炙　宋半夏三钱五分

竹茹三钱五分　玉蝴蝶三钱　香谷芽五钱，包

左　热不退五日，汗得不足，咽间痰阻，舌黄垢，脉数，寐不安神。温邪逗留肺胃，最防逾后变幻。

桑叶三钱　牛蒡子三钱　枳壳三钱五分　茯苓四钱　青蒿三钱　白杏仁四钱

竹茹三钱　薄荷一钱　赤芍三钱　象贝四钱　朱连翘三钱　滑石四钱

鲜芦根一两，去节

右　表热两日，遇风形浮，头涨胸闷，遍体不适，脉数不大，舌黄，咳嗽痰多。宜肺胃两治，以防转重。

广藿梗三钱　前胡三钱五分　象贝四钱　赤苓三钱　白蒺藜四钱，炒去刺

牛蒡子三钱　竹茹三钱　桑枝一两，切　蔓荆子三钱　白杏仁四钱

枳壳三钱五分　泽泻三钱　干佩兰三钱五分，后下　枇杷花三钱，炙，包

左　形寒表热，头晕口腻，胸闷腰痛，脉不大，溲通便闭。温邪湿滞交结，正在

转重，勿忽。

　　　　大豆卷三钱　　枳壳三钱，切　　白豆蔻一钱，研，冲　　越鞠丸四钱，包　　广藿梗三钱

　　　　橘红一钱　　白杏仁四钱，去尖研　　青皮三钱五分　　干佩兰三钱，后下　　制半夏三钱

　　　　生米仁四钱　　桑枝一两，切

　　左　　尺肤热、脉盛躁者，病温也。温从口鼻而入，鼻通于肺，肺主皮毛，则憎寒发热，热已七日不退，头痛胸闷，烦躁，舌糙黄，口干渴，急欲饮水求救，仍复吐出。脉弦数，寐则糊语。此系险重之证，昏厥易如反掌。

　　　　淡豆豉三钱　　鲜金斛三钱　　黑山栀三钱，三味同打　　越鞠丸四钱，包

　　　　白杏仁五钱，去尖研　　莱菔子四钱，炒，研　　制半夏三钱　　白蔻仁七钱，研，冲

　　　　滑石四钱　　橘红一钱　　生米仁四钱　　泽泻三钱　　鲜芦根一两，去节

　　左　　此方出于三月底之日令，势有寒痧挟滞之象。故附录于此，以便对照细看，庶不致临证蒙混。寒滞中阻，清浊相干，乱其中气。干呕水泻，舌黄脉数不大，溲少，时寒时热。病方鸱张，可虑。

　　　　老苏梗三钱五分，切　　六曲四钱，炒　　大腹皮三钱，洗　　车前子四钱，包

　　　　四制香附三钱五分　　青皮一钱　　茯苓四钱　　泽泻四钱　　淡吴萸二钱，盐水炒

　　　　广木香一钱　　莱菔甲三钱　　枳壳三钱五分　　陈佩兰三钱五分，后下

　　右　　热六日，痰鸣如曳锯，气急鼻煽，咳不止，脉弦数，溲少，口干，舌垢。温邪痰热熏蒸肺胃，极易痰升喘变，势实吃重之至。

　　　　牛黄抱龙丸一粒，去蜡壳，先研末　　甜葶苈五钱，焙去油　　象贝五钱，去心

　　　　连翘三钱　　细叶菖蒲四钱，加冷开水少许打汁一匙　　白前三钱五分　　桑叶三钱

　　　　生石决明一两，先煎　　鲜竹沥一两，水丸为末及蒲汁共炖温，先服　　白杏仁四钱，去尖

　　　　丹皮三钱　　生紫贝齿一两，杵，先煎　　钩钩三钱，后下

　　左　　风温阻痹肺气，咳逆痰多，咽关红碎，哽痛，舌尖亦碎，二便不多，夜来微热。宜表里两治，以防转重。

　　　　冬桑叶三钱　　前胡三钱五分　　象贝四钱，去心　　莱菔子四钱，炒　　牛蒡子三钱

　　　　白前三钱五分　　枳壳三钱五分　　山慈菇七分，去毛筋　　赤芍三钱　　白杏仁四钱，去尖

　　　　竹茹三钱　　通草七分　　枇杷叶四钱，去毛筋，包

　　左　　湿温病六日，汗少热不退，胸闷，舌白口渴，渴不引饮，脉濡数，大便不畅，溲少，夜寐尚安。病交一候，正属风翔浪飞之时也。

　　　　生茅术三钱五分　　黑山栀三钱　　橘红一钱　　朱连翘三钱　　鲜生地一两，三味同打

　　　　枳壳三钱五分　　制半夏三钱五分　　滑石四钱　　淡豆豉三钱，同打　　竹茹三钱

　　　　白豆蔻七分，研冲　　鲜芦根一两，去节　　桑枝一两

　　湿温病一候，表热解里蕴犹重，胸闷痞，大便溏泄，已下数次，溲少，抵暮时躁

不安寐，汗出溱溱，脉濡数。证情尚在险途，小效恐不足恃也。

上川连四分，姜水炒　青蒿三钱　枳壳三钱五分　生紫贝齿一两　制川朴三分

丹皮三钱　竹茹三钱　朱连翘三钱　生䓖术一钱　赤芍三钱　干菖蒲四分

滑石块四钱　淡芩炭三钱五分　鲜芦根一两，去节

左　病延八日，热不退，胸闷略松，大便溏泄渐止，小溲较利，昨宵躁扰不宁，不得寐，有汗有矢气，舌薄白，脉濡数。温热为痰湿所裹。正属出入关头，风波迭起之时也。

青蒿三钱　枳壳三钱五分　紫贝齿一两，生杵，先煎　淡芩炭三钱五分　桑叶三钱

竹茹三钱，水姜皮水炒　朱茯神四钱　滑石四钱　赤苓三钱　生石决明一两，先煎

朱连翘三钱　泽泻三钱　广郁金一钱，用枇杷露一两磨冲另服　鲜芦根一两，去节

右　病起旬日，表热不退，胸闷脘腹不适，大便溏薄，溲赤，脉数不大。温湿互郁转重可虑。

香青蒿三钱五分　白蒺藜四钱，炒去刺　楂炭三钱　石决明一两，打，先煎　丹皮三钱

枳壳三钱五分　朱连翘三钱　车前子四钱，绢包　赤芍三钱　六曲四钱　竹茹三钱

泽泻三钱　陈佩兰后下

左　头痛头晕，胸闷，咽关红碎，夜来微热，当脐痛，大便溏，溲黄，脉数。百节烦疼，舌黄边尖绛，口渴引饮。湿温化热，防化燥昏陷。

上川连三分，盐水炒　桑叶三钱　白蒺藜四钱，炒去刺　朱连翘三钱　枳壳三钱五分

青蒿三钱　蔓荆子三钱　茯苓四钱　竹茹三钱　赤芍三钱　石决明一两，盐水煅，先煎

车前子四钱，炒，绢包　鲜芦根一两，去节

左　发热十二日，热势颇甚，口干，舌黄、质绛，胸闷躁扰不宁，脉数，溲少，汗得不足。温邪痰热熏蒸肺胃，极易化燥昏陷，刻属两候，风波易如反掌也。

鲜金斛七钱　枳壳三钱五分　紫贝齿一两，先煎　淡芩炭三钱五分　桑叶三钱

竹茹三钱　朱茯神四钱　车前子四钱，炒，绢包　丹皮三钱　朱连翘三钱　赤芍三钱

鲜芦根一两，去节

左　因于寒，体若燔炭，头涨痛，发热不扬，舌糙白黄，汗少，少寐，大便溏，溲少，脉濡。病延六日正，属发越之时也。

广藿梗三钱　上川连四分，姜水炒　白杏仁四钱，去尖　朱连翘三钱

白蒺藜四钱，炒去刺　枳壳三钱五分　象贝四钱，去心　飞滑石四钱

薄荷七分　赤芍三钱　竹茹三钱　生石决明一两，先煎　泽泻三钱

右　头晕胸闷，心宕纳少，气急，时时泛呕，腰酸带下，脉软，舌白。肝脾肾同病，中挟湿热，宜择要治之。

桑麻丸四钱，绢包　枳壳三钱五分　旋覆花三钱五分，绢包　茯苓四钱

　　　白蒺藜四钱,炒去刺　　竹茹三钱,玫瑰水炒　　煅瓦楞壳一两半,拌　　盐半夏三钱五分

　　　石决明一两,煅,先煎　　广郁金一两,开水磨冲　　白芍三钱,淡吴萸廿一粒同炒

　　　丝瓜络三钱　　绿萼梅三钱五分,去蒂　　生熟谷芽各五钱,绢包

　　左　湿郁蒸热。舌灰垢，口苦，发热不壮，胸闷头晕，便通，脉小弦数。宜表里分治法。

　　　淡芩炭三钱五分　　枳壳三钱五分　　白蒺藜四钱,炒去刺　　鸡苏散四钱,包

　　　香青蒿三钱　　竹茹三钱　　生石决明一两,先煎　　象贝四钱,去心　　赤芍三钱

　　　宋半夏二钱　　朱连翘三钱　　泽泻三钱　　陈佩兰三钱,后下

　　左　病起六日，热壮不为汗裹，头晕气闷，舌黄垢，脘腹不适，大便溏而不畅，少寐，遍体痛，脉数。拟宗温病银翘散主之。

　　　淡豆豉三钱　　枳实三钱五分,切　　银花三钱　　六曲四钱　　黑山栀三钱　　竹茹三钱

　　　连翘三钱　　楂炭三钱　　淡芩炭三钱五分　　紫贝齿一两,生杵　　赤芍三钱　　飞滑石四钱

　　　薄荷七分,合包　　红灵丹一分,用枇杷露一两调服

　　右　神疲胃呆，四肢无力，稍有咳，湿困脾阳，胃有痰浊。宜择要治之。

　　　瓜蒌皮四钱,切　　北秫米四钱　　茯苓四钱　　桑枝一两,切　　白杏仁四钱　　橘红一钱

　　　资生丸四钱,绢包　　炒谷芽五钱,绢包　　象贝四钱,去心　　法半夏三钱五分

　　　川断三钱,盐水炒

　　左　温病九日，热炽千里。脉小弦数，舌糙黄带灰，垢厚边尖绛，口干渴饮，大便溏薄极臭，小溲赤少，糊语喃喃，彻夜不寐。邪滞痰热熏蒸肺胃，深恐陡然痉厥，未敢忽视。

　　　鲜金斛一两　　淡芩三钱五分　　竹茹三钱　　朱连翘心三钱　　桑叶三钱

　　　上川连一钱,水炒　　丹皮三钱　　紫贝齿一两,生,先煎　　竺黄片三钱　　枳壳三钱五分

　　　朱茯神五钱　　车前子四钱,包　　鲜芦根一两,去节枇杷露一两,炖温另服

　　二方：昨服药后稍能得寐，糊语渐止，似乎较有起色，但热退不净，痰热犹甚。舌垢化薄，脉弦数，便闭，寐则多梦纷纭，小溲通利。邪热痰热犹多逗留，仍防猝然厥变，不敢以小效为恃也。

　　　鲜金斛一两　　赤芍三钱　　竹茹三钱　　紫贝齿一两,生杵　　桑叶三钱　　淡芩三钱五分

　　　竺黄片三钱　　朱茯神五钱　　丹皮三钱　　枳壳三钱五分　　生石决明一两,先煎

　　　连翘三钱　　鲜芦根一两,去节　　瓜蒌皮四钱,切

　　右　表热解，里热仍炽，心中烦热，气逆作痛，腑气未能续下，得饮作吐。素体单弱，不耐感温，须加意慎之。

　　　淡芩炭三钱五分　　旋覆花三钱五分,绢包　　川石斛四钱　　盐半夏三钱五分　　丹皮三钱

　　　代赭石四钱,煅,先煎　　竹茹三钱　　朱连翘三钱　　赤芍三钱　　沉香片三钱

陈佛手一钱　朱灯心三分　石决明一两，盐水煅，先煎

左　热一候，大汗淋漓，脉细数，胸闷头晕，舌白黄，两腿酸，寐则糊语。素体不足，湿热邪滞，逗留极易起波，毋忽。

川石斛三钱　白蒺藜四钱，炒去刺　朱连翘三钱　浮小麦五钱，绢包　淡芩炭一钱

枳壳三钱五分　朱茯神四钱　泽泻三钱　赤芍三钱五分　竹茹三钱

生石决明一两，先煎　桑枝一两，切　鲜芦根一两，去节

右　表热三日，但头汗出，口淡腻，舌白黄垢，二便俱通，脉弦数。风温痰热互郁，防连热转重。

淡豆豉二钱　淡芩炭三钱五分　枳壳三钱五分，炒　滑石四钱，包　黑山栀三钱

橘红一钱　竹茹三钱　泽泻二钱　赤芍三钱五分　制半夏三钱五分　连翘三钱

桑枝一两，切　干佩兰三钱五分，后下

左　痰热上升，神思迷糊，脉滑而不畅，健忘心乱。急宜泄降主方。

上川连五分，盐水炒　陈胆星一钱　抱木茯神五钱，朱拌　白金丸三钱五分，吞服

全瓜蒌五钱，切　青礞石三钱五分，煅，先煎　带心连翘三钱，朱拌　竹沥一两五钱，冲

盐半夏三钱　紫贝齿一两五钱　远志肉一钱，炒　九节菖蒲七分

左　发热五日，有汗不解，舌边糙、中根垢，脉数。宜解表疏里。

桑叶二钱　枳壳三钱五分　白蒺藜四钱，炒去刺　赤苓三钱　前胡三钱五分

赤芍三钱五分　象贝四钱，去心　通草一钱　牛蒡三钱　莱菔子三钱，炒

连翘三钱五分

右　发热九日，夜半更重，胸闷不寐，气急，脉数不畅，舌黄。温邪痰滞交蒸，变迁可惧。

鲜金斛七钱　淡豆豉三钱，同打　牛蒡三钱　枳壳三钱五分　白蒺藜四钱，炒去刺

朱连翘三钱，带心　竹茹三钱　白杏仁四钱，去尖　黑山栀三钱

紫贝齿一两，生，先煎　赤芍三钱　滑石五钱　莱菔子四钱，炒　鲜芦根一两，去节

左　表热七日，暮夜更甚，胸闷，脉数，二便不利。温邪痰滞交结，行将转重，勿忽。

淡豆豉三钱　鲜金斛五钱，同打　朱连翘三钱　牛蒡三钱　飞滑石四钱，包

黑山栀三钱五分　竹茹三钱　薄荷一钱，后下　泽泻三钱　枳壳三钱五分　赤芍三钱

白杏仁四钱，去尖　白蒺藜四钱，炒去刺　玉枢丹末二分　枇杷露二两，调化温服

左　发热六日，昼轻夜重，重则糊语，脉数，胸闷便溏。温邪交蒸，防转重。

原金斛三钱　朱连翘三钱　六曲三钱，炒　泽泻三钱　桑叶二钱　紫贝齿七钱，杵

楂炭三钱五分　枳壳三钱五分　牛蒡三钱　赤芍三钱　茯苓四钱

右　（第一方后有第二方）：表热气急，心不欲食。舌垢，脉数不扬。肝气而兼温

邪，表里同病，不可忽。

青蒿子_{三钱五分} 石决明_{一两，先煎} 上川连_{三分，酒炒} 旋覆花_{三钱五分，绢包}

冬桑叶_{三钱五分} 白蒺藜_{四钱，炒去刺} 川石斛_{四钱} 竹茹_{三钱} 赤芍_{三钱五分}

盐半夏_{二钱} 代赭石_{五钱，先煎} 通草_{一钱} 枇杷叶_{四钱，去毛筋}

左 （第一方后有一方）：发热八日，汗出式微，遍体烦疼，胸闷头痛，咳嗽，脉数。温邪挟痰湿滞蕴蒸肺胃，势方转重，不可轻忽。

鲜金斛_{七钱} 淡豆豉_{三钱，同打} 枳壳_{三钱五分} 黑山栀_{三钱五分} 白杏仁_{四钱，去尖}

竹茹_{二钱} 桑叶_{三钱} 白蒺藜_{四钱，炒去刺} 朱连翘_{三钱} 莱菔子_{四钱，炒}

牛蒡_{三钱} 飞滑石_{四钱，绢包} 鲜芦根_{一两，去节} 通草_{一钱}

左 表热五日，头涨胸闷，便溏，不寐。温邪湿滞蕴蒸，转重可虑。

大豆卷_{四钱} 枳壳_{三钱五分} 杜藿梗_{三钱} 泽泻_{三钱} 橘红_{一钱} 六曲_{四钱}

干佩兰_{三钱} 朱连翘_{三钱} 法半夏_{二钱} 楂炭_{二钱} 猪苓_{二钱} 赤苓_{三钱五分}

白杏仁_{四钱，去尖} 牛蒡_{三钱} 赤芍_{三钱五分}

右 （此方因有寒字恰与热字相反，故录入以便对看）寒湿滞中阻，胸脘闷塞，不欲食，脉不畅。防增寒热。

苏叶_{三钱五分} 枳壳_{三钱五分} 沉香曲_{三钱} 白蔻仁_{五分，研冲} 橘红_{一钱}

竹茹_{三钱五分} 赤苓_{三钱} 赤芍_{三钱五分} 法半夏_{二钱} 莱菔子_{四钱，炒研}

泽泻_{三钱} 桔梗_{七分} 干佩兰_{三钱，后下}

左 （昨已备过，今第二方）：热九日，昨汗不少，仍无安寐，胸闷咳嗽，脉数，大便不行。温邪痰滞，蕴蒸肺胃，行将化火转重，不可泛视。

桑叶_{三钱} 鲜金斛_{七钱，打} 枳实_{三钱五分，切} 朱茯神_{五钱} 丹皮_{三钱五分}

黑山栀_{三钱} 竹茹_{三钱} 滑石_{四钱} 朱连翘_{三钱} 香青蒿_{三钱五分}

莱菔子_{四钱，炒研} 白杏仁_{四钱，去尖} 鲜芦根_{二两，去节} 通草_{一钱}

右 （昨已看过，今第二方）：温邪、肝气为病，恶心发热不得寐，脉数不畅。势方转重，不可忽。

上川连_{三分，酒炒} 枳壳_{三钱五分} 桑叶_{三钱五分} 石决明_{一两，生，先煎}

橘红_{一钱，盐水炒} 竹茹_{三钱} 丹皮_{三钱} 白蒺藜_{四钱，炒去刺} 法半夏_{三钱五分}

朱茯苓_{五钱} 赤芍_{三钱五分} 滑石_{四钱，包} 枇杷露_{一两，冲} 泽泻_{三钱}

左 第一方：发热八日，大便溏，少寐，脉数不畅。温邪痰湿交郁，防正不胜病。

大豆卷_{三钱} 枳壳_{三钱五分} 象贝_{四钱，去心} 紫贝齿_{五钱，生，先煎} 杜藿梗_{三钱五分}

朱茯苓_{五钱} 牛蒡_{三钱} 通草_{一钱} 赤芍_{三钱} 前胡_{三钱五分} 连翘_{三钱}

白蒺藜_{四钱，炒去刺} 枇杷叶_{三钱，去毛筋，包}

左 发热九日，口干，溲少，便闭，脉数。邪滞交结，不可忽视。

鲜生地七钱　鲜金斛五钱　淡豆豉三钱，三味同打　朱连翘三钱　枳壳三钱五分

杏仁泥四钱　银花三钱　竹茹三钱　滑石四钱，包　赤芍三钱　莱菔子四钱，炒研

泽泻三钱　鲜芦根二两，去节　淡竹叶三钱五分

左　第二方：发热九日，胸闷不寐，脉细数。体虚病实。变迁可惧。

桑叶三钱　枳壳三钱五分，炒　紫贝齿一两，先煎　青蒿子三钱五分　牛蒡三钱

朱连翘三钱　川石斛五钱　象贝四钱，去心　赤芍三钱　朱茯苓五钱　川通草一钱

广郁金一钱　枇杷叶四钱，去毛筋　鲜芦根一两，去节

左　大便已通，气坠腰脊作酸，小溲不流利，脉细。阴分虚而湿热重。理之不易。

上川连四分，姜水炒　青蒿子三钱五分　川断三钱，盐水炒　盐半夏三钱五分

枳壳三钱五分　秦艽三钱五分　通草一钱　朱连翘三钱　竹茹二钱　赤芍三钱

滑石四钱，包　陈佛手一钱　桑枝五钱　枇杷叶四钱，去毛筋，包

右　表热恶寒，胸闷头痛，病起旬日，舌灰黄，脉细数。温邪痰滞交结，转重可虑。

桑叶三钱五分　枳壳三钱五分　白杏仁四钱，去尖　赤芍三钱　牛蒡三钱　竹茹二钱

薄荷一钱　朱赤苓四钱　前胡二钱五分　莱菔子三钱，炒　连翘三钱　泽泻三钱

枇杷叶三钱，去毛筋，包

左　午间肢冷，暮夜热甚，气急咳窒，胸闷，溲赤。病起七日，转重可虑。

大豆卷四钱　紫菀三钱五分，炙　赤苓三钱　赤芍三钱五分　白杏仁四钱

白蒺藜四钱，炒去刺　前胡三钱五分　枳壳三钱五分　牛蒡子三钱　桔梗七分

泽泻三钱　莱菔子四钱，炒研　酒炒桑枝一两

左　前病未清，昨又恶寒发热，至今不净，便溏，腹痛，脉微数。宜解表疏里。

大豆卷三钱　枳壳三钱五分　白蔻仁七分，研冲　六曲炒，三钱　广藿梗三钱五分

赤芍三钱五分　白杏仁四钱，去尖　赤苓三钱　干佩兰三钱五分　白蒺藜四钱，炒去刺

生米仁四钱　泽泻三钱　桑枝五钱

湿温病十二日，头涨耳鸣，便秘，脉滑数。正交两候之际，防陡然昏陷。

淡豆豉三钱　桑叶三钱　莱菔子四钱，炒研　滑石四钱，包　黑山栀三钱

牛蒡子三钱　楂炭三钱　猪苓二钱　朱连翘三钱　赤芍三钱　石决明一两，煅，先煎

泽泻三钱　枳实导滞丸四钱，绢包　玄明粉三钱，绢包

左　旧病发热呕吐，遍体烦疼，便溏，胸闷，脉滑数。防转重。

大豆卷三钱　枳壳三钱五分　六曲四钱，炒　泽泻三钱　橘红一钱，炙

青皮三钱五分，炒　楂炭三钱　猪苓三钱五分　法半夏三钱五分　赤芍三钱五分

莱菔子四钱，炒　玉枢丹二分，研冲，先服

左　湿温病将两候，四肢易冷，头痛胸闷，不得寐，脉数。行将转重，弗忽。

桑叶二钱　橘红一钱　朱茯神五钱　蔓荆子三钱五分　白蒺藜四钱　法半夏三钱五分

朱连翘三钱　竹茹二钱，炒　瓦楞壳一两，杵　枳壳三钱五分　前胡三钱五分

泽泻三钱　鲜佛手三钱五分　鲜佩兰三钱，揉香后下

右　发热畏风，头痛作泛，胸闷，脉数不畅。宜透达泄化。

大豆卷三钱　杜藿梗三钱五分　枳壳三钱五分　六曲四钱，炒　橘红一钱，炙

干菖蒲七分　莱菔子四钱，炒　猪苓三钱五分　法半夏二钱　广郁金三钱五分，切

竹茹三钱五分，炒　泽泻三钱　玉枢丹末三分，开水冲服

左　本体不充，无力运融痰湿。脉弦。宜标本两治。

川石斛三钱　白蔻仁五分，研冲　川断盐水炒　资生丸三钱，吞服　陈皮一钱

白杏仁三钱，去尖　白蒺藜四钱，炒去刺　赤芍三钱五分　法半夏二钱　生米仁四钱

泽泻三钱　生熟谷芽各五钱，绢包

左　发热不净，呕吐稍愈，脉滑数，骨痛，胸闷。湿温旧病，极易变迁。

大豆卷三钱　六曲四钱，炒　连翘三钱　粉萆薢三钱　橘红一钱　楂炭三钱

枳壳三钱五分　泽泻三钱　法半夏三钱五分　大腹皮三钱，洗　赤芍三钱五分

广郁金三钱五分，打　玉枢丹一分，用开水化服

左　后有复诊方：湿温十三日，头晕耳聋，便闭，舌黄垢、带灰。疹瘖不透，正吃紧关头也。

上川连五分，酒炒　淡豆豉三钱　鲜桑叶三钱　莱菔子四钱，炒　全瓜蒌四钱，切

黑山栀三钱　牛蒡子三钱　六曲四钱　法半夏三钱五分　朱连翘三钱　赤芍三钱

生石决明一两，先煎　枳实导滞丸四钱，包煎　玄明粉一钱，后下

右　湿温两候，头痛昏晕，胸闷，少寐，口甜便闭。病无出路，转重可虑。

大豆卷三钱　桑叶三钱　枳壳三钱五分　莱菔子三钱，炒研　秦艽三钱

白蒺藜四钱，炒去刺　朱茯神五钱　六曲四钱　赤芍三钱　石决明一两，煅，先煎

朱连翘三钱　泽泻三钱　鲜佩兰三钱　鲜佛手三钱五分

右　湿温病八日，热重于里，烦闷，脘肋痛，脉滑数，舌黑。正转重之时，勿忽。

上川连五分，盐水炒　鲜桑叶五钱　白杏仁四钱，去尖　滑石四钱　枳壳三钱五分

青蒿三钱五分　生石决明一两，先煎　车前子三钱，绢包　竹茹三钱　丹皮三钱五分

朱连翘三钱　鲜芦根一两，去节　红灵丹一两　鲜佛手三钱五分，泡汤化服

左　昨寐较安，发热亦稍衰，大便未行，舌黄垢、质红，脉细数，右三部较大。邪伏伤阴，须由渐解散。

桑叶三钱　功劳子三钱　炙鳖甲五钱，先煎　半贝丸三钱，绢包　青蒿三钱

知母三钱五分　朱连翘三钱　竹茹二钱　丹皮三钱五分　川石斛四钱　朱茯神五钱

生石决明一两，先煎　桑枝一两，切

复诊 湿热表邪，蒸久伤阴，发热止作不定，时易作咳、作呃，夜来口干，脉微弦而数，少寐。表病传里，未易速效。

青蒿二钱　川石斛四钱　朱连翘三钱　白杏仁四钱，去尖　丹皮三钱五分

知母三钱五分　朱茯神五钱　滑石四钱　赤芍三钱　酒炒枯芩三钱五分

紫贝齿一两，生，先煎　通草一钱　桑枝一两，切

左 湿温病十二日，热势夜甚，甚则神思模糊，语言不清，大便未能续下，舌中心干燥，脉弦滑数，右部大于左，胸闷口渴，少安寐。正届两候，险关最防反复，变幻，不可以小效为恃。

原金斛四钱，打，另冲　粉丹皮三钱　朱连翘三钱　干菖蒲七分

生石决明一两，先煎　朱茯神五钱　桔梗七分　泽泻三钱　冬桑叶三钱

枳壳三钱五分　广郁金七分　滑石四钱，包　鲜芦根一两，去节

左 昨寒战发热畅汗，所患便溏、胸闷、呕吐均转松，但舌上灰、黄垢，脉滑数。仍防变迁。

桑叶三钱　大豆卷三钱　六曲三钱　猪苓三钱五分　牛蒡三钱　枳壳三钱五分

楂炭三钱　泽泻三钱　赤芍三钱　青皮三钱五分　连翘三钱　玉枢丹末一分，冲服

复诊方： 湿温病两候，头晕耳聋，舌灰黄垢，疹瘖不多，脉数。风波方兴，勿以小效为恃。

大豆卷三钱　枳壳三钱五分　鲜桑叶四钱　莱菔子四钱，炒研　朱连翘三钱，带心

竹茹三钱　牛蒡子三钱　楂炭三钱　朱茯神五钱　赤芍三钱　紫贝齿一两，生，先煎

杏仁泥五钱　枳实导滞丸四钱，包煎　玄明粉三钱五分，后下

右 头晕，心慌手振，胸闷，夜来寒热，脉濡滑。延防转重。

石决明二两，煅，先煎　杜藿梗三钱五分　枳壳三钱五分　杜仲三钱五分，盐水炒

煨天麻七分　青蒿三钱五分　竹茹二钱　大腹皮三钱　白蒺藜四钱，炒去刺

干佩兰三钱　朱茯神五钱　盐半夏二钱　枇杷露一两，冲服

左 胸闷不欲食，神疲头痛，稍有寒热。拟先治表，以防转重。

藿梗三钱　枳壳三钱五分　广郁金一钱　滑石三钱　白蒺藜四钱，炒去刺　橘红一钱

青皮炭三钱五分　车前子三钱，绢包　蔓荆子二钱　法半夏二钱　六曲四钱，炒

鲜佩兰后下　鲜佛手三钱五分

左 痰火气机扰乱神明，语言不自主，脉左弦，甚于右，近有寒热。当治所急。

青蒿二钱　白蒺藜四钱，炒去刺　鲜竹茹三钱　青礞石三钱五分，煅，先煎　秦艽二钱

紫贝齿生，先煎，一两　陈皮一钱　广郁金一钱　赤芍三钱五分　陈胆星一钱

连翘三钱　干菖蒲七分　鲜竹沥一两，温服

乍寒乍热，已及旬日，汗少，胸闷头痛，脉数不畅。温邪内郁，变迁可惧。

淡豆豉_{四钱}　枳壳_{三钱五分}　白蒺藜_{四钱，炒去刺}　猪苓_{三钱五分}　苏叶_{三钱五分}

陈皮_{一钱}　六曲_{四钱}　泽泻_{三钱}　藿梗_{三钱五分}　法半夏_{三钱}　楂炭_{三钱}

赤芍_{三钱五分}　鲜佩兰_{三钱，后下}　鲜佛手_{三钱五分}

右　乍寒乍热，约已十二日，胸闷，头蒙，脉数。转重可虑。

淡豆豉_{三钱}　白蒺藜_{四钱，炒去刺}　赤芍_{三钱五分}　楂炭_{三钱五分}　桑叶_{二钱}

枳壳_{三钱五分}　白杏仁_{四钱，去尖}　薄荷_{七分，后下}　牛蒡子_{三钱}　竹茹_{三钱五分}

六曲_{四钱}　泽泻_{三钱}　鲜佛手_{三钱五分}　连翘_{三钱}

左　作寒发热，胸闷，大便溏泄，脉数。宜表里两解。

杜藿梗_{三钱}　枳壳_{三钱五分}　六曲_{四钱}　白蒺藜_{四钱，炒去刺}　前胡_{三钱五分}

象贝_{四钱，去心}　莱菔甲_{三钱}　鲜佩兰_{三钱，后下}　牛蒡子_{三钱}　赤芍_{三钱五分}

茯苓_{四钱}　通草_{一钱}　桑枝_{七钱}

右　湿温病十二日，表热内伏，便闭，脘次不通，舌黄，脉不畅。拟通导下法。

上川连_{四分，酒炒}　枳实_{三钱五分，切}　莱菔子_{四钱，炒研}　石决明_{一两，生，先煎}

全瓜蒌_{五钱，打}　槟榔_{三钱五分}　青皮_{三钱五分，切炒}　朱拌赤苓_{四钱}

盐半夏_{三钱五分}　沉香曲_{三钱，包}　白蒺藜_{四钱，炒去刺}　泽泻_{三钱}

玉枢丹_{二分，用佛手露一两，调化温服}

左　风邪入络，四肢骨节肿痛，脉细，曾经痰中带血。当泄风宣络主之。

桑叶_{三钱}　忍冬藤_{四钱}　制豨莶草_{三钱五分}　白茅根_{一两，去心}　白蒺藜_{四钱，炒去刺}

丝瓜络_{三钱五分}　臭梧桐_{三钱五分}　桑枝_{一两}　赤芍_{三钱}　丹皮_{三钱五分}

五加皮_{三钱五分}

右　作寒发热，解而不净，脘次不畅，腰痛，脉数。宜表里两治。

桑叶_{二钱}　枳壳_{三钱五分}　川断_{三钱，盐水炒}　朱赤苓_{四钱}　白杏仁_{四钱，去尖}

通草_{一钱}　旋覆花_{三钱五分，绢包}　瓜蒌皮_{三钱，切}　白蒺藜_{四钱，炒去刺}

宋半夏_{三钱五分}　陈佛手_{一钱}

右　胃脘作痛，恶寒热不透，脉数不畅。宜解表疏里。

大豆卷_{三钱}　川石斛_{三钱}　六曲_{三钱}　鲜佛手_{三钱五分}　枳壳_{三钱五分}　赤芍_{三钱}

大腹皮_{三钱五分}　干佩兰_{三钱五分}　广郁金_{一钱}　泽泻_{三钱五分}　陈皮_{一钱}

左　口味不醒，大便不下，脉弦，左半体作麻。拟养营润肠，泄风宣络。

川石斛_{四钱}　桑叶_{三钱五分}　柏子仁_{三钱}　川断_{三钱，盐水炒}　橘白_{一钱}

白蒺藜_{四钱，炒去刺}　火麻仁_{五钱，研如泥}　生米仁_{三钱}　盐半夏_{三钱五分}

赤芍_{三钱}　淡苁蓉_{二钱}　生谷芽_{五钱}　鲜桑枝_{一两}

左　发热旬日，胸闷脘阻，口干气急，舌灰白黄，脉数不畅。湿温痰滞交结。宜透痞疏中。

淡豆豉三钱　桑叶三钱　竹茹三钱五分　青皮三钱五分　原金斛四钱　枳壳三钱五分

牛蒡子三钱　朱赤苓四钱　莱菔子四钱，炒　朱连翘带心，三钱　泽泻

玉枢丹二分　红灵丹一分　枇杷露一两，调化温服

左　口歪稍愈，左腿痛尚甚。宜再祛风制湿。

桑叶三钱　白蒺藜四钱，炒去刺　川断三钱五分，盐水炒　五加皮三钱　丹皮三钱五分

忍冬藤四钱　丝瓜络三钱五分　臭梧桐三钱五分　怀牛膝三钱五分　豨莶草三钱五分

粉草薢四钱　石决明一两，先煎

右　作寒发热稍愈，胸闷，咳嗽恶心，心中热，脉数。重证勿忽。

桑叶三钱　连翘三钱　白杏仁四钱，去尖　朱茯苓四钱　牛蒡子三钱　银花三钱

象贝四钱，去心　紫贝齿七钱，先煎　白蒺藜四钱，炒去刺　赤芍三钱五分

竹茹三钱五分　冬瓜子七钱　玉枢丹末二分　红灵丹一分　枇杷露一两，调化温服

左　表热旬日，神思迷蒙，糊语口干，咳不畅，脉数，舌灰黑。防正不胜病。

上川连四分，水炒　桑叶三钱　连翘三钱　紫贝齿一两，生，先煎　全瓜蒌四钱，切

牛蒡子三钱　枳壳三钱五分　枇杷叶四钱，去毛筋，包煎　盐半夏二钱

白杏仁四钱，去尖　竹茹二钱　赤芍三钱　鲜芦根一两，去节

左　热半月，便秘，脉弦数。温湿蕴蒸，延防变迁。

大豆卷三钱　全瓜蒌五钱　白杏仁三钱，去尖　牛蒡子三钱　鲜藿斛五钱

玄明粉三钱五分　紫贝齿一两，生，先煎　白茅根二两，去心　枳壳三钱五分

楂炭三钱　朱茯苓四钱　枇杷叶四钱，去毛筋，包煎　橘红一钱

左（陈伯英先生）　脉弦，不时胸闷气短。此肝肺升降不调，痰阻气机未能流利也。

瓜蒌皮四钱，切　橘白一钱　茯苓四钱　陈佛手三钱五分　白杏仁三钱，去尖

枳壳三钱五分　春砂末四分　生谷芽五钱　象贝四钱，去心　桔梗七分

贵姨太太　湿郁渐清，饮食胜常。宜气阴两治。

台参须七分，另煎冲　漂白术三钱五分　川石斛四钱　淡吴萸二分，盐水炒　橘白一钱

茯苓四钱　陈佛手一钱　左牡蛎七钱，先煎　盐半夏三钱五分　泽泻三钱

玄参三钱五分，炒　生熟谷芽各五钱，绢包

左　湿温病十二日，化火伤阴，舌焦干灰黄，脉数，无汗，糊语，便闭。防厥陷。

鲜生地一两　鲜藿斛五钱　淡豆豉三钱，三味同打如泥　花粉三钱

鲜竹沥一两，另冲服　玄明粉三钱五分，开水磨冲　枳实一钱，三味同服

紫贝齿一两，生杵，先煎　杏仁泥四钱　知母三钱　朱茯神五钱

连翘三钱，朱砂拌　鲜芦根二两，去节

左　湿温内敛，大便溏，寒热不透，胸闷痰多，脉左弦、右濡。宜表里两解。

藿梗三钱　枳壳三钱五分　莱菔甲三钱　川朴花七分　干佩兰三钱　六曲四钱

大腹皮三钱　猪苓三钱五分　青木香一钱　楂炭二钱　赤芍三钱五分　泽泻三钱

焦麦芽五钱，绢包

左　壮热四日，气急肋痛，脉数，舌灰黄。重证弗忽。

枇杷露一两，入冲　鲜芦根一两，去节　鲜金斛三钱五分　淡豆豉三钱

鲜生地三钱五分，三味同打　旋覆花三钱五分，绢包　白杏仁四钱，去尖

煅瓦楞粉一两，绢包　丝瓜络三钱　象贝四钱，去心　滑石四钱

台乌药一钱，磨汁冲　莱菔子四钱，炒研　枳壳三钱五分

左　回病寒热复发，又经四日，脉滑数，大便又阻，胸闷少寐。阴伤邪恋，防陡然昏厥，万弗忽视。

桑叶三钱五分　玉泉散三钱，绢包　枳壳三钱五分　赤芍三钱　丹皮三钱五分

朱连翘三钱　竹茹三钱　瓜蒌皮四钱，切　石决明一两，煅，先煎　朱茯神五钱

青蒿子三钱五分　白杏仁四钱，去尖研

第一次改方：除去玉泉散、石决明、白杏仁、青蒿子，加入紫贝齿、淮小麦、知母、玄参

第二次改方：川石斛、朱连翘、知母、枳壳、鲜芦根、橘白、朱茯神、玄参、竹茹、野蔷薇瓣、盐半夏、紫贝齿、赤芍、瓜蒌皮

左　表热胸闷，脉数，头涨。湿温痰滞交结。其势方张，弗忽。

大豆卷四钱　枳壳三钱五分　六曲三钱，炒　青皮三钱五分，炒　藿梗二钱五分

新会皮一钱　楂炭三钱　泽泻三钱　白蒺藜四钱，炒去刺　法半夏三钱五分

莱菔子四钱，炒　桑枝一两　玉枢丹三分，研末，用枇杷露一两，调化温服

幼　风邪湿热，壅肺气阻，表热不达，气急一身尽肿，脉数。防喘塞生波。

桑叶三钱　苦杏仁四钱，去尖，勿研　川楝子三钱五分，炒　车前子三钱，绢包

防风一钱　猪苓三钱五分　延胡索三钱五分　炙鸡金三钱，去垢　防己三钱五分

泽泻三钱　两头尖三钱五分，绢包　大腹皮三钱　陈麦柴四钱

白马骨一两，二味煎汤代水

左　风湿痰入络，左半体作麻，筋络之间不能速效，姑从缓议。刻下胃口呆滞，痰吐不流利，脉弦。宜先为清理之。

川石斛三钱五分　白蔻仁五分，研冲　茯苓四钱　六曲三钱，炒　橘红一钱，炙

白芥子一钱　陈佛手三钱五分　炒谷芽五钱　制半夏三钱五分　淡吴萸一钱，盐水炒

资生丸三钱，绢包　玫瑰花瓣一钱

左　发热三日，汗少，胸闷恶心，头晕，脉濡数。势在转重，弗忽。

淡豆豉三钱　薄荷七分，后下　莱菔子四钱，炒　楂炭三钱　黑山栀三钱五分

竹茹二钱　飞滑石四钱,包　鲜佩兰三钱,后下　枳壳三钱五分　连翘三钱　泽泻三钱

鲜佛手三钱五分　玉枢丹二分　红灵丹一分,二味开水化服

左　发热十二日，舌黑，体乏，病实，脉数。最防晕厥。

上川连五分,水炒　鲜藿斛五钱,打　桑叶三钱　枳壳三钱五分　全瓜蒌四钱,打

丹皮三钱五分　生石决明一两,先煎　鲜芦根一两,去节　陈胆星七分　朱连翘三钱

滑石四钱,包

左　病复发热，头痛恶心，腹痛，腰痛，脉数，腿络抽掣。重证毋忽。

杜藿梗三钱五分　上川连四分,姜汁炒　朱茯苓五钱　楂炭三钱　大豆卷三钱

枳壳三钱五分　生石决明一两,先煎　泽泻三钱　白蒺藜四钱,炒去刺　六曲四钱

竹茹二钱　丝瓜络三钱五分　玉枢丹末二分　红灵丹一分,开水化服

左　身热作躁，自汗，脉数。温邪痰湿交蒸，势不可忽。

青蒿三钱五分　连翘三钱　猪苓三钱五分　干佩兰三钱五分　赤芍三钱五分

枳壳三钱五分　泽泻三钱　川石斛三钱　白蒺藜四钱,炒去刺　竹茹三钱五分

生石决明一两,先煎　白杏仁三钱,去尖　红灵丹一分,开水化服

幼　壮热气急，脉数，口干弄舌，脚冷。时气郁不能达，防厥。

桑叶三钱五分　白杏仁四钱,去尖　钩钩三钱,后下　紫贝齿七钱,生杵,先煎

牛蒡三钱　象贝四钱,去心　通草一钱　莱菔子三钱,炒研　赤芍三钱五分

山慈菇七分,去毛切　飞滑石四钱,绢包　泽泻三钱五分　红灵丹一分

枇杷露一两,调水温服

右　湿温遂病三日，胸闷，烦躁不寐，便泄，口干，脉不扬。势极险重，毋忽。

淡豆豉三钱　枳壳三钱五分　朱连翘三钱　猪苓三钱五分　上川连四分,姜水炒

泽泻三钱　朱茯神一钱　白蒺藜四钱,炒去刺　竹茹三钱　紫贝齿一两,生,先煎

滑石四钱,包　六曲三钱　玉枢丹末二分　红灵丹一分半　枇杷露一两,化服

左　身热、暴躁、自汗均能得愈。惟痰湿阻胃，不时作吐，脉状尚数。须作速导之下行。

上川连四分,姜水炒　陈皮一钱,炙　猪苓三钱五分　代赭石四钱,煅,先煎

淡吴萸二分,盐水炒　泽泻三钱　宋半夏三钱五分　绿萼梅一钱,去蒂

枳壳三钱五分,切　茯苓四钱　旋覆花三钱五分,绢包　炒香谷芽五钱

鲜佛手三钱五分

左　寒热不净，舌白带灰，咳嗽胸闷，心中烦热，脉细数微滑。正在出入之际，不可忽视。

杜藿梗三钱五分　白蒺藜四钱,炒去刺　枳壳三钱五分　银花三钱　香青蒿三钱五分

石决明一两,生,先煎　朱连翘三钱　滑石四钱　冬桑叶三钱五分　赤芍三钱五分

朱茯神四钱　白杏仁四钱，去尖　枇杷露一两，温服

幼　表热未净尽，小溲少，脉数。蕴热尚重，弗忽。

青蒿子三钱五分　川石斛四钱　车前子三钱，绢包　楂炭三钱五分　赤芍二钱

益元散四钱，绢包　通草一钱　炙鸡金三钱，去垢　桑叶二钱五分　银花三钱

瞿麦三钱五分　莱菔子三钱，炒研

幼　温邪内闭，气急神蒙，口干壮热，脉数。势将厥变，危急非常。须多请幼科先生政之。

甜葶苈五分，焙去油　薄荷五分，后下　钩钩三钱，后下　前胡三钱五分　白前三钱五分

枳壳一钱　牛蒡子三钱　紫贝齿七钱，生，先煎　通草一钱　莱菔子四钱

白杏仁四钱，去尖　泽泻三钱五分　玉枢丹末三分　枇杷露一两，调服

左，十四岁　发热，起初畏风，今交四日，舌黄，脉数，便闭。湿温初起，转重可虑。

大豆卷三钱　枳壳三钱五分　楂炭　杜藿梗三钱　青皮二钱五分　泽泻

防风二钱五分　莱菔子五钱　飞滑石　红灵丹一分　玉枢丹末三分

枇杷露一两，三味调化温服

右　乍寒乍热，有汗不解，今交三日，脉数不畅。湿温重证，勿忽。

炒香豆豉三钱五分　青皮三钱五分　白杏仁四钱　滑石四钱　黑山栀三钱五分

赤芍三钱五分　牛蒡子三钱，切研　猪苓三钱五分　枳壳三钱五分　莱菔子四钱，炒研

白蒺藜四钱，炒去刺　泽泻三钱　玉枢丹末三分　鲜佛手三钱五分，泡汤和服

右　寒热胸闷，神躁糊语。防厥陷。

淡豆豉三钱　竹茹三钱　朱茯神五钱　青皮三钱五分　黑山栀二钱　朱连翘三钱

白蒺藜四钱，炒　去刺泽泻三钱　枳实三钱五分，切　紫贝齿一两，先煎

广郁金三钱五分　红灵丹二分　枇杷露二两，调化温服

左　表热已解，里热未化，脉濡，舌白，胸闷。勿以热退为恃。

越鞠丸三钱，包　枳壳三钱五分　杜藿梗三钱　六曲四钱，炒　新会皮三钱五分

桔梗七分　白蔻仁七分，研冲　泽泻三钱　法半夏三钱五分　莱菔子四钱，炒研

白杏仁四钱，去尖　滑石四钱　鲜佩兰三钱，后下

左　胸闷骨痛，发热便闭，脉数。湿温痰滞交结。转重可虑。

大豆卷三钱　枳壳三钱五分　六曲四钱　猪苓三钱五分　藿梗三钱五分　橘红一钱

楂炭三钱　泽泻三钱　白蒺藜四钱，炒去刺　法半夏三钱五分　莱菔子四钱，炒

桑枝一两　玉枢丹末三分　红灵丹一分　枇杷露一两，调化温服

右　还病四日，汗出不已，脉濡。体虚邪恋，不可忽视。

石决明一两，煅，先煎　淮小麦七钱　鲜佛手三钱五分　陈皮一钱　赤苓四钱

　　　　生谷芽五钱　　宋半夏三钱五分　　通草一钱　　桑枝七钱

右　寒热稍愈，脘痛，骨头痛。湿温病六日，转重可虑。

　　　　淡豆豉二钱,炒香　　朱连翘三钱　　石决明一两,盐水煅,先煎　　六曲四钱　　藿梗三钱五分

　　　　朱茯神四钱　　青皮三钱五分　　楂炭二钱　　青蒿三钱五分　　白蒺藜炒去刺,四钱

　　　　枳壳三钱五分　　法半夏三钱五分　　玉枢丹末三分　　枇杷露一两,调化温服

左　温邪为湿热所恋，发热不解，腹胀，神疲，脉实弦。延防转重，不可轻忽。

　　　　大豆卷三钱　　朱连翘三钱　　白蒺藜四钱,炒去刺　　猪苓三钱五分　　青蒿二钱

　　　　枳壳三钱五分　　飞滑石四钱,绢包　　泽泻三钱　　赤芍三钱　　竹茹二钱　　莱菔子三钱,炒

　　　　通草一钱　　鲜佩兰三钱,后下

幼　肺闭，喘急稍平，神蒙口干，壮热尚甚，脉数。危险已极，挽回不易。

　　　　甜葶苈五分,焙去油　　桑叶三钱五分　　牛蒡子三钱　　青蒿子三钱五分

　　　　白杏仁四钱,去尖　　钩钩三钱,后下　　枳壳三钱五分　　泽泻三钱　　紫菀一钱,生

　　　　紫贝齿七钱,生杵,先煎　　前胡三钱五分　　干菖蒲七分　　玉枢丹末三分

　　　　枇杷露一两,二味调服

　左（正号）　肢体无力，胯间结核，背脊亦痛，脉弦，夜肌灼。阴气内乏，温湿互郁。当标本两治，俾可早日奏功。

　　　　青蒿三钱五分　　全当归三钱五分　　丝瓜络三钱五分　　豨莶草三钱五分,制　　秦艽三钱五分

　　　　赤芍三钱五分　　陈皮一钱,炙　　枳壳三钱五分　　白蒺藜四钱,去刺　　川断三钱,盐水炒

　　　　川石斛四钱　　通草一钱　　桑枝一两

左　胸次渐松，脉濡，小溲热而赤。宜疏利二便，以通湿热。

　　　　制川朴七分　　白蔻仁七分,研冲　　陈皮一钱　　滑石四钱　　杏仁泥四钱　　六曲四钱

　　　　法半夏三钱五分　　猪苓三钱五分　　枳壳三钱五分　　莱菔子四钱,炒研　　广郁金一钱

　　　　泽泻三钱　　鲜佛手三钱五分

右　湿温病两候，胸闷神躁，糊语，脉数。势甚凶凶，不可忽视。

　　　　淡豆豉三钱　　朱连翘三钱　　莱菔子四钱,炒　　滑石四钱　　黑山栀三钱　　泽泻三钱

　　　　朱茯神四钱　　苦杏仁四钱,研　　青蒿三钱　　紫贝齿一两,生,先煎　　酒炒枯芩三钱五分

　　　　薄荷一钱　　鲜芦根一两　　枇杷露一两

右　湿温病八日，适值经行胸闷，脉数。正在转重，不可忽视。

　　　　杜藿梗三钱五分　　朱连翘三钱　　白杏仁四钱,去尖　　六曲三钱　　香青蒿三钱五分

　　　　朱茯神四钱　　象贝四钱,去心　　枳壳三钱五分　　赤芍三钱五分　　生石决明一两,先煎

　　　　川石斛四钱　　通草一钱　　楂炭三钱五分

　　　　热六日，便闭，舌黄垢。湿温重证，变迁可惧。

　　　　淡豆豉三钱　　上川连五分,盐水炒　　滑石四钱　　黑山栀三钱五分　　竹茹三钱

泽泻三钱　枳壳三钱五分　连翘三钱　莱菔子四钱,炒研

右　湿温病五日，略得松机，尚防反复。

青蒿三钱五分　黑山栀三钱五分　川石斛四钱　滑石四钱　藿梗三钱五分

枳壳三钱五分　莱菔子四钱,炒研　泽泻三钱　赤芍二钱五分　广郁金一钱

竹茹二钱　朱茯神三钱　玉枢丹三分　鲜佛手三钱五分,泡汤化服

左　骨痛稍愈，神甚疲乏，肌肤灼热，脉弦。阴气不足，风湿热互郁。当清化营热，宣通络气。

青蒿子三钱五分　当归三钱五分　白蒺藜四钱,炒去刺　豨莶草三钱,制　忍冬藤四钱

赤芍二钱五分　陈皮一钱,炙　川石斛三钱　丹皮三钱五分　川断三钱,盐水炒

丝瓜络三钱　枳壳三钱五分　桑枝一两,切

世兄　风水病之后，两足易冷，行步少力，脉濡。宜清理之中，稍顾本原。

淮牛膝三钱五分　炙鸡金三钱,去垢　茯苓四钱　泽泻三钱　川断三钱五分,盐水炒

冬瓜皮七钱　生米仁四钱　陈麦柴四钱　五加皮三钱　煅瓦楞壳一两

粉萆薢四钱　炒谷芽五钱,绢包　资生丸三钱,绢包

左　病逾两旬，表热渐解，足膝痛，大便闭，舌黄，脉数。防反复生波。

上川连四分,酒炒　白杏仁四钱,去尖研　朱茯苓五钱　白蒺藜四钱,炒去刺

盐半夏三钱五分　全瓜蒌七钱,切　象贝四钱,去心　防己三钱五分　泽泻三钱

竹茹三钱五分　五加皮三钱　生米仁三钱　桑枝一两

右　寒热复来，脉微弦。旧恙未楚，新邪复乘，须慎之。

藿梗三钱五分　秦艽三钱五分,炒　赤苓三钱五分　青皮三钱五分,炒　青蒿三钱五分

半贝丸三钱五分,吞服　朱连翘三钱　泽泻三钱　赤芍三钱五分　酒炒枯芩三钱五分

白蒺藜四钱,炒去刺　干佩兰三钱五分,后下

右　脘腹痛，得饮食即吐，胸闷，作寒发热，脉数而不畅。势在转重，勿忽。

淡豆豉三钱　上川连四分,姜水炒　猪苓三钱五分　陈佛手一钱　黑山栀三钱五分

泽泻三钱　淡吴萸廿一粒,盐水炒　沉香片三分　枳壳三钱五分　赤芍二钱

朱茯苓四钱　青蒿三钱五分　玉枢丹末三分　枇杷露一两,调化温服

右　湿热蕴蒸，发热恶寒，头痛，闷胀胃呆，口苦少寐，禀赋素薄。姑先急则治标。

杜藿梗三钱五分　西茵陈三钱五分　宋半夏三钱五分　焦米仁四钱　牛蒡子三钱五分

枳壳三钱五分　六曲三钱,炒　猪苓三钱五分　白杏仁四钱,去尖研　橘红一钱

白蔻仁五分,研冲　泽泻三钱　干佩兰三钱五分　鲜佛手三钱五分

幼　病后左手足拘挛，不能动作，痰多嗜食。此肝热化风，积痰化火所致。幼质不易见功。

桑叶三钱五分　丝瓜络三钱五分　伸筋草三钱五分　川石斛四钱　丹皮二钱

赤芍三钱　石决明七钱，煅，先煎　象贝三钱，去心　白茅根二两，去心

钩钩三钱，后下　竹茹三钱

左　素易心慌惊悸，兹则四肢易麻木，溲短，脉滑。宜化湿痰，顺气机。

指迷茯苓丸三钱，吞服　瓜蒌皮四钱，切　白蒺藜四钱，炒去刺　旋覆花三钱五分，绢包

陈皮一钱　竹茹三钱，制　豨莶草三钱五分　生米仁四钱　制南星一钱

枳壳三钱五分　广郁金一钱　泽泻三钱　丝瓜络三钱

左　不时寒热，右颈项痛入肩背。拟宜通络气，解散风湿。

桑叶二钱　白蒺藜四钱　片姜黄二钱五分　忍冬藤四钱　青蒿三钱　秦艽三钱五分

淡木瓜三钱五分　生米仁四钱　丹皮二钱　赤芍三钱　伸筋草三钱

豨莶草三钱五分，制　桑枝一两，切

左　发热七日，夜热尤壮，咽痛口干，脉数。宜引邪外达，导热下行。

桑叶三钱　青蒿三钱五分　朱连翘三钱　竹茹三钱　白杏仁四钱，去尖

赤芍三钱　黑山栀三钱　滑石四钱　象贝五钱，去心　白蒺藜四钱，炒去刺

石决明一两，盐水炒，先煎　鲜芦根一两，去节　枇杷露一两，温服

左　身热便闭，腹不舒，骨痛，舌干糙黄，脉数。今交十一日，防转重。

鲜芦根一两，去节　玄明粉三钱五分　淡豆豉二钱　鲜金斛五钱，同打　竹茹三钱

青蒿三钱　滑石四钱　黑山栀三钱　朱连翘三钱　枳实三钱五分，切　淡芩三钱五分

泽泻三钱　莱菔子四钱，炒研　赤芍三钱

左　脘痞腹痛，得食尤痛。痰湿阻气机。宜疏化主之。

川朴花一钱　沉香曲四钱，绢包　橘红一钱　车前子四钱，绢包　杏仁泥四钱

炙鸡金四钱，去垢　制半夏二钱　泽泻三钱　枳壳三钱五分　大腹皮三钱，洗

制南星三钱五分　楂炭三钱　鲜佛手三钱五分

幼　紫疹通发。温毒入营分，非轻证也，不可忽视。

桑叶三钱五分　银花三钱　扁豆衣三钱　白茅根一两，去心　丹皮三钱五分　通草一钱

甘中黄一钱　飞滑石四钱　连翘三钱　赤芍三钱　茯苓四钱

左　胸闷胃呆，腹胀，脉濡。拟流利气机，疏畅痰湿。

旋覆花三钱五分，绢包　制川朴一钱　白蔻仁七分，敲小粒，后下　枳壳三钱五分

莱菔子四钱，炒　煅瓦楞粉一两，包　沉香曲三钱，绢包　白杏仁四钱

大腹皮三钱，洗　炙鸡金四钱，去垢　生米仁四钱　鲜佛手三钱五分

右　发热六日，无汗，头痛胸闷，呕恶不寐，骨痛。湿温不达转重，可虑。

淡豆豉四钱　白蒺藜四钱，炒去刺　前胡三钱五分　六曲四钱　鲜藿香三钱五分

枳壳三钱五分　牛蒡三钱　楂炭三钱　鲜佩兰三钱　莱菔子炒　白杏仁四钱，去尖

泽泻三钱　玉枢丹末三分　红灵丹一分，用枇杷露一两，调化温服

左　胸脘闷塞，不能食，恶寒少寐，脉濡。宜透达疏化。

鲜藿梗三钱　白杏仁四钱，去尖　广郁金三钱五分　赤芍三钱　制川朴七分

旋覆花三钱五分，绢包　干菖蒲五分　泽泻三钱　白蔻仁七分，敲小粒，后下

代赭石四钱，煅，先煎　莱菔子四钱，炒　大腹皮三钱，洗　玉枢丹末三分

佛手露一两，调化温服

右　肝气撑胀，风湿痰交郁，头痛胸闷，痰腻，神疲，脉软弦。防寒热，须加意慎养。

蔓荆子三钱　旋覆花三钱五分，包　枳壳三钱五分　泽泻三钱　白蒺藜四钱

橘红一钱　沉香曲三钱　白杏仁四钱　煅瓦楞壳一两　法半夏三钱五分

赤苓三钱　鲜佛手三钱五分　干佩兰三钱五分

右　左手足挛急较松，举动稍能得力。当再清肝泄风宣络。

桑叶三钱五分　石决明一两，先煎　象贝四钱　鲜芦根一两　丹皮二钱

伸筋草三钱五分　忍冬藤四钱　白蒺藜四钱　花粉三钱五分　白茅根一两

右　今晨晕跌，以寒热心宕，表邪痰滞，鼓动肝阳。防晕厥。

石决明七钱，煅，先煎　藿梗三钱　泽泻三钱　鲜佛手三钱五分　钩钩三钱，后下

大豆卷三钱五分　广郁金一钱　鲜荷梗尺许　煨天麻五分　茯神四钱　干菖蒲五分

丝瓜络三钱五分

右　作寒止，胸闷减，头晕发热、口苦少寐均如昨，脉濡滑数。拟再治表。

香青蒿三钱　前胡三钱五分　白蔻仁七分　枳壳三钱五分　鲜藿梗三钱　牛蒡三钱

炒米仁四钱　六曲四钱　鲜佩兰三钱　白杏仁四钱　西茵陈三钱五分　泽泻三钱

鲜佛手三钱五分　鲜荷梗尺许

右　右手举动作痛，肩臂尤痛，脉弦滑。营虚生风所致。

全当归三钱五分　片姜黄三钱五分　丹皮三钱五分　黑芝麻三钱　赤芍三钱

忍冬藤四钱　伸筋草二钱　桑枝一两　白蒺藜四钱　丝瓜络三钱五分

淡木瓜三钱五分　指迷茯苓丸三钱，包

左　触痧之后，转为便泄不已，胃气不来，胸闷溲赤，表热不透，脉不畅。治宜疏化。

广藿梗三钱　白蔻仁七分，研冲　猪苓三钱五分　陈皮一钱　干佩兰三钱

六曲四钱　泽泻三钱　生米仁四钱　制川朴一钱　枳壳三钱五分　法半夏三钱五分

炒谷芽五钱，包　鲜佛手三钱五分

右　腹膨胀，得食痛，气攻心脘，脉重按带滑。宜顺气疏中。

制香附二钱　炙鸡金四钱　沉香曲四钱　白蔻仁七分，后下　橘红一钱

  大腹皮三钱 猪苓三钱五分 白杏仁四钱 法半夏三钱 枳壳三钱五分

  泽泻三钱 生米仁四钱 煅瓦楞粉一两,包 乌药三钱五分

左 风湿热下注，两腿足酸痛。延防涉痿。须速为解散。

  制茅术三钱五分 防己三钱五分 豨莶草三钱 粉萆薢四钱 川牛膝三钱五分,炒

  五加皮三钱 臭梧桐三钱五分 陈皮一钱 川柏三钱五分,盐水炒 生米仁四钱

  白蒺藜四钱,炒去刺 桑枝一两

道士 寒热，日暮为甚，口腻咳嗽，本体不充。湿滞留恋。脉软濡。一时不易奏功。

  青蒿二钱 前胡三钱五分 冬瓜子七钱 干佩兰三钱 杜藿梗三钱 白杏仁四钱

  茯苓四钱 桑枝五钱 冬桑叶三钱五分 牛蒡三钱 生米仁四钱 飞滑石四钱

  鲜荷梗尺许

右 湿温病一候，新产四朝，瘀阻，热壮，舌干糙，脉弦数，糊语，腹痛下痢。十分危险，防厥变。

  原金斛四钱,先煎透 紫贝齿一两,生,先煎 枳壳三钱五分 楂炭三钱 鲜桑叶三钱

  赤芍三钱 青蒿子三钱五分 桃仁三钱五分,去尖 朱连翘三钱 朱赤苓四钱

  白蒺藜四钱,炒去刺 丹参三钱 鲜荷梗尺许 益母草五钱

左 百节烦疼，口干苔腻，寒热。宜化风湿热。

  青蒿三钱 秦艽三钱 陈皮一钱 石决明一两,先煎 赤芍三钱 枳壳三钱五分

  法半夏三钱五分 赤苓三钱 白蒺藜四钱,炒去刺 川石斛四钱 生米仁四钱

  泽泻三钱 桑枝一两

右 咽间干热，头痛痰腻，心中懊侬，脉软数，小溲热。郁火湿热为患也。

  原金斛四钱,先煎 白杏仁四钱,去尖 滑石四钱 玄参一钱 白蒺藜四钱,炒去刺

  象贝五钱,去心 通草一钱 黛蛤散五钱,绢包 石决明一两,先煎 竹茹三钱

  茯神四钱,辰砂拌 鲜芦根一两,去节 生谷芽五钱,绢包

左 痛风之后，气攻不定，心胸作悸，引及头部。宜平肝泄风。

  鲜桑叶二钱 陈皮一钱 白杏仁四钱,去尖 川断三钱,盐水炒 石决明一两,煅,先煎

  枳壳三钱五分 宋半夏三钱 瓜蒌皮四钱,切 白蒺藜四钱,炒去刺 丝瓜络三钱

  竹茹三钱 鲜桑枝五钱,切 赤芍三钱

左 肝阳鼓动痰浊，不时头晕，心荡惊恐，脉不畅。宜平肝涤痰。

  石决明一两,生,先煎 灵磁石四钱,先煎 制半夏二钱 连翘三钱 煨天麻七分

  青礞石二钱,先煎 陈胆星一钱 竺黄片三钱 白蒺藜四钱,炒去刺 陈皮一钱

  赤芍三钱 竹茹三钱 白金丸三钱五分,吞服

左 身热恶寒，头痛胸闷，大便闭，不寐，舌黄，脉弦数。湿温蒸热，防转重。

淡豆豉三钱　桑叶三钱　朱连翘三钱　滑石四钱　黑山栀三钱五分

白蒺藜四钱，炒去刺　朱茯神四钱　泽泻三钱　枳实三钱　赤芍三钱

竹茹三钱五分　莱菔子四钱，炒　鲜芦根一两，去节

左　一身肿胀，脉濡。风湿相搏，延防作喘。

桑白皮三钱　防风三钱五分　莱菔子四钱，炒研　车前子四钱，包　五加皮三钱

防己三钱五分　白杏仁四钱，去尖　猪苓三钱五分　冬瓜皮七钱　枳壳三钱五分

白蒺藜四钱，去刺　泽泻三钱　陈麦柴四钱　白马骨一两，二味煎汤代水

左　湿温病一候，胸闷咳痰，不得寐，口干舌黄，脉滑数。重证毋忽。

前胡三钱五分　枳壳三钱五分　朱连翘四钱　川石斛四钱　牛蒡三钱　竹茹二钱

朱茯神五钱　楂炭三钱　白杏仁四钱　赤芍三钱　紫贝齿七钱，先煎

益元散三钱，绢包　鲜芦根一两，去节

左　肺胃伏热，脉数不畅。拟导热下行，俾不致火流为患。

鲜生地一两，打　花粉三钱　黑山栀三钱　滑石四钱　连翘三钱　知母三钱

淡竹叶三钱　清麟丸三钱，吞服　丹皮三钱　银花三钱　赤芍三钱　绿豆衣四钱

左　（此方虽属寒证，不应录入温热部内。一因寒字恰与热字一对面，一因湿病甚重。故录在此部内，一阅。）寒湿蒙遏清阳，神疲腹胀，足肿滞，脉濡。延防中满。

生茅术三钱五分　枳壳三钱五分　六曲四钱　猪苓三钱五分　广木香三钱五分

橘红一钱　炙鸡金四钱　泽泻三钱　春砂末七分，后下　法半夏三钱　制川朴七分

五加皮三钱　白杏仁四钱，去尖　桑枝一两

左　发热十二日，脉软弦，舌黄质红。暑湿重证，防厥。

青蒿子三钱五分　枳壳三钱五分　黑山栀三钱　银花四钱　丹皮三钱五分

鲜金斛七钱，打　上川连五分，水炒　紫贝齿一两，生杵，先煎　朱茯神五钱

竹茹三钱　滑石五钱　连翘三钱，辰砂拌　鲜芦根二两，去节　红灵丹二分

枇杷露二两，调服

左　脱力久不复，纳少，胸腹不舒，脉滑。宜疏运化湿。

越鞠丸四钱，绢包　橘红一钱　炙鸡金四钱，去垢　生米仁四钱　广木香一钱

法半夏二钱　大腹皮三钱，洗　炒谷芽五钱　白蔻仁七分，研冲　泽泻三钱

川断三钱，盐水炒　沉香曲三钱，绢包　鲜佛手三钱五分

幼　咳嗽，便溏溲少，面浮，脉数。风湿尚非浅鲜也。

桑叶三钱五分　白杏仁三钱，去尖　六曲四钱　防风三钱五分　象贝四钱，去心

车前子四钱，绢包　牛蒡三钱　冬瓜子七钱　泽泻三钱　陈麦柴四钱

右　腹胀胸闷，气短，右腿酸，脉细。拟疏肝和脾，化湿理气。

制香附三钱五分　青蒿子三钱五分　枳壳三钱五分　五加皮三钱　陈皮一钱

白芍三钱　丝瓜络三钱五分　粉萆薢三钱　法半夏三钱五分　白蒺藜四钱

伸筋草三钱　豨莶草三钱五分，制　桑叶一两

煎汤焖方：

苏叶一两　木瓜四钱　豨莶草四钱　归尾四钱　独活四钱　五加皮五钱

臭梧桐四钱　苍术三钱

右　气短胸闷，自汗神疲，舌碎腐作痛，脉弦。气郁生火，易于转重，勿忽。

旋覆花三钱五分，包　广郁金一钱　白杏仁四钱　陈佛手三钱五分　枳壳三钱五分

干菖蒲七分　生米仁四钱　淮小麦五钱，包　竹茹三钱五分　连翘三钱　川通草一钱

赤苓四钱　路路通四钱

右　出诊方：营虚阴薄，肝脾两病，湿阻气机，运化迟钝。由是大便不畅作泻，腹微痛，心胸微热，腰酸，日午头痛为甚，脉右濡、左实弦不畅。拟疏化并进，以复转运之机。

制于术一钱　川石斛四钱　杜仲三钱五分　广木香五分　扁豆衣三钱　白蒺藜四钱

车前子三钱五分，包　陈莱菔甲三钱　带皮苓四钱　煅瓦楞壳一两　陈佛手一钱

焦麦芽四钱　鲜荷梗尺许

右　肝升胃热，头晕心荡，食下，脘腹胀，脉细。一时不易奏功也。

石决明一两，煅，先煎　橘白一钱　炙鸡金三钱，去垢　功劳叶三钱　煨天麻七分

盐半夏三钱　大腹皮三钱，洗　通草一钱　灵磁石四钱，生，先煎

抱木茯神四钱，朱砂拌　沉香曲三钱，包　鲜稻叶四钱　连翘三钱

右　伏暑病旬日，耳聋胸闷，神躁不寐，便溏，舌黄，脉数。防昏陷。

青蒿三钱　紫贝齿一两，生，先煎　枳壳三钱五分　滑石四钱　炒枯芩三钱五分，酒炒

朱连翘三钱　楂炭三钱　猪苓三钱五分　赤芍三钱　朱茯神五钱　槟榔三钱五分

泽泻三钱　红灵丹一分　枇杷露一两，二味调服

左　头痛眩晕，食少易饱，肢节酸，胃气作痛，脉细。病繁当治所急。

白蒺藜四钱　炙鸡金三钱　陈佛手三钱五分　石决明一两，先煎　沉香曲三钱

桑寄生四钱　煨天麻七分　川断三钱　蔓荆子三钱五分

左　痰湿中阻，脾胃交困，胸闷不食，舌垢，脉数不畅。拟疏化法。

旋覆花三钱五分，包　枳壳三钱五分　沉香曲四钱　橘红一钱　广郁金三钱五分

泽泻三钱　莱菔子四钱　法半夏三钱　干菖蒲一钱　炒谷芽五钱　白蔻仁七分

左　转筋霍乱，肢冷，脉伏，舌黄。大势危急，防厥闭。勉拟方以尽人事。

桂枝七分　上川连五分，盐水炒　枳壳三钱五分，切　楂炭三钱　赤芍三钱

淡吴萸三分，盐水炒　车前子四钱，绢包　青木香三钱五分　公丁香五分，后下

淡木瓜三钱五分，切炒　两头尖三钱，绢包　泽泻三钱　玉枢丹三分　红灵丹一分

枇杷露一两，三味调化温服

左 转筋霍乱，肢冷脉伏，音夺眶陷。即防内闭致脱，勉拟方以尽人事。

桂枝七分　上川连五分，盐水炒　陈香薷七分　青木香三钱五分　赤芍三钱

六曲四钱　淡吴萸三分，盐水炒　广藿梗三钱　车前子五钱，炒，绢包

淡木瓜三钱五分　公丁香四分　枳壳三钱五分　玉枢丹二分

红灵丹一分半，二味开水化服

右 病九日，今幸泻止呕停，但胸次未畅，心中犹热，脉弦，舌灰黄。仍勿忽视。

姜制川连四分　枳壳三钱五分　扁豆衣四钱　红灵丹一分，开水化服　连翘三钱

赤芍三钱五分　六曲四钱　川通草一钱　银花三钱五分　车前子四钱，绢包

大腹皮三钱　鲜荷梗尺许

右 转筋霍乱初停，口干，胸闷，汗多，脉数带软。仍防内闭外脱。

漂白术三钱五分　连翘三钱　枳壳三钱五分，切　车前子四钱，绢包

鲜金斛四钱，打，先煎　猪苓三钱五分　扁豆衣四钱　青木香四钱

泽泻三钱　赤芍三钱　生米仁四钱　红灵丹一分　枇杷露一两，调化温服

左 水泻三日不停，口干腹闷，脉左细、右弦数。防阴夺，不可忽。

杜藿梗三钱　煨木香三钱五分　大腹皮三钱　楂炭三钱　白术三钱

枳壳三钱五分，麸炒　车前子三钱，绢包　焦麦芽五钱，绢包　扁豆衣四钱

六曲四钱　泽泻三钱

左 转筋霍乱，外象似定，内暑未解，闷热如烧，脐肢痛，脉不扬，舌黄。防厥变。

紫雪丹四分　银花露二两　荷花露二两，三味调服　扁豆衣四钱　楂炭三钱

滑石四钱　枳壳三钱五分　猪苓三钱五分　车前子四钱，绢包　赤芍三钱

原蚕沙三钱，包　泽泻三钱　鲜芦根一两　酒炒淡芩三钱五分

左 还病壮热，约八日，脉模糊如伏，神昏，舌黄。防陡然厥陷。

鲜生地一两　紫贝齿一两五钱，生，先煎　陈胆星三钱五分　鲜竹沥一两，温服

淡豆豉三钱　朱茯神五钱　枳壳二钱　泽泻三钱　黑山栀三钱　朱连翘三钱

丹皮三钱　青蒿三钱　万氏牛黄丸一粒，研冲

左 伏邪病经久，恶款齐备，虚风大动，脉细如伏。危殆已极。勉拟方以尽人事。

细生地四钱　玄参三钱　朱茯神五钱　竺黄片三钱　龟腹板四钱，先煎

石决明一两，先煎　朱连翘四钱　陈胆星三钱五分　鳖甲心四钱，先煎

竹茹三钱　紫贝齿一两，先煎　知母三钱　鲜芦根一两

左 恶寒发热得解，遍体尚觉烦疼，八九日未更衣，舌白垢。痰湿温邪未楚，尚防反复。

　　白蒺藜四钱　橘红一钱　枳实三钱五分，切　青皮一钱　防风三钱五分　六曲四钱

　　制半夏三钱　火麻仁泥一两　赤芍三钱　象贝四钱，去心　莱菔子五钱，炒研

　　车前子四钱，绢包　酒炒桑枝一两

右　胆胃痰热不平，甚致心无所依，神无所归，虑无所定，头涨蒙，惊惕，脉滑数。宜镇肝涤邪及痰。

　　朱砂安神丸四钱，包煎　连翘三钱　白金丸一钱，吞服　盐半夏三钱五分　竹茹三钱

　　生石决明一两，先煎　黑山栀三钱　煅青礞石三钱五分，先煎　生灵磁石三钱，先煎

　　竺黄片三钱　赤芍三钱五分　鲜竹沥一两

右　脏真内乏，肝木上亢化风，风淫末疾，右半体不能举动。宜先平肝息风主之。

　　桑麻丸四钱，绢包　橘白一钱　白蒺藜四钱，炒去刺　青桑枝一两，冲入

　　盐半夏三钱五分　盐水煅石决明一两五钱，先煎　秦艽三钱　鲜竹沥一两，冲入

　　煨天麻一钱　制南星一钱　指迷茯苓丸五钱，绢包

左　病久气阴大乏，津液尽为痰浊，形瘦，神疲软，胃气不来，湿痰不耐过攻，元虚不能投补。病深药浅不易见功。

　　川石斛四钱　海浮石四钱　川断三钱，盐水炒　白杏仁四钱　橘白一钱　茯苓五钱

　　生蛤壳一两，先煎　冬瓜子七钱　盐半夏三钱　鲜沙参四钱　生米仁四钱

　　象贝四钱　鲜稻叶五钱

右　右肩臂酸痛，不能高举。此络少血养，风邪遂得乘虚而入，渐成漏风。一时不易即松。

　　全当归　豨莶草　丝瓜络　生米仁　白蒺藜　秦艽　赤芍　茯苓

　　片姜黄　淡木瓜　伸筋草　独活

左　肝胆痰热上亢，神机虚，语言易顿，夜少熟睡，惊惕，脉弦数。宜镇肝涤痰为法。

　　朱砂安神丸四钱，绢包　连翘三钱　白金丸一钱，吞服　陈胆星七分　竹茹三钱

　　生石决明一两，先煎　盐半夏三钱　煅礞石一钱，绢包，先煎　抱木茯神四钱，朱砂拌

　　竺黄片三钱　黑山栀三钱

右　舌垢，发热不畅已旬日，糊语，不寐多梦，脉数。温邪痰湿交结蕴蒸，变迁可虑。

　　淡豆豉三钱　麻黄二分，泡汤同炒　薄荷三钱五分，后下　生紫贝齿一两五钱，杵，先煎

　　枳实三钱五分　干浮萍一钱　连翘三钱，辰砂拌　朱茯神五钱　泽泻三钱

　　牛蒡三钱，勿研　竹茹三钱　车前子四钱，绢包　赤芍三钱　桂枝六分，同炒

　　干佩兰三钱

　　翌日改方，去佩兰、泽泻，加紫菀、前胡。

右　表热留恋，腹瘕攻逆作痛，大便溏，纳少神疲，脉软。劳乏积湿所致。

青蒿三钱五分　旋覆花三钱五分，包　沉香曲三钱　枳壳三钱五分　赤芍三钱五分

泽泻二钱　代赭石四钱，先煎　炙鸡金三钱　猪苓三钱五分　白蒺藜四钱

煅瓦楞粉一两，包　大腹皮三钱　陈麦柴三钱　鲜佛手三钱五分

左　腹满膩胀，瘕撑食下阻，脉濡，肌肤发热。宜疏畅肝脾，流利湿热。

制香附三钱五分　沉香曲三钱　莱菔子四钱，炒研　泽泻三钱　白蔻仁七分

炙鸡金四钱　广木香三钱五分　车前子四钱，包　白杏仁四钱　大腹皮三钱

猪苓三钱五分　益元散三钱，包　陈麦柴四钱，一味煎汤代水　白马骨一两

左　暑湿病已十八日，神识模糊，脉数不调，头晕，舌白黄。势防厥陷骤变，毋忽。

上川连五分，盐水炒　紫贝齿一两五钱，生，先煎　朱连翘　滑石四钱　鲜桑叶三钱

枳壳三钱五分　朱茯神　泽泻三钱　丹皮三钱五分　竹茹三钱　银花三钱

鲜芦根二两，去节　红灵丹一分　枇杷露一两，二味调化温服

左　头痛时盛时衰，先发热，后恶寒，舌垢。风邪出而未净，仍防反复。

石决明一两，盐水煅，先煎　桑麻丸三钱，绢包　橘红一钱，炙　制半夏三钱五分

白蒺藜四钱，炒去刺　煨天麻四分　枳壳三钱五分　莱菔子四钱，炒研　蔓荆子三钱

赤芍三钱五分　竹茹三钱　车前子四钱，包　桑枝一两

左　此病在春二月初如春疫之状：着凉停滞，加以春寒包里，阳邪外郁，遂致清不升、浊不降，悉被混淆，吐泻交作，两腿弯转筋，舌垢，脉不扬。此属未至而至，殊不可忽。

桂枝　漂白术　泽泻　淡木瓜　赤芍　茯苓　六曲　丝瓜络　淡吴萸

猪苓　楂炭　地骷髅　玉枢丹末三分　红灵丹一分，用灶心土一两，二味煎汤调服

右　风邪痰浊，鼓动肝阳，耳鸣重听，舌垢，口腻，遍体作酸，脉滑。宜平肝豁痰，兼散风邪。

桑叶三钱　甘菊瓣三钱五分　酒炒赤芍三钱　丝瓜络三钱　白蒺藜四钱

生米仁四钱　酒炒秦艽三钱　豨莶草四钱，包　石决明一两，先煎

宋半夏三钱　酒炒桑枝一两

右　音哑得亮，咽间哮紧，乍寒乍热，风邪撤而未净。当守前法增损。

瓜蒌皮四钱，切　旋覆花三钱五分，绢包　连翘三钱　鲜芦根一两，去节

白杏仁四钱，去尖　海蛤粉一两，绢包　黑山栀三钱　枇杷露一两，温服

象贝四钱，去心　竹茹三钱　冬瓜子七钱

左　头涨痛，表热不壮，喉关红，舌白黄，脉数，咽间干，便闭溲少。温邪郁肺，最虑转重。

赤芍三钱　石决明一两，先煎　象贝四钱，去心　鲜芦根一两，去节　通草一钱

淡豆豉三钱　鲜生地一两，二味同打　白蒺藜四钱，去刺　竹茹三钱　黑山栀三钱

白杏仁四钱，去尖　连翘三钱

右　温邪外乘，湿热内阻，头涨蒙，遍体酸，胸闷，脉濡。因于湿，首如裹，湿热不攘，大筋软短，小筋弛长，神瘦嗜卧。起经多日，转重可虑。

越鞠丸三钱，绢包　白蒺藜四钱，炒去刺　白蔻仁七分，敲小粒，后下　枳壳三钱五分

橘红一钱　蔓荆子三钱　白杏仁四钱，去尖　沉香曲四钱，绢包　制半夏三钱五分

赤芍三钱五分　生米仁四钱　车前子四钱，炒，绢包　酒炒桑枝一两

干佩兰三钱，后下

左　表热不净，汗多，并起浆痦，舌质红，少苔，口干，脉数，稍有咳。温邪蒸郁化热，宜泄化透邪。

桑叶三钱　前胡三钱五分　石决明一两，煅，先煎　枳壳三钱五分　牛蒡三钱

白杏仁四钱，去尖　白蒺藜四钱，炒去刺　竹茹三钱　赤芍三钱　象贝四钱，去心

连翘三钱　车前子四钱，包　白茅根一两，去心　桑枝一两，切

幼　发热得解，神思疲惫，痰嘶，四肢不暖，二便俱通，脉细软。病缠正乏，弱症渐著，责效殊非易易。

鲜沙参四钱　川石斛三钱　浮小麦七钱　象贝四钱　黑玄参三钱　茯苓四钱

竹茹三钱　海浮石四钱　煅石决明一两，先煎　扁豆衣三钱　盐半夏三钱五分

枇杷露一两　生谷芽五钱，绢包

幼　表热神迷，哭窒无泪，舌白，口干，脉数，二便俱少。质小病重，波澜莫测。

小儿回春丹一粒，去蜡壳，取三粒，研末　细叶菖蒲四钱，打汁半匙

枇杷露一两，三味调化，炖温先服　薄荷一钱，后下　石决明一两，生，先煎

车前子三钱，炒，绢包　牛蒡三钱　紫贝齿一两，生杵，先煎　泽泻三钱

连翘三钱　钩钩三钱，后下

幼　寒滞束伏肺胃，发热不扬，神迷气急，哭窒直喊，欲咳不出，脉不畅，脘部拒按，大便溏，小溲少。小舟重载，何堪胜此波浪。

玉枢丹三分，研末　细叶菖蒲四钱，打汁二小匙　枇杷露一两，三味调化，炖温先服

紫贝齿一两，生，先煎　紫菀一钱，生　六曲四钱，炒　白蒺藜四钱，炒去刺

前胡三钱五分　槟榔尖三钱五分，切　钩钩三钱，后下　白前三钱五分　车前子四钱，包

牛蒡三钱

幼　表热较淡，舌黄垢，四维不暖，腹膨便闭，脉数。邪滞交结，昏陷可虑。

淡豆豉三钱　磨枳实一钱　六曲四钱　生石决明一两，先煎　楂炭三钱五分

鲜生地五钱，同打　磨槟榔一钱　朱连翘三钱　磨青皮一钱　莱菔子四钱

　　　　车前子四钱,包煎　　枇杷露一两,冲

　　左　头旋目花,有眩仆之状,脉弦,纳如常。即经所谓诸风掉眩,皆属于肝也。宜平肝涤痰。

　　　　桑麻丸三钱,包　　石决明一两,盐水炒,先煎　　赤芍三钱　　真滁菊一钱

　　　　白蒺藜四钱,炒去刺　　灵磁石三钱,生,先煎　　制半夏三钱五分　　炒麦芽五钱

　　　　明天麻四分,煨　　制南星五分　　橘红一钱

　　左　入暮发热,少汗泄,头涨,脉数,舌白黄。湿热温邪,逗留防转重。

　　　　淡豆豉三钱　　白蒺藜四钱,炒去刺　　白杏仁四钱,去尖　　赤苓三钱　　桑叶三钱

　　　　枳壳三钱五分　　象贝四钱,去心　　桑枝一两,切　　青蒿子三钱　　赤芍三钱　　宋半夏三钱

　　幼　恶寒发热,头涨痛,胸闷,腹中不适,便闭溲少,舌微黄,口干咳嗽,脉数不畅,少寐。温邪挟滞交结。证属寒多热少,不可忽视。

　　　　淡豆豉三钱　　前胡三钱五分　　枳实二钱　　槟榔尖三钱五分,切　　桑叶三钱

　　　　白杏仁四钱　　竹茹三钱　　六曲四钱　　牛蒡三钱　　象贝四钱　　白蒺藜四钱,炒去刺

　　　　车前子四钱,炒,绢包

　　左　湿郁气阻,胸脘痞闷,口腻头涨蒙,恶寒微热,大便不畅,脉濡。宜表里两治。

　　　　越鞠丸四钱,包　　枳壳三钱五分　　范志曲四钱　　青皮一钱　　橘红一钱　　葛花三钱

　　　　白蒺藜炒去刺　　白蔻仁七分,研冲　　制半夏三钱五分　　蔓荆子三钱　　生米仁四钱

　　　　车前子四钱,绢包　　佩兰三钱五分,后下

　　左　温邪不从表达,直陷厥少,神昏气齁,舌黑而垢,扬手掷足,脉细小不大,脘部拒按,矢气极臭,大便不行,小溲自遗不禁,唇焦齿垢。表热不扬,邪伏深沉,险如朝露。勉拟方,以希天佑吉人。候诸高明政定。

　　　　紫雪丹五分　　大青五钱　　紫贝齿一两五钱,生,先煎　　九节菖蒲一钱,打汁三匙

　　　　羚羊角七分,先煎　　鲜藿斛一两五钱,先煎　　竹茹三钱　　金针一两　　犀角四分

　　　　石决明一两五钱,生,先煎　　凉膈散五钱,包　　竹沥二两　　竺黄片三钱

　　幼　腹膨,大便溏薄,其色黄,其气臭,小溲赤短,舌黄,不思食,口干。幼质最防迁延,殊不可忽。

　　　　桑叶二钱　　川石斛三钱　　六曲三钱　　益元散三钱,包　　丹皮三钱五分　　枳壳三钱五分

　　　　大腹皮三钱五分　　鲜芦根一两　　连翘三钱　　竹茹三钱五分　　莱菔子三钱,炒研

　　幼　痉后表热不退,无泪,咳窒汗多,脉数,大便通,膝间肿硬,满口碎腐。质小任重,防其厥闭陡变。

　　　　淡豆豉　　前胡　　连翘　　枇杷露　　金石斛　　白前　　银花　　通草　　赤芍

　　　　象贝　　石决明先煎

幼 寒热不透，大便水泻。防起惊，勿忽。

广藿梗三钱五分　六曲三钱，炒　莱菔甲三钱　粉葛根五分　大腹皮三钱五分，洗

车前子三钱，包　广木香一钱　茯苓三钱　焦麦芽五钱，包

小儿回春丹一粒，去蜡壳用三粒，研末　枇杷露一两，调冲温服

右 日暮形寒表热，头痛胸闷，胫核，按之酸痛不一。水亏木郁，痰痹中阻，外受风邪，宜先治所急。

霜桑叶三钱　牛蒡子三钱五分　赤芍三钱五分　桑枝五钱，切　白蒺藜三钱

莱菔子三钱，炒研　海浮石四钱　陈皮三钱五分　瓦楞壳五钱，炒研

当归须三钱五分，酒炒　杜苏子三钱五分

右 吐泻六日，败象齐备，今日泻势稍减，肢冷得暖，气急亦平，脉软，舌干红，神气迷蒙。终恐发厥骤变，小效不足恃也。

台参须　真枫斛　公丁香　车前子　六曲　漂白术　左牡蛎先煎

白芍　茯苓　乌梅　代赭石先煎　焦麦芽

幼 泄泻起惊之后，满口口糜，舌灰黄、糙燥，胸闷肌灼，神蒙，脉数。胃阴大夺，肝火上亢，最防厥变，势甚险恶。

真枫斛　青蒿　茯苓　银花　石决明　丹皮　扁豆衣　通草　竹卷心

赤芍　甘草　鲜稻叶

左 发热十七日，炽。阴气大损。白㾦布而不绽，舌薄白，口干，脉软弦数，夜寐得安，腑气未下，胃口不开，足冷。本体虚乏，须速为清理，以冀早日复元。

鲜金斛一两　石决明一两，先煎　竹茹三钱　盐半夏三钱　橘白一钱，盐水炒

鲜沙参一两　朱茯神五钱　黑山栀三钱　甘草梢五分　连翘四钱　玄参三钱，盐水炒

朱灯心三分　生谷芽五钱　鲜芦根一两

左 表热四日，头晕，胸闷烦躁，不寐，舌糙黄，糊语，脉数，便闭，腹拒按。邪滞交结，极易昏陷骤变。

神犀丹一粒，研末　枇杷露二味调服　枳实二钱五分，切　淡豆豉二钱　鲜金斛一两

鲜生地一两，三味同打　槟榔尖三钱五分，切　竹茹三钱　莱菔子五钱，炒　滑石四钱

竺黄片三钱　生紫贝齿一两五钱，杵，先煎　鲜芦根一两，去节

左 仲春腹痛，交夏失血，近增咳嗽，午后形寒发热，舌白黄，脉数。此复新暑也。当治所急。

桑叶三钱　白杏仁四钱　冬瓜子七钱　墨旱莲三钱　青蒿三钱　象贝四钱

枳壳三钱五分　黑山栀三钱　赤芍三钱　生蛤壳一两，先煎　竹茹三钱

藕节五钱　鲜芦根一两，去节

右 转筋霍乱交三日，冷汗，脉如伏，指甲紫黑，舌黄。邪入三阴，防骤然变端。

上川连五分，淡姜水炒　　青木香一钱，切　　淡木瓜三钱五分　　楂炭三钱五分

淡吴萸三分，盐水炒　　枳壳三钱五分　　代赭石六钱，煅，先煎　　车前子四钱，炒，绢包

淡干姜四分　　法半夏三钱　　赤芍三钱　　桂枝五分，泡汤炒　　泽泻三钱　　玉枢丹三分

行军散一分　　枇杷露一两，调服

饭米不能吃。

左　病缠一候，发热不退，不甚恶热，寐不安，将自语喃喃，手指搐动，此湿邪病也。虚体邪郁，不易外解而易传里。脉状细数而软，舌白黄少津。宜泄火救阴，解肌以透邪热，风波易起，殊非寻常表证可比，至外证一层，幸有松机。治法当顾及之，候赋翁政之。

淡豆豉三钱　　鲜金斛五钱，同打　　赤芍二钱　　紫贝齿一两　　生薄荷五分，后下

竹茹二钱，炒　　枳壳三钱五分，切　　朱连翘三钱　　牛蒡子三钱　　青蒿子三钱五分

朱赤苓四钱　　白蒺藜四钱，炒去刺　　枇杷叶三片，去毛筋，包　　丝瓜络三钱

又（其二）：昨届一候，幸得腑气畅下，表热得解，但右脉未静，口味不清，舌津未回，搐搦止而不净。余邪尚有逗留也，最易借因生端，饮食寒暖，均须慎之又慎。且本体虚弱，时近大节，用药须为预筹。

鲜藿斛四钱，打　　赤芍三钱　　广郁金一钱，切　　枳壳三钱五分　　冬桑叶三钱五分

白蒺藜四钱，炒去刺　　朱连翘四钱　　竹茹三钱五分，炒　　青蒿子三钱五分　　朱茯神四钱

象贝四钱，去心　　通草一钱　　枇杷叶三钱，去毛筋，包　　桑枝四钱

又（其三）：表热复来，虚体不能胜病，迷蒙嗜卧，舌干光无津液，有糜点，寐即指搐手动，脉左弦数、右软，均不甚调，大便不通。复病可比，颇有可虑之处。姑进救阴泄热，以冀应手。

鲜藿斛一两，打如泥　　知母三钱　　青蒿子三钱　　鲜竹茹三钱　　鲜生地一两，打

银花三钱　　丹皮三钱五分　　通草一钱　　玄参三钱　　连翘三钱　　紫贝齿一两，生，先煎

赤芍三钱　　鲜芦根一两　　野蔷薇瓣三钱五分

又（其四）：复病发热，正不敌邪，邪火劫津，动风一身振惕，搐搦不已，神昏热壮，舌缩而干，脉状模糊。病涉厥少，防内闭而转外脱，势实危恶之至，候高明政之。

羚羊角三钱五分，镑，先煎　　全瓜蒌七钱，打　　丹皮三钱五分　　黑山栀三钱　　知母三钱

紫贝齿一两五钱，生杵，先煎　　鲜藿斛一两　　淡豆豉三钱，同打　　青蒿子三钱五分

钩钩三钱，后下　　桑叶三钱五分　　带心连翘三钱　　大竹叶三钱　　生濂珠三分，研如尘

鲜竹沥一两，二味调化，炖温服

又（其五）：昨宵安寐，溱溱汗出，顷得热退，神清、内风亦平，惟左脉弦而不静，右脉软数。营卫未能调畅，最防往来寒热，且舌糜不退，阴损已极，又虑胃气不复，格外慎护，以冀渐应手。

羚羊角四分，镑，先煎　　石决明一两，生，先煎　　盐半夏三钱五分　　知母三钱，盐水炒

青蒿子三钱五分　　野蔷薇露一两，温服　　川贝三钱，去心　　竹茹三钱

鲜藿斛一两，打如泥　　淡芩三钱五分　　赤芍三钱　　玄参三钱，海石粉拌　　鲜芦根一两

滑石块四钱

又（其六）：复热幸已退清，肝风瘛疭亦得平静。舌糜大减，津液尚未来复。脉状较昨为和。格外珍卫，勿令寒热往来为要。

青蒿子三钱五分　　盐半夏三钱五分　　淡竹叶三钱五分　　淡芩三钱五分

川贝母三钱，去心　　竹茹三钱　　鲜藿斛一两，打　　玄参三钱，海石粉拌

瓜蒌皮四钱　　生石决明一两，先煎　　知母三钱，盐水炒　　橘白一钱

鲜芦根一两，去节　　川通草一钱

又（其七）：复病发热，热不大壮而正已疲惫，阴已告匮，惊惕抽掣，神倦嗜卧，舌光干有白糜点，有矢气，无大便，脉右软、左弦数。因虚生火，火甚劫阴，阴乏生风。变幻极易，殊非寻常表证可比，格慎为要。

青蒿子三钱　　知母三钱　　黑山栀三钱　　竹茹三钱　　生鳖甲四钱，先煎　　鲜生地一两

生石决明一两，先煎　　滑石四钱　　天花粉三钱　　玄参三钱，秋石水炒

鲜藿斛一两，打如泥　　淡芩三钱五分　　鲜芦根一两　　野蔷薇露一两

又（其八）：顷间宿垢畅下，下后神识较清，然语言多，而气机促，所说尚多不轻，有微汗，仍壮热，舌光干至甚，脉左大于右、右软数。一派阴液为邪火劫夺之象，最怕正不胜病，猝然直陷变幻。

羚羊角三钱五分，先煎　　钩钩三钱，后下　　带心连翘三钱，朱砂拌　　二青竹茹三钱

鲜藿斛一两，打如泥　　桑叶三钱五分　　赤芍三钱　　知母三钱五分

生紫贝齿一两，生杵，先煎　　丹皮三钱五分　　天竺黄片三钱　　滑石块四钱

玄参三钱　　生濂珠二分，研如尘　　鲜芦根一两，去节　　枇杷露一两，调化，炖温另服

又（其九）：两次病缠，所虚已甚，表分不固则多汗，正气内乏则神思疲惫。运融不健则得饮即肠鸣不已，此皆虚体病后之象。脉软，舌光淡、少血色。须格外加慎，俾可日起有功。

南沙参三钱五分　　料豆衣三钱　　玄参二钱，海石粉拌　　抱木茯神四钱，朱砂拌

盐半夏三钱五分　　淮小麦五钱　　生石决明一两，先煎　　知母二钱，盐水炒

橘白一钱，炙　　鲜藿斛打如泥　　瓜蒌皮四钱　　川通草一钱　　野蔷薇瓣三钱五分

鲜芦根一两

又（其十）：顷间起坐，小溲之后肢冷畏寒，汗出不已，脉微软，舌全光胖。一派虚象，即使小有感冒，仍以扶正为要务。否则猝虚，波可虑也，不得不预为筹及。

台参须七分，秋石三厘，另煎冲　　白芍三钱　　料豆衣三钱　　盐半夏三钱五分

真枫斛四钱，打，另煎冲　　左牡蛎一两，煅，先煎　　朱茯神五钱　　水炒竹茹三钱五分

苍龙齿四钱，先煎　　制首乌三钱　　橘白一钱　　浮小麦七钱，绢包　　生谷芽五钱，绢包

又（其十一）：昨虚恙百出。进气阴两补法，幸合机宜。今诊脉仍软弱至甚，遍体骨痛，舌津得回，虚汗得定，头痛渐止。循法善调，以御风波复起。

台参须一钱，人秋石三厘，另煎冲　　左牡蛎一两，盐水煅，先煎　　川断三钱，盐水炒

盐半夏三钱五分　　真枫斛四钱，打，另煎冲　　归身一钱　　朱茯神五钱　　浮小麦七钱，包

白芍二钱　　制首乌四钱　　橘白一钱　　炒香枣仁三钱五分　　生谷芽五钱，绢包

又（其十二）：病后诸恙渐松，舌津回，自汗止。虚风已息，寐亦得安。头痛、骨痛均渐渐定。拟再培补气阴，俾可逐日起色，勿稍反复为幸。

台参须一钱，人秋石三厘，另煎冲　　制首乌四钱　　煅牡蛎一两，先煎

盐半夏三钱五分　　南沙参三钱　　归身三钱五分　　朱茯神五钱　　竹茹三钱五分

白芍三钱　　真枫斛三钱，另煎冲　　橘白一钱，炙　　炒枣仁三钱五分　　柏子仁四钱

生谷芽五钱，绢包

文　另方，非接前也：昨畅汗，肌灼头涨，藉汗而解，今脉尚静，舌苔亦润。证情尚称安和。惟本体素虚，一时不能复原。当溽暑熏逼，不得不格外加慎。

西洋参三钱五分　　鲜金斛五钱　　半贝丸三钱五分　　赤芍三钱五分　　淡芩三钱五分

生鳖甲三钱，先煎　　全瓜蒌三钱，打　　滑石四钱　　青蒿子三钱五分　　知母二钱

石决明一两，先煎　　竹茹二钱　　糯稻根须四钱　　鲜芦根一两

罗　新凉外乘，伏暑内发，发热无汗，头涨甚，呕吐吐蛔，心脘烦热，舌黄带灰，脉数不畅。势正发越，未可泛视。

淡豆豉三钱　　赤芍三钱五分　　牛蒡子三钱　　莱菔子三钱，炒研　　前胡三钱五分

白蒺藜四钱　　朱连翘三钱　　泽泻三钱　　枳壳三钱五分　　薄荷七分，后下

槟榔尖三钱五分　　楂炭二钱　　鲜荷梗尺许　　鲜佛手三钱五分

又（其二）：昨呕恶，烦冤，竟夜不能安眠，今晨幸溏垢三下，胸腹较松，但汗少，热不解，脉右弦滑数、左细。尚是伏暑未达，邪滞交结之象。急急表里两解为要。

淡豆豉四钱　　薄荷七分，后下　　左金丸七分，吞服　　青皮三钱五分　　鲜藿香三钱五分

牛蒡子三钱　　枳壳三钱五分　　朱赤苓三钱　　前胡三钱五分　　朱连翘三钱　　白蒺藜四钱

泽泻三钱　　鲜佛手三钱五分　　桑枝五钱

其三：伏邪病五日，壮热无汗，热至语言谵妄，昼夜不寐，口干而碎破起泡，脉左弦数、右不大，舌绛苔少。邪火劫烁阴液，须从早化达，以防热入厥少。兹正吃紧之际，须格外加慎。

淡豆豉四钱　　鲜藿斛五钱，同打如泥　　牛蒡子三钱，勿研　　朱茯神五钱　　枳壳三钱五分

紫贝齿一两，生，先煎　　青蒿子三钱　　薄荷一钱，后下　　冬桑叶三钱　　竹茹三钱

朱连翘三钱，带心　赤芍三钱　鲜芦根一两　鲜荷梗尺许　益元散三钱，绢包

其四：伏邪病六日，热甚无汗，神思昏糊，语多谵妄，夜来狂躁尤甚，唇燥齿干，口破起疳腐，舌绛中有干灰苔，脉数带弦。阳明邪热，痰滞，直逼厥少，实恐昏厥内传，十分吃重之至，候多延。高明政之。

羚羊角三钱五分，生煎　陈胆星一钱　赤芍三钱　石决明一两五钱，生杵，先煎

竺黄片三钱　知母三钱　朱连翘三钱，带心　花粉三钱　滑石四钱　鲜藿斛一两

淡豆豉三钱，同打　朱茯神五钱　鲜芦根二两，去节　生濂珠粉四分，研如尘

细叶菖蒲五钱　鲜竹沥二两　橘红七分泡汤冲入，三味调化，炖汤先服

其五：热届一候，表分颇解，里蕴之痰热邪滞依然郁蒸不宣，从无汗泄，昏谵减，狂躁定而黎明烦冤，不可名状，唇燥齿干，口碎，舌糙干，苔黄，脉弦数不调，耳聋目蒙。阴分已伤，深恐正不胜病，热陷变幻，不敢以小有松机为恃也。候高明政之。

羚羊角三钱五分，先煎　鲜生地一两，打　冬桑叶三钱　朱茯神五钱

上川连五分，盐水炒　陈胆星一钱　粉丹皮三钱　知母三钱　鲜藿斛一两，打

黑山栀三钱　朱连翘三钱，带心　天花粉三钱　鲜芦根二两，去节　枳壳三钱五分

鲜竹沥二两　橘红三分，泡汤入温服

其六：伏邪化热，直逼厥少，神识昧多清少，掷足扬手。热深厥深，肢末发冷。口干，舌苔薄黄。病交八日，恶象毕集，最不宜者，莫如脉状不大。深恐厥陷陡变，势实棘手之至。同石翁议方。候诸方家政之。

香犀角四分，开水磨汁冲入　牛蒡子三钱，勿研　紫贝齿一两五钱，生杵，先煎

羚羊角三钱五分，镑，另煎　连翘三钱，带心朱拌　赤芍三钱　鲜藿斛一两，打如泥

白杏仁四钱，去尖，勿研　陈胆星一钱　鲜生地一两，打　枳实一钱，开水磨汁冲入

竺黄片三钱　万氏牛黄丸一粒，研细　生上濂珠三分，研如尘

鲜竹沥二两，三味调化，炖温另服

其七：伏邪病十一日，幸能渐渐转机，但痰热极重，阴分极薄，表热留恋不净，神乏，口干不引饮，脉数，重按少力，舌糙黄，质绛少津。两候已迫，尚须慎之又慎，不敢遂以小效为恃。候石翁诸方家政之。

西洋参三钱五分，生切　石决明一两，生，先煎　知母三钱五分　鲜竹茹三钱

丹皮三钱五分　细生地六钱　花粉三钱五分　陈胆星七分　鳖甲心五钱，先煎

赤芍三钱五分　抱木茯神四钱，辰砂拌　扁豆衣三钱　鲜芦根一两，去节

益元散三钱，绢包　原金斛三钱，另煎透，与花露同和，代茶　白荷花露二两，冲入金斛汁内

其八：伏邪初逾两候，中间波澜叠起，兹虽既汗、既下，而痰热犹重，阴乏已甚，午后壮热，夜来作躁，耳鸣，畏烦，神识清中略昧，舌根尚未退清，脉弦数，左大于右。本虚标实，变幻易易，不敢以见松为恃。同石翁议方。

西洋参_{三钱五分，生切}　左牡蛎_{一两五钱，生，先煎}　陈胆星_{一钱}　朱茯神_{四钱}

细生地_{一两}　上川连_{五分，盐水炒}　竺黄片_{二钱}　紫贝齿_{一两，生杵，先煎}

鳖甲心_{六钱，先煎}　羚羊角_{三钱五分，另煎透}　上濂珠_{三分，先研如尘}

荷花露_{一两，二味调化，炖温另服}　朱连翘_{三钱，带心}　大竹叶_{三钱}

其九：热缠两候，阴液大夺，邪火痰热进逼厥少，不寐烦躁，风动谵语，便溏极臭，时欲起坐，脉细数带弦，舌糙黄少津。正不胜病，厥陷难免，证情十分棘手。姑就拙见，拟方候彤石翁政之，并候高明酌夺。

香犀角_{五分，荷花露磨冲}　西洋参_{三钱五分，生切}　煅礞石_{二钱，先煎}　生牡蛎_{二两，先煎}

陈胆星_{一钱}　大生地_{一两，开水研如泥绞汁冲入}　生濂珠_{三分，研如尘}

陈金汁_{一两，二味调化，炖温另服}　抱木茯神_{五钱，朱砂拌}　竺黄片_{三钱}

元武板_{一两，九炙，生杵后}　另用羚羊角_{三钱五分}　真枫斛_{四钱，浓煎代茶}

咳嗽门

左 左升太过，右降不及，劳则咳嗽咽痒，山根肿胀，气机攻撑不定，胸闷，头晕耳鸣。本虚标实，未能求速效也。

桑叶三钱　黛蛤散五钱,包　白蒺藜四钱　玉蝴蝶二分　丹皮三钱　朱磁丸三钱

川贝三钱　竹茹二钱　甘菊花二钱　生甘草七分　苦杏仁四钱　鲜芦根一两

右 风温客肺，肺气上逆，不能安卧，脉数。最防伤肺动营，须加意静养为要。

蜜炒前胡三钱五分　象贝四钱　粉甘草三分　川石斛四钱　白前三钱五分

冬瓜子一两　丝瓜络三钱　生蛤壳一两　白杏仁四钱　橘白一钱　茯苓四钱

枇杷露一两

咳逆，咽痒音闪，起经三月，脉不扬。防纠缠不已。

归身三钱五分　白杏仁四钱,去尖　生蛤壳一两,先煎　玉蝴蝶三分　赤芍三钱五分

象贝四钱,去心　竹茹三钱　通草一钱　款冬花三钱,蜜炙　冬瓜子七钱　茯苓四钱

左 受风作咳，表热自汗，脉数。宜从上焦泄化。

冬桑叶三钱五分　生蛤壳一两,先煎　冬瓜子一两　茯苓四钱　白杏仁四钱,去尖

白芍三钱　橘白一钱,炙　白前三钱五分　川贝母三钱　淮小麦三钱,包

生甘草三分　竹茹三钱　加生石决明一两

右 作寒、咳逆均减，舌红，口碎，腰腿抽痛，脉数。宜标本两治。

桑叶三钱五分　白杏仁四钱,去尖　生蛤壳一两,先煎　川断三钱五分,盐水炒

赤芍三钱五分　象贝五钱,去心　白蒺藜四钱,炒去刺　金毛脊三钱五分,炙去毛

川石斛四钱　冬瓜子七钱　茯苓四钱　丝瓜络三钱

左 咳痰如沫，脉来弦。宜泄化宣肺法。

桑叶三钱五分　紫菀一钱　冬瓜子一两　生蛤壳一两,先煎　赤芍三钱五分

前胡一钱　橘白一钱　茯苓四钱　土贝五钱　白前三钱五分　生草三分　通草一钱

左 阵呛，发热，脉软数。防喘塞生波。

桑叶三钱　青蒿子三钱五分　炙紫菀一钱　竹茹三钱　白杏仁四钱,去尖

赤芍三钱五分,炒　炙前胡一钱　枇杷叶三钱,去毛筋　象贝五钱,去心

冬瓜子五钱　白前三钱五分

右　寒微热甚，汗多，口干咽燥，咳嗽甚极，脉细软，形瘦色夺。本体亏损，理之不易。

青蒿子三钱五分　赤芍三钱，炒　生蛤壳一两，先煎　竹茹三钱五分

生鳖甲四钱，水炙，先煎　白杏仁四钱，去尖　玄参三钱五分，秋石粉炒

茯苓四钱，带皮　川石斛四钱　川贝母三钱　玉蝴蝶三分

音闪稍畅，咽干，头痛，火升形寒，脉不扬。宜即守前意增损。

桑叶三钱五分　蜜炙紫菀三钱五分　竹茹三钱五分　玄参三钱五分　桔梗一钱

白蒺藜四钱，炒去刺　白杏仁四钱，去尖　川石斛四钱　生蛤壳一两，先煎

生甘草一钱　象贝四钱，去心　枇杷叶三钱，去毛，包　加玉蝴蝶三分

左　头涨，咳逆音闪，夜来灼热，食后作胀，舌中光，苔白黄，腰酸。宜择要先治。

桑叶三钱　川贝母二钱，去心　鲜竹茹三钱　薄荷三钱五分，后下　枇杷露一两，冲入

知母二钱　冬瓜子七钱　鲜芦根一两　白杏仁四钱，去尖　生蛤壳一两，先煎

生草八分

左　咳嗽两旬余，心惕。防络损见红。

桑叶三钱　象贝五钱，去心　冬瓜子一两　鲜芦根一两，去节　知母二钱

枇杷露一两，冲入　竹茹三钱　泽泻三钱　白杏仁五钱，去尖　生石决明一两，先煎

生草三分

右　咳嗽约起两月余，吐痰如沫，乍寒乍热，自汗。防络损见红。

前胡三钱五分　桑叶三钱　象贝五钱，去心　生蛤壳一两，打，先煎　白前三钱五分

枇杷露一两，冲入　冬瓜子七钱　泽泻三钱　牛蒡三钱　白杏仁四钱，去尖

赤芍三钱

幼　蕴热恋肺，肺失清肃，咳呛阵作，二便俱热，口干，晨起头晕，灼热，语声重滞，脉数带浮。一时不易速愈。

前胡三钱五分　象贝五钱，去心　冬瓜子七钱　柿霜一钱　白前三钱五分

知母三钱　慈孝竹四钱　枇杷露一两，冲入　苦杏仁五钱，去尖　赤芍三钱，炒

白蒺藜四钱，炒去刺

右　咳势如故，温邪留恋肺经也。湿随气陷，颇有脚气之象，当两顾治之。

前胡三钱五分　紫菀一钱　川牛膝二钱　赤芍三钱五分　牛蒡三钱　白杏仁三钱，去尖

冬瓜子五钱　茯苓四钱　款冬花三钱五分　象贝五钱，去心　川草薢三钱

生米仁四钱　加丝瓜络三钱五分

左　体虚易感，不时背寒发热，咽痒咳窒，腰酸背痛，脉濡。法当表里两治。

苏梗二钱　紫菀三钱五分　川断三钱五分，盐水炒　白蒺藜四钱，炒去刺　荆芥三钱五分

白杏仁三钱，去尖　金毛脊三钱，盐水炙去毛　桑枝一两，切　大豆卷三钱

象贝四钱，去心　陈皮一钱　归身三钱五分

右　温邪客肺，咳嗽，稍有表热，脉数。法当泄化。

大豆卷三钱　牛蒡三钱　白蒺藜四钱，炒去刺　莱菔子三钱，炒　前胡三钱五分

白杏仁四钱，去尖　枳壳三钱五分　桑叶三钱五分　白前三钱五分　象贝五钱，去心

赤苓三钱

左　肾气不摄，肺气不降，夜热，腰腿酸软，咳逆痰吐如沫。近日外证稍好。即守前意增损。

北沙参三钱五分　麦冬三钱五分，去心　白芍三钱五分　沙苑三钱五分　川断三钱，盐水炒

大熟地七钱，海蛤拌炒　川贝三钱　甘草炭四分　紫石英五钱，煅，先煎　甜瓜子五钱

朱茯神四钱　料豆衣炒　加玉蝴蝶七张

左　咳嗽稍平，满身痛，脉细。宜表里两治。

前胡三钱五分　瓦楞壳一两，杵，先煎　白蒺藜四钱，炒去刺　生草四分

白杏仁三钱，去尖　代赭石四钱，煅，先煎　茯苓四钱　白前三钱五分　象贝五钱，去心

冬瓜子五钱　生米仁四钱

右　脉细数，右弦，咳逆气急痰多，耳失聪，胃不醒，少寐。肺肾两病，治之不易。

西洋参三钱五分，生切　川贝三钱，去心　橘白一钱　白芍三钱五分

朱麦冬三钱五分，去心　生蛤壳一两，杵，先煎　竹茹二钱　紫石英四钱，煅，先煎

川石斛四钱　朱茯神四钱　生草四分

左　咳逆音闪，脉数。气火上浮，法宜泄降。

桑叶三钱　前胡三钱五分　生草四分　紫菀一钱　白杏仁四钱，去尖　橘白一钱

瓦楞壳一两，杵，先煎　冬瓜子五钱　象贝五钱，去心　竹茹三钱

枇杷叶三钱，去毛，包煎　通草一钱　加白茅根一两，去心

右　温邪湿热，留恋阳明，表热，胸闷，溲赤，脉数，咳嗽。宜从表分立方。

大豆卷三钱　前胡三钱五分　赤苓四钱　紫菀三钱五分　桑叶三钱五分

白杏仁四钱，去尖　泽泻三钱　生米仁四钱　牛蒡三钱　象贝五钱，去心　通草一钱

左　咳嗽三月不止，咽痒痰白，脉数，头涨，形寒。温邪迭有出入。宜辛散宜泄。

紫菀三钱五分　白杏仁四钱，去尖　橘白一钱　生米仁四钱　前胡三钱五分

象贝四钱，去心　生草四分　枇杷露一两，冲入　白前三钱五分　生蛤壳一两，先煎

茯苓四钱

右　日来寒止，热在肌肤之内，腰酸，咳嗽，脉细。本证从感冒而起，未易速解。

青蒿子三钱　归身三钱五分　白杏仁四钱，去尖　瓦楞壳一两，杵，先煎

鳖甲心五钱，先煎　赤芍三钱五分　川贝三钱，去心　竹茹三钱　川石斛四钱

料豆衣三钱　冬瓜子五钱　夜交藤四钱

左　进宣泄上焦法，咳声稍减，肢冷，脉濡。尚宜清理表分。

归身三钱五分　紫菀一钱　瓦楞壳一两，杵，先煎　橘白一钱　款冬花三钱五分

前胡三钱五分　冬瓜子五钱　甘草四分　白杏仁四钱，去尖　白前三钱五分

象贝四钱　桔梗一钱　加玉蝴蝶七张

左　咽哽积久，气升作咳，不寐，脉细弦。体虚感温，理之不易。

桑叶三钱　白前三钱五分　石决明一两，先煎　马勃七分　枇杷叶四钱，去毛，包煎

牛蒡三钱　朱茯神四钱　土贝五钱，去心　前胡三钱五分　苏子三钱五分　夜合花三钱

竹茹三钱

右　咳嗽痰吐极多。阴虚肺气上逆所致，加以肝肾不足，发为鹤膝流痰，极易积
溃。拟且先治所急。

桑白皮三钱五分　瓦楞壳一两，杵，先煎　淮牛膝三钱五分　茯苓四钱　海浮石四钱

白杏仁四钱，去尖　川断三钱，盐水炒　生草一钱　甜瓜子七钱　象贝五钱，去心

丝瓜络三钱　料豆衣三钱

左　寒热止，表病均解，惟咳嗽不已，脉数。向有肺痈之根，最防复发。

桑白皮三钱五分　白杏仁四钱，去尖　竹茹三钱　通草一钱　地骨皮三钱五分，炒

象贝五钱，去心　冬瓜子七钱　生蛤壳一两，先煎　生草四分　丝瓜络三钱

白前三钱五分

左　咳久，气阴两损，气冲痰多，脉数。体乏病深，不易奏功。

南沙参三钱五分　淮小麦三钱，绢包　扁豆衣三钱　橘白一钱　生蛤壳七钱，先煎

海浮石四钱　车前子四钱，绢包　生草四分　川石斛三钱　茯苓四钱

生谷芽五钱，绢包

右　咳久，嗜食形瘦，脉细。阴损火浮，不可忽视。

桑白皮二钱，炒　百部五分　丝瓜络三钱五分　枇杷露一两，冲　地骨皮二钱，炒

冬瓜子一两　川石斛三钱　玉蝴蝶三分　生草三分　生蛤壳一两，先煎　竹茹二钱

代赭石四钱，煅，先煎

左　咳痰如沫，胸闷作痛，寒热已两旬，不易治。

桂枝三分　甘草梢三钱　制半夏三钱五分　广藿梗三钱　六曲四钱，炒

漂白术三钱五分　苏子三钱五分，炒　泽泻三钱　茯苓五钱　橘红一钱　生米仁四钱

酒炒桑枝一两

右　努力伤气，气道失宣，由是行动气急，胸处作闷，干呛不已，脉细微数。渐

渐近涉本原。须加意慎养。

　　旋覆花三钱五分，绢包　　川贝三钱五分，去心　　台乌药三钱　　苏子三钱

　　煅瓦楞粉七钱，绢包　　冬瓜子四钱　　竹茹三钱五分　　川石斛三钱

　　丝瓜络三钱五分　　白前三钱五分　　海浮石三钱　　枇杷露一两

左　咳呛音闪无痰，当作金实无声治。

　　前胡三钱五分　　牛蒡子三钱　　冬瓜子一两　　柿霜一钱，后下　　白前三钱五分

　　白杏仁四钱，去尖　　生草四分　　鲜芦根一两，去节　　紫菀一钱，蜜炙透

　　象贝五钱，去心　　竹茹三钱

右　木郁化火，火盛乘金。咳逆气急，山根肿胀，头晕耳鸣，脉软弦。标本同病，最防喘塞。

　　旋覆花三钱五分，绢包　　桑叶三钱五分　　川贝三钱　　秦艽三钱　　瓦楞粉一两，绢包

　　黑山栀三钱　　竹茹三钱五分　　玉蝴蝶二分

左　风邪上受，首先犯肺，肺邪不达，失其清肃下行之权，咳逆痰多，大便带血，头目不清，脉不畅。宜宣泄涤邪，以防转重，免伤肺气。

　　前胡三钱五分　　苦杏仁四钱，去尖　　款冬花三钱五分　　枇杷叶三钱，包　　白前三钱五分

　　象贝五钱，去心　　白蒺藜四钱，去刺　　泽泻三钱　　牛蒡三钱　　赤芍三钱　　茯苓四钱

右　咳嗽咽痒，吐痰不利，温邪为风所束。宜宣泄涤邪，以防络损见红。

　　前胡三钱五分　　牛蒡三钱　　冬瓜子七钱　　枇杷叶三钱，去毛筋，包　　白前三钱五分

　　象贝五钱，去心　　竹茹三钱　　泽泻三钱　　桑叶三钱　　白杏仁四钱，去尖

　　白蒺藜四钱，炒去刺　　柿霜一钱，后下

左　风温上受，首先犯肺，咽痒气冲作咳，痰多。今得风温留恋，急须透邪外达，勿使纠缠生波为幸。

　　前胡三钱五分　　桑叶三钱　　枇杷露一两，冲　　赤苓三钱五分　　白前三钱五分

　　冬瓜子五钱　　象贝五钱，去心　　桑枝一两　　白杏仁四钱，去尖　　生蛤壳一两

　　竹茹三钱　　海浮石四钱

右　咽痒咳嗽，两月不止。防失血，毋忽。

　　前胡三钱五分　　牛蒡三钱　　冬瓜子五钱　　泽泻三钱　　白前三钱五分　　象贝五钱

　　白蒺藜四钱　　款冬花三钱五分　　白杏仁四钱　　赤芍三钱　　茯苓四钱

幼　咳嗽，音哑咽哽，灼热不寒，便少，溲通。宜表里两治。

　　藿梗三钱　　桑叶三钱　　枳壳三钱五分　　白蒺藜四钱，去刺　　前胡三钱五分

　　牛蒡四钱，勿研　　六曲四钱，炒　　桑枝一两，切　　白前三钱五分　　白杏仁四钱，去尖

　　大腹皮三钱，洗

左　舌白，口干，卧则气呛作咳，便少。金不制木，木反乘金。最虑见红。

南沙参_{五钱}　白石英_{七钱}　丝瓜络_{三钱}　玉蝴蝶_{三分}　桑白皮　黛蛤散_{包煎}

竹茹_{各三钱}　款冬花　旋覆花_包　橘络_{各一钱}

左　咳嗽内热，时易腰痛，腹膨胀，阴薄感风。脉微数。当先治所急。

冬桑叶_{三钱}　青蒿子_{三钱五分}　生蛤壳_{一两，先煎}　橘白_{一钱}　白杏仁_{四钱}

赤芍_{三钱}　冬瓜子_{七钱}　生草_{三分}　川贝母_{四钱}　川石斛_{四钱}　料豆衣_{三钱}

左　脾为生痰之源，肺为贮痰之器，脾弱则生湿，湿蕴则蒸而为痰，二气涌肺则为喘粗咳呛，舌中黄、尖绛，口干不欲多饮，夜无安寐，二便俱通，暮则肢冷，火升有汗，脉弦数。痰湿热无从散布。痰者火之标，火者痰之本。今方拟润肺降气，涤痰安神并进之。

旋覆花_{三钱五分，绢包}　川贝_{三钱，去心}　辰茯神_{五钱}　赤芍_{二钱}　代赭石_{四钱，先煎}

知母_{三钱}　辰连翘_{三钱}　鲜芦根_{一两}　川石斛_{三钱}　海浮石_{四钱}　瓜蒌皮_{四钱，切}

白杏仁_{三钱}　瓦楞壳_{一两，先煎}　竹茹_{三钱}

右　风温郁肺，肺气失宣，咳嗽咽痒，神疲，脉数不扬。当疏泄治之。

紫菀_{三钱五分}　牛蒡子_{三钱五分}　桔梗_{一钱}　款冬花_{三钱五分}　白前_{三钱五分}

白杏仁_{四钱，去尖}　生草_{三分}　赤苓_{三钱}　前胡_{三钱五分}　象贝_{四钱，去心}

冬瓜子_{七钱}　丝瓜络_{三钱五分}　加枇杷露_{一两，冲服}

左　咳嗽不畅，气急头痛，脉数。宜宣泄上焦。

桑叶_{三钱}　瓜蒌皮_{四钱}　白杏仁_{四钱}　茯苓_{四钱}　蔓荆子_{三钱}　冬瓜子_{一两}

竹茹_{三钱五分}　通草_{一钱}　加枇杷露_{一两，冲服}

右　咳呛不已，痰薄，头涨鼻塞，口干燥。宜先化新风，兼润肺阴。

桑叶_{二钱}　白蒺藜_{四钱，炒去刺}　川石斛_{四钱}　橘白_{一钱}　白杏仁_{四钱，去尖}

冬瓜子_{七钱}　玄参心_{三钱五分，炒}　竹茹_{三钱五分}　象贝_{二钱，去心}　生蛤壳_{一两，先煎}

茯苓_{四钱}　生草_{三分}　加生谷芽_{五钱，绢包}

左　阴虚伏热，烁肺作咳，咳久音哑，咽关红丝满布，脉细数。病道深远，须逐渐调理。

桑白皮_{三钱五分，蜜水炙}　鲜沙参_{五钱}　川贝_{三钱，去心}　玄参_{三钱}　橘络

地骨皮_{二钱}　黛蛤散_{一两，绢包}　冬瓜子_{一两}　甘中黄_{一钱}　蝉衣_{七分}

海浮石_{四钱}　料豆衣_{三钱}　加枇杷露_{一两，冲服}　玉蝴蝶_{三分}

右　晨间气升作咳，咳无痰，食下作酸，舌根黄白，脉弦。宜平肝润肺，疏畅脾运。

南沙参_{三钱五分}　甜杏仁_{三钱，去皮尖}　茯苓_{四钱}　白前_{三钱五分}　川贝母_{三钱，去心}

冬瓜子_{七钱}　生米仁_{四钱}　玉蝴蝶_{三分}　生蛤壳_{一两}　橘白_{一钱}

代赭石_{五钱，煅，先煎}　丝瓜络_{三钱五分}　加生谷芽_{五钱，绢包}

左　燥气侵肺，咳窒吐痰。防呛甚伤络。

冬桑叶三钱五分　冬瓜子一两　白前三钱五分　荆芥三钱五分，炒　白杏仁四钱，去尖

紫菀三钱五分，蜜水炙　生草四分　苏叶三钱五分　象贝四钱，去心　生蛤壳一两，先煎

竹茹三钱五分　枇杷露一两，冲服

左　风温郁肺，咳嗽音闪。防伤络损失血。

苏叶三钱五分　紫菀三钱五分，蜜炙　白杏仁四钱，去尖　橘白一钱　前胡三钱五分

白前三钱五分　象贝四钱，去心　生草四分　牛蒡三钱　冬瓜子一两

款冬花三钱五分，蜜炙　枇杷露一两，冲服　加炒黑荆芥三钱五分

左　病后咳嗽，痰吐为沫。

冬桑叶三钱　冬瓜子七钱　丝瓜络三钱　竹茹三钱　白杏仁四钱，去尖

橘白一钱　生蛤壳一两，先煎　茯苓四钱　川贝三钱，去心　生草四分

白前三钱五分　玉蝴蝶三分

左　温邪郁肺，咳呛痰多，气急，畏寒，舌质红。法当宣泄上焦。

桑叶三钱五分　白杏仁四钱　白蒺藜四钱　莱菔子三钱，炒研　前胡三钱五分

瓦楞壳一两，先煎　冬瓜子七钱　赤苓四钱　牛蒡三钱　象贝四钱　枳壳三钱五分

通草一钱　加枇杷露一两，冲服

左　舌黑颇退，咳痰稍愈，精神仍疲乏，脉右软、左细弦。宜顾及本证。

南沙参三钱　冬瓜子七钱　橘白一钱　料豆衣三钱　川贝母三钱，去心

生蛤壳一两，先煎　竹茹三钱五分　玉蝴蝶二分　白杏仁三钱，去尖

川石斛四钱　茯苓四钱　生谷芽五钱，绢包

左　咳痰腻，气急，动即喘，头痛，脉弦。宜平肝泄肺。

旋覆花三钱五分，绢包　白杏仁四钱，去尖　橘白一钱　茯苓四钱

代赭石五钱，煅，先煎　川贝母三钱，去心　竹茹三钱五分　川石斛四钱

生蛤壳一两半，先煎　冬瓜子一两　生草四分　白蒺藜四钱，炒去刺　加玉蝴蝶三分

左　咳嗽久不止，食下少腹胀。拟上宣肺经，下和肝脾。

瓜蒌皮三钱，切　紫菀一钱　橘白三钱五分，炒　川楝子三钱五分　小茴香七分，炒

白杏仁四钱，去尖　白前三钱五分　竹茹三钱五分　枸橘三钱五分　象贝四钱，去心

冬瓜子七钱　生草三分　大腹绒三钱　加炙鸡金三钱，去垢　台乌药三钱五分

右　咳嗽气急，寒热胸痛，脉数，腹冷。温邪郁肺，防厥闭喉腐。

桑叶三钱五分　白杏仁三钱，去尖　冬瓜子七钱　通草一钱　前胡三钱五分

象贝四钱，去心　白蒺藜四钱　丝瓜络三钱五分　白前三钱五分　莱菔子三钱，炒

赤苓三钱　加玉枢丹末一分半　枇杷露一两，调化温服

左　咳嗽不畅，音哑，脉不扬。风热痰浊交郁。不可忽。

牛蒡子三钱　紫菀一钱　竹茹三钱五分　白前三钱五分　象贝四钱，去心

白杏仁四钱，去尖　桔梗一钱　蝉衣四分　茯苓四钱　甘草四分　冬瓜子七钱

枇杷叶四钱，去毛筋，包煎

左　痰喘咳逆，足膝软弱，脉软弦。延防喘甚生波，须加意慎养。

苏子二钱　归身三钱五分，土炒　代赭石四钱，煅　甘草炭五分　莱菔子三钱，炒

款冬花二钱，蜜炙　煅瓦楞壳一两，先煎　川断三钱，盐水炒　白芥子一钱

白杏仁四钱，去尖，勿研　茯苓四钱　生米仁三钱　加玉蝴蝶三分

肚坎脐一条，洗去垢

左　脉左软、右细，咳嗽积久，形瘦色夺，音哑，少安寐。肺肾交困，五液蒸为痰浊，虚损告成，理之棘手。

归身三钱五分，土炒　生蛤壳一两，先煎　玄参三钱　甜杏仁三钱，去尖皮

川贝母三钱，去心　生草四分　冬瓜子七钱　玉蝴蝶三分　加南沙参三钱

左（正号）　咳嗽气急，吐痰浓薄不定，足肿，面浮，脉微弦。此属支饮，由脾经化湿生痰，上输于肺所致，防喘满并增。

桂枝四分　茯苓四钱　五加皮三钱　象贝四钱　白杏仁四钱，去尖　款冬花三钱五分

瓦楞壳二两，先煎　防己三钱五分　生草三分　生米仁四钱　冬瓜皮四钱　赤芍三钱

左（正号）　恶寒作咳久不止，痰吐白腻，渐至胃纳日减，脉濡滑，夜寐咽干。寒郁化热，伤及阴分，须加意慎养。

冬桑叶三钱五分　生蛤壳一两，先煎　生草四分　白前三钱五分　橘白一钱

白杏仁四钱，去尖　冬瓜子七钱　款冬花三钱五分，炙　玉蝴蝶三分

川贝母三钱，去心　茯苓四钱　生谷芽五钱，绢包

右（正号）　咳嗽痰吐如沫，发则气急，不能安卧，脉左细、右软滑数。病根积深，不易速效。兼之腹痕上逆，法当两顾。

旋覆花三钱五分，绢包　紫菀三钱五分，蜜炙　冬瓜子一两　瓜蒌皮三钱

代赭石四钱，先煎　款冬花三钱五分，炙　白前三钱五分　茯苓四钱

煅瓦楞粉一两，包　白杏仁四钱，去尖　象贝四钱，去心　生米仁三钱

左（正号）　咳嗽久不愈，音闪，咽燥口干，气急，足肿，脉左细、右数，大便不实。亏损已久，理之棘手，须多请高明斟酌。

西洋参三钱五分，米炒　怀山药三钱，炒　川贝母三钱，去心　百部五分，蜜炙

南沙参四钱　焦扁豆三钱　生蛤壳二两，先煎　川通草一钱

玄参三钱，秋石三厘，炒　带皮茯苓五钱　生草五分　玉蝴蝶三分　加冬瓜子七钱

左　咳逆气急，畏寒，脉细。延防作喘。

紫菀三钱五分，蜜炙　归身三钱五分　款冬花三钱，蜜炙　冬瓜子一两　白前三钱五分

金毛脊三钱五分，去毛炙　苏子三钱五分，盐水炒　煅瓦楞壳一两，先煎

白杏仁四钱，去尖　川断三钱五分，盐水炒　代赭石四钱，煅，先煎　茯苓四钱

左　温邪为痰湿所敛，咳嗽不已，音闪，脉滑数。宜泄肺化邪。

冬桑叶三钱　蜜炙紫菀三钱五分　冬瓜子七钱　川通草一钱　白杏仁四钱，去尖

牛蒡三钱　蝉衣四分　连翘三钱　象贝五钱，去心　白前三钱五分　生草三分

枇杷露一两，温服

右　表邪郁肺，咳久不畅，咽干作痒，脉数不畅。宜宣泄上焦。

紫菀三钱五分，蜜炙　象贝五钱，去心　生草四分　款冬花三钱五分　白前三钱五分

冬瓜子七钱　丝瓜络三钱五分　茯苓四钱　白杏仁四钱，去尖　橘白一钱　牛蒡三钱

左　干咳音闪，胸前不畅，背脊胀，脉微数。延防失血。

蜜炙紫菀一钱　生蛤壳一两，先煎　橘白一钱　苏叶一钱　白杏仁四钱，去尖

冬瓜子一两　茯苓四钱　白蒺藜四钱，炒去刺　象贝四钱，去心　生草四分

丝瓜络三钱五分　通草一钱

左　咳嗽咽痒，头痛，气急，腹痛，脉数。宜疏化宣泄。

带叶苏梗三钱五分　前胡三钱五分　白杏仁四钱，去尖　泽泻三钱　紫菀蜜炙

白前三钱五分　象贝四钱，去心　六曲四钱，炒　款冬花三钱五分，炙　牛蒡子七钱

代赭石五钱，煅，先煎　加枇杷露一两，温服

左　脉弦，咳逆气急，动即作喘。上实下虚，理之不易。

桑白皮三钱五分　款冬花三钱五分，淡蜜水炙　冬瓜子一两　茯苓四钱

川断二钱，盐水炒　川贝母三钱，去心，勿研　生蛤壳二两，先煎　生草五分

竹茹三钱五分　橘白一钱　肚坎脐一条，洗去垢　加玉蝴蝶三分

左　热为寒束，肺失宣畅，咳嗽气逆，气短，脉弦数。治在上焦。

桑叶二钱　煅瓦楞壳一两，先煎　冬瓜子七钱　白前三钱五分　白杏仁四钱，去尖

白蒺藜四钱，炒去刺　橘白一钱　丝瓜络二钱　象贝四钱，去心　茯苓四钱　生草四分

枇杷露一两，温服

右　咳痰薄白，咽痒，脉数。

紫菀四钱，蜜炙　苏叶三钱五分　茯苓四钱　橘白一钱　象贝四钱，去心

白杏仁四钱，去尖　款冬花三钱五分　生米仁四钱　生草四分　白前三钱五分

冬瓜子一两

右　咳嗽复发，恶寒，气急，腰肋痛，脉虚弦。肺肾两病。理之不易。

归身三钱五分　生蛤壳一两，先煎　茯苓四钱　川断三钱，盐水炒　款冬花二钱

陈皮一钱　丝瓜络三钱五分　金毛脊三钱，去毛炙　川贝母三钱，去心

盐半夏三钱五分　冬瓜子七钱　甘草炭四分　加桑枝一两

左 表热五日，咳嗽，胁痛，脉数。防痰升气塞，骤生变端，不可轻视。

旋覆花三钱五分，绢包　白杏仁四钱，去尖　桑叶三钱　橘络一钱　青葱管一尺，后下

象贝五钱，去心　牛蒡三钱　通草一钱　真局红新绛一钱　前胡三钱五分

丝瓜络三钱　枇杷露一两，温服

右 久咳阵来，畏寒，痰少，脉细。亏损已甚，理之不易。

归身三钱五分　紫石英四钱，煅，先煎　款冬花二钱　金毛脊三钱，炙去毛

南沙参四钱　生蛤壳一两，先煎　甘草炭四分　茯苓四钱　川贝三钱，去心

冬瓜子七钱　紫菀一钱　玉蝴蝶三分

左 脉软，咳嗽气急，气逆，腰腿酸软。积虚已甚，治宜求本。

潞党参三钱五分　归身三钱五分，土炒　橘白一钱　川断三钱，盐水炒　制于术三钱五分

甘草炭五分　盐半夏三钱五分　甜杏仁三钱　茯苓五钱　款冬花二钱，炙

紫石英五钱，煅，先煎　肚坎脐一条　加熟谷芽五钱，绢包

左 咳痰胁痛，腹胀，得食尤甚，二便不能通调，舌黄，少寐。病由因跌受伤而起，最防别生枝节。

瓜蒌皮四钱，切　海蛤粉七钱，绢包　茯苓四钱　青皮一钱，切　白杏仁四钱，去尖

冬瓜子七钱　六曲四钱，炒　楂炭三钱五分　象贝五钱，去心　丝瓜络三钱，炒

大腹皮三钱，洗　火麻仁泥一两

左 咳逆痰多，音哑，胸次微闷，脉滑数，咽关红。风温逗留，当从上焦宣泄。

桑叶三钱　象贝五钱，去心　冬瓜子七钱　白蒺藜四钱，炒去刺　枇杷露一两，冲服

竹茹三钱　生甘草三分　朱灯心三分　苦杏仁五钱　生蛤壳一两，先煎

川石斛四钱　鲜芦根一两，去节

幼 表热，舌尖碎腐，稍有咳，口干。质小，防起波，毋忽。

薄荷一钱，后下　前胡三钱五分　竹茹三钱五分　枇杷叶四钱，包　桑叶三钱

白杏仁三钱，去尖　钩钩三钱五分，后下　牛蒡三钱　象贝三钱，去心　通草一钱

左 咳经久，气急无痰，舌白。防作喘，未可忽。

苏子三钱五分，炒　旋覆花三钱五分，绢包　冬瓜子七钱　款冬花三钱　白芥子一钱

代赭石四钱，先煎　象贝四钱，去心　生米仁四钱　莱菔子四钱，炒

海蛤粉七钱，绢包　白杏仁四钱，去尖　丝瓜络三钱

右 咽痒作咳，头涨，时有形寒，舌白。宜宣泄涤邪。

蜜炙紫菀一钱　白杏仁四钱，去尖　茯苓四钱　白蒺藜四钱　蜜炙前胡三钱五分

象贝五钱，去心　丝瓜络三钱五分　陈皮一钱　蜜炙白前三钱五分　生蛤壳五钱

枇杷叶三钱，炙包

左 咳逆痰沫，胸脘痞闷，纳少，舌白黄，脉弦数。宜泄肺下气。

苏子三钱五分　旋覆花三钱五分，绢包　白杏仁四钱，去尖　茯苓四钱　白芥子一钱

代赭石四钱，煅，先煎　象贝五钱，去心　盐半夏三钱五分　莱菔子四钱，炒

海蛤粉七钱，绢包　冬瓜子七钱　玉蝴蝶三分

右　咳嗽吐痰黄厚，口干，舌黄，头涨，微觉形寒。宜从上焦宣泄。

桑叶三钱五分　白蒺藜四钱，炒去刺　冬瓜子七钱　陈皮一钱　白杏仁三钱，去尖

生蛤壳一两，先煎　白前三钱五分　赤苓三钱　象贝四钱，去心　竹茹三钱五分

赤芍三钱五分　通草一钱　加干佩兰三钱五分　桑枝一两　枇杷露一两，温服

幼　寒暖不调，表邪外束，午后发热，咳嗽多嚏，舌花白，脉数。宜表里两治。

广藿梗三钱五分　紫菀一钱，蜜炙　白杏仁四钱，去尖　山慈菇七分，去毛切

淡豆豉二钱　前胡三钱五分　象贝四钱，去心　枇杷叶四钱，去毛筋，包

赤芍三钱五分　牛蒡子二钱　六曲三钱，炒

左　咳嗽痰白，口干苦，得食易泛黄，宜清理法。

瓜蒌皮四钱，切　生蛤壳一两，先煎　茯苓四钱　款冬花三钱五分　白杏仁三钱，去尖

冬瓜子七钱　陈皮一钱　玉蝴蝶三分　象贝四钱，去心　竹茹三钱　宋半夏二钱

表病已罢，惟咳嗽不止，耳失聪，腹中鸣响，腑气极畅，舌黄垢。宜清理法。

冬桑叶三钱　生蛤壳一两，先煎　炙鸡金三钱，去垢　茯苓四钱　白杏仁四钱

冬瓜子七钱　六曲三钱　通草七分　象贝四钱，去心　石决明七钱，煅，先煎

大腹皮三钱，洗　鲜芦根一两，去节　加枇杷露一两，温服

右　干咳不已，咽痒无痰，胃纳减少，脉软弦，舌白黄。肺阴交困，最易见红，宜润肺止嗽。

蜜炙桑白皮三钱　竹茹三钱五分　丝瓜络三钱五分　黛蛤散七钱，绢包

白杏仁四钱，去尖　冬瓜子七钱　茯苓四钱　生谷芽五钱，绢包　川贝三钱，去心

橘络一钱　玉蝴蝶三分

左　温邪上受，首先犯肺，肺失清肃，咳嗽，壮热，气粗，无汗泄，头晕胸闷，腹部拒按，大便不行，舌垢，脉数。邪热痰滞，熏蒸肺胃，极易化燥痉厥，非轻证也，毋忽。

淡豆豉三钱　黑山栀四钱　鲜生地一两，三味同打　薄荷一钱，后下　枳实三钱五分，切

槟榔三钱五分，切　鲜芦根一两，去节　牛蒡三钱，勿研　竹茹三钱　滑石四钱

枇杷叶四钱，去毛筋，包　连翘三钱，辰砂拌　生紫贝齿一两，先煎

车前子四钱，炒，绢包　红灵丹一分，枇杷露调化先服

幼　风温阻痹肺气，咳逆痰多，咽关红碎哽痛，舌尖亦碎，二便不多，夜来微热。宜表里两治，以防转重。

冬桑叶三钱　前胡三钱五分　象贝四钱，去心　莱菔子四钱，炒　牛蒡子三钱

　　　白前三钱五分　枳壳三钱五分　山慈菇七分　赤芍三钱　白杏仁四钱，去尖

　　　竹茹三钱　通草七分　加枇杷露一两，冲服

左　咳经两旬，晚间为甚，痰浓，舌黄，纳少。宜肺胃两治。

　　　蜜炙桑白皮三钱　生蛤壳一两，先煎　橘络一钱　生草三分　白杏仁四钱，去尖

　　　冬瓜子一两　丝瓜络三钱　玉蝴蝶三分　象贝四钱，去心　竹二青三钱　茯苓四钱

右　发热解，干呛不已，晨间鼻衄，脉软弦。气机拂逆，纳如常，宜择要治之。

　　　蜜炙桑白皮三钱　生蛤壳一两，先煎　旋覆花三钱五分，绢包　连翘三钱

　　　甜杏仁四钱，去尖　生草三分　煅瓦楞粉一两，包　丝瓜络三钱，带子

　　　川贝三钱，去心　冬瓜子一两　竹茹三钱　加玉蝴蝶三分　炒香谷芽五钱，绢包

左　咳逆，咯痰不流利，胃呆。肺阴大损，不可再忽。

　　　南沙参三钱　黛蛤散七钱，绢包　茯苓四钱　丝瓜络三钱五分　白杏仁四钱，去尖

　　　竹茹三钱　墨旱莲三钱　参三七七分，制末吞服　川贝三钱，去心　冬瓜子一两

　　　熟女贞三钱　藕节五钱　加玉蝴蝶三分　生谷芽五钱，绢包

右　咳嗽匝月不松，气逆不得安寐，手足心微热，脉左细、右滑。宜泄肺顺气。

　　　冬桑叶三钱　粉甘草三分　竹茹二钱　枇杷露一两，冲服　苦杏仁四钱，去皮尖

　　　丝瓜络三钱五分　茯苓四钱　玉蝴蝶二分　冬瓜子一两　川贝三钱，去心

　　　川石斛四钱　黛蛤散绢包

　右（正号）　夜来掌心热，咳嗽痰黏，心胸痛，肢节酸，鼻孔有血，脉弦。阴虚则热自内生。当标本两治。

　　　桑白皮三钱五分，淡蜜水炙　黛蛤散七钱，绢包　白杏仁四钱，去尖　枇杷露一两，温服

　　　地骨皮三钱五分　知母二钱　竹茹三钱五分　鲜芦根一两，去节　粉甘草三分

　　　川贝母三钱，去心　川石斛四钱　丝瓜络三钱五分

右　咳痰如沫，乍寒乍热，咽痒曾失血，腹痛恶心，脉软。防成蓐损。

　　　归身一钱，土炒　橘白一钱　生蛤壳一两，先煎　炒香枣仁三钱五分　赤芍三钱五分

　　　生甘草三分　茯苓五钱，辰砂拌　玉蝴蝶三分　怀山药三钱　冬瓜子七钱

　　　沙苑子三钱，盐水炒　生谷芽五钱，绢包　加丝瓜络三钱五分，炒

左　向有血证，春间复发，刻下咳嗽不已。最防反复纠缠，诸须慎之。

　　　瓜蒌皮三钱，切　丝瓜络三钱五分，炒　冬瓜子七钱　茯苓五钱　白杏仁四钱，去尖

　　　桔梗七分　橘白一钱　生蛤壳一两，先煎　象贝五钱，去心　生甘草四分

　　　竹茹三钱五分　川石斛四钱　加藕节四钱　枇杷露一两，温服

　方（世兄）　咳嗽吐痰极多，脉数。风温郁肺胃。宜泄化主之。

　　　桑叶三钱　牛蒡三钱　莱菔子三钱，炒　瓦楞壳七钱，杵，先煎　白杏仁四钱，去尖

　　　陈皮一钱　白前三钱五分　生米仁三钱　象贝四钱，去心　山慈菇七分，去毛切

款冬花三钱五分，炙　通草一钱　加丝瓜络三钱五分

方（小姐）　风郁化热，咳久渐转顿嗽，鼻衄，脉数。宜清润肺胃。

桑白皮三钱五分，蜜炙　白杏仁四钱，去尖　煅瓦楞壳一两，先煎　茯苓四钱

款冬花三钱五分，蜜炙　川贝二钱，去心　海浮石四钱　白前三钱五分

苏子三钱五分，炒　冬瓜子一两　橘白一钱　川石斛三钱　加枇杷露一两，温服

右　咳吐痰沫，经期少，脉左软、右数。脾肾两病，勿泛视之。

归身三钱五分　盐半夏三钱五分　紫贝齿一两，先煎　海浮石七钱　白杏仁四钱，去尖

橘白一钱　茯苓四钱　款冬花三钱五分，蜜炙　川贝三钱，去心　生甘草四分

竹茹三钱五分　冬瓜子五钱　加玉蝴蝶二分

左　咳嗽痰多，表热，脉数。病势方张，毋忽。

前胡三钱五分　白杏仁四钱，去尖　紫菀一钱，蜜炙　枇杷露一两，温服　桑叶三钱

象贝五钱，去心　莱菔子三钱，炒　茯苓四钱　牛蒡三钱　冬瓜子一两　泽泻三钱

左　咳嗽日久，乍寒乍热，脉细弦。阴损肺燥所致。

鲜沙参四钱　白杏仁四钱，去尖　丝瓜络三钱五分　茯苓四钱　川贝三钱，去心

蜜炙桑白皮三钱五分　橘白一钱　玉蝴蝶三分　冬瓜子五钱　黛蛤散七钱，绢包

生甘草二钱　枇杷露一两，温服

幼　痧后发热两旬余，咳嗽气急。质小任重，不可再忽。

青蒿子三钱五分　象贝四钱　十大功劳三钱　瓦楞壳一两，煅，先煎

赤芍三钱五分　橘白一钱　川石斛三钱　生谷芽五钱，绢包　白杏仁四钱

竹茹三钱五分　川通草一钱

右　咳稍松，气仍塞，寒热，胸腹痛，咽哽，脉细。蓐损可虑。

旋覆花三钱五分，绢包　紫菀三钱五分，蜜炙　功劳子三钱　怀山药三钱，炒焦

代赭石五钱，煅，先煎　白杏仁三钱，去尖　冬瓜子七钱　料豆衣三钱

石决明一两，生煅各半，先煎　川贝三钱，去心　川断三钱，盐水炒　台乌药三钱五分

加玉蝴蝶二分

左　日晡作寒发热，咳痰不松。久病而有新感。当治所急。

蜜炙紫菀一钱　冬瓜子七钱　茯苓四钱　丝瓜络三钱五分　陈皮一钱，盐水炙

白杏仁四钱，去尖　生米仁四钱　白前三钱五分　竹茹三钱五分，炒　象贝四钱，去心

煅瓦楞壳五钱，先煎　款冬花三钱五分　加生熟谷芽各五钱，绢包

左　咳嗽宿恙，近日呛剧，气急，脉弦。延防生波。

苏子三钱　紫菀三钱五分，蜜炙　生蛤壳一两，先煎　生甘草四分　白杏仁四钱，去尖

白前三钱五分　代赭石四钱，煅，先煎　冬瓜子一两　象贝五钱，去心　款冬花二钱，炙

茯苓四钱　生米仁四钱　加玉蝴蝶三分

右　咳嗽复发，痰吐浓薄不一，脉左细、右滑，腰酸。湿为凉风所束，最防作喘。

紫菀一钱，炙　款冬花三钱五分，蜜炙　陈皮一钱　代赭石三钱，煅，先煎

白杏仁四钱，去尖　冬瓜子七钱　生甘草四分　生米仁三钱　象贝五钱，去心

白前三钱五分　茯苓四钱　生蛤壳五钱，先煎　加生熟谷芽各五钱

左　脉左细涩、右数虚，两手均无神，咳嗽动则更咳，所吐之痰均臭秽白腻，舌上满糜，好于唾物，胸闷自汗，发热，大便溏泄。肺肾两竭，中土又夺，顾此失彼，如何援手？姑拟存阴泄火，培土生金。

西洋参三钱五分，香米炒切　川贝三钱五分，去心　怀山药四钱，炒焦　通草一钱

橘络一钱　川石斛四钱　黛蛤散七钱，包　焦扁豆四钱　玄参三钱，秋石水炒

淡芩炭三钱五分，炒　带皮茯苓五钱　淡天冬三钱五分，去心　甘草四分

生谷芽五钱，绢包

咳痰较松，日晡寒热亦较瘥。

蜜炒前胡三钱五分　蜜炙紫菀三钱五分　茯苓四钱　桑叶三钱五分　白杏仁四钱

陈皮一钱　生蛤壳一两，先煎　丝瓜络三钱五分　象贝四钱　竹茹三钱五分

冬瓜子七钱　白前三钱五分　加生谷芽五钱

左　气不舒，咳不畅，头痛，肢节酸，畏寒。缠绵已久，未可泛视。

苏叶三钱五分　紫菀一钱，蜜炙　款冬花三钱五分，蜜炙　茯苓四钱　白杏仁四钱，去尖

冬瓜子七钱　白蒺藜四钱　桑枝一两　象贝四钱，去心　橘白一钱　川断二钱，盐水炒

左　咳窒吐痰沫，气急。此哮喘基也，先防失血。

全瓜蒌四钱，切　紫菀三钱五分，蜜炙　款冬花三钱五分，炙　茯苓四钱

薤白头三钱五分，去苗，酒浸　白杏仁四钱，去尖　冬瓜子七钱　生草三分

盐半夏一钱　象贝五钱，去心　代赭石四钱，煅，先煎　苏叶三钱五分

加枳壳一钱，切

左　咳嗽一年余，胁痛，恶心，脉细数。肺病积久，理之不易。

杜苏子三钱五分，炒　归身三钱五分，土炒　茯苓五钱　丝瓜络三钱五分

橘白一钱　款冬花三钱五分，蜜炙　生草三分　玉蝴蝶三分　盐半夏三钱五分

冬瓜子七钱　煅瓦楞壳一两，先煎　生谷芽五钱

左　咳嗽因寒而起，哮状渐著，不易断根。

苏子三钱五分　紫菀三钱五分，蜜炙　全瓜蒌四钱，切　茯苓四钱　白芥子一钱

白杏仁四钱，去尖　薤白头三钱五分，去苗，酒浸　生米仁四钱　莱菔子三钱，炒

象贝四钱，去尖　法半夏三钱五分　泽泻三钱　加款冬花二钱，炙

左　咳嗽痰多，气短，脉软。疟邪痰湿郁肺，防作喘。

苏子三钱五分，炒　陈皮一钱　冬瓜子七钱　款冬花三钱五分，炙　白杏仁四钱，去尖

茯苓四钱　瓦楞壳一两，先煎　玉蝴蝶三分　象贝四钱，去心　生米仁四钱

生草四分　丝瓜络三钱五分

左（正号）　嗽后亡血已止，溲下尚未流利，脉软弦数。阴分虚，湿热重，相火不潜，一时不易速效也。

细生地四钱　淡竹叶三钱　墨旱莲三钱　瞿麦三钱　川柏三钱五分　甘草梢三分

丹皮三钱五分　赤苓三钱　知母三钱五分　滑石四钱　通草一钱　朱灯心三分

幼　痧痘之后，咳嗽不已。宜从肺胃清化。

桑叶三钱　生蛤壳一两，先煎　茯苓四钱　枇杷露一两，温服　白杏仁四钱，去尖

橘白一钱　冬瓜子七钱　川贝三钱，去心　生草三分　竹茹二钱

左　咳嗽气急，动作无力，食下脘阻。病道深远，理之不易。

归身二钱　川贝三钱五分，去心　炙鸡金三钱，去垢　川断三钱，盐水炒　白杏仁四钱

盐半夏三钱五分　大腹皮三钱，洗　怀牛膝三钱五分，盐水炒　款冬花二钱

冬瓜子七钱　沉香曲三钱，绢包　车前子三钱，炒，绢包　加炒谷芽五钱，绢包

右　作寒发热稍愈，胸闷咳嗽恶心，心中热，重证弗忽。

桑叶三钱　连翘三钱　白杏仁三钱，去尖　朱茯苓四钱　牛蒡子三钱　银花三钱

象贝四钱，去心　紫贝齿七钱，生杵，先煎　白蒺藜四钱，炒去刺　赤芍三钱五分

竹茹二钱　冬瓜子七钱　加玉枢丹末二分　红灵丹一分　泽泻三钱

枇杷露一两，调化温服

左　咳嗽不畅，舌黄不清，脉濡。宜宣泄上焦。

紫菀一钱，炙　桔梗七分　冬瓜子七钱　竹茹三钱五分　白杏仁四钱，去尖

生草四分　白前三钱五分　赤苓三钱　象贝四钱，去心　牛蒡子三钱五分

桑叶三钱五分　款冬花三钱五分　加丝瓜络三钱五分

左　咳嗽咽痒，脉弦。宜宣畅肺气。

紫菀一钱，蜜炙　桑叶三钱五分　冬瓜子一两　茯苓四钱　白前三钱五分

牛蒡三钱　赤芍三钱五分　枇杷露一两，温服　款冬花三钱五分，蜜炙

白杏仁四钱，去尖　陈皮一钱

右　咳嗽渐止，腰酸肢酸，脉左软、右微滑。宜即守前章进步。

桑白皮三钱五分，蜜炙　代赭石三钱，煅，先煎　川断二钱，盐水炒　茯苓四钱

白杏仁四钱，去尖　生蛤壳一两，先煎　竹茹三钱五分　沙苑子三钱，盐水炒

川贝三钱，去心　款冬花三钱五分，炙　陈皮一钱

左　咳嗽音哑，咽痛痰多恶心，脉弦数。阴薄火郁，最防失血。

鲜沙参四钱　桑白皮三钱五分，蜜炙　竹茹三钱五分　黛蛤散七钱，绢包　桔梗七分

地骨皮三钱五分　白杏仁三钱，去尖　枇杷露一两，温服　生草四分　蝉衣四分

川贝三钱，去心　冬瓜子五钱　加朱灯心三分

左　哮喘稍愈，拟守前意增损。

桑白皮三钱五分，蜜炙　全瓜蒌四钱，切　白杏仁四钱，去尖　冬瓜子五钱　泽泻三钱

紫菀三钱五分，蜜炙　薤白头三钱五分，去苗，酒浸　象贝四钱，去心　五加皮三钱

款冬花蜜炙　盐半夏三钱五分　竹茹三钱　加生蛤壳一两，先煎

寒热得解，胸闷气急，咳嗽不流利，脉濡，口干腻。治在肺胃。

桑叶三钱五分　紫菀一钱，蜜炙　川石斛四钱　滑石四钱　白杏仁四钱，去尖

枳壳三钱五分　橘白一钱　赤芍三钱五分　象贝四钱，去心　桔梗七分　竹茹三钱五分

青蒿子三钱五分　加枇杷露一两，温服

右　咳嗽不已，夜卧尤咳，头涨，胸肋痛，脉数右弦。防呛甚见红。

桑叶三钱五分　紫菀一钱，蜜炙　白蒺藜四钱，炒去刺　滑石四钱　白杏仁四钱，去尖

冬瓜子一两　生石决明一两，先煎　鲜芦根一两，去节　川贝二钱，去心

白前三钱五分　竹茹二钱　川石斛四钱　川通草一钱

右　咳嗽匝月不止，咽喉肿碎作痛，脉数。宜泄肺胃之邪热。

桑叶三钱　冬瓜子七钱　泽泻三钱　鲜芦根一两，去节　白杏仁四钱，去尖

竹茹三钱　连翘三钱　黛蛤散七钱，绢包　川贝三钱，去心　知母二钱

枇杷露二两，温服

左（正号寿翁下再有一方）　咳嗽年余，津液尽为痰浊，形瘦骨立，肤槁气短，脉软少神，且不调。病深矣，区区药石，能有几何力量。姑备方，候高明酌用。

本体早经病乏，前日水泻之后，正气遂不充支持矣。此方须缓缓服之，俾气能运药。

潞党参三钱五分，直劈用盐水炒　青盐半夏　橘白　川石斛

肚坎脐一条，须真道地者，温水洗净　带皮茯苓　海浮石

蛤蚧五分，去头煎，用秋石四厘，拌炙　制于术　加长须谷芽三钱，绢包　生熟地各二钱

幼　童哮积久，大便溏泄。质小病深，理之不易。

苏子三钱五分　陈皮一钱　茯苓四钱　紫菀三钱五分，蜜炙　干菖蒲四分　泽泻三钱

白杏仁三钱，去尖　象贝四钱，去心　加漂白术三钱五分

正号寿翁　据述病情，一无出入。咳嗽日久，津液耗燥殆净。舍培补，别无善策。所询洋参参须，尽可另服。

潞党参三钱五分，直势来炒　制于术三钱五分　橘白一钱　麦冬三钱五分，去心

蛤蚧尾一对，秋石五厘，焙　青盐半夏三钱五分　北五味子三分，盐水炒

肚坎脐一条，洗去垢　川石斛四钱　加长须谷芽五钱，炒，绢包

左　作寒发热胸闷，咳嗽。湿热为风邪所包。脉数不畅。宜透达宣泄。

淡豆豉四钱　前胡三钱五分　薄荷七分，后下　飞滑石四钱，包　青蒿子三钱五分

牛蒡三钱　连翘三钱　赤苓三钱　赤芍三钱五分　白杏仁四钱，去尖　枳壳三钱五分

泽泻三钱　加枇杷露一两，温服

幼　痧回热不退，咳嗽，便溏。邪恋体乏，不可轻忽。

桑叶三钱五分　淡芩三钱五分，炒　白杏仁三钱，去尖　茯苓四钱，带皮　丹皮三钱五分

川石斛四钱　象贝四钱，去心　扁豆衣三钱，炒　青蒿二钱　赤芍二钱

生蛤壳一两，先煎　生米仁三钱　加枇杷露一两，温服

左　因痰作咳，痰多神乏，脉软弦细。枯槁已甚，理之不易。

苏子三钱五分　橘白一钱　茯苓四钱　生蛤壳一两，先煎　桑白皮二钱，蜜水炙

盐半夏三钱五分　生草四分　通草一钱　款冬花三钱五分，炙　竹茹三钱五分，炒

海浮石四钱，先煎　代赭石四钱，先煎　加玉蝴蝶三分

左　肺经伏热，痰多而臭，咳嗽神乏，百节痛。防延肺痿，不可忽。

鲜沙参五钱　桑白皮二钱，蜜水炙　茯苓四钱　甜瓜子七钱　川贝四钱，去心

竹茹三钱　甘草节四分　生米仁三钱　黛蛤散七钱，绢包　地骨皮三钱五分

白杏仁三钱，去尖　丝瓜络三钱五分　加鲜芦根一两，去节

左　咳嗽匝月不松，畏寒咽痒，宜宣泄肺气，以达风温。

蜜炙紫菀一钱　前胡三钱五分　桑叶三钱五分　橘白一钱　白杏仁四钱，去尖

牛蒡三钱　川石斛四钱　竹茹三钱五分　象贝四钱，去心　冬瓜子七钱

青蒿三钱五分　生草四分　加枇杷露一两，温服

左　热旬日，咳嗽胸闷，脉数。邪滞交结，解散不易。

鲜桑叶三钱　香青蒿三钱　莱菔子四钱，炒　川楝子三钱五分　白杏仁四钱，去尖研

秦艽三钱　炙鸡金三钱，去垢　滑石四钱　象贝四钱，去心　赤芍三钱　枳壳三钱五分

通草一钱　加枇杷露一两，温服

左　腹痛、胀闷，咳逆，脉弦数。宜宣泄疏中。

蜜炙紫菀一钱　枳壳三钱五分　煅瓦楞粉一两，绢包　冬瓜子七钱

白杏仁四钱，去尖　桔梗七分　炙鸡金三钱，去垢　赤苓三钱　象贝四钱，去心

沉香曲三钱，绢包　苏子三钱五分　橘白一钱　茯苓四钱　生蛤壳一两，先煎

桑白皮二钱，蜜水炙　盐半夏三钱五分　生草四分　通草一钱　款冬花三钱五分，炙

竹茹三钱五分，炒　海浮石四钱　代赭石四钱，先煎　加玉蝴蝶三分

左　腹痛、胀闷，咳逆，脉弦数。宜宣泄疏中。

蜜炙紫菀一钱　枳壳三钱五分　煅瓦楞粉一两，绢包　冬瓜子七钱

白杏仁四钱，去尖　桔梗七分　炙鸡金三钱，去垢　赤苓三钱

象贝四钱，去心　沉香曲三钱，绢包　大腹皮三钱，洗　通草一钱

加鲜佛手三钱五分　生谷芽五钱

左　脱力，咳嗽，身热，脉数。中挟风湿，延虑转重。

桑叶三钱　青蒿二钱　枳壳三钱五分　飞滑石四钱　白杏仁四钱，去尖　赤芍二钱

冬瓜子五钱　猪苓三钱五分　象贝四钱，去心　白蒺藜四钱，炒去刺　牛蒡三钱

泽泻三钱　加桑枝一两，切

左　咳痰不流利，气急腹胀，口苦，大便溏，恶心，脉左细、右弦。拟流利气机，疏化痰湿。

蜜炙紫菀三钱五分　款冬花三钱五分　茯苓四钱　代赭石三钱，煅，先煎　橘白一钱

白杏仁四钱，去尖　生米仁四钱　鸡金三钱，去垢，炙　盐半夏二钱　赤芍三钱五分

煅瓦楞壳一两，先煎　陈佛手一钱　加炒谷芽五钱，绢包

左　咳嗽，腰胁痛，身热，神蒙糊语，正不胜病，防厥。脉弦，舌黄。不易为力。

桑叶三钱五分　白杏仁四钱，去尖　丝瓜络三钱　川石斛四钱　前胡三钱五分

象贝四钱，去心　紫贝齿一两，先煎　赤苓四钱，辰砂拌　牛蒡三钱　赤芍三钱五分

朱连翘三钱　通草一钱

左　咳嗽半年余，音闪，吐痰沫，咽痒。邪恋肺伤，理之不易。

紫菀一钱，炙　橘白一钱　冬瓜子一两　款冬花三钱五分，炙　白杏仁四钱，去尖

茯苓四钱　生蛤壳一两，先煎　玉蝴蝶三分　象贝四钱，去心　生米仁四钱

生草四分　丝瓜络三钱五分

左　咳嗽痰多，便泄少纳，脉细。肺脾同病，理之不易。

南沙参三钱　怀山药四钱　原金斛三钱　功劳子三钱　川贝三钱，去心　茯苓五钱

淡天冬三钱五分，米炒　滑石四钱　黛蛤散七钱，绢包　扁豆衣四钱　川通草一钱

淡芩一钱

左　宿哮根深，适有感冒，脉弦。宜宣泄肺气。

瓜蒌皮三钱，切炒　紫菀三钱五分，蜜炙　茯苓四钱　猪苓三钱五分

薤白头三钱五分，去苗，酒浸　款冬花三钱五分，蜜炙　象贝四钱，去心

泽泻三钱　法半夏三钱五分　白杏仁四钱，去尖　煅瓦楞壳一两，先煎

丝瓜络三钱五分

僧　咳嗽，腹满，面浮足肿，瘕逆，脉细数。肺脾同病，理之棘手。

杜藿梗三钱五分　炙鸡金三钱，去垢　象贝四钱，去心　猪苓三钱五分　煨木香五分

大腹皮三钱，洗　款冬花三钱五分　泽泻三钱　六曲三钱，炒　五加皮三钱五分

沉香橼三钱五分　生谷芽五钱，绢包　加陈麦柴三钱　白马骨一两，二味煎汤代水

左　咳嗽久不止，气急痰薄，脉弦。病道深远，理之不易。

归身三钱五分，土炒　白杏仁四钱，去尖　茯苓四钱　青蒿子三钱五分

款冬花_{三钱五分，炙}　象贝_{四钱，去心}　生米仁_{四钱}　赤芍_{三钱五分}　紫菀_{一钱，炙}

冬瓜子_{七钱}　生蛤壳_{一两，先煎}　枇杷露_{一两，温服}

左　气急干咳，夜不安寐，脉软弦。当镇肝泄肺。

紫菀_{三钱五分，蜜炙}　生蛤壳_{一两，先煎}　冬桑叶_{三钱五分}　茯苓_{四钱}

杏仁_{四钱，去尖}　代赭石_{四钱，煅，先煎}　丝瓜络_{二钱}　通草_{一钱}

象贝_{四钱，去心}　冬瓜子_{一两}　竹茹_{二钱}　枇杷露_{一两，冲服}

左　劳乏之后，干咳吃力，脉细数。内热，延防失血。

鲜桑叶_{三钱}　黛蛤散_{七钱，绢包}　丝瓜络_{二钱}　玉蝴蝶_{二分}　白杏仁_{四钱，去尖}

橘白_{一钱}　蜜炙紫菀_{一钱}　枇杷露_{一两，温服}　川贝_{三钱，去心}　生草_{四分}

青蒿子_{三钱五分}

僧　咳嗽，腹满，面浮足肿，腹瘕胀逆，脉左细、右弦。肺脾交病，理之不易。

制川朴_{七分}　冬瓜子_{五钱}　沉香曲_{三钱，绢}　车前子_{四钱，炒，绢包}

白杏仁_{四钱，去尖}　五加皮_{三钱}　川楝子_{三钱五分，炒}　陈麦柴_{三钱}

大腹皮_{四钱，洗}　炙鸡金_{四钱，去垢}　延胡索_{醋炒，三钱五分}　白马骨

左　风热袭肺，咳嗽复发，脉微数。宜轻清泄化。

冬桑叶_{三钱五分}　生蛤壳_{一两，先煎}　冬瓜子_{一两}　款冬花_{三钱五分，炙}

白杏仁_{四钱，去尖}　橘白_{一钱}　茯苓_{四钱}　生米仁_{三钱}　川贝_{二钱，去心}

生草_{四分}　白前_{三钱五分}

左　多年咳嗽，迩来转甚，胸闷，脉左细、右软弦。宜泄肺宽中。

款冬花_{二钱，炙}　紫菀_{三钱五分，炙}　白芥子_{一钱}　丝瓜络_{三钱五分}

白杏仁_{四钱，去尖}　陈皮_{一钱}　莱菔子_{四钱，炒}　薤白头_{三钱五分，去苗，酒浸}

象贝_{四钱，去心}　枳壳_{三钱五分}　茯苓_{四钱，带皮}　瓜蒌皮_{四钱，切}

加广郁金_{三钱五分，切}

左　咳嗽积久，甚则呕吐痰沫，脉软滑。治在肺胃。

瓜蒌皮_{四钱，切}　陈皮_{一钱}　款冬花_{三钱，炙}　丝瓜络_{三钱五分}

薤白头_{三钱五分，去苗，酒浸}　白杏仁_{四钱，去尖}　生米仁_{四钱}

川断_{三钱，盐水炒}　法半夏_{三钱五分}　冬瓜子_{五钱}　茯苓_{四钱}

泽泻_{三钱五分}　加煅瓦楞壳_{一两，杵}

幼　童哮，近日咳甚，痰中稍带红色，脉数。内热。宜清润肺胃。

桑白皮_{二钱，蜜水炙}　白杏仁_{四钱，去尖}　生甘草_{五分}　白前_{三钱五分}

款冬花_{三钱五分，蜜水炙}　象贝_{四钱，去心}　丝瓜络_{二钱，炒}　茯苓_{四钱}

黛蛤散_{七钱，绢包}　冬瓜子_{七钱}　竹茹_{三钱}　枇杷露_{一两，温服}

左　肺主气，其状如钟。肺气失宣，鼻塞咽痒，咳窒、痰吐不利，音哑，脉数。

当作金实无声治。

紫菀一钱　瓜蒌皮四钱,切　生蛤壳一两,先煎　枳壳三钱五分　白前三钱五分

苦杏仁五钱,去尖　冬瓜子七钱　桔梗四分　款冬花三钱,炙　象贝五钱,去心

竹茹三钱五分　生草二分　加牛蒡子三钱

左　温邪为风所束,头涨鼻塞,咳嗽吐痰不利,脉数。当从上焦宣泄。

苏叶一钱　紫菀一钱,炙　前胡三钱五分　赤芍三钱五分　白杏仁四钱,去尖

枳壳三钱五分　白前三钱五分　丝瓜络三钱　象贝四钱,去心　桔梗五分

冬瓜子一两　桑枝一两

右　咳嗽交四日,黄痰白沫并吐,气急肌灼,脉濡。枯瘦已甚,理之不易。

鲜沙参五钱,打　青蒿子三钱五分　黛蛤散一两,绢包　丝瓜络三钱五分

川贝三钱,去心　功劳叶三钱五分　橘白一钱　茯苓四钱　盐半夏三钱五分

冬瓜子三钱五分　竹茹三钱　甘草七分　加玉蝴蝶三分　鲜芦根二两,去节

左　哮咳五年未发,近又喘急不已,痰沫卧醒后痰浊较浓,舌薄白,脉弦数。防喘塞生波。

苏子三钱,盐水炒　归身三钱五分　海蛤壳一两,杵,先煎　茯苓四钱　款冬花三钱,炙

象贝四钱,去心　冬瓜子一两　生米仁四钱　白杏仁四钱,去尖　盐半夏三钱

白石英四钱,煅,先煎　玉蝴蝶三分　加保金丸一钱,绢包

右　温邪包裹肺气,咽间哮紧,音哑极,舌白口腻,畏寒。经曰:形寒寒饮则伤肺,以肺恶寒也。拟宗六安煎法治之。

苏叶一钱　蝉衣七分,去足　陈皮一钱　生米仁三钱　白杏仁四钱,去尖　牛蒡三钱

宋半夏三钱五分　冬瓜子五钱　象贝四钱,去心　赤芍三钱　生蛤壳一两,先煎

通草一钱　加紫菀一钱,生

左　至夜少寐,气急,晨咳嗽,舌干,脉左弦、右数。宜从阴引阳法。

玄参　淮小麦　抱木茯神　怀山药　川石斛　白芍　川贝　淡天冬

石决明　炒香枣仁　桑麻丸　夜合花　首乌藤　知母

幼　表热一候,气急咳嗽,胸闷腹膨,便溏溲少。质小,防热甚厥闭,无忽。

淡豆豉三钱　白杏仁四钱　枳壳三钱五分　紫贝齿一两,先煎　前胡三钱五分

象贝四钱　六曲四钱　钩钩三钱　牛蒡三钱　山慈菇七分　青皮三钱五分

枇杷露一两,温服

左　头涨咳嗽,两腿酸,胸闷,脉数。宜表里两治。

蔓荆子　枳壳　生米仁　鲜佩兰　白蒺藜　白杏仁　苏梗　泽泻

煨天麻　象贝　赤芍　桑枝

咳血门

右 三月前咳血涌吐，刻下痰红，头晕心恐，脉软，口腻。阴薄火浮，不可忽视。

细生地五钱　生蛤壳一两，先煎　知母三钱五分　鲜竹茹三钱　玉泉散五钱，绢包

墨旱莲三钱　丝瓜络三钱　白薇三钱五分　川贝三钱，去心　熟女贞三钱

冬瓜子一两　藕节五钱

右 无病失血，劳力伤神而有蕴热也。时迫大节，最防血随气升。

鲜生地五钱　墨旱莲三钱　花粉三钱五分　丝瓜络三钱五分　石决明一两，先煎

知母三钱五分　十灰丸三钱，绢包　白茅根一两，去心　黑山栀三钱　丹皮三钱五分

参三七七分，制末吞服　藕节炭五钱

左 失血咳嗽，形寒，脉右部大。防血随气升，勿以轻视。

生地炭五钱　石决明一两，煅，先煎　墨旱莲三钱　白茅根三钱，去心　牛膝炭一钱

白杏仁四钱，去尖　参三七七分，制末吞服　藕节炭五钱　生牡蛎一两，先煎

川贝二钱，去心　丝瓜络三钱　鲜芦根一两，去节

左 痧后冒风乱食，咳嗽顿作呛，痰带血，面浮，腹膨，午后身热，脉数。淹缠非宜。深防入怯。

蜜炙桑白皮三钱五分　西党参三钱五分　橘红七分　楂炭三钱　桔梗一钱

炒白芍三钱五分　新绛五分　竹二青三钱五分　白杏仁三钱　川贝母三钱五分，去心

丝瓜络三钱五分

右 素体劳乏，内伤营络。近日咳嗽已经见血，舌苔白腻，不渴，脉来濡软。以泄降宣络，淹缠非宜。

荆芥三钱五分　光杏仁三钱，去尖　旋覆花三钱五分，绢包　茯苓三钱

水炒桑白皮三钱五分　归须三钱五分　炒白芍三钱五分　竹二青三钱五分

杜苏子三钱　新绛七分　煅石决明八钱，先煎

左 失血之后，咳逆不已，脉数。延防肺痿，勿忽。

南沙参三钱　桑白皮三钱　鲜竹茹三钱　川石斛三钱　川贝三钱，去心

地骨皮三钱　丝瓜络三钱　鲜芦根一两，去节　冬瓜子一两　生草四分

生蛤壳—两，先煎

左 咳嗽痰多，胸闷气不舒，曾失血。拟宣泄主之。

蜜炙紫菀三钱五分 南沙参三钱 枳壳三钱五分 茯苓四钱 白前三钱五分

白杏仁四钱，去尖 橘白—钱 藕节五钱 冬瓜子—两 象贝五钱，去心

款冬花三钱 玉蝴蝶三分

右 血虚，虚火煽烁，嘈杂如饥，曾失血，脉软数。宜甘润生阴。

北沙参三钱 白芍三钱五分 朱茯神四钱 橘白—钱 原生地四钱 生草三分

竹茹二钱 料豆衣三钱 川石斛四钱 麦冬三钱五分 玉竹三钱五分

左 桑叶三钱五分 川石斛四钱 丹皮炭三钱五分 生草三分 白杏仁三钱，去尖

竹茹二钱 白前三钱五分 瓦楞壳—两，杵，先煎 川贝三钱，去心 冬瓜子五钱

茯苓四钱 白茅根—两，去心

右 失血后，阴伤火浮，表邪易乘。咳最防血患反复，不可轻视。

前胡三钱五分 川石斛四钱 白前三钱五分 瓜蒌皮四钱，切 白杏仁三钱，去尖

甜瓜子五钱 橘白—钱 川贝三钱，去心 瓦楞壳—两，先煎 料豆衣三钱

右 失血之后，经少带多，心宕头晕，虚象层出，又以口干为最重，右寸脉及左
关脉均不静。最防气火动发。

金石斛三钱 白杏仁四钱，去尖 玄参三钱五分 料豆衣三钱 桑叶三钱

象贝四钱，去心 朱茯神五钱 枇杷露—两，温服 海蛤粉—两 甜瓜子七钱

生草—钱

左 曾病失血满口，咳嗽不起，肛痈。已近怯途，理之不易。

桑白皮三钱五分 银花三钱五分 滑石四钱 丝瓜络三钱 白杏仁四钱，去尖

槐花三钱五分 通草—钱 连翘三钱 象贝四钱，去心 川萆薢四钱 川石斛三钱

脏连丸—钱，吞服

左 血后咳嗽，起肛痈，虚汗，脉数。肺移热于大肠，根蒂内乏，虚怯可虑。

南沙参四钱 白杏仁四钱，去尖 槐米三钱，炒 川萆薢四钱 川石斛四钱

象贝四钱，去心 银花三钱 滑石四钱 桑白皮三钱五分 冬瓜子七钱

连翘三钱 生草—钱

左 咳痰如脓，甚则呛血，脉右滑数、左细。宜清润上焦。

鲜沙参四钱 桑白皮三钱五分 川贝二钱，去心 生蛤壳—两，先煎 花粉三钱

地骨皮三钱五分 青黛—钱，飞，绢包 丝瓜络三钱 知母三钱 甘草四分

冬瓜子七钱 滑石四钱

左 用力受损，痰中带红，脉软弦。阴分受伤，须善为调理。

归身—钱 参三七五分，磨冲 熟女贞三钱 白茅根—两，去心 白芍三钱五分

知母三钱　墨旱莲三钱　细生地四钱　甘草四分　川贝三钱，去心　藕节五钱

左　咳痰气秽，且有血，渐成肺痈。

鲜沙参七钱　知母三钱五分　地骨皮三钱　鲜芦根一两，去节　鲜生地一两，打

川贝母三钱，去心　白杏仁三钱，去尖　生石膏三钱，先煎　黛蛤散一两，绢包

冬瓜子一两　白前三钱五分

左　血后咳嗽，非轻证也。

鲜沙参七钱　川贝三钱，去心　茯苓四钱　地骨皮三钱　黛蛤散七钱，绢包

生草四分　知母三钱　冬瓜子一两　墨旱莲三钱

右　咳嗽咽痒，血后患此，理之不易。

蜜炙紫菀一钱　黛蛤散一两，绢包　生草四分　枇杷露一两，温服　川贝三钱，去心

白石英五钱，先煎　桑白皮三钱　玉蝴蝶三分　冬瓜子一两　茯苓五钱

地骨皮三钱　鲜芦根一两，去节

右　血后咳嗽，脉软滑数，纳少便溏，理之大非易易。

生地炭七钱，海蛤粉拌　川石斛四钱　怀山药三钱　生谷芽七钱，绢包

代赭石七钱，煅，先煎　橘白一钱　茯苓三钱　黛蛤散七钱，绢包　川贝三钱，去心

冬瓜子一两

左　吐血旧恙，今夜发，三日不止，均系满口，且咳呛不已，咽痒，舌黄，脉弦数。毒火浮风，最防血随气升。

霜桑叶三钱五分　鲜生地四钱　丝瓜络三钱五分　熟女贞三钱　白杏仁三钱，去尖

冬瓜子四钱　茯苓三钱　知母三钱　川贝三钱，去心　生蛤壳一两，先煎

墨旱莲三钱五分　藕节三枚

左　咳嗽，舌白咽痒作，满口失血，不思饮食，二便少。肺邪不达，郁恋久，热伤营络，最防涌冒。

桑叶三钱　苦杏仁四钱，去尖　竹茹三钱　枇杷露一两，温服　前胡三钱五分

川贝母三钱，去心　甜瓜子七钱　柿霜一钱，后下　白前三钱五分　知母三钱

墨旱莲三钱

右　向有红症，咳嗽经久不止，舌少苔，口干，乍寒乍热，带动肝气，便泄不止。亏损已甚，理之不易。

冬桑叶三钱　茯苓四钱　川石斛四钱　朱茯神四钱　象贝四钱，去心

扁豆衣三钱，炒　墨旱莲三钱　白石英四钱　甜杏仁四钱，去尖　怀山药三钱，炒

藕节炭五钱　玉蝴蝶三分

左　咯血满口。当清上焦热。

鲜生地五钱，打　墨旱莲三钱　黑山栀三钱　藕节炭五钱　怀牛膝三钱五分，炒

桑叶三钱　连翘三钱　蚕豆花露一两，温服　石决明一两，盐水煅，先煎　丹皮三钱五分

鲜芦根一两，去节

右　久咳肺虚，形瘦，满口失血，脉数。拟清润泄降，以治所急。

桑白皮三钱　款冬花三钱五分，炙　生蛤壳一两，先煎　川石斛四钱

白杏仁四钱，去尖　冬瓜子七钱　墨旱莲三钱　玄参三钱五分　川贝三钱，去心

粉甘草四分　竹叶三钱　知母三钱五分

加枇杷叶四钱，炙去毛，包　藕节四钱

左　吐血之后，腰痛，神疲，足膝无力，脉左弦、右软。亏损已甚，勿忽。

北沙参三钱五分　淡天冬三钱五分，去心　杜仲二钱，盐水炒　熟女贞三钱

生地炭四钱，海蛤粉拌　川石斛四钱　墨旱莲三钱　生草三分　加生谷芽五钱

藕节炭五钱　沙苑子三钱，盐水炒　白芍三钱五分　制首乌四钱　川贝三钱，去心

左　咳嗽痰多，厚薄不定，时易胸痛气闷，脉弦。自失血起因，已及年半，肺损肝亢，延防失音。

南沙参四钱　淡天冬三钱五分　海浮石四钱　冬瓜子一两　川贝三钱，去心，勿研

知母三钱五分，秋石水炒　橘络一钱　茯苓四钱　黛蛤散七钱，绢包　川石斛四钱

竹茹三钱五分　粉甘草三分　加玉蝴蝶三分

左　咳呛不已，吐血满口，脉数。防涌冒。

鲜生地一两，打　墨旱莲三钱五分　牛膝炭三钱五分　花粉三钱五分

石决明一两，生，先煎　熟女贞三钱五分　藕节炭五钱　知母三钱五分

黑山栀三钱　冬瓜子一两　丝瓜络三钱五分，炒　川贝三钱，去心

加鲜芦根一两，去节　枇杷露一两，温服

右　大失血之后咳呛气急，脉细数。肺肾交困，殊不可忽。

生地炭五钱　黛蛤散一两，绢包　白石英五钱，煅　海浮石四钱　南沙参三钱

冬瓜子一两　牛膝炭三钱五分　竹茹二钱　川贝三钱，去心　生草五分　朱茯苓五钱

玉蝴蝶三分

右　血后干咳，肝脾升降不调所致。

南沙参三钱　黛蛤散五钱，绢包　茯苓四钱　枇杷露二两，温服　白杏仁三钱，去尖

生草四分　冬瓜子一两　玉蝴蝶二分　川贝三钱，去心　川石斛四钱　玄参三钱五分

右　抑郁不解，心肝交困，背寒鼻热，黎明虚汗，心痛如抽，少腹酸胀，腰痛不寐，脉细，吐血，不易见功。

北沙参三钱　左牡蛎一两，煅，先煎　清阿胶三钱五分，海蛤粉炒　炒香枣仁三钱五分

朱麦冬三钱五分，去心　生白芍三钱五分　沙苑子三钱，盐水炒　藕节四钱

熟女贞三钱　甘草炭三分　抱木茯神五钱，朱拌　玄参心三钱五分，朱拌

加丝瓜络三钱五分，炒

左 痰红止，喘势渐平，浊泛口腻，咳即气升，脉弦。肺肾同病，最防反复。

南沙参四钱　橘白一钱　生牡蛎一两，先煎　玉蝴蝶三分　甜杏仁四钱，去尖

盐半夏三钱五分　紫石英七钱，煅，先煎　肚坎脐二条，去垢净　川贝三钱，去心，勿研

茯苓四钱　甘草炭五分　蛤蚧尾一对，秋石三厘，炙

右 产虚久不复，曾吐血。兹火升，薄暮微寒而热，脉软。咳嗽渐成蓐损，不易治。

南沙参三钱　生鳖甲四钱，水炙，先煎　怀山药三钱　竹茹三钱五分　川贝三钱，去心

冬瓜子七钱　带皮苓三钱五分　生谷芽五钱，绢包　川石斛三钱　扁豆衣三钱

橘白一钱　玉蝴蝶三分

右 吐血复发，脉不静。最防肺痈，急急泄火下气为要。

鲜生地一两五钱，打　知母三钱　墨旱莲三钱　石决明一两，煅，先煎

参三七七分，磨冲　白茅根二两　黑山栀三钱五分　十灰丸三钱，吞服

藕节炭五钱　加蚕豆花露一两，温服

左 咳嗽白痰带血，脉软弦，左肋背作痛。邪郁肺损，理之不易。

炒黑荆芥三钱五分　白蒺藜四钱，炒去刺　白杏仁四钱，去尖　生甘草三分

款冬花二钱，炙　生蛤壳一两，先煎　象贝五钱，去心　竹茹二钱　丝瓜络三钱，炒

冬瓜子一两　仙鹤草一钱　玉蝴蝶三分　加墨旱莲三钱五分

左 脉虚弦，咳嗽失血，音闪。阴损已甚，须加意慎养，不可忽视。

南沙参四钱　生蛤壳一两，先煎　丝瓜络三钱　白石英四钱，煅，先煎

甜杏仁四钱，去尖　冬瓜子七钱　茯苓四钱　怀山药三钱　川贝母三钱，去心

生甘草四分　墨旱莲三钱

左 客腊呕吐，胃纳呆木，脉空弦。伤血积瘀，须善为调理。

川石斛四钱　参三七七分，磨冲　橘白一钱　怀牛膝三钱五分，盐水炒　墨旱莲三钱

仙鹤草一钱　宋半夏三钱五分　熟女贞三钱　川断三钱，盐水炒　茯苓四钱

丝瓜络三钱五分，炒　藕节五钱　加生谷芽五钱，绢包

左 吐血盈碗，气急咳呛，脉弦数。防壅冒。

生地炭五钱　黛蛤散一两，绢包　墨旱莲三钱　生甘草四分　川贝三钱，去心

冬瓜子一两　熟女贞三钱　十灰丸三钱，吞服　知母三钱，秋石水炒　牛膝炭三钱五分

参三七七分，磨冲　鲜芦根一两，去节　加蚕豆花露一两，温服

右 向有咳嗽，近增吐血，舌光绛碎，腰痛，腿热，脉弦数。阴虚火浮，静养为要。

原生地五钱，海蛤粉拌　知母三钱，盐水炒　墨旱莲三钱　十灰丸三钱，绢包

生牡蛎一两，先煎　川贝三钱，去心　熟冬青三钱　茯神四钱，辰砂拌　川石斛四钱

黛蛤散五钱，绢包　白芍三钱五分　藕节炭五钱　加蚕豆花露二两，炖温，随时服之

右　吐血之后，脉软，神疲，气阴两亏。宜加意慎养。

生西芪三钱五分　石决明一两，煅，先煎　橘白一钱　藕节四钱　生地炭五钱，海蛤粉拌

墨旱莲三钱　川断三钱，盐水炒　生谷芽五钱，绢包　川石斛四钱　熟女贞三钱

牛膝炭三钱

右　吐血屡发，心胸咳嗽，脉细。阴损火浮，不可轻忽。

炒松生地五钱　白芍三钱五分　墨旱莲三钱　功劳子三钱　川贝三钱，去心

甘草四分　熟女贞三钱　清阿胶三钱五分，海蛤粉炒　黛蛤散一两，绢包

丝瓜络三钱五分　冬瓜子七钱　加藕节五钱

左　昨宵失血满口，咳痰多，纳少。防涌冒，未可忽。

鲜生地一两，打　白杏仁四钱，去尖　生蛤壳一两，先煎　竹茹三钱

石决明一两，煅，先煎　象贝五钱，去心　墨旱莲三钱　藕节五钱，炒

黑山栀三钱　冬瓜子七钱　女贞子三钱　丝瓜络三钱　加蚕豆花露一两，温服

左　血上下溢，脉细，口干，面色不泽。阴气大损，理之不易。

生地炭七钱　墨旱莲三钱　地榆炭三钱　知母三钱　石决明一两，盐水煅，先煎

熟女贞三钱　银花炭三钱　黄芩三钱五分　黑山栀三钱　十灰丸四钱，绢包

丹皮炭三钱　茯苓四钱　加鲜芦根一两，去节　藕节七钱，炒

左　满口失血较瘥，咳痰仍带血，脉软弦。肺阴大损，防壅冒。

生地炭七钱，秋石三厘，拌　牛膝炭三钱五分　黛蛤散七钱，绢包

参三七三分，制末吞服　石决明一两，煅，先煎　墨旱莲三钱　川贝三钱，去心

丝瓜络三钱　黑山栀三钱　熟女贞三钱　冬瓜子七钱　藕节七钱，炒

加枇杷露一两，温服

左　失血后转为咳嗽，肺阴旱经所困，咳增音闪，咳痰厚薄不一，知饥不能食，脉软弦。病深矣！不易治。

鲜沙参五钱　黛蛤散一两，绢包　白石英四钱，煅，先煎　墨旱莲三钱

白杏仁四钱，去尖　玄参三钱　冬瓜子七钱　熟女贞三钱　川贝三钱，去心

知母五钱　生甘草三分　丝瓜络三钱，带子　加藕节五钱　生谷芽五钱，绢包

左　半月前吐血，色紫，背脊胀，手心热，易于走泄。阴薄火浮，须加意慎养。

炒松生地四钱　橘白一钱　墨旱莲三钱　藕节四钱，炒　南沙参三钱

盐半夏三钱五分　熟女贞三钱，炒黑　丹皮三钱五分　川石斛三钱　茯苓四钱

丝瓜络二钱，炒　加生熟谷芽各五钱，绢包

左　吐血咳嗽，互缠不已，甚则得食辄吐，脉细数。气阴同病，理之不易。

桑叶三钱五分　冬瓜子七钱　白前三钱五分　丝瓜络三钱五分　白杏仁四钱，去尖

橘白一钱　紫菀一钱，蜜炙　桔梗七分　象贝四钱，去心　生草四分　茯苓四钱

川断三钱，盐水炒　加藕节五钱，炒

左　伤血复发，心荡骨痛，脉弦。本体受损，不可轻忽。

归身三钱五分，土炒　仙鹤草三钱五分　墨旱莲三钱　丹皮炭三钱五分　细生地四钱

参三七七分，开水磨冲　熟女贞三钱五分　藕节炭五钱　赤芍三钱　丝瓜络二钱

粉甘草三分　十灰丸三钱，吞服　加白茅根二两，去心

左　咳嗽不松，甚则带血，口干，脉数。宜清润上焦，宣泄肺气。

蜜炙紫菀七分　冬瓜子一两　知母三钱五分　藕节炭五钱　白杏仁四钱，去尖

桔梗七分　竹茹三钱五分　十灰丸四钱，绢包　川贝母三钱，去心　生甘草四分

丹皮炭三钱五分　白茅根二两，去心

右　吐血复发，头涨痛，内热，脉数。本体不充，宜先治肝肺。

桑叶三钱五分　墨旱莲三钱五分　沙苑子三钱　料豆衣三钱　白蒺藜四钱，炒去刺

十灰丸三钱，包煎　杜仲三钱五分，盐水炒　丝瓜络三钱五分　石决明一两，煅，先煎

藕节五钱，炒　川贝三钱

左　阵呛见红，胁痛，脉弦，稍有寒热。拟先宣泄上焦，以畅肺气。

桑叶三钱　冬瓜子七钱　生草三分　黛蛤散七钱，绢包　苦杏仁四钱，去尖

枳壳三钱五分　墨旱莲三钱　枇杷露一两　象贝四钱，去心　竹茹三钱

丝瓜络三钱五分　鲜芦根一两，去节

左　吐血之后，咳嗽不净，气急，便泄，脉细。此非轻证，不可忽视。

川石斛三钱　制于术三钱五分　白芍三钱五分　玉蝴蝶二分　生蛤壳一两，先煎

怀山药三钱　甘草四分　陈米缠四钱，绢包　米炒川贝三钱，去心　带皮茯苓五钱

扁豆衣三钱

僧　痰中映红，咳痰如沫，口腻。气阴两乏，延防音闪。

旋覆花三钱五分，绢包　盐半夏三钱五分　丝瓜络三钱五分　藕节炭四钱

煅瓦楞壳一两，杵，先煎　川贝三钱，去心　墨旱莲三钱　玉蝴蝶三分

川楝子三钱五分，炒　冬瓜子七钱　粉甘草四分　竹茹三钱五分　生谷芽五钱，绢包

左　咳嗽痰中带红，口干不作渴，脉细。宜滋养阴分，清化痰热。

原生地四钱，秋石五厘，拌炒　白杏仁四钱，去尖　丝瓜络二钱，炒　扁豆衣三钱

丹皮三钱五分，炒黑　川贝三钱，去心　竹茹三钱五分　怀山药三钱，水炒　墨旱莲三钱

冬瓜子七钱　生蛤壳一两五钱　加藕节炭五钱

左　咳嗽较松，痰血不净，口干，脉数。此非细故，不可忽。

冬桑叶三钱　黛蛤散七钱，绢包　冬瓜子一两　丹皮炭三钱五分　白杏仁四钱，去尖

知母三钱　　甘草五分　　藕节炭五钱　　川贝三钱，去心　　花粉三钱　　桔梗七分

十灰丸三钱，吞服　　加白茅根二两，去心　　枇杷露二两，温服

左　日前吐血复发，脉细数，咳嗽无痰，遍体无力。亏乏已甚，理之不易。

细生地三钱　　川石斛四钱　　橘白一钱　　川断三钱五分，盐水炒　　淡天冬一钱

冬瓜子七钱　　竹茹三钱五分　　藕节四钱　　南沙参一钱　　川贝三钱五分，去心

茯苓四钱　　墨旱莲三钱五分　　加生谷芽五钱，绢包

右　向病冬春咳嗽，近日忽增吐血，脉弦，舌黄。体虚病实，诸须加慎。

桑叶二钱　　冬瓜子一两　　橘白一钱　　扁豆衣三钱　　白杏仁四钱，去尖

生蛤壳一两，先煎　　生草四分　　白茅根一两，去心　　川贝三钱，去心　　茯苓四钱

丝瓜络二钱，炒　　枇杷露一两，温服　　加玉蝴蝶二分

右（正号）　脉尺部软，余弦，心肝部尤觉不静。自前年冬，至今失血屡发，所吐血点为多，神疲口干。阴薄火浮，须加意慎养。

原生地四钱，秋石五厘，拌，炒松　　粉丹皮三钱五分，盐水炒　　怀山药二钱

丝瓜络三钱五分，炒　　墨旱莲三钱　　川石斛四钱　　茯苓四钱　　藕节五钱，炒

熟女贞三钱　　川贝三钱，去心　　生蛤壳一两，先煎　　白芍三钱五分　　加橘白一钱

左　吐血屡发，鲜红而多，脉软弦。当此火令，尤易转重。

细生地四钱　　花粉三钱　　甘草三分　　石决明一两，煅，先煎　　墨旱莲三钱　　知母三钱

丹皮三钱五分，炒　　地骨皮三钱五分　　熟女贞三钱　　白芍三钱五分　　牛膝炭三钱五分

藕节五钱，炒　　加白茅根一两，去心

左　久咳络损，失血痰多，咳吐不流利，脉弦。积久肺痿。

鲜沙参四钱　　原金斛四钱，先煎　　桑白皮三钱五分，蜜炙　　玄参三钱五分

白杏仁四钱，去尖　　知母三钱五分　　地骨皮三钱五分　　墨旱莲三钱　　川贝三钱，去心

黛蛤散七钱，绢包　　生甘草四分　　竹茹三钱五分　　加鲜芦根一两，去节　　藕节炭五钱

左　白浊年余，日前失血，脉左软弦、右滑。宜存阴化湿热。

细生地四钱，炒　　甘草梢四分　　墨旱莲三钱　　聚精丸三钱，夜饭前淡盐汤吞服

知母三钱，盐水炒　　淡竹叶三钱　　熟女贞三钱　　朱灯心三分　　丹皮三钱五分，盐水炒

粉萆薢三钱　　连翘三钱

左　客冬失血，近日大发，咳嗽痰鸣，脉洪数而滑，发热口腻。防壅冒。

鲜桑叶三钱　　石决明一两，煅，先煎　　墨旱莲三钱　　十灰丸三钱，吞服

鲜生地一两，打　　黛蛤散七钱，绢包　　丝瓜络二钱，炒　　藕节五钱　　竹茹二钱

川石斛四钱　　通草一钱

左　失血，十年未发，近因伤风作呛，痰中带红，脘下筑紧，一身疲乏，脉弦，右微数。肺阴受损，未可泛视。

鲜桑叶三钱　原金斛三钱，打，先煎透　冬瓜子七钱　黛蛤散七钱，绢包

白杏仁三钱，去尖　玄参三钱五分，秋石五厘，拌　橘络七分　墨旱莲三钱

象贝三钱，去心　生甘草三分　丝瓜络三钱五分　藕节四钱，炒　加鲜芦根一两，去节

　　左　十余年前，有红症。近因感冒，咳逆带出痰红，肋间微痛，脉状软数。宜以先治上焦。

桑叶三钱　橘络一钱　川石斛四钱　生蛤壳五钱　苦杏仁四钱，去尖

丝瓜络二钱　竹茹三钱五分　茯苓四钱　象贝五钱，去心　生甘草四分

冬瓜子七钱　枇杷露一两，温服

　　左　倾跌之后，血上下溢，向有腹满痞块，脉弦、右如大。受损已甚，不易见功。

归身三钱五分，土炒　炒槐花三钱　墨旱莲三钱　冬瓜皮五钱　牛膝炭三钱五分

炒地榆三钱五分　熟女贞三钱　川石斛四钱　参三七七分，开水磨冲　炒银花三钱

怀山药三钱，炒　泽泻三钱，炒　加陈麦柴三钱

　　左　伤血，热血交作，脉微数。宜慎养。

鲜生地一两　花粉三钱　仙鹤草三钱五分，炒　藕节五钱，炒　石决明一两，先煎

知母三钱　丝瓜络二钱，炒　白茅根一两，去心　墨旱莲三钱　黛蛤散七钱，绢包

粉甘草四分

　　左　吐血之后，干呛气急，胸闷，脉数。防陡然涌吐。

鲜沙参五钱　鲜生地一两　枳壳三钱五分　橘白一钱　白杏仁四钱，去尖

墨旱莲三钱　竹茹二钱　茯苓四钱　象贝四钱，去心　仙鹤草三钱五分

冬瓜子七钱　通草一钱　加藕节五钱

　　左　客冬起，咳嗽痰多，有血，脉数微弦。病深矣，不易奏功。

款冬花三钱五分，蜜炙　白杏仁四钱，去尖　茯苓四钱　白前三钱五分

代赭石四钱，煅，先煎　川贝三钱五分，去心　生草四分　桔梗七分

生蛤壳一两　盐半夏三钱五分　紫菀一钱　冬瓜子一两　加白茅根一两，去心

　　左　吐血虚体，咳嗽音闪。肺损已甚，夏令火旺，尤难见功。

川石斛三钱　海浮石四钱　蜜炙百部七分　冬瓜子五钱　白杏仁四钱，去尖

生蛤壳一两，先煎　生草四分　玄参三钱五分　川贝三钱，去心　竹茹三钱五分

丝瓜络三钱五分　枇杷露一两，温服　加玉蝴蝶三分

　　左　吐血不止，大有壅胃之势。危病危急。

鲜生地一两，打　墨旱莲三钱　川贝三钱，去心　藕节炭五钱　生石膏一两，先煎

十灰丸三钱，绢包　黛蛤散一两，绢包　蚕豆花露一两，温服　牛膝炭三钱

粉甘草四分　丝瓜络三钱，炒

　　左　吐血发之不已，暑天尤宜加慎。

生地炭五钱，秋石五厘，拌　　鲜沙参五钱　　墨旱莲三钱

牛膝炭三钱五分，秋石五厘，拌　　川贝三钱，去心　　熟女贞三钱　　黛蛤散七钱，绢包

冬瓜子七钱　　石决明一两，煅　　加藕节炭五钱

左　咳嗽吐血，音哑，脉软数。喉痹告成，理之不易。

西洋参一钱　　黛蛤散七钱，绢包　　茯苓四钱　　南沙参三钱　　川贝三钱，去心

竹茹三钱五分　　玄参三钱　　川石斛四钱　　扁豆衣三钱　　加玉蝴蝶三分

左　咳嗽咽痒，吐血，脉数，心嘈。阴伤火炎，最防涌冒。

鲜沙参五钱　　白杏仁四钱，去尖　　黛蛤散一两，绢包　　知母三钱　　鲜生地一两，打

川贝三钱，去心　　甘草四分　　石决明一两，煅，先煎　　鲜芦根二两，去节　　冬瓜子一两

墨旱莲三钱　　十灰丸三钱，绢包

左　吐血咳嗽，所吐极多。劳伤、风热为病，理之不易。

鲜沙参七钱　　鲜生地一两，打　　黛蛤散七钱，绢包　　川贝三钱，去心

桑白皮二钱，蜜炙　　玄参三钱　　冬瓜子一两　　仙鹤草三钱五分，炒　　地骨皮二钱

知母二钱　　粉甘草四分　　十灰丸三钱，绢包　　加藕节炭五钱

左　吐血、便血之后，肠鸣腹胀。延防气散成臌。

制冬术三钱五分　　大腹皮三钱，洗　　牛膝炭三钱五分　　橘白一钱　　带皮茯苓五钱

冬瓜皮四钱　　川断三钱，盐水炒　　川楝子三钱五分　　怀山药二钱，炒　　生米仁三钱

藕节五钱，炒　　煅瓦楞粉七钱，绢包　　加炒谷芽四钱，绢包　　陈麦柴三钱

右　咳久肺胃两病。干呛甚则作吐，痰中带血，暮夜发热，脉数。此非细故，不可轻忽。

青蒿子三钱五分　　黛蛤散七钱，绢包　　丝瓜络二钱　　枇杷露二两，温服　　功劳叶三钱

冬瓜子一两　　墨旱莲二钱　　橘白一钱　　鲜沙参三钱　　川石斛四钱　　茯苓四钱

生草三钱　　加鲜芦根一两，去节

右　阵呛稍减，干咳尚甚，痰血得止。但夜热神疲，脉软数。阴损火郁，小效未可恃也。

鲜沙参四钱　　青蒿子三钱五分　　冬瓜子一两　　朱茯苓五钱　　桑白皮三钱五分，蜜炙

十大功劳三钱　　橘白一钱　　玄参三钱五分　　地骨皮三钱五分　　黛蛤散一两，绢包

丝瓜络二钱　　鲜芦根一两，去节　　加生谷芽五钱，绢包

右　客冬大失血，今腹大神疲，不时寒热，脉软。气阴两病，理之不易。

归身三钱五分，土炒　　大腹皮三钱，洗　　川断二钱，盐水炒　　泽泻三钱五分　　赤芍三钱

炙鸡金三钱，去垢　　沙苑子三钱，盐水炒　　炒谷芽四钱，绢包　　白蒺藜四钱，炒去刺

陈佛手一钱　　资生丸三钱，绢包　　藕节五钱　　加桑枝七钱　　川贝三钱，去心

生蛤壳一两，先煎

左　失血渐止，干咳尚甚，脉细数。宜润肺泄热。

鲜沙参五钱　黛蛤散一两，绢包　牛膝炭三钱五分　橘白一钱　白杏仁四钱，去尖

冬瓜子一两　墨旱莲三钱　丝瓜络三钱五分　川贝三钱，去心　生草四分

石决明一两，煅，先煎　枇杷露一两，温服　加鲜芦根一两，去节

左　久咳不已，上年失血，近吐痰薄而白，脉软。向患下痢，至今大便必痛。肝脾不调，肺肾两虚，理之不易。

制于术三钱五分　川贝三钱，米炒去心　橘白一钱　冬瓜子七钱　茯苓四钱

盐半夏三钱五分　生草三分　炙鸡金三钱，去垢　生米仁三钱　款冬花三钱五分，炙

生蛤壳一两，先煎　泽泻三钱　加苦参三钱五分　玉蝴蝶三分

左　久咳不已，痰秽兼有脓血，寒热往来，右胁痛，痛则吐血。肺脏已损，不可忽。

鲜沙参五钱　地骨皮二钱　银花三钱五分　知母三钱五分　白杏仁四钱，去尖

青蒿子三钱五分　丝瓜络二钱　淡芩三钱五分，炒　川贝三钱，去心　十大功劳三钱

甘草节四分　滑石三钱　加鲜芦根一两，去节

左　咳嗽音散，失血，脉软弦数，满咽红，着枕即咳。防成虚损喉痹。

鲜沙参四钱　桑白皮三钱五分　黛蛤散七钱，绢包　扁豆衣三钱　川贝三钱，去心

地骨皮三钱五分　冬瓜子一两　丝瓜络三钱五分　甜杏仁三钱，去尖　甘草四分

茯苓四钱　竹茹三钱五分　加玉蝴蝶三分　白石英四钱

左　痰中带血，小溲浑浊，大便不实，咳嗽，脉细。肺脾两病，不可轻忽。

桑白皮三钱五分，蜜炙　淡芩一钱　滑石四钱　扁豆衣三钱　白杏仁三钱，去尖

墨旱莲三钱五分　甘草梢四分　茯苓四钱　川贝三钱，去心　冬瓜子七钱　通草一钱

怀山药二钱，炒焦　加玉蝴蝶三分

左　脉弦数，咽关红肿，咳久音散失血。暑天尤难奏功也。

桑白皮三钱五分，淡蜜水炙　川贝三钱，去心　玄参三钱五分　扁豆衣三钱

地骨皮二钱，炒　白杏仁三钱，去尖　黛蛤散七钱，绢包　飞滑石三钱

粉甘草四分　竹茹三钱五分　冬瓜子一两　石决明一两，生，先煎

左　天寒则咳，甚则不能安卧，曾经失血，近日腹大，面黄。肺脾两病，防作喘。

苏梗三钱五分　白杏仁四钱，去尖　五加皮三钱　车前子三钱，包　杜藿梗三钱五分

象贝四钱，去心　鸡金皮三钱　猪苓三钱五分　大腹皮三钱　陈皮一钱　冬瓜皮三钱

泽泻三钱　加陈麦柴四钱

左（正号）　咳嗽起于失血之后，音闪痰多，胃纳式微，脉软弦数。肺胃两损，渐及中土。病已深入重地，理之不易。

南沙参三钱　川贝三钱，去心　怀山药二钱，炒　玄参三钱五分，秋石五厘，同炒

淡天冬三钱五分，去心　黛蛤散五钱，绢包　茯苓四钱　生草三分　川石斛四钱

甜瓜子三钱，去皮尖　扁豆衣三钱　玉蝴蝶二分　加生谷芽五钱，绢包

左　血止复来，干咳胁痛，心宕，脉细数。病易反复，诸须慎之。

鲜沙参五钱　黛蛤散一两，绢包　白杏仁四钱，去尖　川贝三钱，去心　鲜生地七钱

墨旱莲三钱　冬瓜子一两　丝瓜络二钱　川石斛四钱　熟女贞三钱　生草四分

十灰丸三钱，绢包　加鲜芦根一两，去节

左　客冬吐血，鼻衄，刻下胸闷神疲，脉弦、右软，拟清理痰湿。

瓜蒌皮四钱，切　象贝四钱，去心　猪苓三钱五分　广郁金一钱　新会皮一钱

枳壳三钱五分　泽泻三钱　干菖蒲七分　法半夏三钱五分　竹茹二钱　滑石四钱

通草一钱　加生谷芽五钱，绢包

左　吐血纠缠，吐时头顶发热，脉软数。宜育阴潜阳，导热下行。

元武板七钱，水炙　墨旱莲三钱　黛蛤散一两，绢包　藕节炭七钱

原生地五钱，海蛤粉拌　知母三钱　十灰丸三钱，吞服　牛膝炭三钱五分

石决明一两，盐水煅，先煎　川贝三钱，去心　丝瓜络三钱，炒　鲜芦根一两，去节

加蚕豆花露一两，温服　花粉三钱

左（正号）　昔年吐血之后咳嗽不已，左胁痛，易寒易热，脉细弦、左软。肺肾阴亏，不能收摄肝木，木火烁金，最防血证反复。

鲜沙参四钱　桑白皮三钱五分，蜜炙　黛蛤散一两，绢包　川石斛四钱

甜杏仁三钱，去尖　地骨皮三钱五分　橘络一钱　茯神五钱　川贝三钱，去心

粉甘草四分　丝瓜络三钱　枇杷露一两，温服　加白茅根一两，去心

左　肝木乘肺胃，咳嗽失血，兼之肾关不固，且脘次结硬，脉弦。宜先治所急。

鲜沙参四钱　墨旱莲三钱　茯苓四钱　藕节五钱　黛蛤散一两，绢包　熟女贞三钱

橘白一钱　白茅根一两，去心　川贝三钱，去心　十灰丸三钱，吞服　竹茹三钱五分

加冬瓜子一两

左　曾病满口失血，迩来痰嗽带红，脉细数。阴伤火郁，不可忽视。

鲜沙参五钱　黛蛤散一两，绢包　墨旱莲三钱　丝瓜络三钱五分　鲜生地七钱

川贝三钱，去心　熟女贞三钱　竹茹三钱　鲜芦根一两，去节　石决明一两，煅，先熏

生草四分　冬瓜子一两　加玉蝴蝶三分

左　脉细数，满口失血，咳嗽胸闷。阴薄火浮，最防壅冒。

鲜沙参五钱　川贝三钱，去心　十灰丸三钱，吞服　藕节五钱　鲜生地一两，打

冬瓜子一两　牛膝炭三钱五分　鲜芦根二两，去节　黛蛤散一两，绢包

甜杏仁三钱，去尖　扁豆衣三钱　仙鹤草三钱五分　加蚕豆花露二两，温服

左　咳嗽带血，纳少神疲，脉细数。渐成虚损，勿忽。

　　鲜沙参四钱　黛蛤散七钱，绢包　丝瓜络二钱　仙鹤草三钱五分　白杏仁三钱，去尖
　　冬瓜子一两　滑石四钱　藕节四钱　川贝三钱，去心　蜜炙百部七分　墨旱莲三钱
　　十灰丸三钱，吞服　加白茅根一两，去心

左　咳嗽少松，痰多、血不净，脉弦微数。宜存阴泄火。
　　鲜沙参五钱　黛蛤散一两，绢包　冬瓜子一两　川石斛四钱　川贝三钱，去心
　　橘白一钱　茯苓五钱　枇杷露一两，温服　青盐半夏三钱五分　竹茹二钱
　　丝瓜络二钱，炒　玉蝴蝶二分　加白茅根一两，去心

左　伤血后，咳嗽不已，骨节痛，食下腹中不适，脉弦。理之不易。
　　川石斛四钱　黛蛤散七钱，绢包　仙鹤草三钱五分　大腹皮三钱，洗　陈皮一钱
　　川贝三钱，去心　十灰丸三钱，吞服　炙鸡金三钱，去垢　盐半夏二钱
　　冬瓜子一两　丝瓜络二钱　加鲜稻叶三钱　藕节五钱

右　咳嗽四月不止，近日吐血，咳不畅，脉不畅。热郁肺伤，防吐血大作。
　　鲜沙参五钱　桑白皮三钱五分　黛蛤散一两，绢包　滑石五钱　白杏仁四钱，去尖
　　地骨皮三钱五分　冬瓜子一两　通草一钱　川贝三钱，去心　生草五分
　　丝瓜络三钱，炒　加鲜芦根一两

左　失血屡发，干呛无痰，面无华，胃呆，脉软弦，乍寒乍热，便通。子母同病。
宜金水双调，以防延成本证。
　　南沙参三钱　细生地四钱　冬瓜子一两　茯苓四钱　甜杏仁四钱，去尖
　　生鳖甲三钱，先煎　生草三分　橘白一钱　川贝三钱，去心　黛蛤散七钱，绢包
　　十灰丸三钱，包煎　盐半夏三钱五分　加玉蝴蝶二分　金水六君丸三钱，绢包

左　咳嗽激痛胸次，失血止，痰仍厚，大便溏，脉弦。宜肺脾。
　　桑白皮二钱　冬瓜子一两　扁豆衣四钱　淡芩三钱五分，炒　白杏仁三钱，去尖
　　竹茹三钱五分　茯苓四钱　鲜芦根一两，去节　川贝三钱，去心　黛蛤散七钱，绢包
　　泽泻三钱　焦麦芽五钱，绢包

左　五六日前大失血，近增脘痛，得食作泛，舌黄，二便俱热。温邪郁肺，动营
防复失血。
　　生地炭七钱　二至丸三钱，绢包　代赭石四钱，煅，先煎　藕节五钱，炒
　　石决明一两，生，先煎　白杏仁四钱，去尖　竹茹三钱　鲜芦根一两，去节
　　黑山栀三钱　旋覆花三钱五分，绢包　知母三钱　枇杷露一两，温服

左　客腊咳嗽，今春痰血，纳如常。肺络受损，迁延非宜。
　　生地炭七钱　白杏仁四钱，去尖　黛蛤散七钱，绢包　藕节五钱，炒
　　石决明一两，煅，先煎　川贝母三钱，去心　知母三钱　枇杷露一两，温服
　　牛膝炭三钱五分　二至丸三钱，绢包　冬瓜子一两

右 咳呛早暮为甚，甚则呕吐，曾经见红，乍寒乍热，脉软弦，不思，舌薄白少苔，便溏。体虚病不易奏功。

上西芪三钱五分　防风根三钱，同炒　川贝三钱，去心　竹茹三钱　茯苓四钱

上于术三钱五分　盐半夏三钱　生草四分　白石英三钱，煅，先煎　海蛤壳一两，先煎

冬瓜子七钱　玉蝴蝶三分

孙先生 吐血之后，腰脊作痛，足膝少力，神思疲乏。无非本原受损之象，最防咳嗽纠缠。禀气本薄，与虚损一途极近。药培补之日，尚须加慎起居为要。

潞党参二两，直劈，秋石三分，拌炒　淡天冬一两五钱，去心

龟板胶二两，绍酒浸，收膏时入　杜仲三两，盐水炒　北沙参四两

制首乌四两　怀山药三两，炒黄拌　沙苑子四两，盐水炒

大熟地七两，海蛤粉拌炒　清阿胶二两，绍酒浸，收膏时入　墨旱莲三两

粉甘草四钱　大生地七两，炒松　雪梨膏四两，收膏时入　熟女贞三两

大白芍一两五钱　左牡蛎七钱，盐水煅，先煎　川贝末三两，收膏时入

藕节炭五钱　粉丹皮一两五钱

井华水浸，如法滚煎三度，去渣烊入阿胶、龟板胶、雪梨膏、川贝末搅和收膏，每早服一调羹。

痰饮门

左　咳嗽痰多，气急。脉微数。此属痰饮，治在肺脾。

瓜蒌皮三钱，切　归身三钱五分　生米仁三钱　玉蝴蝶七分

薤白头三钱五分，去苗，酒浸　茯苓五钱　生蛤壳一两，先煎　川断二钱，盐水炒

宋半夏三钱五分　甘草炭四分　冬瓜子七钱　资生丸三钱，绢包

左　积痰不出，咽痒痛，口干，脉弦、左如大。起于痰饮喘急之后，理之甚非易易。

瓜蒌皮三钱，切　白杏仁三钱，去尖　玄参三钱　茯苓三钱　橘白一钱　紫菀三钱五分

海浮石三钱　川石斛三钱　盐半夏三钱五分　竹茹三钱五分　粉甘草五分

马兜铃七分　枇杷露一两，温服

左　脾湿蒸痰，痰贮于肺，肺气上逆，咳逆气急，倚几不得卧，舌白黄，背恶寒，少寐，脉软数。防作喘，毋忽。

归身三钱五分　苏子三钱五分　旋覆花三钱五分，绢包　盐半夏三钱　款冬花三钱，炙

白芥子一钱　代赭石四钱，煅，先煎　冬瓜子七钱　白杏仁四钱，去尖　海浮石四钱

朱茯苓四钱　玉蝴蝶二分　生谷芽五钱，绢包

左　病久，阴阳并亏，五脏不虚，近日所最虑者，肾不纳，肺不降，浮阳上越，痰不化，自汗不已，气急不止，自觉胸闷，不能饮食，约已六昼夜，不能合目。病情危急已极，而又大便不实，畏热作躁，脉虚数促，脏真如失所司，理之颇非易易。

大熟地一两，切小块，急火煎四五十沸去渣　蛤蚧尾一对，盐水炙　左牡蛎二两

抱木茯神六钱，朱砂拌　苍龙齿五钱，以汤煎药　南沙参四钱　海浮石五钱，先煎

怀山药五钱，炒焦　紫石英五钱，煅，先煎　川贝三钱，去心　紫河车根五钱

甘草炭三分

左　昨进介类潜阳，养肺运痰，以河间浊药清投之意，施之冲气自汗，幸较平静。无如平素操劳，今病日久，肾纳失司，积痰上壅，阳不入阴，冲不卫外，昼夜不能合目，动即汗出汲汲，近又脾胃两夺，食物不进，大便频下，中运无权，用药尤觉为难。面浮手肿四末不暖，根蒂极不固，阴阳俱惫，早已不言而喻。补阴易于滞痰，补气又

易升阳，姑为图维，以冀气顺胃醒，汗止能寐为本。

大熟地一两　蛤蚧尾一对，盐水炒　盐半夏二钱　怀山药六钱　苍龙齿五钱，先煎

紫河车根五钱　海浮石七钱　抱木茯神六钱，辰砂拌　左牡蛎二两，先煎

北秫米五钱，绢包　南沙参五钱　首乌藤四钱　生白芍三钱　紫石英七钱，煅，先煎

浮小麦一两，绢包，煎汤代水

左　阴分不足，气火偏升，头晕易耳鸣，遍体作胀。以脉合证，似乎中有痰浊，痰壅无形之气，气灼有形之痰，夜来作躁多梦，痰黏。标本同病，宜择要先治。

桑叶三钱五分　细生地三钱　旋覆花三钱五分，绢包　大白芍三钱　丹皮二钱

玄参三钱五分　煅瓦楞粉一两，绢包　连翘三钱　石决明一两五钱，煅，先煎

川石斛四钱　紫贝齿一两，生杵，先煎　黑山栀二钱　陈佛手三钱五分

《医统》沉香化气丸三钱

左　痰湿阻碍气化，清不升，浊不降，清浊不分，致气少下达，脘次如隔。脉状细涩，舌白黄，少寐。病根实深，草木之功有限，图治洵非易易。

苏子三钱五分，炒　淡吴萸三分，淡盐水炒　橘红一钱　火麻仁泥一两

白芥子三钱五分　淡干姜三分　制半夏三钱五分　霞天曲三钱五分

莱菔子四钱，炒　沉香片四分　全瓜蒌一两，切　绿萼梅三钱五分，去蒂

朱磁丸五分，以枇杷露一两，调服

左　脾为生痰之源，肺为贮痰之器，脾湿蒸痰，上输于肺，肺气不降，至咳逆痰多，动即气急。舌薄白，脉濡。病根深远，理之不易。

归身三钱五分　苏子三钱五分，炒　旋覆花三钱五分，绢包　冬瓜子七钱

款冬花三钱，炙　白芥子一钱　代赭石四钱，煅，先煎　清炙甘草三分

白杏仁四钱，去尖　莱菔子四钱，炒　海蛤粉七钱，绢包　茯苓四钱　玉蝴蝶三分

右　积痰贮肺，肺失清肃，咳逆痰多而白，胸闷知饥，不能食，食则胸脘不适，舌白，大便不多，脉软。肺脾同病。肝木乘之，病实。宜择要治。

旋覆花三钱五分，绢包　白杏仁四钱，去尖　广郁金一钱　枇杷露一两，磨冲另服

鸡内金三钱，炙去垢　代赭石四钱，煅，先煎　象贝五钱，去心　竹茹三钱，玫瑰水炒

车前子四钱，包　海蛤粉七钱，绢包　冬瓜子七钱　大腹皮三钱，洗　玉蝴蝶三分

生熟谷芽各五钱，绢包

左　心肝不潜，痰热上扰，妄语不寐，便闭。宜镇肝涤痰。

上川连五分，盐水炒　竹茹三钱　陈胆星七分　朱茯神五钱　石决明一两，生，先煎

竺黄片三钱　连翘三钱　紫贝齿一两，生杵，先煎　黑山栀三钱

白金丸三钱五分，绢包　青礞石三钱五分，煅，先煎　鲜竹沥一两，冲服

左　脾不健运则生痰，痰贮于肺，肺失肃降，咳逆气急，痰白，脉左细弦、右软，

舌垢，胃呆，午后心中作躁。病深药浅，不易见功。

桑白皮三钱，蜜炙　象贝四钱，去心　生蛤壳一两，先煎　茯苓四钱　款冬花四钱，炙

陈皮一钱　冬瓜子一两　白石英四钱，先煎　白杏仁四钱，去尖　宋半夏三钱五分

生甘草三分　玉蝴蝶三分　苏子三钱五分，盐水炒

左　痰湿内阻，风寒外乘，中焦运融不宣，胸背彻痛，病属胸痹。音哑，脉数而不畅，最防渐转噎膈。

全瓜蒌四钱，淡姜水炒　紫菀一钱，蜜水炙　枳壳三钱五分　茯苓四钱

薤白头三钱五分，去苗，酒浸　桔梗七分　广郁金三钱五分　戌腹米三钱，绢包

宋半夏三钱五分　干菖蒲七分　苦杏仁四钱，去尖，勿研　陈佛手一钱，开水磨冲

左　痰饮气急。咳嗽，冬寒尤剧，腹中不舒，大便不实，脉软弦带滑。当宗《金匮》外饮治脾立方。

漂白术三钱五分　泽泻三钱五分，炒　陈皮一钱　白芥子一钱　茯苓五钱

归身三钱五分，土炒　宋半夏三钱五分　生米仁四钱　猪苓三钱五分

款冬花三钱五分，炙　苏子三钱五分，炒　紫石英四钱，煅，先煎　冬虫夏草三钱五分

左　向患积饮作吐，客冬升塞胸痛，至今形瘦纳少，脉沉细，咳嗽带血。病道深远，不易治。

苏子三钱五分，炒　款冬花三钱五分，炙　茯苓四钱　霞天曲三钱，绢包

白杏仁四钱，去尖　陈皮一钱　猪苓三钱五分　川石斛三钱　象贝四钱，去心

宋半夏三钱五分　泽泻三钱　炒谷芽五钱，绢包

左　客冬背寒，今肠鸣濯濯，如囊裹浆，小溲少，痰多，胸闷，脉细。积饮阻遏中阳，一时不易速效也。

桂枝四分　猪苓三钱五分　陈皮一钱　炙鸡金三钱，去垢　漂白术三钱五分　泽泻三钱

法半夏三钱五分　大腹皮三钱，洗　茯苓五钱　车前子三钱，包　白芥子一钱

五加皮三钱　陈麦柴三钱

左　痰湿壅阻气分，气虚升降未能自如，足肿入腿，少腹胀，夜卧气升，脉濡。须速为解散。

旋覆花三钱五分，绢包　新会皮一钱　五加皮三钱　肚坎脐一条，酒洗

代赭石四钱，煅，先煎　宋半夏二钱五分　车前子三钱，包　胡桃肉三枚

白杏仁四钱，去尖　茯苓四钱　冬瓜子七钱　沙苑子三钱，盐水炒

左（正号老公租）　气不化湿，湿郁蒸痰，痰气窒滞，腹中不能舒转自如，大便不流利，头蒙，脉软带微弦。三阴同病。当循序理之。

瓜蒌皮三钱五分，炒　炙鸡金三钱，去垢　茯苓皮四钱　陈麦柴三钱　新会皮一钱

大腹皮二钱，洗　五加皮三钱五分　炒谷芽四钱，绢包　法半夏三钱五分　陈佛手一钱

白芍三钱五分　春砂末四分，同炒　川石斛三钱　玫瑰花瓣一钱

　　右（正号）　胃浊不降，积饮作吐，半月来饮食不思，脘腹作痛，痛至神思疲乏，脉软，不寐，寐则惊惕，舌黄。防积久成膈。

旋覆花三钱五分，绢包　上川连五分，盐水炒　朱茯神五钱　石决明一两，煅，先煎

煅瓦楞粉一两，绢包　淡吴萸二分，盐水炒　枳壳三钱五分　生谷芽五钱，绢包

川石斛四钱　乌梅肉三分　竹茹三钱　绿萼梅瓣一钱

　　左（正号寿翁）　据述病情，一无出入。咳嗽日久，津液耗烁殆净，舍培补，别无善策。所询洋参参须，尽可另服。

潞党参三钱五分，米炒　制于术三钱五分　橘白一钱　炒长须谷芽五钱，绢包

麦冬三钱五分，去心　蛤蚧尾一对，秋石五厘合焙　盐半夏三钱五分

北五味子三分，盐水炒　肚坎脐一条，洗去垢　川石斛四钱

　　左　痰湿热尚多逗留。舌根苔不清，脉带弦，胃纳呆钝，脘次尚未全舒。拟再流利气机，舒畅中宫，以复升清降浊之常。

瓜蒌皮三钱，切　炙鸡金三钱，去垢　淡吴萸二分，盐水炒　陈佛手一钱　杏仁泥三钱

大腹皮三钱，洗　茯苓四钱　川通草一钱　火麻仁泥四钱　白芍三钱五分

宋半夏三钱五分　炒谷芽五钱，绢包

　　左　痰堵胸次，大便不行，昨宵发热，舌黄，脉数。急宜表里两治。

鲜藿香三钱　秦艽三钱　枳壳三钱五分　莱菔子四钱，炒　鲜佩兰三钱

白杏仁四钱，去尖　竹茹二钱　赤芍四钱　大豆卷三钱　牛蒡三钱，研

陈皮一钱　泽泻三钱　玉枢丹末三分，开水调服

　　左　气急痰嘶较平，胸闷，畏风不尽。宜即守前意增损。

瓜蒌皮四钱，切　白芥子一钱　陈皮一钱　生米仁四钱　薤白头三钱五分，去苗，酒浸

莱菔子三钱，炒　紫菀一钱，蜜炙　白前三钱五分　宋半夏三钱五分　枳壳三钱五分

款冬花三钱五分，炙　竹茹三钱五分　白杏仁四钱，去尖

　　左　积痰作迷，迷则神蒙，兼之小溲色深，脉软弦滑数。宜先治痰湿。

全瓜蒌四钱，切　紫菀三钱五分，炙　白杏仁四钱，去尖　橘红一钱

薤白头三钱五分，去苗，酒浸　枳壳三钱五分　莱菔子四钱，炒　猪苓三钱五分

制半夏三钱五分　竹茹三钱五分　制南星一钱　泽泻三钱　干菖蒲一钱

　　左　脾为生痰之源，肺为贮痰之器。脾不运则生痰，肺不降则咳呛。吐出尽系白沫黏韧之痰，咳甚则头晕，脉弦滑，右耳鸣响失聪。拟宗金匮外饮治脾立方。

漂白术三钱五分　盐半夏三钱五分　白杏仁四钱，去尖　新会皮三钱五分　茯苓四钱

海浮石四钱　白前三钱五分　冬虫夏草三钱五分　川贝母三钱五分，去心

生蛤壳七钱，先煎　竹茹三钱五分　生谷芽五钱，包　磁朱丸四钱，绢包　玉蝴蝶二分

左 积痰积湿，肺脾受病。气急咳逆，吐痰不爽利，脉弦。宜泄肺下气，以防作喘。

瓜蒌实四钱，淡姜水炒切　苏子三钱五分，盐水炒　旋覆花三钱五分，绢包　冬瓜子四钱

薤白头三钱五分，去苗，酒浸　白芥子一钱　代赭石四钱，煅，先煎　茯苓四钱

盐半夏三钱五分　海浮石四钱　白石英四钱　玉蝴蝶二分　冬虫夏草一钱

甘草炭四分

左 痰饮肺脾病也。脾不化湿，由湿蒸痰，痰输于肺，肺气不降，致咳逆不已，精微之气尽化为痰。舌垢，口干不多饮，气不至故燥，中无阳故不渴，脉软弦。宜标本两治。

白石英五钱，先煎　川贝三钱五分，去心　生米仁四钱　冬虫夏草一钱，炙

海蛤粉五钱，包　盐半夏三钱五分　茯苓四钱　玉蝴蝶三分　指迷茯苓丸四钱，包

左 痰饮着凉即发，此肺脾病也。累年纠缠，最恐激动根株，殊不可忽。

六君子丸四钱，包　白杏仁四钱，去尖　白石英四钱，煅，先煎　冬虫夏草一钱，炙

归身二钱　生蛤壳一两五钱，先煎　紫衣胡桃肉二枚　玉蝴蝶二分　款冬花三钱，炙

冬瓜子五钱　茯苓四钱　炒谷芽五钱，包

左 肺虚久喘动肾，胃家痰热上亢，气急痰嘶，神识迷蒙，舌糙燥无津，气不至口燥，中无阳故不渴，脉至数不匀。肢振病深药浅，不易立方。

鲜藿斛　左牡蛎　玄参　海浮石　西洋参　紫石英　川贝　竺黄片

生地炭　河车根　盐半夏　茯苓

左 痰饮伏根已深，吐痰不利，气急，舌根垢。肺脾同病，最易喘急生波。拟宗《金匮》外饮治脾立方。

桂枝四分　苏子三钱五分，炒　橘红一两　冬瓜子七钱　漂白术三钱五分

白芥子一钱　制半夏三钱五分　生草四分　茯苓四钱　莱菔子四钱，炒

海蛤粉七钱，包　紫衣胡桃肉二枚　冬虫夏草一钱，炙　玉蝴蝶三分

左 舌白根腻，右肋下痛，得食作泛，腹鸣，小溲少，腰脊酸，脉濡滑。痰湿阻遏升降，防延噎膈。

瓜蒌实三钱，重姜水炒切　旋覆花三钱五分，包　生米仁三钱　陈佛手一钱

薤白头三钱五分，去苗，酒浸　代赭石五钱，煅，先煎　橘红一钱　桑枝一两，切

盐半夏三钱　煅瓦楞粉一两五钱，包　茯苓四钱　丝瓜络三钱　葛花解醒丸三钱，包

新阳县陈企南大令吾师出诊方 痰饮为表邪所遏，肺胃之气不能宣降下行，熏蒸旬日，痰湿热无一不从火化，咳逆气粗，肌灼神躁，所吐尽是浓黄黏稠之痰，痰者火之标，火甚则逼动肝木，加以心营素亏，浮火益烈，已有抽搐糊语，喘急不寐等状，脉来弦动不调。病属上实下虚，正不敌邪，正值攻补两碍，风波叠起之际，暂以徐之

才轻可去实之法进之。以观动静，倘能即此应手，最为幸事。

南沙参　紫贝齿　朱茯神　玉蝴蝶　川贝　朱连翘　海蛤粉　蛤蚧尾

宋半夏　赤芍　海浮石

另服：上濂珠　鲜竹沥

夜服：黛蛤散七钱，包　知母三钱　竺黄片三钱　朱茯苓五钱　川贝三钱　甜瓜子七钱　生石决明二两，先煎　生草四分　鲜芦根二两

翌日再诊　考痰饮一证，《内经》只论饮而未言及痰，至汉张仲师始创论痰饮及悬饮、支饮，并留饮、伏饮之说。治其源，不外内饮治肾，外饮治脾。然病因非一端，病之牵涉亦无一定，就现在所病，昨日几有痰热内火，一齐升越，上扰神明，下激肾真之势，斟酌再三，以清金制木，下痰顺气进之，今脉状较能敛静，舌垢较能化薄，气急较平，形色较正，昨寐颇能宁谧，此皆病之有减无增之佳象也。但气阴已乏，痰火犹重，肺降肾纳不充如循常度。惟有养阴分以敛浮游之火，清痰热以复肃降之令，加以息心养神，俾可气顺痰化，早得奏效为幸。

西洋参　宋半夏　石决明　甘草　南沙参　黛蛤散　白石英　玉蝴蝶

川贝母　海浮石　朱连翘　蛤蚧尾

另服：鲜竹沥一两　入化橘红二分　上濂珠粉

是夜汤头用：

玉泉散四钱　南沙参　代赭石四钱　紫贝齿一两　冬瓜子一两　海浮石五钱

朱拌抱木茯神六钱　甜杏仁三钱　鲜芦根二两

再诊　经曰：阳气者，烦劳则张，大患，心阳动则浮阳亦动，肝火升则气火亦升，火升则痰来，阳浮则易喘，所以息心涤虑，最为定喘降痰之妙法。刻下痰浓带黑，积饮蒸痰，邪火煅炼而然也。咳多即气急，肺失肃降，上实下虚也。夜来语多错杂，易有神思躁扰之象，阴不涵阳，痰火上扰神明也。脉左弦、右滑数，已无错综之状，舌垢退而底苔尚厚，痰热之重不言而喻。本元虽弱，尚不能骤求峻补。今方拟泄火化痰，为急则治标之法，佐以育阴安神，俾标本不致偏胜。

羚羊角　原金斛　代赭石　甜瓜子　西洋参　川贝　海浮石　白茅根

南沙参　宋半夏　紫贝齿　真珠粉四分　竹沥二两　入化橘红二分

（蛤蚧已进两次，今可撤去矣。）

另用：参须七分，用秋石三厘同拌　生地炭四钱　紫石英四钱，同打

清煎，时时饮之，可以养气纳气，不滞痰浊。

夜服汤头，再入：抱木茯神五钱　蜜炙夜合欢三钱五分　炒香枣仁一钱

翌日再诊　昨竟安和，夜来稍有烦躁，旋即安寐，又得大便，并无糊语不宁等状。且腹中自然之气已能由渐运动。此痰火解开，心肾交而肝肺升降得和之佳景也。今晨

右脉滑数得减，左部尚觉弦疾上驶。上焦所蕴痰热较化，心营虚而肾不摄肝，肝木犹未遽平也。所病本非一朝一夕而得，所虚亦非一脏一经之损，药以治病，尤宜养息以治本。至用药一道，痰热必须清理也。不清则火易动痰，痰易壅气作喘也。阴分不得不养也，不养则水不济火，火辄上浮，反复易如反掌也。气分又不能不利，否则气不运痰，痰浊中阻，其升降之隧道又属可虑之至也。今方拟清上而不涉中下，养气而勿令动火，育阴而不滞痰浊，标本兼治，方有裨益。

羚羊角三钱五分，另煎　西洋参三钱五分　知母三钱五分　抱木茯神四钱，辰砂拌

石决明一两半，煅，先煎　南沙参四钱　川贝三钱五分，去心　枣仁三钱五分

原金斛四钱　海浮石四钱　宋半夏三钱五分　竹沥一两，冲入

仍用人参须　生地炭清煎饮之。

是夜汤头所用：

朱茯神　枣仁　煅瓦楞壳　北秫米　夜合花　宋半夏

翌日再诊　病情化险为夷，转机迅速，甚为可喜之至。溯发病之始，风寒伤其外，烦虑困其中，停痰积饮为表邪触之而发，因气弱不运而阻肺胃失宣，中阳被遏，以温药和之，正合病机，无如本体不充，既不能尽达表邪，复不能全撤病饮，日复一日，所谓痰饮也，风寒也，无一不蒸热化火，上壅肺气，下动肾真，既扰肝风，复乱心神，已致危象毕集，几难着手，斟酌再三，始以舍常求变之法应之，专以急则治标为宗旨，幸而日起有功，然所损已非浅少矣！今诊脉数象较退，弦象较和，已无鼓指上驶之象，而嫌和缓不足，且舌苔发黄，痰热尚多未解，不能不格外谨慎。至神思不振，夜安寐，间有不宁，皆属病后应有之象，循法善调，加以息心调养，自可日臻坦境矣！

羚羊角　原金斛　川贝　枣仁　石决明　全瓜蒌　知母　甘草　西洋参

宋半夏　茯神　连翘　竹沥

起翁先生　湿痰生于脾，贮于肺，蒸为痰饮，已历四年。今发咳逆痰多，动即如喘，面浮足肿，脉软、尺更弱，右寸关滑数。气虚运迟，下摄不足，延属喘满并剧，未可忽视。

杜苏子二钱，炒　漂白术三钱五分　白芥子一钱　煅瓦楞壳一两，先煎

戈制半夏一钱，研末冲服　茯苓五钱　白杏仁四钱，去尖，勿研　甘草炭五分

款冬花二钱，炙　泽泻三钱五分　车前子四钱，炒，绢包　生米仁四钱

蛤蚧五分，去头煎，盐水焙

翌日再诊　痰饮积久，肺经之病累及肝肾，上气喘急，胸次不宽，脉软弦，按之不调，舌尖中干、边灰余糙。上实下虚，攻补两不易，时正大节，尤为棘手之至。

真枫斛三钱　紫石英六钱，先煎　茯苓三钱　车前子四钱，包　生蛤壳三钱，先煎

肚坎脐一条，洗去垢　款冬花三钱五分，蜜水炙　沙苑子三钱，盐水炒　宋半夏三钱

蛤蚧尾一对，洗去鳞，秋石水焙　甘草炭五分　白芥子一钱　玉蝴蝶三分

左（膏方）　肺为气之主，肾为气之根，肺为贮痰之器，脾为生痰之源。盖脾运稍迟，即易由湿化痰，上输于肺，即有咳逆之患，久则因痰伤气，肺病及肾。今所病并不甚，而伏根不浅，必须纳气立中，以治脾肾之本，下气化痰，以复肺气肃降之常。

潞党参三两　归身一两五钱　雪梨膏三两，收膏时入　玄参一两五钱　制首乌四两

海蛤壳九两，先煎　二仙胶一两半，收膏时入　甘草炭四钱　上西芪一两半

杜苏子一两半，盐水炒　甘杞子二两，盐水焙　冬虫夏草六钱　大熟地四两

春砂末三钱，炒　盐半夏三两　紫石英七两，煅，先煎

蛤蚧一对，去头足，秋石水焙，另煎，收膏入　漂白术二两　枳壳三钱五分，同炒

川贝母二两，去心，研末，收膏时入　潼蒺藜四两，盐水炒　金毛脊去毛炙　浙茯苓四两

海浮石七两　厚杜仲三两，盐水炒　陈佛手一两五钱

用长流水浸一宿，翌日滚煎三度，滗去滤清，入雪梨膏、二仙胶、川贝末，搅和，再入蛤蚧汤，徐徐收膏。每早服半超，渐加至一超，如有感冒须暂停之。

左　久病咳嗽，下汲肾水，刻下由肺传脾，腿足肿，大便溏泄，脉细软。气急面浮，杳不思食。病深已甚，理之不易。

桂枝四分　猪苓三钱五分　代赭石五钱，先煎　冬瓜皮五钱　漂白术三钱　泽泻三钱

川贝母三钱　戈制半夏五分　茯苓五钱　旋覆花三钱五分，包　水姜片五分

陈麦柴三钱　生谷芽五钱　盐半夏三钱

朱，左　痰饮由脾传肺，肺病作咳，累及于肾，渐增气急，吐痰厚薄不定，小溲赤，脉濡弦，大便溏，腿足肿，舌垢，口渴不多饮。气不至故燥，中无阳，故不渴，胃纳不开，渐至脏真日竭，最虑腹满增喘。

金水六君丸五钱，绢包　淡芩炭三钱五分　款冬花三钱　紫衣胡桃肉三枚

白石英五钱，煅，先煎　川贝三钱，去心　冬瓜子七钱　竹茹三钱　盐半夏三钱五分

海蛤粉七钱，绢包　茯苓四钱　玉蝴蝶三分　通天草一钱　生谷芽五钱

噎膈门（附反胃嗳呃）

左 噎膈重证，且吐血，脉右细、左弦。不易奏效。

旋覆花三钱五分, 绢包　橘白一钱　藕节炭五钱　煅瓦楞粉一两, 绢包

白石英五钱　青盐半夏三钱五分　沉香片三分　茯苓四钱　川通草一钱

生谷芽五钱, 绢包

左 痰气不调，嗳呃久不止，兹百节酸痛，头晕如咳。肝、肺、肾悉亏，须由渐调理。

紫石英四钱, 煅, 先煎　川贝母三钱, 去心　金毛脊三钱, 炙去毛　丝瓜络三钱五分

制首乌五钱　生蛤壳一两, 先煎　川断三钱, 盐水炒　玉蝴蝶七分　北沙参三钱

生草四分　杜仲三钱, 盐水炒　桑枝一两, 切

右 气逆上塞，不能食，脉不畅。宜下气疏中。

旋覆花三钱五分, 绢包　枳壳三钱五分　广郁金一钱　绿萼梅一钱, 去蒂

代赭石四钱, 煅, 先煎　橘红一钱　干菖蒲七分　川楝子三钱五分, 炒

左金丸一钱, 吞服　法半夏三钱五分　茯苓四钱

左 膈气胸胁痛，不能食。病道深远，不易图功。

南沙参四钱　上川连四分, 盐水炒　旋覆花三钱五分, 绢包　全瓜蒌七钱, 打

淡吴萸三分, 盐水炒　煅瓦楞粉一两, 绢包　盐半夏三钱　淡姜渣四分

丝瓜络三钱　车前子四钱, 绢包　绿萼梅一钱, 去蒂　茯苓五钱

戌腹米三钱五分, 绢包

右 得食作噎，噎甚则吐，脉弦，右不畅。延防成膈。

旋覆花三钱五分, 包　苏子三钱五分　淡吴萸二分　沉香片四分　白芥子七分

煅瓦楞粉一两, 包　橘红一钱　茯苓四钱　代赭石四钱, 先煎　莱菔子三钱, 炒

制半夏三钱五分　戌腹米三钱　绿萼梅瓣一钱

左 膈气之状稍愈，呕吐渐止，食下作痛亦得瘥，惟腹胀不已，肠鸣嘈杂，脉左濡、右滑。宜肝脾两治。

上川连四分, 姜水炒　茯苓四钱　大腹皮三钱, 洗　戌腹米三钱, 包

淡吴萸二分，盐水炒　　炙鸡金三钱，去垢　　火麻仁泥五钱　　泽泻三钱五分

法半夏三钱五分　　陈佛手三钱五分　　川通草一钱　　陈麦柴三钱　　绿萼梅瓣一钱

右　食下咽阻，呕吐腻痰黄水，脉软数。此上焦膈也。近增寒热当治所急。

青蒿子三钱五分　　旋覆花三钱五分　　橘白一钱　　川通草一钱　　白蒺藜四钱

煅瓦楞粉一两，包　　盐半夏三钱五分　　戍腹米三钱　　白杏仁四钱　　竹茹二钱

象贝四钱　　干菖蒲五分

左　上焦膈塞稍松，寒热稍愈，脉数，腮肿。当治所急。

桑叶三钱五分　　旋覆花三钱五分，绢包　　象贝四钱，去心　　川通草一钱

白蒺藜四钱，炒去刺　　煅瓦楞粉一两，包　　干佩兰三钱五分，后下　　干菖蒲七分

青蒿子三钱五分　　盐半夏三钱五分　　茯苓四钱

左　食下，气顶作吐，脘肋胀，脉弦，便闭。膈证渐著，理之不易。

旋覆花三钱五分，绢包　　淡吴萸三分，盐水炒　　楂炭三钱　　朱茯神五钱

煅瓦楞粉一两，包　　上川连四分，姜水炒　　炙鸡金三钱　　车前子四钱，包

火麻仁泥一两　　沉香片五分　　六曲四钱　　玄明粉三钱　　泽泻三钱

右（正号）　两日未吐，胸脘腹痛不已，甚则腹满自汗，不安寐，寐即惊惕，脉细，大便不通。木土相攻，防成膈气。

上川连五分，姜水炒　　旋覆花三钱五分，包　　朱茯神五钱　　火麻仁泥一两　　泽泻三钱

淡吴萸二分，盐水炒　　煅瓦楞粉一两，包　　乌梅肉三分，炒　　淡姜渣三分

伽楠香末三分，炒　　丝瓜络三钱五分　　通草一钱　　玄明粉三钱五分，后下

右　肝木痰气不平，咽间哽噎，吞不下、吐不出，状如梅核气膈，舌黄，脉不畅。宜平肝涤痰。

旋覆花三钱五分，绢包　　苏子三钱五分　　瓜蒌皮四钱，切　　姜竹茹三钱

代赭石四钱，煅，先煎　　橘红一钱　　沉香片七分　　陈佛手三钱五分

瓦楞粉一两，煅，绢包　　制半夏二钱　　广郁金三钱五分，切　　炒谷芽五钱，绢包

右　肝胃不和，痰饮气机交郁，食下作嗳，嗳久闷胀稍松，易泛酸，吐清沫痰，脉软弦。延防膈气，未可因循旁贷。

上川连五分，盐水炒　　枳壳三钱五分　　旋覆花三钱五分，包　　戍腹米三钱，包

淡吴萸二分，盐水炒　　法半夏三钱五分　　茯苓四钱　　炒谷芽四钱，包

煅瓦楞粉一两，包　　橘红一钱　　沉香片三分　　绿萼梅一钱，去蒂

左　肝木犯胃，胃浊不降，得食作噎，脘次作痛，易于辄吐，舌白黄，脉细弦。中挟痰，最防迁延成膈。急急通阳泄浊，镇逆疏中。

全瓜蒌四钱，姜水炒　　旋覆花三钱五分，绢包　　淡吴萸二分，盐水炒

霞天曲三钱五分，绢包　　薤白头三钱五分，去毛酒浸　　代赭石四钱，煅，先煎　　淡干姜三分

白芍三钱五分　桂枝三分，同炒　制半夏三钱五分　沉香片三分　白芥子一钱

绿萼梅一钱，去蒂　生熟谷芽各五钱，包

右　胃阳式微，肝木乘之，脘次作痛，泛吐酸水，得食辄吐，舌白黄，脉细软。大便旬日一行，少腹胀硬。痰湿气机互郁，中运无权。体乏病深，防成膈气，理之不易。

旋覆花三钱五分，绢包　淡吴萸二分，盐水炒　白芍三钱五分　桂枝三分，同炒

炙鸡金四钱，去垢　代赭石四钱，煅，先煎　白芥子一钱　淡干姜三分

火麻仁泥一两　沉香片三分　制半夏三钱五分　瓜蒌皮四钱，姜水炒

绿萼梅一钱，去蒂　霞天曲一钱，包　生谷芽五钱，包

痧痘门

左 昨起寒热咽痛，痧子隐约，脉细数，口干。邪大方欲交透，阴分先已枯乏。殊非寻常表证可比，不可泛视。

真枫斛四钱　枇杷叶三钱,去毛筋,包　朱灯心三分　扁豆衣三钱　朱茯苓四钱

赤芍三钱五分　甘中黄三钱五分　生蛤壳六钱,先煎　桑叶三钱五分　土贝三钱,去心

马勃七分,包　蝉衣一钱

左 温邪浊毒，乘劳而发，身热两日，丹痧隐约，面部较显，咽关红肿起腐，舌苔黄垢，不甚渴饮，脉弦数不畅。素来阴气虽薄，一派温邪夹痰浊，交黏中焦。急须存阴之中而以透达治之。

真枫斛四钱　桑叶三钱五分　赤芍三钱五分,炒　金银花四钱　前胡三钱五分

枇杷叶三钱,去毛筋,包　土贝三钱,杵　朱连翘三钱　牛蒡三钱　玄参三钱

甘中黄三钱五分　辰灯心三分

左 病前劳乏不寐，少阴之气先伤，阳明厉毒窃发，身热三日，密布丹痧，咽关肿腐哽痛，脘闷，形寒，大便欲泄，舌苔黄，脉弦数。唯素体阴气极薄，温邪厉毒阻中，欲达未达，恐化燥昏陷。

真枫斛四钱　赤芍三钱,炒　薄荷三钱五分,后下　甘中黄三钱五分　桑叶三钱五分

象贝三钱　朱连翘四钱　白前三钱五分　牛蒡三钱,研匀　莱菔子三钱,炒

马勃一钱　赤苓三钱五分　枇杷叶三钱,去毛筋,包

又方：顷投剂后，面部痧子较显，身热似衰，但喉关肿势不退，舌苔白垢，脘窒腹鸣，脉弦。表分未解，浊阻中焦。姑拟泄肺化痰，以宣透上焦。

原金斛四钱,先煎　白前三钱五分　莱菔子三钱,炒　薄荷三钱五分　白杏仁三钱

大腹皮三钱五分　枇杷叶三钱,去毛筋,包　象贝四钱　赤芍三钱　通草一钱

又方：表热较衰，痧子渐回，喉关白腐也退，而紫肿依然如昨，舌苔边炎绛，脉弦数。邪恋阴伤，治宜兼顾。

真枫斛四钱　银花二钱五分　赤芍三钱,炒　细生地四钱,切　玄参四钱,盐水炒

连翘三钱,辰砂拌　大腹皮三钱五分　辰灯心三分　桑叶三钱五分　土贝三钱,去心杵

竹卷心三钱　川通草一钱　枇杷叶四钱，去毛筋，包　石决明五钱，煅，先煎

甘中黄二钱

右　痧子三日，面部见而不多，壮热烦闷，神思躁扰，经事先期而至，舌绛中苔黄，渴饮干恶，脉弦数。温邪化热伤营，慎防传里。

桑叶三钱五分　鲜石斛四钱　银花三钱五分　枳壳三钱五分　丹皮三钱五分

玄参四钱　连翘三钱，辰砂拌　竹茹三钱五分　赤芍三钱，炒　石决明六钱，先煎

象贝三钱，去心　白茅根一两，去心

又方：昨宵安隐，今痧子渐回，舌苔转光红，脉弦数。阴薄火炽，变迁易易，未可忽。

鲜石斛三钱　石决明四钱　竹茹三钱五分　象贝四钱，去心　桑叶三钱五分

玄参三钱，盐水炒　连翘三钱，辰砂拌　银花三钱五分　丹皮三钱五分　知母三钱，盐水炒

赤芍三钱，炒　通草一钱

又方：痧子面部渐回，喉关白腐退而红肿尚甚，觉哽咽，舌绛红刺，脉弦数。经事先期而至，营液邪火销铄，最易热入血室之虑。拟以养营泄热法。

鲜石斛三钱　赤芍三钱，炒　桑叶三钱五分　滁菊三钱五分　细生地三钱

竹茹三钱五分　枇杷叶三钱，去毛筋，包　象贝三钱，去心　玄参四钱，盐水炒

朱连翘三钱　石决明五钱，先煎　银花一钱五分

又方：痧子已回，身热亦衰，经事先期而行，肝阳升动，头晕耳鸣，神疲不安寐，关节痛，脉弦数，舌绛满刺，咽肿较消。温邪化热伤营，胃阴日损，木火上升，尤易起波。

鲜石斛三钱　丹皮三钱五分　银花一钱五分　朱茯神四钱　玄参四钱　知母三钱五分

竹茹三钱五分　桑叶三钱五分　细生地三钱　赤芍一钱五分，炒　石决明四钱，先煎

干菊一钱

左　痧子隐约，喘咳，壮热，脉数，便泄。邪厉深重，防厥闭陡变，十分危险，幸勿忽。

淡豆豉三钱　蝉衣七分，去头足　川石斛四钱　莱菔子五钱，炒研

甜葶苈四分，煅去心　牛蒡三钱　前胡三钱五分　紫贝齿一两，先煎　白前三钱五分

赤芍三钱　象贝五钱，去心　枇杷叶三钱，去毛筋　无价散三钱五分，包　枳壳三钱五分

左　暑湿热蒸郁阳明，发为火丹，满面赤，便利溲赤。火势方张，急当清化泄降主之。

鲜生地四钱　甘中黄三钱五分，包　桑叶三钱五分　玉泉散三钱，包　黑山栀三钱五分

白蒺藜四钱　知母三钱五分　银花三钱　鲜荷叶一角　鲜芦根一两

左　厉毒痰热，蒸郁上焦，满喉黑腐，腐肉堆起，并发紫黑斑，脉弦滑数。火势

燎原，谨防痰涌喘闭。

细生地　鲜大青　苦杏仁　滑石　玄参心　银花　象贝　鲜芦根

石决明　甘中黄　黑山栀　甜葶苈　陈金汁　鲜竹沥

左　烂喉丹痧，风火险证也。痧子甫透，邪已化火，满喉全白，表热脉数。喘厥骤变，易如反掌。

神犀丹一粒，研末　鲜竹沥一两五钱，二味调服　鲜生地一两，打　生石决明一两，先煎

连翘三钱　白杏仁五钱，去尖　甜葶苈五分，焙去油　鲜芦根一两，去节

甘中黄三钱五分，包　土贝五钱，去心　银花三钱　金锁匙三钱五分　生石膏五钱，先煎

飞滑石

左　丹痧甫回，喉腐较定，然余毒内炽，颜面大肿甚，属喘厥可危。

桑叶三钱五分　制蚕三钱　忍冬藤四钱　土贝五钱　丹皮三钱　皂角刺一钱

丝瓜络三钱五分　黑山栀三钱　白蒺藜四钱　白杏仁四钱　生石决明一两，先煎

鲜竹沥二两　鲜生地一两　鲜芦根二两，去节

右　前年风痧后，余邪入营，从腰背痛入足膝。缠绵已久，不易速解。

全当归　川牛膝　五加皮　生米仁　赤芍　豨莶草　粉草薢　陈皮

白蒺藜　臭梧桐　川断　丝瓜络　桑枝

左　喉风肿腐，寒热咳嗽，风痧隐约不透，音闪转重，不可忽视。

桑叶三钱　薄荷七分，后下　马勃七分　通草一钱　白杏仁四钱　赤芍三钱五分

甘中黄一钱，包　白前三钱五分　象贝四钱　蝉衣五分　赤苓三钱

枇杷叶四钱，去毛，包　金锁匙一钱

左　表热甚壮，痧子隐约不透，咳嗽多嚏，涕浓，舌花白。风温时气郁肺，最防痧缩变幻。

薄荷头三钱五分，后下　白前三钱五分　枳壳三钱五分　连翘三钱　前胡三钱五分

白杏仁四钱　竹茹三钱　紫菀一钱　牛蒡子三钱，勿研　象贝四钱　赤芍三钱五分

白蒺藜四钱，炒去刺

焗方：西河柳三钱　樱桃核三钱　棉纱线三钱　芫荽子三钱　苏叶四钱　干浮萍四钱

水煎浓汁，布绞干，焗额部、鼻尖，及两手臂，不可着凉，亦不可太猛热，更不可吃。

幼　痧火痘毒，蒸郁肺胃，舌下碎腐，喉关亦腐，痛楚妨食，痰多、音微闪。质小易起波澜，未可忽视。

桑叶三钱　石决明一两，先煎　银花三钱　鲜芦根一两，去节　丹皮三钱五分

淡竹叶三钱　甘中黄一钱，包　枇杷露一两，温服　连翘三钱　黑山栀三钱五分

飞中白一钱，绢包

世兄 痧火不净，咽关肿胀。宜清化泄降。

桑叶三钱五分　白杏仁四钱，去尖　茯苓四钱　马勃七分，包　赤芍三钱五分

象贝四钱，去心　通草一钱　白前三钱五分　连翘三钱　竹茹三钱五分　橘白一钱

枇杷露一两，温服

幼 痧后发热两旬余，咳嗽气急。质小任重，不可再忽。

青蒿三钱五分　象贝四钱　十大功劳三钱　瓦楞壳一两，煅，先煎　赤芍三钱五分

橘白一钱　川石斛三钱　生谷芽五钱　白杏仁四钱　竹茹三钱五分　川通草一钱

幼 痘毒流注，已结两枚，不独防其溃启，且恐续窜不已。

归身三钱五分　忍冬藤三钱　制甲末三钱五分　桑枝五钱　赤芍三钱五分

丝瓜络三钱　连翘三钱　黄独子三钱　土贝四钱　白蒺藜四钱　丹皮三钱

左 烂喉痧余毒熏蒸，表热，口干，骨痛，脉不大。非轻证，弗忽。

鲜桑叶四钱　白蒺藜四钱　薄荷七分，后下　前胡三钱五分　青蒿子三钱五分

连翘三钱　通草一钱　鲜芦根二两　赤芍三钱五分　银花三钱　白杏仁四钱

枇杷露一两，温服

幼 痧后邪火郁肺，阵呛气急，脉数。防喘闭发厥。

尖碎溲　桑叶三钱　生蛤壳一两，先煎　茯苓四钱　川通草一钱　白杏仁四钱

冬瓜子五钱　川石斛三钱　枇杷露一两　象贝三钱　生草三分　竹茹三钱五分

左 来热痧子不湛，鼻部独无，气急，喉关红，舌尖碎，溲少。温属深伏肺胃，防痧缩喘变，勿忽。

薄荷七分，后下　桑叶三钱五分　赤芍二钱　竹茹三钱五分　蝉衣五分

枇杷露一两，温服　前胡三钱五分　连翘三钱　牛蒡子三钱　象贝四钱

白前三钱五分　通草一钱　白茅根一两，去心

焖药方：西河柳三钱　樱桃核三钱　棉纱线四钱　芫荽子三钱　牛蒡子三钱

以布二块同煎，将布绞起，更迭焖之，不可吃。

第二方：表热不净，痧子不透而还，咳嗽甚盛，痰多，喉关红，舌碎，溲少。热炽于里，最怕淹缠。

桑叶三钱　苦杏仁四钱　前胡三钱五分　银花三钱　枇杷叶四钱，刷去毛，包

象贝四钱　白前三钱五分　飞中白二钱五分，包　鼠粘子三钱　生石决明一两，先煎

赤芍三钱　鲜芦根一两

幼 痧子渐回，发热渐退，鼻塞气闷，口干，喉关红。温邪痰热，互居肺胃。宜清理主之。

桑叶三钱　生石决明一两，先煎　连翘三钱　茯苓四钱　白杏仁四钱　冬瓜子七钱

赤芍三钱五分　扁豆衣三钱　象贝四钱　竹茹三钱　淡芩炭一钱　通草一钱

白茅根一两　枇杷露一两,温服

宝宝　表热起,七日。热不甚,痧子不绽,寐醒后烦躁,咽关红碎,舌白,口干痰多,脉数。温邪痰热,互郁肺气,防音闪骤变。

桑叶三钱　枳壳三钱五分　象贝四钱　扁豆衣三钱　前胡三钱五分　竹茹三钱

生石决明一两,先煎　茯苓四钱　牛蒡子三钱　赤芍三钱　朱连翘三钱

飞中白一钱,包　枇杷叶三钱,去毛筋,包　钩钩三钱

左　喉痧时疫,恶候也。当初起之时,透不足以达其邪。刻已化火劫阴,阴液受损。舌光红无液,唇燥,脉弦数,喉间红肿渐欲起腐,大便闭,小溲少。邪热厉毒,蟠踞肺胃,即防痧缩变幻,未可泛视。

鲜金斛一两,打　紫贝齿一两,生杵,先煎　飞中白三钱五分,包　桑叶三钱

辰连翘三钱　象贝四钱,去心　丹皮三钱　枳壳三钱五分,切　银花三钱

生石决明一两五钱,先煎　竹茹三钱　滑石三钱　金锁匙三钱五分

鲜苇茎一两,去节　枇杷露一两,温服

左　烂喉风腐甚大退,红肿尚甚,痧子盈体,脉数。防缩,须透达之。

淡豆豉三钱　前胡三钱五分　芫荽子三钱五分　制蚕三钱　荆芥三钱五分

蝉衣七分　赤芍三钱五分　马勃七分,包　防风三钱五分　牛蒡三钱　土贝四钱

左第一方(此方乃徐勤安所立,备录阅之。因后来,吾师接手):温热袭郁肺胃,喉关红累密密,右咽起有白点,哽痛,舌黄,脉浮数,灼热,泛恶,胸腹红晕,恐布丹痧。拟方候改。

经霜桑叶三钱　金石斛三钱,切,先煎　橘白一钱　朱连翘三钱　薄荷七分,后下

西赤芍三钱　板蓝根三钱　鲜芦根一两,去节　白蒺藜三钱,炒去刺

土贝母三钱,去心　金锁匙一钱　竹茹三钱五分　嫩前胡七分

左第二方(此方乃曹南生另所立):温厉痰湿滞交结,枢机阻塞,胸脘不舒,痧点不透,喉关紫肿,稍有腐点不甚,哽痛口燥,少寐恶心,脉郁数不扬。病方鸥张,未敢泛视。同筱岩世伯议方,并请主裁。

薄荷八分,后下　象贝四钱,去心　银花三钱　真郁金三钱五分,磨冲　桑叶三钱

枳壳三钱五分　连翘三钱,辰砂拌　紫贝齿一两,生杵,先煎　枇杷叶三钱,去毛筋,包

竹茹三钱　旋覆花三钱五分,包　白蒺藜三钱,去刺　鲜芦根一两,去节

野蔷薇瓣一钱

左第三方(此方乃马筱岩所立):喉关紫肿如昨,白点较退,丹痧透而不畅,身热入夜尤甚,干引饮,舌转绛色,脉左遏数、右弦大。有时神情若昧,邪已化热,尚见郁蒸,深恐内犯。方候南兄政定,并请主裁。

薄荷头八分,后下　鲜沙参八钱　鲜金斛四钱　金果榄三钱五分　朱连翘三钱

霜桑叶三钱　粉丹皮三钱五分　金锁匙一钱　焦山栀三钱　白蒺藜四钱，炒去刺

象贝三钱，去心　淡玄参三钱　板蓝根三钱　枇杷露四两，野蔷薇露温服　竹茹三钱五分

鲜芦根一两，去节

左第四方（此方乃徐勤安所立）：丹痧夹斑渐见透发，惟热象仍属余炽。舌转光绛起刺，唇腐且肿，脉弦数，且不甚畅。阴虚之体，最易劫陷。同勤翁议存阴涤燔法，候主裁。

香犀尖六分，磨粉　冲桑叶三钱五分　紫贝齿二两，生杵，先煎　川贝三钱，去心

生石膏八钱，先煎　丹皮三钱五分　真玳瑁四钱，先煎　象贝三钱，去心　鲜生地打

鲜金斛先煎　玄参四钱，炒　知母三钱　红山栀四钱，盐水炒　花粉三钱

鲜芦根二两，去节　枇杷叶廿片，去毛，包煎　银花露一斤，和水煎药

左第六方（此方乃徐勤安所立）（夜开）：喉痧透而渐回，无如邪火燥阴。舌绛碎痛，唇肿起腐，烦躁心慌无绪，痰多带血，目中妄见，脉象极弦极数。恐其痉厥险变。方候筱岩先生政之。

细生地五钱　玄参五钱　竹叶三钱　辰连翘心三钱　鲜生地一两，洗打

天竺黄三钱　真玳瑁三钱，先煎　黛蛤散一两，绢包　羚羊角三钱五分，镑，先煎

黑山栀三钱五分　石决明二两，生，先煎　丹皮三钱五分　陈金汁一两，冲

鲜藿斛一两，杵，先煎

左第七方（此方乃徐勤安所立）：时疠烂喉丹痧，今交六日，邪热内炽，扰动肝胆，蒸伤阴气，神躁不寐，心慌，自汗，唇焦，目赤，舌糜、质紫绛少液，两足酸楚，脉细弦数，痰中带血。肺胃热燔，势属燎原，深恐阴竭厥变之险。同筱岩先生议方。

羚羊角三钱，镑，另煎　原生地五钱　青黛拌天冬三钱　玄参心五钱，盐水焙，辰砂拌

鲜藿斛一两，敲，先煎　鲜生地一两　苍龙齿一两，生，先煎　小川贝三钱，去心敲

鲜沙参一两　小川连四分，重盐水拌炒透　辰连翘心三钱　竹卷心四十支

真玳瑁四钱，先煎　女贞子三钱　生石决明二两，先煎　鲜竹沥一两，冲入

鲜芦根二两，去节　辰砂拌灯心一钱　夜交藤一两，三味煎汤代水

左第八方（此方乃沈筱山所立）：丹痧面部已回，胸次依然统片，神识恍惚，彻夜不寐，目赤唇燥，手指抽搐。舌绛糙而起刺，脉弦数。阴气大伤，深恐痉厥。同智涵老伯议方。候前诊诸法家正之。

羚羊角三钱，另煎　鲜竹沥一两，冲　朱连翘三钱　朱茯神六钱　细生地一两

鲜沙参五钱，杵　玄参五钱　知母三钱　石决明一两半，先煎　濂珠粉四分

鲜竹沥二两，调温先服

左第九方（吾师方也。何以来此迟乎？病家之不早请耳！）：阴涸于下，火炎于上，邪毒痰热又从而扰之。脉左细数、右带滑数，舌红而紫，目不交睫，语不停声，唇焦

口烂。火状不一而作，势危矣。勉力图维，以希天佑吉人，候同诊诸高明再酌。

元武板七钱，水炙，先煎　玄参五钱　连心麦冬三钱

大生地二两，水浸，研如泥，绞汁冲入药罐，稍煎　知母四钱　熟石膏粉四钱，绢包

鲜藿斛一两，打如泥　朱连翘三钱　石决明一两，盐水炒，先煎　西洋参三钱，生切

朱茯神六钱　川贝母三钱，去心，勿研　上濂珠三分　陈金汁一两

鲜竹沥二两，三味调化温服

左第十方（吾师方）：阴涸火炎，危殆已极。昨日几几沉脱，今得脉状，尚能如昨，证情似有一线生机。然舌津不复，浮火不敛，变幻易如反掌。姑再勉力图之。候筱翁诸高明政之。

老山人参七分，另煎　鲜竹沥一两，二味温服　鲜藿斛一两，打　川贝母三钱，去心

知母三钱　原生地一两，水浸，研如泥，绞汁，稍煎　朱茯神五钱

石决明一两，生煅各半，先煎　地骨皮三钱

左第十一方（吾师方）：气阴略立定，邪火又复上炎。脉左细数较滑大，舌干绛密刺，唇燥裂起腐。虽能得寐，神清。而正不敌邪，水不济火，仍防猝起变端，不敢以小效为恃。同筱翁政之诸高明。

老山人参七分，另煎　鲜竹沥一两半　陈金汁二两，三味炖温另服　石膏五钱，生蕨，先煎

石决明一两，生煅，先煎　大竹叶三钱　知母三钱　鲜藿斛一两，打　甘中黄一钱

朱连翘三钱　原生地一两，水浸，研如泥，绞汁冲入

左第十二方（吾师方）：痧后阴液内乏，火毒不泄，流走阳明络分，两手腕红肿热痛，手指抽掣不定。舌干前半少苔多刺，脉细数。极易节外生枝，不敢以小效为恃。候筱翁政之。

吉林参七分，另煎，与竹沥和服　鲜生地一两，打　忍冬藤六钱　羚羊角二钱，先煎

原生地一两，水浸，研如泥，绞汁冲入　朱连翘三钱　钩钩三钱，后下　鲜藿斛一两，打

石决明一两，盐水煅，先煎　鲜竹沥二两，同人参汁另服　白茅根二两，去心

左第十三方（此方乃沈筱山所立）：痧后余火燥阴，阳明脉络为风阳震动，手指不时抽搐，唇燥舌干，苔中心渐灰，边绛多刺，脉弦数，关节痛。气营皆伤，余火不能速化，仍恐起波。候智涵老伯正之。

吉林人参七分，另煎冲　原生地一两，杵　大竹叶三钱五分　鲜藿斛一两，杵

玄参三钱　朱连翘三钱　羚羊角三钱五分，另煎　石决明一两，煅，先煎

嫩桑枝五钱，炒　鲜竹沥一两，冲服

左第十四方（吾师方）：虚象渐定，余火复烈，两手红肿大痛，舌干燥，脉细数，大便不行。急急救阴泄火，以防反复变迁。候筱翁政之。

老山人参五分，先煎，同竹沥温服　大生地一两，水浸，研如泥，绞汁冲　连翘三钱

生石膏一两，打，先煎　鲜藿斛五钱，打　忍冬藤七钱　知母三钱五分　天花粉三钱

土贝四钱，去心　白茅根二两，去心　鲜竹沥二两，冲入参汤　羚羊角三钱五分，另煎

左第十五方（此方乃沈筱山所立）：近来虽可得寐安，谷气营似可立定，但余火充斥阳明，机关不利，两手腕红肿焮痛。唇燥，舌干，大便秘，脉弦细数。大有变迁。急须存阴泄热。候智涵伯正之。

鲜藿斛一两，杵　羚羊角三钱五分，另煎　知母三钱五分　原生地一两

冬桑叶三钱五分　玄参三钱　生鳖甲七钱，先煎　粉丹皮三钱　忍冬藤五钱

鲜竹沥一两，炖温冲服

左第十六方（此方乃沈筱山所立）：痧后痰火扰络，激动风阳，肝风大动，口目歪斜，手指震动，而神识则时清时蒙，肌肤灼热，大便闭，两腕肿，脉细弦数。痉厥易如反掌。勉拟方候智涵老伯正之。

至宝丹一丸，先以开水磨服　煨天麻一钱　天竺黄三钱　羚羊角三钱五分，另煎

钩钩三钱，后下　陈胆星七分　石决明一两，先煎　橘络三钱五分　广郁金三钱五分，切

右　第一方（吾师方）：昨起寒热咽痛，痧点隐约，脉细数，口干。邪火方欲外透，阴分先已枯乏。殊非寻常表证可比，不敢泛视。候筱翁政之。

真枫斛四钱，打，另煎冲　赤芍三钱五分　马勃七分，包　朱茯神四钱　土贝四钱，去心

扁豆衣三钱　桑叶三钱五分　玄参一钱　生蛤壳七钱，杵，先煎

枇杷叶三钱，去毛筋，包　甘中黄七分，包　蝉衣四分，去足

筱山加薄荷叶七分，后下　大竹叶三钱

右第二方（此方乃沈筱山所立）：温邪厉毒，系劳而发。身热两日，丹痧隐约，面部较显，咽关红肿起腐，舌苔黄垢，不甚渴饮，脉弦滑不畅。素来阴气虽薄，一派温邪挟痰，交黏中焦。急须存阴之中，而以透达治之。候智涵老伯政之。

真枫斛四钱，先煎　冬桑叶三钱五分　土贝去心　金银花三钱　前胡一钱

枇杷叶两片，去毛筋，包　赤芍三钱，炒　连翘三钱，辰砂拌　牛蒡子三钱五分

玄参二钱五分　甘中黄七分，包　辰灯心三分　白茅根一两，去心

右第三方（此方乃沈筱山所立）：病前劳乏不寐，少阴阴气先伤，阳明厉毒窍发，身热三日，密布丹痧，咽关肿腐、哽痛。脘寒，大便欲泄，舌苔垢黄，脉弦数。素来阴气极薄，温邪厉毒中阻，欲达未达，恐化燥昏陷。同智涵老伯议方候正。

真枫斛四钱，先煎　象贝四钱，去心　马勃七分，包　冬桑叶三钱五分

莱菔子三钱五分，炒　甘中黄五分，包　牛蒡子三钱五分　薄荷叶七分，后下

白前一钱　炒赤芍三钱五分　连翘三钱五分，辰砂拌　赤苓三钱　枇杷叶二片，去毛，包

右第四方（此方乃沈筱山所立）：顷投剂后，面部痧子较显，身热似衰，但喉关肿腐不退。舌苔垢白，脘窒腹鸣，脉弦滑。表分未解，痰浊中阻。拟泄肺化痰，以宣上

焦。候智涵老伯正之。

原支金斛三钱，先煎　白前三钱五分　莱菔子三钱五分，炒　薄荷叶七分，后下

白杏仁三钱，去尖，勿研　大腹皮三钱五分　枇杷叶二片，去毛筋，包　象贝四钱，去心

赤芍三钱五分　川通草一钱

右第五方（此方乃沈筱山所立）：热较退，痧子渐回，咽关白腐较退，而紫肿依然不退，舌黄边尖绛，脉弦数。邪恋阴伤。治宜兼顾。候智涵老伯正之。

真枫斛四钱，先煎　金银花三钱　甘中黄五分，包　玄参三钱　连翘三钱

竹卷心三钱五分　桑叶三钱五分　土贝四钱，去心　大腹皮三钱五分

枇杷叶二片，去毛筋，包　炒赤芍三钱　川通草一钱　石决明一两，煅，先煎

细生地四钱　辰灯心三分

右第六方（此方乃沈筱山所立之方）：痧子三日，面部见而不多，壮热烦闷，神思躁扰，经事先期而至，舌绛中苔黄，渴饮干恶，脉弦数。温邪化热伤营，慎防传里。同智涵老伯议方。候法家政之。

冬桑叶三钱五分　鲜藿斛七钱，杵　银花三钱　枳壳三钱五分　粉丹皮三钱五分

玄参三钱　连翘三钱，合拌　竹茹三钱五分　炒赤芍三钱

石决明一两，盐水煅，生敲，先煎　象贝四钱，去心　枇杷叶二片，去毛筋，包

白茅根二两，去心

右第七方（此方乃沈筱山所立）：痧子面部渐回，咽关白腐退，而红肿尚盛，时觉哽咽，舌绛满布红刺，脉弦数。经事先期而行，营阴被邪火销铄，最易热入血室之虑。拟以养阴清营泄热。候智涵老伯正之。

鲜藿斛七钱，打　竹卷心三钱五分　石决明一两，煅，先煎　细生地三钱　朱连翘三钱

杭甘菊三钱，炒　冬桑叶三钱五分　枇杷叶二片，去毛筋　玄参三钱　象贝三钱，去心

赤芍三钱五分　橘络七分　鲜芦根一两，去节

右第八方（吾师方）：昨宵安稳，今痧子渐回，舌苔转光红，脉弦数。阴薄火炽，变迁易易，未可忽。候筱翁政之。

鲜藿斛一两，打　玄参三钱　赤芍三钱五分　石决明一两，生，先煎　知母三钱五分

象贝四钱，去心　桑叶三钱五分　竹叶三钱五分　丹皮　川通草五分　朱连翘三钱

银花三钱　枇杷叶二片，去毛筋，包　鲜芦根一两五钱，去节

筱山加细生地三钱　杭甘菊三钱，炒

右第九方（此方乃沈筱山所立之方）：痧子已回，身热亦衰，经事先期而行，肝阳升动则眩晕耳鸣，神疲不安寐，关节痛，脉弦数，舌绛满刺，咽肿较消。温邪化热伤营，胃阴日损，木火上冲，犹易起波，备方。候智涵老伯正之。

鲜藿斛七钱，打　冬桑叶三钱五分　竹茹三钱五分　原生地七钱　丹皮三钱五分

石决明—两，煅，先煎　　玄参三钱　　炒赤芍三钱　　杭甘菊三钱，炒　　知母三钱五分

金银花三钱　　朱茯神四钱　　川通草—钱

左　表热痧子满布，脉数，舌白尖红，口干稍有咳，烦躁少寐，大便溏薄不多，溲少。温邪时气互郁肺胃，当清经泄化主之，以防痧缩变幻。

薄荷—钱，后下　　川石斛四钱　　六曲三钱　　桑叶三钱　　前胡三钱五分　　茯苓四钱

牛蒡子三钱五分　　白前二钱五分　　连翘三钱　　赤芍三钱五分　　象贝五钱　　通草—钱

枇杷叶三钱，包　　白茅根—两　　石决明五钱，先煎

肝脾门

右　向病肝气，尽日脾损，易于便泄作胀，舌白，脉软弦。宜疏和并进。

漂白术三钱五分　春砂末七分, 冲　沙苑子三钱, 盐水炒　生谷芽五钱, 绢包

淮山药三钱, 炒　沉香曲三钱, 绢包　菟丝子三钱, 盐水炒　资生丸四钱, 绢包

茯苓三钱　炙鸡金三钱, 去垢　白芍三钱五分

右　病势嘈杂，不能食，今则腹痕下注，得食作呕。气郁伤中，理之非易。

旋覆花三钱五分, 绢包　金铃子三钱, 炒　生谷芽五钱, 包　橘白一钱

宋半夏三钱五分　煅瓦楞壳一两, 杵, 先煎　延胡索三钱五分　炙鸡金三钱, 去垢

左金丸一钱, 吞服　陈香曲三钱　陈香橼三钱五分　川通草一钱

左　肝胃气，攻逆作痛，脉濡滑。

旋覆花三钱五分, 绢包　沉香屑七分　金铃子三钱五分　延胡索三钱五分, 二味同炒

代赭石四钱, 煅, 先煎　左金丸三钱五分, 吞服　煅瓦楞粉六钱, 包

广郁金三钱五分, 切　台乌药三钱五分

右　肝郁困脾胃，清浊升降失常，胸腹胀满不食，脉濡。宜疏畅二焦。

苏梗三钱五分　枳壳一钱　石决明煅, 先煎　车前子三钱, 绢包　制香附三钱五分

橘红一钱　白蒺藜四钱, 去刺　佛手花三钱　沉香曲三钱五分　法半夏三钱五分

白蔻仁七分, 研冲　广郁金三钱五分, 切　炒香谷芽五钱, 绢包

右　据述腹胀稍舒，小溲渐多，少腹仍复胀痛，足肿不退。盖由平日火土不能和德，致寒动于下，气阻于中，湿侵于外，外内合病，升降无权，肝本乘己之胜，而侮中土，汲深绠短，不易速效。

上官桂五分, 去粗皮, 研细末, 饭为丸, 吞服　胡芦巴三钱五分　两头尖一钱, 绢包

小姜片五分　淡吴萸四分, 盐水炒　延胡索三钱五分, 醋炒　猪苓三钱五分

炙鸡金三钱, 去垢　川椒目七分　车前子三钱, 绢包　泽泻三钱　茯苓四钱

半硫丸一钱, 吞服

右　肝失调达，气火升腾，心惕肉跳，舌红，头空，大便艰难而硬，今转为便溏，食阻艰运，午后形寒，目垂。本虚病深不易调理。

旋覆花三钱五分，绢包　磁朱丸四钱，绢包　朱茯神四钱　炙鸡金三钱

代赭石四钱，煅，先煎　炒香枣仁三钱五分　归身三钱五分　沉香曲三钱，绢包

煅瓦楞粉一两，包　丹参三钱五分　白芍二钱　陈佛手三钱五分　柏子仁四钱

右　恶心肌烁，脉弦滑数。治以肝胃。

旋覆花三钱五分，绢包　橘白一钱　青蒿三钱五分　枇杷叶三钱，去毛筋，包

煅瓦楞壳一两，先煎　盐半夏一钱五分　丹皮三钱五分　左金丸三钱五分，绢包

茯苓三钱　绿萼梅一钱，去蒂

右　肝营不足，肾气不摄，肋下撑胀无定，每易胀入腰背，上逆作咳，脉软弦，积深根远，未易速效。

归身三钱五分　旋覆花三钱五分，绢包　杜仲三钱，盐水炒　金铃子三钱五分，炒

白芍三钱五分　煅瓦楞壳一两，先煎　陈香橼七分　延胡索三钱五分，炒

朱茯神四钱　紫石英五钱，煅，先煎　九香虫七分，焙　广郁金一钱

右　肋瘕攻胀，昼夜无寐，脉弦。心肝不潜，气机上逆，非轻证也，勿忽。

醋炒香附三钱五分　煅瓦楞壳一两，先煎　火麻仁八钱　夜交藤五钱

金铃子三钱五分，炒　朱茯神四钱　北秫米四钱　鸡内金三钱，炙去垢

延胡索三钱五分，炒　竹茹二钱　宋半夏三钱五分　紫贝齿一两，生，先煎

右　头晕，时无夜寐，均稍好，尚有烦躁。营夺肝亢，仍防波澜骤起。

西洋参三钱五分，生切　鳖甲心五钱，先煎　桑麻丸三钱，绢包　朱茯神四钱

原生地四钱　龟腹板四钱，先煎　甘菊瓣三钱五分　首乌藤五钱　煅牡蛎七钱，先煎

灵磁石三钱，生，先煎　钩钩三钱　川石斛三钱　紫石英四钱，先煎　苦丁茶一钱

右　营阴虚，肝木旺，向患肝气，易头晕，胁核按之酸，神乏，虚寒虚热，便闭纳少。宜调理治之。

旋覆花三钱五分，绢包　橘核一钱　归身三钱五分　炒谷芽五钱　丝瓜络二钱

沉香曲三钱，包　朱茯神五钱

左　左脉弦、右脉甚滑。阳明积饮，为肝木乘之，而当上逆而吐，下气和中涤痰治之。

旋覆花三钱五分，绢包　苏子三钱五分　白芍三钱　生谷芽五钱　代赭石四钱，煅，先煎

橘红一钱　淡吴萸七分，盐水炒　绿萼梅一钱，去蒂　沉香屑五分　法半夏三钱五分

茯苓四钱

左　湿滞气机胶结，脘腹痛，大便闭。法当疏导下之。

四制香附三钱五分　五灵脂一钱五分　六曲三钱　玄明粉一钱五分，后下

川楝子三钱五分，小茴香同炒　车前子三钱，绢包　楂炭三钱　火麻仁一两，研如泥，醋炒

延胡索三钱五分　炙鸡金四钱，去垢　莱菔子四钱，炒　青木香一钱五分

外治方：食盐　生姜　葱头　莱菔子　香附各一两

和打炒，熨。

左　痰气中堵，肝木上亢，曾经头汗面麻，连及左半体，脉濡细。静养为要。

桂枝四分　白蒺藜四钱，去刺　橘红一钱　白芥子一钱　赤芍一钱　煨天麻五分

制半夏三钱五分　苏子三钱五分　石决明一两，先煎　胡麻二钱　制南星七分

桑枝一两，切　灵磁石三钱，生，先煎

左　肝胃不和，积饮作泛，脉软弦。宜导之下行。

旋覆花三钱五分，包　橘红一钱　泽泻　瓜蒌皮各四钱，切　代赭石四钱，煅，先煎

制半夏二钱　苏子一钱五分　炒谷芽一钱，包　淡吴萸二分，盐水炒　茯苓五钱

绿萼梅瓣一钱

右　少腹胀，胀则气升晕，脉细。治在肝脾。

南沙参三钱　归身三钱五分　炙鸡金三钱，去垢　陈佛手一钱　制首乌四钱

白芍三钱五分　资生丸三钱，包　冬瓜皮四钱　左牡蛎七钱，先煎

灵磁石三钱，生，先煎　五加皮三钱　陈麦柴三钱

右　正宜培补，适有感冒伤风，扰动肝胃，头晕作泛，口苦，心烦，稍有表热，脉左细数、右较大。宜暂停补药。

桑叶三钱五分　白蒺藜四钱，炒去刺　川石斛三钱　竹茹三钱五分　赤芍三钱五分

灵磁石五钱，生，先煎　橘白一钱　扁豆衣三钱　石决明七钱，先煎　茯苓三钱

淮山药三钱

左　胃强脾弱，能食不消，腹鸣溏泄，脉软弦。宜疏补并进。

煨益智三钱　白芍三钱　漂白术一钱五分　炒谷芽五钱，绢包　炙鸡金二钱，去垢

菟丝子三钱，盐水炒　煨木香三钱五分　资生丸四钱，绢包　车前子四钱，炒，绢包

带皮苓四钱

右　仲春胎育之后，旋即腹痛至今，脘次闷塞，食下作胀，脉软弦不畅。宜疏肝和脾，气营两治。

旋覆花三钱五分，绢包　炙鸡金三钱五分，去垢　川楝子三钱，小茴香同炒

煅瓦楞壳一两，先煎　五灵脂三钱五分，醋炒　青皮一钱　台乌药三钱五分

延胡索三钱五分，醋炒　赤芍三钱　炒谷芽六钱，绢包

右　脾为肝木所乘，中脘痛，不时呕吐，系酸苦黄水为多，脉软弦，小溲短赤。中运失宣，理之不易。

上川连七分，姜水炒　旋覆花三钱五分，绢包　茯苓三钱　制半夏三钱五分

淡吴萸五分，盐水炒　代赭石四钱，先煎　泽泻三钱五分　川椒目七分

淡干姜五分　煅瓦楞粉一两，包　橘红一钱　陈麦柴三钱　白马骨四钱

右　土被木乘，始病肝胃气，近转脘次胀满，小溲不利，脉软弦。宜疏化分利。

旋覆花三钱五分，包　新会皮一钱　炙鸡金三钱　泽泻一钱五分　煅瓦楞壳一两，先煎

宋半夏三钱五分　车前子三钱，包　陈麦柴四钱　沉香曲四钱　青皮一钱

猪苓一钱五分　陈佛手三钱五分

右　泄滞阻气，表邪外甚，腹胀上逆攻撑，甚则泛恶，舌白口腻，形寒表热，头重，大便不畅，溲利，知饥不能食，癸水适来，病绪繁多。宜兼顾立方。

旋覆花三钱五分，绢包　枳壳一钱　白蒺藜四钱，去刺　瓜蒌皮五钱，切

煅瓦楞粉一两，绢包　橘红一钱　赤芍三钱　滑石三钱　沉香屑四分，冲

法半夏二钱　丹参三钱　青蒿梗三钱　桑枝一两，切　鲜佩兰一钱

右　脘腹痛渐减，泛恶头晕，寒热甫止，脉软微弦，胸闷，便溏，溲热。病道深远，不易旦夕奏功也。

旋覆花三钱五分，绢包　生牡蛎五钱，先煎　五灵脂三钱五分　广郁金三钱五分

煅瓦楞粉一两，包　沉香曲四钱，绢包　炙鸡金三钱，去垢　白蒺藜四钱，去刺

赤芍三钱　延胡索三钱五分　大腹皮三钱　香橼皮一钱　绿萼梅一钱，去蒂

右　肝木不潜，痰湿遏阻，痹侵，心中烦热，跳动不已，甚则泛恶，舌白口腻，目花头晕。防眩厥，殊不可忽。

瓜蒌皮三钱，切　旋覆花三钱五分，绢包　陈皮一钱　煨天麻五分

薤白头三钱五分，去苗，酒浸　煅瓦楞壳一两，先煎　姜竹茹三钱

干菊瓣三钱五分　宋半夏三钱五分　白石英三钱，先煎　朱连翘三钱　桑枝四钱

右　肝脾气滞，得食腹胀，甚则遍体酸痛，头痛寒热，脉不畅。宜宗《内经》木郁达之立方。

银柴胡一钱　赤芍三钱，酒炒　台乌药三钱五分　广木香三钱五分　春砂仁一钱

四制香附二钱　大腹皮三钱，洗　车前子三钱，绢包　枳壳三钱五分　苏梗三钱五分

炙鸡金三钱，去垢　沉香曲三钱，绢包

右　营阴不足，肝失所养，劳则心惕，兼有胸闷，口淡，余时寒热，便难均瘥。

归身　桑麻丸　法半夏　桑枝　白芍　鳖甲心　象贝　川断　丹参

白蒺藜　煅瓦楞粉　炒谷芽

左　肝脾不调，热自内生，腹膨硬，小溲少，舌糙，脉数。渐成疳积，不可轻视。

青蒿子　冬瓜子　桑白皮　大腹皮　川石斛　滑石　陈麦柴　橘白

五谷虫　通草　银花　炙鸡金

左　食下作饱，午后脘胀入腹，便闭，舌黄，脉弦濡。木土克贼，延防腹满未可忽。

旋覆花三钱五分，绢包　茯苓四钱　炙鸡金三钱，去垢　炒谷芽五钱，绢包

　　煅瓦楞粉一两，包　　象贝四钱，去心　　金铃子三钱，炒　　沉香曲三钱五分

　　广郁金三钱五分　　大腹皮三钱五分，洗　　陈麦柴五钱

右　瘕攻不定，作痛腹酸，得食运迟。

　　旋覆花三钱五分，绢包　　宋半夏三钱五分　　九香虫一钱，焙　　扁豆衣三钱

　　煅瓦楞粉一两，绢包　　金铃子三钱，炒　　川断三钱，盐水炒　　淮山药一钱，炒黄

　　青皮一钱　　川杜仲一钱，盐水炒　　带皮苓五钱　　炒谷芽五钱，包

右　干呛较前日稍愈。腹胀瘕逆病稍松，经居将三月，带下不已，腰痛，脉左弦、右软滑。肾虚肝亢，须循法善调。

　　归身二钱　　生牡蛎一两，先煎　　川贝母三钱，去心　　大腹皮三钱，洗

　　金樱子三钱，盐水炒　　朱茯神四钱　　香橼皮一钱　　白芍三钱五分　　川石斛三钱

　　杜仲三钱，盐水炒　　左金丸七分，绢包　　料豆衣三钱

右　脉弦，瘕攻作痛，治在肝脾。

　　旋覆花三钱五分，绢包　　大腹皮三钱，洗　　川楝子三钱五分，盐水炒　　白芍三钱五分

　　煅瓦楞粉一两，绢包　　炙鸡金三钱，去垢　　九香虫五分，焙　　淡吴萸二分，盐水炒

　　台乌药三钱五分　　五灵脂三钱五分，醋炒　　车前子三钱，炒，绢包　　炒谷芽五钱

右　阴虚肝亢，化风上升，满头体作痒如虫行，脉弦。再宜泻降主之。

　　干首乌四钱　　桑叶三钱五分　　白蒺藜四钱　　黑芝麻四钱　　鳖甲心五钱，先煎

　　丹皮三钱　　白芍三钱　　料豆衣三钱　　石决明一两，先煎　　甘菊瓣三钱

　　灵磁石四钱，先煎　　苦丁茶一钱

左　日前肝升晕跌，今仍头晕目花，懊憹，脘腹胀，脉滑数，汗少。宜表里两治。

　　苏梗三钱五分　　橘红一钱　　石决明一两，先煎　　沉香曲四钱　　制香附三钱五分

　　制半夏三钱五分　　灵磁石三钱，先煎　　炙鸡金三钱　　枳壳三钱五分　　制南星一钱

　　白蒺藜四钱　　泽泻三钱　　炒谷芽五钱

右　胸痞腹胀，得食尤甚，头晕，脉数。宜疏肝宣脾两进之。

　　苏梗三钱五分　　炙鸡金四钱　　石决明一两，先煎　　陈佛手三钱五分　　四制香附三钱五分

　　大腹皮三钱　　白蒺藜四钱　　陈麦柴四钱　　台乌药三钱五分　　沉香曲三钱

　　炒谷芽五钱　　磁朱丸三钱，包

左　肋左作痛，胸痞，便不畅，舌垢，口苦腻。防厥变，可惧。

　　归身三钱五分　　赤芍三钱五分　　象贝四钱　　延胡索三钱五分　　旋覆花三钱五分，包

　　宋半夏三钱五分　　五灵脂三钱五分　　煅瓦楞壳一两，先煎　　制香附三钱五分

　　沉香曲四钱　　绿萼梅一钱　　车前子三钱，包　　鲜佛手三钱五分

右　木失调达，气机横逆，脘腹胀，得食尤甚，渐至营卫失谐，乍寒乍热。宜治所急。

　　银柴胡　橘白　大腹皮　香橼皮　归身　青盐半夏　炙鸡金　炒谷芽

　　赤芍　象贝　沉香曲

　　右　血液衰少，不充和调五脏，洒陈六腑，由是脾弱则不能为胃行其津液，而为口干，肾虚则失其司，而二便难，刻当收藏之时，必须培补所虚，以长血液之源。

　　老山参须五钱，另煎，收膏入　水梨膏一两，收膏入　陈皮一两　潞党参二两，炒香

　　川石斛三两　盐半夏二两　大生地四两　春砂末二钱，同炒　金毛脊三两

　　炙鸡金二两，去垢　大熟地四两，海蛤粉拌　黑芝麻二两，绢包　沉香曲三两，绢包

　　杜仲三两，盐水炒　淡苁蓉三两　陈佛手一两，去心研末，收膏入　柏子仁三两

　　川断三两，盐水炒　川贝母二两　青阿胶一两五钱，绍酒浸，收膏入　油当归二两

　　首乌藤三两　龟板胶一两五钱，绍酒浸，收膏入　茯苓四两　白蜂蜜一两五钱，收膏入

　　净河水浸透，浓煎三度，去渣，入阿胶、龟板胶、雪梨膏、川贝末、白蜂蜜，以及参汁，烊化收膏，每日开水化服，一瓦匙。

　　右　肝主筋，肾主骨，肝肾精血不充，筋骨为之烦疼，肝升于上，肾亏于下，头痛眩蒙，由是来矣。拟养根底以复所养。

　　老山人参四钱，另应煎浓，收膏入　淡天冬一两五钱，去心　陈佛手一两　原生地四两

　　春砂末三钱，炒　淮山药一两五钱，炒黄　左牡蛎七钱，盐水煅，先煎

　　大熟地二两，盐石粉拌　炒香枣仁一两五钱　青阿胶一两五钱，绍酒浸，收膏入

　　生西芪二两　盐半夏一两五钱　龟板胶一两，绍酒浸，收膏入　潼蒺藜三两，盐水炒

　　金毛脊二两，盐水炙去毛　雪梨膏二两，收膏入　白蒺藜三两，炒去刺　杜仲二两，盐水炒

　　松木茯神三两　制首乌四两　川断二两，盐水炒　桑枝膏二两，收膏入　归身一两五钱

　　橘白七钱　生熟谷芽四两，绢包

　　井华水煎三度，加入参汁、胶、膏等，如法收膏。

　　右（左家桥黄松筠太太）　阴失涵养，营不谐卫，致肝升太过，肺降不及，曾有头晕，骨酸肢麻，气痛痰窒诸恙。刻届属值脏司令，宜慎补下元，尤宜健立中气，以运融之失。中者脾胃也，营卫生成于水谷，转输于脾胃。脾胃强，则营卫调，阴阳和，填补之味，足以长血增液，不致有凝之弊，方与本体有裨。

　　潞党参三两，秋石三分，泡汤炒　陈佛手一两　朱天冬一两五钱

　　上西芪一两，淡蜜水炙　沉香曲三两，去心　桑椹子三两　大熟地四两

　　春砂末三分，拌炒　归身一两五钱　宋半夏三两　制首乌四两　白芍一两五钱

　　陈皮一两　龟板胶一两五钱，烊化　甘枸杞二两，炒　怀山药三两，炒

　　黄金毛脊三两，炙　杜仲三两，盐水炒　川断三两，盐水炒　炒香枣仁三两

　　如法熬膏。

　　右　禀赋不充，气阴俱乏，脉细带软弦，弦者，肝偏亢也，细为阴虚，软则气弱，

当求本培养，俾水火相济，气血来复。

潞党参三两，秋石五分，炒　陈阿胶一两五钱，绍酒浸，收膏入　沙苑子盐水炒，三两

制首乌五两　大熟地五两　春砂末三钱，炒　鳖甲胶一两五钱，绍酒浸，收膏入

枸杞子一两五钱，盐水炒　水梨膏二两，收膏入　金毛脊三两，炙　北沙参三两

川贝末二两，收膏入　杜仲三两，盐水炒　上西芪一两五钱　盐半夏二两　茯苓四两

整玉竹二两　川石斛四两　新会皮一两　大生地四两，海石粉拌　左牡蛎七钱，先煎

淮山药三两，炒　淡天冬一两五钱，去心　白芍一两五钱　炒谷芽四两，包

如法收膏。

右　血液衰少，不充和调五脏，洒陈六腑，由是脾弱则不能为胃行其津液而为口干；肾虚则失其司而二便难。刻当收藏之。时必须培补所虚，以长血液之源。

老山人参须五钱，另应收膏时入　淡苁蓉三两　杜仲三两，盐水炒　潞党参三两，炒炙

柏子仁三两　川断三两，盐水炒　大生地四两　春砂末三分，拌　油当归二两

金毛脊三两，炙去毛　大熟地四两，海石粉拌　茯苓四两　黑芝麻二两，包

清阿胶一两五钱　龟板胶一两五钱　水梨膏二两，三味均于收膏时入　炙陈皮一两

炙鸡金四两，去垢　川石斛三两　盐半夏二两　沉香曲三两，绢包　首乌藤三两

川贝母二两，去心研末，收膏入　陈佛手一两　白蜂蜜一两五钱，收膏入　如法熬膏。

右　营虚水亏，肝木失养，平素虚象不一。日前脘堵腹胀，常气不下走，二便均少，刻下标病退，而本虚未复，且有肠燥火浮之象。法当培养根柢，俾水火相济。

潞党参一两五钱，直劈，炒香　雪梨膏三两，收膏入　川断三两，盐水炒

西洋参一两五钱，去皮另煎，收膏入　当归身一两五钱　沙苑子三两，盐水炒

大生地五两　炒香枣仁一两五钱　左牡蛎七两，盐水煅，先煎　制首乌五两

柏子仁二两，研如泥　甘杞子一两五钱　整玉竹二两　黑芝麻三两，包

朱天冬一两五钱，去心　陈阿胶二两，收膏入　麦冬一两五钱，去心　陈佛手一两五钱

金樱子三两，盐水炒　杜仲三两，盐水炒　鳖甲胶一两五钱，收膏入　金毛脊三两，炙去毛

如法熬膏。

右　肝体虚，肝用强，气窜背胀，中土受戕，运化迟钝，兼之齿衄，懊忱，皆阳气易胀之象。法当求本培养。

潞党参二两，直劈，秋石水炒　原金斛四两，打，劈断　杜仲三两，盐水炒

上西芪一两五钱，蜜炙　橘白一两　川断三两，盐水炒　大生地四两，海石粉拌

法半夏一两五钱　沙苑子二两，盐水炒　大熟地五两　春砂末五钱，拌　茯苓四两

金毛脊三两，炙去毛　制首乌四两　整玉竹三两　淡天冬一两五钱，去心　鳖甲胶二两

桑椹子二两　大白芍三两　丹参一两五钱　炒香枣仁二两　沉香曲二两，绢包

煎至三四度，去渣，入鳖甲胶，搅和，再加入鸡内金二只，去垢炙，研细末，调

和，每于空心服半调羹，开水化服。

右　气营两虚，脏体失养，腰酸耳鸣，火升心荡，少腹结块，三阴无一不亏矣。宜固摄根底，以御病缠。

蜜炙上西芪一两五钱　酸枣仁炒香　炒大生地各四两　杜仲三两，盐水炒

松木茯神四两　炒大熟地四两　煅牡蛎七两，炒　川断三两，盐水炒　制首乌四两

沉香曲四两，绢包　当归身三两　甘杞子一两五钱　春砂末四钱，收膏后入

北沙参二两　大白芍二两　甘菊瓣一两五钱，炒　四制香附一两五钱

鳖甲胶一两，收膏入　清阿胶一两五钱，收膏入　淮山药三两　如法煎膏。

左　命门不旺，脾阳不振，水谷精微之气不为气血，而为痰湿，所病由是而来，疲惫症由是而甚，求本图围，须补火生土，通阳泄浊，方与却病培之有益。

高丽参二两，另煎，收膏入　当归身一两半　炙鸡金三两，去垢

上苍术三两，泔浸，去毛切　白芍一两　范志曲三两　潞党参二两

制半夏三两　菟丝子三两，盐水炒　上西芪一两半　制香附一两

补骨脂一两半，盐水炒　大熟地五两　制南星五钱　川断四两，盐水炒

制附片四钱　鹿角胶一两半，收膏入　焦米仁四两　金毛脊三两，炙去毛

酸枣仁一两半，炒香　焦山药三两　加杜仲四两，盐水炒　如法熬膏。

右　冲为血海，任主胞胎，产育已多，冲任自乏，由是阴不恋阳，则有眩掉、嘈悸之证；血不养肝，则有腹痛、肠燥之患。但阴亏则火旺，每值春令升泄，深虑肝阳上亢，拟接服丸药，以御病魔，亦上工治病之计也。

西洋参一两，去皮生切　柏子仁一两　金铃子一两，炒　台参须五钱，另煎，收膏入

炒香枣仁五钱　沙苑子一两五钱，盐水炒　大生地二两　淡苁蓉一两

乌贼骨一两五钱，炙　清阿胶一两　鳖甲胶一两，收膏入　大麦冬一两

陈皮六钱　制首乌一两　杜仲一两半，盐水炒　丹皮七钱　青盐半夏一两

白芍七钱　如法收膏。

右　肾水亏，血分虚，肝木无所滋养，以致肝气横逆，乘胃则痞阻呕恶，入络则攻注作痛，上升则头晕而眩，下陷则带脉不固，余恙尚多，不外本元虚乏。当蛰藏司令，乘时峻补，以符治病求本之法。

台参须一两，另煎，收膏入　当归身一两五钱　原杜仲三两，盐水炒　制首乌四两

白芍一两半　川断三两，盐水炒　潞党参二两，直劈，盐水炒　柏子仁一两七钱

金樱子三两，盐水炒　大熟地四两　淡苁蓉一两五钱　金毛脊三两，炙去毛

鳖甲胶二两，收膏入　麦冬肉一两五钱　乌贼骨三两，炙　茯苓四两　川石斛三两

沙苑子三两　陈皮一两　盐半夏一两五钱　淡木瓜七钱，切　海浮石三两

左牡蛎七两，盐水煅，先煎　清阿胶二两　如法收膏。

右　反复病缠，由来已久，病本在胃纳不足，肝升太过，病变则痰热上扰，气火浮越，近日病魔退避，正气未复，急急当乘机峻补。养冬水收藏之本，御春木升发之端。

潞党参一两五钱，秋石三分，拌炒　青盐半夏一两　白蒺藜三两，炒去刺　大生地八两

新会皮一两　沙蒺藜五两，盐水炒　北沙参三两　制南星三两　淮小麦五两，绢包

制首乌四两　海浮石四两　白芍三两　煅牡蛎八两，先煎　天竺黄二两

川贝末三两，收膏时入　清阿胶一两半，收膏时入　杞子炭一两　藕节五两

雪梨膏一两半，收膏时入　甘菊瓣一两半　杜仲二两，盐水炒　川断二两，盐水炒

元武板一两半，先煎　灵磁石三两，生，先煎　如法熬膏。

右　心肝浮于上，脾胃亏于下，气血两乏，无以灌溉经脉，以致手足少力如重滞，恶寒如风吹。此皆本原之内虚，风痰遂乘虚而入阻也。须专力培养其根本，以臻太和。

潞党参二两　白蒺藜三两，炒去刺　西赤芍二两　台参须一两，另煎汁，收膏入

潼蒺藜三两，盐水炒　鹿角胶一两，收膏时入　上西芪一两半　淮牛膝一两五钱，盐水炒

淮山药四两，炒黄　全当归二两　片姜黄一两五钱　菟丝子三两，盐水炒　制首乌四两

五加皮三两　酸枣仁二两，炒香　虎胫骨二两　豨莶草三两　远志肉一两，去心炒炭

宋半夏三两　川断三两，盐水炒　麦冬肉一两五钱　上于术一两　金毛脊三两，炙去毛

细桑枝七两　如法收膏。

左　所病由于禀赋不充，为肾水不能收摄肝木之证。闭藏不足，疏泄有余，非求本培养不足以见功。

潞党参一两　淮山药一两，炒黄　线鱼胶八钱，收膏时入　上西芪八钱

金樱子一两五钱，盐水炒　龟板胶八钱，收膏时入　大生地二两　川柏七钱，盐水炒

沙蒺藜二两，盐水炒　制首乌二两　知母七钱，盐水炒　杜仲一两五钱，盐水炒

煅龙骨二两，先煎　远志肉五钱，去心　川石斛一两　煅牡蛎三两，先煎

陈皮一两　春砂末四钱，收膏入

上药如法泡制，各为极净末，水泛为丸，丸如细绿豆大。每日夜饭前，淡盐汤送下，服三钱，早起或再服三钱尤妙。

右　脚湿气，前日痛甚，今日渐能转松，气火因痛而升，痛定火平，转觉神思疲乏，动作无力，大便未行，手心热，脉弦数。积湿未解，营络未通，气化尚多窒滞，须作速解散，以防痛甚生波。

秦艽三钱五分　苏梗三钱五分　川牛膝三钱五分　川草薢四钱　赤芍二钱

四制香附三钱五分　淡木瓜三钱五分　防己一钱　白蒺藜四钱，炒去刺

丝瓜络三钱　槟榔尖一钱　土贝四钱，去心　路路通三钱　桑枝一两，切

右　水亏血少，肝木失养，肝气上亢，心脘作痛，甚则肢冷自汗，脉软弦，欲吐

不吐，大便溏。土被木乘，理之非易。

旋覆花三钱五分，包　橘白一钱　带皮苓四钱　淡吴萸二分，盐水炒

瓦楞壳一两，醋煅，先煎　青盐半夏三钱五分　台乌药三钱五分，切

炒谷芽五钱，绢包　沉香曲三钱　白芍三钱五分　资生丸三钱，绢包

绿萼梅瓣一钱

右　肝气上逆，逆则心脘大痛，甚至肢冷汗淋，脉来弦。防痛剧致厥。

旋覆花三钱五分，绢包　金铃子三钱五分，酒炒　春砂末四分，冲　良附丸一钱，吞服

代赭石四钱，煅，先煎　醋炒五灵脂三钱五分　瓜蒌皮四钱，切　绿萼梅一钱，去蒂

右　肝气初平，胃不醒，遍体酸，左腰尤酸。易反复，慎之。

资生丸二钱，绢包　川石斛四钱　白芍三钱五分　杜仲三钱五分，盐水炒　橘白一钱

石决明一两，盐水煅，先煎　瓜蒌皮四钱，切　沙苑子三钱，盐水炒　宋半夏三钱五分

春砂末四分，冲　灵磁石三钱，生，先煎　绿萼梅一钱，去蒂

右　气顶塞咽，腰左酸软，夜来足肿，脉左大于右。当循序养之。

旋覆花三钱五分，绢包　资生丸三钱，绢包　春砂末四分，冲　煅瓦楞壳粉一两，包

橘白一钱　炒香枣仁三钱五分　川断三钱　杜仲三钱，盐水炒　沙苑子三钱，盐水炒

杜苏子三钱五分，炒　宋半夏三钱五分　代赭石三钱，煅，先煎　生谷芽五钱，绢包

右　肝升太过，胃降不及，大便坠塞，午后腹胀，夜来热气冲咽，脉弦。上升之气，自汗而甚，非疏泄，并进不可。

左金丸一钱，吞服　煅瓦楞粉一两，绢包　大腹皮三钱，洗　陈佛手三钱五分

白芍三钱五分　瓜蒌皮四钱，切　炙鸡金三钱，去垢　广郁金一钱，切

黑山栀三钱五分　川楝子三钱五分，炒　茯苓皮四钱　橘叶一钱

生熟谷芽各五钱，绢包

右　肝气结瘕上逆，甚则痛不能食。宜下气疏中。

旋覆花三钱五分，包　煅瓦楞壳一两，先煎　陈皮一钱　泽泻三钱

代赭石五钱，煅，先煎　左金丸一钱，吞服　法半夏一钱　陈佛手三钱五分

沉香片三分　枳壳一钱　茯苓四钱　台乌药三钱五分　绿萼梅一钱，绢包

左　肝胃不和，胀闷不能多食，脉濡。治在中焦。

苏梗三钱五分　枳壳三钱五分　全瓜蒌五钱，切　火麻仁泥七钱　制香附三钱五分

炙鸡金三钱，去垢　陈佛手三钱五分　川石斛三钱　盐半夏三钱五分　大腹皮三钱，洗

泽泻三钱　生熟谷芽各五钱，绢包

右　少腹痛，子夜不能安寐，攻逆。法宜疏泄。

苏梗三钱五分　川楝子三钱五分　小茴香七分，同炒　淡吴萸三分，盐水炒

广郁金一钱　制香附三钱五分　延胡索三钱五分，醋炒　大腹皮三钱，洗

车前子三钱，包　　台乌药三钱五分　　五灵脂三钱五分，醋炒　　陈佛手三钱五分

两头尖三钱，包　　炒谷芽五钱，绢包

右　便闭，小溲少，少腹痛，腰痛，脉弦。宜疏通导下，以解寒滞气机。

麻仁丸四钱，包　　五灵脂三钱五分，醋炒　　两头尖二钱，包　　淡吴萸三分，盐水炒

沉香曲三钱，包　　川楝子三钱五分　　小茴香五分，同炒　　车前子四钱，包

青木香一钱，切　　莱菔子四钱，炒研　　延胡索三钱五分，醋炒　　枸橘二钱，切

泽泻三钱　　玉枢丹末二分，入姜汁少许，开水化服　　葱头一两　　莱菔子一两，炒

生姜一两　　生香附一两　　食盐一两　　打和炒焦，布包熨之。

右　肝气乘胃，胃脘大痛不已，大便秘，脉细。防痛甚生波，勿忽。

旋覆花三钱五分，包　　沉香末三分，冲　　枳壳三钱五分　　广郁金三钱五分

代赭石五钱，煅，先煎　　上肉桂三分，去皮为末冲　　莱菔子四钱，炒研

五灵脂三钱五分，醋炒　　淡吴萸三分，盐水炒　　制半夏三钱五分　　杏仁泥五钱，去尖

玫瑰花瓣一钱　　葱头一两　　食盐一两　　生香附一两　　生姜一两　　莱菔子一两

炒打烂炒极热，布包熨之。

右　体乏气阻，寒滞交结，少腹痛甚，大便闭，恶心，脉不畅。宜温通疏泄。

火麻仁泥一两　　上肉桂三分，去粗皮为末，饭丸吞服　　五灵脂三钱五分，醋炒

两头尖三钱，包　　杏仁泥四钱，去尖　　沉香片四分　　川楝子三钱五分

小茴香七分，同炒　　车前子四钱，包　　玄明粉二钱五分，后下　　淡吴萸三分，盐水炒

延胡索三钱五分，醋炒　　台乌药三钱五分，切　　玉枢丹末二分，入姜汁少许，开水化服

右　近日少腹瘕胀稍松，其气移至中脘，胃不醒，脉软弦。三阴同病，非温通疏

泄不可。

上肉桂三分，去粗皮为净末　　上沉香三分，二味饭为细丸吞服　　归身三钱五分

小茴香七分，同炒　　淡吴萸三分，盐水炒　　杜仲二钱，盐水炒　　紫石英六钱，煅，先煎

炙鸡金三钱，去垢　　九香虫一钱，焙　　春砂末五分，冲　　煅瓦楞粉一两，包

法半夏三钱五分　　车前子四钱，包，后下　　陈佛手三钱五分　　炒谷芽五钱，绢包

第二方：前方服至脘腹松快，再以此方调理。

归身三钱五分　　小茴香七分，同炒　　橘红一钱　　金毛脊三钱，炙去毛　　六曲三钱

紫石英五钱，煅，先煎　　制半夏三钱五分　　杜仲三钱五分，盐水炒　　炙鸡金三钱，去垢

淡吴萸三分，盐水炒　　川断三钱，盐水炒　　煅瓦楞粉一两，包　　广木香七分

炒谷芽五钱，绢包

右　心腹痛时易呕恶，左乳头抽痛，皆肝经病也。

旋覆花一钱五分，绢包　　川楝子一钱五分，酒炒　　朱茯神五钱　　路路通三钱五分

煅瓦楞粉一两，包　　台乌药三钱五分，切　　苏梗三钱五分　　蒲公英三钱五分，酒炒

沉香片三分　橘叶一钱　制香附三钱五分　炒香枣仁三钱五分　陈佛手三钱五分

左　音闪稍亮，脘瘕仍伏。宜下气疏中。

苏叶三钱五分　沉香曲三钱，绢包　台乌药三钱五分　淡吴萸二分，盐水炒

白杏仁四钱，去尖　炙鸡金三钱，去垢　大腹皮三钱，洗　陈佛手三钱五分

象贝四钱，去心　楂炭三钱五分　煅瓦楞粉一两，包　小茴香五分

左　肝肺络气失宣，右胁肋作痛，痛甚则纳减，甚则上及咽喉，下及足膝，脉弦。为日已多，未易解散。

旋覆花三钱五分，绢包　瓜蒌皮三钱，切　竹茹二钱　赤芍三钱　煅瓦楞粉一两，包

白杏仁四钱，去尖　橘络一钱　白蒺藜四钱，炒去刺　台乌药三钱五分　象贝四钱，去心

丝瓜络三钱　豨莶草三钱五分　枇杷露一两，温服

右　脘腹痛，腰脊酸，少寐，呕恶，恶寒，脉细。宜标本两治。

桂枝一钱　淡吴萸三分，盐水炒　朱茯神三钱　杜仲三钱五分，盐水炒　橘红三钱五分

旋覆花三钱五分，包　炒香枣仁三钱五分　陈佛手三钱五分　法半夏三钱五分

代赭石四钱，煅，先煎　金毛脊三钱，炙去毛　炒谷芽五钱，包

右　腹痛两年不愈，脘肋腰均攻痛不定。宜疏肝脾，醒中阳。

淡吴萸三分，盐水炒　五灵脂三钱五分，醋炒　大腹皮三钱，洗　杜仲三钱，盐水炒

高良姜四分　延胡索三钱五分，醋炒　炙鸡金三钱，去垢　九香虫丸七分，焙

川桂木四分　两头尖三钱五分，包　沉香曲三钱，包　车前子四钱，包

青木香三钱五分

左　食滞中阻，胸膈不松，拟疏运和中，以健机轴。

苏梗三钱五分　炙鸡金三钱，去垢　青皮三钱五分　莱菔子四钱，炒　陈皮一钱

六曲三钱　大腹皮三钱，洗　陈佛手三钱五分　法半夏三钱五分　楂炭二钱

赤茯苓三钱

右　肝木乘胃土，气痛顶心脘，痛及背脊，大便溏，脉细。拟先通阳泄浊，并宜顾及脾肾。

旋覆花三钱五分，绢包　高良姜五分　漂白术三钱五分　戌腹米三钱，包

煅瓦楞粉一两，包　橘红一钱　茯苓四钱　代赭石五钱，煅先煎　淡吴萸三分，盐水炒

制半夏二钱　霞天曲三钱　金毛脊三钱，炙去毛　炙鸡金三钱，去垢

炒谷芽五钱，绢包

右旗人　据述痔疾纠缠，便后绕肛易肿，此气阴不足，湿热下陷所致。迩来肝脾不调，脘脐作痛，感冒咳嗽，脉沉滑，右带数。宜择要治之。

（1）蜜炙紫菀三钱五分　枳壳三钱五分　炒槐花三钱　陈佛手三钱五分

前胡三钱五分　台乌药三钱五分　茯苓四钱　炒谷芽五钱，包　象贝四钱

炙鸡金_{三钱，去垢}　粉草薢_{四钱}

（2）葛根_{三钱}　鱼腥草_{三钱}　陈鸡冠花_{一两}　升麻_{三钱}　无花果_{三钱}

淡芩_{四钱}　煎汤熏洗，痔疮方不可服。

右　肝胃气痛之后，面浮色㿠，食下不适，大便易溏，积虚不复，未可轻忽。

漂白术_{三钱五分}　枳壳_{一钱，同炒}　橘红_{一钱}　川断_{三钱，盐水炒}　炙鸡金_{三钱，去垢}

茯苓_{五钱}　法半夏_{三钱五分}　白蒺藜_{四钱，炒去刺}　粉草薢_{四钱}　生米仁_{四钱}

陈佛手_{三钱五分}　金毛脊_{三钱，炙去毛}　炒谷芽_{五钱，包}　桑枝_{五钱，酒炒}

右　客冬经停血崩，肝脾克贼，气营交困，腹块上下冲突，胀时极甚，神疲形寒，脉细数，右微滑。病绪杂出，姑治所急。

旋覆花_{三钱五分，绢包}　大白芍_{三钱}　车前子_{三钱，炒，包}　茯苓皮_{四钱}

煅瓦楞粉_{一两，包}　杜仲_{二钱，盐水炒}　川楝子_{三钱五分，炒}　盐半夏_{二钱}

归身_{三钱五分，炒}　九香虫_{七分，焙}　橘叶_{一钱}　陈麦柴_{三钱}　炙鸡金_{二钱}

左　气痛入肋，背脊胸次均痛，脉弦而不畅。宜下气疏泄。

旋覆花_{三钱五分，包}　台乌药_{三钱五分}　苏梗_{三钱五分}　赤芍_{四钱}　煅瓦楞粉_{一两，包}

橘叶_{一钱}　枳壳_{三钱五分}　通草_{一钱}　沉香屑_{四分}　陈佛手_{三钱五分}　杏仁泥_{四钱}

路路通_{三钱}　莱菔子_{三钱，炒}

左　表热之后，左肋气阻，痰腻腹鸣。宜疏肝泄肺，滋利气化。

旋覆花_{三钱五分，包}　枳壳_{三钱五分}　陈佛手_{三钱五分}　茯苓_{四钱}　橘叶_{一钱}

宋半夏_{三钱五分}　六曲_{四钱}　通草_{一钱}　丝瓜络_{三钱五分}　象贝_{四钱，去心}

广郁金_{一钱}　生熟谷芽_{各五钱，包}

右　脉左弦、右滑，气营失调，满腹胀大攻撑无定，神疲形寒，自客春经停血崩以来，三阴俱乏，肝脾互乘，理之不易。

归身_{二钱}　台乌药_{三钱五分}　杜仲_{二钱}　川楝子_{三钱五分，炒}　白芍_{三钱五分}

五加皮_{二钱}　九香虫_{七分，焙}　陈佛手_{三钱五分}　煅瓦楞粉_{一两，绢包}

炙鸡金_{三钱，去垢}　车前子_{三钱，炒，绢包}　盐半夏_{三钱五分}　陈麦柴_{三钱}

前十年产后胀满，因泻得松，久不断根，兹则遍体肿，胃纳少，脉软弦。病根深远，未易速效。

旋覆花_{三钱五分，绢包}　大腹皮_{三钱，洗}　陈皮_{一钱}　车前子_{三钱，炒，绢包}

煅瓦楞粉_{一两，包}　五加皮_{三钱}　宋半夏_{三钱五分}　资生丸_{四钱，包}

春砂末_{五分，冲}　炙鸡金_{三钱，去垢}　杜仲_{三钱，盐水炒}　炒谷芽_{五钱，包}

陈麦柴_{三钱}

左　肋痛呃逆，减而未尽，脉弦。宜守前意。

旋覆花_包　公丁香　丝瓜络　枳壳　代赭石_{先煎}　淡吴萸　橘络　通草

瓦楞壳　刀豆子　盐半夏　焦麦芽

左　肝气升逆作痛，甚则呕吐，脉弦左软，齿痛。宜平肝泄风。

旋覆花三钱五分，包　川石斛四钱　橘白一钱　沉香曲三钱，包

代赭石四钱，煅，先煎　白蒺藜四钱，炒去刺　盐半夏三钱五分　泽泻三钱

煅瓦楞粉一两，包　赤芍三钱　枳壳三钱五分　陈佛手三钱五分

右　气急胀满，腰痛，吐沫，脉不畅。拟顺气疏中。

旋覆花三钱五分，包　炙鸡金三钱，去垢　川断三钱，盐水炒　黑山栀三钱五分

代赭石四钱，煅，先煎　大腹皮三钱，洗　枳壳三钱五分，切　川楝子三钱五分，炒

左金丸一钱，吞服　沉香曲三钱，包　连翘三钱　川通草一钱　陈佛手三钱五分

右　腰背痛，痛及心脘，腹瘕攻逆，脉弦细。治在三阴。

旋覆花三钱五分，绢包　火麻仁泥一两　川断三钱，盐水炒　玄明粉三钱五分，后下

煅瓦楞粉一两，绢包　炙鸡金三钱，绢包　沙苑子三钱，盐水炒　陈佛手三钱五分

瓜蒌皮四钱，切　沉香曲三钱，绢包　车前子四钱，炒，绢包　枳壳三钱五分，切

炒谷芽五钱，绢包

右　呕吐已，头痛如故，寒从背起，因寒作抽，抽入脘肋，腰痛，咳嗽，脉软弦细。肝肾两虚，伤及阳分，须逐渐调理。

归身三钱，土炒　桂枝七分　白蒺藜四钱，炒去刺　杜仲三钱　川断三钱，盐水炒

款冬花二钱，蜜水炙　淡干姜五分，蜜水炙　灵磁石四钱，生，先煎　白杏仁三钱，去尖

北五味二分，盐水炒　金毛脊三钱，炙去毛　白芍三钱五分　炒香谷芽五钱，绢包

右　肾亏肝升，发热头痛不已，筋络抽掣，舌黄，脉软。此非轻证，勿忽。

冬桑叶三钱五分　鳖甲心四钱，水炙　灵磁石四钱，生，先煎　朱茯神三钱

丹皮三钱五分　石决明一两，盐水煅，先煎　赤芍三钱　盐半夏三钱五分

青蒿子三钱五分　白蒺藜四钱，炒去刺　川石斛四钱　橘白一钱　首乌藤四钱

左　当脐痛，二便不流利，脉弦。宜调和肝脾，疏利二便。

苏梗三钱五分　枳壳三钱五分，切　广木香一钱　淡吴萸二分，盐水炒

四制香附三钱五分　沉香曲三钱，包　车前子三钱，绢包　川通草一钱

川楝子三钱五分　小茴香七分，同炒　炙鸡金三钱，去垢　香橼皮一钱

右　肝气撑胀，腰背酸，咯痰不利，脉弦。宜标本两治。

全瓜蒌四钱，切　杜仲二钱，盐水炒　旋覆花三钱五分，包　生熟谷芽各五钱，包

橘白一钱　川断二钱，盐水炒　煅瓦楞粉一两，包　川楝子三钱五分

青盐半夏三钱五分　川石斛四钱　陈佛手三钱五分　路路通三钱

右　肝胃不和，痰饮气机交郁，食下作嗳，嗳久闷胀稍松，易于泛酸，吐清痰，脉软弦。严防隔气，未可因循旁贷。

枳壳三钱五分　旋覆花包　戌腹米三钱　法半夏二钱　上川连五分，盐水同炒

淡吴萸三分，盐水同炒　茯苓　炒谷芽五钱，包　煅瓦楞粉一两，包　橘红一钱

沉香片　绿萼梅各一钱

右　眩晕，阴不涵阳，阳升作晕烘热，阳有余，便是火，火降则畏寒，胸闷纳少，少寐，舌黄，咽干口燥，脉软弦数。带下病杂，宜治所急。

细生地四钱　石决明一两，盐水煅，先煎　朱茯神四钱　夜合花三钱

归身三钱五分，土炒　灵磁石四钱，生，先煎　鳖甲心五钱，水炙　煅瓦楞粉一两，包

白芍三钱五分　酸枣仁三钱五分　上川连三分，同炒　左牡蛎七钱，盐水煅，先煎

广郁金一钱　生熟谷芽各五钱，绢包

脾弱运融不健，大便溏薄，纳少，不时腹痛，脉细。素体不充，须加意慎之。

制于术三钱五分　炙鸡金四钱　枳壳三钱五分　楂炭三钱五分　带皮苓五钱

六曲三钱　春砂末五分，后下　焦麦芽五钱，包　淮山药三钱，炒　大腹皮

青木香一钱　通草一钱　煅瓦楞粉一两，包

左　肝木犯胃，胃浊不降，得食辄吐，舌白黄，脉软弦。宜肝胃两治。

旋覆花三钱五分，包　枳壳三钱五分　陈皮一钱　白芥子七分　煅瓦楞粉一两，包

淡吴萸三分，盐水炒　宋半夏二钱　瓜蒌皮四钱，切　代赭石四钱，先煎

沉香片四分，后下　茯苓四钱　绿萼梅一钱，去蒂　乌梅安蛔丸三钱，包

右　虚汗遍体，少力纳少，食后不运，舌白，脉数。宜标本两治。

资生丸四钱，包　白杏仁四钱，去尖　炙鸡金三钱，去垢　浮小麦五钱，包　橘白一钱

象贝四钱，去心　六曲三钱　川断三钱，盐水炒　盐半夏二钱　冬瓜子七钱　茯苓四钱

桑枝一两　生熟谷芽各五钱，绢包

右　瘕逆攻撑，不时作痛，夜来自汗，足肿。病道深远，不易速松。

苏梗三钱五分　旋覆花三钱五分，包　沉香曲三钱，包　茯苓四钱　制香附三钱五分

煅瓦楞粉一两，包　大腹皮三钱五分，洗　通草一钱　金铃子三钱五分，炒

小青皮一钱　浮小麦四钱，包　小温中丸三钱，绢包

左　胸闷，食后腹中不适，多汗，足酸，语言吃力，口甜，脉软弦。宜标本并治。

旋覆花三钱五分，包　枳壳三钱五分　炙鸡金三钱，去垢　茯苓四钱

煅瓦楞粉一两，包　橘白一钱　六曲四钱　春砂末四分，冲　沉香片四分

盐半夏三钱五分　大腹皮三钱五分，洗　川断三钱，盐水炒　生熟谷芽各五钱，绢包

资生丸二钱，包　香砂六君丸二钱，包　每晨空心开水送下，食前服之。

右　头晕，胸闷，嗳不出，得食腹痛，舌白，二便俱通。宜肝脾两治。

石决明一两，盐水煅，先煎　广郁金三钱五分　旋覆花三钱五分，包　沉香曲三钱

灵磁石三钱，生，先煎　枳壳三钱五分　煅瓦楞粉一两，包　大腹皮三钱，洗

白蒺藜四钱，炒去刺　　陈佛手一钱　　鸡内金三钱，炙去垢　　绿萼梅一钱，去蒂

炒谷芽五钱，绢包

右　下摄不足，肝升有余，发时大病之后，至今不能遽，漫动即头旋，目花，耳鸣，舌黄，脉软弦。宜标本两治。

鳖甲心四钱，水炙　　灵磁石三钱，生，先煎　　茯苓四钱　　川断二钱，盐水炒　　制首乌四钱

橘白一钱　　川贝三钱，去心　　沙苑子三钱，盐水炒　　石决明一两，盐水煅，先煎

制半夏三钱五分　　川石斛四钱　　炒谷芽五钱，包

右　肝木犯胃，胃浊不降，得食作噎，脘次作痛，易于取吐，舌白黄，脉细弦。中挟痰浊，最防迁延成膈，急通阳泄浊，镇逆疏中。

全瓜蒌四钱，姜水炒切　　旋覆花三钱五分，包　　淡吴萸三分，盐水炒　　霞天曲三钱五分，包

薤白头一钱五分，去苗，酒浸　　代赭石五钱，煅，先煎　　淡干姜三分　　白芍三钱五分

桂枝二分，同炒　　制半夏三钱五分　　沉香片三分　　白芥子一钱　　绿萼梅一钱，去蒂

生熟谷芽各五钱，绢包

右　肝木犯胃，胃为气逆，脘次作痛，泛吐涎沫，二便如常，脉弦数，舌白，胃纳不香。此肝胃病也，一时不易奏效。

旋覆花三钱五分，绢包　　淡吴萸三分，盐水炒　　橘红一钱　　炙鸡金三钱，去垢

代赭石四钱，煅，先煎　　淡干姜三分　　宋半夏三钱五分　　范志曲四钱，包　　沉香片三分

白芥子一钱　　瓜蒌皮四钱，姜炒，切　　白豆蔻七分，研冲　　乌梅安蛔丸三钱，开水吞服

右　胃阳式微，肝木乘之，脘次作痛，泛吐酸水，得食辄吐，舌白，脉细软，大便旬日一行，少腹胀硬。痰湿气机互郁，中运无权，体乏病深，防成膈气，理之不易。

旋覆花三钱五分，包　　淡吴萸三分，盐水炒　　白芍三钱五分　　桂枝三分，同炒

炙鸡金三钱，去垢　　代赭石四钱，煅，先煎　　白芥子一钱　　淡干姜三分

火麻仁泥一两　　沉香片三分　　制半夏三钱五分　　瓜蒌皮四钱，姜水炒切

绿萼梅一钱，去蒂　　霞天曲三钱五分，包　　生谷芽五钱，包

右　下摄不足，肝升有余，每发必从少腹上冲心下，甚则气短，状如奔豚，脉弦。病根深远，理之不易。

旋覆花三钱五分，绢包　　橘红一钱　　淡吴萸三分，盐水炒　　枳壳三钱五分

代赭石四钱，煅，先煎　　宋半夏三钱五分　　白芍二钱　　桂枝三分，同炒

绿萼梅一钱，去蒂　　煅瓦楞粉一两，包　　茯苓四钱　　川楝子三钱，炒

生熟谷芽各五钱，包　　紫石英四钱，煅，先煎

右　肝郁气阻，得食胸次筑紧，脉弦，纳少，内热，舌苔少。宜顺气疏中。

旋覆花三钱五分，包　　广郁金三钱五分　　炙鸡金四钱　　茯苓四钱　　煅瓦楞粉一两，包

橘白一钱　　六曲四钱　　佛手花三钱五分　　沉香片三分　　盐半夏三钱五分　　大腹皮三钱

生谷芽五钱

管谷臣太太 眩晕：上升之气自肝而出，肝为刚脏，必得肾水以濡之，血液以养之，血脱气浮，肝木得以独亢，由是头旋、耳鸣、目花，火升之患，坐则心荡，食后不运，脉细软。宜守前法进步。

石决明一两，煅，先煎　橘白一钱　炙鸡金三钱，去垢　杜仲三钱，盐水炒

灵磁石三钱，生，先煎　盐半夏二钱　大腹皮三钱，洗　川断三钱，盐水炒

赤芍三钱　炒香枣仁一钱五分　资生丸四钱，绢包　藕节五钱　生谷芽五钱，绢包

震灵丹三钱，绢包

右 肝病积久，下汲肾水，水虚不能养木，木乘中土，脘次筑紧，痰多，瘕逆撑胀，脉细软，大便燥结，遍体不适。病根深远，理之不易。

上官桂三分，去粗皮为净末　上沉香三分，研净末，二味饭为丸吞服　旋覆花三钱五分，绢包

橘红一钱　炙鸡金四钱，去垢　代赭石四钱，煅，先煎　宋半夏三钱五分

大腹皮三钱，洗　淡吴萸三分，盐水炒　白芥子七分　茯苓四钱　五仁丸五钱，绢包

右 腹痛，大便溏薄不畅，溲少，舌白黄，脉濡。湿郁气阻，肝脾不知。宜疏化法。

老苏梗三钱五分　橘红一钱　青皮三钱五分　淡吴萸三分，盐水炒　四制香附三钱五分

制半夏三钱五分　大腹皮三钱，洗　广木香一钱　范志曲三钱　白豆蔻五分，研冲

茯苓四钱　车前子四钱，绢包　桑枝一两，切　焦麦芽五钱，包

肝胃不和，中运易滞，气满纳减，不时举发，舌中少液，脉软弦。痰湿易于逗留。宜流利气机，疏畅三焦。

川石斛　全瓜蒌　枳壳　资生丸包　新会皮　陈佛手　旋覆花　粉萆薢

盐半夏　沉香曲　代赭石先煎

右 肝气纠缠，近增气急、头浑，心胸痛，食下运化不健，脉濡细。当先治所急。

旋覆花三钱五分，绢包　煅瓦楞粉一两，绢包　大腹皮三钱五分，洗　冬瓜皮五钱

代赭石四钱，煅，先煎　陈皮一钱，炙　炙鸡金三钱，去垢　五加皮三钱

白杏仁四钱，去尖　法半夏三钱五分　沉香曲二钱，绢包　陈麦柴三钱

车前子三钱，绢包

右 肝脾不调，腹痛久不止，心中懊恼，脉濡。治在气分。

旋覆花三钱五分，包　川楝子三钱五分　小茴香七分，同炒　大腹皮二钱，洗

陈皮一钱　煅瓦楞粉一两，包　延胡索三钱五分，醋炒　炙鸡金三钱，去垢

茯苓四钱　台乌药一钱　五灵脂三钱五分，醋炒　陈佛手三钱

右 肝胃不和，脘痛久不止，脉细。宜通阳泄浊，疏运和中。

旋覆花三钱五分，包　淡吴萸三分，盐水炒　橘叶一钱　炙鸡金三钱，去垢

瓦楞粉一两，醋煅，包　　延胡索三钱五分，醋炒　　法半夏二钱　　公丁香五粒，后下

良附丸三钱五分，吞服　　五灵脂醋炒　　白蔻仁五分，研末冲　　沉香曲三钱　　陈佛手一钱

左　气机不通，中脘阻塞，脉濡。拟流利气化法。

制香附二钱五分　　沉香曲三钱，包　　大腹皮三钱，洗　　白杏仁四钱，去尖　　橘红一钱

枳壳三钱五分　　陈佛手三钱五分　　广郁金三钱五分，切　　法半夏二钱

炙鸡金三钱，去垢　　川朴花一钱，去蒂　　苏梗三钱五分　　炒谷芽五钱，绢包

王，右（正号朱家角）　肝气郁结，心营不足，痰热气火乘之，遂有疑惑恐惧之状，绵延日久，莫可自解，脉左细数、右微滑。急须标本两治。

归身三钱五分，土炒　　陈胆星七分　　天竺黄片三钱　　青礞石三钱五分，煅，先煎

松木茯神四钱　　盐半夏三钱　　合欢皮四钱　　广郁金一钱　　炒香枣仁三钱五分

紫贝齿一两，生杵，先煎　　远志炭七分　　竹茹二钱　　川石斛四钱　　白薇三钱五分

右　始病气郁，近增惊恐，脏气大为所困，肉脱面㿠，咳嗽气急，动作无力，脉虚弦。眼灼盛衰不定，七情为病，理之不易。

干首乌四钱　　青盐半夏三钱五分　　蜜炙紫菀七分　　川断一钱，盐水炒

鳖甲心四钱，水炙　　川贝二钱，去心　　款冬花三钱五分，蜜水炙　　茯苓四钱

功劳子三钱　　生蛤壳一两，杵，先煎　　冬瓜子五钱　　橘白一钱　　生谷芽五钱，绢包

右　肝痛不已，痛则发热作躁，大便燥结，脉弦。肝亢肾虚。当标本两治。

全瓜蒌五钱，切　　杜仲三钱，盐水炒　　丝瓜络三钱五分　　陈佛手三钱五分

黑山栀三钱　　川断三钱，盐水炒　　煅瓦楞粉一两，包　　路路通三钱五分

知母三钱五分　　白蒺藜四钱，炒去刺　　赤芍三钱，炒　　桑枝一两，切

白杏仁三钱，去尖　　归须四钱　　没药四钱　　淡木瓜四钱　　银花四钱

乳香四钱　　苏叶四钱　　桑枝一两切　　煎汤布绞焐之。

右　肝胃不和，恶心作吐，已历年余，脉濡。宜平肝和胃，以化痰湿。

旋覆花三钱五分，包　　淡吴萸二分，盐水炒　　白芥子七分　　台乌药三钱五分，切

代赭石四钱，煅，先煎　　橘红一钱，盐水炙　　荜茇五分，后下　　炒谷芽五钱，绢包

枳壳三钱五分　　法半夏二钱　　茯苓四钱　　绿萼梅瓣一钱

右　肝肾气化较前日稍和，少腹、腰间作痛渐减，惟胃气索然，饮食无味，脉弦。肾为胃关，肾病胃困。须标本两治。

川石斛四钱　　川楝子三钱五分，炒　　台乌药三钱五分　　杜仲三钱，盐水炒　　陈皮一钱

延胡索三钱五分，醋炒　　陈佛手三钱五分　　川断三钱，盐水炒　　宋半夏三钱五分

五灵脂三钱五分，醋炒　　煅瓦楞粉一两，包　　车前子三钱，炒，绢包

生熟谷芽各五钱，包　　青蒿子三钱五分

如少腹痛止，原方除去川楝子、延胡索、五灵脂，加入归身三钱五分，白芍三钱

五分，瓜蒌皮四钱。

　　右　　脘次结块作胀，甚则上逆作恶，脉弦。当疏肝和胃。

　　旋覆花三钱五分，包　沉香片三分　枳壳三钱五分　广郁金一钱　煅瓦楞粉一两，包
　　橘红一钱　白蒺藜四钱，炒去刺　赤芍苓各三钱　淡吴萸二分，盐水炒
　　法半夏三钱五分　川断三钱五分，盐水炒　泽泻三钱　鲜佛手三钱五分

　　右　　腰痛渐止，夜寐较安，胃口略醒，脉软弦细。宜逐渐培补。

　　西洋参一钱　橘白一钱　朱茯神五钱　杜仲三钱，盐水炒　细生地三钱
　　盐半夏三钱五分　炒香枣仁三钱五分　竹茹三钱五分　鳖甲心三钱，水炙
　　首乌藤三钱　生石决明一两，先煎　生谷芽五钱，包

　　右　　头晕、恶心得止，脘痛、腰痛、少腹痛如昨，溲热，脉弦。拟守前意增损。

　　旋覆花三钱五分，包　竹茹三钱五分　川楝子三钱五分，炒　杜仲二钱，盐水炒
　　煅瓦楞粉一两，包　陈皮一钱　延胡索三钱五分，醋炒　车前子四钱，炒，绢包
　　枳壳三钱五分　宋半夏三钱五分　五灵脂一钱五分，醋炒　沉香曲三钱，包
　　鲜佛手三钱五分

　　左　　肝木乘胃，呕吐，脘闷，兼之感冒寒热，脉来数。宜表里两解。

　　旋覆花三钱五分，包　法半夏三钱五分　杜藿梗三钱五分　白蒺藜四钱，炒去刺
　　代赭石四钱，煅，先煎　苏子三钱五分　干佩兰三钱五分　赤苓三钱　橘红一钱
　　白芥子一钱　白杏仁三钱，去尖　泽泻三钱

　　左　　脐腹痛久不止，肝脾失调。治宜疏化。

　　旋覆花三钱五分，包　制香附三钱五分　五灵脂三钱五分，炒　沉香曲三钱，包
　　煅瓦楞粉一两，包　川楝子三钱五分，炒　青木香一钱　大腹皮三钱，洗
　　台乌药三钱五分　延胡索三钱五分　炙鸡金三钱，去垢　枳壳三钱五分
　　陈佛手三钱五分　车前子三钱，绢包

　　左　　心脘痛，连及胁肋，少腹胀，缠绵匝月。

　　旋覆花三钱，包　淡吴萸二分，盐水炒　川楝子三钱五分，炒　沉香曲三钱，包
　　煅瓦楞粉一两，包　枳壳三钱五分　延胡索三钱五分，醋炒　炙鸡金三钱，去垢
　　良附丸三钱五分，吞服　法半夏三钱五分　五灵脂三钱五分，醋炒　车前子三钱，炒，绢包
　　台乌药三钱五分

　　左（正号）　膈气之状颇解，呕吐渐止，食下作痛亦稍愈，惟腹胀不已，肠鸣嘈
杂，脉左濡、右滑。宜肝脾两治。

　　上川连四分，姜水炒　茯苓四钱　大腹皮三钱，洗　戍腹米三钱，包
　　淡吴萸二分，盐水炒　炙鸡金三钱，去垢　火麻仁泥五钱　泽泻三钱五分
　　法半夏三钱五分　陈佛手三钱五分　川通草一钱　陈麦柴三钱　绿萼梅瓣一钱

左　满腹䐜胀，小溲短少，大便闭，脉濡。宜疏化分利。

瓜蒌皮_{四钱，切}　沉香曲_{三钱，包}　车前子_{四钱，炒，绢包}　玄明粉_{三钱五分，后下}

橘白_{一钱}　炙鸡金_{三钱，去垢}　滑石_{四钱}　更衣丸_{一钱，吞服}　盐半夏_{三钱五分}

大腹皮_{三钱，洗}　通草_{一钱}　枳壳_{三钱五分}　陈麦柴_{三钱}

右　寒热得解，胃气不来，脘腹不舒，腰微痛，脉濡。治在肝胃。

川石斛_{四钱}　资生丸_{三钱，吞服}　杜仲_{三钱五分，盐水炒}　丝瓜络_{三钱五分}　陈皮_{一钱}

沉香曲_{三钱}　川断_{三钱五分，盐水炒}　台乌药_{三钱五分}　盐半夏_{二钱}　朱茯神_{四钱}

陈佛手_{三钱五分}　紫菀_{七分，蜜炙}

右　胀满日松，酸气渐平，头痛、肢痛不净，脉濡。治在肝脾。

旋覆花_{三钱五分，包}　桑叶_{三钱五分}　炙鸡金_{三钱，去垢}　车前子_{三钱，绢包}

代赭石_{四钱，煅，先煎}　白蒺藜_{四钱，炒去刺}　五加皮_{三钱}　冬瓜皮_{五钱}

白杏仁_{四钱，去尖，勿研}　石决明_{一两，煅，先煎}　陈佛手_{一钱}　陈麦柴_{三钱}

炒谷芽_{五钱，绢包}

左　畏寒，腹痛，神疲，脉细。表邪郁，不能达，延防转重。

苏梗_{三钱五分}　两头尖_{三钱，绢包}　沉香曲_{三钱，绢包}　青木香_{一钱}

四制香附_{三钱五分}　车前子_{四钱，绢包}　楂炭_{三钱}　赤苓_{三钱}

台乌药_{三钱五分}　大腹皮_{三钱，洗}　炙鸡金_{三钱，去垢}　桑枝_{一两}

左　腹右结瘕，作痛攻逆，神疲，脉软弦，右部尤软，两足肿。拟和肝脾，利湿热，以防腹大成膨。

旋覆花_{三钱五分，包}　炙鸡金_{三钱，去垢}　五加皮_{三钱}　漂白术_{三钱五分}

枳壳_{一钱，同炒}　代赭石_{四钱，煅，先煎}　大腹皮_{三钱，洗}　猪苓_{三钱五分}

广木香_{一钱}　煅瓦楞粉_{一两，包}　沉香曲_{三钱，包}　泽泻_{三钱}　炒谷芽_{五钱，包}

右　肝木乘脾胃，湿气无从解散，足肿，腹痛，易呕恶，大便不实，脉软。标本同病，理之不易。

旋覆花_{三钱五分，包}　制于术_{三钱五分}　杜仲_{二钱，盐水炒}　炙鸡金_{三钱，去垢}

磁朱丸_{四钱，包}　淮山药_{二钱}　九香虫_{五分，焙}　五加皮_{三钱}　制半夏_{三钱五分}

茯苓_{四钱，带皮}　车前子_{四钱，包}　台乌药_{三钱五分}　炒谷芽_{五钱，包}　陈麦柴_{三钱}

左　脾胃不健，运化迟钝，胸脘不畅，饮食式微，脉尺部弱，余部弦。拟流利气机，疏畅中宫。

瓜蒌皮_{三钱}　白蔻仁_{五分}　白芥子_{一钱}　茯苓_{四钱}　橘红_{一钱}　沉香曲_{四钱}

淡吴萸_{二分}　资生丸_{三钱，包}　制半夏_{三钱五分}　炙鸡金_{三钱}　陈佛手_{一钱}

炒谷芽_{五钱}

左　日前肠鸣，大便润而不畅，头蒙作抽，时易牙痛，脉濡稍带弦。肝强脾弱，不克运融湿热。宜疏和并进。

桑叶三钱五分　陈皮一钱　炙鸡金三钱　五加皮三钱　白蒺藜四钱　法半夏三钱五分

大腹皮三钱　川石斛三钱　石决明一两，先煎　陈佛手三钱五分　资生丸三钱，吞服

炒谷芽五钱　陈麦柴三钱

右　胁痛，坐卧均不便。宜顺气宣络法。

（1）旋覆花三钱五分，包　橘络一钱　白蒺藜四钱　桑枝一两　新绛屑七分，须真局红

丝瓜络三钱五分　川楝子三钱五分，炒　象贝四钱　青葱管一尺，后下

台乌药三钱五分　赤芍三钱五分　沉香片三分

（2）苏叶五钱　乳香三钱　桑叶三钱　乌药三钱　橘叶三钱　没药三钱　丝瓜络三钱

路路通三钱　煎浓汤，以布二块同煎，煎透绞干，更迭焐之。

左　脘痃，攻逆作痛，须循序消散之，勿求速效也。

旋覆花包　六曲　延胡索　橘白　瓦楞壳　乌药　炙鸡金　宋半夏

沉香片　金铃子　炒谷芽

右　便溏稍愈，腿足仍痛，腹痛、呕恶均减，脉软。宜守前法增损。

生白术三钱五分　磁朱丸三钱，吞服　猪苓三钱五分　五加皮三钱五分　淮山药三钱

橘红一钱　泽泻三钱　陈麦柴四钱　带皮苓四钱　制半夏三钱五分　生米仁三钱

炒谷芽五钱

右　肝气从心脘痛入少腹，骨节亦痛，脉左大、右软。本体不充，须慎之。

旋覆花三钱五分，包　陈佛手三钱五分　川楝子三钱五分　小茴香三分，同炒

白蒺藜四钱，炒去刺　煅瓦楞粉一两，包　橘红一钱　延胡索三钱五分，醋炒

川断二钱，盐水炒　淡吴萸三分　法半夏三钱五分　五灵脂三钱五分，醋炒

广郁金一钱　绿萼梅瓣一钱

左（正号）　中运渐醒，气化较畅，胸脘渐能输转，胃纳得稍增，脉状尚带弦。脾升胃降，未能尽如常度，宜即守前意增损之。

瓜蒌皮三钱　淡吴萸二分　白芥子一钱　陈佛手三钱五分　橘红一钱　茯苓四钱

炙鸡金三钱　资生丸三钱，吞服　制半夏三钱五分　大腹绒三钱，洗　白芍三钱五分

淡苁蓉三钱　生熟谷芽五钱

右　脘次痃胀，头晕，不时咽痛，脉滑。宜肝肺胃并治。

桑叶三钱五分　白杏仁四钱　竹茹三钱五分　大腹皮三钱　石决明一两，先煎

象贝四钱　川通草一钱　赤苓三钱　赤芍三钱五分　枳壳三钱五分　广郁金一钱

川石斛三钱　枇杷露一两，冲

右（正号）　肝气乘胃侮脾，胸脘腹作痛不已，大便坚塞，烘热寐中惊惕，脉左弦不静，右寸部为大。体虚病深，理之不易。

上川连三分，重姜水炒　旋覆花三钱五分，绢包　淡吴萸三分，盐水炒　大腹皮三钱，洗

全瓜蒌五钱，淡姜水拌切　代赭石四钱，先煎　朱茯苓三钱　陈佛手三钱五分

盐半夏二钱　海蛤粉七钱，包　车前子三钱，包　通草一钱　绿萼梅瓣一钱

右　曾患表证，兹腹中宿患瘕作痛，脉微数。拟疏肝和脾主之。

旋覆花三钱五分，包　川楝子二钱　小茴香三分，同炒　台乌药三钱五分，切

赤苓三钱　煅瓦楞粉一两，包　延胡索三钱五分，醋炒　炙鸡金三钱，去垢

泽泻三钱　大腹皮三钱，洗　五灵脂三钱五分，醋炒　赤芍三钱五分

右　右少腹作痛两旬，气阻经滞。严防郁蒸成疡。

川楝子三钱　制香附三钱五分　沉香曲三钱，包　五灵脂三钱五分　生米仁四钱

楂炭三钱　莱菔子三钱，炒　泽泻三钱　延胡索三钱五分，醋炒　炙鸡金三钱

台乌药三钱五分，切　车前子三钱，包　鲜佛手三钱五分

右　左胁肋下结瘕，顶心脘，食下恶心，脉不畅。宜治肝胃。

旋覆花三钱五分，绢包　煅瓦楞粉一两，包　法半夏三钱五分　川楝子三钱五分，炒

代赭石一钱，先煎　橘红一钱　六曲四钱　泽泻三钱　生熟谷芽各五钱，包

右　胸痛由脘次上逆，近有寒热，脉软，体乏，理之不易。

瓜蒌皮三钱　香青蒿三钱五分　抱木茯神四钱　橘白一钱　薤白头二钱

左金丸七分　赤芍三钱五分　煅瓦楞粉一两，包　陈佛手三钱五分　盐半夏二钱

车前子四钱，包

右　腹瘕攻逆，面黄，脉濡。治在肝脾。

旋覆花三钱五分，包　代赭石四钱，煅，先煎　炙鸡金四钱，去垢　猪苓三钱五分

煅瓦楞粉一两，绢包　橘红一钱　大腹皮三钱，洗　泽泻三钱　沉香片四分

宋半夏三钱五分　赤苓三钱　五加皮三钱　陈麦柴三钱

右　病后腹痛，右半硬，二便不畅，脉左软、右滑。治在肝脾。

旋覆花三钱五分，绢包　川楝子三钱五分　小茴香四分，同炒　青皮炭三钱五分

猪苓三钱五分　煅瓦楞粉一两，绢包　延胡索三钱五分，醋炒　川石斛三钱

泽泻三钱　沉香曲三钱，绢包　大腹皮三钱　炒谷芽五钱，包　炙鸡金四钱

左　胃脘痛久不止，不易速解。

旋覆花三钱五分，绢包　沉香曲三钱，绢包　台乌药三钱五分　泽泻三钱

代赭石四钱，煅，先煎　橘红一钱　广郁金三钱五分　陈佛手三钱五分

淡吴萸二分，盐水炒　法半夏三钱五分　赤苓三钱　五灵脂三钱五分，醋炒

炒谷芽五钱，包　延胡索三钱五分，醋炒

左　食下腹痛，脉软弦。宜疏肝和脾，泄热利湿。

煅瓦楞粉一两，包　枳壳三钱五分　青皮三钱五分，炒　淡吴萸二分，盐水炒

沉香曲四钱,包　橘红一钱　青木香一钱　台乌药三钱五分,切　炙鸡金四钱,去垢

法半夏三钱五分　泽泻三钱　五灵脂三钱五分,醋炒

右　心脘痛,头晕头痛,脉右濡细、左弦。宜流利气机。治在肝脾。

桑叶三钱五分　煨天麻七分　旋覆花三钱五分,包　乌药三钱五分　白蒺藜四钱

陈皮一钱　代赭石四钱,先煎　左金丸七分,吞服　石决明一两,先煎

宋半夏三钱五分　煅瓦楞粉一两,包

右　肝脾不和,胃纳久不醒,痛经,脉软弦,少寐。宜疏和并进。

川石斛四钱　朱茯苓四钱　丹参三钱五分　台乌药三钱五分　新会皮一钱

旋覆花三钱五分,包　白蔻仁七分,研冲　陈佛手一钱　盐半夏三钱五分

煅瓦楞粉一两,包　广郁金一钱　炒香谷芽五钱

右　营虚水亏,肝亢内热,脉软弦。病绪杂出,须由渐调养。

川石斛三钱　鲜沙参四钱　茯苓四钱　功劳叶三钱五分　玄参三钱五分,秋石四厘,同炒

生蛤壳一两,先煎　青蒿子三钱五分　竹茹三钱五分　川贝母三钱,去心

生草三分　地骨皮三钱五分　丹参三钱五分　朱灯心三分

右　肝肾素薄,近日左胁痛,日有三次,脉软弦。肾不摄肝,未易速效。

北沙参三钱五分　橘白一钱　清阿胶三钱五分,海蛤粉炒珠　真水獭肝四钱,敲细吞服

白芍三钱五分　盐半夏三钱五分　茯苓四钱　绿萼梅一钱,去蒂　煅瓦楞粉一两,包

粉甘草四分　路路通三钱五分

右　血分不足,肝亢有余,腹中渐成瘕聚,上下无定,气分不充。拟先疏畅气化,以和肝脾。

四制香附三钱五分　枳壳三钱五分　大腹皮三钱,洗　茯苓四钱　陈皮一钱

煅瓦楞粉一两,包　陈佛手三钱五分　泽泻三钱　宋半夏三钱五分　台乌药三钱五分

丹参三钱　炙鸡金三钱　炒香谷芽五钱,绢包

宝宝　便泄月余,肌灼,少安寐,筋纹直透两关。质小病深,肝强脾弱,阳明蕴热,延恐起惊,不可忽视。

粉葛根五分　带皮苓四钱　益元散三钱,包　青蒿子三钱五分　制于术一钱

五谷虫三钱　鲜荷梗尺许　陈米缠四钱,包　扁豆衣四钱　川通草一钱

川石斛三钱

右　心悸不得寐,腰痛,胃纳式微,脉软弦。本虚为病,须逐渐调养。

上川连四分,盐水炒　首乌藤三钱　杜仲三钱　川断一两　沙苑子二钱,三味盐水炒

川石斛三钱　全瓜蒌五钱,切　炒香枣仁三钱　石决明一两生,先煎　盐半夏三钱

抱木茯神五钱,朱拌　竹茹二钱　鲜稻叶三钱

左（正号）　肝升作晕,脾弱腹胀,当溽暑熏蒸,气分受损,责效尤非易易,舌

白垢，气短，脉软弦。本虚标实，非兼顾不可。

漂白术三钱　朱茯神五钱　白芥子一钱　炙鸡金三钱　橘红一钱　炒香枣仁二钱

川通草一钱　陈佛手一钱　宋半夏三钱　制南星七分　石决明一两，盐水煅，先煎

五加皮三钱　炒谷芽五钱，绢包

右　气营两虚，火浮湿郁，腰酸，面浮，心悸作闷，目花，腹胀，神疲，舌光，脉细软。宜择要调理。

川石斛三钱　朱茯神五钱　杜仲二钱，盐水炒　生谷芽五钱，包　橘白一钱

炒香枣仁三钱五分　大腹绒三钱五分　灵磁石三钱，生，先煎　盐半夏三钱五分

生蛤壳七钱，先煎　陈佛手一钱

右　肝脾不调，脘胀，面浮肢肿，脉濡左较大。拟疏和并进。

旋覆花三钱五分，包　白蔻仁七分　杜仲三钱　煅瓦楞粉一两，包　沉香曲三钱

炒谷芽五钱，绢包　陈麦柴三钱

右　肝病积久，暗吸肾水，水虚无以养木，其气横肆无制，耳鸣心荡，灼热，胃呆，食后易吐，背络酸胀，体虚病繁。拟标本两治。近感风寒，法当先治，以分病有新旧。

霜桑叶三钱　旋覆花三钱五分，包　灵磁石三钱，先煎　炒香枣仁三钱五分

苦杏仁三钱　煅瓦楞粉一两，包　北秫米四钱，包　丝瓜络三钱　象贝三钱

石决明一两，盐水煅，先煎　盐半夏三钱　首乌藤四钱　桑寄生四钱　生谷芽五钱

右　肝脏疏泄有余，肾经收摄不足，水亏木旺，气机横肆入络，时胀时痛，时发热，耳鸣，心嘈胃呆。宜择要治之。

归身三钱五分　白芍三钱五分，同炒　灵磁石四钱，生，先煎　鸭血拌丝瓜络三钱

料豆衣三钱　盐半夏三钱五分　朱拌抱木茯神四钱　丹皮三钱五分，盐水炒

石决明一两，盐水煅，先煎　枣仁三钱五分　上川连三分，同炒　首乌藤四钱

桑寄生四钱　鳖甲心五钱，水炙，先煎　炒谷芽五钱，包

又后诊：乌骨鸡，须白丝毛一只（男雌，女雄，所能长者，溺倒，泡去毛，用铜刀剖腹，只留内金，余件尽去之）。大熟地四两，制首乌四两，二味入鸡腹内，用陈绍酒一斤，加井花水数碗，入瓦罐内，炭火煮，如汁少，再加井花水煮至鸡肉渐熟烂，再以文火煮至烂极，去其骨，俟汁水干，再同下末子药，打和为丸。

末子药方附下：

潞党参三两，盐水炒　鳖甲胶二两　杜仲三两　宋半夏一两　归身一两五钱，土炒

龟板胶二两　川断三两，盐水炒　丹皮二两，盐水炒　白芍一两五钱

上于术一两五钱，泔水浸透　茯苓四两，盐水炒　远志肉七钱，去心

上药十二味，各为净末收，鸡肉同药一并拌和，同捣为丸。丸如细绿豆大。每服

三钱开水送下，傍晚能再服三钱尤妙。

右 肾不摄肝，肝火不潜，两耳失聪，鸣响不已，头痛心荡，本虚标实，未易奏效。

细生地四钱，炒　石决明一两，盐水煅，先煎　炒香谷芽三钱五分　橘白一钱

炙鳖甲四钱，先煎　生磁石四钱，先煎　抱木茯神四钱　盐半夏三钱五分

左牡蛎一两，盐水煅，先煎　白芍三钱五分　丹参三钱五分　炒谷芽五钱，包

耳聋左慈丸三钱，吞服

复诊 两耳失聪，鸣响不已，偏右头痛，心荡，鼻塞，脉软弦。肝肺升降不和，病缠日久，延恐积虚成损，积损成怯。

潞党参三钱五分，直劈，盐水炒　制首乌四钱　炒香枣仁三钱五分　川断三钱，盐水炒

大生地四钱，海蛤粉拌　生牡蛎一两，盐水煅，先煎　茯神四钱，辰砂拌

沙苑子三钱，盐水炒　大熟地四钱，春砂末拌　鳖甲心四钱，盐水炙，先煎

盐半夏三钱五分　灵磁石四钱，生，先煎　黑归脾丸三钱，绢包

左 肝胆痰热上亢，神机不灵，语言易顿，夜少熟睡，惊惕，脉弦数。宜镇肝涤痰为治。

朱砂安神丸四钱，绢包　连翘三钱　白金丸一钱，吞服　陈胆星七分

生石决明一两，先煎　竹茹三钱　盐半夏三钱　煅礞石一钱，绢包

抱木茯神四钱　竺黄片三钱　黑山栀三钱

右 脉软弦，胃阳式微，不复用事，食入则脘胀格拒，必吐清涎酸苦腻末，始得爽快。舌白，小溲不利，大便尚通，元气因病所损。拟宗昔贤苦以降之，辛以通之，佐以利痰清膈，勿以燥烈劫阴也。

姜制川连　盐半夏　牡蛎粉　橘白　乌梅肉　竹茹　瓜蒌皮　川石斛

白芍　煅瓦楞粉　茯神　绿萼梅

幼 脘痛阵作，便通，纳如常，延防疳积。宜肝脾两治。

苏梗三钱五分　六曲四钱　使君子三钱五分，炒　广木香一钱　金铃子三钱五分，炒

炙鸡金三钱，去垢　五谷虫一钱，焙　青皮一钱　延胡索三钱五分，炒

大腹皮三钱，洗　楂炭三钱五分　炒谷芽五钱，包

左 阴分不足，气火易升，面赤戴阳，心中胆怯不宁，少寐惊惕，脉软弦，舌黄垢。宜镇肝涤痰。

朱砂安神丸三钱，包　白金丸一钱，包　竺黄片三钱　煅礞石三钱五分，先煎

生石决明一两，先煎　指迷茯苓丸四钱，包　远志一钱，去心　盐半夏三钱

朱连翘三钱　竹茹三钱　丹参三钱　炒谷芽五钱，包

右 头晕，胸闷，舌白，腹中不适，气机攻撑，心嘈不思食，脉软弦。肝脾同病。

拟择要治之。

  石决明二两，生，先煎 旋覆花三钱五分，包 炒香枣仁三钱五分，包 六曲四钱

  灵磁石四钱，生，先煎 煅瓦楞粉一两五钱 茯神四钱，辰砂拌 炙鸡金三钱，去垢

  生牡蛎粉一两，包 陈佛手三钱五分 远志一钱，去心 绿萼梅三钱五分，去蒂

  《医统》沉香化气丸四钱，绢包

  右 素体阴虚肝旺，复加畏于服药，致表邪逗留，背寒灼热，头重胸闷，脉小弦数，舌糙白，口干，纳呆，少寐，大便燥结不畅，小溲热，少腹瘕气撑胀。经谓邪之所凑，其气必虚。最虚之处，便是容邪之地，邪不去，虚更甚。拟先去其邪，稍参其本，候高明政之。

  归身二钱，炒 宋半夏三钱五分 石决明一两五钱，煅，先煎 赤芍三钱

  象贝四钱，去心 连翘三钱 青蒿二钱 枳壳三钱五分 朱茯神四钱

  淡芩三钱五分，炒 竹茹三钱 车前子四钱，包 省头草三钱五分

  煅瓦楞粉一两五钱，包

  右 肝病积久，下吸肾水，水虚无以制木，其气横肆不定，乘胃则泛吐酸水；乘脾则胀，中阻则脘痛。时易恶寒，形浮，心中懊侬，莫可名状，脉软弦。拟标本两治之。同守之世兄议方。

  归身二钱，土炒 橘白一钱 酸枣仁三钱五分 上川连四分，同炒 乌龙丸三钱，绢包

  白芍三钱 盐半夏三钱 朱茯神五钱 大腹皮三钱，洗 生牡蛎粉一两，包

  竹茹三钱，水炒 广郁金三钱五分 瓦楞粉一两五钱，醋煅，包 绿萼梅瓣一钱

肿胀门（附黄疸）

左　面浮足肿，胸脘阻塞，腹胀，脉濡。宜疏畅中宫，分利水道。

旋覆花三钱五分，绢包　枳壳三钱五分　广郁金三钱五分　炙鸡金四钱，去垢

代赭石三钱，煅，先煎　橘红一钱　干菖蒲三分　车前子四钱，绢包

沉香曲四钱，绢包　法半夏三钱五分　白蔻末七分，冲　佛手花三钱

炒谷芽五钱，包　陈麦柴三钱

右　腹大，溲通便泄，得食中阻，口腻，脉濡。防肿甚作喘，殊不可忽。

制香附三钱五分　越鞠丸四钱，包　瓦楞壳一两，煅，先煎　大腹皮三钱，洗

延胡索三钱五分，炒　橘白一钱　炙鸡金三钱，去垢　茯苓四钱　苏梗三钱五分

制半夏三钱五分　焦建曲四钱　瓜蒌皮三钱，切炒　车前子三钱，绢包　陈麦柴四钱

右　脱力伤阳，阳气不能运经，肌肤发黄，四肢无力，舌白无华，口苦，脉弦濡，二便俱通。防延腹满，未可忽。

蔓荆子三钱　陈皮一钱，炙　白豆蔻七分，敲小粒，后下　西茵陈三钱五分

白蒺藜三钱，炒去刺　法半夏三钱五分　生米仁四钱　川草薢四钱　煨天麻七分

煅瓦楞粉一两，包　川断三钱，盐水炒　六曲三钱　炒谷芽四钱，绢包　桑枝一两，切

右　腹胀脘左痛，瘕疢亦较松，头晕，晨烦，舌微黄、中剥。上实下虚，病绪杂出，延肿甚作喘。

旋覆花包　橘白　川椒目　炙鸡金　瓦楞壳　宋半夏　大白芍　胡芦巴

沉香曲　象贝　九香虫　陈麦柴　焦麦芽

右　湿郁气阻，腹满足肿，溲少，面黄，脉濡。延防喘塞变幻。

苏梗三钱五分　白杏仁四钱　五加皮三钱　车前子三钱，包　制香附三钱五分

炙鸡金四钱　防风一钱　猪苓三钱　陈麦柴三钱　白马骨一两，二味煎汤代水

右　表热面浮，腿肿腹膨脐突，少腹红肿结块，舌白黄腻。病深已甚，深虑喘塞，毋忽。

苏梗　泽泻　白芍　川椒目　炙鸡金　车前子包　制香附　胡芦巴

大腹皮　金铃子　沉香曲　小温中丸包　茯苓

左　劳乏感冒，咳嗽痰多，腹大足肿，延防肿甚增喘。

桂枝四分　泽泻三钱　象贝五钱，去心　六曲三钱　陈麦柴三钱　白术二钱

枳壳三钱五分　盐半夏三钱五分　五加皮三钱　猪苓三钱五分　款冬花二钱

苏子三钱五分　车前子三钱

左　脱力不复，足肿神疲，近增胃呆，畏寒溲少，脉软右微弦。拟清理治。

苏子三钱五分　春砂末五分　五加皮三钱　川断三钱，盐水炒　陈皮一钱　茯苓四钱

冬瓜皮五钱　白蒺藜四钱　宋半夏三钱五分　泽泻三钱　炙鸡金三钱，去垢

金毛脊三钱　资生丸四钱，包　炒谷芽五钱，绢包

左　胃气呆木，两足肿，一身无力，神乏，脉软弦。宜先治所急。

北秫米四钱　茯苓皮五钱　金毛脊三钱　千年健三钱　新会皮一钱　冬瓜皮五钱

川断三钱　猪苓三钱五分　宋半夏二钱　五加皮三钱　白蒺藜四钱　泽泻三钱

资生丸四钱，包　炒谷芽五钱

左　满腹胀大，大便燥结艰行，小溲少，舌黄腻，脉细。防涉膨，理之不易。

旋覆花三钱五分，绢包　金铃子三钱五分　小茴香三分，同炒

炙鸡金四钱，春砂末拌，去垢　全瓜蒌七钱，切　代赭石四钱，煅，先煎

延胡索三钱五分，酒炒　大腹皮三钱，洗　火麻仁泥一两　煅瓦楞粉一两，绢包

台乌药三钱五分，切　茯苓皮五钱　车前子四钱，绢包　陈麦柴四钱

两头尖三钱五分，绢包

左　面浮口腻，动则气急，腿足酸软而肿，伏块上攻作痛，大便带血，溲通，脉弦数少力。病情繁多，不能以虚字括之，中挟湿热，法须兼顾。

脏连丸三钱五分，吞服　苏梗三钱五分　炙鸡金四钱，去垢　茯苓皮五钱，煎汤代水

淡芩炭三钱五分　制香附三钱五分　六曲四钱　冬瓜皮五钱　陈麦柴四钱，煎汤代水

槐花三钱　川楝子三钱五分，炒　大腹皮三钱，洗

左　浊气在上，则生膜胀，得食腹中尤甚。大便燥结，不能畅行，溲少，舌黄，脉细，膨状渐著。宜疏利二便，以防迁延增剧。

越鞠丸四钱，绢包　炙鸡金三钱，去垢　茯苓皮四钱　全瓜蒌一两，打　橘红一钱，炙

沉香曲三钱，绢包　川楝子三钱五分　柏子仁五钱，研　宋半夏三钱五分

大腹绒三钱，洗　陈香橼皮三钱五分　火麻仁泥一两　车前子三钱，炒，包

陈麦柴四钱

右　百节烦疼，满腹肿胀，经居带多，脉状不畅。病绪繁丛，理之不易。

四制香附三钱五分　丹参三钱五分　陈皮一钱　金樱子三钱五分　当归身二钱

川断三钱，盐水炒　陈佛手一钱　乌贼骨三钱　川石斛四钱　大腹皮三钱，洗

杜仲三钱五分，盐水炒　桑枝五钱，切

左　胀满腹大已久，自汗寒热，脉数，近增咽痛。标本同病，理之不易。

桑叶三钱五分　黛蛤散七钱，包　川石斛三钱　枇杷露一两，冲服　玄参三钱

飞中白一钱，包　川通草一钱　鲜芦根一两　甘草四分　马勃七分　功劳子三钱

灯心三分，朱拌

左　表解之后，神疲足肿，不欲食，少寐，大便不畅，脉软数。余溲不禁，须逐
渐清理。

原金斛四钱，打，先煎　朱茯苓四钱　川断二钱，盐水炒　炙鸡金三钱　陈皮一钱

枳壳三钱五分　通草一钱　五加皮二钱　盐半夏三钱五分　竹茹二钱　粉草薢三钱

生熟谷芽各五钱

左　一身肿胀稍愈，囊肿，气急尚甚，仍防喘急生变。

苏叶三钱五分　大腹皮三钱　防风三钱五分　猪苓三钱五分　白杏仁四钱

五加皮三钱　防己三钱五分　炙鸡金三钱　象贝五钱　生米仁四钱　泽泻三钱

车前子四钱，包　陈麦柴四钱　白马骨一两

右　脉右软、左微弦，便血止，仍头晕，足肿入大腿，心悸，吃力，面浮。以通
阳泄浊，涤痰顺气。

桂枝五分　甘草炭三分　法半夏三钱五分　猪苓三钱五分　漂白术三钱五分

白芥子一钱　制南星七分　泽泻三钱　茯苓五钱　橘红一钱，盐水炒　五加皮三钱

陈麦柴三钱

左（蒋姓）　气升得平，腿足肿胀如昨，阳缩，脉濡。拟通阳泄浊，以通痰湿。

台参须七分，另煎冲　橘红一钱　桂枝四分　车前子三钱，包　漂白术三钱五分

法半夏三钱五分　五加皮三钱　怀牛膝三钱五分，盐水炒　茯苓二钱　白芥子七分

沙苑子三钱，盐水炒　肚坎脐一条　陈麦柴三钱

左（其二）：痰湿壅阻气分，气虚升降未能自如，足肿入腿，少腹胀，夜卧气升，
脉濡。须速为解散。

旋覆花包　新会皮　五加皮　肚坎脐　代赭石先煎　宋半夏　车前子包

胡桃肉　白杏仁　茯苓　冬瓜皮　沙苑子

左　黄疸：积湿蒸黄，食下脘阻，恶心，小溲赤短，脉弦。宜疏畅中宫，分利
湿热。

上川连四分，姜汁炒　西茵陈三钱五分，酒炒　猪苓三钱五分　炙鸡金三钱

淡吴萸二分，甘草水炒　橘红一钱　泽泻三钱　大腹绒三钱　沉香曲三钱

制半夏三钱五分　粉草薢三钱　鲜佛手三钱五分　炒谷芽五钱，绢包

左　面浮足肿，腹大，食下不适，大便溏，脉数。宜醒脾利湿。

漂白术三钱五分　泽泻三钱　冬瓜皮三钱　粉草薢四钱　茯苓四钱　陈皮一钱

五加皮三钱　六曲四钱　猪苓三钱五分　生米仁四钱　防己三钱五分　陈麦柴四钱

白马骨一两

左　疟臌，因风湿交阻而起，延防作喘。

桂枝四分　沉香片四分　车前子三钱，包　两头尖三钱　白杏仁五钱

莱菔子四钱，炒　泽泻三钱　胡芦巴三钱五分　苏叶三钱五分　炙鸡金四钱

猪苓三钱五分　五加皮三钱五分　陈麦柴四钱　白马骨一两，生，煎汤代水

左　疟臌因而松，肝脾交困，反复可虑。

川桂木四分　猪苓三钱五分　大腹皮三钱　楂炭三钱五分　漂白术三钱五分

熟枣仁一钱，同炒　泽泻三钱　炙鸡金三钱　川椒目七分　茯苓四钱

五加皮三钱　陈香橼一钱　陈麦柴四钱　白马骨一两

左　跌伤，血上下溢愈，气散腹大筋青，溲少，臌状已著，理之棘手。

桑白皮三钱五分　漂白术三钱五分　车前子四钱，包　炙鸡金四钱　大腹皮三钱

茯苓四钱　猪苓三钱五分　陈佛手三钱五分　五加皮三钱　淮山药三钱　泽泻三钱

牛膝炭三钱五分　炒谷芽五钱　陈麦柴四钱

左　胀闷稍愈，腿足肿，湿热壅阻稍松。拟守前意增损。

制川朴七分　橘红一钱　沉香曲三钱，绢包　猪苓三钱五分　白杏仁四钱

法半夏三钱五分　炙鸡金三钱　泽泻三钱　枳壳三钱五分　白蔻仁七分，打，后下

五加皮三钱　广郁金一钱　陈麦柴四钱

左　黄疸：积湿蒸热，面目发黄，便溏纳少，脉濡右微滑，蒸之左踹红肿，急须内外两治。

防己三钱五分　西茵陈三钱五分　六曲四钱　扁豆衣三钱　丹皮三钱五分

猪苓三钱五分　飞滑石四钱，包　五加皮三钱　忍冬藤四钱　泽泻三钱

陈皮一钱　生米仁四钱　桑枝五钱

和尚　病起四旬，有咳嗽，转腹满，面浮足肿，瘕胀，脉左不畅。延防成臌。

旋覆花三钱五分，绢包　款冬花二钱　大腹皮三钱，洗　炙鸡金三钱，去垢

煅瓦楞粉一两，绢包　白杏仁四钱，去尖　川楝子三钱五分，炒　车前子四钱，包

沉香曲三钱　陈皮一钱　延胡索三钱五分，醋炒　楂炭三钱　陈麦柴一钱

白马骨四钱，二味煎汤代水

左　便泄之后，胸闷神疲，腿足肿甚，脉濡。宜疏运利湿。

越鞠丸三钱，包　防己三钱五分　冬瓜皮三钱　白蔻仁七分，研末冲　桑白皮三钱

猪苓三钱五分　生米仁三钱　炒谷芽五钱　五加皮三钱　泽泻三钱　粉草薢四钱

左　一身肿胀。此属风湿郁肺脾，最防气升作喘。

旋覆花三钱五分，绢包　桑白皮三钱　防风三钱五分　冬瓜皮二钱

代赭石四钱，煅，先煎　五加皮三钱　猪苓三钱五分　生米仁四钱

煅瓦楞粉一两，绢包　防己三钱五分　泽泻三钱　陈麦柴四钱　白马骨一两

左　腹满撑胀，便溏。仍防肿胀。

生茅术三钱五分　陈皮一钱　炙鸡金四钱　大腹皮三钱　枳壳三钱五分　法半夏二钱

六曲四钱　五加皮三钱　广木香三钱五分　春砂末七分　车前子四钱，绢包

泽泻三钱五分　白马骨一两　陈麦柴四钱

左　胀满腹痛，大便溏，脉濡。不易疏通。

制香附三钱五分　青木香三钱五分　橘红一钱　泽泻三钱　六曲四钱　炙鸡金三钱

法半夏三钱五分　鲜佛手三钱五分　枳壳三钱五分　大腹皮三钱　车前子四钱，包

陈麦柴三钱

小僧　咳嗽腹满，面浮足肿，瘕逆，脉细数。肺脾同病，理之棘手。

杜藿梗三钱五分　炙鸡金三钱　象贝四钱　猪苓三钱五分　煨木香五分

大腹皮三钱　款冬花三钱五分　泽泻三钱　六曲三钱　五加皮三钱五分

陈香橼三钱五分　生谷芽五钱　陈麦柴四钱　白马骨一两

杨，左　伤血大脱之后，腹满撑入腰背。此属臌胀，不易治。

旋覆花三钱五分，绢包　沉香曲四钱，包　冬瓜皮五钱　泽泻三钱

煅瓦楞粉一两，绢包　炙鸡金三钱　五加皮三钱　台乌药三钱五分

代赭石四钱，先煎　大腹皮三钱，洗　车前子四钱，包　两头尖三钱五分

陈麦柴三钱　白马骨一两

左　脉细软，左尺带涩，舌白。连进通阳泄浊，并无火象，仍足肿，茎囊曾肿，延及少腹，气短，动则气急，小溲不流利，子夜以前，易于着枕气急。此中满之由于阴水来者，肺降、肾纳、脾运，各不能如常度。

上肉桂四分　五加皮三钱　川椒目一钱　陈麦柴四钱　猪苓三钱五分　怀牛膝三钱

淡吴萸二分　白马骨一两　泽泻三钱　车前子三钱，包　胡芦巴三钱五分

其二：来示云：小溲已通，腿肿亦稍减，夜寐较安，惟茎囊仍肿，胃纳不旺。标本同病，理之尚非易易。

上肉桂四分，去粗皮为末，饭丸吞服　五加皮三钱　炙鸡金四钱，去垢　胡芦巴三钱五分

淡吴萸三分　川椒目七分　车前子四钱，绢包　范志曲三钱　朱茯苓五钱

两头尖三钱五分，绢包　泽泻三钱　小茴香五分，同炒　炒谷芽六钱　陈麦柴四钱

白马骨一两

左　黄疸：积湿蒸成黄疸，腹满撑胀，脉左细、右弦。宜在中焦治之。

生茅术三钱五分　上川连四分　西茵陈三钱，酒炒　车前子四钱，包　制香附三钱五分

盐半夏三钱　炙鸡金四钱，去垢　泽泻三钱　沉香曲四钱　枳壳三钱五分

滑石四钱，包　茯苓皮四钱

右　黄疸：黄疸胀满，腹胀不能食，脉左细、右弦。宜燥湿疏运。

越鞠丸三钱，包　上川连四分，姜汁炒　泽泻三钱　滑石五钱　橘红一钱

枳壳三钱五分　炙鸡金四钱，去垢　车前子三钱，包　法半夏三钱　沉香曲四钱

大腹皮三钱　西茵陈三钱　陈麦柴四钱　鲜佛手三钱五分

左　一身肿胀，脉濡。风湿相搏，延防作喘。

桑白皮三钱　防风三钱五分　莱菔子四钱，炒　车前子四钱，绢包　五加皮三钱

防己三钱五分　白杏仁四钱，去尖　猪苓三钱五分　冬瓜皮七钱　枳壳三钱五分

白蒺藜四钱　泽泻三钱　陈麦柴四钱　白马骨一两

左　腹满䐜胀，已五旬，脉濡。行将成臌，弗忽。

制香附三钱五分　炙鸡金四钱　车前子四钱，包　胡芦巴三钱五分　橘红一钱

大腹皮三钱　猪苓三钱五分　陈香橼三钱五分　法半夏三钱五分　五加皮三钱

泽泻三钱　两头尖三钱　陈麦柴四钱　白马骨一两

左　咳嗽，曾失血，迩来腹大瘕逆。宜泄肺运脾，分利水道。

旋覆花三钱五分，包　五加皮三钱　车前子四钱，包　陈佛手三钱五分

煅瓦楞粉一两，包　炙鸡金四钱　泽泻三钱　小茴香五分，同炒

白杏仁四钱　淡吴萸二分，盐水炒　冬瓜皮五钱　两头尖三钱

款冬花三钱　陈麦柴四钱　白马骨一两

左　诸湿肿满，皆属于脾，脾阳不振，积湿泛滥，满腹胀硬，两腿俱肿，脉细，舌白，夜来溲多。肝脾交困，最防因肿增喘。

桂枝三分　猪苓三钱五分　旋覆花三钱五分，绢包　杜仲三钱，盐水炒　漂白术三钱五分

泽泻三钱　代赭石四钱，煅，先煎　九香虫七分，焙　茯苓五钱　冬瓜皮五钱

煅瓦楞粉一两，绢包　车前子四钱，绢包　陈麦柴四钱

左　湿郁气阻中州，转运失司，满腹胀大，大肠鸣不已，大便溏。气化不及州都，小溲为之不利，膨状显著，延恐作喘。

桂枝五分　猪苓三钱五分　五加皮三钱　范志曲三钱　生茅术三钱五分　泽泻三钱

小茴香二分，同炒　胡芦巴三钱五分　炙鸡金三钱，去垢　茯苓四钱　水姜皮四分

冬瓜皮五钱　车前子四钱，绢包　陈麦柴四钱　白马骨一两

幼　黄疸：脉浮数，目白黄，神倦，舌黄，不思饮，表热时有时无，大便不畅，小溲少。湿热温邪留恋，蒸郁化热，由渐蒸黄，再当表里两治。

越鞠丸四钱，包　白豆蔻七分，敲小粒，后下　范志曲三钱　车前子四钱，包

橘红一钱　白杏仁四钱，去尖　西茵陈二钱，酒炒　猪苓三钱五分　制半夏二钱

生米仁四钱　粉草薢四钱　泽泻三钱　省头草三钱，后下

右 胸闷，乍寒热，口腻不引饮，腹大形瘦，便少。气滞血瘀，延防作喘，殊不可忽。

苏梗三钱　大腹皮三钱，洗　春砂末一钱，冲　泽泻三钱　四制香附三钱五分

炙鸡金三钱，去垢　胡芦巴一钱　车前子四钱，绢包　延胡索三钱五分

沉香曲四钱　广木香三钱五分

痢疾门（附泄泻便血）

疟疾之后，神倦，乍寒乍热，痰多不易咯吐，头晕，胃呆，骨痛，多汗。病方转重，不可忽。

苏叶三钱五分　前胡三钱五分　制川朴五分　焦六曲四钱　广藿梗三钱五分

白前三钱五分　白杏仁三钱　焦米仁五钱　干佩兰三钱五分　牛蒡三钱

法半夏三钱五分　车前子三钱，包

杨，左　便血：少腹胀滞，阳痿，腿膝无力，大便后下血，脉软弱无力。内损为病，理之不易。

归身三钱　川断三钱　菟丝子三钱　炒谷芽五钱　大白芍三钱　金毛脊三钱

金铃子三钱　鹿角胶一钱，海蛤粉炒　制首乌五钱　沙苑子三钱　台乌药三钱五分

左　（泄泻误录于此）寒热头痛，浊不净。

淡豆豉三钱　淡竹叶三钱五分　川萆薢四钱　黑山栀三钱　甘草梢一钱

车前子四钱，包　鲜生地七钱　滑石五钱，包　泽泻三钱

右　痢：湿热蒸化为痢，口苦，心中烦热，脉不畅。宜苦泄辛通。

上川连五分，淡姜水炒　炒枯淡芩三钱五分　滑石三钱，包　通草一钱　广木香一钱

炒六曲三钱　扁豆衣四钱　荠菜花干三钱　赤芍三钱　大腹皮三钱　银花三钱

鲜稻叶三钱

左　痢：红白痢，腹痛肛坠，脉濡细，不欲食。防转噤口。

上川连　淡芩　地骷髅　苦参　广木香　红曲　大腹皮　滑石包　枳壳

楂炭　银花　秋水丸包

幼　痢：下痢旬余日，脘次高突作痛。质小任重，表热不退，防厥。

旋覆花包　川楝子　川石斛　苦参　煅瓦楞粉包　五灵脂包　枳壳

鲜稻叶　上川连　大腹皮　地骷髅

幼　泄：便泄日久，嗜食腹大。防成疳积。

漂白术三钱　炙鸡金三钱　大腹皮三钱　陈米缠四钱　淮山药三钱　煨木香一钱

五谷虫三钱五分　新荷蒂三只　扁豆衣三钱　煨肉果三钱五分　车前子三钱

右　痢：下痢转为粪水，脉细数，舌灰黄，口干。正不胜病，变迁可惧。

小川连七分　苦参一钱　石莲肉三钱　漂白术三钱　广木香一钱　川石斛三钱

银花三钱五分　枳壳三钱五分　淡芩炭三钱五分　扁豆衣三钱　带皮茯苓四钱

川通草五分

左　痢：血痢，并下腹痛，近有寒热。宜表里兼治。

鲜藿梗　淡芩炭　红曲　滑石包　青蒿　水炒银花　楂炭　泽泻　赤芍

炒槐花　地骷髅

左　泄：大肠积湿蒸热，便溏不畅，小溲亦不流利。厥少气化不宣，难以奏效。

淡芩炭一钱　连翘三钱　银花三钱　甘草梢五分　川柏三钱五分　茯苓四钱

土贝五钱　川萆薢三钱　知母三钱五分，盐水炒　川石斛三钱　无花果三钱

台乌药三钱五分

煨药方：胡连　升麻　淡芩　葛根　煎汤熨之，不可吃。

右　泄：便泄止，溲通，腹膨大较松。延经两月，诸须慎之。

粉葛根六分　五谷虫三钱，焙透　车前子四钱，包　六曲四钱，炒　大腹皮三钱，洗

煨木香一钱　楂炭三钱　扁豆衣三钱　泽泻三钱

幼　泄：便泄溲少，口干弄舌，腹鸣，形寒，灼热，舌薄白。防起惊生波。

鲜藿梗　六曲　茯苓　炒谷芽　青蒿　楂炭　扁豆衣　鲜荷叶　赤芍

地骷髅　车前子包

幼　泄：吐泻转寒热，口干弄舌，腹鸣溲少。邪滞交结，转重可虑。

鲜藿梗　枳壳　六曲　地骷髅　鲜佩兰　青皮　楂炭　焦麦芽　赤芍

广郁金　车前子包

幼　泄：便泄转为满口碎腐。质小最虑厥闭。

淡芩炭　石决明先煎　枳壳　野蔷薇露冲　丹皮　茯苓　六曲　鲜芦根

赤芍　扁豆衣　大腹皮

左　泄：脾泄日久，不独土夺运迟，即命火蒸腐之权亦日渐衰微矣，夫命门为生命之根，中土为气血之源，火土既衰，能无百病丛生乎。刻下脏真悉虚，求其致病之源，培土当得渐渐获益。

膏方：大熟地四两，炒松春砂末拌　陈清阿胶一两半，收膏时入　菟丝子三两，盐水炒

西洋参二两　九香虫三钱　冬瓜皮二两　制首乌三两　制冬术四两　陈皮一两，炙

北沙参一两　焦山药四两　杜仲三两，盐水炒　麦冬肉一两　带皮苓四两

川断三两，盐水炒　焦扁豆四两　枣仁炭四两　沙苑子三两　加范志曲三两

车前子三两，包　如法熬膏。

右　泄：吐泻六日，败象齐备，今日得势稍减，肢冷得暖，败象气急不平，脉软，

舌红干，神气迷蒙，终恐发厥骤变，小效，不足恃也。

　　白术　　左牡蛎_{先煎}　公丁香　车前子_包　茯苓　真枫斛　六曲　白芍

　　台参须　乌梅　代赭石_{先煎}　焦麦芽

　左　便血：便血初止，腰痛、头蒙亦愈。

　　生地炭_{四钱}　荆芥炭_{三钱五分}　川断_{三钱}　茯苓_{四钱}　金银花_{三钱}　防风炭_{一钱}

　　沙苑子_{四钱}　陈皮　槐花_{各三钱}　赤芍_{三钱}　白蒺藜_{四钱}　炒赤芍_{五钱}

　左　痢：下痢渐瘥，寒热不净。

　　上川连_{五分，酒炒}　苏叶_{三钱五分}　枳壳_{三钱五分}　炙鸡金_{三钱，去垢}　广木香_{三钱五分}

　　淡豆豉_{三钱}　台乌药_{三钱五分}　大腹皮_{三钱}　赤芍_{三钱}　粉葛根_{一钱}　红曲_{三钱}

　　炒谷芽_{五钱}　荠菜花干_{三钱}

　右　泄：肝气积久，脾病作泻，面浮足肿，癸水不行。拟气营两治。

　　漂白术_{三钱五分}　枳壳_{一钱，同炒}　泽泻_{三钱}　茴香_{五钱，同炒}　白蒺藜_{四钱}

　　丹参_{二钱}　茯苓_{四钱}　苏梗_{三钱五分}　陈佛手_{三钱五分}　鸡血藤膏_{一钱，研冲}

　　猪苓_{三钱五分}　制香附_{三钱五分}　车前子_包　陈麦柴_{各四钱}

　左　痢：下痢后肠热，津枯，大便坚，小溲不清，尚有湿热未净。宜兼顾立方。

　　全瓜蒌_{四钱，切}　油当归_{三钱五分}　枳壳_{三钱五分}　赤苓_{三钱}　黑芝麻_{四钱}

　　淡苁蓉_{三钱五分}　陈皮_{一钱}　泽泻_{三钱}　火麻仁泥_{一两}　赤芍_{三钱五分}

　　法半夏_{三钱五分}　炒香谷芽_{五钱}

　左　便血：便血之后，面浮足肿，畏寒神疲，脉软，气营交困，理之不易。

　　潞党参_{三钱五分}　归身_{三钱五分，土炒}　五加皮_{三钱}　资生丸_{三钱，吞服}

　　漂白术_{三钱五分}　枳壳_{一钱，同炒}　白芍_{三钱五分}　冬瓜皮_{三钱}　陈皮_{一钱}

　　带皮苓_{五钱}　川断_{三钱}　生米仁_{四钱}　法半夏_{三钱五分}　怀牛膝_{三钱五分}

　左　便血：便血久不止，脉左软、右较大。拟养营化湿。

　　醋炒归身_{三钱}　广木香_{三钱五分}　炒槐花_{三钱五分}　红曲炭_{三钱}　白芍_{三钱五分}

　　橘红_{一钱，炙炒}　地榆_{三钱五分}　荆芥炭_{三钱五分}　漂白术_{三钱五分}　法半夏_{三钱五分}

　　陈棕灰_{三钱}

　左　痢：脉弦数，便痢不止，里急后重，舌白，恶寒咳嗽。脱力伤脾，湿热蟠踞肠胃，不易奏功。

　　赤芍_{三钱}　驻车丸_{三钱，绢包}　炙鸡金_{三钱}　苦参子_{一钱}　归身_{二钱}　茯苓_{四钱}

　　红曲_{三钱}　荠菜花干_{三钱}　川断_{三钱，盐水炒}　扁豆衣_{四钱}　广木香_{一钱}

　左　泄：素病脾泄，复多操劳，积虚积损由来已久，自从上年夏令湿阻，秋来患疟，病缠失调，今则气阴两乏，无脏不虚，形肉消瘦，神思疲惫，阴虚生内热，肌灼小溲赤短，阳虚生外寒，形体怯寒，加以气不化湿，湿痰作嗽，气不生津，口燥作渴，渐至肝肾不支，不能起于床。脉细小虚数，舌质红，中苔白。阴竭于下，火浮于上，虚脱一途已近，不能重用补药。汲深绠短，恐不易奏功也。

人参须　盐半夏　抱木茯神　麦冬肉　炙鳖甲　橘白　南沙参　川石斛
生蛤壳　料豆衣　淮山药　川续断

左　便血：大肠湿热下注，便后有血，此属远血，脉数，神乏，纳少。当清化分利。

脏连丸一钱，吞服　丹皮炭三钱　茯苓四钱　藕节五钱　槐花三钱，炒　地榆炭三钱
扁豆衣三钱　生熟谷芽各五钱，绢包　银花三钱，炒　赤芍炭三钱　枳壳三钱五分
柿霜一钱，后下

右　痢：湿滞遏阻气机，腹痛便痢，溲少，头晕，胸闷，舌糙，表热。宜疏通积滞，以防转重。

老苏梗三钱五分　上川连三分，姜水炒　红曲三钱　大腹皮三钱，洗　广藿梗三钱五分
广木香三钱五分，切　楂炭三钱五分　地骷髅四钱　制川朴花一钱，去蒂
江枳壳三钱五分　青皮一钱　车前子四钱，包　白蒺藜四钱，去刺　桑枝五钱，切

左　痢：湿滞阻遏气机，大便断下不畅，溲少，舌垢，脉濡。宜疏通积滞，以防成痢疾。

淡芩炭三钱五分　六曲四钱　青皮一钱　车前子四钱，绢包　广木香一钱
楂炭三钱　茯苓四钱　泽泻三钱　枳壳三钱五分　大腹皮三钱，洗　地骷髅四钱
佛手花三钱五分　生谷芽五钱

左　表热渐瘥，腹中不适，大便断下如痢，溲少，两腿酸，舌苔黄。宜再表里疏通法。

广藿梗三钱　枳壳三钱五分　楂炭三钱　滑石四钱，包　淡芩三钱五分　青皮一钱
大腹皮三钱，洗　泽泻三钱　赤芍三钱　六曲四钱　茯苓四钱

左　肝脾不调，肠胃湿热，便溏带血，心脘腹均痛，脉右软、左弦大，阴薄之体，须速为清理。

川石斛四钱　红曲炭三钱　茯苓四钱　川通草一钱　子芩炭三钱五分
广木香五分，开水磨冲　扁豆衣三钱　陈佛手三钱五分　炒槐花三钱
大腹绒三钱　车前子四钱，包　炒谷芽五钱，包　荠菜花干四钱

幼　饮食不慎，渐成疳积，脉软，近日少有伤风。法须两顾。

旋覆花三钱五分，包　大腹皮三钱，洗　使君子二钱　楂炭三钱五分
煅瓦楞粉七钱，包　炙鸡金三钱，洗　芜荑一钱　白杏仁三钱，去尖
川楝子三钱五分　五谷虫三钱　榧子肉三钱五分　陈麦柴三钱

右　湿热蒸为肠澼，口苦，腹胀，脉弦。须速为清解。

粉葛根一钱　苦参三钱五分　大腹皮三钱，洗　炒槐花三钱五分

上川连五分，淡姜水炒　　枳壳三钱五分　　红曲炭三钱　　炒银花三钱五分

广木香三钱五分　　赤芍三钱　　扁豆衣三钱　　带皮茯苓五钱　　荠菜花干三钱

左　寒冬下痢，至今不止，近转血水，肠鸣肛痛，腹瘕攻撑，脉弦右细、左反大。脾病肝升，不可再忽。

上川连五分，淡姜水炒　　煨葛根一钱　　红曲三钱，炒　　杜仲二钱，盐水炒

广木香三钱五分　　漂白术三钱五分　　枳壳三钱五分，同炒　　银花三钱

九香虫七分，焙　　苦参三钱五分　　赤芍三钱，炒　　车前子三钱，包

荠菜花干三钱

右　泄：大便闭结，尤易溏泄。此脾运不健也。

川石斛四钱　　炙鸡金三钱　　川断三钱　　炒谷芽五钱　　陈皮一钱　　大腹皮三钱

生米仁四钱　　桑枝一两　　法半夏三钱五分　　五加皮三钱五分　　瓜蒌皮三钱　　茯苓四钱

左　泄：运化不健，大便溏泄，脉细。治在中焦。

漂白术三钱五分　　炙鸡金三钱，去垢　　六曲四钱　　大腹皮三钱，洗　　煨木香一钱

橘红一钱　　资生丸四钱，包　　炒谷芽五钱，包　　茯苓五钱　　法半夏三钱五分

生米仁四钱

左　痢：下痢稍愈，胸闷腹痛，寒热留恋转重。弗忽。

上川连五分，姜水炒　　杜藿梗二钱　　淡芩炭三钱五分　　广木香三钱五分　　干佩兰二钱

法半夏三钱五分　　枳壳三钱五分　　大腹皮三钱　　楂炭三钱　　红灵丹一分

玉枢丹二分，开水化服　　加泽泻三钱五分　　地骷髅四钱　　陈皮一钱

左　昨起寒热，便泄转为下痢，脉濡而带数。急当表里两解。

杜藿梗三钱　　枳壳三钱五分　　楂炭三钱　　泽泻三钱　　干佩兰三钱　　广木香三钱五分

大腹皮三钱　　生米仁三钱　　赤芍三钱　　六曲四钱　　赤芩三钱　　焦麦芽五钱，绢包

左　寒热，下痢便泄交作，咳嗽痰多，脉弦数。急当表里两解。

苏叶三钱五分　　防风炭三钱五分　　六曲四钱　　槟榔一钱，磨冲　　广藿梗三钱

赤芍三钱五分　　楂炭三钱　　法半夏二钱五分　　大豆卷三钱　　枳壳三钱五分

广木香一钱，磨冲　　象贝四钱　　荠菜花干三钱

右　痢：溏泄约已匝月，支急腹痛，脉濡。延防转痢。

上川连四分，姜水炒　　枳壳三钱五分　　大腹皮三钱　　车前子四钱，包　　粉葛根一钱

六曲四钱　　莱菔甲三钱　　猪苓三钱五分　　酒炒枯芩一钱　　楂炭三钱五分

煨木香三钱五分　　泽泻三钱　　焦麦芽五钱，包

左　痢：下痢红白并见，又来六日。当疏通导下。

上川连五分，盐水炒　　杜藿梗三钱　　枳壳三钱五分　　莱菔甲三钱　　广木香三钱五分

大豆卷三钱　　六曲四钱　　猪苓三钱五分　　酒炒枯芩三钱五分　　防风炭三钱五分

楂炭二钱　泽泻三钱　荠菜花干三钱

左　痢：红白痢七日，表热不净，舌黄垢，脉数。此非轻证，不可忽。

鲜藿梗三钱　上川连四分,姜水炒　六曲四钱　滑石三钱,包　大豆卷三钱

广木香一钱　楂炭三钱五分　泽泻三钱　鲜佩兰三钱五分　枳壳一钱,二味开水磨冲

防风一钱　赤芍三钱五分　荠菜花干三钱

左　痢：湿热表邪，挟食滞内阻，由便泄转腹痛下痢，有表热，心嘈，脉微数。表里同病，须速为分解。

杜藿梗三钱　枳壳三钱五分　六曲四钱　茯苓四钱　干佩兰三钱五分

广木香三钱五分　楂炭三钱五分　通草一钱　防风炭一钱　青皮一钱

莱菔甲三钱　焦麦芽五钱

左　痢：下痢水多粪少，腹痛，表热。当再表里两解。

上川连五分,姜水炒　广藿梗二钱　六曲四钱　广木香七分　枳壳七分,二味磨冲

酒炒枯芩三钱五分　干佩兰三钱　楂炭三钱　赤芍三钱　防风三钱五分

车前子四钱,炒,绢包

左　痢：红痢延为血疾，脘不舒。病久根深，理之不易。

上川连五分,姜水炒　淡芩炭三钱五分　红曲三钱　莱菔甲三钱　广木香三钱五分

槐花炭三钱　泽泻三钱　扁豆衣三钱　苦参一钱　枳壳二钱　法半夏三钱五分

荠菜花干三钱　炒谷芽五钱,绢包

右　痢：下痢后头晕，呕恶，饥而不能食。肝木乘胃，胃浊不降。宜先治所急。

旋覆花三钱五分,绢包　枳壳三钱五分　白蔻仁七分,敲细末,后下　沉香片四钱

代赭石五钱,先煎　橘红一钱　白杏仁四钱　茯苓四钱　淡萸萸三分,盐水炒

制半夏三钱五分　生米仁四钱　鲜佛手三钱五分　炒谷芽五钱

左　痢：下痢稍稀，少腹痛。表热不净，脉数，舌垢。宜表里两解。

上川连五分,佐下开水磨汁冲　赤芍三钱　莱菔子四钱　泽泻三钱　广木香一钱

六曲四钱　滑石四钱,包　炒谷芽五钱,包　淡芩一钱　楂炭三钱　赤苓三钱

烁水丸三钱五分,吞服　枳壳一钱,开水磨冲

左　痢：下痢转为大便不畅，肠鸣溲赤。宜表里两解。

杜藿梗三钱　枳壳　六曲　滑石包　白蒺藜四钱　广木香　楂炭　泽泻

赤芍三钱　莱菔子　槟榔　鲜佩兰　枳实导滞丸三钱五分,吞服

右　痢：下痢、少腹支急均转松，癸水不行，头晕。宜气营两治。

四制香附三钱五分　丹参二钱　茯苓四钱　广木香三钱五分　陈皮一钱

台乌药三钱五分　楂炭二钱　炒谷芽五钱,包　法半夏三钱五分　川断三钱五分

大腹皮三钱

左　痢：下痢积久，土夺木摇，又增头痛、齿痛，脉弦。病道深远，理之不易。

上川连五分，盐水炒　白蒺藜四钱　扁豆衣四钱　广木香三钱五分　蔓荆子三钱五分

怀山药三钱　苦参三钱五分　煅瓦楞壳一两，先煎　泽泻三钱　炙鸡金三钱，去垢

荠菜花干三钱

右　痢：下痢起糜，脉细，舌黄，呕逆。病深矣，难治。

上川连四分，姜水炒　扁豆衣四钱　川石斛三钱　炒谷芽三钱　广木香一钱

赤芍三钱　石莲肉三钱五分　荠菜花干三钱　苦参三钱五分　带皮苓五钱　通草一钱

左　痢：下痢数次，较稀，食后少腹作痛，肛间支急，肠胃湿热犹多逗留。直疏和并进。

驻车丸三钱，绢包　淡芩炭三钱五分　红曲四钱　苦参三钱五分　归身二钱，炒

广木香三钱五分　茯苓四钱　地骷髅四钱　赤芍三钱，炒炭　枳壳三钱五分

扁豆衣三钱　荠菜花干三钱　椿根皮一钱　柿霜一钱，后下

右　白痢：病缠两月余，形、色、脉无一不虚，先腰痛，旋即腹痛，痛不可耐，近日下白痢，舌花白腻，口燥。积虚之体，攻补两难，深恐猝然厥变。

漂白术三钱五分　九制香附三钱五分　六曲三钱　川断三钱，盐水炒　土炒白芍三钱

川楝子三钱五分，酒炒　鸡内金三钱，炙去垢　金毛狗脊三钱　淡吴萸二分，盐水炒

延胡索三钱五分，酒炒　大腹皮三钱　桑枝五钱　三层茴香丸三钱，绢包

陈莲舫夫子方　痢伤脾肾，积滞已除，遂为溏稀淹缠，昼夜尚有四五行，气坠转气，日来肾不化水，脾失堤防以致泛滥为肿。自足上升，渐及于腹，膀胱失通调之职，三焦失分化之权。脉右弦大、左弦滑。从中再有肝邪内扰，疏泄不灵，舌光，脾肾为病，不能滋补，较为曲折。拟崇土导水，至于春脏，尚须缓商，不能防到喘逆。

白术三钱五分　茯苓三钱　冬瓜皮三钱　补骨脂三钱五分　水姜皮四分

防己三钱五分　米仁三钱　香橼皮三钱五分　车前子三钱，包　通天草三钱

半夏曲三钱五分　牛膝三钱　新会皮一钱　泽泻三钱五分

右　泄：乍寒乍热，咳痰，脉沉细而弦，舌白，脐腹痛，大便匀利。通体虚乏已极，加以抑郁燥劳，调理之法，洵非易易，必得扫尽思虑，以助药力所不逮。

归身二钱，土炒　象贝四钱　真郁金一钱　煅瓦楞粉一两，包　白芍二钱

广木香一钱　茯苓四钱　台乌药三钱五分　淡芩炭三钱五分　盐半夏三钱五分

扁豆衣三钱　通草一钱　生麦芽五钱　陈佛手三钱五分

左　便血：便后之血，谓之远血，且有痔疮。淹缠之证，未可忽视。

上黄连四分　淡芩炭三钱　藕节炭四钱　料豆衣三钱　清阿胶一钱　生地炭三钱

炙鸡金三钱　生米仁五钱　大白芍三钱　地榆炭三钱　陈皮一钱

疟疾门

右　三阴疟，淹缠证也，不易速愈。

归身三钱　川断四钱　威灵仙一钱　谷芽五钱,生包　赤芍药二钱　白蒺藜一两

炒蜀漆一钱　桑枝一两,切　金毛脊三钱,炙去毛　煅瓦楞壳一两,先煎

半贝丸五钱,包

左　往来寒热，止作不定，寒重于热，喜冷饮，汗少，舌黄，头涨痛，口腻，泛吐清水，二便俱通，便时肛门觉热。防转连热，慎之。

广藿梗三钱五分　制半夏三钱五分　槟榔炭三钱五分　滑石块四钱　香青蒿三钱五分

象贝五钱,去石　知母三钱五分　淡芩炭三钱五分　白杏仁三钱,去尖　草果一钱

左　脉滑数而软，乍寒发热，久不止。营卫失调，痰热内扰所致。

炙鳖甲五钱,先煎　青蒿三钱五分　川贝母二钱　真郁金三钱五分　归身三钱五分

瓦楞壳一两,先煎　宋半夏三钱五分　通草一钱　赤芍三钱五分　竹茹三钱五分

青皮炭一钱　桑枝五钱

右　寒热之后，不能复元，延经四月。防成怯，勿忽。

银柴胡四分　白杏仁三钱　资生丸三钱,包　生谷芽五钱　青蒿子三钱五分

象贝三钱五分　茯苓四钱　桑枝五钱　鳖甲心四钱,水炙,先煎　赤芍三钱五分

扁豆花三钱

左　寒热类疟，有汗形冷，头痛泛呕，舌苔薄白，不渴，脉数。拟以达邪化湿。

广藿梗三钱五分　橘红七分　焦六曲三钱　赤芍三钱　老苏梗三钱五分

姜半夏三钱五分　白蔻仁七分,敲小粒,后下　陈佛手二钱　柴胡五分,水炒

制川朴五分　枳壳三钱五分

幼　乳食小儿，暑热内蕴，初起发疟，今变身热不净，无汗，舌白不渴。以疏化湿法。

苏梗三钱五分　广陈皮八分　宋半夏一钱　赤苓三钱　枳壳一钱　焦麦芽三钱

蔻壳一钱　川通草五分　大腹皮三钱五分　楂炭三钱五分　陈佛手一钱

幼　暑湿内阻，发疟旬余，有汗热退不清，腹膨面浮，两足不肿，舌苔黄，脉数，

胃纳尚可。小儿证，易虚易实，淹缠非宜。

苏梗一钱　广陈皮三钱五分　炒枳壳一钱　赤苓三钱　柴胡五分，水炒

大腹皮三钱五分　楂炭三钱五分　川通草五分　川连四分，水炒　焦麦芽三钱

宋半夏一钱　乌药一钱

右　脉右细小、左微弦，三疟久缠，干咳，经不行。体虚邪恋，未可轻视。

归身二钱　川贝母三钱　川断三钱　生谷芽五钱　生鳖甲四钱，先煎　川石斛四钱

杜仲三钱　桑枝五钱　煅瓦楞壳一两，先煎　白杏仁四钱，去尖　玉蝴蝶三分

白薇三钱五分

左　三疟，淹缠之证，便溏不畅，又增咳嗽，脉濡。勿忽。

紫菀一钱　银柴胡七分　青皮三钱五分　茯苓四钱　白杏仁四钱　全当归五钱

槟榔炭一钱　桑枝五钱　象贝五钱　赤芍三钱　知母三钱五分

左　脐下饱满，起于疟后，二便通。防肿甚作喘，未可忽。

四制香附三钱五分　乌药一钱　炙鸡金四钱，去垢　茯苓皮四钱　金铃子三钱五分

广木香一钱　大腹皮三钱　冬瓜皮七钱　延胡索三钱五分，炒　春砂末五分，冲

范志曲三钱　陈麦柴四钱

右　疟母凝伏，食后胀较减，大便由溏转闭，溲通。防延腹满，万勿轻视。

四制香附三钱五分　煅瓦楞粉一两，绢包　资生丸三钱，包　茯苓五钱

金铃子三钱　炙鸡金四钱，去垢　火麻仁泥一两　扁豆花三钱

延胡索三钱五分　沉香曲四钱，绢包　瓜蒌皮四钱　陈麦柴五钱

左　脘次膨硬，寒热往来，暮狂乃作，黎明勿汗耳鸣，心惕。纠缠，非所宜也。

银柴胡一钱　鳖甲心五钱，先煎　炙鸡金四钱，去垢　盐半夏三钱五分

全当归三钱五分　煅瓦楞粉一两，包　大腹皮三钱，洗　川贝母三钱五分，去石

赤芍三钱　旋覆花三钱五分，包　沉香曲四钱

左　间日寒热，腹满胀，入两腰，溲热，大便不畅。肝脾克贼，营卫不和，不易奏效。

全当归二钱　半贝丸三钱，包　炙鸡金四钱　淡芩炭一钱　赤芍三钱

白蒺藜四钱　六曲四钱　茯苓四钱　青蒿子三钱　煅瓦楞粉一两，包

大腹皮三钱　鳖甲煎丸廿一粒，每口吞七粒

右　疟邪中郁，气急头晕，胀满口干，表热溲少，脉数，肿甚增喘。

前胡三钱五分　青蒿三钱五分　瓦楞壳一两，先煎　枳壳三钱五分　白前三钱五分

赤芍三钱五分　大腹皮三钱　车前子四钱，包　川石斛四钱　沉香曲三钱

冬瓜皮五钱　泽泻三钱　陈麦柴三钱　白马骨四钱

右　三疟延久，气营失和，脾肝交困，腹起之瘕时痛，脉左软、右微弦，攻胀不

已。曾失血病深诸繁，理之不易。

柴胡五分　煨草果一钱　九香虫七分，焙　茯苓四钱　归身三钱　炒蜀漆一钱

金毛脊三钱　大腹皮三钱　赤芍二钱　杜仲二钱，盐水炒　陈香橼一钱　炒谷芽五钱

左　往来寒热，止作不定，延至肝升阳浮，盗汗不得安寐，易作疟，轰热，遗精，脉弦左细。宜从本虚立方。

制首乌五钱　归身三钱五分　鳖甲心四钱，先煎　川石斛四钱　煅龙齿四钱，先煎

白芍三钱五分　怀山药　浮小麦七钱　玄参三钱五分　左牡蛎一两，先煎

朱茯神四钱　料豆衣三钱　桑枝一两

右　疟邪不净，日暮神倦火升，脉来濡。宜进调理法。

首乌藤五钱　秦艽一钱　半贝丸三钱，绢包　陈皮一钱　鳖甲心五钱，先煎

川石斛四钱　金毛脊三钱　炒蜀漆一钱　鹿角霜三钱五分　瓦楞壳一两，先煎

川断三钱　赤芍三钱五分

左　疟邪由里达表，肿满减，寒热后来，少寐夜躁，头晕气急，如得稍减，犹多咳嗽。当表里两治。

柴胡五分，鳖血拌　紫贝齿一两，先煎　象贝四钱，去石　炙鸡金三钱，去垢

煨草果七分　朱茯神四钱　冬瓜子五钱　大腹皮三钱　炒蜀漆二钱

川石斛四钱　白前三钱五分　枳壳三钱五分　车前子三钱，绢包

左　三疟日久，近日热退不净，少寐。须速为清理。

银柴胡七分　制半夏二钱　川石斛三钱　赤芍三钱五分　生鳖甲五钱，先煎

川贝母一钱　陈皮一钱　桑枝五钱　归身三钱五分　炒蜀漆一钱　茯苓四钱

左　间疟来四日，转为灼热形寒，胸闷，头涨重，骨痛，脉不畅。邪滞交结，正属转重之时也。

青蒿三钱五分　白蒺藜四钱，炒去刺　桑枝一两　广郁金三钱五分　淡芩炭三钱五分

赤芍三钱　六曲四钱　青皮一钱　广藿梗二钱　枳壳三钱五分　柴胡一钱，蜜炙

左　疟久气营俱乏，四肢酸软，背后抽痛，脉软弦。病道深远，理之不易。

归身三钱五分　川断三钱　炒蜀漆一钱　红枣三枚　白芍三钱五分

煅瓦楞粉一两，包　半贝散三钱　炒谷芽五钱　金毛脊三钱，炙去毛

威灵仙三钱五分　生姜一片

右　间日疟已来三次，时来寒轻热重，头晕，胸闷泛恶，二便俱闭，舌黄，不思食，两腿酸软无力。湿温痰滞交结，正属方张之时，未可延忽。

柴胡七分　青皮一钱　槟榔三钱五分　车前子四钱，绢包　枳壳三钱　白蒺藜四钱

六曲四钱　淡芩炭三钱五分　赤芍二钱　半贝丸三钱，包　楂炭三钱五分　泽泻三钱

益元散三钱，包　桑枝五钱

左　间疟寒短热长，汗多，胸闷，恶心，头涨，便少溲黄，脘痛。凉暑湿滞深重，防连热。

苏梗三钱五分　枳壳三钱五分　白豆蔻七分，敲小粒，后下　青木香一钱

广藿梗三钱五分　橘红七分　白杏仁四钱，去尖　槟榔三钱五分　鲜佩兰三钱五分

制半夏三钱五分　生米仁四钱　知母三钱　桑枝五钱

左　午后但热不寒，面㿠浮，大便不行，脉弦数。由来两月，不易奏效。

桑叶三钱　淡芩三钱五分　槟榔尖三钱五分　鲜芦根一两　丹皮三钱五分

花粉三钱五分　滑石块四钱　炒蜀漆一钱　青蒿三钱五分　知母三钱五分

黑山栀三钱

右　三疟后鼻衄，口干，脉细数。疟邪入阴分，随肝火上升，宜泄降化热。

鲜藿斛五钱，打如泥　桑叶三钱五分　石决明一两，煅，先煎　冬瓜子七钱

青蒿子三钱五分　白蒺藜四钱　白杏仁四钱，去尖　竹茹三钱五分

鳖甲心五钱，水炙，先煎　赤芍三钱　象贝四钱，去心　茯苓四钱　枇杷露一两，温服

左　疟后体乏，形瘦面浮，纳少神疲，时易腹痛，头鸣，脉数，而不知所戕本原，病不可忽。

鳖甲心五钱，先煎　制半夏三钱五分　川石斛四钱　金毛脊三钱　归身三钱

川贝母三钱，去心　陈皮一钱　川断三钱，盐水炒　煅瓦楞壳一两，先煎

灵磁石三钱，生，先煎　台乌药三钱五分　炒谷芽五钱　桑枝五钱

左　三疟愈后营卫不调，易于恶寒出汗，兼之肝气不平，脉软。拟两顾法。

旋覆花三钱五分，包　归身三钱五分，酒炒　陈皮一钱，炙　左牡蛎七钱，先煎

煅瓦楞粉一两，包　白芍三钱五分　宋半夏二钱　酒炒桑枝五钱　沉香曲三钱

淮小麦五钱，包　金毛脊三钱，炙去尖　陈佛手三钱五分

左　三疟后发面浮肢肿，便通溲少，脉弦濡。营卫失谐，中土受戕，须加意慎之。

全当归三钱　旋覆花三钱五分，包　炙鸡金四钱，去垢　春砂末七分，冲　赤芍三钱

煅瓦楞粉一两，包　大腹皮三钱，洗　茯苓四钱　半贝丸四钱，包　沉香曲四钱，包

广木香三钱五分　车前子四钱，绢包　杨柳树皮四钱，煎汤代水

右　三疟根深，病道深远，不易断根，兼之疟母撑胀，宜两顾。立方：

归身二钱　青皮一钱　炙鸡金三钱，去垢　金铃子三钱五分　赤芍三钱五分

白蒺藜四钱　六曲三钱　延胡索三钱五分　半贝丸四钱，包　枳壳三钱五分

大腹皮三钱，洗　陈麦柴四钱　鳖甲煎丸廿一粒，分早晚三次吞服

左　往来寒热，头痛，胸闷，脉数。体虚邪恋，未可忽视。

银柴胡五分　白蒺藜四钱，去刺　半贝丸三钱，吞服　陈佩兰三钱　归身三钱五分

枳壳三钱五分　酒炒枯芩一钱　桑枝一两，切　赤芍三钱五分　青皮一钱

煅瓦楞壳一两，先煎

左 三疟之后骨节酸，脘闷咳嗽，脉濡，寒热。病道深远，不可忽视。

青蒿子三钱五分　归身三钱五分，土炒　白杏仁四钱，去尖　白蒺藜四钱，去刺

秦艽三钱五分　款冬花三钱五分　冬瓜子五钱　泽泻三钱五分　赤芍三钱五分

川贝母三钱　川断三钱五分，盐水炒　枳壳三钱五分　桑枝一两

左 疟多寒者名曰牡疟，拟宗仲景蜀漆散治之。

盐水炒柴胡四钱　草果仁一钱　知母三钱五分　宋半夏三钱五分　枳实三钱五分

蜀漆一钱　白杏仁四钱　生蛤壳一两，先煎　赤芍三钱　槟榔三钱五分　象贝四钱

冬瓜子二两　桑枝一两

幼 疟又来十余次，痧痦愈而复腐，咳嗽。质小病缠，何堪胜此磨折，当勉力图之。

银柴胡五分，盐水炒　白杏仁四钱　连翘三钱　生石决明一两，先煎　淡芩炭三钱五分

象贝四钱　黑山栀三钱　知母三钱　赤芍三钱　竹茹三钱　飞中白三钱五分，包

鲜芦根一两　枇杷露一两，冲服

右 疟间日一作，心嘈纳少，左肋下结痕。宜解表疏里。

大豆卷三钱　青皮一钱　白蒺藜四钱　桑皮一两　广藿梗三钱　象贝四钱

赤芍三钱五分　生麦芽一两　干佩兰三钱　宋半夏三钱五分　枳壳三钱五分

左 暑湿类疟，汗出不足，胸闷水泻，脉弦数。暑湿凉滞交郁，转重可虑。

陈香薷七分　鲜藿香三钱　枳壳三钱五分　大腹皮三钱　大豆卷三钱　香青蒿三钱

赤芍三钱　猪苓三钱五分　制川朴七分　酒炒枯芩三钱五分　六曲四钱　泽泻三钱

桑枝七钱　鲜荷梗尺许

幼 五龄小儿，冷雨淋身，从春寒热，近日似疟。有汗面浮，腹膨，两足也肿，舌苔淡黄，大便溏薄。以达邪疏中为主，防热恋增重。

苏梗一钱　水炒川连四分　广陈皮八分　楂炭三钱　广藿梗三钱五分　炒黄芩一钱

大腹皮三钱五分　赤芍三钱　水炒柴胡四分　炒香壳三钱五分　焦麦芽三钱

泽泻三钱五分　宋半夏一钱

淋浊门

左 遗泄久不愈，肾气不固收。腰为肾之府，久坐觉腰酸，舌尖红刺满布，脉濡不畅，近来脘腹不舒拒按，大便溏薄，溲通龟赤。宜先治所急，以醒机轴。

四制香附三钱五分　陈皮三钱五分　大腹皮三钱，洗　炒楂炭三钱　金铃子三钱五分
宋半夏四钱　炙鸡金三钱，去垢　炒谷芽五钱，绢包　苏梗三钱五分　茯苓三钱五分
沉香曲四钱，绢包　桑枝五钱，切　聚精丸三钱五分　金锁固精丸三钱五分，绢包，吞服

汪 肾关不固，有梦无不走。当泄火固本并进之。

北沙参　乌贼骨　生石决明　知母　制首乌　白莲须　广郁金　沙苑子
朱连翘　金铃子　川柏

聂 淋泻作痛，茎肿。湿热深重，非旦夕计功也。

上川连七分，盐水炒　知母二钱　甘草梢一钱　鲜生地七钱，打　黑山栀三钱五分
银花二钱　滑石四钱　西血珀末三分，调冲　川黄柏三钱五分，盐水炒
大竹叶三钱五分　川草薢三钱

胡 无梦而遗，肾家关健不固也，脉弦。宜从阴分立方。

细生地　左牡蛎　茯神　甘草梢　川柏　金樱子　远志炭　炒丹皮
知母　白莲须　川石斛

顾 身热，小溲不通，肾囊肿硬。湿热郁结，防成囊痈。

大豆卷　制香附　车前子　赤芍　青蒿　金铃子　猪苓　土贝
广藿梗　延胡索　泽泻　橘白　甘草梢　西血珀

杨中家路 囊肿稍减，溲下夹浊，身热。湿热深重，理之不易。

制香附　滑石　土贝　桑叶　金铃子　甘草梢　橘核　青蒿　延胡索
通草　泽泻　丹皮　血珀屑

方临顿路 小溲昨乍通，且有浊下。宜清理法。

龙胆草三钱五分　淡竹叶三钱　连翘三钱　川柏二钱　滑石四钱　郁金三钱
知母二钱　车前子三钱，包　甘草梢三分

殷东山 睾丸偏大，白浊下渗。宜疏泄厥少，分利水道。

制香附二钱　枸橘一钱　丝瓜络二钱　赤芍三钱五分　川楝子三钱　两头尖一钱

忍冬藤三钱　橘核一钱　延胡索三钱　车前子三钱,包　粉草薢三钱

沈，史家巷　心脘痛，时如钻刺，小溲茎痛，并有浊下，脉细，腹胀。宜育阴利湿为法。

旋覆花　川柏　滑石　丹皮　煅瓦楞粉　知母　淡竹叶　黑山栀

炒香青皮　赤芍　甘草梢　朱灯心

顾，北坎　气弱阳衰，久病肾关不固，神疲，脘痛，脉濡。病道深远，理之不易。

台参须　淡吴萸　金樱子　沉香曲　漂白术　橘红　沙苑子　川断

茯苓　制半夏　春砂末　炒谷芽

严，水泼粉桥　湿热随气下注，少溲茎痛，并有浊下，口干腻，舌白黄。宜清化湿热法。

上川连一钱　川柏三钱,盐水炒　滑石三钱五分,包　朱连翘三钱五分　制川朴一钱

知母三钱,盐水炒　甘草梢一钱　泽泻三钱　白杏仁三钱,去尖　淡竹叶三钱

海浮石四钱,包

江，皋桥　淋下不止，嗽血甫定，阴气大损，湿热随气下注，一时不易速愈。

鲜生地一两　上川连五分　川柏三钱五分　连翘三钱　淡芩三钱五分　陈阿胶七钱

知母三钱五分　黑山栀三钱　赤芍三钱　丹皮炭三钱　小苏炭三钱　墨旱莲三钱

血余炭五分,研如尘,用鲜藕汁一杯,调化冷饮

质彬兄膏方　肝脏疏泄有余，肾脏闭藏不足，易于走泄，走泄则阴气重损，由是火易上浮，头眩作涨，中运不健，食下腹痛。肝脾肾交相为病，必须培植根底，以疏运中，庶为所病有裨。

北沙参三两　陈皮一两,盐水炙　清阿胶两半,皆酒浸,收膏时入　制首乌胶五两

青盐半夏二两　黑芝麻四两　潞党参二两,直劈,秋五分,拌盐水炒　沉香曲三两

杜仲三两,盐水炒　大生地五两,春砂末拌　陈佛手三两半　沙苑子三两,盐水炒

肥玉竹二两　台乌药两半　金毛脊三两,炙去毛　淡天冬两半,去心

柏子仁两半,打如泥　龟腹板六两　左牡蛎七两,盐水煅,先煎　淡苁蓉二两,盐水炒

金樱子三两,盐水炒

上药用井华水浸，滚煎三度，去渣滤清，入阿胶搅和，烊净，文火收膏。每晨半调羹，开水化服。如有感冒须暂停之。

老公祖（金姓）　湿热未楚，舌苔黄，脉滞弦数。尚须清化分利，务使肝胆之火与膀胱之湿各得平靖为要。

龙胆草一钱　川柏二钱,盐水炒　甘草梢四分　泽泻三钱五分　黑山栀三钱

知母二钱,盐水炒　滑石四钱　土贝四钱　丹皮一钱　淡竹叶三钱　猪苓三钱五分

　　　　　瞿麦三钱　朱灯心三分

　　汪，卫道观前　淋浊四旬余，浊色黄白不一，溲如痛，脉弦。阴分已伤，湿热犹阻。当先清化分利。

　　　　　龙胆草一钱　细生地四钱　车前子三钱，包　川通草一钱　川柏二钱，盐水炒

　　　　　淡竹叶三钱　瞿麦三钱　西血珀五分，研冲　知母二钱，盐水炒　甘草梢四分

　　　　　粉草薢四钱

　　汪，卫道观前　淋痛得瘥，浊下未已，脉细。宜标本两治。

　　　　　细生地四钱　川石斛四钱　川断三钱　料豆衣三钱　川柏二钱，盐水炒

　　　　　淡竹叶三钱　赤芍三钱　茯苓三钱　知母二钱，盐水炒　甘草梢五钱

　　　　　车前子三钱，包　朱灯心三分

　　孟，大郎桥巷　肾虚湿热下陷，溲迻，有渴，腰酸，脉软数，舌白，头痛。宜清理主之。

　　　　　细生地四钱　淡竹叶三钱　茯苓四钱　治浊固本丸四钱，包　川柏三钱五分，盐水炒

　　　　　黑山栀三钱　丹皮三钱五分　川断三钱，盐水炒　知母三钱五分，盐水炒　甘草梢四分

　　　　　远志炭七分，去心　朱灯心三分　生谷芽五钱，绢包

　　江，史家巷　水液浑浊，蕴热所致，溲时淋痛，脉细，脐腹痛。治所急。

　　　　　小蓟炭三钱五分　细生地四钱　丹皮炭三钱五分　瞿麦三钱五分

　　　　　川柏三钱五分，盐水炒　淡竹叶三钱　蒲黄炭一钱　墨旱莲三钱

　　　　　茯神四钱　甘草梢四分　知母三钱五分，盐水炒　朱灯心三分

　　张，肃家巷　小溲淋痛已久，近日腰痛，脉数。防阴日损，不可轻忽。

　　　　　细生地四钱　淡竹叶三钱五分　车前子三钱，包　粉草薢三钱　川柏三钱五分，盐水炒

　　　　　甘草梢五分　丹皮三钱五分　朱灯心三分　知母三钱五分，盐水炒　瞿麦三钱

　　　　　枳壳三钱五分

　　石，养育巷（正号）　齿痛从右而左，绵延年余，左半头痛麻木，脘不舒，易走泄，脉弦。肝肾病也，非育阴潜阳不可。

　　　　　原生地四钱　桑叶三钱五分　陈皮一钱　台乌药三钱五分　元龟板四钱，先煎

　　　　　黑芝麻四钱　白芍三钱五分　聚精丸三钱，吞服

　　胡，滚绣坊巷（正号）　嗽迻之血已止，溲下尚未流利，脉软弦数。阴分虚，湿热重，相火不潜，一时不易速效也。

　　　　　细生地四钱　淡竹叶三钱　墨旱莲三钱　瞿麦三钱　川柏三钱五分　甘草梢三分

　　　　　丹皮三钱五分　赤苓三钱　知母三钱五分　滑石四钱　通草一钱　朱灯心三分

　　孙，高师巷　五志之动，皆属于阳，阳有余，便是火，火旺烁阴，形瘦纳减，走泄，无梦多而有梦少。病系肝肾为主，非培不可。

潞党参三钱　细生地四钱　杜仲三钱，盐水炒　上西芪三钱五分　丹皮三钱五分

川断三钱，盐水炒　南沙参三钱　远志三钱五分，去心　沙苑子三钱

粘鱼胶三钱五分，蛤粉炒　金樱子膏二钱，冲

许，南壕　肝肾气陷，湿热壅阻，大便闭，茎间气泄，如滑精状。宜先疏化。

全瓜蒌五钱，切　制香附三钱五分　两头尖三钱五分，包　火麻仁泥五钱　通草一钱

川楝子三钱五分　淡木瓜一钱　延胡索三钱五分　丝瓜络三钱五分　杏仁泥三钱

徐，大太平巷　少腹胀，小溲淋漓不畅，腰酸，脉濡。宜疏泄分利。

制香附二钱　瞿麦三钱　甘草梢四分　车前子三钱，包　川楝子二钱，醋炒

冬葵子三钱五分　两头尖三钱，包　茯苓四钱　延胡索三钱五分　滑石四钱

枳壳三钱五分　朱灯心三分

顾，大郎桥巷　不时寒热，遍体烦痛，痰气急，夜来溲多，易遗泄，脉弦。当择要调理。

青蒿子三钱五分　全当归三钱五分　代赭石四钱，煅，先煎　生谷芽五钱，包

功劳叶三钱　白蒺藜四钱，去刺　秦艽三钱五分　桑枝五钱　赤芍三钱

川断三钱，盐水炒　川石斛四钱　聚精丸三钱，吞服

张，乔司空巷　淋浊四月余，并不作痛，浊色带绿，脉软弦。此气不化湿，尤易伤阴也。宜标本两治。

西洋参一钱，生切　甘草梢四分　川柏三钱五分　粉丹皮三钱五分　漂白术三钱五分

远志炭七分　知母三钱五分，盐水炒　粉草薢三钱　茯神四钱　细生地四钱

金樱子三钱五分，盐水炒

黄，横巷　小溲稍利，下血渐止，神乏易遗。宜存阴泄热。

西洋参一钱　川柏三钱　陈皮一钱　宋半夏三钱五分　鲜生地一两，打　川石斛三钱

知母三钱，盐水炒　墨旱莲三钱　淡竹叶二钱　聚精丸三钱，吞服

庄，横塘　少腹痛，血淋不净。宜疏泄分利法。

鲜生地一两　四制香附三钱五分　枳壳三钱五分　川柏三钱五分　川楝子三钱五分

粉草薢四钱　知母三钱五分，盐水炒　两头尖二钱，包　陈皮一钱　朱灯心三分

吴，常熟（正号）　心肾不足，肝阳独旺，少安寐，易遗泄，惊惕头涨，无不由是而来，脉软。宜柔肝培本，参泄化痰热。

西洋参三钱五分，生切　朱茯苓五钱　橘白一钱　聚精丸三钱，吞服　朱玄参三钱

首乌藤三钱　盐半夏三钱五分　白蒺藜四钱，去刺　左牡蛎一两，煅，先煎

炒香枣仁三钱五分　竹茹三钱　灵磁石三钱，先煎　生谷芽五钱，绢包

孙，黄塘　白浊，湿热病也。两月不净，脉弦。阴分伤关，须加意慎调。

细生地三钱　甘草梢四分　丹皮三钱五分　赤苓三钱　川柏二钱　淡竹叶三钱五分

抱木茯神四钱　料豆衣三钱　知母二钱，盐水炒　粉萆薢三钱　连翘三钱

朱灯心三分

施，吴江　素病遗泄，刻下头晕不已，腿膝软弱，脉软弦。法宜柔肝。

元武板四钱，盐水炙，先煎　制首乌三钱　聚精丸三钱，吞服　煅牡蛎一两，先煎

陈皮一钱　白芍三钱五分　北沙参三钱五分　盐半夏三钱　灵磁石四钱，生，先煎

制南星七分

王，常熟　淋浊作痛，大便闭，夜来寒热骨痛。当内外两治。

淡豆豉三钱　车前子四钱，绢包　秦艽三钱　黑山栀三钱　瞿麦三钱　白蒺藜四钱

枳壳三钱五分　滑石四钱　赤芍三钱　西血珀四分，研细，冲服

龙，江阴　五志之动，皆属于阳，阳有余便是火，火旺燥阴，肝木独亢，寐中惊惕，时时梦遗，舌黄。宜标本两治。

细生地四钱　橘白一钱　川断三钱，盐水炒　金樱子膏四钱，冲　制首乌四钱

盐半夏三钱五分　杜仲三钱，盐水炒　远志炭一钱，去心　左牡蛎一两，盐水炒，先煎

朱茯神四钱　沙苑子三钱，盐水炒　丹皮三钱五分，盐水炒

方，常青巷　肾纳不足，易于下遗，刻下肾病及胃，胃气渐馁，大便不实，脉细软。宜标本两治。

南沙参三钱　石决明一两，先煎　杜仲三钱，盐水炒　金樱子膏四钱，冲　橘白一钱

朱茯神四钱　川断三钱，盐水炒　炒谷芽五钱　青盐半夏三钱五分　资生丸四钱，包

沙苑子三钱，盐水炒

道士，只园庵　肝肾不足，易于梦遗，气短，耳失聪，脉软弦。此属内损为病，未易奏功。

台参须五分，另煎冲　川石斛三钱　杜仲三钱　金樱子膏四钱，冲　橘白一钱

南沙参三钱　川断三钱　粘鱼胶三钱五分，蛤粉炒　盐半夏三钱五分　玄参三钱五分

沙苑子三钱　炒谷芽五钱，绢包

沈，横塘　积虚下后，神疲遗泄，脉左弦、右软，舌质红。宜养阴醒胃。

西洋参四钱　陈皮一钱，炙　茯苓四钱　资生丸三钱，包　制首乌四钱

宋半夏三钱五分　生米仁四钱　鲜稻叶三钱　川石斛三钱　竹茹三钱五分

川断三钱，盐水炒

陈，金檀　湿热下注，溲时作痛，舌垢。宜清化利湿。

细生地四钱　淡竹叶三钱五分　连翘三钱　车前子包　川柏三钱　黑山栀三钱

丹皮三钱　泽泻三钱　知母三钱，盐水炒　甘草梢四分　滑石四钱　朱灯心三分

周，常熟　肾阴不足，易于梦遗，腰酸，胸闷，胃不开，舌垢，脉软弦。肾为胃关，肾病及胃，胃气渐衰。宜补不足，损有余，循法调理，方能日起有功。

南沙参四钱　橘白一钱　川苑子三钱，盐水炒　杜茨实三钱　玄参三钱　盐半夏三钱

金樱子三钱，盐水炒　粘鱼胶三钱五分，蛤粉炒珠　整玉竹三钱　茯苓四钱

川断三钱，盐水炒　生熟谷芽各五钱，绢包　金锁固精丸三钱，绢包

如稍能得愈者，即服知柏八味丸三钱，聚精丸三钱，每日早晚两次吞服。

疝气门

睾丸胀大作痛，舌中灰。郁而化热，最防聚成子痈，未可忽。

苏子　延胡索　土贝　丝瓜络　金铃子　青皮　忍冬藤　橘核

四制香附　法半夏　归尾　路路通

林　寒热不透，睾丸肿大。证势方张，最防酿成子痈。

柴胡　淡豆豉　制香附　枸橘　青皮　黑山栀　金铃子　车前子

赤芍　橘核　土贝　延胡索　泽泻

邓　湿走厥少络，睾丸肿痛，焮热胸闷，动则气急，致溲赤而热，便少。宜疏泄分利主之。

四制香附　枸橘　丝瓜络　青皮　金铃子　赤芍　土贝　橘核

延胡索　归尾　忍冬藤　桑枝　路路通

施　睾丸胀大，肾囊起泡，焮热作痛，湿郁化热，非清化分利不可。

制香附　忍冬藤　归尾　橘核　金铃子　丝瓜络　赤芍　车前子

延胡索　连翘　土贝　滑石

郁　睾丸肿胀，腰酸痰黏，不易吐，头晕。

老苏梗三钱　枸橘二钱　丝瓜络三钱　橘核一钱　四制香附三钱五分　青皮一钱

两头尖二钱，包　六曲四钱　金铃子三钱　延胡索三钱五分　车前子四钱，包

楂炭三钱　桑枝五钱

邹　湿走厥少络，睾丸肿大，焮热作痛，动则气急，溲少而赤，便少。宜疏泄分利主之。

四制香附　枸橘　土贝　忍冬藤　金铃子　赤芍　丝瓜络　青皮

延胡索　赤苓　归尾　橘核　桑枝　路路通

钟　湿热下走肝肾，营络内痹，睾丸偏大作胀，腰酸，脉微弦。当疏泄厥少。

苏梗三钱五分　川楝子三钱　小茴香七分，同炒　猪苓三钱五分　楂炭三钱五分

四制香附三钱五分　延胡索三钱五分，醋炒　泽泻三钱五分　白蒺藜四钱

青皮炭三钱五分　两头尖三钱，包　丝瓜络三钱五分　橘核四钱　荔枝核四钱，打

丁　疝气偏大，久不消，湿痰隐伏，不易见功。

苏梗三钱　胡芦巴三钱五分　川楝子三钱五分　川断三钱　制香附三钱

两头尖三钱，包　延胡索三钱五分　丝瓜络三钱五分　广木香二钱　淡吴萸三钱

枸橘二钱　荔枝核四钱　橘核丸三钱，包

周　咳嗽气急渐止，睾囊胀坠，尚甚寒，神疲，脉濡。防餐后生波。

桂枝五分　苏梗三钱五分　两头尖三钱，包　荔枝核四钱，打　白杏仁四钱

川楝子三钱五分　小茴香五分，同炒　五加皮三钱　台乌药三钱五分　款冬花三钱

延胡索三钱五分，醋炒　橘核四钱，打，酒炒　陈麦柴三钱　桑枝五钱

周　背胀足肿痛，睾囊肿，神乏嗜卧。宜标本两治。

蔓荆子三钱　金毛脊三钱，去毛炙　苏梗三钱五分　五加皮三钱　白蒺藜四钱

川断三钱，盐水炒　川楝子三钱五分　小茴香五钱，同炒　荔枝核枝三钱

煨天麻七钱　淮牛膝三钱五分　延胡索三钱五分　酒炒桑枝五钱

周朱　睾丸肿胀，防结子痈，呕吐不能食。宜肝胃两治。

旋覆花三钱五分，包　法半夏三钱五分　两头尖三钱，包　火麻仁泥一两

代赭石四钱，先煎　川楝子三钱五分　小茴香五钱，同炒　车前子三钱，包

泽泻三钱　煅瓦楞粉一两，包　延胡索三钱五分，醋炒　莱菔子三钱

楂炭三钱　橘核三钱

方　痰湿气机交阻，胸闷恶心，少腹、睾囊作胀。宜疏化宣泄。

苏梗三钱五分　延胡索三钱五分　枳壳三钱五分　猪苓三钱五分　四制香附三钱五分

两头尖三钱，包　法半夏三钱五分　泽泻三钱　川楝子三钱五分　小茴香七分，同炒

枸橘三钱　青皮三钱五分　淡吴萸二分　橘核五钱，打，酒炒

程　睾丸偏大，时时腰痛而酸，脉细。肝肾不足，湿热兼虚下陷所致。

归须二钱　五加皮三钱　川楝子二钱　小茴香七钱，同炒　丝瓜络二钱

杜仲二钱，盐水炒　车前子三钱，包　延胡索三钱五分，醋炒　橘核五钱，打，酒炒

川断二钱　枸橘三钱　两头尖三钱，包　荔枝核四钱，打　防己三钱五分

陆　向病疝气，近增胁痛，脉软弦。此属肾气不足，肝木失养，寒气遂横肆莫制。
宜先急则治标。

（1）旋覆花三钱五分，包　白芍三钱五分　吴萸三钱，同炒　茯苓五钱　橘核四钱，酒炒

海蛤壳五钱，研粉，包　川楝子三钱五分　生米仁四钱　川断三钱，盐水炒

丝瓜络三钱五分　台乌药三钱五分　沉香曲三钱　陈佛手三钱五分　生熟谷芽各五钱

（2）归须四钱　五灵脂三钱　乳香三钱　苏叶七钱　淡木瓜三钱　净没药三钱

台乌药四钱　广木香四钱　煎汤焖之。

俞　疝气胀大而长，年余不消，脉濡。此湿痰随气下注也。病在厥、少二经，病

根深远，不易速解。

（1）归须三钱　制香附三钱　枸橘三钱　两头尖三钱，包　丝瓜络三钱五分

　　　川楝子三钱五分　小茴香五钱，同炒　法半夏三钱　车前子四钱，包

　　　土贝四钱，去心　延胡索三钱五分　制南星一钱　橘核四钱，打，酒炒　荔枝核四钱

（2）苏叶四钱　两头尖四钱，包　归须四钱　没药四钱　枸橘四钱　胡芦巴三钱

　　　乳香四钱　荔枝核一两

以青布二方块，同药共煎，收布，绞干，更迭焖之。不可受风，更不可误服，至要！

朱　湿热随气下注睾丸，时时作胀。宜疏泄分利。

　　　四制香附三钱五分　枸橘二钱　川断二钱，盐水炒　橘核四钱，打　金铃子三钱五分，炒

　　　丝瓜络二钱　茯苓四钱　荔枝核三钱，打　延胡索三钱五分，醋炒　两头尖二钱，包

　　　通草一钱

方　腰酸少腹胀，睾丸肿大，胸闷恶心，脉濡。宜疏泄厥少，宣畅痰湿。

（1）制香附三钱五分　黑山栀二钱　橘红一钱　车前子四钱，包

　　　川楝子　小茴香各三钱五分　枸橘三钱　法半夏三钱五分　泽泻三钱

　　　延胡索三钱五分，醋炒　枳壳三钱五分　楂炭二钱　丝瓜络二钱　橘核五钱，打

（2）苏叶一两　两头尖五钱，包　胡芦巴四钱　荔枝核五钱　小茴香五钱　水煎熏之。

经产门

范 经：经阻两月余，腹痛便溏，面无华，腰酸，脉软。亏损已甚，理之不易。

归身三钱　台乌药三钱五分　川断三钱五分　资生丸三钱，包　新会皮一钱

丹参二钱　炙鸡金三钱　川楝子三钱五分　法半夏三钱五分　大腹皮三钱

春砂末五分　鸡血藤膏一钱，研冲

汪 经：少腹宿瘕，近胸升室，经至腹胀，骨酸，脉软。宜气营两治。

归身二钱　旋覆花三钱五分，包　川石斛四钱　鳖甲胶三钱五分，海蛤粉炒　赤芍三钱

代赭石五钱，先煎　竹茹三钱五分　丹皮三钱五分　丹参三钱　煅瓦楞粉一两，包

白蒺藜四钱　绿萼梅一钱

杨 经：据述热退不净，腹痛止而后作，经来不多，便闭汗少。宜解表疏里，以防转重。

苏梗一钱　制香附三钱五分　延胡索三钱五分，醋炒　楂炭三钱　藿梗二钱

干佩兰三钱五分　五灵脂三钱五分，醋炒　白蒺藜四钱　赤芍三钱　沉香曲三钱

台乌药三钱五分　桑枝五钱

沈 经：癸水淋漓不断，色紫，腰酸，纳减，神思疲乏，脉濡，头痛偏右，晨起面浮而肿，兼之伤风咳嗽。宜择要者先治。

归身三钱　广藿梗二钱　桑叶三钱　煅瓦楞壳一两，先煎　赤芍三钱

前胡三钱五分　蔓荆子三钱　川断三钱，盐水炒　固经丸三钱，绢包　牛蒡三钱

白蒺藜四钱　泽泻三钱

林 经：痛经，经净痛止，乳块消而不净，脉濡。宜即守前意。

制香附三钱五分　青蒿子三钱五分　归须二钱　两头尖三钱，包　川楝子三钱五分

生鳖甲五钱，先煎　赤芍三钱　广郁金一钱　延胡索三钱五分　枸橘一钱

土贝四钱　通草　蒲公英三钱　海浮石四钱，先煎

顾 产：产后热纠缠，气急咳嗽，脉软。宜表里两治。

全当归三钱　柴胡三分，同炒　白杏仁四钱　冬瓜子五钱　橘白一钱　赤芍三钱五分

川贝三钱　瓦楞壳七钱，先煎　茯苓四钱　款冬花三钱　盐半夏三钱五分

代赭石四钱，先煎　川石斛三钱　桑枝五钱

方　产：产后将近两月，恶露屡下，大便燥结，下血。宜标本两治。

归身三钱　炙鸡金三钱，去垢　川断三钱　四制香附三钱五分　沉香曲四钱
陈皮一钱　瓦楞粉一两，包　台乌药三钱五分　麻仁泥七钱　宋半夏二钱
淡苁蓉三钱

尤　经：痛经色紫，少腹胀滞当气冲，急治。

四制香附三钱五分　丹参三钱五分　六曲四钱　月月红五朵　延胡索三钱五分
泽兰三钱　乌药一钱　丹皮三钱五分　苏梗一钱　茺蔚子三钱　金铃子三钱

殷　经：木土克贼，气不流利，晨间腹胀，癸水不多，脉软滑数。拟气营两治。

苏梗三钱五分　归身二钱，炒　川断三钱　生米仁四钱　制香附三钱五分　丹参二钱
九香虫七分　陈麦柴一两　台乌药三钱五分　杜仲三钱五分　茯苓四钱　泽兰三钱

龚　崩：血崩初定，头晕耳鸣。阴脱于下，阳越于上也。

细生地四钱　左牡蛎一两，先煎　牛角腮炭三钱五分　川断三钱，盐水炒　归身炭三钱
朱茯苓四钱　血余炭三钱五分　杜仲三钱，盐水炒　白芍三钱　沙苑子三钱
陈棕炭二钱

朱　经：经漏初止，腰酸较好，营阴一亏，肝气易发，纳少，少寐，头眩，手足心热，腰腹不舒，脉弦滑。宜标本两治。

西洋参三钱五分　首乌藤　杜仲二钱　料豆衣三钱　白芍三钱　朱茯神五钱
大腹皮三钱　生麦芽五钱　煅瓦楞一两，先煎

江　经：屡患滑胎，冲任受伤已甚，今经居五月，而脉状尚满。须格外慎养。

细生地三钱　杜仲三钱　白芍三钱五分　地骨皮三钱五分　子芩三钱五分　川断三钱
沙苑子三钱　漂白术一钱　川石斛四钱　料豆衣三钱　橘白一钱　生麦芽五钱

方　胎：妊娠病吐泻，小溲不通，咽痛吐酸，脉浮大。势危殆，勉拟方以希万一。

上川连　扁豆衣　茯苓　橘白　乌梅肉　象贝　杜仲　竹茹　川石斛
杜藿梗　泽泻　两头尖　生麦芽

霍　经：肝气积久，脾病作泻，面浮足肿，癸水不行。拟气营两治。

漂白术三钱五分　泽泻三钱，小茴香炒　白蒺藜四钱，炒去刺　丹参二钱　茯苓四钱
苏梗三钱五分　陈佛手三钱五分　鸡血藤膏一钱　猪苓三钱五分　制香附三钱五分
车前子三钱，炒，绢包　陈麦柴四钱

杨　产：产虚久不复，曾吐血。兹火升，薄暮微寒而热，脉软。咳嗽渐成蓐损，不易治。

南沙参三钱　生鳖甲四钱，先煎　怀山药三钱　竹茹三钱五分　川贝母三钱
冬瓜子一两　带皮苓三钱五分　生麦芽五钱，包　川石斛四钱　扁豆衣七钱

橘白—钱　玉蝴蝶三分

邓　带：日晡颧右发赤，寐则口舌干燥，脉软数，舌黄，带下不已。治在阴分。

原金斛四钱，先煎　玄参四钱　怀山药三钱，炒黄　金樱子三钱

元武板四钱，盐水炒，先煎　白芍三钱五分　扁豆衣三钱　杜仲三钱，盐水炒

左牡蛎四钱，盐水煅，先煎　粉甘草四分　带皮苓四钱

殷　经：经至不畅，少腹痛甚，脉弦细。寒郁气阻，防因痛生波。

（1）带叶苏梗三钱五分　旋覆花三钱五分，绢包　枳壳三钱五分　杜仲三钱五分，盐水炒

制香附三钱五分　代赭石四钱，煅，先煎　五灵脂三钱五分　川断三钱，盐水炒

淡吴萸二分，盐水炒　台乌药三钱五分　延胡索三钱五分，醋炒　陈佛手三钱五分

（2）生香附—两　葱头—两　小茴香五钱　生姜—两　橘叶四钱　食盐—两　打和炒热布
包熨之。切不可食。

又　经至不多，胸闷口干，少腹痛，脉弦细。拟气营两治。

川桂木四分　枳壳三钱五分　丹参三钱　赤芍三钱　淡吴萸二分，盐水炒

五灵脂三钱五分，醋炒　杜仲三钱，盐水炒　白蒺藜三钱，炒去刺　台乌药三钱五分

延胡索三钱五分　川断三钱，盐水炒　川石斛三钱　陈佛手三钱五分

谢　经崩并见之后，脉左弦、右滑，气营失调，满腹胀大，攻撑无定，神疲形寒。
于客春经停血崩以来，三阴俱乏，肝脾互乘，理之不易。

归身二钱　台乌药三钱五分　杜仲二钱，盐水炒　川楝子三钱五分　白芍三钱五分

五加皮二钱　九香虫七分　陈佛手三钱五分　煅瓦楞粉—两，包　炙鸡金三钱

车前子三钱，包　盐半夏三钱五分　陈麦柴三钱

刘　经：肝肾不足，气营失调，癸水不能如期，所下不多，脉软弦。拟顺气养营
主之。

归身三钱　四制香附二钱　茯苓三钱　台乌药三钱五分　赤芍三钱五分　川断三钱

橘白—钱　炒麦芽五钱　丹参二钱　料豆衣四钱　泽兰—钱五分

蒋　经：癸水未畅而止，腹痛恶寒，脉软。宜顺气养营。

全当归三钱　白蒺藜四钱，炒去刺　旋覆花三钱五分，包　台乌药三钱五分

苏梗三钱五分　金毛脊三钱，炙去毛　煅瓦楞壳—两，先煎　沉香曲四钱，包

四制香附三钱五分　川断三钱，盐水炒　枳壳三钱五分　酒炒桑枝五钱

灵磁石三钱，生，先煎

金　经：癸水淋漓旬外，腰以下酸痛，脉软。拟气营两治。

归身三钱　杜仲三钱，盐水炒　茯苓皮四钱　丹参三钱五分　大白芍三钱五分

川断三钱，盐水炒　台乌药三钱五分　延胡索三钱五分　炒香枣仁三钱五分

金毛脊三钱，炙去毛　白蒺藜四钱　泽兰三钱五分　桑枝五钱，酒炒

胡（正号当郎中巷）　经：近日诸恙尚安，唯气营未能和畅，湿热尚有逗留，腿酸作胀，腹不舒。癸水不行，脉状较前为和畅。宜化湿养营两进之。

西洋参三钱五分　台乌药三钱五分　杜仲三钱，盐水炒　丹参三钱五分　归身三钱五分

陈佛手三钱五分　川断三钱五分，盐水炒　料豆衣三钱　川石斛四钱　茯苓四钱，带皮

粉草薢四钱　生熟麦芽各五钱

余　产：产后营虚肠燥，热自内生，气后下陷，大便不通，时觉支急如胀，脉轻取细软，重按寸关均弦。血不养肝，肝热素旺。今方拟养气营，平肝木，化内热并进之。

潞党参三钱五分　丹皮三钱五分　生白芍二钱　淡苁蓉三钱　油当归二钱　丹参三钱

生石决明一两，先煎　四制香附三钱五分　火麻仁泥七钱　玄参七钱　辰茯神五钱

广木香五分　茺蔚子三钱

朱　经：经居三月余，药下三日不至，脉左细、右颇滑。

细生地四钱　清阿胶三钱五分　陈皮一钱　青苎结四钱　归身二钱

杜仲三钱，盐水炒　茯苓四钱　料豆衣三钱　大白芍三钱五分

川断三钱五分，盐水炒　藕节五钱

华　经：冷热不调，饮食不节，腹中胀痛，大便不行，胸次作闷，舌薄白，辘辘作恶，癸水愆期。宜先疏化和中，以防蒸成寒热。

苏梗三钱五分　枳壳三钱五分　炙鸡金三钱，去垢　全瓜蒌五钱，切

四制香附三钱五分　陈皮一钱　六曲三钱，炒　火麻仁泥一两　台乌药三钱五分

竹茹三钱五分　大腹皮三钱，洗　佛手花七分　炒麦芽五钱，绢包

方　产：产逾四月，瘀带淋漓，色泽不一，脉微数。奇脉不摄，阳伤营热。须逐一调理。

细生地四钱　杜仲二钱，盐水炒　台乌药三钱五分　藕节五钱　丹皮炭三钱五分

川断二钱，盐水炒　橘白一钱　大腹绒三钱　川石斛四钱　川楝子三钱五分

小茴香五分，同炒　料豆衣三钱　茯苓四钱

施　经：经居三月，颇有恶阻见象，而脉状软弱，未能遽以孕断。当先养血顺气。

归身三钱五分，土炒　杜仲三钱　橘白一钱　陈佛手一钱　川断二钱，盐水炒

川石斛四钱　竹茹三钱五分　生麦芽五钱　茯苓四钱　细生地三钱

春砂末二分，炒　子芩炭三钱五分

钟　经：血分不足，气分不畅，癸水少，腹胀恶心，少纳，腰痛，脉软弦。宜标本两治。

丹参三钱五分　陈佛手一钱　大腹皮三钱　茯苓四钱　陈皮一钱，盐水炒炙

大白芍三钱五分　冬瓜皮四钱　炒谷麦芽五钱　川石斛四钱　杜仲二钱，盐水炒

橘白一钱　川楝子三钱五分,炒

金　经：癸水不调，始时一月两行，兹则二月末至，脉左沉滑、右软。拟顺气养营。

归身三钱五分　杜仲二钱,盐水炒　橘白一钱　玄参三钱　川石斛四钱

川断三钱五分,盐水炒　竹茹二钱　茯苓四钱　大白芍三钱五分　丹参二钱

料豆衣三钱　生谷芽五钱　陈佛手三钱五分

王　经：少寐、少纳约近两旬，经居两月余，腹痛作胀，脉濡滑。当先治所急。

川石斛四钱　朱茯苓五钱　杜仲二钱,盐水炒　炒谷芽五钱,包　陈皮一钱

陈佛手三钱五分　沙苑子三钱,盐水炒　夜交藤三钱　广郁金一钱　紫贝齿七钱,先煎

姜竹茹三钱五分

朱　胎：脉稍有滑象，口甜腻，恶寒，神疲，恶心少纳，头晕。胃浊痰湿交阻。宜先疏化。

旋覆花三钱五分,包　苏子三钱五分　陈佛手一钱　枳壳三钱五分　陈皮一钱

白蔻仁四钱,研冲　杜仲三钱　炒谷芽五钱　竹茹三钱五分　茯苓四钱

漂白术三钱五分　绿萼梅瓣一钱

丁　胎：孕体，腰腿骨节痛，腹胀，便血，带下，寐不安，手心热，虽经感冒发烧，体虚。治宜求本。

细生地四钱　春砂末三分,拌　杜仲二钱五分,盐水炒　陈佛手三钱五分　归身二钱五分

子参三钱五分　川断三钱,盐水炒　川石斛三钱　大白芍三钱五分　漂白术三钱五分

陈皮一钱　料豆衣三钱　生谷芽四钱

陈　经：胸闷不能食，食下撑胀，神疲，兼有寒热，经漏腹痛，脉濡。气营失调，肝脾交困，不易治。

四制香附三钱五分　川郁金一钱　川断二钱,盐水炒　资生丸三钱,包

台乌药三钱五分　归身二钱,醋炒　陈佛手三钱五分　陈皮一钱　广木香七钱

杜仲三钱,盐水炒　法半夏三钱五分　白芍三钱五分　车前子四钱,绢包　炒谷芽五钱

郑　经：癸水旬余后至，脉细。营阴内乏，最防崩漏。

归身二钱,土炒　清阿胶三钱五分　丹皮炭三钱五分　熟女贞三钱　白芍三钱五分

杜仲二钱　白薇三钱五分　茯苓四钱　细生地四钱　春砂末四分,拌　川断二钱

台乌药三钱五分　生牡蛎五钱,先煎　藕节五钱

郁　产：客腊产育后左手臂无力，不暖，汗出偏沮，脉弦。此血分亏也。

全当归三钱　豨莶草三钱,吞服　川断三钱　法半夏三钱五分　片姜黄四钱五分

丝瓜络三钱五分　伸筋草三钱五分　桑枝五钱　白蒺藜四钱,炒去刺　淡木瓜三钱,炒

陈皮一钱

陈　经：经色紫滞，带下多，脉濡细。肝肾不充，带脉下陷所致。

归身三钱五分　金樱子三钱　陈皮一钱　川断三钱　丹参三钱五分　乌贼骨三钱，先煎

法半夏三钱五分　粉萆薢三钱　赤芍三钱五分　煅牡蛎七钱，先煎　制香附三钱五分

程　经：带下，腰酸，癸水少，神思疲乏，肝气时作，脉软，头痛。宜由渐调理养。

桑麻丸四钱，包　杜仲三钱，盐水炒　陈佛手三钱五分　川石斛四钱

白蒺藜四钱，去刺　金樱子三钱，盐水炒　盐半夏三钱五分　炒谷芽五钱

煅牡蛎七钱，先煎　朱茯神四钱　丹参二钱　炒枣仁三钱五分

张　经：经不调，胸闷，胃呆，往来寒热，脉数。延防涉怯。

青蒿子三钱五分　全当归二钱　宋半夏三钱五分　茯苓四钱　劳功二钱

鳖甲心四钱，先煎　台乌药三钱五分　川石斛四钱　赤芍三钱　丹参二钱

陈皮一钱　川断三钱　鸡血藤膏三钱五分，研冲

张　经：寒热止作不定，胃不醒，经不调，右臂酸痛，脉微数。本原为病，不能旦夕计功也。

全当归三钱　银柴胡五分，盐水炒　陈皮一钱　川断三钱，盐水炒　丹参三钱

赤芍三钱　茯苓四钱　鸡血藤膏二钱五分，研冲　鳖甲心五钱，水炙，先煎

半贝丸三钱，绢包　川石斛四钱　资生丸三钱，吞服　生熟谷芽各五钱，绢包

吴　胎：脉滑，左为主，甚须作速安胎药佑之外，尤宜善慎养。

细生地三钱　杜仲二钱　料豆衣三钱　生谷芽五钱　子芩炭三钱五分　川断三钱

橘白一钱　连翘三钱　川石斛三钱　白芍二钱　青苎结四钱

严　带：经居近两月，带下不已，胸脘闷。调气养营。

归身三钱五分　陈皮一钱　白蔻仁五分，研冲　杜仲三钱，盐水炒　丹参三钱五分

茯苓四钱　生米仁三钱　川断三钱五分，盐水炒　川石斛四钱　四制香附三钱五分

白杏仁三钱，去尖　金樱子三钱，盐水炒　炒香谷芽五钱，包

朱　经：肝脾不和，胃纳久不醒，痛经，脉软弦，少寐。宜疏和兼进。

川石斛四钱　朱茯苓四钱　丹参三钱五分　台乌药三钱五分　新会皮一钱

旋覆花三钱五分，包　白蔻仁七分，研冲　陈佛手一钱　盐半夏三钱五分

煅瓦楞粉一两，包　广郁金一钱　炒香谷芽五钱，绢包

朱　产：产经五朝，壮热幸缓，瘀露仍阻，便泄，不寐糊语，舌干黄，数脉。防骤变。

原金斛四钱　丹参三钱　桃仁二钱　紫贝齿一两，生，先煎　朱连翘三钱　赤芍三钱

楂炭二钱　车前子四钱，包　朱茯神五钱　淡芩三钱五分　茺蔚子四钱　延胡索三钱

焦麦芽五钱，绢包

殷　胎：肝气痛，腰酸，带下红白兼见，脉滑数。胎气不安，殊为可虑。

　　　细生地五钱　　杜仲四钱，盐水炒　　陈皮一钱　　青苎结四钱　　子芩三钱五分

　　　川断三钱五分，盐水炒　　陈佛手一钱　　知母三钱五分，炒　　春砂末七分　　白芍三钱

　　　藕节五钱，炒

周　胎：漏红八日，少腹支急，势在必下，大便闭。拟择要立方。

　　　全当归二钱　　四制香附三钱五分　　大麻仁泥一两　　川楝子三钱五分，炒　　川芎五分

　　　丹参三钱　　六曲三钱　　大腹皮三钱，洗　　赤芍三钱五分　　台乌药三钱五分

　　　车前子三钱，绢包　　宋半夏三钱五分　　陈佛手三钱五分

范　经：腰酸，带下，经漏，便溏，牙疳肿腐。病绪集出，当治所急。

　　　青蒿子三钱五分　　白蒺藜四钱　　淮山药三钱，炒　　杜仲　　桑叶二钱五分

　　　石决明一两，先煎　　茯苓四钱　　金樱子　　川石斛四钱　　飞中白三钱五分，包

　　　扁豆衣三钱　　六曲　　焦麦芽五钱，绢包

王　产（南生兄方）：正月间小产，大脱血，旋下红白带，经又大至，今每来多而趋胧，腹胀，骨酸，块增，少腹上冲，冬如以石激水，块攻血下，少寐，心悸，晨咳，脘膈胁刺，其胀不一，善移。此皆肝不敛血，乘脾犯胃，病愈多则块愈盛，血崩。虚情皆属可虑，不易治。

　　　鳖甲心五钱，先煎　　陈阿胶二钱五分，蛤粉炒　　生白芍三钱　　牛角腮炭三钱五分

　　　煅牡蛎一两，先煎　　朱茯神四钱　　淮山药三钱，炒黄　　川楝子三钱五分，炒

　　　枯芩炭三钱五分　　炒枣仁三钱　　厚杜仲三钱，盐水炒　　藕节三钱五分，炒炭

　　　生谷芽五钱，绢包

后方（吾师方）：所示病情细思之，不外肾不摄肝，肝不藏血，血脱气散，遂有嘈悸、气升、气坠等患。既非血热妄行，亦非肾寒内生。刻下腰酸带注，瘕聚大小不一。宜从气营两治，以期渐渐见功。

　　　潞党参秋石五厘，炒　　朱茯神五钱　　杜仲三钱　　藕节五钱　　炒松生地

　　　春砂末三分，拌　　炒香枣仁三钱　　牛角腮炭三钱五分　　川石斛四钱

　　　左牡蛎盐水煅，研，先煎　　清阿胶二钱，海蛤粉炒　　淮山药三钱　　陈佛手三钱五分

　　　乌贼骨四钱，炙，先煎

顾　经：血分不充，气失流畅，癸水先期，每至小腹作痛，痛甚有作寒之状，脉濡，胃纳减，微带下，腰痛。三阴内乏，累及奇经。拟先增调气养血。

　　　全当归三钱五分　　台乌药三钱五分　　川断三钱　　陈皮一钱　　四制香附三钱五分

　　　延胡索三钱五分　　杜仲三钱五分　　鸡血藤膏三钱五分　　丹参三钱　　抱木茯神四钱

　　　宋半夏三钱五分　　广郁金三钱五分　　生谷芽五钱，绢包

宋　经：肝脾不调，少寐，少纳，虽有寒热，气血未能流利，经至作痛，脉软弦。

宜疏化和中。

四制香附三钱五分　川石斛四钱　朱茯神四钱　大腹皮三钱五分　丹参二钱

陈皮一钱　赤苓三钱　鲜佛手三钱五分　台乌药三钱五分　宋半夏三钱五分

泽泻三钱　鲜稻叶三钱

尹　产：冬腊未足月而产，当时尚可支持，而积虚不复，变为咳嗽，纳呆至今，入暮寒热汗出发潮，脉软。延恐积虚成损，积损成劳，药石之至，尚需善为调摄，以助不逮。

细生地四钱，炒　川贝母三钱　苍龙齿四钱，煅　浮小麦七钱，绢包　鳖甲心四钱，炙

生蛤壳一两　朱茯神五钱　十大功劳叶三钱　左牡蛎一两四钱，煅　盐半夏三钱五分

白芍三钱　车前子三钱，炒，绢包

金　经：营虚气滞，癸水淋漓。宜气营两治。

四制香附三钱五分　泽兰三钱五分　大腹皮三钱，洗　凌苓炭三钱五分　丹皮三钱五分

台乌药三钱五分　茯苓四钱　丹参三钱五分　赤芍三钱　川楝子三钱，炒

延胡索三钱五分　醋炒当归身三钱五分

陈　产：产经十九朝，百脉空虚，遍体痛，头晕，胸闷，不思食，脉数，舌根不清，腹中不适，大便溏，少寐。防迁延生波，不可忽。

归身二钱　石决明一两　象贝五钱，去心　延胡索三钱　赤芍三钱五分

白蒺藜四钱，炒去刺，同炒　枳壳三钱五分　盐半夏三钱五分　沉香曲四钱，包

竹茹三钱　川楝子三钱五分　川断三钱，盐水炒　桑枝一两　炒谷芽五钱，绢包

喉　科

左　喉风肿胀且腐。防蒸痧子，其势方张，不可忽。

桑叶三钱　薄荷三钱五分，后下　生蛤壳一两，先煎　竹茹三钱　枇杷叶三钱，去毛筋

连翘三钱　甘中黄一钱，包　飞滑石五钱，包　白杏仁四钱，去尖　黑山栀三钱

土贝四钱，去心　白前三钱五分

左　表热形寒，喉风肿，子舌坠，齿痛，便硬，溲少。温邪内郁，宜先宣泄涤邪。

淡豆豉三钱　青蒿三钱五分　白杏仁三钱，去尖　紫贝齿五钱，杵，先煎

鲜藿梗三钱五分　薄荷一钱，后下　竹茹三钱五分　牛蒡子三钱，勿研　赤芍二钱五分

前胡二钱五分　莱菔子三钱，炒　朱连翘三钱

右　满喉红肿，喉风。两关渐腐，咽燥口干，痰黏，脉数。当从肺胃立方。

前胡三钱五分　白杏仁四钱，去尖　石决明七钱，先煎　连翘三钱　白前三钱五分

象贝四钱，去心　桑叶三钱五分　鲜芦根一两　银花三钱五分　黑山栀三钱五分

左　昨起寒热，乳蛾肿腐。温厉郁伏不达，转重可虑。

桑叶　土贝　川石斛　白前　枇杷叶　马勃　竹茹　薄荷　白杏仁

甘中黄　生蛤壳　通草　金锁匙

右　外寒内热，热则如烧，头痛，喉风红肿哽痛。温邪痰热为患，所虑起腐转重，弗忽。

淡豆豉　桑叶　淡芩炭　滑石　前胡　苦杏仁　枳壳　通草　白前

象贝　竹茹

左　喉关肿腐，偏右为甚，形寒内热，胸闷，不食不饥。温邪痰热内伏，防音闪变端。

淡豆豉三钱　薄荷三钱五分，后下　象贝五钱，去心　枳壳三钱五分　鲜金斛四钱，先煎

桑叶三钱　石决明一两五钱，煅，先煎　竹茹三钱　赤芍三钱五分　白杏仁五钱，去尖

连翘三钱　车前子四钱，包

左　喉风腐势极甚，防音闪变端，万勿轻视。

薄荷　全瓜蒌　枳壳　飞中白　桑叶　白杏仁　竹茹　甘中黄

枇杷露　象贝　石决明　黑山栀

右　喉痛止，易少寐，腹胀，甚则上至巅顶，脉虚弦。阴虚肝升。宜循为理之。

北沙参三钱　生牡蛎一两，先煎　资生丸三钱，包　炒谷芽五钱，绢包

细生地四钱，秋石水炒拌　炙鳖甲四钱，先煎　川石斛四钱　料豆衣三钱

玄参三钱　白杏仁四钱，去尖　炙鸡金二钱，去垢

左　时毒风痰肿硬。防更起喉风，殊不可忽。

苏子三钱　桑叶三钱　煅瓦楞壳一两，杵，先煎　丝瓜络三钱　莱菔子三钱，炒

白蒺藜四钱，去刺　制蚕三钱　桑枝一两，切　牛蒡子三钱　防风一钱　马勃七分，包

右　喉风红肿，子舌坠下。防起腐音闪，勿忽。

薄荷三钱五分，后下　白杏仁四钱，去尖　生石决明一两五钱，先煎　白蒺藜四钱，去刺

桑叶三钱　象贝五钱，去心　飞中白三钱五分，包　赤芍　枇杷露一两，冲　知母三钱

甘中黄二钱，包

右　乳蛾，大势稍停，尚防反复生波。

甜葶苈五分，焙去油　海浮石四钱　旋覆花三钱五分，绢包　制蚕三钱

白杏仁四钱，去尖　生蛤壳一两，先煎　薄荷一钱，后下　马勃七分，包

土贝四钱，去心　竹茹三钱　莱菔子四钱，炒　通草一钱　枇杷露一两，冲入

金锁匙三钱五分

左　烂喉风，肿腐，脉数。风温郁于肺胃，其势方张，弗泛视之。

淡豆豉三钱　牛蒡子三钱　制僵蚕三钱　桑叶三钱五分　前胡三钱五分

白杏仁三钱，去尖　马勃七分，包　川通草七分　白前三钱五分　象贝四钱，去心

甘中黄一钱，包　枇杷叶三钱，去毛筋，包

右　烂喉痧，出血，口气。宜清阳明蕴热。

鲜生地一两　花粉三钱　侧柏炭三钱五分　马勃七分，包　石决明一两，先煎

知母二钱　丹皮炭三钱五分　土贝四钱，去心　大竹叶三钱五分　甘中黄一钱，包

蒲黄炭　泽泻各三钱

右　喉痛之后，阴气未复，痰热上亢，极易反复纠缠。宜再轻清泄热。

旋覆花　桑叶　马勃　茯苓　生蛤壳　白杏仁　甘中黄　料豆衣

川石斛　象贝　竹茹　枇杷叶　朱灯心

右　温邪痰热，郁于肺胃，发为乳蛾，肿甚渐腐。病无出路，最易音闪痰升。

甜葶苈　桑叶　瓦楞壳　牛蒡　白前　枇杷叶　白杏仁　前胡

莱菔子　竹茹　土贝

左　喉风渐瘥，锁喉痈，溃出血脓。法当清化。

桑叶　白蒺藜　忍冬藤　泽泻　丹皮　赤芍　丝瓜络　荷梗　连翘

　　　　土贝　石决明

右　喉风，红肿，不时头痛，胸闷。治在肝胃。

　　　　前胡　白杏仁　制僵蚕　旋覆花　白前　赤芍　马勃　通草　牛蒡子

　　　　土贝　甘中黄　枇杷叶

右　喉风甫溃两日，已经舌上劫津，脉左数、右细。表热壮，邪郁深重，势将风动，重证弗忽。

　　　　鲜生地　桑叶　牛蒡　石决明　淡豆豉　钩钩　竹茹　白杏仁　金石斛

　　　　前胡　马勃　枇杷叶

　其二：舌津回，喉风红肿，咽底腐，脉数。阴气虚，温毒盛，极易生波，弗以小效为恃。

　　　　鲜生地　蝉衣　朱茯神　竹茹　淡豆豉　牛蒡子　紫贝齿　马勃

　　　　黑山栀　赤芍　甘中黄　土贝　朱灯心　枇杷叶

左　喉风略松，头痛仍甚，脉数。宜内外两治。

　　　　桑叶　牛蒡子　马勃　生草　石决明　白杏仁　川石斛　竹茹　煨天麻

　　　　象贝　玄参　杜仲

右　烂喉风，肿腐，脉数，口干，躁不安寐。温邪化热，宜清透泄化。

　　　　桑叶　石决明　竹茹　通草　牛蒡子　赤芍　朱茯神　白前　川石斛

　　　　土贝　白杏仁　枇杷叶

右　烂喉风，满腐大退，红肿亦减，舌灰黄较化，脉数，音不扬。痰热壅肺，最防作喘。

　　　　桑叶　甜葶苈　全瓜蒌　瓦楞壳　枇杷叶　白前　竹茹　泽泻　苦杏仁

　　　　象贝　黑山栀　风化硝

左　烂喉风，肿腐，胸脘隐约有痧点，胸闷嗜卧，脉数不大。病交三日，此系时气重证，防痧隐猝变，万勿轻视。

　　　　薄荷三钱，后下　蝉衣五分　枳壳三钱五分　紫贝齿一两，先煎　前胡三钱五分

　　　　象贝五钱，去心　竹茹三钱　银花三钱　白前三钱五分　赤芍二钱　朱连翘三钱

　　　　滑石块五钱

左　烂喉风之后，牙龈出血。邪火留恋阳明，灼热纳少，便溏溲短。宜清泄涤痰法主之。

　　　　冬桑叶　丹皮　竹茹　扁豆衣　青蒿　连翘　广郁金　益元散　石决明

　　　　枳壳　淡芩炭

右　表热，喉风红肿硬痛，唇燥心惕，脉软弦。宜育阴潜阳，涤痰泄热为法。

　　　　桑叶　白蒺藜　紫贝齿　丹皮　朱连翘　玄参　石决明　朱茯神

鲜沙参

左　蕴热上亢，喉腐。正在方张，宜当清化泄降主之。

桑叶　花粉　银花　竹茹　丹皮　象贝　甘中黄　白杏仁　连翘

赤芍　鲜芦根

左　喉风，两关腐甚，子舌胀坠痛楚，不能咽物。风温蒸郁肺胃，势在转重喘闭，幸勿轻视。

薄荷　前胡　银花　赤苓　桑叶　白杏仁　马勃　通草　枇杷叶

象贝　甘中黄　鲜芦根　竹茹

右　风毒，痰浊涌塞上焦，喉肿高突，并起锁喉疫毒。防塞逆陡变。

甜葶苈　桑叶　苏子　马勃　前胡　牛蒡子　白蒺藜　莱菔子　石决明

秦艽　制蚕　金锁匙

左　喉关肿腐较减，痛止。温毒痰滞深重，小效未可恃也。

牛蒡子三钱，勿研　旋覆花三钱五，分包　制僵蚕三钱　竹茹三钱　苏子三钱五分，炒

代赭石四钱，煅，先煎　马勃七分，包　金锁匙三钱五分　莱菔子二钱，炒

瓦楞壳一两，煅，先煎　连翘三钱　鲜芦根一两，去节

幼　喉关红肿而碎，并起腐，上颚亦碎，表热无汗，便溏溲少。质小，内外同病，转重延防起惊，未可忽。

淡豆豉　银花　茯苓　鲜荷叶　鲜生地　连翘　扁豆衣　枳壳　赤芍

甘中黄　车前子　莱菔甲

左　壮热牙疳，先满布痧子不退，唇燥，便泄溲少，烂喉风肿甚。此系时疫恶证，切勿循因自误。

薄荷头　连翘　甘中黄　扁豆衣　桑叶　银花　黑山栀　茯苓　丹皮

石决明　鲜芦根

右　烂喉风肿腐，表热，脉数。防音闪变端，妊娠之体，尤不可忽。

薄荷　象贝　生蛤壳　飞中白　桑叶　白杏仁　白蒺藜　竹茹　枇杷露

川石斛　土贝　鲜芦根

左　喉右高突，有腐点，余如常。宜清泄法。

桑叶　煅瓦楞壳　飞中白　苦杏仁　制僵蚕　竹茹　象贝　马勃　通草

朱灯心

左　伏火上攻，音闷，咳痰不利，喉腐灼热，防喘变。

鲜金斛　苦杏仁　桑叶　全瓜蒌　鲜生地　花粉　丹皮　黑山栀

鲜沙参　知母　青蒿　玄明粉　玉泉散包

左　脉右为大，咳嗽较稀，并起喉风红肿。内伏温邪，由渐外达。防腐甚音闪，

未可忽。

　　　　桑叶　象贝　生石决明　鲜芦根　枇杷露　连翘　银花　朱灯心
　　　　苦杏仁　丹皮　甘中黄

右　喉风，红肿起腐，火势方张，急当清化泄降主之。

　　　　桑叶　石决明　赤芍　甘中黄　丹皮　白杏仁　滑石　鲜芦根
　　　　连翘　象贝　银花

右　烂喉丹痧初回，喉腐稍定，子舌已损，仍恐喘厥，痧毒痰痈，巨肿欲溃。

　　　　桑叶　鲜生地　甘中黄　制蚕　丹皮　鲜沙参　飞中白　忍冬藤
　　　　白蒺藜　鲜竹沥冲服　土贝　滑石　鲜芦根

左　寒热头痛，脉数。烂喉风肿腐。病重势速，千万弗忽。

　　　　桑叶　薄荷　鲜金斛　甘中黄　前胡　黑山栀　淡豆豉　飞中白
　　　　白前　土贝　莱菔子　金锁匙　枇杷露冲服

右　喉风肿腐，痛不能咽，寒热脉数。温疬重证，防升塞变端。

　　　　桑叶　薄荷　莱菔子　黑山栀　白杏仁　马勃　煅瓦楞壳　飞滑石
　　　　象贝　甘中黄　鲜竹茹　泽泻　金锁匙　枇杷露冲服

左　喉风延经旬日，红肿碎腐作痛。温燥伤肺所致。

　　　　冬桑叶　玄参　马勃　赤芍　白杏仁　连翘　甘中黄　竹茹　象贝
　　　　生蛤壳　飞中白　通草　枇杷露冲服

左　烂喉风，白腐脱而未净，红肿全瘥，畏寒至甚，脉数。尚防反复，仍弗忽视。

　　　　前胡　白杏仁　马勃　赤芍　牛蒡子　土贝　甘中黄　竹茹　薄荷
　　　　生蛤壳　飞中白　通草　枇杷露冲服

左　小姐来示云：咽痛痊愈，腑气三日未通。余热逗留，须清理为要。

　　　　全瓜蒌　白杏仁　连翘　枇杷露冲服　黑山栀　土贝　生蛤壳　鲜芦根
　　　　鲜金斛　鲜竹茹　知母

右　喉风复腐，痰多。风热蕴蒸肺胃，不可轻忽为要。

　　　　桑叶　旋覆花　马勃　竹茹　白杏仁　煅瓦楞粉　甘中黄　通草
　　　　象贝　海浮石　飞中白

左　满喉碎腐，不能安寐，火郁阴伤，不易奏功。

　　　　生龟板　马勃　白杏仁　朱连翘　石决明　甘中黄　赤芍　朱茯神
　　　　黑山栀　飞中白　土贝　竹茹　枇杷露冲服

右　双乳蛾，僵伏尚甚，消净不易，内热，脉数。防反复生波，千万勿忽。

　　　　旋覆花　桑叶　莱菔子　枇杷露冲服　煅瓦楞壳　白杏仁　竹茹
　　　　金锁匙　土贝　杜苏子　通草　白前　鲜芦根

左 冷热失调，肺胃受之，喉痛红肿，子舌坠，表热脉数，音微闪。当从上焦宣泄，以畅肺气。

前胡　白杏仁　白蒺藜　竹茹　白前　象贝　制僵蚕　通草　牛蒡子

赤芍　马勃　金锁匙　枇杷叶_{去毛，包}

左 喉风偏右为甚，由渐起腐，哽痛妨咽，间或形寒，冷热不时。肺经受病，最易闪音。

薄荷　冬桑叶　竹茹　生蛤壳　前胡　白杏仁　甘中黄　金锁匙

牛蒡子　象贝　飞中白　枇杷叶

右 咽痛妨咽，音闪口干。风温郁肺，宜轻清泄化。

桑叶　象贝　瓜蒌皮　飞中白　枇杷露_{冲服}　生蛤壳　制僵蚕　朱灯心

苦杏仁　竹茹　马勃　活水芦根

左 头痛，咽底高突不平，哽痛妨咽，舌少苔。宜清理法。

桑叶　枳壳　川石斛　赤苓　白蒺藜　竹茹　连翘　泽泻　赤芍

象贝　飞中白　朱灯心　枇杷露_{冲服}

右 哑喉风，不治证也。刻已痰鸣如曳锯。理之棘手。

甜葶苈_{五分，焙去油}　白杏仁_{四钱，去尖}　枇杷露_{一两}

玉枢丹末_{一分五厘，二味调化，炖温先服}　猪牙皂_{四分，炙去刺}　土贝_{四钱，去心}

右 喉风，两关红碎，哽痛妨咽，夜来微热。温邪内郁，法宜宣泄。

薄荷　白杏仁　赤芍　连翘　前胡　象贝　竹茹　金锁匙　牛蒡子

白蒺藜　飞中白　枇杷叶_{去毛，包}

右 双乳蛾，左关肿势为甚，咽物并弗哽痛。延恐转木蛾，急急泄降，消散痰热。

苏子　旋覆花　制僵蚕　白前　莱菔子　炒竹茹　马勃　煅瓦楞壳

海浮石　瓜蒌皮　赤芍　枇杷叶露_{冲服}

左 阴分虚，温燥易乘，咽间干哽，易于音哑，头涨，得食作饱。宜肺胃两治。

鲜沙参_{四钱}　生蛤壳_{一两}　竹茹_{三钱五分}　鲜芦根_{一两，去节}　玄参_{三钱五分，炒}

白杏仁_{四钱，去尖}　连翘_{三钱}　朱灯心_{三分}　川石斛_{三钱}　象贝_{四钱，去心}

赤芍_{三钱五分}

左 缠喉痛，肿甚，肿连上腭，痛楚匀水难咽，形寒脉数。温疠痰浊，蒸郁肺胃，其势不轻，防塞逆骤变，重证，无忽。

甜葶苈　前胡　制僵蚕　连翘　制牙皂　白前　马勃　全瓜蒌　土贝

白杏仁　莱菔子_炒　鲜芦根_{去节}　鲜竹沥　风化硝

幼 表热，喉疳、舌疳、唇疳并起，作痛妨食，两腮下结核，脉数，二便不爽。花毒蕴热交织，当清化法。

桑叶三钱　淡竹叶三钱　生石决明一两，先煎　白杏仁四钱　丹皮三钱　银花三钱

黑山栀三钱　丝瓜络三钱　连翘三钱　甘中黄一钱　土贝四钱　泽泻三钱

白茅根一两，去心

右　阴分虚，温燥易乘喉关，红丝细累满布，喉物不利，腻沫极多，大便由泻转溏，舌白，余如常。法当治其所急。

冬桑叶　竹茹　马勃　朱灯心　象贝　连翘　飞中白　鲜芦根　生蛤壳

川石斛　生石决明

左　表热较和，喉腐渐减，头痛脉数，溲少。其势未定，防音闪，勿忽。

桑叶　前胡　竹茹　银花　牛蒡子　白杏仁　石决明　飞中白　赤芍

鲜芦根　象贝　滑石　白前　金锁匙

左　咽关碎腐肿痛，作寒发热，脉数。温邪郁肺胃，不可泛视。

桑叶　马勃　竹茹　通草　白杏仁　甘中黄　生蛤壳　枇杷露冲服　土贝

飞中白　川石斛　金锁匙

左　喉风，红肿痰痈坚硬。其势方张，不可轻忽。

桑叶　白蒺藜　黑山栀　丝瓜络　白杏仁　制蚕　薄荷　赤芍　土贝

马勃　牛蒡　泽泻　金锁匙

左　缠喉痰痈肿甚，寒热。防痰气升塞，不可忽。

桑叶　牛蒡子　白蒺藜　连翘　赤芍　苏子　制蚕　煅瓦楞壳　土贝

莱菔子炒　马勃　丝瓜络　忍冬藤

右　喉风红肿，子舌坠，痰痈肿硬，脉数。风热痰浊，交郁，其势方张，未可忽。

桑叶　马勃　赤芍　煅瓦楞壳　牛蒡　甘中黄　白杏仁　竹茹　黑山栀

飞中白　土贝　飞滑石　鲜芦根去节　金锁匙

左　锁喉痰毒，较前稍消，时时痰气升塞，防陡起风波。

紫菀　旋覆花　土贝　丝瓜络　白前　海浮石　陈皮　干菖蒲　白杏仁

黛蛤散　海藻　山慈菇　枇杷露冲服

幼　烂喉风满腐，腐肉堆起，子舌已经腐去，表热不解，脉数。防音哑喘闭，十分险恶之至。

桑叶　马勃　滑石　白前　白杏仁　甘中黄　生蛤壳　枇杷露冲服　土贝

飞中白　黑山栀　鲜竹沥冲服

左　烂喉风，灰腐堆起，脉数不畅。本体虚而温邪重，势不可忽。

鲜桑叶　生蛤壳　马勃　白蒺藜　白杏仁　川石斛　甘中黄　金锁匙

象贝　竹茹　飞中白　连翘　枇杷露冲服

右　喉风肿腐，寒热。内伏风温，郁不能达，须格外慎之。

桑叶　白蒺藜　马勃　前胡　苦杏仁　生石决明_{先煎}　甘中黄　白前

象贝　薄荷　飞中白　竹茹　枇杷露_{冲服}

左　喉痈肿色非常，身热脉数。最防气逆痰壅。

甜葶苈_{五分，焙去油}　土贝_{五钱，去心}　黑山栀_{三钱}　生石决明_{一两，先煎}

白前_{三钱五分}　制僵蚕_{三钱}　鲜竹茹_{三钱}　鲜芦根_{二两}　白杏仁_{五钱，去尖}

马勃_{七分}　甘中黄_{一钱}　枇杷露_{二两，冲服}　金锁匙_{三钱五分}

右　咽关痈肿，乍寒乍热，痰多，脉数带滑。其势方张，勿忽。

鲜桑叶_{三钱}　马勃_{七分}　生蛤壳_{一两}　瓜蒌皮_{四钱}　白杏仁_{四钱，去心}

甘中黄_{一钱}　竹茹_{三钱}　泽泻_{三钱}　土贝_{四钱，去尖}　飞人中白_{三钱五分，包}

莱菔子_{四钱，炒}　枇杷露_{一两，冲入}　金锁匙_{三钱五分}　海浮石_{四钱}

左　表热两日，脉数不畅，烂喉风肿腐极甚。温疬深重，不可泛视。

桑叶_{三钱}　白杏仁_{四钱，去尖}　马勃_{七分}　滑石_{四钱}　白蒺藜_{四钱，去刺}

土贝_{五钱，去心}　甘中黄_{一钱}　通草_{一钱}　赤芍_{三钱}　竹茹_{三钱}

飞人中白_{三钱五分，包}　枇杷露_{一两，冲服}　金锁匙_{三钱五分}　薄荷_{一钱，后下}

左　喉风，红肿欲腐，脉数。阴薄肝亢，温邪内郁，势在方张，未可忽。

鲜桑叶_{三钱}　马勃_{七分，包}　白杏仁_{四钱，去尖}　朱灯心_{三分}　川石斛_{四钱}

甘中黄_{一钱，包}　土贝_{四钱，去心}　枇杷露_{一两，冲服}　鲜竹茹_{三钱五分}

飞人中白_{三钱五分，包}　连翘_{三钱五分}

右　心肝不潜，风火郁肺，发为烂喉风，脉数不畅。防腐蔓延，不可忽视。

桑叶_{三钱}　马勃_{七分，包}　竹茹_{三钱}　飞滑石_{三钱，包}　白杏仁_{四钱}

甘中黄_{一钱，包}　生蛤壳_{一两，先煎}　枇杷露_{一两，冲服}　鲜竹茹_{三钱五分}

飞人中白_{三钱五分，包}　连翘_{三钱五分}

右　心肝不潜，风火郁肺，发为烂喉风，脉数不畅。防腐蔓延，不可忽视。

桑叶_{三钱}　马勃_{七分}　竹茹_{三钱}　飞滑石_{三钱，包}　白杏仁_{四钱，去尖}　甘中黄_{一钱}

生蛤壳_{一两，先煎}　枇杷露_{一两，冲服}　土贝_{五钱，去心}　飞人中白_{三钱五分，包}

青蒿子_{三钱五分}　金锁匙_{三钱五分}

左　昨起寒热喉风肿腐，风温重证，不可忽视。

冬桑叶_{三钱}　生蛤壳_{一两，先煎}　青蒿子_{三钱}　马勃_{七分，包}　白杏仁_{四钱，去尖}

薄荷_{一钱，后下}　白蒺藜_{四钱，去刺}　甘中黄_{三钱五分，包}　象贝_{四钱，去心}　竹茹_{四钱}

鲜金斛_{五钱，打，先煎}　飞中白_{一钱，包}　金锁匙_{三钱五分}　枇杷露_{一两，冲服}

幼　壮热四日，汗多，喉风肿胀，喘急不止。温邪闭肺，防厥。

甜葶苈_{四分，焙去油}　白杏仁_{三钱，去尖}　钩钩_{三钱，后下}　通草_{一钱}　白前_{三钱五分}

象贝_{四钱，去心}　紫贝齿_{七钱，生，先煎}　旋覆花_{三钱五分，包}　桑叶_{三钱五分}

竹茹三钱五分　赤芍三钱五分　飞滑石三钱，包　玉枢丹末二分

枇杷露一两，调化温服

左　满咽肿碎，子舌坠热，九日不退。体乏邪恋，势不可忽视。

鲜桑叶三钱　原金斛四钱，先煎　朱连翘三钱　马勃七分，包　青蒿子二钱

白杏仁四钱，去尖　飞滑石四钱，包　鲜芦根一两，去节　赤芍二钱　土贝四钱，去心

竹茹三钱　枇杷露一两，温服　朱灯心三分

左　咽关红肿已三月，伏痰伏热，理之不易。

鲜桑叶三钱　马勃七分　竹茹三钱　通草一钱　白杏仁四钱，去尖　甘中黄一钱

生蛤壳一两，先煎　金锁匙一钱　土贝五钱，去心　飞中白三钱五分，包　滑石四钱

鲜芦根一两

左　风温留恋上焦，喉关高突不平，哽痛。盛衰不定，当从肺胃二经立方。

经霜桑叶三钱　玄参三钱　连翘三钱　马勃七分，包　白杏仁四钱

生蛤壳一两，先煎　生石决明一两，先煎　飞人中白一钱，包　象贝四钱

竹茹三钱　知母三钱　朱灯心三分　枇杷露一两，温服

右　喉关红肿，哽痛妨咽，兼之痰核不一，左耳失聪，脉数。宜平肝泄风。

桑叶三钱　白杏仁四钱　连翘三钱　甘菊瓣三钱五分　白蒺藜四钱　象贝四钱

黑山栀三钱　银花三钱　石决明一两，先煎　竹茹三钱　飞中白一钱，包

鲜芦根一两　朱灯心三分

外疡疔科

沈，左　烂皮疔，红肿紫滞起泡。阳明伏热与脾湿交炽，最为险重，最虑穿筋烂骨。

上川连五分，水炒　地丁草三钱　银花藤七钱　上苍术三钱五分　丹皮三钱

淡芩炭三钱　鲜生地七钱　车前子三钱，包　赤芍三钱，炒　土贝五钱，去心

丝瓜络三钱

王，右　阳明络热，右大指疔势方张，坚痛焮热，食指又痛，急急清化泄热为要。

羚羊角三钱五分，另煎　大竹叶三钱五分　土贝四钱，去心　地丁草三钱

上川连七分，水炒　花粉三钱　忍冬藤四钱　桑枝一两，切　鲜生地一两

知母三钱　丝瓜络三钱五分

扬　蛇背疔，拱入手背，正气大虚。法须内外两顾，以防毒陷。

西洋参三钱五分　石决明一两，先煎　归须三钱五分　川石斛四钱

白蒺藜四钱，炒去刺　赤芍三钱五分　淮小麦五钱　朱茯神四钱

土贝五钱，去心　白茅根一两，去心

郑，左　虎须疔，肿硬。防毒甚转剧，毋忽。

鲜生地　大竹叶　蚤休　桑叶　花粉　地丁草　丹皮　知母　白蒺藜

汪，左　手丫疔，肿甚，脓泄不多。其势方张，未可忽。

桑叶　忍冬藤　赤苓　鲜芦根　赤芍　丝瓜络　泽泻　荷蒂　土贝

连翘　白茅根

顾，左　虎须疔，肿坚根散，刺之僵木。此温毒心火为患也，防走黄，勿忽。

上川连七分，盐水炒　花粉三钱　丹皮三钱五分　甘中黄一钱，包　鲜生地一两

知母三钱　皂角刺七分　银花四钱　大竹叶三钱　连翘三钱　蚤休三钱

浙菊三钱　地丁草四钱

朱，左　风热上亢，满鼻红肿热痛。形将结疔，未可忽。

上川连五分　大竹叶三钱　连翘三钱　黑山栀三钱　鲜生地一两　花粉三钱

丹皮四钱　银花三钱　石决明一两，先煎　知母三钱　土贝五钱　蚤休三钱

　　地丁草三钱

陆，左　上唇肿胀，渐成反唇疔，势不可忽。

　　桑叶　土贝　银花　地丁草　丹皮　马勃　浙菊　白茅根　连翘

　　甘中黄　大竹叶

曹，左　颧疔走黄已极，胸闷昏陷可危。

　　上川连七分　花粉三钱　蚤休三钱　石决明一两，先煎　鲜生地二两　知母三钱

　　银花五钱　土贝五钱　大竹叶三钱　连翘三钱　浙菊三钱　皂角刺一钱

　　地丁草四钱

郁，左　蛇头疔，一节已脱，收功尚不易也。

　　桑叶三钱　土贝五钱，去心　赤芍三钱　地丁草三钱　丹皮三钱　忍冬藤四钱

　　浙菊三钱五分　白茅根一两　连翘三钱　丝瓜络三钱　伸筋草三钱

耳目鼻部

黄 耳：耳后肿胀作痛，按之坚硬，脓水兼流。其势方张，防成为袋，未可忽。

桑叶　忍冬藤　赤芍　丝瓜络　鲜芦根　土贝　连翘　桑枝

杜 耳：热疖不一而起，耳门痛肿硬。表热伏暑，蒸郁阳明，急当清泄宣络。

桑叶　象贝　忍冬藤　扁豆衣　丹皮　花粉　丝瓜络　茯苓　连翘

鲜芦根　淡芩炭　甘中黄

金 耳目：阴损火浮，耳聋，两目失明，舌黄，多食即胀。湿毒留恋，攻补两难，理之不易。

生龟板一两，杵，先煎　九节菖蒲三分　炙鸡金三钱　川断三钱，盐水炒

石决明一两，盐水煅，先煎　青盐半夏三钱五分　六曲三钱　黄菊花三钱

耳聋左慈丸四钱，包　制南星四分　大腹皮三钱

李 耳：耳痛，脓积耳后。最虑外溃，殊不可忽。

桑叶三钱　蔓荆子三钱　生米仁三钱　苦丁茶一钱　丹皮三钱　白蒺藜四钱，炒去刺

赤芍三钱，炒　苦丁茶一钱　连翘三钱　石决明一两，煅，先煎　泽泻三钱

白茅根一两，去心

方 耳：耳痛，肿势甚于耳后，脓血均从耳中泄。再防外溃，勿忽。

桑叶三钱　石决明一两，先煎　忍冬藤四钱　苦丁茶一钱　丹皮三钱　白蒺藜五钱

丝瓜络三钱　鲜芦根一两　连翘三钱　土贝五钱　淡芩炭三钱五分

翁 目：身热，口碎起腐，左目起星。风火交郁所致。

淡豆豉三钱　桑叶三钱五分　马勃七分，包　前胡三钱五分　鲜生地四钱，打

土贝四钱，去心　连翘三钱　白蒺藜四钱，去刺　谷精草三钱　川通草一钱

杨 鼻：鼻疳出脓血，今寒热，便溏。当治所急。

杜藿梗三钱　六曲四钱　枳壳三钱五分　赤苓三钱　大豆卷三钱　大腹皮三钱

防风四分　泽泻三钱　干佩兰三钱五分　莱菔甲三钱　川石斛三钱

施 鼻：痧后表热，鼻部红肿晕散，渐成游风。势在方张，未可忽。

桑叶三钱　牛蒡子三钱　前胡三钱五分　白杏仁四钱　丹皮三钱　马勃七分，包

赤芍三钱　象贝四钱　白茅根一两

杨　耳：湿郁化热，走入营分，耳后延腐，臂部出水。势在方张，急宜清化主之。

桑白皮　银花　川萆薢　丹皮　甘中黄　鲜生地　赤芍　滑石　上川连

方　鼻：脘次痞塞，口腻，大便艰行，溲少。湿热浊滞气，升降失常，兼之鼻涕黄厚。法宜兼顾之。

越鞠丸三钱，包　苍耳子三钱　青皮一钱，切　瓦楞粉一两，包　橘白一钱

辛荑五分，绢包　广郁金一钱　炙鸡金四钱　法半夏三钱五分　薄荷五分，后下

象贝四钱　六曲四钱　炒谷芽五钱

顾　耳：耳痈外溃三头，耳内亦有脓泄，业已成漏。理之不易。

鳖甲心四钱，水炙，先煎　白蒺藜四钱　甘草节三钱五分　石决明一两，盐水煅，先煎

水飞象牙屑一钱，包　料豆衣三钱　细生地三钱　赤芍三钱

张　目：营虚肝亢，化风上升，头右半作痛，目起星，经居三月，头眩晕耳鸣，脉微滑。治在阴分。

鳖甲心四钱，水炙，先煎　白芍三钱五分　蕤仁三钱五分，去油　沙苑子三钱，盐水炒

石决明一两，盐水煅，先煎　桑叶三钱　夜明砂三钱　甘菊瓣二钱

白蒺藜四钱，炒去刺　黑芝麻四钱，绢包　密蒙花三钱，绢包　蔓荆子二钱

枇杷露一两，冲服

林　目：阴不涵阳，颧赤目干，咽干，寐不安，脉软弦微数。治在阴分。

细生地四钱　橘白一钱　元武板五钱，水炙，先煎　料豆衣三钱　左牡蛎七钱，先煎

青盐半夏三钱五分　磁朱丸三钱，包　甘菊瓣三钱五分，炒　朱麦冬三钱五分，去心

炒香枣仁三钱五分　朱茯神四钱　甘杞子三钱五分

张　目：喉右作痛，暮夜为甚，目酸涩起星，眩晕耳鸣，经停。拟养营息风，以平肝亢。

鳖甲心五钱，水炙，先煎　桑叶三钱　川石斛四钱　甘杞子二钱　熟冬青子三钱

黑芝麻四钱，绢包　白蒺藜四钱，去刺　甘菊瓣二钱　制首乌四钱

石决明一两，盐水煅，先煎　煨天麻五分　夜明砂三钱

武　鼻：阴虚肝旺，风热留恋上焦，牙肿痛，鼻痔肿塞。本体虚，不易奏功。

桑叶　石决明　苍耳子　忍冬藤　丹皮　白蒺藜　辛夷　甘菊瓣

鳖甲心　土贝　丝瓜络　连翘

李　耳：花毒痰痈，已溃一头，右耳又结一核，肿硬作痛。其势方张，须速为消散，以防续窜不已也。

桑叶　土贝　海浮石　淡木瓜　丹皮　黄独子　陈皮　钩钩　连翘

丝瓜络　山慈菇　桑枝

龚 　鼻：鼻衄屡发。法当导热下行。

　　鲜生地_{二两}　黑山栀_{三钱}　墨旱莲_{三钱}　藕节_{五钱}　石决明_{一两，盐水煅，先煎}

　　丹皮_{三钱五分}　熟女贞_{三钱}　芦根_{一两}　牛膝炭_{三钱五分}　连翘_{三钱}　知母_{二钱}

沈 　耳：耳菌，肿塞耳窍。肝火湿热上亢，一时不易即松。

　　淡芩炭_{三钱五分}　银花_{三钱}　白蒺藜_{四钱，炒去刺}　白茅根_{一两，去心}

　　石决明_{一两，先煎}　连翘_{三钱}　浙菊_{三钱五分}　苦丁茶_{一钱}　赤芍_{三钱五分}

　　生米仁_{三钱}　土贝_{四钱，去心}

朱 　鼻：鼻衄连日不止，头晕微热，脉数。防转重，弗忽。

　　石决明_{一两，先煎}　丹皮_{三钱五分}　竹茹_{三钱五分}　泽泻_{三钱}　白蒺藜_{四钱}

　　连翘_{三钱}　象贝_{四钱}　甘菊瓣_{三钱五分}　赤芍_{三钱五分}　黑山栀_{三钱五分}

　　赤苓_{三钱}　白茅根_{一两}

杜 　耳：耳疳延蔓，渐转烂皮风，当清化主之。

　　桑白皮_{三钱}　淡竹叶_{三钱}　通草_{一钱}　银花_{三钱}　陈皮_{一钱}　白茅根_{一两}

　　连翘_{三钱}　生米仁_{四钱}

陈 　目：眼胞痈，开脓不少，余肿尚甚。当清营泄热主之。

　　桑叶_{三钱五分}　土贝_{四钱}　浙菊_{三钱五分}　白茅根_{一两}　丹皮_{三钱五分}　金银藤_{三钱}

　　白蒺藜_{三钱}　桑枝_{一两}　连翘_{三钱}　丝瓜络_{三钱}　赤芍_{四钱}

张 　鼻：鼻衄阵来，四肢无力。当导热下行主之。

　　鲜生地_{二两，打}　牛膝炭_{三钱五分}　墨旱莲_{三钱}　白蒺藜_{四钱}

　　石决明_{一两，盐水煅，先煎}　丹皮_{三钱}　熟女贞_{三钱}　藕节_{五钱}

　　黑山栀_{三钱，盐水煅}　知母_{三钱}　连翘_{三钱}　鲜芦根_{一两}

徐 　耳：耳痈，肿痛流脓，肝火风湿热为患也。宜泄降法。

　　淡芩炭_{三钱五分}　白蒺藜_{四钱}　忍冬藤_{四钱}　陈皮_{一钱}　石决明_{一两，先煎}

　　黄甘菊_{三钱五分}　丝瓜络_{三钱}　赤苓_{三钱}　赤芍_{三钱}　土贝_{四钱}　生米仁_{四钱}

　　苦丁茶_{一钱}　白茅根_{一两，去心}

王 　鼻：鼻痔肿塞，流黄水，不闻香臭。此肝脾湿热为患也，不易速效。

　　苍耳子_{三钱五分}　石决明_{一两，先煎}　生米仁_{四钱}　白茅根_{一两}　辛夷_{三钱，包}

　　白蒺藜_{四钱}　赤苓_{三钱}　苦丁茶_{一钱}　薄荷_{五分，后下}　陈皮_{五钱}　泽泻_{三钱}

潘 　目：目赤、星翳稍愈，步履较前稍能轻便，脉弦，腰背痛。宜治所急。

　　桑叶_{三钱}　白蒺藜_{四钱，去刺}　薏仁_{三钱五分}　淮牛膝_{三钱五分，盐水炒}

　　白杏仁_{四钱，去尖}　甘菊瓣_{三钱}　木贼草_{一钱}　原金斛_{三钱，先煎}　象贝_{四钱，去心}

　　石决明_{一两，先煎}　夜明砂_{三钱，绢包}　川断_{三钱，盐水炒}　沙苑子_{三钱五分，盐水炒}

胡 　鼻：鼻衄得止，火疖仍窜之不已，积热入阳明、营分，兼之风痰入络，痰核凝伏，须兼顾立方。

玉泉散_{三钱，绢包} 鲜桑叶_{三钱} 忍冬藤_{四钱} 鲜芦根_{一两，去节} 鲜生地_{七钱，打}

白蒺藜_{四钱} 丹皮_{三钱五分} 清麟丸_{二钱，包} 羚羊角_{七分，另煎} 海蛤粉_{五钱，包}

土贝_{四钱}

杜　耳：气阴不足，由来已久，气虚则积痰，阴虚则火浮，痰与火上蒙清窍，耳鸣重听之所由来也，脉濡滑。治宜标先后本，俾无助火滞痰之弊。

全瓜蒌_{四钱，切} 生龟板_{七钱，先煎} 黄甘菊_{三钱} 灵磁石_{三钱，生，先煎}

盐半夏_{三钱} 石决明_{一两，先煎} 丹皮_{三钱五分} 橘红_{一钱} 陈胆星_{一钱}

煅礞石_{三钱五分，先煎} 泽泻_{三钱} 鲜竹沥_{一两五钱} 生姜汁_{一滴，温服}

杜　耳：肾开窍于耳，肾水不足，木火挟痰气乘之，遂成重听。脉左部软弦、右软滑实。积根深远，非标本治之不可。

原生地_{七钱，秋石五厘，拌} 陈皮_{一钱} 磁朱丸_{五钱，绢包} 甘菊瓣_{三钱五分}

龟胶版_{七钱，生，先煎} 盐半夏_{三钱} 白芍_{三钱} 苦丁茶_{一钱} 石决明_{一两五钱，先煎}

陈胆星_{一钱} 海浮石_{五钱} 鲜竹沥_{一两，冲}

沈　鼻：水不涵木，木火挟风毒结于眼胞，毒肿溃至甚，攻及鼻内，溃至鼻梁，牙关紧，半面尽肿，脉细数。内外同病，不易奏功。

生龟板_{五钱，先煎} 白蒺藜_{四钱，去刺} 辛夷_{三钱五分，绢包} 丝瓜络_{三钱五分}

石决明_{一两，先煎} 连翘_{三钱，朱拌} 赤芍_{三钱} 忍冬藤_{四钱} 飞青黛_{七分，包}

丹皮_{三钱五分} 土贝_{五钱，去心} 甘菊瓣_{三钱五分}

赵　耳：耳疳，湿热病也。刻正滋蔓之时，不易即松。

淡芩炭_{三钱五分} 甘菊炭_{三钱五分} 银花_{三钱} 石决明_{一两，煅，先煎} 陈皮_{一钱}

茯苓_{四钱} 赤芍_{三钱} 生米仁_{三钱} 白茅根_{一两}

阙　目：目赤起星，视物不明，兼之右大指溃脓，防转疔。非两顾不可。

桑叶_{三钱} 浙菊_{三钱五分} 石决明_{一两，煅，先煎} 忍冬藤_{四钱} 丹皮_{三钱}

白蒺藜_{四钱} 决明子_{三钱} 土贝_{四钱，去心} 连翘_{三钱} 赤芍_{三钱}

夜明砂_{三钱，绢包} 白茅根_{一两，去心} 蕤仁_{五分，去油}

徐　鼻：伏热蕴蒸肝肺，鼻中生瘜肉，肿塞鼻窍，舌边碎，唇干燥，头眩。宜清化泄降。

清气化痰丸_{四钱} 土贝_{五钱，去心} 夏枯花_{三钱五分} 丹皮_{三钱} 石决明_{一两，先煎}

陈皮_{一钱} 赤芍_{三钱} 连翘_{三钱} 淡芩炭_{三钱五分} 生米仁_{四钱} 丝瓜络_{三钱}

白茅根_{二两} 苦丁茶_{一钱}

敷药用冲和，因热重而稍加消坚，否则止用冲和足矣。

史　耳：耳根痰痛，甫溃头，脓出甚畅，四围尚有未消之处。仍宜泄风宣络，以冀借此完口。

桑叶三钱　归须三钱　忍冬藤四钱　白蒺藜四钱　丹皮三钱　赤芍三钱

丝瓜络三钱　钩钩三钱，后下　连翘三钱　土贝五钱　夏枯花三钱五分

桑枝五钱　白茅根一两

唇齿舌门

顾 齿：牙槽风，内外肿甚，牙关拘紧，作痛焮热，表热脉数。风郁阳明络。治宜清化泄降主之。

桑叶　土贝　石决明　钩钩　白蒺藜　炒黑荆芥　忍冬藤　制僵蚕
赤芍　防风　丝瓜络　泽泻

陈 齿：齿痛不已，龈胀。水不涵木，木火上亢阳明络，一时不易奏效。

桑叶三钱　白蒺藜四钱, 去刺　连翘三钱五分, 去心　制僵蚕三钱五分
石决明四钱, 杵, 先煎　鳖甲心三钱, 水炙, 先煎　丹皮三钱五分　马勃一钱, 包
钩钩三钱五分, 后下　玄参三钱　川石斛三钱　白茅根一两, 去心

汪 齿：牙龂痛，内外肿甚，牙关拘紧作痛，痛连头额，额连及喉关，紫肿多甚。伏风积热深重。宜清化泄降主之。

桑叶　石决明　薄荷尖　钩钩　白蒺藜　赤芍　银花　赤苓　秦艽
土贝　甘中黄　泽泻

殷 齿：牙龂痛肿胀，牙关拘紧，咽关肿痛。风热上亢，防转重作喘。

桑叶　防风　忍冬藤　连翘　白蒺藜　制僵蚕　土贝　甘中黄　秦艽
马勃　银花　丝瓜络　煅瓦楞壳

罗 齿：唇胀齿缝出血，胃口不能如常，背肋间结肿。防滋大为患，未可泛视。

北秫米三钱　资生丸三钱, 包　丹皮二钱　鲜芦根一两, 去节　宋半夏二钱
川石斛四钱　川萆薢四钱　泽泻三钱　茯苓四钱　连翘三钱　土贝四钱, 去心

王 齿：牙槽风，内外肿胀，稍有寒热，脉数带弦。当内外两治。

桑叶　赤芍　枳壳　忍冬藤　牛蒡子　土贝　竹茹　泽泻　白蒺藜
连翘　通草　煅瓦楞壳

吴 齿：阴虚木火乘胃，牙宣盈碗而出。宜潜阳泄热为法。

生龟板四钱, 先煎　朱茯神四钱　墨旱莲　知母三钱　石决明一两, 盐水煅, 先煎
朱连翘三钱　熟女贞　金樱子一钱　左牡蛎六钱, 煅, 先煎　鲜生地三钱　丹皮
玄参三钱

汪　齿：牙龂痈，积久不消，中有细孔甚深。肝木不潜，风热易乘，如求速效，甚非易易。

鳖甲心　白蒺藜　煅瓦楞壳　淡木瓜　玄参　制僵蚕　土贝　钻地风

川石斛　马勃　丝瓜络　橘白

沈　齿：牙龂痛久伏，牙关紧，脉数。肝木不潜，风热上亢。宜泄化主之。

桑叶　土贝　丝瓜络　赤芍　白蒺藜　制僵蚕　川石斛　桑枝　石决明

马勃　牛蒡子

林　齿：牙龂痛，内外肿甚。风邪深重，弗泛视之。

苏梗　牛蒡子　制僵蚕　瓦楞壳　白蒺藜　赤芍　马勃　泽泻　防风

土贝　丝瓜络　桑枝

刘　齿：左牙龂肿痛，痛引左肩，上及头耳。此风邪也，其势方张，不易即愈。

桑叶　石决明　马勃　络石藤　牛蒡子　赤芍　蔓荆子　泽泻　白蒺藜

土贝　丝瓜络

汪　齿：牙龂肿胀，启闭不利。肝阳风火为患也。

桑叶　石决明　马勃　络石藤　牛蒡子　瓦楞壳　蔓荆子　泽泻　赤芍

白蒺藜　丝瓜络

钱，右　舌：舌菌，曾出血，舌苔灰，大便燥结，食下易胀。心肝同病，痰热内郁，不易速效。

（1）上川连五分，盐水炒　石决明一两，先煎　朱连翘三钱　朱茯苓四钱　全瓜蒌四钱，切

海浮石四钱　玄参三钱五分，盐水焙　白芍三钱五分　土贝四钱，去心　竹茹三钱

橘白一钱　朱灯心三分

（2）犀角粉三分　水飞辰砂二分　真西黄五厘　生蒲黄七分　上濂珠三分

川贝母二钱　飞月石一钱　上上龙牙梅片一分　各为净末，点在患处。

俞　齿：穿腮牙痛，脓泄渐少，牙龂微开。风阻营络，不易速愈。

全当归三钱　白蒺藜四钱，去刺　淡木瓜三钱五分　牛蒡子三钱　钻地风一钱

秦艽三钱五分　丝瓜络三钱五分　独活一钱　制甲末一钱　土贝四钱，去心

伸筋草三钱　石决明一两，先煎　桑枝一两

俞　齿：穿腮牙痛，脓泄渐少，余僵尚伏。是恙极易生管，不可轻忽。

全当归　淡木瓜　赤芍　马勃　白蒺藜　丝瓜络　土贝　独活　制甲末

伸筋草　制僵蚕　桑枝

汪　舌：口疳腐碎，子舌坠，曾有寒热。宜宣泄上焦。

桑叶三钱五分　赤芍三钱五分　马勃七分，包　连翘三钱五分　土贝四钱

甘中黄一钱，包　牛蒡子三钱　白杏仁四钱　泽泻三钱　枇杷露一两，温服

张　齿：穿腮牙痛，外肿极坚，牙关启闭不利，头痛耳鸣，易于惊惕，脉细。法当先治所急。

桑叶三钱五分　忍冬藤四钱　制僵蚕三钱　秦艽三钱五分　白蒺藜四钱　丝瓜络三钱

马勃七分，包　泽泻三钱　石决明一两，先煎　钩钩三钱，后下　连翘三钱　桑枝一两

钻地风一钱

王　齿：齿痛较减，肝木未平，二便不流利，脉弦。宜平肝泄降。

石决明三钱五分，盐水煅，先煎　连翘三钱　白蒺藜四钱，炒去刺　白茅根一两，去心

灵磁石四钱，生，先煎　丝瓜络三钱　钩钩三钱，后下　桑枝一两，切　白芍三钱五分

甘菊瓣三钱五分　煅瓦楞壳二两，先煎　当归龙荟丸三钱五分，绢包

周　齿：齿痛阵作，肝火风热为患也。宜泄降法。

桑叶三钱　秦艽三钱　丝瓜络三钱　白茅根一两　白蒺藜四钱，去刺　制僵蚕三钱

连翘三钱　桑枝一两　钩钩三钱，后下　马勃七分，包　甘菊瓣三钱五分

戈　唇：唇疳，延腐久不退，积热深重，非清化不可。

鲜生地　淡竹叶　石决明　赤芍　连翘　花粉　甘中黄　土贝　丹皮

知母　马勃　白茅根

陆　唇：上唇肿胀，渐成反唇疔。

桑叶　土贝　银花　地丁草　丹皮　马勃　浙菊　白茅根　连翘

甘中黄　大竹叶

杜　齿：烂牙疳，中腐稍愈。拟再导热下行。

桑叶　花粉　甘中黄　丹皮　知母　飞中白　石决明先煎　鲜生地

泽泻　白茅根

王　齿：齿痛连头，其痛如烧。宜平肝清胃。

鲜生地　桑叶　丝瓜络　玄参秋石五厘，拌炒　鳖甲心　丹皮　川石斛

白茅根　石决明　钩钩　朱连翘

曾　齿：风热入阳明络。左牙龈肿痛，曾有寒热，脉数。宜清化泄降。

桑叶　白蒺藜　忍冬藤　大竹叶　丹皮　赤芍　石决明　滑石　连翘

土贝　黑山栀　浙菊　白茅根

金　齿：骨槽风，肿甚脓多，形将外溃。体虚病深，不易为力。

桑叶　石决明　忍冬藤　泽泻　丹皮　赤芍　丝瓜络　连翘　白蒺藜

土贝　马勃　桑枝

王（正号）　齿：表热之后，肌灼口干，牙龈酸，启闭不便，头涨而晕，脉软弦微数。阴虚肝亢，伏风流走。宜内外两治。

青蒿子三钱五分　石决明一两，先煎　川石斛四钱　茯苓四钱　橘白一钱

　　　　白蒺藜四钱　　淡木瓜一钱　　钻地风一钱　　盐半夏三钱五分　　丝瓜络三钱五分

　　　　伸筋草三钱五分　　料豆衣三钱　　桑枝五钱

陈　身热口疳，满腐，咳嗽不停。宜清肺胃，以防热甚起惊，弗忽。

　　　　青蒿子　　前胡　　桑叶　　钩钩　　白杏仁　　紫菀　　连翘　　鲜芦根　　象贝

　　　　冬瓜子　　飞滑石　　鲜荷梗

罗　齿：走马牙疳，从穿腮牙痛起端，刻已腮颊黑溃，便泄浊乳，万难胜此重任。

　　　　犀角　　带皮茯苓　　甘中黄　　连翘　　扁豆衣　　飞中白　　忍冬藤　　赤芍

用乌梅树根皮泡汤洗腮颊。

王　齿：咬牙疳，肿腐。宜平肝清胃。

　　　　鲜生地　　石决明　　土贝　　白茅根　　忍冬藤　　桑叶　　甘中黄　　连翘

　　　　丹皮　　飞人中白

孔　齿：脉弦沉。水亏肝旺，风复亢之，齿痛不已，连及头部，外寒内热，胸闷，不思食，大便多日未行，舌白。宜平肝火，泄风热，以冀藉此应手。

　　　　石决明一两，先煎　　玄参四钱　　广郁金三钱五分　　连翘三钱　　灵磁石三钱，先煎

　　　　川石斛三钱　　竹茹三钱　　朱灯心三分　　赤芍三钱　　盐半夏三钱　　黑山栀三钱

　　　　白茅根一两　　当归龙荟丸三钱，另吞服

陈　齿：里牙痛肿甚，脓从鼻孔而出。风热蒸郁阳明。非清化不可。

　　　　桑叶　　鲜生地　　制僵蚕　　桑叶枝　　连翘　　赤芍　　马勃　　鲜芦根

　　　　丹皮　　土贝　　钩钩

顾　唇：茧唇风，肿硬，牙龈红肿，表热胸闷，汗少烦躁。内外两病，正在发越之时，未可泛视。

　　　　桑叶　　银花　　枳壳　　赤苓　　丹皮　　土贝　　竹茹　　地丁草　　连翘　　大竹叶

　　　　益元散包　　白茅根

史　齿痛，往来寒热，舌白，吐腻涎，溲少赤，便通。防转重，未可忽。

　　　　柴胡五分，盐水炒　　生茅术一钱　　白蔻仁七分　　制半夏三钱　　淡芩三钱五分

　　　　制香附三钱五分　　白杏仁四钱　　象贝五钱　　制川朴一钱　　六曲四钱　　生米仁四钱

　　　　瓜蒌皮三钱

外疡门·乳科

王 乳核凝伏，由渐滋大，肿硬作痛。防转乳痈，须速为消散。

当归　忍冬藤　蒲公英　连翘　赤芍　丝瓜络　路路通　桑枝　土贝
枸橘　青皮　浙菊

陆 乳汁凝阻，肝胃络气不通，转成乳痈，满乳肿硬，时时抽折，口苦腻。正在方张，势必溃头，并虑续穿缠囊。

归尾　四制香附　枸橘　王不留行　赤芍　金铃子　青皮　乳香　土贝
延胡索　丝瓜络　没药

顾 乳痈开，脓极畅，余硬凝伏。最虑缠囊，殊不可忽。

全当归　忍冬藤　丹皮　蒲公英　赤芍　丝瓜络　金铃子　路路通
土贝　连翘　枸橘

方 乳痈已成，防滋大转重，万弗可忽。

瓜蒌皮　川石斛　蒲公英　金铃子　子芩炭　生谷芽　赤芍　连翘
陈皮

金 乳痈，迭溃不已。防缠囊，未可忽。

归尾三钱五分　全瓜蒌四钱，切　花粉三钱五分　丝瓜络三钱五分　赤芍三钱五分
四制香附三钱五分　知母三钱五分　蒲公英三钱　土贝三钱　连翘三钱　忍冬藤四钱

汪 乳痈，延蔓作痒，湿热入营分，非清化不可。

鲜生地一两　桑白皮三钱　全瓜蒌六钱，切　丹皮三钱　银花三钱　黑山栀三钱
赤芍三钱　连翘三钱　滑石五钱

林 肝胃气阻，郁热发为乳痈，已有伏脓，势欲溃头。

全当归三钱　制香附三钱五分　枸橘三钱　忍冬藤四钱　赤芍三钱　金铃子三钱五分
连翘三钱　丝瓜络三钱五分　土贝四钱，去心　延胡索三钱　丹皮三钱五分　花粉三钱
蒲公英三钱　路路通三钱

江 乳痈，肿势较大，寒热较减，头晕，便通溲热。肝胃络气失宣，乳汁凝阻营络，不易消散。

上川连五分　桑叶三钱　旋覆花三钱五分，绢包　茯苓五钱　制香附三钱五分

丹皮三钱五分　瓦楞壳一两，煅，先煎　路路通二钱　淡芩炭三钱五分　连翘三钱

代赭石五钱，煅，先煎　白蒺藜三钱，炒去刺

沈　乳痈初溃，脓出不少。是恙易缠囊，须当格外慎之。

全当归三钱　忍冬藤四钱　陈皮一钱　枸橘三钱五分　赤芍三钱　连翘三钱

甘草节四分　金铃子三钱五分　土贝三钱　丹皮三钱五分　丝瓜络三钱

蒲公英三钱　路路通三钱

孙太太　营虚水亏，痰气互阻，结为乳癖，脉弦细。阳明素有湿热，须肝胃兼治。

旋覆花三钱五分，绢包　上川连三分，盐水炒　全瓜蒌五钱，切　合欢皮三钱

川石斛三钱　四制香附一钱　川楝子三钱五分　远志炭七分　海蛤粉七钱，包

土贝四钱，去心　淡木瓜一钱，切　蒲公英四钱

吴　乳痈，溃腐僵硬。最防缠囊，急急消散为要。

归尾三钱　忍冬藤四钱　金铃子三钱五分，炒　蒲公英三钱　赤芍三钱

丝瓜络三钱五分　延胡索三钱五分，炒　路路通四钱　土贝五钱，去心

连翘三钱　枸橘二钱

沈　乳痈，有反复之势，兼之夜来小溲频数。须内外两治。

归尾三钱　忍冬藤四钱　丹皮三钱五分　制甲末三钱五分　赤芍三钱

丝瓜络三钱五分　金铃子三钱五分，炒　覆盆子三钱五分　土贝四钱

连翘三钱　枸橘三钱五分，切　桑螵蛸一钱　杜仲三钱，盐水炒

马　乳痈，溃脓不少，坠肿极甚。防其缠囊，不可轻忽。

归尾三钱　丹皮二钱　忍冬藤四钱　枳壳三钱五分　赤芍三钱　金铃子三钱五分

丝瓜络三钱　枸橘三钱五分　连翘三钱　延胡索三钱五分　土贝五钱，去心

制甲末三钱五分，包　蒲公英四钱

郁　乳痈，溃脓后，余肿坠作痛，正缠囊发越之时也。

全当归三钱　连翘三钱　甘草节四分　合欢皮三钱　赤芍三钱　丹皮三钱五分

丝瓜络三钱　橘叶三钱五分　忍冬藤五钱　川石斛四钱　土贝五钱，去心

蒲公英五钱

陆　乳头碎裂，起泡作痛。此属肝胃蕴热，行将结痂，不可忽视。

制香附三钱五分　忍冬藤四钱　丹皮三钱五分　川通草一钱　川楝子二钱

丝瓜络三钱五分　归须三钱　土贝三钱　连翘三钱　蒲公英三钱

朱　乳岩已溃。法在不治，防出血。

细生地四钱　合欢皮四钱　淡天冬三钱五分　醋炒归身二钱　土贝四钱，去心

酒炒蒲公英三钱　丝瓜络二钱　甘草节四分　两头尖三钱五分，绢包

朱　乳痈，溃口巨大，脓泄不少。法当和营宣络。

全当归三钱　忍冬藤三钱　蒲公英四钱　赤芍三钱　丝瓜络三钱　路路通四钱

土贝五钱　连翘三钱

杨　乳痈，满乳肿硬，红热作痛，已有蒸脓之势，全散，终恐不易。

归尾三钱　忍冬藤四钱　枸橘三钱五分　煅瓦楞粉一两，包　赤芍三钱

丝瓜络三钱五分　青皮三钱五分　花粉三钱　土贝五钱　连翘三钱　橘叶一钱

蒲公英三钱　路路通三钱

王　乳痈，肿硬作痛，起经两日，已有蒸脓之势，恐难消散。

全当归三钱　枸橘三钱五分　忍冬藤四钱　炙鸡金三钱　赤芍四钱　连翘三钱

丝瓜络三钱　香橼皮三钱五分　土贝四钱　丹皮三钱五分　合欢皮三钱　茯苓五钱

蒲公英三钱

又：乳痈，肿硬稍消，作痛不已。刻当发越之际，须作速消散，以防溃头。

全当归三钱　旋覆花三钱五分，绢包　忍冬藤四钱　枸橘三钱五分　赤芍三钱

煅瓦楞粉一两，绢包　丝瓜络三钱　橘叶一钱　土贝三钱，去心　合欢皮三钱

连翘三钱　桑枝一两　蒲公英三钱　路路通三钱

周　乳疳，碎腐干痛。此属阳明湿热，须速为化解。

瓜蒌皮四钱　银花藤四钱　生米仁四钱　蒲公英三钱　连翘三钱　赤芍三钱

赤苓三钱　浙菊三钱五分　丹皮三钱五分　土贝四钱　泽泻三钱

项　咳嗽不畅，胸痛咽痛，脉濡滑，乳块作胀。当治所急。

紫菀一钱　全瓜蒌四钱，切　丝瓜络三钱五分　枸橘三钱五分　白杏仁四钱，去尖

忍冬藤四钱　淡芩三钱五分　川楝子三钱五分，炒　连翘三钱　冬瓜子五钱

蒲公英四钱

吴　乳痈，内脓将透，寒热恶心，必俟溃头，方能转松也。

归身三钱五分　连翘三钱　花粉三钱　川楝子三钱五分　赤芍二钱

丹皮三钱五分　浙菊三钱五分　泽泻三钱　土贝五钱　忍冬藤四钱

丝瓜络三钱五分　蒲公英三钱　白茅根一两

黄　乳痈，腐肉已脱，余羔渐瘥。拟即守前意增损。

归身三钱　忍冬藤四钱　丹皮三钱　陈皮一钱　赤芍三钱　丝瓜络三钱五分

煅瓦楞壳一两，先煎　蒲公英四钱　土贝五钱　合欢皮四钱　花粉三钱

白茅根一两，去心

张　乳阻，气郁酿成乳痈，红肿极甚，已经成功，不易消散。

归须三钱　制甲末三钱五分，包　枸橘三钱　花粉三钱　赤芍三钱　忍冬藤四钱

川楝子三钱　连翘三钱五分　土贝五钱　丝瓜络三钱　延胡索三钱五分　蒲公英三钱

潘 乳痈，腐口渐敛，余肿作痛。防其缠囊，须作速消散。

全当归三钱 忍冬藤四钱 橘叶三钱五分 川石斛四钱 土贝五钱 丝瓜络三钱五分

赤芍三钱 蒲公英四钱 丹皮二钱 合欢皮四钱 陈皮一钱 路路通三钱

管 乳痈稍松，惟已有伏脓之势，仍防难以全散。

全当归 忍冬藤 马勃 蒲公英 赤芍 丝瓜络 制僵蚕 路路通

土贝 连翘 枸橘

丁 乳痰结核不一。此属气阻痰郁，延防滋大为患。

旋覆花三钱五分，包 白杏仁四钱 枸橘三钱五分 海蛤粉五钱，包 海浮石四钱

象贝四钱 远志炭一钱 橘络一钱 丝瓜络三钱五分 紫菀一钱 合欢皮三钱

蒲公英三钱

江 乳痈，满乳肿硬，红热作痛，溃头无脓。其势方张，最防续溃不已也。

全瓜蒌五钱，切 枸橘一钱 归须三钱 忍冬藤四钱 花粉三钱 青皮一钱

赤芍三钱 丝瓜络三钱 知母三钱 连翘三钱 土贝五钱 九孔子三钱，即路路通

黄花地丁草三钱 炒麦芽二两，煎汤代水

宋 郁火伤阴，痰气交结，酿成乳岩，溃腐流血，旁坚如石，脉细。此脏病也，为外证中之内病，理之不易。

细生地四钱 归身三钱五分 丹皮三钱五分，盐水炒 墨旱莲三钱 淡天冬三钱五分

白芍三钱五分 川楝子三钱五分，炒 忍冬藤四钱 川石斛四钱 合欢皮四钱

丝瓜络二钱 怀山药三钱五分 左牡蛎五钱，先煎 藕节五钱

胡 痰气郁结，两乳癖积久，近日转重甚盛。此非细细，故不可忽视。

归身二钱 土贝四钱 朱茯神四钱 蒲公英四钱 四制香附三钱五分 合欢皮四钱

玄参三钱五分 旋覆花三钱五分，绢包 川楝子二钱 丝瓜络三钱五分 橘叶一钱

陈佛手三钱五分

外疡总门科

黄 烂皮风：烂皮风，流水，红热作痒。肝火湿热上蒸，非清化泄降不可。

上川连　桑叶　川柏　粉草薢　鲜生地　丹皮　知母　泽泻　石决明

浙菊　淡竹叶

施，右 痰气入络：痰气流络，络气失宣，左腿骱酸痛，不能行动，盗汗，脉细弦。因虚而病，理之不易。

潞党参三钱五分　鹿角胶七分，蛤粉炒珠胶　白蒺藜三钱，去刺　制首乌三钱

白芥子四分　络石藤二钱　大熟地三钱　炮姜炭三钱　桑枝五钱

幼 胎火：臀部红肿坚木，小腿亦肿，不易消。胎火湿热交阻，防聚疡，勿忽。

桑叶三钱　淡芩炭三钱五分　花粉三钱　忍冬藤四钱　赤芍三钱　知母三钱

丝瓜络三钱　土贝四钱，去心　甘中黄三钱五分，包

杜 臁疮：湿毒臁疮，淹缠证也。

鲜生地　淡芩炭　鲜芦根　赤芍　丹皮　川草薢　通草　生苡仁

汪 搭疽：搭疽，肿溃。防毒陷。

生芪皮三钱五分　紫草三钱五分　茯神五钱　制僵蚕三钱　远志肉七分，炒炭

桑枝一两，切　皂角刺一钱　生苡仁三钱　茄子蒂十三只

幼 热疖：蕴热上亢，热疖不一。当清化分利。

鲜生地　银花　钩钩　玉泉散包　白蒺藜　桑叶　大竹叶　鲜芦根

郁 肛痈：大肠湿热下注，渐成肛痈，不易速效。

脏连丸包　丹皮　淡芩炭　无花果　槐米　赤芍　赤苓　石决明

银花　土贝　泽泻

郑 黄水疮：黄水疮，延蔓作痒，出水结痂。营分积湿蒸热，宜清化主之。

桑白皮　银花　生米仁　通草　连翘　川草薢　赤苓　白茅根

丹皮　淡竹叶　泽泻

季 流注初成，胯间结核，逐渐滋大作痛。防成流注，急须消散，以防溃头。

归尾　连翘　川牛膝　赤苓　赤芍　忍冬藤　防己　生米仁　土贝

丝瓜络　川萆薢　通草　鲜芦根　桑枝

沈　背疽：背疽肿势散蔓，红晕不收，痛楚不能安寐。此系火疡，防毒陷，殊不可忽。

广藿梗　丝瓜络　白杏仁　泽泻　白蒺藜　陈皮　土贝　桑枝　赤芍
生米仁　茯苓　茄子蒂

金，左　风湿：风湿入营分，一身作痒。淹缠之证，不易速效。

桑叶　豨莶草　生米仁　白茅根　白鲜皮　赤芍　连翘　丹皮　银花
粉萆薢

江，右　病痰：病痰久积，中间软而且红，已有伏脓，势难消散，作寒发热，脉细。肝胃虚而营卫失调，收功殊非易易。

银柴胡五分　归身三钱五分　白芥子五分　甜杏仁四钱，去尖　赤芍三钱
防风一钱　连翘三钱　石决明一两，先煎　土贝五钱　煅瓦楞粉七钱，包
丹皮三钱五分　桑枝一两

徐　腿痈：腿痈、眼丹并起。当清蕴热主之。

桑叶　丹皮　土贝　丝瓜络　石决明　连翘　花粉　银花　白蒺藜
忍冬藤

许　痰痈：痰痈已成，势难全散。

牛蒡子　桑叶　忍冬藤　苏子　土贝　丝瓜络　制鳖甲五钱，先煎
赤芍二钱，炒　海蛤粉五钱，绢包　冬瓜子四钱　制首乌四钱　土贝五钱
丝瓜络三钱　茯苓五钱

陆　流注：流注，腐肉尚未脱尽，新肉见而不多，脉濡。宜托未尽之毒，参以养营宣络，使气血和畅，以希早日完口。

全当归三钱　赤芍三钱，炒　海浮石四钱　甘草节四分　生芪皮三钱五分
土贝五钱，去心　丝瓜络三钱　川断三钱，盐水炒　制首乌五钱　陈皮一钱
合欢花三钱

毛　烂皮风：烂皮风，延蔓，一时不易奏功。

桑白皮　淡芩炭　川萆薢　丹皮　银花　地肤子　赤芍　甘中黄　泽泻

俞　湿风疮：湿风疮延蔓，非清化不可。

桑叶　银花　川萆薢　丹皮　连翘　赤芍　生米仁　泽泻

林　痰痈：痰痈已成，难以消散。

归须三钱　白蒺藜四钱，去刺　丝瓜络三钱　莱菔子三钱，炒　泽泻四钱

洪　风痰：时毒风痰，大势初定，左边处坚硬，脉数而伏。风痰浊交阻胆胃，络气失宣。宜泄风清火进之。

桑叶三钱　川斛四钱　石决明一两,先煎　连翘三钱　牛蒡子三钱　土贝四钱,去心

制僵蚕三钱五分　川通草一钱　白蒺藜四钱　赤芍三钱五分　马勃七分　丝瓜络三钱

桑枝一两

沈　牙槽风：牙槽风，内外肿胀，稍有寒热，脉数弦。当内外两治。

桑叶三钱　赤芍三钱五分　枳壳三钱　忍冬藤四钱　牛蒡子三钱

土贝五钱,去心　竹茹三钱　泽泻三钱　白蒺藜四钱,炒去刺　连翘三钱

通草一钱　煅瓦楞壳一两,先煎

童　疔：阳明络热，右大指疔势方张，坚痛焮热，食指又痛。急急清化，泄热为要。

羚羊角三钱五分,另煎　大竹叶三钱五分　土贝四钱,去心　地丁草三钱

上川连七分　花粉三钱五分　忍冬藤四钱　桑枝一两,切　鲜生地一两

知母三钱　丝瓜络三钱五分

严　流注：病后气血未复，受风。四肢痛作酸，右膝筋骨渐痛，肿而渐热，渐有流注之势，急须消散。

全当归三钱　白蒺藜四钱　淮牛膝三钱五分　钻地风　川断三钱　伸筋草三钱五分

豨莶草三钱　生米仁四钱　赤芍三钱　丝瓜络三钱五分　臭梧桐三钱五分　桑枝一两

宋　疔：蛇背疔，瘆入手背。正气大虚，法须内外两治。

西洋参三钱五分　石决明一两,先煎　归须三钱五分　忍冬藤四钱　川石斛四钱

白蒺藜四钱　赤芍三钱五分　连翘三钱　淮小麦五钱,包　朱茯神四钱　土贝五钱

丹皮三钱五分　白茅根一两,去心

顾　湿热化疡不一，延防成风。当清营利湿。

桑白皮三钱　银花三钱　冬瓜子五钱　川萆薢四钱　丹皮三钱五分　连翘三钱

白杏仁三钱　防己三钱五分　赤芍三钱五分　生米仁四钱　茯苓四钱　白茅根一两

张　癣风：血癣风，根株不断，头涨耳鸣，心宕足肿。气阴两虚，湿热留恋，须标本两治。

制首乌　枣仁炭　丹皮　冬瓜子　鳖甲心　朱茯神　川萆薢　五加皮

石决明　玄参　赤芍　象贝

杨　风：鹤膝风，痛楚不已，胸次闷。肝肾虚，风湿流络，一时不易奏效也。

全当归　淡木瓜　陈皮　川断　赤芍　豨莶草　枳壳　桑枝　土贝

臭梧桐　淮牛膝

宗　核：湿气延腐，胯间结核。当清化分利。

鲜生地　忍冬藤　丹皮　三妙丸包　丝瓜络　生米仁　防己　连翘

赤苓　泽泻　川萆薢

殷　喉风：喉痰，按之极坚。为风邪所迫，络气不通，未易消化。

　　　桑叶　牛蒡子　归须　忍冬藤　防风　苏子　赤芍　海浮石　连翘

　　　白蒺藜　土贝　海藻　小金丹一丸，研冲

王　流注：流注已成，势在必溃。当攻托之。

　　　生芪皮　土贝　丝瓜络　生米仁　白当归　白蒺藜　连翘　制僵蚕

　　　赤芍　忍冬藤　陈皮　白芷

罗　脊损：日来脊损如昨，痛楚犹甚。病属先天不足，培补洵非易易。

　　　潞党参　五谷虫　杜仲　广木香　制首乌　炙鸡金　川断　丝瓜络

　　　熟地炭　资生丸　沙苑子　金毛脊　桑寄生

方　肿：表热六日，右脚大肿，肿过脚骱，舌绛多刺。湿毒深重，质小，能胜任乎？

　　　大豆卷　赤芍　川萆薢　泽泻　桑叶　土贝　丝瓜络　川牛膝　白蒺藜

　　　连翘　忍冬藤

沈　肺痈：肺痈脓血较减，臭痰尚多，舌黄质红，脉弦数。火升少寐，肢冷。体虚，病冗，理之不易。

　　　桑白皮　石决明　甜瓜子　朱茯神　地骨皮　黑山栀　白杏仁

　　　首乌藤　生草　原枝金石斛　丝瓜络　竹茹

马　疽：偏背疽，腐肉初净。尚须清理余毒。

　　　潞党参　白芍　淮山药　陈皮　干首乌　大麦冬　朱茯神　甘草节

　　　归身　整玉竹　合欢花

叶　痔类：肛门痛如针刺，外面并无形质。此阴虚而有湿热也。法当标本两治。

（1）龟板胶　枳壳　槐花炭　赤苓　原生地　广木香　银花炭　甘草节

　　　赤芍　淡芩炭　连翘

（2）升麻　乳香　陈鸡冠花　葛根　没药　银花　淡芩　鱼腥草　甘草节　煎汤
　　　熏洗。

程　疽：偏背疽，新肉红甚，四围孔多，脉软弦。气阴两乏，适当湿令，胃呆，不能重用补药，收口未免稍迟，宜起居慎之。

　　　潞党参　白芍　丝瓜络　焦白术　制首乌　合欢皮　川石斛　橘红

　　　当归身　土贝　茯苓　资生丸　九香虫　炒谷芽

林　梅核流注：水亏木郁，湿随气陷，蒸为梅核流注，按之酸。癸水因而即止，法当参顾。

　　　全当归　丝瓜络　防己　土贝　炒丹参　川牛膝　川萆薢　豨莶草

　　　制香附　五加皮　赤芍

顾　流注：表热风湿交郁，络气不通，渐成流注。急急消散为要。

　　大豆卷　独活　土贝　络石藤　秦艽　赤芍　豨莶草　桑枝　白蒺藜

　　忍冬藤　丝瓜络

曾　痈：骑马痈肿硬。湿热壅阻，络气不宣，散净恐不易也。

　　上川连　归身　银花　川萆薢　连翘　赤芍　川柏　滑石　丹皮

　　土贝　知母　丝瓜络

方　囊肿：溲痛得瘥，囊肿仍甚，表热脉数。湿热内恋，当以泄化。

　　青蒿子　归须　制僵蚕　川萆薢　广藿梗　赤苓　金铃子　车前子

　　赤芍　土贝　延胡索　枸橘

洪　喉痰：喉痰大消，根株未断，尚不可忽，余核凝伏不一，兼之腹左抽痛，均须顾及之。

　　苏梗　白蒺藜　丝瓜络　沉香曲　制香附　陈皮　海浮石　淡木瓜

　　台乌药　土贝　大腹皮　桑枝

金　肺痈：肺痈，近日又反复，且伤风，脉弦数，鼻塞手冷，腹痛。病绪见多，兼顾不易。

　　桑叶　川石斛　丝瓜络　甘草节　白杏仁　竹茹　甜瓜子　通草　象贝

　　橘络　玄参　瓦楞壳

程　疽：股阴疽已成，势在必溃。

　　生芪皮　归尾　忍冬藤　茯苓　皂角刺　赤芍　丝瓜络　生米仁　土贝

　　连翘　泽泻

施　疽：穿踝疽，湿毒疽延腐。淹缠证也，不易奏效。

　　归身　忍冬藤　陈皮　鲜生地　赤芍　防己　川萆薢　土贝　地肤子

　　桑枝

鲁　流注：风痰气，结于膻中之外。最防聚成流注，须消散为要。

　　苏子　全当归　防风　络石藤　陈皮　丝瓜络　淡木瓜　台乌药　土贝

　　白蒺藜　广郁金　桑枝

杨　流注：流注，略见收小，无如所肿过甚，溃时风险尚在虑中。

　　全当归　土贝　白蒺藜　淮牛膝　忍冬藤　赤芍　川断　连翘　伸筋草

　　丹皮　五加皮

艾　痈：肛痈肿硬，已有脓伏，其势不能不溃。宜通营化湿。以解方张之势。

　　归尾　忍冬藤　生米仁　丝瓜络　赤芍　连翘　赤苓　川萆薢　土贝

　　丹皮　泽泻

费　鹅爪风：病后血虚，指甲脱去，防成鹅爪风。

归身三钱五分　豨莶草三钱　丹皮三钱五分　赤芍三钱　白蒺藜四钱　茯苓四钱

忍冬藤三钱　连翘三钱　生米仁四钱　白茅根一两

戴　脱囊：癣药咬破肾囊，借因延腐大痛。此中有湿热为患也，脉濡，头蒙。本体不足，既防脱囊，又虑别生枝节，急急解散湿热为要。

桑白皮　防己　地肤子　川萆薢　丹皮　川柏　连翘　陈皮　赤芍

知母　忍冬藤　土贝

徐　疮痍：营分积湿化毒，疮痍遍体，烦躁溲赤，便通，危深。火如燎原，不易速效。

上川连五分　银花三钱　滑石四钱　清麟丸三钱，绢包　丹皮三钱五分　淡竹叶三钱

赤苓四钱　赤芍三钱　生米仁三钱　泽泻三钱

史　外疡：痧毒留恋营分，左耳牵痛，脓水并流，脑后结核肿甚，溃脓不少，二便俱通。仍以前法增损。

上川连五分　桑叶三钱　花粉三钱五分　茯苓三钱　石决明一两，先煎　丹皮三钱

知母三钱五分　白杏仁四钱　黄干菊三钱　黑山栀三钱　生米仁三钱　淡芩炭三钱

鲜芦根一两

马　风癣：营分湿毒为患，风癣并起，结痂不一。其势方张，急当清营利湿。

鲜生地　豨莶草　黑山栀　泽泻　丹皮　连翘　紫花地丁　枇杷叶

赤芍　淡竹叶　鲜芦根

于　内痈：表热盛衰不定，少腹膀胀坚硬，按之酸痛。防聚内痈，不可忽。

大豆卷　归须　生米仁　四制香附　桑叶　土贝　败酱草　延胡索

青蒿子　赤芍　黑山栀　桑枝

金　牙槽风：表热，牙槽风，肿胀作痛，纳少，脉数。风热走入阳明络，势在方张，未可忽视。

桑叶三钱　白蒺藜三钱　制僵蚕三钱　秦艽三钱　牛蒡子三钱　土贝四钱

马勃七分，包　钩钩三钱，后下　赤芍三钱　石决明一两，先煎　丝瓜络三钱五分

白茅根一两

王　足发背：伤于湿者，下先受之，足骱红肿胀木，防成足发背。急当清化主之。

三妙丸　丹皮　茯苓皮　泽泻　鲜生地　赤芍　川萆薢　防己　桑白皮

冬瓜皮　生米仁

朱　腮：腮痈肿硬，防转疔。急当清化主之。

鲜生地一两　桑叶三钱　忍冬藤三钱　白茅根一两　丹皮三钱　白蒺藜四钱

丝瓜络三钱　赤芍三钱　土贝四钱　连翘三钱

田　痰痈：痰痈，巨肿极坚，按之作痛。正在作脓痛楚之时，不易全散。

　　归须　土贝　山慈菇　忍冬藤　海浮石　赤苓　丝瓜络　连翘　桑枝

翁　疡：脘痛如刺，大便闭涩，溲少。痰气凝结，防聚成疡，殊不可忽。

　　苏梗　旋覆花　延胡索　桑枝　四制香附　煅瓦楞粉　金铃子　台乌药

　　沉香屑　楂炭

屠　湿疮：舌光红，咳嗽纳少，便闭溲通，肌肤湿疮延蔓。积湿化热之证，一时不易奏功。

　　鲜生地—两　银花三钱　淡竹叶三钱　地丁草三钱　花粉三钱　连翘三钱

　　滑石四钱　知母三钱　生米仁三钱　泽泻三钱　鲜芦根—两

李　肛痈：间有红症，肛痈去年春初又起，迄今甫溃，脓水并流，内生攻痛。理之不易，难望速愈也。

　　杜苏子三钱五分　北沙参四钱　白芍三钱　大荸荠三枚　白芥子—钱

　　左牡蛎—两，煅，先煎　土贝四钱　炒谷芽五钱　青蒿子三钱五分

　　海浮石四钱　丝瓜络三钱

汪　坐板疮：坐板疮延蔓，痛痒并作。湿热为病，非清化分利不可。

　　鲜生地—两，打　银花三钱　丹皮三钱　赤苓三钱　川柏三钱五分，盐水炒

　　连翘三钱　赤芍三钱　泽泻三钱　知母三钱五分，盐水炒　川萆薢四钱

　　生米仁四钱　鲜芦根—两，去节

杨　癀痘：胸闷痕攻，头晕，癀痘满布，舌白，脉微弦。宜兼顾旁。

　　旋覆花三钱五分，绢包　延胡索三钱五分，炒　桑叶三钱　银花四钱

　　煅瓦楞壳—两，先煎　台乌药—钱　丹皮三钱五分　甘中黄—钱

　　金铃子三钱五分　小青皮—钱　甘菊瓣三钱五分　黑山栀三钱

　　陈佛手三钱五分

陈　疖：热疖满头，口渴，表热，便溏溲少。内外同病，转重可虑。

　　上川连　桑叶　枳壳　车前子　淡芩　丹皮　炙鸡金　泽泻　粉葛根

　　鸡苏散　大腹皮

郁　疮痈：疮毒结为腿痈，已溃头，一时不易奏功。

　　归尾　川楝子　丝瓜络　粉萆薢　赤芍　延胡索　川柏　连翘　土贝

　　忍冬藤　知母　泽泻

萧　下疳：湿毒不清，下疳不敛，非能旦夕计功。

　　龙胆草—钱　丹皮三钱五分　川柏三钱，盐水炒　粉萆薢四钱　黑山栀三钱

　　赤芍三钱　知母三钱，盐水炒　猪苓三钱五分　土贝四钱　花粉三钱　银花四钱

　　滑石四钱　泽泻三钱

徐　流注：病缠三月，形色脉俱惫，便溏，跨马流注，肿胀。内外同病，不易治。

漂白术_{二钱}

漂白术二钱　枳壳一钱，同炒　归须三钱　陈皮一钱　伸筋草三钱　煨木香七分

丝瓜络三钱　淡木瓜三钱五分　粉萆薢四钱　资生丸三钱，吞服　土贝四钱，去心

五加皮三钱　桑枝一两　白蒺藜四钱

沈　风痰：时毒风痰初起，其势方张，急急散之。

桑叶三钱五分　大豆卷三钱　苏子三钱五分　防风三钱五分　白蒺藜四钱　土贝四钱

桑枝一两　牛蒡子三钱　制蚕三钱　陈皮一钱

朱　湿毒化浊，小溲不流利。宜清化分利法。

（1）龙胆草三钱五分　上川连五分，盐水炒　滑石四钱　川通草一钱　川柏二钱，盐水炒

丹皮三钱五分　甘草梢三分　淡竹叶三钱　知母盐水炒　黑山栀三钱五分

粉萆薢四钱　百部一钱

（2）苦参三钱五分　知母五钱　甘中黄三钱　百部五钱　地骨皮五钱　银花五钱

龙胆草五钱　煎汤洗之。

徐　偏悬痈：偏悬痈未敛，咳呛不已，当所急。

桑叶三钱　冬瓜子一两　橘白一钱　白茅根一两　白杏仁四钱　生蛤壳一两，先煎

竹茹二钱　玉蝴蝶三分　川贝三钱　茯苓四钱　甘草节五分　枇杷露一两，温服

白前三钱五分

虞　痰痈：风热流走不定，痰痈肿胀，时时咽痛。宜治表分。

桑叶三钱　白杏仁四钱　马勃七分，包　莱菔子三钱，炒　牛蒡子三钱　土贝五钱

丝瓜络三钱五分　川石斛三钱　白蒺藜四钱　制僵蚕三钱　生蛤壳一两，先煎

泽泻三钱五分　枇杷露一两，冲　金锁匙三钱五分

沈　风癣：癣痰滋发，延防成风，不易速效。

鲜生地一两　桑白皮三钱　滑石四钱　丹皮二钱　银花三钱　粉萆薢四钱

赤芍三钱　甘中黄一钱，包　淡竹叶三钱

萧　下疳：下疳略松，湿毒不化，未易速效。

龙胆草三钱五分　花粉三钱　丹皮三钱五分　土贝三钱　银花三钱　川柏三钱

赤芍三钱　淡竹叶三钱　甘中黄一钱，包　知母三钱　粉萆薢四钱　朱灯心三分

唐　腋乳痈：腋痈已溃，乳痈亦将溃头。非轻证也。

全当归三钱五分　川楝子三钱五分，炒　生芪皮一钱　石决明一钱，煅，先煎

赤芍三钱五分　枸橘三钱五分　忍冬藤四钱　赤苓三钱五分　土贝四钱

皂角刺一钱　丝瓜络三钱五分　泽泻三钱五分　蒲公英三钱

马　流臁：湿毒流注，逾半年，紫肿僵木，防溃头，又搔破延腐。防转臁疮。

归须三钱　川牛膝三钱五分　陈皮一钱　炒谷芽五钱　赤芍三钱　丝瓜络三钱五分

生米仁三钱　土贝五钱　粉萆薢四钱　忍冬藤四钱

顾　痈：痰痈，坚肿高突，稍有表热。

　　牛蒡子　归须　白蒺藜　苏子　丝瓜络　防风　莱菔子　忍冬藤

　　小金丹_{包吞}

陈　上腭痈：上腭痈，高肿僵腐。淹缠之证，未能旦夕计功也。

　　桑叶_{三钱}　土贝_{五钱，去心}　赤芍_{三钱五分}　制僵蚕_{三钱五分}　白蒺藜_{四钱，去刺}

　　马勃_{七分，包}　丝瓜络_{三钱五分}　泽泻_{三钱}　石决明_{一两，煅，先煎}　连翘_{三钱}

　　海浮石_{四钱}　白茅根_{一两}

李，幼　痈：痰痈僵木，肿入喉内，痰声如曳锯。防喘塞。

　　甜葶苈_{四分}　土贝_{四钱，去心}　白蒺藜_{四钱，去刺}　牛蒡子_{三钱，切研}　制蚕_{三钱}

　　煅瓦楞壳_{一两，先煎}　白杏仁_{四钱，去尖}　陈皮_{一钱，盐水炙}　马勃_{七分，包}

　　白前_{三钱五分}　莱菔子_{三钱，炒}　玉枢丹末_{一分，研末，用枇杷露一两调化，炖温再服}

陈（其二）上腭痈：上腭痈，大腐不已，作寒发热，不易奏功。

　　炒黑荆芥_{三钱五分}　桑叶_{三钱}　马勃_{七分}　泽泻_{三钱}　石决明_{一两，煅，先煎}

　　赤芍_{三钱}　连翘_{三钱}　通草_{一钱}　白蒺藜_{四钱，炒去刺}　土贝_{五钱，去心}

　　甘中黄_{一钱，包}　白茅根_{一两，去心}

张　肥疮：风热互郁，咳嗽目赤，兼之肥疮延蔓，法当内外两治。

　　桑叶_{三钱}　前胡_{二钱}　赤苓_{三钱五分}　生米仁_{三钱}　白杏仁_{四钱}　牛蒡子_{三钱}

　　泽泻_{三钱}　枇杷露_{一两，冲服}　象贝_{四钱}　赤芍_{三钱}　陈皮_{一钱}

孙幼　癞：湿癞，延蔓作痒，出脓水。势在发越，不易速愈。

　　鲜生地_{五钱，打}　丹皮_{三钱五分}　泽泻_{三钱五分}　川柏_{一钱，盐水炒}　甘中黄_{一钱，包}

　　绿豆衣_{三钱}

殷　颊痈：颊痈，中顶高软，势欲溃头。

　　全当归　白蒺藜　煅瓦楞壳　赤芍　丝瓜络　桑枝　土贝　陈皮

倪　托腮痰痈：托腮痰痈，开脓不少，余坚尚伏，须速为解散。

　　生芪皮_{三钱五分}　赤芍_{三钱}　忍冬藤_{四钱}　防风_{一钱}　山慈菇_{七分，去毛切炒}

　　甘草节_{四分}　白归尾_{三钱五分}　土贝_{四钱}

严　湿毒流痰：火升颧赤，胸闷少，湿毒流痰，溃腐僵木。当内外两治。

　　全当归_{三钱}　枳壳_{三钱五分}　白蒺藜_{四钱}　豨莶丸_{三钱，吞服}　川牛膝_{三钱五分}

　　陈皮_{一钱}　淡木瓜_{三钱五分}　生米仁_{四钱}　伸筋草_{三钱五分}　法半夏_{三钱五分}

　　粉草薢_{四钱}　桑枝_{一两}　石决明_{一两，先煎}

周　痰痈：风湿痰浊交阻，痰痈肿胀，表热，脉数。最防痰升气塞，不可忽。

　　苏子_{三钱五分}　白蒺藜_{四钱}　制僵蚕_{三钱}　陈皮_{一钱}　牛蒡子_{三钱}

　　防风_{三钱五分}　土贝_{五钱}　泽泻_{三钱}　莱菔子_{三钱，炒}　白杏仁_{四钱}

丝瓜络三钱五分　玉枢丹末二分，开水化服

刘　流痰：气郁化痰，痰入筋骨间，发为流痰，溃头之后，气营交困，络脉失养，患处肿木，肿重手臂不能举动，脉右软、左微弦。内因之证，不易速效。

（1）细生地四钱　白蒺藜四钱　淡木瓜三钱五分，切，酒炒　土贝四钱　全当归三钱

川断三钱，盐水炒　伸筋草三钱五分　忍冬藤四钱　赤芍三钱　川石斛四钱

海蛤粉七钱，包　甘草节三分　桑枝一两

（2）归须五钱　净乳香三钱　刘寄奴三钱五分　广木香三钱　净没药三钱　制甲末三钱

白芥子三钱　淡木瓜三钱　桑枝四钱

煎浓，以青布两方块，浸汁内，趁热绞干，更迭焖之，不可受风，更不可吃。

贵姑太太　痔疾：据述痔疮纠缠，便后绕肛易肿。此气阴不足，湿热下陷所致，迩来肝脾不调，脘脐作痛，感冒咳嗽，脉沉滑，右带数。宜择要立方。

蜜炙紫菀三钱五分　枳壳三钱五分　炒槐花三钱　陈佛手三钱五分　前胡三钱五分

台乌药三钱五分　茯苓四钱　炒谷芽五钱　象贝四钱　炙鸡金三钱　粉草薢四钱

熏洗痔疮方，不可吃：葛根三钱　鱼腥草三钱　炙陈鸡冠花一两　升麻三钱　无花果三钱

淡芩四钱

郭　痿：肝肾虚，湿随下陷，两小腿肿胀作酸，延防涉痿。

淮牛膝　防己　白蒺藜　桑枝　川断　淡木瓜　臭梧桐　虎潜丸包，另吞

五加皮　伸筋草　豨莶草

朱　风癣：湿热蕴蒸，延久有风癣之累。宜清营利湿，以解散之。

桑白皮　白鲜皮　陈皮　连翘　丹皮　苦参　生米仁　川柏　赤芍

豨莶草　粉草薢

邵　湿毒流痰：湿毒流痰，腐久不敛，易于出血，两膝酸，脉濡。湿热走三阴络分，营络受损，一时不易速效也。

全当归三钱　粉草薢四钱　川断三钱五分，盐水炒　赤芍三钱　淮牛膝三钱五分，盐水炒

防己三钱五分　豨莶草三钱五分，制　土贝四钱　五加皮三钱　丝瓜络三钱五分

臭梧桐三钱五分　生米仁四钱

陆　疡：心肝不潜，蕴热上亢，后项脑际作涨，痛楚不能着枕，脉大微数。延防凝聚成疡，未可忽。

（1）桑叶三钱五分　元武板四钱，盐水炙，先煎　陈皮一钱　赤芍三钱，炒黑　丹皮三钱五分

石决明一两，先煎　法半夏三钱五分　合欢皮三钱　连翘三钱　白蒺藜四钱，炒去刺

忍冬藤四钱　丝瓜络三钱五分　炒槐花三钱五分

（2）归须四钱　桑叶三钱　浙菊三钱　净乳香三钱　广木香三钱　银花四钱

丝瓜络三钱　净没药三钱　煎水绞布焖之。

陶　肥疮：肥疮，延蔓作痒出水。拟泄降分利法。

　　　石决明　陈皮　丹皮　白茅根　细生地　生米仁　连翘　甘菊瓣

　　　泽泻　夏枯花

马　黄水疮：黄水疮稍愈，是恙易反复。当再清化。

　　　上川连　丹皮　银花　川萆薢　石决明　川柏　浙菊　泽泻

郭　鹤膝风：鹤膝风作痛，经络短缩，气血凝阻，不易见功。

（1）全当归三钱五分　五加皮三钱　金毛脊三钱，去毛炙　淡木瓜三钱五分，切，酒炒

　　　淮牛膝三钱五分　豨莶草三钱五分，制　菟丝子三钱，盐水炒　白芥子一钱

　　　川断三钱，盐水炒　白蒺藜四钱，炒去刺　伸筋草三钱　桑枝一两

（2）苏叶三钱　淡木瓜三钱　木香三钱　净没药三钱　刘寄奴三钱　红花三钱

　　　净乳香三钱　落得打三钱　煎水焖之，不可吃。

陈　痰核黄水疮：黄水疮，满面，作痒焮热，痰核结肿。当风湿两治。

　　　桑叶　石决明　浙菊　泽泻　丹皮　白蒺藜　银花　陈皮　连翘

　　　土贝　夏枯花　白茅根

王　天柱疽：天柱疽，肿胀脓泄未化。势防转重，勿泛视之。

　　　全当归三钱　制僵蚕三钱　陈皮一钱　茄子蒂七只　赤芍三钱　皂角刺七分

　　　生米仁四钱　土贝四钱，去心　白蒺藜四钱　忍冬藤四钱

傅　眼丹：眼丹溃脓，眼皮全行翻出。幼质患此，不易见功。

　　　桑叶　白蒺藜　石决明　丹皮　赤芍　泽泻　浙菊　土贝　陈皮

张　腿络抽掣：心宕神乏，夜来腿络抽掣，不得寐。拟标本两治。

　　　全当归三钱　鳖甲心五钱，水炙，先煎　淮牛膝三钱五分，盐水炒　豨莶草三钱五分，制

　　　赤芍三钱　石决明四钱，用淡盐水炒，先煎　川断三钱，盐水炒　粉萆薢四钱

　　　炒香枣仁三钱　丹皮三钱五分　白蒺藜四钱，炒去刺　桑寄生五钱

余　发痈并起：毛际发、跨马痈并起。湿热蕴蒸，防滋大为患。

　　　归尾　忍冬藤　粉萆薢　赤芍　连翘　陈皮　土贝　丹皮　生米仁

梅　脏毒：湿热结脏毒，出水、出血症发。宜清化，目花头蒙亦须顾及。

　　　桑叶三钱五分　石决明一两，煅，先煎　脏连丸三钱五分，吞服　粉萆薢三钱

　　　丹皮三钱五分　灵磁石四钱，生，先煎　炒银花三钱　知母三钱五分

　　　白蒺藜四钱，炒去刺　赤芍三钱　炒槐米三钱

程　流痰：流痰复溃，脓多气秒，足膝无力，脉软少神。肝肾积虚，急当培补，
以冀渐渐见功。

　　　潞党参二钱　当归身三钱　沙苑子三钱　陈皮一钱　生芪皮三钱五分　川断三钱

　　　淡木瓜三钱五分　制半夏三钱五分　制首乌五钱　金毛脊三钱，去毛炙　伸筋草三钱

　　　　　淮山药三钱　　炒香谷芽五钱，包

徐　风湿：湿热随气下陷，两小腿肿，屈伸、步履均不便。宜先去风湿，再补肝肾。

（1）细生地四钱　　桑白皮三钱五分　　淮牛膝三钱五分，盐水炒　　五加皮三钱

　　　川柏三钱五分，盐水炒　　丹皮三钱五分　　豨莶草三钱五分　　防己三钱五分

　　　知母三钱五分，盐水炒　　赤芍三钱　　臭梧桐三钱五分　　粉草薢四钱

（2）白蒺藜四钱　　苍术三钱　　防己四钱　　忍冬藤七钱　　丝瓜络三钱　　花粉四钱

　　　豨莶草三钱　　冬瓜皮一两　　知母四钱　　赤芍三钱　　煎汤焗之。

顾　腮痈：寒热止，咳嗽减，腮痈溃而不敛，一时不易奏功也。

　　　全当归　　陈皮　　款冬花　　茯苓　　赤芍　　甘草节　　煅瓦楞壳　　象牙屑

　　　土贝　　丝瓜络　　白杏仁　　桑枝

林　腰腿酸：脉软，咳嗽气逆，气短，腰腿酸软，积虚已甚。治宜求本。

　　　潞党参三钱五分　　归身三钱五分，土炒　　橘白一钱　　川断三钱，盐水炒　　制于术三钱五分

　　　甘草炭五分　　盐半夏三钱五分　　甜杏仁三钱，去尖　　茯苓五钱　　款冬花二钱，炙

　　　紫石英四钱，先煎　　肚坎脐一条，洗　　生谷芽五钱，包

赵　流注：右腿弯酸痛肿硬，屈伸不利，风湿痰阻痹络气，已成流注，不易消散。

　　　归尾三钱　　淮牛膝三钱五分，炒　　忍冬藤四钱　　伸筋草三钱五分　　赤芍三钱

　　　白蒺藜四钱，炒去刺　　丝瓜络三钱　　防风三钱五分　　土贝五钱，去心　　秦艽三钱

　　　淡木瓜三钱五分　　防己三钱五分　　桑枝五钱

徐　瘰：水亏肝旺，痰痹络阻，项核累累，按之作酸，舌剥。最防迁延转痨，须速为解之。

　　　旋覆花三钱五分，绢包　　南沙参三钱　　土贝四钱，去心　　连翘三钱

　　　煅瓦楞粉一两，绢包　　玄参三钱五分，秋石水炒　　白蒺藜四钱　　桑枝一两，切

　　　海浮石四钱　　川石斛三钱　　丝瓜络四钱　　大荸荠四枚，去芽　　陈海蜇五钱，漂淡

陆　腹皮痈：腹皮痈，肿硬极甚，红热作痛。其势已成，一时不易即松。

　　　归须三钱　　制僵蚕三钱　　白蒺藜四钱，炒去刺　　桑枝一两　　赤芍三钱　　忍冬藤四钱

　　　陈皮一钱　　茄子蒂七只　　土贝五钱　　丝瓜络三钱　　生米仁四钱

吴　缺盆痈：缺盆痈，肿势极甚，中项红软，内有伏脓，势难消散。

　　　归须　　忍冬藤　　白蒺藜　　白茅根　　赤芍　　丝瓜络　　丹皮　　桑枝　　土贝

　　　连翘　　浙菊

陆　悬痈：湿热聚于悬痈部位，时发时愈，发时肿硬作痛。最防迁延蒸脓，不可泛视。

　　　脏连丸一钱，吞服　　土贝四钱，去心　　连翘三钱五分　　陈皮一钱　　槐花三钱

丝瓜络三钱　粉草薢四钱　生米仁三钱　银花三钱,炒　丹皮三钱五分

茯苓四钱　桑枝一两,切　白茅根一两,去心

王，幼　花毒：花毒化疖不一，并结痰痈，夜来表热。宜内外两治。

桑叶三钱五分　土贝三钱,去心　赤芍三钱五分　桑枝七钱,切　丹皮三钱五分

忍冬藤四钱　黄独子三钱　白茅根一两,去心　连翘三钱五分　丝瓜络三钱

海浮石四钱

许　偏背疽：偏背疽，红晕散蔓，四围肿硬，脓少头多。湿热郁火交炽，非攻脓托毒不可。

生芪皮一钱　忍冬藤四钱　制僵蚕三钱　陈皮一钱　白当归四钱　丝瓜络三钱

皂角刺一钱　生米仁四钱　赤芍三钱　合欢皮三钱　土贝四钱　茄子蒂十只

浦　少腹疽：少腹疽肿硬稍消，脓泄不多。湿热遏阻络气，一时不易即松。

全当归三钱　忍冬藤四钱　制僵蚕三钱　茯苓四钱　赤芍三钱　丝瓜络三钱

陈皮一钱　桑枝一两　土贝五钱,去心　连翘三钱　生米仁三钱　茄子蒂九只

施　烂皮癣：烂皮癣，延蔓作痒，水多。营分湿热深重，一时不易即松。

桑叶　银花　淡竹叶　通草　丹皮　连翘　粉草薢　白茅根　赤芍

生米仁　白鲜皮

毛　湿疹：湿疹渐转黄水疮，作痒至甚，水多。脾经湿热为病，宜清化主之。

桑白皮三钱　鲜生地一两　银花三钱　滑石四钱　丹皮三钱五分

川柏三钱五分,盐水炒　粉草薢四钱　通草一钱　赤芍三钱

知母三钱五分,盐水炒　生米仁四钱　白茅根一两

费　癥：少腹结癥，溃脓极薄。此本体不充，痰湿阻滞气机，一时不易速效。

全当归三钱　旋覆花三钱五分,包　茯苓四钱　生米仁四钱　赤芍三钱

煅瓦楞粉一两,包　甘草节四分　连翘三钱　土贝五钱,去心　丝瓜络三钱五分

陈皮一钱　桑枝一两,切　海浮石四钱　川楝子三钱五分

徐　梅核流注：伤于湿者，下先受之，两小腿肿胀，并起梅核流注，按之作酸。此证最为淹缠，一时不易即松也。

桑白皮三钱　冬瓜皮四钱　防己三钱五分　丝瓜络三钱　丹皮三钱五分

茯苓四钱,带皮　粉草薢四钱　泽泻三钱　赤芍三钱　五加皮三钱

生米仁四钱　桑枝一两　白茅根一两,去心

程　风毒痰痈：颌下伏核，左右并起，按之作酸，防成风毒痰痈，速为消之。

牛蒡子三钱　桑叶三钱五分　土贝五钱　钩钩三钱,后下　苏子三钱五分　白蒺藜四钱

忍冬藤四钱　泽泻三钱　莱菔子三钱,炒　赤芍三钱　丝瓜络三钱　桑枝五钱

白茅根一两

金山巨富家（姓名已遗录）　少腹之下，胯弯之上，横肿僵木，确系横痃景象，子龙丸、犀黄丸均出《全生集》。服之未必得力，刻下所肿如卵，渐觉抽痛，此蒸脓也。由湿痰下注，肝肾络阻，痹阻气血而然。地处至阴，所以溃脓不透，非一定纯阴证也。方书有谓：溃而不敛，是说不确，惟刀针断不宜早用，熟透自溃，尤为稳妥。阳和汤，阴证药也，汤中熟地、鹿角胶，易滞痰湿，麻黄、桂、姜，易伤阴分，虽各有相济功用，而夏秋久服，究非所宜。（拙见）只须宣通血脉，疏解痰湿，以期可消。即或已有伏脓，亦足以定发越之势。悬拟方，附加减法。并候。

全当归三钱　忍冬藤四钱　陈皮一钱　粉萆薢四钱，炒　赤芍三钱　丝瓜络二钱

连翘三钱　川牛膝三钱五分，炒　土贝四钱，去心　制甲末三钱五分，包　茯苓四钱

淡木瓜三钱五分，切，酒炒　小金丹一粒，研冲

如红肿热痛，小溲短赤，湿化为火者，可服清麟丸三钱，吞服；如抽痛甚，势在必溃者，非攻托不可，除去制甲末、小金丹，加入生芪皮二钱或三钱，皂角刺一钱；如脓透顶高而软，迟迟不能自溃，刺破亦无不可。

附敷药方：

血竭四钱　麝香三分　川贝五钱，去心　干菖蒲四钱　广木香五钱　净乳香五钱

净没药五钱　生大黄一两　加入蝎子尾

以上九味，各为极净末，用葱汁、白蜜调少许，敷肿处。四围中留一顶，约鸽子蛋大，干则去净再敷。

如患处僵木，未可破，下药熨之。

归尾五钱　刘寄奴四钱　王不留行四钱　延胡索五钱　净乳香四钱　净没药四钱

桃仁四钱

上七味，煎浓，布绞干，焗熨，熨时勿受风。

孙　流火：伤于湿者，下先受之，湿渍肌肤，郁蒸化热，左足背红肿焮热，渐成流火。当清化主之。

桑白皮三钱　银花三钱　防己三钱五分　滑石四钱　丹皮三钱五分　连翘三钱

丝瓜络三钱　赤苓三钱　赤芍三钱　生米仁四钱　粉萆薢四钱　桑枝一两

白茅根一两，去心

赖　瘰核：水亏木郁，痰痹络阻，项核累累，按之作痛，逐渐滋大。最防蒸脓溃头，一时不易即松也。

南沙参三钱　海浮石四钱　白蒺藜四钱，炒去刺　淡木瓜三钱五分，切，酒炒

旋覆花三钱五分，绢包　土贝四钱，去心　苏子三钱五分　桑枝一两

煅瓦楞粉一两，绢包　丝瓜络三钱　白芥子一钱　首乌藤四钱　陈海蜇四钱

邹　梅核流注：湿热随气下陷，走入厥阴络。梅核流注叠起，肿硬作酸，夜来两

足微肿，最防前沿溃头。法当清营泄热主之。

鲜生地一两　赤芍三钱五分　冬瓜皮五钱　生米仁四钱　川柏三钱五分，盐水炒

土贝四钱　五加皮三钱　粉萆薢四钱　知母三钱五分，盐水炒　丝瓜络三钱

茯苓四钱　桑枝一两　白茅根一两，去心

张　腐潭：足背延腐成潭。淹缠之证，不易奏效。

桑白皮三钱　茯苓四钱　土贝四钱　桑枝一两　丹皮三钱五分　陈皮一钱

丝瓜络三钱　白茅根一两　赤芍三钱五分　生米仁四钱　粉萆薢四钱

王　烂皮黄水疮：风湿热蒸郁营分，烂皮黄水疮延蔓，作痒水黏。湿热深重，其势方张。当风湿热两治。

桑叶三钱　银花三钱　石决明一两，煅，先煎　甘菊瓣三钱五分　丹皮三钱五分

赤芍三钱　淡竹叶三钱　赤苓三钱　连翘三钱　土贝四钱　滑石四钱　泽泻三钱

白茅根一两

方　蟮拱头：蟮拱头，拱肿极甚，溃出血脓不少。此蕴热为患也，一时不易奏效。

桑叶三钱　大竹叶三钱　丝瓜络三钱　桑枝一两　赤芍三钱　银花三钱

白蒺藜四钱　白茅根一两　土贝五钱　连翘三钱　丹皮三钱

张　偏悬痈：偏悬痈，红肿坚硬。湿热凝阻，营气不从，已有蒸脓之势，全散终恐不易。

归尾三钱　忍冬藤四钱　陈皮一钱　白茅根一两，去心　赤芍三钱　丝瓜络三钱

生米仁四钱　桑枝一两　土贝四钱　连翘三钱　白蒺藜四钱

王　对口天柱：湿热聚于对口天柱之间，头多脓少，肿硬作痛。湿毒湿热交炽，营气被遏。此系大疡，防毒陷。急急托毒和营。

老苏梗三钱五分　当归三钱五分　忍冬藤四钱　白蒺藜四钱　制僵蚕三钱　赤芍三钱

丝瓜络三钱　生米仁四钱　皂角刺三钱五分　土贝四钱　连翘三钱　桑枝一两

茄子蒂七只

李　湿热入关节：湿热流入关节，两腿酸痛，痛入腿骱，舌白黄，脉数。毒郁不宣。宜清化分利。

越鞠丸四钱　白蒺藜四钱　豨莶草三钱，制　淡木瓜三钱五分，切炒　玉泉散四钱，包

忍冬藤四钱　五加皮二钱　生米仁四钱　赤芍三钱　丝瓜络三钱　秦艽三钱，炒

桑枝一两　海风藤四钱

许　花毒痰痈：花后风痰阻少阳络，结为花毒痰痈。其势已成，当再消之。

白蒺藜四钱，炒去刺　陈皮一钱　生甘草三分　海浮石四钱　赤芍三钱

山慈菇七分，切　丝瓜络三钱　土贝五钱，去心　忍冬花三钱　白茅根一两，去心

马　横痃：横痃肿硬，皮色不变，按之作痛。湿痰凝阻，营气不从。其势已成，

姑且消之。

　　　　归尾三钱　忍冬藤四钱　川牛膝三钱五分　全瓜蒌一两,切　赤芍三钱

　　　　丝瓜络三钱　白蒺藜四钱　火麻仁泥一两　土贝五钱　连翘三钱

　　　　淡木瓜三钱五分　车前子四钱,包　小金丹一粒,研冲

吴　天疱疮：天疱疮，延发作痒。暑气风热交郁。当清化主之。

　　　　桑叶三钱　银花三钱　甘草三分　丹皮三钱　淡竹叶三钱　泽泻三钱

　　　　连翘三钱　滑石四钱　鲜芦根一两,去节

李　防聚疡：两腿弯酸痛，不能履地，形寒微热，头涨胸闷，脉数。防转重弗忽。

（1）大豆卷三钱　枳壳三钱五分　淡木瓜三钱五分　连翘三钱　白蒺藜四钱

　　　橘红一钱　丝瓜络三钱　石决明一两,先煎　秦艽三钱　制半夏三钱五分

　　　伸筋草三钱　泽泻三钱　酒炒桑枝一两

（2）桂枝四钱　羌活四钱　海风藤四钱　独活四钱　苏叶四钱　归尾三钱　煎浓汤，布绞
　　　焗之。

颜　湿疹：头痛，耳鸣失聪，便发湿疹，头项伏核不一，脉数。宜泄降法。

　　　　冬桑叶三钱　丹皮三钱　甘菊瓣三钱五分　赤苓三钱　白蒺藜四钱　连翘三钱

　　　　陈皮一钱　泽泻三钱　石决明一两,先煎　赤芍三钱　生米仁三钱　苦丁茶一钱

　　　　清气化痰丸三钱,绢包

张　肛痈：肛痈，红肿而软，已有伏脓之势。当即溃之。

　　　　归尾三钱　川柏一钱,盐水炒　银花三钱　生米仁四钱　赤芍三钱

　　　　知母一钱,盐水炒　丝瓜络三钱　土贝四钱　粉草薢四钱　连翘三钱

　　　　桑枝五钱,切　无花果一钱

和尚　脱肛：气分不足，湿热下陷，始病痔坠，渐转脱肛，脉濡。宜先清利湿热。

　　　　脏连丸三钱五分,吞服　升麻四分　土贝四钱,去心　赤苓三钱　炒槐米三钱

　　　　粉葛根一钱　粉草薢四钱　通草一钱　炒银花三钱　赤芍三钱　广木香一钱

　　　　无花果三钱　枳壳三钱五分

邓　结疡：肝肾虚寒，寒湿下阻，右足肿痛，延防结疡，脉来濡。姑先急则治标。

（1）苏梗三钱五分　怀牛膝三钱五分,炒　五加皮三钱　威灵仙三钱五分,醋炒

　　　防风三钱五分　豨莶草三钱五分,制　白蒺藜四钱,炒去刺　淡木瓜三钱五分,切炒

　　　防己三钱五分,酒炒　臭梧桐三钱五分　川断三钱,盐水炒　千年健一钱

（2）归尾五钱　独活三钱　淡木瓜七钱,醋炒　净乳香三钱　羌活三钱　苏叶七钱

　　　刘寄奴七钱　净没药三钱　加酒共水煎浓汤，布绞焗之。

纪（正号）　环跳作痛：三阴不足，痰湿逗留，左环跳，流走作痛，久不止，迩
来神疲，嗜卧，脉左细不畅、右虚弦，腹中作胀。气机不舒，病绪杂出，当循序养之。

川石斛四钱　川断三钱，盐水炒　白蒺藜四钱，炒去刺　沙苑子三钱，盐水炒

新会皮一钱　怀牛膝三钱五分，盐水炒　玄参三钱五分　炙鸡金三钱，去垢

法半夏三钱五分　赤芍三钱　大腹皮三钱五分，洗　五加皮二钱　生熟谷芽五钱，绢包

马　渊疽：生于腋下三寸，坚硬不红。此疡考《金鉴》所载，由忧患太过，致肝胆两伤而成，并非心火为患也。心火温湿结渊疽，正当发越之时，不易转松。

白当归三钱　生芪皮三钱五分　连翘三钱　紫草一钱　赤芍三钱　忍冬藤四钱

制僵蚕三钱　陈皮一钱　土贝五钱　丝瓜络三钱　皂角刺一钱　生米仁四钱

茄子蒂七只

程　癣：积湿蒸热，两胯作痒如癣，滋水搭碎茎皮。非专力清化不可。

制茅术三钱五分　龙胆草一钱　防己三钱五分　陈皮一钱　川柏二钱，盐水炒

赤芍三钱　粉萆薢四钱　生米仁四钱　知母二钱，盐水炒　土贝五钱　滑石三钱

淡竹叶三钱五分

李　火疖：火疖叠窜，舌边糙。阳明蕴热上亢。时值火令，必须清营泄热，以杜疡患纠缠。

鲜生地四钱，打　石决明七钱，先煎　扁豆衣三钱　银花三钱　丹皮三钱五分

滑石三钱　甘中黄一钱，包　赤芍三钱五分　白茅根一两，去心

程　风痰：风邪痰浊交阻，颌下两结痰核。最防窜多成痨，须作速消散。

苏子三钱五分　白蒺藜四钱　土贝四钱　连翘三钱　白芥子七分　忍冬藤四钱

海浮石四钱　煅瓦楞壳一两，先煎　莱菔子三钱五分，炒　丝瓜络三钱五分　橘络一钱

朱　喉痰：喉痰得消，尚防受风反复。

桑叶三钱五分　土贝四钱　忍冬藤四钱　白蒺藜四钱，炒去刺　陈皮一钱

牛蒡子三钱　丝瓜络三钱五分　山慈菇七分　连翘三钱　枇杷露一两，温服

刘　口歪：湿疮不净，近又口歪，脉微数。宜泄风清热利湿。

桑叶　忍冬藤　茯苓　连翘　白蒺藜　丝瓜络　生米仁　赤芍　石决明

橘络　粉萆薢　丹皮　桑枝

徐　马刀疬：马刀疬，坚硬作酸。淹缠之证，不易奏功。

旋覆花　苏子　白蒺藜　陈皮　海蛤粉　白芥子　忍冬藤　桑枝

丝瓜络　土贝　合欢皮

文　痰疬：湿毒流痰，肿胀从疬起因，此本体不足，痰浊湿热下走三阴也。须速为消散。

归身三钱五分　连翘三钱　川牛膝三钱五分　防己三钱五分　赤芍三钱　忍冬藤四钱

五加皮三钱　生米仁四钱　土贝四钱　丝瓜络二钱　陈皮一钱　桑枝一两

姚　踝阴疽：形寒，踝阴疽肿胀，不易消。

归须　白蒺藜　陈皮　伸筋草　忍冬藤　怀牛膝　生米仁　粉草薢

丝瓜络　制甲末　淡木瓜　小金丹一粒

许 上腭痈：上腭痈，淹缠证也，不能旦夕计功。

鲜桑叶三钱　大竹叶三钱　土贝四钱　丹皮三钱五分　生石膏三钱，先煎　银花三钱

甘菊瓣三钱五分　白蒺藜四钱　马勃七分　白茅根一两，去心

夏 痘毒流注：痘毒流注，已结两枚，不独防其溃头，且恐续窜不已。

归尾　忍冬藤　制甲末　桑枝　赤芍　丝瓜络　连翘　黄独子　土贝

白蒺藜　丹皮

陈 偏玉枕疽：偏玉枕疽，肿胀。此中肝阳不潜，温湿上蒸也，极易转重，不可忽视。

归身三钱五分　连翘三钱　陈皮一钱　赤苓三钱　赤芍三钱五分　银花藤四钱

生米仁四钱　泽泻三钱　土贝四钱　白蒺藜四钱　制僵蚕三钱　茄子蒂七只

陆 喉痈：喉痈碎腐脱皮，且有寒热。质小任重，未可忽视。

桑叶三钱五分　银花三钱五分　淡竹叶三钱五分　丹皮三钱五分　甘中黄三钱五分，包

赤芍三钱五分　知母一钱　土贝四钱　青蒿子三钱五分

陆 痞痰：痞痰受风复发，肿硬酸痛，头晕纳少，口干苦，脉数。防溃头。

桑叶三钱五分　归身三钱五分　白蒺藜四钱　海浮石五钱　丹皮三钱五分

赤芍三钱五分　忍冬藤四钱　昆布三钱五分　连翘三钱　土贝四钱

丝瓜络三钱　海藻三钱五分　海蛤粉五钱，包　生谷芽五钱

胡 鸡脐疳：淋浊、鸡脐疳并起。湿火鸱张，非清化不为功。

绵纹生军四钱，后下　川柏三钱，盐水炒　银花四钱　滑石四钱　玄明粉三钱五分，后下

知母三钱，盐水炒　甘中黄一钱，包　连翘三钱　龙胆草三钱五分　丹皮三钱

淡竹叶三钱　车前子四钱，绢包　土贝五钱，去心

李 痰瘤：痰瘤渐平，烂皮风延蔓，头晕不静。宜再内外两治。

桑叶三钱五分　海藻三钱五分　连翘三钱　陈皮一钱　丹皮三钱五分　昆布三钱五分

忍冬藤四钱　石决明一两，煅，先煎　甘菊瓣三钱五分　土贝四钱，去心

丝瓜络三钱五分　泽泻三钱

徐 流注：流注已成，酸胀不已。风湿痰流络，势欲作脓，不易见松。

归须三钱五分　连翘三钱　忍冬藤四钱　钻地风一钱　片姜黄三钱五分　白蒺藜四钱

丝瓜络三钱五分　豨莶草三钱五分，制　土贝五钱　制甲末三钱五分，包　伸筋草三钱

桑枝一两

童 胎火：胎火湿热，蒸为烂皮风。当清化分利主之。

银花三钱　石决明七钱，先煎　白茅根一两　甘中黄一钱，包　淡竹叶三钱五分

通草七分　绿豆衣三钱　滑石三钱

孙　瘰痰：瘰痰受风，肿大，日晡寒热，胸闷。当内外两治。

青蒿子三钱五分　归须三钱五分　海蛤粉七钱,包　牛蒡子二钱　白蒺藜四钱

赤芍三钱五分　昆布三钱五分　生谷芽五钱　桑叶三钱五分　土贝五钱

海藻三钱五分　苏子三钱五分　陈皮一钱

程　胎癞：胎癞未曾断根，小疬续窜不已。当清营泄热。

鲜生地三钱,打　羚羊角七分,另煎透　通草七分　银花三钱五分　甘中黄一钱,包

淡竹叶三钱五分

钱，右　鹳口疽（在尻骨之下，粪门之上）：据述鹳口疽，肿溃流脓，脉细。最防淹缠不已。

归尾二钱　忍冬藤四钱　生米仁四钱　陈皮一钱　赤芍三钱　连翘三钱

赤苓三钱　甘草节三分　土贝四钱,去心　丹皮三钱五分　泽泻三钱五分

季　肝火疮：肝火疮，延蔓作痒。当平肝化湿，以解鸥张之势。

石决明一两,先煎　川柏三钱五分,盐水炒　赤苓三钱　陈皮一钱　连翘三钱

知母三钱五分,盐水炒　泽泻三钱　生米仁四钱　丹皮三钱五分　淡竹叶三钱五分

甘菊瓣三钱

李　痰瘤：痰瘤，余毒不净，宜守意增损。

归身三钱五分　海蛤粉五钱,包　忍冬藤三钱　赤芍三钱五分　海浮石三钱

丝瓜络三钱五分　土贝四钱　白芥子七分　陈皮一钱

徐　指脱：指脱，血去受损已极，一时不易结疤也。

（1）归身三钱五分　石决明一两,先煎　淡木瓜三钱五分　土贝四钱　朱茯神五钱

伸筋草二钱　忍冬藤四钱　川石斛四钱　丝瓜络三钱

（2）桑枝五钱　生谷芽五钱　淡木瓜四钱　刘寄奴三钱　归须三钱五分　忍冬藤七钱

净乳香三钱　花粉四钱　煎浓汁，或焐或绞布按之。

李　脊损：肝肾不足，背脊损突，酸痛连及环跳、肾俞，延防更结流痰。

北沙参二钱　白蒺藜四钱,炒去刺　杜仲三钱,盐水炒　怀牛膝三钱五分,盐水炒

制首乌四钱　沙苑子三钱,盐水炒　丝瓜络三钱五分　菟丝子三钱,盐水炒

当归身三钱　川断三钱,盐水炒　淡木瓜三钱五分　桑枝一两　生谷芽五钱,绢包

孙　瘰痰：瘰痰中顶软，延防溃头，胸闷。宜内外两治。

全当归三钱五分　桑叶三钱　杜仲三钱,盐水炒　海蛤粉七钱,包　赤芍三钱

丹皮三钱五分　川断三钱五分,盐水炒　陈皮一钱　土贝四钱　白蒺藜四钱

丝瓜络三钱五分　淡木瓜一钱,切炒　生谷芽五钱

严　流注：流注发于左肩臂，痛楚着骨，舌黄腻，脉数。伏风深重，不易消散。

归须三钱　白蒺藜四钱，炒去刺　丹皮三钱　桑枝一两，切　独活一钱

伸筋草三钱五分　赤芍三钱　片姜黄三钱五分　钻地风三钱五分

淡木瓜三钱五分，切炒　油松节三钱五分　制甲末三钱五分　忍冬藤四钱

钱　湿风疮：湿风疮，延蔓作痒。当以清化分利法。

三妙丸三钱，吞服　丹皮二钱　粉萆薢三钱　鲜生地一两　赤芍二钱

猪苓三钱五分　桑白皮三钱　防己三钱五分　泽泻三钱　地肤子三钱五分

许　积损：肝肾虚积损，酸痛入环跳，心悸。宜标本两治。

归身三钱五分　陈皮一钱　陈佛手一钱　怀牛膝三钱五分　潞党参一钱

宋半夏三钱五分　杜仲三钱，盐水炒　菟丝子三钱，盐水炒　川断三钱，盐水炒

川石斛三钱　丝瓜络三钱　桑寄生四钱　生谷芽五钱，绢包

钱（右）　鹳口疽（在尻骨之下，肛门之上）：鹳口疽，脓泄较少。宜再和营化湿。

归身二钱　陈皮一钱　茯苓四钱　忍冬藤四钱　甘草节三分　料豆衣三钱

丝瓜络三钱五分　土贝四钱，去心　生米仁三钱　象牙屑一钱，研冲

丁　体麻：疡证收口之后，痰浊阻络，气血不能流利，左半体麻木，脉软弦。宜标本两治。

全当归三钱　淡木瓜三钱五分　煅瓦楞粉一两，包　首乌藤三钱　赤芍三钱

丝瓜络三钱五分　陈皮一钱　生米仁三钱　白蒺藜四钱　川断三钱　豨莶草三钱五分

指迷茯苓丸二钱，吞服

钟　横痃：横痃，肿势较消，但中顶软红，内已有脓，势防溃头。

归尾三钱　制甲末三钱五分，包　花粉三钱　滑石四钱　赤芍三钱　连翘三钱

丝瓜络三钱五分　泽泻三钱　土贝四钱　丹皮三钱　忍冬藤四钱　粉萆薢四钱

清麟丸四钱，包

顾　风毒痰痛：风毒痰痛，其肿极坚，甚至痛不能睡，重证毋忽。

大豆卷三钱　石决明一两，煅，先煎　丝瓜络三钱五分　昆布三钱　桑叶三钱

朱连翘三钱　泽泻三钱　海蛤粉五钱，包　牛蒡子三钱　忍冬藤四钱

海浮石五钱　小金丹一粒，研冲

叶　痰痛：痰痛溃头，余肿僵伏。阴虚肝旺，未能旦夕计功也。

西洋参三钱五分　全当归三钱　桑叶三钱　忍冬藤四钱　海蛤粉七钱，包

赤芍三钱　丹皮三钱五分　白蒺藜四钱　合欢皮四钱　土贝五钱　连翘三钱

生米仁四钱　甘菊瓣一钱

陆　脚湿气：脚湿气，延腐胯间结块，须作速消散，以防聚而成疡。

归须三钱　白蒺藜四钱　川牛膝三钱　陈皮一钱　忍冬藤四钱　赤芍三钱

粉草薢四钱　生米仁四钱　丝瓜络三钱五分　土贝四钱　防己三钱五分

连翘三钱　小金丹一粒,研冲

严　流注：流注大势渐消，当再流通气血，解散风湿。

归须四钱　威灵仙三钱五分　秦艽三钱五分　油松节三钱五分　豨莶草三钱五分

制甲末三钱五分,包　丹皮三钱　忍冬藤四钱　独活一钱　伸筋草三钱

赤芍三钱　海风藤三钱五分　淡木瓜三钱五分　小金丹一粒,研冲

沈　跌破：跌破左手，肿势大甚。气血失宣，风湿互郁，以防纠缠生波。

桑叶三钱　白蒺藜四钱　陈皮一钱　泽泻三钱　丹皮三钱五分　忍冬藤四钱

生米仁四钱　白茅根一两　连翘三钱　丝瓜络三钱五分　赤芍三钱　桑枝一两

徐　腋痛：便溏，伤风寒热，腋痛高肿，溃脓气秽。急当内外两治。

桑叶三钱五分　归须三钱　六曲四钱　泽泻三钱　白蒺藜四钱　忍冬藤四钱

土贝四钱　甘草节五分　焦麦芽五钱

朱　四肢肿：发热口干，四肢肿痛，不能动。其势危极，不独虑成流注而已也。

桑叶三钱　白蒺藜四钱　忍冬藤四钱　丹皮三钱五分　土贝五钱　丝瓜络三钱

连翘三钱　赤芍三钱　白茅根二两

吴　足膝酸痛：右足膝酸痛及环跳。急宜宣通营络，解散风湿，以防结成流痰。

全当归四钱　金毛脊三钱　豨莶草三钱　伸筋草三钱　赤芍三钱　怀牛膝三钱五分

臭梧桐三钱五分　淡木瓜三钱五分　白蒺藜四钱　川断三钱　五加皮三钱

桑枝三钱五分

吴　疮后：日来咳痰较浓，咳声时松时窒，自患湿疮以来，形疲色夺，脉数，近增寒热。本证之外又有新感，须解散之。

青蒿子三钱五分　象贝四钱　冬瓜子七钱　怀山药三钱五分,炒　冬桑叶三钱五分

茯苓四钱　川石斛三钱　生谷芽五钱,包　白蒺藜四钱　生甘草四分　橘白一钱

料豆衣三钱　鲜荷梗尺许

陈　游风膝痈：面部游风肿胀，防转烂皮风，兼之膝间肿腐，此膝痈也。法当两顾。

桑叶三钱　白蒺藜四钱　赤苓三钱　丹皮三钱五分　石决明一两,先煎　泽泻三钱

连翘三钱　赤芍三钱　粉草薢四钱

顾　火烫：火烫背腐，借因起天疱疮。当清化主之。

鲜生地一两,打　滑石三钱　生米仁四钱　银花三钱　川通草一钱　白茅根一两

甘中黄三钱五分,包　茯苓四钱　扁豆衣三钱

项　骨槽风：肝肾不足，风入筋骨间，右牙骱酸痛着骨，脉细。此骨槽风也。

归身二钱　淡木瓜一钱　土贝四钱　苏梗三钱五分　白蒺藜四钱　丝瓜络三钱五分

钻地风七分　煅瓦楞壳一两，先煎　秦艽三钱五分　制僵蚕三钱　伸筋草三钱五分

桑枝一两

叶　痰痈积久成疬，急急消肿宣络，俾无续窜久缠之累。

西洋参三钱五分　忍冬藤四钱　白蒺藜四钱　生谷芽五钱，绢包　海蛤粉七钱，包

丝瓜络三钱　橘白一钱　归身三钱五分　丹皮三钱五分　盐半夏三钱五分

陈　游风：头痛，游风又肿作痒，渐成烂皮风，非祛风利湿不可。

上川连五分　石决明一两，先煎　生米仁四钱　连翘三钱　桑叶三钱　白蒺藜四钱

赤苓三钱　粉草薢四钱　丹皮三钱五分　知母三钱五分　泽泻三钱　白茅根一两

陆　碰碎：碰碎，转为烂皮风，出水。湿热为病，不易即松。

三妙丸三钱，包　防风三钱五分　茯苓四钱　白茅根一两　丹皮三钱　防己三钱五分

陈皮一钱　桑枝一两　赤芍三钱　粉草薢四钱　五加皮三钱五分

林　马刀疬：阴分虚，木少滋养，痰浊凝阻少阳络，结为马刀疬。淹缠之证，未易奏功。

苏子三钱　旋覆花三钱五分，包　海藻三钱五分　陈海蜇一两　白芥子五分

煅瓦楞粉一两，包　昆布三钱五分　大荸荠七个　青蒿子三钱五分

生牡蛎粉一两，先煎　丝瓜络三钱五分

庄　漏肩风：右肩臂酸痛，不能高举。此络少血养，风邪遂得乘隙而入，渐成漏肩风，一时不易即松。

全当归三钱　豨莶草三钱　丝瓜络三钱　生米仁四钱　白蒺藜四钱　秦艽三钱

赤芍三钱　茯苓四钱　片姜黄三钱五分　淡木瓜三钱五分　伸筋草三钱　独活一钱

蒋　流注：左肩背肿硬，按之作酸，起经三日。最防延成流注，须速为消散。

归须三钱　白蒺藜四钱　淡木瓜三钱五分　制甲末三钱五分，包　赤芍三钱

忍冬藤四钱　海浮石四钱　桑枝一两　土贝四钱　丝瓜络三钱　连翘三钱

施　痰痈：痰痈，肿硬不消，势欲酿脓溃头。急当引之外出。

归尾三钱　海浮石四钱　忍冬藤四钱　陈海蜇四钱　赤芍三钱　淡木瓜三钱五分

丝瓜络三钱五分　桑枝一两　土贝四钱　制甲末三钱五分，包　白蒺藜四钱

幼　流痰：流痰溃脓不畅，肿势如旧。此禀赋不足，阳和之气失宣，一时未易奏效。

潞党参三钱五分　当归身三钱　淡木瓜三钱五分　桑寄生四钱　上西芪三钱五分

土贝四钱　海浮石四钱　炒谷芽五钱　制首乌三钱　丝瓜络三钱　茯苓四钱

陈　痰痹络阻：郁痰肿硬板木，抽痛阵作。此水亏木郁，痰痹络阻，淹缠之证，

不易奏效。

　　苏子三钱五分　海浮石四钱　荸荠四枚,去芽　淡木瓜三钱五分　白芥子三钱五分

　　昆布三钱五分　夏枯花三钱五分　煅瓦楞粉一两,包　莱菔子四钱,炒　海藻三钱五分

　　丝瓜络三钱　陈海蜇四钱　炒谷芽五钱

王　脓疥疮：湿热蒸郁营分，发为脓疥疮，窜发不定。当清利湿热，以防滋蔓难图。

　　鲜生地一两　丹皮三钱　生米仁四钱　黑山栀三钱　川柏三钱,盐水炒　赤芍三钱

　　银花三钱　粉萆薢四钱　知母三钱,盐水炒　连翘三钱　淡竹叶三钱　滑石四钱

　　白茅根一两　清麟丸三钱,包

蔡　湿风疮：湿风疮蔓延，痒甚多水。营分湿热重，非清化分利不可。

　　三妙丸三钱,包　桑白皮三钱　银花三钱　粉萆薢四钱　川柏盐水炒　丹皮三钱

　　连翘三钱　赤苓三钱　知母三钱,盐水炒　赤芍三钱　生米仁四钱　泽泻三钱

胡　痘毒：痘毒流注，初溃脓不畅，舌少苔。质小，花毒痰浊凝阻，最防续窜不已。

　　归须　白蒺藜　黄独子　白茅根　赤芍　忍冬藤　连翘　桑枝　土贝

　　丝瓜络　生甘草

邢　臂痈：臂痈肿硬较消，脓出如水，已经多日。不易即松。

　　全当归　连翘　白蒺藜　生米仁　赤芍　丹皮　陈皮　桑枝　土贝

　　忍冬藤　甘草节　白茅根

陆　蛀节疔：蛀节疔，因战伤而起，红热肿硬。其势方张，当清化泄热主之。

　　桑叶　土贝　忍冬藤　地丁草　丹皮　花粉　丝瓜络　鲜芦根　连翘

　　知母　赤芍

冯　肩搭疽：肩搭疽，脓泄不畅，肿硬极坚。当再托毒和营。

　　归须　制僵蚕　连翘　桑枝　赤芍　忍冬藤　陈皮　茄子蒂　土贝

　　丝瓜络　生米仁

俞　累累：颈核累累如连珠，按之坚，推之不移。最防滋大为患，须作速消散。

　　归须三钱　海浮石四钱　夏枯花三钱　陈海蜇五钱　淡木瓜三钱五分　昆布三钱五分

　　白蒺藜四钱　荸荠三枚　丝瓜络三钱　海藻三钱　制甲末三钱五分,包

徐　梅核流注：据述两小腿起疙瘩，按之坚，不痛不红。此风湿热下走三阴络，防成梅核流注，当清营利湿。

　　全当归　川牛膝　防己　生米仁　赤芍　忍冬藤　五加皮　赤苓　土贝

　　丝瓜络　粉萆薢　白茅根

汪　肾俞发：据述肾俞发部位，红肿作痛。防转大疡，急急解散为要，兼之食后

腹胀，宜两顾立方。

全当归三钱　忍冬藤四钱　炙鸡金三钱，去垢　大腹皮三钱　赤芍三钱

丝瓜络三钱　沉香曲三钱，绢包　泽泻三钱　土贝五钱　连翘三钱　茯苓四钱

佛手花三钱五分　桑枝五钱

拾遗门（内外并立）

汪 病延十八日，大便方下。防转虚猝变，不敢以小效为功，大节前后，尤不可忽。

西洋参三钱五分，米炒　玄参三钱　橘白一钱　淮山药　鲜藿梗五钱　知母三钱

枳壳三钱五分　白芍三钱　石决明一两，先煎　竹茹三钱五分　归身三钱五分

车前子四钱，包

龙 病经两月余，仍是气机呆，默默无语，左脉细甚、右较大较弦，舌中裂，尖绛。心肾两亏，痰热挟肝胆气火上亢，本虚标实，风波易易也。

西洋参三钱五分　紫贝齿一两，先煎　首乌藤四钱　朱砂安神丸四钱，包

朱麦冬三钱五分　灵磁石四钱，先煎　天竺黄三钱　白芍三钱五分　盐半夏三钱五分

橘白一钱　竹茹二钱　丹参三钱

寒滞气机交阻，腹痛旬日不止。需宜疏通导下，往来寒热，又须顾及。

柴胡　青皮　槟榔　赤苓　枳实　广木香　沉香曲　泽泻　赤芍

台乌药　楂炭

姚 虚损，百节尽痛，气急，夜卧如喘，胃呆不欲食，脉细。根本槁极，恐非草木可以为力者。

都气丸包　紫石英先煎　川断　丝瓜络　北沙参　白芍　沙苑子　川贝母

甘草炭　海浮石

杜 高年病久，阴涸火炎，满口铺糜，舌肿而圆，大便仍泻，恐难为力也。

上川连七分，盐水炒　带心连翘三钱　飞中白一钱，包　朱灯心二尺

西洋参三钱五分，米炒　生蒲黄三钱五分，包　玄参三钱，秋石五分，同炒

川石斛五钱　抱木茯神四钱，朱拌　左牡蛎一两，煅，先煎

文 心神恍惚渐定，夜寐交安，便溏亦瘥，仍有往来寒热，脉细。

土炒归身三钱五分　鳖甲心三钱，先煎　漂白术三钱五分　朱茯神四钱　赤芍三钱五分

盐半夏三钱五分　炒木香一钱　炒枣仁三钱　青蒿子三钱　象贝三钱　六曲三钱

灵磁石四钱，包　焦麦芽四钱　车前子四钱，包

孙，幼 风热客上焦，手太阴受病，发为喉痧，腐势甚盛，脉数。正当发越之际，非清化泄降不可。

羚羊角五分，挫末　野蔷薇露一两，二味调化温服　甘中黄一钱，包

石决明七钱，生，先煎　鲜芦根一两，去节　飞人中白三钱五分，包　滑石四钱

竹茹三钱　鲜生地五钱　大竹叶三钱五分　桑叶三钱五分

又幼 金耀文诊得：喉痧白腐已退肿尚甚，口痧无甚进退。蕴热深重，非清化不可。

羚羊角五分　生濂珠粉一分　生西黄三厘，三味研如尘，用野蔷薇露一两，调化温服

鲜生地七钱　滑石四钱　甘中黄一钱，包　通草一钱　飞人中白一钱，绢包

鲜芦根一两，去节　吾师加入知母三钱五分　大竹叶三钱

汪 气营不足，神思倦怠，脉细，畏寒。宜从本原调理。

潞党参三钱五分　金毛脊三钱，炙去毛　制半夏三钱五分　制冬术三钱五分

制首乌四钱　川断三钱　甘枸子二钱，盐水炒　茯苓四钱　归身二钱，土炒

沙苑子三钱，盐水炒　炒谷芽五钱　陈皮一钱

陆 脱力久不复，舌白，脉濡。宜通阳泄浊。

桂枝四分　金毛脊三钱，炙去毛　生米仁三钱　鹿角霜三钱五分　橘白一钱

川断三钱，盐水炒　归身三钱五分，土炒　炒谷芽五钱，包　制半夏三钱五分

资生丸三钱，吞服　茯苓四钱　桑枝一两，切

撷（翁） 脉软，气不足也；足底易痛，肾阴虚也，手足尚常少力。补气养营，化风痰，通经脉，标本兼治，方有裨益。

潞党参三钱，盐水炒　全当归四钱　怀牛膝二钱，炒　制半夏三钱

上西芪三钱　制首乌五钱　川断三钱，盐水炒　制南星一钱　制于术三钱五分

鳖甲心五钱，水炙，先煎　五加皮三钱　陈皮一钱，炙　菟丝子四钱，盐水炒

桑寄生五钱

张 气郁，血滞经阻，寒热近又咳嗽，腹不舒，脉软弦细。积病深远，非易速效。

制鳖甲四钱，先煎　丹参三钱　台乌药三钱五分　川贝三钱，去心　功劳子三钱

茺蔚子三钱　炙鸡金三钱，去垢　冬瓜子七钱　川石斛三钱　鸡血藤膏一钱，研冲

陈佛手一钱　川断三钱，盐水炒　生熟谷芽各五钱，绢包

朱 恶寒恶心，少纳头晕，痰多，脉濡滑。颇有怀麟之状，须慎养起居。

瓜蒌皮四钱　川石斛四钱　茯苓四钱　春砂仁五分，敲小粒，后下　陈皮一钱

子芩三钱五分　陈佛手一钱　炒谷芽四钱，绢包　竹茹二钱　杜仲三钱，盐水炒

白芍三钱五分

连 心胸痛，气急，有汗畏风，热不透，脉弦。宜表里两治。

紫菀一钱　石决明一两，煅，先煎　旋覆花三钱五分，绢包　赤苓三钱　枳壳三钱五分

白蒺藜四钱　广郁金一钱　泽泻三钱　桔梗七分　赤芍三钱五分　干菖蒲五分

沉香曲三钱，包

朱　脘痛大势得减，脉细弦，舌中剥。宜守前意增减。

归身三钱五分，酒炒　良附丸三钱五分，吞服　沉香曲三钱，绢包　延胡索三钱五分，醋炒

白芍三钱五分　淡吴萸二分　炙鸡金三钱，去垢　五灵脂三钱五分　煅瓦楞粉一两，包

公丁香五粒　台乌药三钱五分　春砂末五分，包，后下　陈佛手三钱五分

冯，左　此方大有毒意：日晡发热，遍体痛。蕴热无从宣泄，一时不易奏功也。

鲜生地一两，打　忍冬藤五钱　丹皮三钱五分　淡竹叶三钱　花粉三钱

甘中黄一钱，包　功劳叶三钱　绿豆衣三钱　知母三钱　青蒿子二钱

滑石四钱　桑枝一两　倭铅四钱，先煎　白蒺藜四钱

张　惊恐抑郁，心肝交病，不得寐，咳不畅，心宕气逆，脉濡。须加意慎养。

旋覆花三钱五分，包　白杏仁四钱　生石决明一两，先煎　橘白一钱

代赭石四钱，先煎　象贝四钱　抱木茯神五钱　款冬花三钱五分，炙

枳壳三钱五分　冬瓜子七钱　竹茹三钱五分　鲜荷梗尺许

蒋　舌光，腰以下恶寒酸痛，腿膝亦无力，二便通调。高年正气真阴两乏，理之
不易。

潞党参三钱五分　原金斛四钱　鹿角胶一钱　炒谷芽五钱　九制首乌四钱

茯神四钱　金毛脊三钱　桑枝五钱　淡苁蓉三钱五分　炒枣仁三钱　川断三钱

徐　消渴渐瘥，便热，脉微滑，神疲。宜生津化湿热。

鲜沙参四钱　川柏三钱五分，盐水炒　橘白一钱　猪苓三钱五分　鲜藿斛四钱，打

知母三钱五分，盐水炒　盐半夏三钱五分　泽泻三钱五分　海蛤粉七钱，包

甘草梢四分　滑石四钱　料豆衣三钱　朱灯心三分

小苏打三分四厘，此药在药房中买。治肝胃气，吐酸水等证。

大黄一分七厘，研和，分作十包。如腹中实痛便秘者，可用十分之四服之。

（山道年）此药在药房买，专治腹中有虫。

玉枢丹中雌雄黄、辰麝、大戟、千金霜；益以文蛤糯和丸，时邪痧胀功效广。

红灵丹用雄黄砂，月石冰麝同金箔；再加礞石白马硝，时邪霍乱效堪夸。

震灵五灵禹余粮，赤石紫石赭石襄；更入乳没并辰砂，真元散败功推长。

紫雪二角犀羚羊，麝木丁沉共四香；五石寒滑磁硝膏，升元金砂朴硝草。

碧雪丹治时痰高，硝石朴硝并芒硝；牙硝石膏寒水石，发狂昏愦用尤妙。

叶氏神犀犀豉菖，金汁银翘芩地黄；蓝根紫草元花粉，温热内陷服之康。

首乌延寿丹首乌，桑叶豨莶女贞菟；芝麻金樱旱莲地，忍冬桑椹牛膝杜。

牛黄清心西黄君，镜面芩连栀郁金；邪入心包神昏服，万氏设此建奇勋。

局方清心牛蒲黄，黄芩犀羚与雄黄；龙脑麝香金箔衣，邪陷惊风并能康。

至宝犀角镜面砂，雄黄牛黄玳瑁麝；龙琥安息金银箔，安神定魄之神药。

再加竺黄参南星，即名人参至宝丹。

金匮肾气首六味，牛膝车前与附桂；六味若同磁石菖，耳聋左慈治水亏。

明目地黄二地君，石斛枳壳及杏仁；更加牛膝与防风，目涩翳障服之灵。

朱砂安神安心神，甘草连归生地群；怔忡惊悸俱可却，寤寐不安效如神。

陈氏抱龙治痰风，胆南星甘竺麝辰雄；更有牛珀两丸均，名为抱龙治法同。

十全抱龙加月石，茯苓山药枳壳从；益增沉香金箔衣，痰热惊风建奇功。

虎潜丸中地芍归，牛膝知柏虎骨龟；广皮锁阳膻羊肉，精血不足筋骨痿。

脾约麻仁首大黄，芍麻杏仁山栀襄；胃实不食大便闭，小溲赤热服之良。

指迷茯苓风化硝，半夏枳壳姜汁调；脘间痰饮均专治，产后肢肿喘并疗。

苏合香丸水安息，犀角龙脑香附术；麝木丁沉薰陆香，寒阻关窍邪自解。

六神丸用当门麝，腰黄珍珠与辰砂；再加蟾酥西牛黄，肿毒未溃服之瘥。

小金乳没白胶香，归墨地龙木鳖动；麝香草乌五灵脂，流痰瘰疬均堪尝。

黄连阿胶茯苓调，下痢腰痛俱堪疗；驻车加入干姜归，去苓治积功尤高。

秘制保金丸半夏，云茯苓与贝川母；再加麻黄并白术，哮喘背寒效堪夸。

妇科四生黑豆苏，大黄乌药茰香附；四物二术苓草橘，红花乳没桃延胡。

蒲黄五灵榆良姜，青皮术香羌棱醋；牛膝木瓜益母草，蜜丸加参功尤大。

卧龙丹治一功痧，灯心荆芥大戟射；牙皂西黄鬼箭羽，蟾酥冰片闹杨花。

又方灯心灰牙皂，银硝荆芥与龙脑；当门麝香并蟾酥，再加鹅儿不食草。

武侯平安散辰砂，雄黄银硝冰硼麝；一切痧气能开窍，人马均得向平安。

行军散用珍珠粉，西黄月石生姜粉；更加腰黄与银硝，暑热痧气可保宁。

乌头附子与天雄，牛黄巴豆并桃仁；芒硝大黄牡丹桂，牛膝藜芦茅茜根。

槐角红花与皂角，三棱莪术薏苡仁；干漆菌茹瞿麦穗，半夏南星通草同。

干姜大蒜与刀豆，延胡常山麝莫闻；此系妇人胎前忌，常须记念在心胸。

飞龙夺命西雄黄，砂黛中白片麻黄；火硝明矾灯心灰，蟾酥蓬砂牙皂帮。

益以当门濂珠（金银）箔，转筋脉伏力能匡。

金匮鳖甲扇芩紫，鼠妇干姜参桂芍；军䗪石韦朴桃丹，赤硝紫葳蜣瞿麦；

更加蜂窠胶䗪夏，疟母积久服之佳。

小儿回春首西黄，胡连川连九节菖；胆制南星礞石曲，半贝珠粉麝竺黄。

止疟丹用酒常山，半曲青皮草果济；香附曲丸朱为衣，送下另用枣五枚。

至宝四生麝肉桂，吴萸丁香硫黄随；右药蘸膏贴当脐，霍乱吐泻保生回。

七香饼治瓜果积，香附甘松橘蓬术；益智砂仁丁香皮，方由叶氏天士设。

玉液金丹首八珍，胶艾芪蓬香砂仁；橘贝香附楂朴枳，苏羌腹皮苓丹参。

麦冬苁蓉山药发，沙苑杜断菟丝沉；益以西珀益母草，蜜丸随证妥筹引。

愈带丸用椿根皮，四川黄柏香附侣；加入当归和养血，崩中带下功最奇。

玉带膏内生栀仁，龙骨麝香川柏芩；更加铅粉与黄蜡，崩中带下效验深。

四红丸是妇科方，当归泽泻胶蒲黄；崩漏下血均能疗，血海常淋功尤广。

陈莲舫医案

陈莲舫　著

临床点评

　　陈莲舫（约 1840—1914 年），名秉钧，号庸叟，又号乐余老人，江苏青浦（今上海市）人，是清末江南著名医家。陈氏出生于中医世家，至陈莲舫已家传十九世，后自称"十九世医陈"。其祖父陈焘，父陈垣，皆以医名，陈氏"随诊左右，尽得家传"。光绪年间，陈氏经常往来于江浙一带，悬壶济世，求治者甚多。光绪二十四年，其入京应诊视疾。由于陈氏处方用药平实允当，甚得光绪皇帝的赏识和敬重，曾十年之内五次进京，因效出诸医之上，而被敕封为"三品刑部荣禄大夫"，赐"恩荣五召"匾作为嘉奖。

　　陈氏推崇仲景之说，精通临床各科。由其本人撰著或后人汇集的医学著作甚多，有《陈莲舫先生医案》《陈莲舫先生医案秘钞》《十二经分寸歌》《医学启悟》《医案拾遗》《莲舫秘旨》《女科秘诀大全》《加批时病论》《加批校正金匮心典》《瘟疫议》《风痨臌膈四大证论》《加批伤寒集注》《医言》等。另外在《御医请脉（详志）》《七家会诊张越阶方案》《名医会诊方案》《清代名医医案精华》等书中也收录了陈氏的相关医案。

　　细品《陈莲舫医案》，可知陈氏有以下学术特色。

一、用药轻灵，合乎法度

　　陈氏开方的一贯原则是用药轻清灵动。例如他用桑叶、连翘等清宣之品，轻者八分，至多一钱，取其轻而去实。治疗夏日外感风热，如果出现身热、咳嗽、头涨、口干等症状，强调"服二三剂不等，平即不服"。治用"冬桑叶钱半，新会红一钱，焦米仁三钱，佛手花四分，柔白薇钱半，光杏仁三钱，嫩钩藤钱半，川石斛三钱，左秦艽钱半，竹二青钱半，川贝母去心，杭菊花钱半，荷叶一角，香青蒿钱半"。用药上，桑叶、菊花等只用半钱取效，其他药物用量也不重，但却起到了"四两拨千斤"之效。

　　又如对虚极之人，陈氏认为"最合十全大补之法。尚不敢轻服，一剂分三日服"。以免产生虚不受补之虞。另外他还常说："用阳药，忌温燥，忌升举，为照顾阴分也；用阴药，忌滋腻，忌填纳，为照顾阳分也。"用阳药忌伤阴，用阴药忌伤阳。"又亏损欲补，须照顾痰热，痰热欲平，须照顾亏损，虽方药清虚，而功效可卜"，这样调理，人体阴阳平衡，相互协调，才能维持正常的生理状态，使精力充沛，身体健康。由此可以看出，他用药配伍严谨，组方技巧高超，注重法度。

二、调理脾胃，燮理阴阳

脾胃为水谷传化之器，更是气机升降之枢纽，陈氏用药极注重调理脾胃，主张"中焦运化不灵，用药当照顾其间"。如陈氏治疗光绪帝内虚证，在四月十七日诊得光绪皇帝"脉弦数均减，重按轻按无力而软"，出现耳窍堵响、头晕、腰脚酸痛、腹胀、大便时稀时干等症状，此为"先天之本虚，后天之气弱，胃之容物，脾之消滞，升降失度"，其后又诊得皇帝有阴虚火旺、肝胃不和等恙，考虑光绪皇帝虚不受补，故取白茯苓、姜半夏、焦夏曲、陈橘络等健脾和胃之品以运水谷精微，以潞党参、野于术、白茯苓、西洋参等补气养营之品，另取生白芍、白蒺藜等以柔肝木。从中焦脾胃着眼，调理脾胃，滋补肝肾。

陈氏认为："肺主降气，肾主纳气，而脾为气之关键。"故治咳喘之证时，每参以半夏、茯苓、石斛等益脾和胃之品。痰湿体质的患者，平素多痰，大便不适，此为升降失运，清浊相干，"氤和中气而化湿"，用药"潞党参，范志曲，白茯苓，制丹参，焦米仁，焦山楂，饭蒸天生术，生白芍，法半夏，广陈皮，炙甘草，煨木香，红皮枣"，以六君子汤加味，健运中焦为主治之。

凡阴阳偏盛或偏衰者，要"宜气营两调，不必偏阴偏阳"。如"久血久泻调理方"部分记载的"庞元翁方"，方为"吉林参五分，另煎冲，炒丹参钱半，煨木香八分，潼蒺藜三钱，抱茯神三钱，野于术钱半，人乳拌，熟附子四分，焦建曲钱半，炒菟丝三钱，炒泽泻钱半，陈阿胶钱半，蛤粉炒，东白芍钱半，焙甘杞钱半，补骨脂三钱，新会皮二钱，炙甘草四分，加伏龙肝三钱，红皮枣三枚"。患者经常失血、泄泻，此为阳虚的症状。陈氏释义："人参、于术为补气大宗，阿胶、丹参为养营主脑，补气即止泻，养营即止血。"

三、治妇科病，善于调血

陈氏认为女子以肝为先天，要特别重视血的调养，在临证时，多用调理肝脾、健脾养血之品。如患者经常神疲乏力，此为中气受伤，导致内扰肝阳，出现头晕、耳鸣、月经提前的症状。"女科以肝为先天，皆以营阴失养，气无以摄。脉见濡细，舌腻。拟轻重调补"，陈氏遂用洋参、寄生、杜仲等滋补肝肾，又以木神、玉蝶、远志、米仁、会皮、竹茹、枣等调理脾胃，健脾利湿，以恢复脾胃的固摄能力。

四、用药独特，尤善用参

陈氏处方用药，不拘一格。他的处方少则几味，多则十四五味，甚达十八九味。用药时视临床需要，既用羚羊角、明玳瑁、乌犀角、干鲍鱼、毛燕窝等珍贵药材，也常用梧桐花、陈麦柴、黄绢之类，还会用橄榄核、玫瑰露炒竹茹、人乳拌制香附、人乳拌于术、鲜稻露代水煎药等，这些都是江南医家处方特点。

　　此外，陈氏遣方用药尤善用参。他在风湿、痰浊、湿热、冬温、头涨、嗳证、呃逆、眩晕、不寐、腹痛、足肿、痰饮、痰湿、咳嗽、心悸、肝厥、多怒、腰痛、调经、积聚等医案中，都用了参。根据病证的不同，选用不同种类的参，并且根据病情变化，也会采用两参同用，如西洋参与吉林参同用或西洋参与潞党参同用。虽病证各异，但他用参都有一定的理由。以上这些都是值得后学者思考的深层次的临诊经验。

目录

陈莲舫先生医案

卷上

中　风

钱，左，三十一　三疟后风邪入络，口眼歪斜，现在已得平复。风势走窜经络，肢麻筋瘈，脘痛腹鸣，头蒙发眩，燔灼艰寐，脉见细弦。防成风瘫，治以和养。

　　香独活　炒当归　海风藤　抱木神　桑寄生　炒丹参　焙甘杞

　　苍龙齿　川桂枝　东白芍　杭菊花　宣木瓜　丝瓜络　虎潜丸

孙，右，廿六　寒热后风湿入络，肢骱酸痛甚于腰膝，当脘亦似寒似痛，脉见沉弦。治以疏和。

　　香独活　海风藤　生白术　炒香附　酒桑梗　五加皮　炒杜仲

　　炒淮膝　炒当归　宣木瓜　新会皮　臭梧梗三钱　丝瓜络

赵，左　左臂瘦削，屈伸不利，酸痛之势由肩及项，甚至上连头额。营虚生风，风入于络，久防偏枯。脉见细弦。治以和养。

　　香独活　梧桐花　炒杜仲　嫩钩藤　桑寄生　五加皮　白蒺藜　宣木瓜

　　炒当归　海风藤　杭菊花　威灵仙一钱五分　丝瓜络　功劳叶去刺，三钱

桑，左　风善行而数变，两足骱痛，或上或下。属肝失营养，挟痰挟湿，与风走窜经隧，久防瘫痪。拟养营搜风，兼化痰湿两邪。

　　香独活　虎胫骨　石决明四钱　左秦艽　桑寄生　元武板　杭菊花

　　千年健　生白芍　双钩藤　新会皮　黑料豆　丝瓜络

龚，右，十九　四肢麻痹，肌肤发痒，脉见细弦。治以和养。

　　香独活　宣木瓜　梧桐花　元生地　炒当归　炒丹皮　黑料豆

　　甘草　炒荆芥　制豨莶　白鲜皮　新会皮　炒侧柏

王，右　风痹走窜，去年腰以下酸而且痛，近则胸背牵引，脉象沉弦。拟以和养。

　　炒当归　虎胫骨　海风藤　威灵仙　桑寄生　元武板　片姜黄八分

　　　　五加皮　左秦艽　宣木瓜　炒杜仲　新会皮　丝瓜络

胡，右，三十一　产前受风，风郁感邪，腰俞下酸痛无度，近乎半身不遂，脉见细弦。治以温养。

　　　　香独活　鹿角霜—钱五分　海风藤　炒杜仲　桑寄生　焙甘杞

　　　　千年健　炒川断　炒当归　生绵芪　五加皮　新会皮　丝瓜络

沈，右　血亏生风，腕后上升及背，皆为不利，脉见细弦。治以疏和。

　　　　香独活　片姜黄四分　炒木瓜　炒川断　桑寄生　川桂枝四分　生白芍

　　　　五加皮　炒当归　天仙藤　威灵仙　新会皮　丝瓜络　胡桃肉

童，左，六十一　中风门痱与瘛合风痹、偏枯为四大证，多主温补，以外风病温凉补泻无不可行。现在见证，本非中脏中腑，而邪在筋络，所以足力弛软，腰不能支，手难提高，指有颤动。究之肝肾两经，无不见虚，以腰为肾府，肝主搐搦，惟痰湿禀体，又当夏令，滋腻温补确属难进，前次所用熟地、附子者，病家急求速效，医者希冀近功，所以出王良诡遇之法。矫其弊者，凉化清解，亦在禁例。针灸似可缓，缓行之补针甚少，泻针为多，不过在手法中左旋右旋、就浅就深，以分补泻。欲鼓动其真气，流灌其营阴，恐非针力所能及，拙见一月间针一二次，至于服药间日一服，从容调治似最合宜。请高明辨之，备方候政。

　　　　潞党参　炒当归　炙虎胫　左秦艽　制首乌　生白芍　炙龟板

　　　　片姜黄四分　法半夏　梧桐花　炒杜仲　千年健　桑寄生　功劳叶七片

复诊　示及舌腻渐退，根苔尚厚，胃纳略开，仍未如常。久有风患，屈伸虽利，步履欠稳。湿由脾生，风从肝发，两者互扰，外则走窜络脉，内则阻遏中宫，外偏于风，内偏于湿，新旧病皆根于此。拟方即候政行。

　　　　生白术　香独活　晚蚕沙　鲜佛手　采芸曲　桑寄生　干佩兰

　　　　焦米仁　宋半夏　木防己　厚朴花四分　新会皮　二竹茹玫瑰露炒

　　　　功劳叶七片

复　气虚生痰，营虚生风，风邪挟痰，走窜经隧，偏左肢骱酸痛，手则不能高举，足则开步不利，脉右部滑大、左部细弦，舌苔黄腻，纳食欠旺，禀体丰腴。气分早亏，以脉合证，又属气虚于营。经云：卫气虚则不用，营气虚则不仁。拟宗此旨，立方调理，谅无不合，录方即候政行。

　　　　生于术　桑寄生　海风藤　炒杜仲　炒当归　晚蚕沙　木防己　抱木神

　　　　竹沥夏　梧桐花　炒淮膝　新会皮　玫瑰露炒竹茹　丝瓜络

赵，左　舌强不语，右肢不仁，中风两者最为带根。

　　　　高丽须—钱五分　天竺黄八分　香独活　左秦艽　石决明煅　竹沥夏

　　　　桑寄生　晚蚕沙　细菖蒲八分　新会皮　梧桐花　炒杜仲　丝瓜络

顾，右，五十六　喉痹起因痰热，又复挟风，渐至手痉面麻，言语舌强，脉见弦滑。治以清息。

杭菊花　扎马勃八分　川贝母　抱木神　冬桑叶　白僵蚕三钱

梧桐花　远志肉　天竺黄　光杏仁　白蒺藜　陈胆星八分　路路通七枚

丝瓜络　荷边

朱，左　风中廉泉，口不能言，舌则为短，割而又为长伸，四肢掣动，脉息弦滑。拟以和养。

陈胆星　白蒺藜去刺　左秦艽　桑麻丸　法半夏　抱木神　杭菊花

宣木瓜　生白芍　远志肉　炒当归　新会皮　槿树叶　丝瓜络

陈，左　中风偏左，左者为瘫，手足屈伸不利，抽搐无度，舌音不清，脉见细弦。拟温降息风。

川桂枝四分　炙虎胫　海风藤　晚蚕沙　羚羊片八分　炙龟板　天仙藤

竹沥夏　炒当归　炒杜仲　梧桐花　伸筋草一钱五分　酒桑梗三钱　丝瓜络

汤，右　左瘫右痪，现属于右，手足麻木不仁，皆由营虚生风，风痰走窜，络脉不能流利机关，脉见细弦。拟以温养。

川桂枝　炙虎胫　左秦艽　宣木瓜　元生地　元武板　法半夏

生绵芪　炒当归　桑寄生　新会皮　炒杜仲　丝瓜络　海风藤

复　偏风于右，肢节骺皆为肿痛，痛甚于夜。营阴不足，内风袭络所致，脉见沉弦。再以和养。

制首乌三钱　炙虎胫　炒杜仲　晚蚕沙　焙甘杞　元武板　左秦艽

五加皮　炒当归　桑寄生　竹沥夏　新会皮　丝瓜络

徐，左　气虚生痰，阴虚生风，风邪挟痰走窜经隧，不能流利机关。始起右臂屈而不伸，继则由手及足，由右及左，四肢皆为不利。考肝生风，脾生痰，肝邪侮脾。近时腹膨筋露，脉来弦滑。恐成瘫痪，宜加意调理。

炒当归　晚蚕沙　炙虎胫　炒淮膝　梧桐花　海风藤　炒丹参

白茯苓　竹沥夏　五加皮　炒杜仲　生白芍　桑寄生　丝瓜络

类　中

金，右　肝阴不足，肝阳有余，阳化内风，上扰清空，两目起星，渐近失明。关系者又在头眩屡发，厥阴冲犯阳明、太阴，当要呕逆，泛痰每每牵连并作，脉见细弦，舌苔中剥。气与阴亏，风与痰盛，久防类中。拟以和养。

西洋参八分　抱木神　白蒺藜　杭菊花　玄精石　煅龙齿　潼蒺藜

新会皮　东白芍　宋半夏　炒丹参　炒淮膝　鲜荷边　玫瑰露炒竹茹

胡，左 上重下轻，头蒙发眩，两足酸软，脉细而弦。最防类中。

　　西洋参　抱木神　新会皮　炒丹参　玄精石　煅龙齿　潼蒺藜

　　炒淮膝　东白芍　宋半夏　杭菊花　焙甘杞　洋青铅　炒竹茹

肝　风

高，左 头疼肝冲，或呕或溏，脉见细弦。治以疏和。

　　法半夏　抱木神　嫩钩藤　冬桑叶　煨天麻八分　煅龙齿　蔓荆子一钱五分

　　石决明　生白芍　杭菊花　新会皮　炒丹参　荷边　竹茹

陆，右 头风眩蒙，呕逆无度。治以镇养。

　　法半夏　杭菊花　白蒺藜　生白芍　煨天麻　双钩藤　潼蒺藜

　　玄精石　桑麻丸　白薰本　炒淮麦　新会皮　荷边　竹茹

陆，左 头风犯中，漾漾欲吐，形寒手麻，血虚挟风。治以和养。

　　法半夏　杭菊花　白蒺藜　煅龙齿　煨天麻　香独活　白薰本八分

　　嫩钩藤　生白芍　桑寄生　抱木神　新会皮　荷边　姜竹茹

陶，左，卅二 头风有根，每发必为泛恶，脉弦，舌腻。治以疏和。

　　杭菊花　抱木神　法半夏　焦建曲　双钩藤　苍龙齿　制小朴八分

　　冬桑叶　白蒺藜　白僵蚕三钱　新会皮　蔓荆子一钱五分　荷边　炒竹茹

　复 头风痛，发额筋抽搐，夜甚于昼，冲犯中焦，并为呕泛，脉息沉弦。治以和降。

　　石决明六钱　双钩藤　抱木神　蔓荆子一钱五分　白僵蚕　白蒺藜　苍龙齿

　　制小朴　冬桑叶　杭菊花　法半夏　焦建曲　荷叶边

冯，左，廿四 头风有根，受凉易发，发甚肝邪犯中，即为呕吐，脉息沉弦。治以调降。

　　法半夏　抱茯神　白蒺藜　桑寄生　煨天麻四分　煅龙齿　新会皮

　　杭菊花　生白术　双钩藤　炒淮膝　蔓荆子一钱五分　荷边　炒竹茹

傅，左 真水素亏，肝邪上扰，头痛与牙痛时作而时伏，脉左弦于右，属木凌土位，纳呆神倦，有由来也。拟以和养。

　　西洋参八分　黑料豆　抱木神　杭菊花　桑麻丸煎入　川贝母　煅龙齿

　　双钩藤　东白芍　川石斛　旱莲草　新会皮　荷边　湘莲肉七粒

任，左 肝阳胃热挟风扰动，牙痛甚，发连及头额。现在痛势虽平，尚牙龈浮肿，齿亦动摇，脉见弦数。半虚半实，虚属阴分素亏，实为余邪未尽。拟以清泄。

　　西洋参　制女贞　抱木神　炒僵蚕　蜜炙桑叶　黑料豆　白蒺藜

　　冬白芍　杭菊花　旱莲草　霍石斛　新会皮　卷竹心廿根　鲜荷叶

沈，左　真阴内亏，气火为炽，火本热，热生风，上扰清空，头蒙烘烘，耳鸣目涩，甚至风从外越，时起风块，风火走窜，肉瞤不宁，腹痛热炽，种种肝肾内虚，龙雷失潜，脉见细弦。治以镇养。

　　　　西洋参　抱木神　杭菊花　石决明　霜桑叶　苍龙齿　黑料豆
　　　　双钩藤　黑芝麻　玄精石　生白芍　白蒺藜　荷叶边　洋青铅

费，右　左颊酸疼，牙床开合不利，脉见细滑。治以和养。

　　　　北沙参　黑料豆　石决明　炒僵蚕　蜜桑叶　制女贞　白蒺藜
　　　　东白芍　杭菊花　川石斛　煅龙齿　新会皮　荷边

杨，右　营阴内亏，肝邪化风，头痛频仍，右部为多，甚则满顶皆痛，脉息沉弦。并无感冒，证情皆由内发，久防目损。治以和养。

　　　　西洋参　玄精石　抱木神　法半夏　桑寄生　杭菊花　苍龙齿
　　　　白蒺藜　黑料豆　生白芍　双钩藤　新会皮　荷叶边

接方：冬桑叶　石决明　黑料豆　玄精石　黑芝麻　煨天麻　双钩藤　白藁本
白蒺藜　潼蒺藜　生白芍　炒丹参　鲜荷叶边　洋青铅

张，左　肝风入络，由于阳化内风，左面部抽搐无度，脉见细弦。治以和养。

　　　　冬桑叶　抱木神　杭菊花　黑料豆　黑芝麻　煅龙齿　双钩藤
　　　　沙苑子　石决明　玄精石　煨天麻　白蒺藜　荷边

历节风

王，右　历节风走窜遍体，头痛耳鸣，肝阳挟痰，颈项成疬，脉见细弦。属营虚生风，气虚生痰。治以和养。

　　　　西洋参　光杏仁　冬瓜子　炒当归　夏枯花　川贝母　桑寄生
　　　　炒杜仲　川石斛　东白芍　新会皮　左秦艽　虎潜丸三钱　丝瓜络

复　历节风象，逢骱皆痛，脉细舌光。治以和养。

　　　　香独活　虎胫骨　宣木瓜　五加皮　酒桑梗　元武板　炒淮膝
　　　　炒丹参　海风藤　炒当归　海桐皮　东白芍　丝瓜络

裴，右，五十四　历节风痛，由足及手，由右及左，脉细舌光。属营虚生风。治以和养。

　　　　香独活　竹沥夏　五加皮　木防己　桑寄生　炒当归　炒淮膝
　　　　威灵仙　梧桐花　海风藤　炒杜仲　新会皮　丝瓜络

何，右，四十七　逢骱酸疼，且麻且肿，防成历节风痛，脉见细弦。治以疏和，兼顾脘胀纳呆。

　　　　香独活　炒当归　木防己　炒香附　酒桑梗　海风藤　炒淮膝

佛手柑　梧桐花　晚蚕沙　五加皮　新会皮　丝瓜络

游　风

朱，左　湿热挟风，外达肌表，发为游风，起瘰发痒，脉见沉弦。治以宣化。

炙桑叶　炒扁柏三钱　黄防风　焦米仁　制豨莶三钱　白鲜皮一钱五分

荆芥穗一钱五分　赤苓皮五钱　净蝉衣四分　地肤子　杭菊花　新会皮

丝瓜络

吴，右，十六　游风，浑身块痒。治以泄化。

冬桑叶　连翘心　白鲜皮　生白芍　制豨莶三钱　焦山栀　生甘草

净苦参　梧桐花　金银花一钱五分　粉草薢　焦米仁　丝瓜络

陈，左　游风之类，遍体滋窜，脉见细弦。治以清养。

元生地　绿豆衣　焦栀皮　焦米仁　制豨莶　大力子　生甘草

赤茯苓五钱　黄防风　块滑石　荆芥穗　新会皮　忍冬藤六钱　炒扁柏三钱

秦，右，四十　游风，遍体发痒无度，脉见细弦。治以清降。

制豨莶　地肤子　忍冬花一钱五分　天花粉　细生地　生甘草　焦山栀

炒丹皮　白鲜皮　连翘心　冬桑叶　白茯苓　炒侧柏

苏，左，廿二　游风作痒，属肺脾之邪。

制豨莶　炒泽泻　忍冬花　地肤子　元生地　炒丹皮　焦米仁

海桐皮　左秦艽　焦山栀　白鲜皮　生甘草　炒侧柏

冷，左，五十六　游风渐成，上下体俱为滋蔓，脉见沉弦。治以清化。

黄防风　焦山栀　地肤子　金银花　制大黄　制豨莶　粉草薢

新会皮　大力子　白鲜皮　净苦参　生甘草　炒侧柏

冷麻风

顾，右，五十六　冷麻风，且冷且麻，甚于右手左足，脉细弦。治以和养。

炒当归　嫩鹿筋一钱五分　五加皮　炒淮膝　桑寄生　焙甘杞　海风藤

梧桐花　炒杜仲　东白芍　威灵仙一钱五分　新会皮　丝瓜络

复　冷麻风，再以温阳，藉理麻痹。

全当归酒炒　香独活　宣木瓜　威灵仙一钱五分　焙甘杞　桑寄生　海风藤

五加皮一钱五分　炒淮膝　鹿角霜三钱　梧桐花　炒川断　虎潜丸煎入

丝瓜络

高，右，三十四　冷麻风。再以疏和。

川桂枝四分　生白芍　五加皮　新会皮　西羌活八分　连皮苓　粉草薢

宣木瓜　黄防风　炒米仁　桑寄生　梧桐花　丝瓜络

肩　风

薛，左　肩风，发于腰痛之后，本元为虚，属水不涵木，指甲枯脱，脉见细弦。治以和养。

香独活　宣木瓜　五加皮　威灵仙　片姜黄四分　左秦艽　粉萆薢

宋半夏　虎潜丸　炒当归　炒杜仲　新会皮　酒桑梗　丝瓜络

骆，左　体倦绵延，肩胛酸痛，纳呆，脉细。防成肩风。

香独活　生白术　佛手柑　酒桑梗　炒枳壳　炒川断　焦建曲

炒香附　五加皮　天仙藤　法半夏　新会皮　丝瓜络

陈，左，三十二　肩风酸痛，脉见细弦。拟以和养。

威灵仙　粉萆薢　生白芍　虎胫骨　炒当归　炒杜仲　五加皮

元武板　片姜黄四分　宣木瓜　新会皮　川桂枝四分　丝瓜络

汪，右　肩风之处结核不一，气与营早亏，风与痰用事，脉见细弦。拟调气化痰，和营息风。

香独活　竹沥夏　五加皮　宣木瓜　酒桑梗　炒当归　海风藤

炒杜仲　梧桐花　木防己　晚蚕沙　新会皮　丝瓜络　虎潜丸

紫云风

尤，左　紫云风根尚未脱体，现在胁痛目赤，脉见细弦。治以清降。

冬桑叶　连翘心　梧桐花　白茯苓　象贝母　粉蛤壳　杭菊花

侧柏炭三钱　光杏仁　新会红　制豨莶　生白芍　荷叶边

陆，右，廿四　咳痰稍减，紫云风尚未见除。治以清养。

炒当归　白茯苓　川贝母　桑寄生　宣木瓜　粉蛤壳　左秦艽

旋覆花　冬瓜子　生白芍　白石英　新会皮　炒侧柏　枇杷叶

四弯风

钱，左，四十六　四弯风肢酸发痒，脉见细弦。肺脾为患。

制豨莶　元生地　白鲜皮　焦米仁　焦茅术一钱五分　焦山栀　地肤子

绿豆衣　净苦参　南花粉　梧桐花　生甘草　丝瓜络

徐，右，三十六　四弯风，拳至不仁，脉见细弦。属气痹营伤，拟药酒方。

元生地　虎胫骨　炒杜仲　宣木瓜　炒当归　川桂枝　元武板

炒淮膝　海风藤　生白芍　蕲州蛇一钱五分　炒川断　生西芪　丝瓜络

上药一帖浸酒二斤，烧陈各半，七日可服，每日二杯，忌以咸食过口。

唐，右，廿二　产后营亏生风，风邪挟湿走窜经隧，两足酸软，膝盖肿势虽退，仍伸而难屈，两手亦为发麻，将成四弯风，脉见细弦。治以疏和。

香独活　生白术　炙虎胫　五加皮　桑寄生　炒当归　元武板

宣木瓜　梧桐花　炒淮膝　海风藤　炒杜仲　丝瓜络

面游风

陈，左，四十一　酒湿挟风，发为面游风，瘰痒无度。治以清化。

冬桑叶　金银花一钱五分　绿豆衣　净蝉衣四分　连翘　制豨莶三钱

赤苓皮　荆芥　山栀皮　炒丹皮　鸡苏散　炒侧柏　荷叶

驴唇风

杨，左，十四　驴唇风根，向春又发，脉见细弦。治以和养。

冬桑叶　焦山栀　净银花　荆芥穗　煨石膏　南花粉　粉丹皮　生甘草

薄荷尖　净连翘　块滑石　新会皮　荷叶　茅根肉三钱，去心

按：此方无腹痛可用，否则不可用。

博，右　禀体阴虚郁热蒸痰，发于少阳部则为子母疬，发于阳明部则为驴唇风，脉见弦数，自瘰疬后阴分更伤，肌肤皆为枯燥。拟以清养。

北沙参　旱莲草　夏枯花　黑料豆　冰糖炒石膏　制女贞　新会皮

肥知母一钱五分，去毛　川石斛　川贝母　生甘草　白海粉一钱五分　茅根肉

八帖后去北沙参，换用西洋参八分。

漏蹄风

周，左　漏蹄风，风邪湿热未清，脘闷神疲。治以疏和。

石决明　西羌活　法半夏　白茯苓　制豨莶　炒蒌皮　川石斛

干佩兰　杭菊花　生米仁　白蒺藜　陈皮　丝瓜络　炒竹茹

梁，左　足跟酸痛，防成漏蹄风。气虚生湿，营虚生风，风邪、湿邪流窜络脉。脉见沉弦带滑。防上盛下轻，头眩耳鸣。治以镇养。

杭菊花　虎胫骨　左秦艽　炒杜仲　焙甘杞　元武板　宣木瓜

炒淮膝　白附子四分　炒当归　海风藤　新会皮　丝瓜络

鹤膝风

徐，左　昔年痔散下血，血下过多，络脉失养，颈项转侧不利，两足骨粗肉削，

渐成鹤膝风象，脉见沉弦。拟以和养。

　　　　炒当归　炒杜仲　新会皮　焙甘杞　桑寄生　金狗脊　炒淮膝

　　　　炙虎胫　嫩鹿筋一钱五分, 酒洗　东白芍　宣木瓜　炙龟板　猪项骨三钱

肝 气

　　徐，右　肝气犯中，中焦积痰蓄饮，当脘痛胀，吞酸吐沫，气入于络，腰背胁部以及手足络脉皆为牵引，奇经遂失禀丽，产后经久不行，脉见细弦。治以和养。

　　　　法半夏　抱木神　玉蝴蝶　炒丹参　左金丸　远志肉　炒杜仲

　　　　合欢花　东白芍　佛手花　桑寄生　新会皮　丝瓜络　玫瑰露炒竹茹

　　复　久有肝气，自产后营阴大伤，厥阴更为失养，皆以春令应肝，肝邪遂为鸱张，既犯中，又入络，脘腹胀满，遍体络脉牵引不和。肝通于心，心亦为悸，奇经因之失丽，癸事不行已经连月，种种营亏气痹，木土不协，脉见细弦。治以调降。

　　　　西洋参　抱木神　炒当归　炒丹参　法半夏　远志肉　桑寄生

　　　　合欢花　左金丸　玉蝴蝶　炒杜仲　乌勒草一钱五分　玫瑰露炒竹茹

　　　　丝瓜络　代代花

　　殷，右　昔年产后血晕受伤，奇经不调，自崩放后，经事二年未行，带脉反为不固。营阴日亏，肝木失养，化气侮中，或呕或胀，少腹瘕攻，化风上扰，或痛或晕，头目昏沉，脉见细弦，舌苔前半光剥。种种营虚气痹，木土不协。拟以调养。

　　　　法半夏　制香附　远志肉　玉蝴蝶　左金丸　抱木神　炒丹参　炒杜仲

　　　　西洋参　煅龙齿　茺蔚子　合欢皮　月季花一朵　代代花二分　洋青铅

　　粟，右　连次偏产，营亏气痹，当脘作胀，纳食久呆，脉见细弦。拟以和养。

　　　　法半夏　抱木神　佛手花　制香附　左金丸　远志肉　玉蝴蝶

　　　　淡乌鲗　东白芍　桑寄生　炒杜仲　新会皮　丝瓜络

　　费，右　脉息滑数，怀麟有兆，适当手厥阴司胎，胎火上升则面热，胎络下损则腰楚。由手经病及足经，肝气又为内扰，或胀或痛，吞酸发嗳。拟以调养，藉防滑胎。

　　　　西洋参　炒杜仲　炒丹参　制香附　法半夏　桑寄生　原金斛　佛手花

　　　　左金丸　东白芍　炒川断　新会皮　白苎麻不剪断　水炒竹茹

　　包，右　气郁动肝，肝邪充斥，中焦受侮，当脘作痛，痛势扰腰及背，皆为牵引，脉见细弦。治以调降。

　　　　法半夏　抱木神　佛手花　桑寄生　左金丸　远志肉　玉蝴蝶

　　　　合欢花　东白芍　炒杜仲　炒丹参　新会皮　玫瑰花炒竹茹

　　王，右　血不养肝，肝气充斥，犯于胃则呕逆无度，侮于脾则大便溏薄，关系者尤在脘宇结瘕，瘕攻无度，甚则大如覆盘，脉见细弦。治以疏和。

　　法半夏　抱木神　佛手花　炒丹参　左金丸　远志肉　玉蝴蝶　炒杜仲

　　东白芍　新会皮　炒川楝　制香附　西砂仁　炒竹茹

缪，左　淋浊止后，精溺未曾分清，肾为胃关，以致中焦失运，吞酸吐沫，结痞作胀，脉见沉细。拟固肾以养肝，柔肝以保胃。

　　法半夏　抱木神　范志曲　关虎肚　左金丸　远志肉　炒葳皮

　　戌腹粮　生白芍　番荸荠　新会皮　炒丹参　姜竹茹

沈，左　当脘满闷，屡屡发嗳，多纳即为作胀，属脾失其使，胃失其市，中焦升降失职，水谷不化精华，而生痰饮，久防反胃，脉见沉弦。治以调降。

　　法半夏　旋覆花　抱木神　荜澄茄　左金丸　代赭石　远志肉

　　佛手花　东白芍　炒丹参　范志曲　新会红　玫瑰露炒竹茹

劳　伤

凌，右　环跳酸痛，背脊酸软，尾闾尤甚，脉见弦数。最恐由损径而进劳径，有人身缩短之虞。

　　吉林须　炙虎胫　炒丹参　金狗脊炙去毛，一钱五分　制首乌　炙龟板

　　炒当归　桑寄生　东白芍　宣木瓜　炒杜仲　新会皮　丝瓜络

胡，左，三十八　进力受伤，气不摄血，血为暴吐。治以和降，兼顾咳嗽。

　　鹿衔草一钱五分　仙鹤草一钱五分　参三七四分　炙款冬　旋覆花　炒川断

　　光杏仁　白茯苓　新会络　炙紫菀　川贝母　粉蛤壳　枇杷叶　丝瓜络

程，右，廿八　咳呛绵延，连次失血，一伤于产乳，再伤于殴打，以致头眩艰寐，潮热形寒，胸胁肩背皆为引痛，脉见芤弦。治以和养。

　　北沙参　桑寄生　抱木神　夜交藤　冬虫草　炒当归　炒丹参

　　东白芍　鹿衔草　仙鹤草　炒淮膝　血燕根　丝瓜络　古文钱一枚

高，左　季胁乃脏会之所，内络受伤，胁痛频仍，形黄便血，脉见沉弦。治以疏和。

　　制香附　焦红曲　东白芍　煨木香　炒川断　焦楂炭三钱　桑寄生

　　炒丹参　炒杜仲　新会皮　鹿衔草　白归须一钱五分　丝瓜络

胡，右，三十八　进力伤气，气不摄血，血为暴吐，咳嗽神疲，脉见细弦。治以疏和。

　　旋覆花　鹿衔草　川贝母　炙款冬　新会络　仙鹤草　炒川断

　　白茯苓　光杏仁　参三七　炙紫菀　粉蛤壳　丝瓜络　枇杷叶

颜，左，十八　跌仆受伤，左胁作痛，腹部痞攻，或隐或见，逢节每为发动，近复纳食呆钝，且有胀满，脉息弦滑。阴虚之体，气分不调。拟以和养。

旋覆花　白归须　东白芍　新会络　新绛屑四分　桑寄生　炒川楝

九香虫　鹿衔草　炒丹参　炒川断　炒杜仲　丝瓜络

春　温

俞，左　春温挟湿，身热微寒，有汗不解，脉见浮滑，舌色带灰。治以分泄。

淡豆豉　薄荷尖　荆芥穗　光杏仁　黑山栀　嫩白薇　焦米仁

炒枳壳　冬桑叶　方通草　白茯苓　炒蒌皮　荷叶　新会皮

钱，孩，四　春温身热，热而无汗，咳呛痰多，入夜略有谵语。防内陷神昏，治以分泄。

淡豆豉　炒麦芽　粉前胡　杭菊花　冬桑叶　方通草　双钩藤

白僵蚕三钱　薄荷尖　荆芥穗　光杏仁　新会皮　荷叶

费，右　春温挟湿，寒热往来，呕逆脘闷。治以疏和。

冬桑叶　白蔻仁四分　佛手柑　嫩白薇　焦米仁　焦建曲　新会皮

法半夏　川郁金　制小朴　方通草　荷叶　白茯苓

刘，左　春温之邪扰于阳明营分，牙衄口臭，脉息滑大。拟以清降，兼顾痘毒未清。

冬桑叶　生甘草　墨旱莲　新会皮　白茅花　板蓝根　绿豆衣

鲜生地　银花炭　炒荆芥　连翘壳　炒丹皮　炒藕节

戴，左　身热渐除，咳呛胁痛，舌色黄腻。湿邪挟痰，阻于肺络。治以清泄。

旋覆花　川贝母　方通草　杭菊花　冬桑叶　粉前胡　白茯苓

净蝉衣　光杏仁　新会络　薄荷尖　荆芥穗　枇杷叶　丝瓜络

复　身热渐除，仍咳呛脘闷，脉息细弦。再以分泄。

冬桑叶　方通草　净蝉衣　焦米仁　光杏仁　粉前胡　白茯苓

杭菊花　嫩白薇　新会络　薄荷尖　川郁金　荷叶　丝瓜络

风　温

杨，左　身热不解，头痛口渴，温邪郁蒸，势将发痧，脉见浮弦。治以分泄。

冬桑叶　杭菊花　粉前胡　淡竹叶　淡豆豉　荆芥穗　光杏仁

柔白薇　薄荷尖　净蝉衣　川通草　新会皮　荷叶　红蔗皮六钱

王，左　身热咳喘，便溏脘闷，湿温互感。再从分泄。

冬桑叶　鲜佛手　粉前胡　淡豆豉　干佩兰　薄荷叶　方通草

焦建曲　嫩白薇　焦米仁　净蝉衣　新会白　荷叶包益元散

吴，左，廿四　旧伤新感，寒热咳呛，胁旁引痛，脉见浮弦。治以和降。

冬桑叶　粉前胡　冬瓜子　方通草　淡豆豉　旋覆花　白茯苓

川贝母　光杏仁　新绛屑四分　新会络　鹿衔草　丝瓜络

叶，左　身热少许，脘痛便秘，表解而里未通，仍防神志昏迷，脉浮。拟以清泄。

冬桑叶　焦山栀　炒瓜蒌　粉前胡　淡豆豉　淡竹叶　炒枳壳

柔白薇　薄荷尖　荆芥穗　光杏仁　方通草　荷叶

张，左　风温之邪，首先犯肺，郁热蒸痰，煽烁不解，咳嗽喉鸣，气逆胁痛，关系者在舌苔罩灰质红起腐，势将劫津为变，脉两手弦数。拟以清解。

南北沙参各一钱五分　瓜蒌仁　旋覆花　白茯苓　鲜石斛　光杏仁

代赭石　新会络　蜜桑叶　川贝母　粉蛤壳　方通草　莱菔汁四钱

荸荠汁三钱　枇杷叶　竹茹

孔，左　脉两手数大，舌尖绛且有芒刺，肌灼少汗，脘腹胀痛，痛而拒按，便闭口渴，谵语手瘛。此乃邪入营分，食滞中焦，颇为棘手，难许无虞。

乌犀角四分，磨冲　鲜石斛三钱　大豆卷三钱　玄明粉三钱　羚羊角八分

连翘心一钱五分　杭菊花一钱五分　炒蒌皮三钱　鲜生地三钱　黑山栀一钱五分

光杏仁三钱　制锦纹三钱　芦根一两　辰灯心十寸

湿　温

陈，左　霉令将临，湿邪内动，郁于阳则形寒形热，郁于阴则便涩溺短，脉见沉弦。治以疏和。

焦茅术八分　粉草薢　焦米仁　干佩兰　乌芝麻一钱五分　炒蒌皮

范志曲　炒黄芩　厚朴花六分　川郁金　白茯苓　鲜佛手　姜竹茹

顾，左，廿八　湿邪稍泄，湿蒸未除，口内或甜或咸，脘宇似闷非闷。现在纳呆便艰，阳明机关大为不利，浑身痹痛，脉见细弦。拟以疏和。

焦茅术八分，乌芝麻拌炒　法半夏　焦建曲　炒黄芩　西羌活八分　炒蒌皮

干佩兰　白茯苓　黄防风　焦米仁　鲜佛手　新会皮　姜竹茹

龚，左　湿邪分布三焦，头眩肢酸，脘腹胀闷，气道不通，所谓清不升而浊不降，大便艰涩，舌黄，脉细弦。拟芳香调中，分化上下。

焦茅术八分，黑芝麻炒　法半夏　白蔻仁四分　香青蒿　制川朴　炒蒌皮

光杏仁　炒黄芩　焦六曲　干佩兰　焦米仁　白茯苓　炒竹茹

金，左，四十　身热淹缠，形寒，头痛，脘闷肢酸，脉见弦滑。治以分泄。

西羌活　干佩兰　法半夏　白茯苓　黄防风　焦米仁　制小朴

川郁金　焦建曲　鲜佛手　新会皮　方通草　鲜荷叶包鸡苏散三钱

王，左，四十三　寒热渐除，尚肢酸脘闷，二便少畅，脉见细弦。治以疏泄。

西羌活　广藿香八分　法半夏　赤茯苓　黄防风　焦米仁　制小朴
益元散　焦建曲　鲜佛手　炒枳壳　方通草　鲜荷叶

管，左，二十六　寒热肢酸，脘闷，溺赤，寒包暑湿。治以分泄。

西羌活　干佩兰　赤茯苓　制小朴　黄防风　焦米仁　益元散
法半夏　焦建曲　鲜佛手　方通草　新会皮　鲜荷叶

王，左，二十四　身热不扬，寒少热多，脘满舌白，口渴不甚引饮，脉见细弦。治以分泄。

大豆卷　焦建曲　焦米仁　鲜佛手　干佩兰　薄荷尖　白蔻仁
方通草　制小朴　黄防风　赤茯苓　新会皮　鲜荷叶包益元散

沈，右，四十一　脘宇胀满，肝气又复感邪，寒寒热热，防发疹瘩，脉见浮弦。治以分泄。

大豆卷　焦建曲　焦米仁　嫩白薇　干佩兰　鲜佛手　白蔻仁
方通草　制小朴　法半夏　川郁金　新会皮　西砂仁　鲜荷叶

复　寒热发瘩，脘胀，头蒙，肝气挟感。再从分泄。

大豆卷　鲜佛手　嫩白薇　广藿香　法半夏　方通草　制小朴
焦米仁　川郁金　焦建曲　白蔻仁　新会皮　荷叶包鸡苏散

唐，左，三十二　身热不扬，头痛，便溏，下血伤体，感受湿温，脉见𠮩大。治以分泄。

大豆卷　焦建曲　益元散　冬桑叶　干佩兰　焦米仁　川郁金
嫩白薇　制小朴　鲜佛手　薄荷尖　新会皮　鲜荷叶

刘，左，四十　头痛肢酸，外寒内热，风暑湿邪三者互缠，脉见沉弦。治以疏和。

冬桑叶　干佩兰　双钩藤　焦建曲　杭菊花　法半夏　鸡苏散
白蔻仁　嫩白薇　制小朴　鲜佛手　新会皮　鲜荷叶

朱，左，廿七　体倦绵延，霉令又复感邪，脘满纳呆，头痛溺赤，身热虽除，表里尚欠宣通，脉见浮大，舌腻。治以分泄。

冬桑叶　干佩兰　赤茯苓　鸡苏散　杭菊花　焦六曲　焦米仁
川郁金　嫩白薇　鲜佛手　方通草　新会皮　鲜荷叶

王，右　身热头痛，咳呛鼻衄，脉数口渴，风暑互感。治以分泄。

冬桑叶　光杏仁　白茅花　炒荆芥　杭菊花　川贝母　鸡苏散
南沙参　嫩白薇　粉前胡　方通草　双钩藤　荷叶

王，左，廿八　湿浊困中，当脘懊恼，口苦舌腻，脉见沉弦。治以疏和。

法半夏　广藿香　焦米仁　川郁金　制小朴　鲜佛手　白蔻仁
小青皮　采芸曲　新会皮　白茯苓　野蔷薇八分　鲜荷叶

朱，右，四十五　当脘心痛，痛连腰背，时时泛水，脉见弦滑。寒热后治以疏和。

法半夏　广藿香　炒香附　白茯苓　制小朴　鲜佛手　淡姜渣四分

酒桑梗　焦建曲　白蔻仁　大腹绒　新会皮　丝瓜络　西砂仁　姜竹茹

王，左，廿八　中气不足，湿浊未清，纳少神倦，脘嘈气怯，脉细弦。再疏和。

生白术　法半夏　干佩兰　益元散　焦建曲　焦米仁　鲜佛手

野蔷薇　制小朴　白蔻仁　新会皮　方通草　西砂仁

朱，右　瘖后又发细瘰，肢体满布，湿温之邪渐得清彻。惟中气受伤，神疲肢倦，纳食未得如常，脉见弦滑。拟从半虚半实调之。

生白术　干佩兰　原金斛　赤苓皮　厚朴花　鲜佛手　新会白

绿豆衣　焦米仁　炒蒌皮　环粟子一钱五分　益元散　青荷梗　鲜稻叶

丁，左，三十七　便溏后腹痛纳少，脉见沉弦。治以疏和。

生白术　淡吴萸四分　炒米仁　焦建曲　生白芍　大腹皮　川朴花四分

炒香附　白茯苓　干佩兰　煨木香　新会皮　红枣三枚

杨，左　身热少汗，五日不解，胸脘满闷，并作恶心，神昏谵语，舌胖言强。外受风寒，内热湿温，郁邪无从出路，表汗不多，里便不爽，三焦弥漫，势防厥逆，脉见濡细。若隐疹不透，证非稳当。

大豆卷　连翘心　肥知母去毛　川郁金　制小朴　抱木神　干佩兰

法半夏　细菖蒲八分　益元散　全瓜蒌　光杏仁　炒竹茹　辰灯心

冲荷叶露三钱　另服至宝丹一丸

马，右，三十八　寒热未除，得汗不解，脘闷耳聋，渴不多饮，脉见滑大，舌苔带灰。湿温郁蒸，表里解而未畅，经后营舍空虚，防劫津为变。

冬桑叶　薄荷尖　淡竹叶　霍石斛　柔白薇　炒荆芥　块滑石

炒蒌皮　焦山栀　光杏仁　净蝉衣四分　方通草　鲜芦根八钱，去节

复　表得汗透，里得两便通行，湿温之邪已有出路，耳聋较减，神志较清，惟舌苔仍然灰腻，脉右部尚大，左部带数。再从清化。

冬桑叶　炒黄芩　省头草一钱五分　细菖蒲　嫩白薇　焦山栀　块滑石

炒荆芥　杭菊花　野蔷薇八分　赤茯苓　方通草　鲜芦根八钱，去节　荷叶

湿 瘖

何，右　痢后感邪，寒热发瘖。治以分泄。

嫩白薇　炒黄芩　益元散　粉萆薢　干佩兰　焦米仁　生白芍

山楂炭　大豆卷　制小朴　新会皮　方通草　鲜荷叶

徐，左　身热出瘖，脘闷便溏，脉见浮弦。治以分泄。

嫩白薇　制小朴　益元散　鲜佛手　干佩兰　焦建曲　白茯苓

川通草　大豆卷　焦米仁　川郁金　新会皮　扁豆花七朵

包，左　疹痦密布，脘闷神烦，寒热或轻或重，脉见细弦。治以分泄。

冬桑叶　光杏仁　鲜佛手　肥知母去毛　嫩白薇　益元散　炒蒌皮

川石斛　连翘心　焦米仁　连皮苓　川通草　荷叶　炒竹茹

窦，左　寒热连日未解，脘闷气急，上为呕逆，下为溏稀，邪势仍未宣化，脉数而滑，两寸独不应指。上焦不能宣物，虽有疹痦不能由里达表，治以清泄。

冬桑叶　制小朴　益元散　连皮杏仁　嫩白薇　鲜佛手　川郁金

黄防风　大豆卷　焦米仁　方通草　新会红　炒竹茹　鲜佩兰七片

俞，左　红疹白痦夹杂而出，当脘仍有满闷，舌苔黄腻未化，惟六部扎弦细软为多。余邪未清，正气久虚，防其变端。拟以和化。

冬桑叶　薄荷尖　鲜佛手　生谷芽　柔白薇　连皮杏仁　干佩兰

新会皮　净蝉衣八分　焦米仁　赤茯苓　方通草　鲜荷叶

邵，右　身热白痦先起，脘闷呕逆，脉见细弦。肺胃受病，治以分泄。

冬桑叶　光杏仁　焦建曲　炒黄芩　嫩白薇　白蔻仁四分　炒麦芽

方通草　厚朴花六分　焦米仁　白茯苓　新会皮　青荷梗五寸　竹茹

钟，右　肝气发后，邪势透斥，由疹痦变毒，遍体瘰痒。治以清泄。

冬桑叶　焦山栀　焦米仁　环粟子一钱五分　嫩白薇　绿豆衣一钱五分

白茯苓　方通草　杭菊花　辰滑石　生甘草　新会皮　鲜荷叶

李，左　疹后耳聋头鸣。治以清泄。

冬桑叶　焦山栀　粉草薢　蔓荆子一钱五分　柔白薇　嫩滑石　炒荆芥

省头草一钱五分　杭菊花　薄荷尖　焦米仁　方通草　鲜荷叶

周，左，十八　痧痦后内热未清，纳呆咳呛，耳聋盗汗，脉见弦滑。治以清养。

北沙参　黑料豆　光杏仁　香青蒿　川贝母　制女贞　冬瓜子　杭菊花

川石斛　生白芍　新会皮　绿豆衣　冲枇杷叶露三钱　鲜稻叶一束

复　疹痧后阴伤热炽，耳聋盗汗，咳呛肌灼，脉见弦数。再以清养。

北沙参　川贝母　新会白　粉蛤壳　川石斛　青蒿　光杏仁　白茯苓

杭菊花　绿豆衣　黑料豆　环粟子一钱五分　鲜稻叶　枇杷叶露

宋，左　痦后内热未除，口渴纳少，脉见沉弦。治以和养。

香青蒿　北沙参　生谷芽　炒黄芩　西芪皮　环粟子　柔白薇

白茯苓　黄防风　焦米仁　原金斛　方通草　荷叶　红枣

陈，左，十一　身热出痦，痦色枯白，上为口渴无度，下为大便溏薄，脉见细弦。治以分泄，兼顾咳呛耳聋。

香青蒿　北沙参　冬桑叶_{蜜炙}　益元散　炒黄芩　川石斛　杭菊花

川贝母　柔白薇　环粟子　净蝉衣　新会白　枇杷叶

鲜稻叶_{一大握，煎汤代水}

顾，左　痦随汗，汗随热，呕恶绵延，肺胃之病，脉见细弦。治以和养。

香青蒿　制小朴　旋覆花　炒米仁　炒黄芩　干佩兰　代赭石

白茯苓　柔白薇　川郁金　金石斛　川通草　荷叶包鸡苏散　炒竹茹

沈，左　寒少热多，白痦出没，脘腹痛胀亦未见轻。邪入气分，逗留不解，脉左弦、右滑，舌苔前半脱液，根腻，属虚中挟实，实中挟虚。拟分化三焦，略兼存津养液法。

香青蒿　西洋参　生白芍　新会白　炒黄芩　绿萼梅_{八分}　炒川楝

晚蚕沙　柔白薇　原金斛　炒夏曲　佛手花　荷叶　竹茹

痦　后

庄，左，五　据述种种见证属肺脾两经为多，肺气不能宣通，挟痰挟风，则咳嗽气粗，脾气不达四肢，挟湿挟滞，则手冷足肿。风痰湿滞，四邪交并，乘痦后之虚，互为发动，以致身热淹缠，或轻或重，痦点出没，或多或少，肺不制肝，肝木又将侮脾。昨起神思倦怠，纳食呆钝，两手有痉厥之势。拟以疏和。

冬桑叶　炙鸡金_{一钱五分}　赤苓皮　方通草　莱菔子_{一钱五分}　杭菊花

熟麦芽　嫩白薇　川贝母　双钩藤　益元散_{荷叶包}　净蝉衣　鲜豆卷_{三钱}

枇杷叶

吴，右，十四　湿温身热，随汗布，耳聋口渴，舌苔灰黄。以上见证属时邪应有之义，尚不关系。吃紧者，误服下剂，胃阴、胃气两为受伤，纳食不思，肢清气怯，睡中露睛，汗多发冷，脉左部模糊、右大至数不匀。防正不胜邪，由闭而脱。

西洋参　鲜菖蒲　净蝉衣　连翘心　枫石斛　益元散_{鲜荷叶包}　广橘白

香青蒿　嫩白薇　杭菊花　蜜桑叶　淡竹叶　枇杷叶　扁豆花

鲜稻叶_{煎汤代水}

复　昨投清营养胃法，便溏已止，舌灰略退。阴液有上升之势，四肢虽清，热来尚暖，脾阳有灌溉之机。关系者，误下伤阴，胃无醒豁之象，纳食不思，汗出淋漓。心失营液为养，神志倦怠，脉象如昨，再以前意增损，未识然否。

西洋参　香青蒿　益元散_{鲜荷叶包}　环粟子　枫石斛　嫩白薇　杭菊花

连翘心　炒黄芩　川贝母　新会白　淡竹叶　枇杷叶　鲜佩兰

鲜稻叶_{一大握，煎汤代水}

痱　疹

钱，左，三十六　身热脘闷，痱疹满发，脉见弦滑。治以分泄。

　　　　大豆卷　净蝉衣　益元散　焦建曲　冬桑叶　赤茯苓　嫩白薇

　　　　干佩兰　焦米仁　薄荷尖　新会皮　方通草　鲜佛手　荷叶

中　暑

汪，左，四十八　初起身热不扬，至第二日热甚，神志模糊，不知人事，舌光红根灰，脉右部如无，左部细数。吸烟之体，益以发病前一夜，通宵不寐，故邪入里最速。用犀角四分，鲜菖蒲、竹沥、连翘、竹心、桑叶、杭菊花、薄荷尖、西瓜翠等药一剂，神志已清，诸恙均松，接后方。

复　昨投宣窍涤痰峻剂，神志已得清楚，惟身热未清，有汗不多，口渴无度，大便虽通，脘宇略有窒塞。脉右部已起，且滑且大，微带数象，左部一律如是。舌灰色已退，仍根带黄腻，尖光绛。风暑挟痰，尚少清彻，再从清解，候政。

　　　　冬桑叶　川贝母　鲜菖蒲　嫩白薇　杭菊花　光杏仁　莱菔子四钱

　　　　益元散荷叶包　粉蛤壳六钱　抱茯神　连翘心　薄荷　竹沥六钱　西瓜翠三钱

次日转方，加鲜稻叶一束，煎汤代水。

秋　燥

徐，左，十九　身热，头痛，咳呛，舌光，口渴无度，脉见浮弦。治以分泄。

　　　　淡豆豉　焦山栀　光杏仁　川石斛　冬桑叶　方通草　荆芥穗　南沙参

　　　　杭菊花　粉前胡　川贝母　新会白　红蔗皮一两　鲜荷叶　薄荷尖

蒋，左，七　寒少热多，大便不通。当表里分解。

　　　　淡豆豉　光杏仁　荆芥穗　黄防风　粉前胡　方通草　冬桑叶　炒枳壳

　　　　净蝉衣　薄荷尖　炒蒌皮四钱　杭菊花　荷叶

朱，左　寒热之后，燥邪未得清彻，客于肺胃，牙龈浮肿，咳呛无度，脉见弦大，舌苔光红。治以清泄。

　　　　南沙参　川贝母　细荆芥　蜜炙前胡　冬桑叶　杭菊花　粉蛤壳

　　　　薄荷梗　光杏仁　炒天虫三钱　方通草　川石斛　荷叶

富，左，廿八　燥邪客于上焦，牙肿喉痛，咳呛不爽，脉息浮大。治以辛凉。

　　　　冬桑叶　光杏仁　杭菊花　方通草　炒天虫　象贝母　炒牛蒡三钱

　　　　荆芥穗　扎马勃八分　薄荷尖　白射干　新会皮　荷叶

顾，左，九　会厌为吸门，系七冲之一。痰热内阻，呼吸不利，哮声如锯，脉见弦数。拟宣肺窍而化痰热。

南北沙参　粉蛤壳—两　冬瓜子三钱　冬桑叶　川贝母　瓜蒌仁四钱

净蝉衣七只　杭菊花　光杏仁　煅海石四钱　青蒿子　扎马勃

冲鲜竹沥六钱　枇杷叶

浦，左，十七　咽喉红痛，身寒发热，咳嗽口渴，脉息数大。治以辛凉分泄。

冬桑叶　杭菊花　炒荆芥　制玄参　扎马勃　方通草　光杏仁

川石斛　象贝母　薄荷尖　炒天虫三钱　甘中黄八分　红蔗皮—两

冬　温

顾，右　冬温，郁蒸表里解而未解，有汗不多，大便不畅，呃忒口渴，当脘胀满，邪势方张，精液渐为劫烁，舌苔质红色灰，薄如烟煤。脉两手滑大，左右寸重按模糊。温邪愈趋愈深，犯包络已有神昏，动肝风又将痉厥，高年正虚邪炽，势防内闭外脱。拟清阴泄邪，以图弋获。

西洋参—钱五分　光杏仁　淡竹叶　鲜生地　淡豆豉二味同打　羚羊尖四分，磨冲

瓜蒌三钱，玄明粉二钱拌　黑山栀　朱茯苓　鲜石斛　冬桑叶　炒枳壳

活水芦根八钱，去节　荷叶乙角

盛，左　身热无汗，咳呛口渴，入夜谵语，防冬温内陷为变，脉见浮弦。治以辛凉。

冬桑叶　粉前胡　胖大海—钱五分　白茯苓　淡豆豉　连皮杏仁

炙款冬—钱五分　川通草　薄荷尖　冬瓜子　净蝉衣　枇杷叶

温　毒

王，右，廿　咽喉红痛，内热脉大，染苔舌灰。风暑挟痰，郁于上焦，当清凉分泄。

冬桑叶　薄荷尖　光杏仁　炒荆芥　淡豆豉　扎马勃　象贝母

粉前胡　炒僵蚕　白射干　大力子　益元散　荷叶

复　咽喉红痛，减而未除，脉大身热。再以分泄。

冬桑叶　光杏仁　杭菊花　荆芥穗　淡豆豉　象贝母　扎马勃

粉前胡　炒天虫三钱　薄荷尖　大力子　新会皮　鲜荷叶包益元散

仇，右　风暑挟痰，项肿咽痛，口疳满布，脉浮大。治以分泄。

冬桑叶　炒僵蚕　大力子　荆芥穗　淡豆豉　扎马勃　光杏仁

净银花　薄荷尖　白射干　象贝母　益元散　荷叶

风痧

冯，左　身热微寒，咳嗽头痛，势将发痧，脉见浮大。治以分泄。

　　冬桑叶　荆芥穗　淡豆豉　光杏仁　柔白薇　方通草　净蝉衣
　　新会皮　薄荷尖　粉前胡　白茯苓　杭菊花　荷叶

复　风痧已发，布于四肢头面，咳呛口干，咽喉红肿，脉见浮大。治以清解。

　　冬桑叶　甘中黄八分　川贝母　川石斛　扎马勃　南沙参　山豆根一钱五分
　　京玄参　板蓝根　杭菊花　光杏仁　忍冬花　红蔗皮一两

复　热毒烁肺，喉腐，脉数大。治以清化。

　　北沙参　冬桑叶　甘中黄八分　鲜石斛　板蓝根　净连翘　金果兰八分
　　杭菊花　山豆根　忍冬花　京玄参　绿豆衣　红蔗皮

食复

李，左，十一　痧后食复，身热有汗。向来脾胃失健，又有腹痛便溏，脉见细弦。治以疏和。

　　嫩白薇　大腹绒　五谷虫一钱五分　白茯苓　焦米仁　焦建曲
　　生熟谷芽各三钱　净蝉衣　炙鸡金　方通草　陈皮　鸡苏散　荷叶乙角
转方：去白茯苓、净蝉衣、熟谷芽，加赤苓、朴花。

呃忒

蒋，左，十九　寒热后胃气为逆，呃忒频仍，纳呆脘闷，脉见细弦。治以疏和。
　　法半夏　焦建曲　新会皮　旋覆花　公丁香　鲜佛手　焦米仁　代赭石
　　制小朴　干佩兰　白蔻仁四分　白茯苓　干柿蒂三枚　姜竹茹

汪，左，三十四　寒热不扬，神迷发痉，口渴无度，呃忒频仍，右脉模糊、左脉细弦。阴寒外束，湿热内蒸，从此邪无出路，急防闭脱。
　　老苏梗一钱五分　广藿香　抱木神　真川连四分　新会皮　石决明　法半夏
　　生白芍　双钩藤　竹茹　鲜佛手　鲜佩兰七片

霍乱

姜，右　挥霍扰乱，泻而兼呕，脉见细弦。治以苦辛通降。
　　姜川连四分　姜半夏　鲜佛手　焦米仁　制小朴　连皮苓　干佩兰
　　益元散　焦建曲　大腹绒　宣木瓜　方通草　扁豆花七朵　姜竹茹

复　呕泻渐减，再以清泄。

姜川连　鲜佛手　杭菊花　焦建曲　制小朴　川郁金　白茯苓　粉草薢

姜半夏　新会皮　焦米仁　方通草　扁豆花七朵　鲜荷梗五寸

徐，左　上吐下泻，汗冷肢清，脉细兼弦。治以疏和。

姜川连　广藿香　焦米仁　益元散　制小朴　连皮苓　白蔻仁　黄防风

焦建曲　大腹绒　鲜佛手　新会皮　荷梗

朱，左　挥霍扰乱，勃然上吐下泻，当脘懊憹，汗多肢清，脉来沉细。治以分疏。

法半夏　干佩兰　大腹绒　焦米仁　制小朴　鲜佛手　带皮苓　白蔻仁

焦建曲　川郁金　晚蚕沙　新会皮　姜竹茹

费，左，四十　霍然扰乱，吐泻脘闷，脉见沉弦。治以分泄。

法半夏　广藿香　青木香　白蔻仁　制小朴　鲜佛手　晚蚕沙　焦米仁

焦建曲　川郁金　白茯苓　新会皮　西砂仁

囊　风

囊风发热发痒，流滋结痂，略有咳嗽。治以清泄。

茅术　连翘　黄芩　草薢　栀皮　银花　苦参　赤苓　豨莶　川连

生草　新会　扁柏

游风多年，变为囊风，流滋发痒，甚于下部，脉来弦滑。治以清化。

茅术皮　连翘　草薢　鲜皮　栀皮　黄芩　赤苓皮　米仁　豨莶蜜炙

苦参　侧皮　滑石　忍冬藤

惊　风

左，一岁　惊风挟痰，气逆音嘶，脉弦。治以清泄。

桑叶　川贝　钩藤　杏仁　胆星　白芍　前胡　新会　蛤散　加竹沥一两

冲濂珠粉一分

复　惊风稍平，发呕发噯，满口腐烂。治以清养。

沙参　金斛　银花　连翘　冬瓜子　薄荷　象贝　蛤壳　通草

加茅根三钱，去心　枇杷叶

复　惊风已平，口干咽哽，烂斑肌灼，能否支持？

洋参六分　淡竹叶　新会白　羚羊四分　生竹茹　橄榄核　鲜斛三钱

连翘心　蜜桑叶　辰灯心

肺　痈

沈，左　肺痈溃烂，先血后脓，现在虽减，最恐炎夏反复。

沙参　杏仁　桑皮　新会　冬瓜子　川贝　地骨　通草　米仁　蛤壳

茯苓　生草　活水芦根五钱,去节

王,左　哮喘重发,痰不爽吐,且带腥臭,脉见浮弦。治以宣解,兼顾形寒形热。此病有根,重发已三日,服此方四帖而愈。

豆豉　蒡子　冬瓜子　杏仁　桑叶　大力　生米仁　川贝　白前　兜铃

茯苓　通草　枇杷叶

左　咳嗽暴起,娇脏顷刻腐烂,秽气直冲,红痰不止,肺痈之象。

兜铃　地骨　杏仁　茜草　冬瓜子　桑皮　川贝　茯苓　米仁　蛤壳

白芍　新会　竹茹　枇杷叶　肺露

左　吐血甚多,由阳明而损及肝肺,现加咳嗽黄痰、绿痰带秽而出,显成肺痈,嘈杂颧红,又复盗汗。拟以清养。

沙参　杏仁　桑皮　白芍　冬瓜子　川贝　前胡　茯苓　米仁　蛤壳

仙鹤　会络　枇杷叶　竹茹　肺露

肺痿

左　久咳不已,娇脏受伤,痰中带血,其色不一,或黄或绿,肺痿渐成,脉见细弦。治以清养。

沙参　白芍　茜根　旱莲　川贝　冬瓜子　三七　冬虫　蛤壳　米仁

紫菀　会络　藕节　枇杷叶

哮 嗽

左　痰体本虚,感受寒邪,肺叶积饮发胀,哮嗽始重,痰如曳锯,咽喉窒塞。日后须防失血,治以开降。

炙麻黄四分　杏仁　旋覆　白芍　煨石膏三钱　川贝　石英　茯苓

炒牛膝三钱　会红　苏子　桑皮　银杏　枇叶　磨冲沉香一分

左　内有痰饮,外感风寒,哮嗽有根,发而较重,胸次痹闷,气逆喉鸣,脉见细弦。治以和降。

苏子　桑叶　半夏　冬瓜子　杏仁　白前　会皮　款冬　葶苈蜜炙

通草　茯苓　川贝　红枣五枚

左　胸痹喉鸣,哮喘又发,脉息细弦。治以和降。

苏子　白前　冬瓜子　川贝　杏仁　桑叶　茯苓　旋覆　葶苈　会红

款冬　防风　红枣五枚

左　哮嗽重发,喉鸣气逆,寒热脉细。属旧病新邪,治以和养。

桑叶　苏子　川贝　防风　白前　款冬　茯苓　会皮　杏仁　葶苈

菔子　通草　红枣

左　哮嗽重发，即为肺胀，喉痰呜呜，未能爽吐，脉息沉弦。治以疏降。

葶苈　杏仁　会红　芥子　菔子　川贝　款冬　冬瓜子　苏子　茯苓

桑叶　通草　银杏肉　红枣

复　肺胀频仍，咳痰稍松，脉息细弦。宣肺气而豁痰饮。

葶苈　白前　茯苓　冬瓜子　苏子　通草　款冬　莱菔子　川贝　会络

杏仁　桑叶　红枣五枚

右　痰沫涌吐，哮嗽日进日深，脉见细弦。拟以和降。

白前　旋覆　葶苈　茯苓　苏子　石英　桑皮　会红　杏仁　川贝

沉香屑三分　款冬　银杏　红枣

哮　喘

左　咳减喘轻，肺肾渐有相生之势，平日操心过度。考心居肺肾之间，有时艰寐，有时懊忱，侵晨出汗，脉见细软，左关较弦。拟甘缓调降，藉摄心神。

沙参　川斛　半夏　夜交藤　绵芪　旋覆　秫米　茯苓　蛤蚧　石英

淮麦　会皮　枇杷　红枣

右　上虚生痰，下虚生饮，积痰蓄饮，咳嗽多年，或平或发。近时薄有感冒，咳势较重，喘不能睡，属肺俯肾仰，两为失司。考女科以肝为先天，种种气瘰营亏，冲海无权，月事多年未行，并非干血成劳，以致诸虚杂出，头蒙心悸，腰酸肢倦，脉息细弦，虚多感少。拟以甘缓调降。

沙参　燕根　杏仁　百合　绵芪　旋覆　川贝　淮膝　蛤蚧　石英

冬虫　会红　枇杷叶　胡桃肉

左　痰饮内积，肺肾气道失宣，咳呛无度，痰多气喘，脉息细弦。治以和降。

沙参　蛤蚧　旋覆　白芍　绵芪　秋石　石英　茯苓　防风　川斛

冬瓜子　会皮　肺露　磨沉香一分　贝母

左　冲失坐镇，气从腹旁上冲，咳嗽甚于早起，有时发呕，脉息细软。从虚多邪少调之。

沙参　淮膝　白芍　冬瓜子　蛤蚧　旋覆　会红　茯苓　绵芪　紫石英

杏仁　川贝　枇叶　红枣　肺露　磨沉香一分

咳　嗽

左　咳嗽有根，与年俱进，每发先为寒热，属气虚积饮，肺失卫外，以致气喘痰沫，屡屡发呕，脉见沉弦。治以和降。

沙参　苏子　半夏　旋覆　芪皮　款冬　川贝　代赭　防风　茯苓

杏仁　会皮　枇叶　姜竹茹

右　气虚生痰，阴虚生饮，痰饮咳嗽，肺俯肾仰，两为失司，脉见细弦。日后慎防络伤失血，拟以和养。

沙参　川贝　白芍　冬瓜子　绵芪　旋覆　茯苓　会皮　杏仁　石英

燕根　蛤壳　枇叶　红枣　肺露

右　痰饮伤中，中主表里之权。咳嗽未减而寒热交作，肢冷背寒，神疲嗜卧，两日稍解而未清。前诊脉之细弦、舌之黄剥，显属表失卫外，里失主中。

沙参　仙半夏　青蛤散　五味　芪皮　川贝　当归　姜渣　防风　白芍

原斛　白薇　竹茹

左　两脉俱静，左静则根本无损，右静则感冒渐清。寒热已止，大便通畅，惟侵晨尚有咳痰，白沫中略有黏腻，最恐扰动肺痿旧根。当长夏炎热方兴未艾，最宜保护气脏。再须清热和阴，新旧病兼顾为宜。

沙参　冬虫　白芍　原斛　芪皮　女贞　茯苓　川贝　防风　杏仁

冬瓜子　会络　枇杷叶　竹茹　肺露　红枣

左　咳嗽绵延，音嘶痰沫，肉落气逆，脉左细、右弦，气虚见症为多。拟以和养。

沙参　杏仁　旋覆　淮膝　绵芪　川贝　石英　茯苓　冬虫　冬瓜子

白芍　会络　蜜炙枇杷叶

左　咳嗽绵延，背脊酸痛，恶风神倦。春季虽为失血，血尚不多，脉见细弦。脱力内伤，气与阴两为不足。治以和养。

沙参　川贝　旋覆　冬瓜子　芪皮　杏仁　石英　蛤壳　血燕根　淮膝

会络　冬虫　丝络　杜仲

左　咳嗽未减，夜重于日，痰多气怯，关系者形寒潮热，营卫之伤最难调护，脉芤。拟以和养。

沙参　甜杏　旋覆　白芍　阿胶　川贝　石英　茯苓　百合　冬虫

冬瓜子　会络　枇杷叶　红枣

左　肝升太过，肺降无权，咳呛绵延，气逆无痰，两胁每每引痛，痛时面部火升，势防天热失血，脉息沉弦。治以清降。

沙参　甜杏仁　白芍　蛤壳　旋覆　川贝母　淮膝　石英　新绛

冬瓜子　冬虫　会红　丝瓜络　肺露

左　酒客郁热，肝肺两脏受伤，咳血虽平，两胁尚为引疼。治以和养。

北沙参　燕根　旱莲　甜杏　旋覆　冬虫　女贞　川贝　新绛　淮膝

　　　　蛤壳　会络　丝瓜络

　左　因感起咳，咳而无痰，胁痛气逆，脉息细弦。最防失血成劳，拟以和养。

　　　　沙参　甜杏　白芍　淮膝　旋覆　川贝　冬虫　蛤壳　新绛　冬瓜子

　　　　燕根　会络　蜜炙枇叶　丝络

　左　脉左部弦大，甚于关位，属春令应肝，肝邪为炽，加以素有遗泄，水不涵木，厥阴更为失养，以致有升少降，上烁娇脏，咳呛虽属不甚，行动即为气逆。关系又在失血，血发连次，所吐甚红，由阴伤气，气分渐为不调，食后每每腹胀。防进而足肿便溏，即属过中难治，拟以和养。

　　　　沙参　川贝　白芍　金斛　燕根　冬瓜子　旱莲　石英　冬虫　旋覆

　　　　女贞　蛤壳　红枣　藕节

　　如血来，以墨染白绢三寸一方，化灰待冷冲服。

　孔，左　失血渐止，痰中尚为带溢，肝肺两虚，肺失降为咳呛，肝不和为胁痛，脉见数滑。青年最防入损，再从清养。

　　　　沙参　甜杏　旋覆　白芍　冬虫　川贝　石英　川斛　燕根　旱莲

　　　　蛤壳　茜根　藕节　肺露

　复　失血已平，肝升肺降仍属未和，痰胶气逆咳呛之势，夜甚于日，脉见数滑。再从清养，兼和中以开胃纳。

　　　　沙参　甜杏　旋覆　白芍　冬虫　川贝　石英　生熟谷芽　原斛

　　　　冬瓜子　蛤壳　会白　红枣　肺露

　梅，左　连年见血，每每逢节而发，发时或多或少，整口色鲜。由阳明损及肝肺，肺不降为咳呛，肝不和为胁痛，渐至音嘶盗汗，潮热形寒，关系尤在便溏，有损而过中之势，脉息弦滑。拟以和养。

　　　　沙参　原斛　白芍　蚕茧炭　冬虫　旋覆　川贝　扁豆衣　燕根

　　　　石英　百药煎　炙草　红枣　鲜藕肉—两

　王，左　英发太早，湿热下注，肛痈未敛，内管渐成。肺肠为表里，咳嗽绵延，痰薄且黏。夏令防失血成损，治以清养急和。左脉弦数。

　　　　沙参　杏仁　旋覆　象牙屑　冬虫　川贝　石英　冬瓜子　燕根　蛤壳

　　　　川斛　新会红　枇叶　红枣　肺露

　左　早有遗泄，近发失血，遂致肝升肺降，两为失司，咳嗽气逆。穷则伤肾，诸虚杂出，形寒潮热，咽干艰寐，肢腰酸楚，盗汗淋漓，脉见芤数，右部为甚。治以和养。

　　　　沙参　原斛　旋覆　白薇　冬虫　川贝　石英　苏子　燕根　白芍

　　　　新会　茯苓　枇杷叶　藕节　豆花露

复 遗泄不发，失血亦不见重，惟关系者尤在咳嗽气怯，喘须高枕，痰多成罐。营卫早为偏胜，形寒潮热，且又出汗，心烦神倦，脉见细软。根本大伤，夏令能否有减无增，再拟甘平清降。

吉林须　淡秋石八分，泡汤煎　冬虫　旋覆　白芍　沙参　燕根　石英

茯苓　绵芪盐水炒　淮麦　川贝　蛤壳　枇叶　红枣　会络

呕　血

沈，左 跌仆受伤，左胁进痛，呕血又发，脉沉弦。治以和降。

降香　寄生　当归　杜仲　仙鹤草　会络　丹参　膝炭　三七　白芍

川断　鹿衔　藕节　蚕茧炭

吐　血

左 勃然吐血，两胁作痛，脉见沉弦。治以和降。

降香　旋覆　白芍　膝炭　归须　新绛　旱莲　茯苓　仙鹤草　丹参

竹三七　会络　丝瓜络　藕节

左 血随气沸，勃然吐血，当脘发进，两胁引痛，内伤胃络显然，脉见沉弦。治以和降。

降香　旋覆　白芍　膝炭　归须　新绛　鹿衔　茯苓　仙鹤　丹参

参三七　会络　藕节　丝瓜络

左 无端失血，整口色鲜，由胃络而伤肝肺，渐加咳嗽，脉见芤大。治以清降。

沙参　仙鹤草　杏仁　淮膝　三七　女贞　川贝　蛤壳　旱莲　茜根

冬瓜子　会络　藕肉两许

左 吐血连日未止，由阳明而传肝肺，渐加咳嗽，脉见芤弦。治以和降。

降香　杏仁　淮膝　旋覆　仙鹤草　石英　茯苓　川贝　三七　白芍

会络　冬瓜　藕节

左 咳呛失血，内热脉数。治以清降。

南沙参　旱莲　杏仁　冬瓜子　竹三七　女贞　川贝　青蒿子　仙鹤

茜根　川斛　蛤壳　藕节

左 阳明为多气多血之经，血随气沸，或紫或红，皆属整口。久防损及肝肺，渐加咳嗽，脉见弦数。治以和降。

细生地　旱莲草　白芍　茯苓　川石斛　女贞子　蛤壳　归须　参三七

盆秋石　仙鹤　鲜藕汁一小杯

左 素有遗泄，以致龙相失潜，燥灼之势上冲于胃，阳明之血随气火上腾，每发

血时心烦神躁，坐立不安。热迫营阴，气火用事，脉见芤弦。治以和养。

  细生地　白芍　原斛　生熟谷芽　煨石膏　旱莲　木神　淮膝　沙参

  丹参　莲须　会皮　藕节　红枣

口鼻血

左 咳呛失血，口鼻俱溢，脉见弦滑。治以清降。

  沙参　杏仁　旱莲　白芍　茅花　川贝　茜根　冬瓜子　三七　会络

  山茶花—钱五分　蛤壳　藕节

复 口鼻之血，再和咳嗽，脉细。

  沙参　川贝　旱莲　茜根　蛤壳　会络　杏仁　冬瓜子　茅花　白芍

  川斛　藕节

痞　块

左 腹痞胀满，阴阳络两为受伤，鼻血便血，形黄内热，脉见弦滑。治以疏和。

  白术　茅花　香附　川楝　鳖甲　大腹　丹参　九香　建曲　楂炭

  新会　白芍　侧柏　砂仁　红枣

陆，左 腹痞攻胀，阴阳络伤，吐血虽止，便血未除，脉见沉弦。再以调降。

  白术　大腹　川断　川楝　赤曲　香附　丹参　香虫　楂炭　煨木香

  新会　白芍　炒侧柏

柴，左 腹痞肢肿，形黄神倦，脉见细弦。阴阳络伤，鼻血虽止，便血未除。治以疏和。

  白术　大腹　香附　白芍　建曲　防己　川楝　丹参　楂炭　萆薢

  九香　胡芦巴　西砂仁

左 左胁之下，进结若痞，脱力气痹。治以疏和。

  吴萸　香附　独活　杜仲　白芍　川楝　寄生　当归　建曲　九香

  青木香　新会　丝瓜络

左 早有腹痞，或痛或胀，肝脾内伤。治以疏和。

  吴萸　川楝　佛香　香附　白芍　九香　茯苓　大腹　建曲　陈橼

  丹参　新会　砂仁

陈，左 腹痛痞攻，便血澼澼，脉息细弦。治以疏和。

  香附　炮姜　吴萸　佛柑　建曲　地榆　白芍　川楝　楂炭　大腹

  煨木香　新会　砂仁

周，左 便血体肝脾早伤，右腹结痞，攻动作痛，痛连腰部，脉来细软。治以温通。

<blockquote>
香附　吴萸　川楝　腹皮　建曲　白芍　九香　川断　楂炭　新会

桑梗　丹参　砂仁
</blockquote>

左　腹痛痞攻，内热肌灼，脉数。拟清阴调中。

<blockquote>
鳖甲　川楝　大腹　鸡金　志曲　九香　陈橼　白芍　银柴　香附

新会　茯苓　砂仁
</blockquote>

左　腹痞痛胀，咳呛肢肿，属旧伤新邪，肺脾同病，脉见细弦。拟以疏和。

<blockquote>
吴萸　香附　苏子　木防己　白芍　大腹　款冬　萆薢　建曲　新会

茯苓　米仁　砂仁
</blockquote>

顾，左　腹痞作胀，洞泄无度。旧伤新邪，再从疏和。

<blockquote>
白术　大腹　吴萸　川楝　香附　茯苓　白芍　九虫　煨木香　新会

建曲　车前　砂仁
</blockquote>

左　中焦气痹，积痰蓄饮，当脘屡屡作痛，两痞交攻，溏泄亦因之而发，脉见沉弦。久防痰饮常扰，再加呕吐，拟以温通。

<blockquote>
半夏　茯神　川楝　陈橼　香附　远志　香虫　白芍　煨木香　澄茄

志曲　新会　砂仁　姜竹茹
</blockquote>

右　腹痞便溏，经事应通未通，转为鼻血屡溢，脉见沉弦。治以疏和。

<blockquote>
香附　建曲　大腹　茺蔚　川楝　丹参　侧柏　延胡　香虫　白芍

新会　枳壳　砂仁
</blockquote>

左　肝脾肺三者俱伤，肝为胁痛，脾为痞胀，肺为咳呛，脉见沉弦。治以疏和。

<blockquote>
香附　陈橼　苏子　大腹　川楝　建曲　款冬　白归须　香虫　白芍

新会　新绛　砂仁　丝瓜络
</blockquote>

右　痞痛旧根近发，连及腰胁，脉见沉弦。治以疏和。

<blockquote>
鹿衔　新绛　丹参　杜仲　当归　香附　白芍　香虫　寄生　川楝

会络　志曲　丝瓜络　砂仁
</blockquote>

胸　痹

袁，左　痰饮内阻，晨起咳嗽，胸痹气逆，痰沫不爽，脉见细弦。拟以和降。

<blockquote>
瓜蒌仁　旋覆　半夏　茯苓　薤白头　石英　川贝　淮膝　苏子　款冬

会红　磨冲沉香—分
</blockquote>

右　肝为之升，肺失其降，肝肺两病，此平彼作，咳嗽频仍，痰色不一，金不制木，肝邪益炽，胸痹脘满，痰沫涌吐，咽喉且痛，脉见沉弦。拟以通降。

<blockquote>
瓜蒌仁　旋覆　半夏　白芍　薤白头　代赭　川贝　木神　苏子　瓦楞
</blockquote>

新会　佛花　枇叶　姜竹茹　青铅

方，左　早有失血，去年复发。近日又有胸痹不舒，少腹结痞，肝肺久为受伤，脘宇窒塞，略有咳嗽。燔灼之令，恐血再来，脉见细弦。治以和降。

瓜蒌仁　旋覆　杏仁　冬瓜子　薤白头　石英　川贝　紫菀　降香

冬虫　蛤壳　会络　丝络　枇杷叶

肺脾病

右　咳呛略减，转为腹痛多利，有上损过中之势，当肺脾兼和，并顾失血。

沙参　旋覆　川贝　川斛　冬虫　紫石英　冬瓜子　会白　扁豆衣

白芍　甘草_炙　谷芽_炒　红枣

右　吐血咳嗽，近来虽不加重，病情杂出，潮热盗汗，胃纳甚微，大便多次。上损及脾，月事渐枯；下损过胃，脾胃两伤，过中最险。脉见细软，舌光。属虚多邪少，治以和养。

于术　原斛　粟壳　川贝　夏曲　补骨　扁豆衣　淮麦　白芍　菟丝

茯苓　新会　红枣

左　肺脾两伤，上为咳嗽，下为便血，渐至肉落纳少，形寒潮热，势将由伤成劳，脉见弦滑。治以和养。

党参　杜仲　苏子　茯苓　赤曲　川断　款冬　白芍　楂炭　丹参

紫菀　陈皮　红枣　扁柏

卷中

痢 疾

于，左，四岁 赤痢未止，舌黄口渴，身热腹痛，关系者又在噤口。拟以疏和。

川连元米炒　炒荆芥　川斛　白薇　白头翁　地榆　会白　鸡金

银花炭　侧柏　益元散　楂炭　粳稻叶—大握，煎汤代水

吴，右 霍乱后又发痢疾，舌剥口噤，如何支持？

洋参　甘中黄　木神　野赤豆　地榆　赤白芍各—钱　丹参　绿豆衣

银花炭　霍石斛　赤曲　会皮　卷竹心　稻叶—束

右 红白痢，昼夜百计，脉见细弦。治以疏和。

香连丸八分　赤曲　姜炭　萆薢　白芍　楂炭　地榆　泽泻　香附

大腹　荆芥　新会　红白扁豆花

左 酒客湿热伤营，每便干结，带下赤痢，脉见细弦。由阳明而损肝脾，渐为腹痛形黄。拟以疏和。

脏连丸　大腹　侧柏　泽泻　红曲　木香　炒荆芥　车前　楂炭

香附　地榆　会皮　野赤豆

右 休息久痢新积，色白，脉见沉弦。拟苦辛固养。

驻车丸　地榆　扁豆衣　川楝　白芍　侧柏　通草　会皮　楂炭

茯苓　米仁　泽泻　红枣

左 痢疾，小腹发迸，肛门气坠，欲便不利，属半虚半实，脉见沉弦。治以和养。

白术　吴萸　川楝　谷芽　香附　白芍　木香　车前　建曲　大腹

佛柑　陈皮　阳春砂仁　枣

张，左，四十四 脱力阻气，胁痛稍减，尚似痢非痢，里急后重。治以疏和。

白术　香附　佩兰　茯苓　建曲　大腹　米仁　通草　楂炭

炒荆芥　益元　新会　荷叶

复 血痢渐减，再以疏和。

　　白术　大腹　佛手　佩兰　建曲　广木香　楂炭　炒荆芥　香附

　　会皮　益元　米仁　红扁豆花

右　肝脾失协，赤痢屡发，小腹迸痛，得食欠运，脉见细弦。拟以和养。

　　白术　金斛　木神　川断　赤曲　白芍　丹参　佛柑　香附

　　煨木香　杜仲　新会　荷蒂

右　休息痢，有赤无白，腹痞攻痛，脉息濡细。阴虚之体，舌苔光剥。拟以和养。

　　于术　红曲　炮姜炭　杜仲　党参　艾绒炭　地榆　丹参　香附

　　煨木香　侧柏　白芍　荷蒂　枣

左　赤痢，久而不止，腹痛肛痛，肢肿纳少，脉见细弦。拟以温养。

　　白术　炮姜　吴萸　补骨　党参　地榆　白芍　菟丝　香附　木香

　　杜仲　车前　荷蒂　枣

左　赤白痢减，肛坠里急，脉见细弦。拟升清降浊。

　　茅术　建曲　泽泻　升麻　党参　楂炭　茯苓　白芍　川连元米炒

　　广木　野赤豆　会皮　荷蒂　枣

肠　风

徐，左　幼年间鼻血吐血，阴分早亏，虚热内炽。现在热迫大肠，肠风绵延，血下如射。每便坚涩，肛痔外凸。关系者在梦泄，精血两伤，诸恙从此蜂集，神烦少寐，头眩目花，惊悸不宁，脉见弦大。治以清养。

　　珠儿参　郁李仁　旱莲　甜杏仁　乌芝麻　柏子仁　女贞　槐花炭

　　川石斛　地榆　玄参制　莲须　西瓜翠　松子仁　鲜藕肉一两　卷竹心

左　早有痰血，脏热移腑，传为肠风，血下如注，大便艰涩。由阴伤气，渐至纳少，神疲气逆肢倦，脉见弦滑。虚多邪少，治以和养。

　　珠儿参　地榆　料豆　生熟谷芽　乌芝麻　侧柏　女贞　茯苓

　　川斛　白芍　炙草　新会　红枣

左　便燥带血，属肠风为多，久则损及肝脾，形黄腹痛，脉见沉弦。拟以和养。

　　元生地　地榆　赤曲　茯苓　川斛　荆芥炒　料豆　炙草　白芍

　　扁柏　杜仲　会皮　荷蒂　红枣

沈，左，四十二　阳明郁热，肝脾统脏两为失司，以致气陷为肛坠，营虚为肠风，脉息沉弦，舌苔微灰。嗜烟体气阴两伤，调理不可偏阴偏阳，治以和养。

　　党参　赤曲　扁豆衣　诃子肉一钱五分　于术　地榆　炒椿皮　炒荆芥

　　原斛　白芍　丹参　炒扁柏　炒荷蒂　枣

复　肠风绵延，或轻或重，血下如水，甚则后重，脉见沉弦。阳明郁热，肝脾又失统藏，以致营不为守。再以和养。

　　于术　丹参　茯苓　椿皮　地榆　赤白芍各一钱　扁柏　扁豆衣

　　原斛　新会　炒荆芥　赤曲　荷蒂　枣

痔　血

左

痔血受伤，营虚热炽，阳明传送无权，大便坚结，数天一行，行而不畅，脉见弦大，舌苔光红。拟以清养。

　　珠儿参　旱莲草　生当归　地榆　火麻仁　黑料豆　白芍　制玄参

　　瓜蒌仁　女贞　丹参　新会，松子肉卅粒

复　阳明郁热，痔血频仍，大便每每艰行，脉息弦细。虚多邪少，治以清养。

　　洋参　旱莲　川斛　丹参　乌芝麻　料豆　当归　地榆　白芍

　　女贞　柏仁　新会　松子肉　红枣

便　血

左　痢久渐成便血，便之前后俱溢，昼夜六七行，腹痛里急，脉见沉弦，形黄肢肿，应月枯少。能否得复，治以和养。

　　珠儿参　木神　椿皮　丹参　脏连丸　龙骨　赤曲　于术　白芍

　　会皮　地榆　香附　侧柏　枣

刘，左　肢腿之病尚不见发，惟湿火内蒸，随气下陷，阴分已伤，脱肛类痔，便艰下血，病滋水交流。阳明湿火触发，肝邪气逆作呕，上焦为患，属阳明胃腑，下焦为患属阳明大肠，邪热俱在阳明，遂至雷龙失潜。头涨频仍，少寐多梦，纳谷尚少，大便尚涩，所以左脉细弦、右脉弦大不静。属邪正相搏，治宜兼顾。

　　珠儿参　木神　半夏　白芍　原斛　丹参　新会　地榆　脏连丸

　　炒槐米　菊花　姜皮　侧柏　竹茹

左　便血绵延，脱肛腹痛，脉息濡细。治以疏和。

　　党参　香附　丹参　楂炭　白术　木香　侧柏　炮姜　赤曲　地榆

　　白芍　新会　荷蒂　枣

泄　泻

左　脘满作泻，腹痛肢倦。治以疏和。

　　羌活　鸡苏散　陈皮　川楝　防风　佩兰　郁金　茯苓　小朴　大腹

　　蔻仁　米仁　荷叶

孩　暑邪内蕴，风邪外束，寒热而兼泄泻。治以分疏。

防风　天水散　五谷虫—钱五分　荆芥　麦芽　大腹皮　佩兰　鸡金
车前　荷叶　白扁豆花

右　久泻未止，肝脾伤也。

白术　大腹　川斛　香附　建曲　佩兰　郁金　茯苓　小朴　米仁
补骨　陈皮　荷叶　枣

孩　受凉伤中，洞泄无度，脉弦。拟以疏和。

于术　佛手　萆薢　大腹　建曲　佩兰　泽泻　米仁　小朴　连皮苓
鸡金　会皮　扁豆花

左　泄泻渐止，脘闷纳呆，脉见沉细，属半虚半实。拟以调中化邪。

白术　香附　佛手　生熟麦芽　建曲　大腹绒　佩兰　通草　小朴
半夏　煨木　新会　荷叶

右　由血转痢，由痢转泻，纳呆，舌光，脉息沉弦。拟以和养。

白术　佩兰　丹参　白芍　楂炭　佛手　谷芽　泽泻　川斛　苡米
茯苓　新会　扁豆花七朵　红枣　荷蒂

左　久泻不止，大腹膨满，得食作胀。向有遗泄便溏，由阴伤气，现在病寓中焦。脉象细弦。拟以调养。

白术　煨木　原斛　茯苓　志曲　车前　新会　米仁　香附　泽泻
生谷芽　白芍　荷蒂　红枣

右　久泻不止，由脾及胃，胃纳作张，土衰关乎火弱，舌剥肢肿，咳呛气逆，脉见细弦。治以疏和。

于术　补骨　皮苓　粟壳　香附　郁金　大腹　炙草　建曲
石莲肉炒　二钱　新会　车前　伏龙肝　枣

右　生冷伤中，中焦积滞，腹部隐痛，便溏纳呆，防转为痢疾，脉来沉细。治以疏和。

香附　小朴　白蔻仁　通草　广木　佩兰　米仁　郁金　大腹
建曲　新会　茯苓　荷叶

右　洞泄无度，舌糙如苔，寒湿水毒，一时充斥阳明。拟以分泄。

茅术　皮苓　大腹　车前　防风　广藿　萆薢　泽泻　小朴　建曲
佛手　新会　扁豆花七朵

痰　饮

左　肺虚生痰，肾虚生饮，痰饮内扰，咳嗽绵延，渐加气怯，上下摄纳无权，中焦亦失砥柱，纳食欠旺，两足浮肿，脉见沉弦。拟以和养。

  于术 旋覆 苏子 原斛 半夏 石英 款冬 杜仲 川贝 冬瓜子

  白芍 新会 枇杷叶 银杏肉

左 中气不振，积痰生饮，阻遏升降道路，脘宇攻动，漉漉有声，必得嗳气，然后松软，脉见沉弦。治以调降。

  于术 沉香曲 木神 香附 党参 澄茄 远志 新会 半夏 左金

  白芍 小青皮 玫瑰露炒竹茹

朱，左 封藏早亏，水不涵木，木邪扰中，中焦积痰蓄饮，以致脐腹间似痞非痞，有时下陷转而上升，即为胸次窒塞，又复凌心，心悸艰寐，迫肾为之梦遗。种种升降失司，阴阳造偏，头眩耳鸣，鼻衄疝坠，脉见细弦，舌苔滑腻。虚中挟实，实即痰饮。拟交坎离而调木土。

  于术 旋覆 瓦楞 半夏 代赭 夜交 秫米 丹参_{鸭血拌} 白芍

  洋参 芝麻 新会 竹二青

费，右 下虚生饮，气虚生痰，喘肿多年，痰不从咳而化，饮不从便而达，以致肢面皆肿，先为胁痛，由络脉泛滥肌肤。高年防气不归元。

  茅术皮 杏仁 苏子 茯苓 防己 川贝 桑皮 米仁 萆薢

  冬瓜子 新会 仙藤 姜衣 陈麦柴

脾 胃

王，左 能食无力，大便屡解，有时当脘作痛，痛行臀部，得一转矢气较松，脉见沉弦。治以调养。

  党参 半夏 益智 杜仲 白术 左金 澄茄 香虫 建曲 香附

  白芍 新会 老檀香_{四分} 姜竹茹

高，左 脘宇懊侬，得食每为上冒，头痛肢酸，早有便溏，脾胃受伤。治以和降。

  生白术 小朴 旋覆 茯苓 枳实 郁金 代赭 白芍 半夏 姜渣

  瓦楞 新会 姜竹茹 白檀香

疟 疾

朱，左，十六 暑风客邪，内伏募原，营卫不和，致发疟疾。少热多寒，脘闷头眩，脉见弦数。治以分泄，兼顾便坚腹痛，舌黄口渴。

  苏梗_{一钱五分} 黄芩 益元 桑叶 煨草果_{四分} 青蒿 小朴 白薇

  炒知母_{一钱五分} 枳壳 苡米 佩兰 荷叶 竹茹 陈皮 半夏

张，左 间日发疟，寒少热多，有时但热不寒，脘闷头痛，渴不多饮，便涩溺赤，脉见弦滑，舌苔黄腻。属风暑痰湿四邪交并，表里因之失宣。拟以疏和。

煨草果八分　青蒿　半夏　桑叶　炒知母　黄芩　川贝　白薇　制小朴

益元　建曲　赤苓　荷叶　佛手

类 疟

刘，右，六十三　咳嗽痰薄，类疟寒热，脉见弦滑。治以分疏。

豆豉　小朴　白薇　益元　防风　薄荷　茯苓　通草　前胡　佛手

米仁　新会　荷叶

复　类疟较轻，仍咳嗽痰多，当脘满闷，脉见弦滑。治以分泄。

半夏　桑叶　益元　佛手　川贝　白薇　小朴　赤苓　前胡　米仁

建曲　通草　枇杷叶　鲜佩兰

复　类疟已止，咳喘未除，脉见弦滑。治以疏和。

半夏　桑叶　茯苓　款冬　川贝　杏仁　通草　佩兰　苏子　前胡

会白　谷芽　枇杷叶

间日疟

左　间日发疟，寒热满闷，咳嗽泛恶，脉见细弦。治以分疏。

豆卷　米仁　佛手　白薇　小朴　佩兰　蔻仁　杏仁　建曲　会皮

通草　前胡　荷叶　姜竹茹

右　间日发疟，寒少热多，烦闷非常。表未解则汗不多，里不达则大便结，九窍不和，都属胃病，胃不和则卧不安也。至于骨痛、肢麻、舌剥等症，且从缓治，姑拟以分疏先之。

豆卷　小朴　瓜蒌皮　木神　青蒿　志曲　枳壳　川斛　黄芩

佛手　佩兰　通草　荷叶

三 疟

徐，左　三疟五年，劳动即发，寒热从中，营卫受伤，脉见濡细。属虚而非实。治以和养。

芪皮　当归　半贝丸三钱　丹参　防风　银柴　桑梗　川断　白术

白薇　新会　杜仲　枣　生姜二小片

左　劳倦成疟，是为劳疟。微寒微热，盗汗纳少，脉见濡细。拟和表里，兼顾咳嗽。

芪皮　当归　苏子　茯苓　防风　银柴　款冬　米仁　杏仁　白薇

会红　通草　姜竹茹

左　三疟阵乱，呕泻仍作，脉见沉弦。治以疏和。

半夏　郁金　桂枝　大腹　建曲　蔻仁　白芍　茯苓　小朴　米仁

佛柑　新会　姜竹茹

疟　母

左　疟母攻胀，肢酸脘闷，脉见细弦。治以疏和。

焦茅术　大腹　连皮苓　小朴　米仁　蔻仁　建曲　戈半夏三分, 冲入

新会　荷梗

左　疟母内损，头眩肢倦，便溏带血，脉见细弦。恐其成劳。

生白术　米仁　泽泻　大腹　小朴　佩兰　野赤豆　白芍　建曲

楂炭　佛手　新会　荷蒂　枣

狐　疝

左　狐疝出没无常，少腹牵引作痛，脉见沉弦。治以疏和。

当归　鹿角霜　香附　丹参　川楝　枸杞　茴香　荔核　香虫

杜仲　白芍　橘核　丝瓜络　焦茅术

左　七疝中之狐疝，出没无常，其声呜呜然，属肝肾内虚，气为下陷，脉弦。治以和养。

党参　香附　杜仲　会核　当归　吴萸　甘杞　荔核　菟丝

白芍　桑梗　楂炭　丝瓜络

血　疝

左　疝胀屡发，色红而热，七疝中之血疝。治以和养，一切内热盗汗，口渴便艰，均须照顾。

左金　枳壳　橘核　香虫　川楝　当归　楂核　丹参　鳖甲　银柴

青皮　白芍　丝瓜络

冲　疝

左　冲疝下坠至囊，上冲呕逆，冲甚欲厥。拟以温养。

肉桂　木神　川楝　香附　白芍　当归　九香　木香　沉香曲

杜仲　荔核　会皮　丝瓜络

水 疝

左 水疝胀大出水，脉见濡细。治以疏和。

白术　香附　鹿角霜　带皮苓　半夏_{姜炒}　吴萸　官桂　煨木香　建曲

白芍　甘杞　新会　青荷梗　枣

左，二十九 据述疝胀溃头，流水郁郁，大致水疝之象。治以疏和，兼顾寒热。

茅术皮　米仁　橘核　香附　枳壳　茯苓　荔核　小朴　萆薢　川楝

青皮　豆卷　荷叶

癫 疝

左 疝气两月未止，恐成癫疝。尾闾结核，亦属湿痰，脉见细弦。治以疏和。

香附　当归　荔核　枳壳　川楝　甘杞　夏曲　木香　九香　杜仲

新会　萆薢　丝瓜络

左 右部睾丸坚结不和，渐成癫象，惟目赤屡发。肝家素有郁热，一切过温之药似在禁例，脉见弦滑。治以清养。

左金　杜仲　川楝　洋参　当归　桑寄生　楂炭　枳壳　丹参　白芍

会核　青皮_{鳖血炒}　丝瓜络

转方：去左金，加沙苑。

脚 气

脚气疲软，朝退暮重，少腹发麻，气逆上升，脉见沉弦。再以通阳益气。

西潞党　生牛膝　菟丝　茯苓　生于术　木防己　北五味　白芍

安肉桂　车前　干姜_{蜜炙}　苡仁　干松节_{三钱}　桑梗_{五钱}　磨冲沉香_{一分}

左 脚气属脾肾两虚，寒湿内滞。两足浮肿，有上行之势；两便少行，最恐冲心犯胃，手指麻痹。治从和解，藉以通利机关。

白术　防己　五加　茯苓　桂枝　萆薢　海桐　野赤豆　槟榔　会皮

泽泻　天仙藤　姜衣_{四分}

左 干脚气，两足软不能行，手亦发麻，颇有上升之势，犯胃冲心皆能传变，脉见沉细。急须调治。

桂枝_{四分}　防己　小朴　五加　细辛_{四分}　萆薢　牛膝　天仙藤　白术

会皮　杜仲　当归　姜衣_{四分}　丝瓜络

复 脚气疲软难行，两手亦麻，脘闷纳少，脉见细弦。属脾肾致虚，风寒湿袭入络脉，仍从温养。

桂枝　防己　天仙藤　加皮　槟榔　木瓜　海风藤　小朴　苏梗

萆薢　半夏　会皮　杉木节_{三钱}　丝络

左　脚气将成，恐上升为变，脉见细弦。拟去寒湿。

制茅术　防己　苡仁　生牛膝　桂枝　萆薢　天仙藤　五加　白芍

木瓜　桐皮　新会　丝瓜络

程，左，五十一　脚气渐成，有升少降，少腹窒塞，手指发麻。寒湿之邪实少去路，二便又为失利，脉见沉弦，舌糙。急宜疏导。

焦茅术　槟榔　川楝　独活　防己　苏梗　海桐皮　泽泻　半夏

牛膝　加皮　全瓜蒌　荸荠干　姜衣

左　脚气暴起，两足已见肿亮，手麻发痉，有积水上冲之势，脉浮弦。拟先开降。

桂枝　萆薢　连皮苓　生瓜蒌　葶苈　防己　桑皮　枳壳　杏仁

怀膝　新会　泽泻　姜衣　陈麦柴

左　脚气将升，酸软不和，少腹、手指皆为发麻，恐其上冲为变，脉见沉细。治以和养。

独活　当归　生淮膝　木瓜　寄生　槟榔　五加皮　会络　木香

苏梗　防己　天水散_{三钱}　丝瓜络　杉木节_{三钱}

左　足膝酸软，神疲纳少。治以疏和。

西羌活　防己　淮膝　半夏　香独活　萆薢　杜仲　加皮　桑梗

天仙藤　晚蚕沙　会皮　加丝瓜络

臌　胀

左　臌胀筋露脐平，囊茎皆肿，积水不化。治以分导。

桂枝　大腹　泽泻　川楝　白芍　连皮苓　防己　车前　橡皮

会皮　川椒目_{八分}　黑白丑　磨冲沉香_{一分}　荸荠干　陈麦柴_{三钱}

王，左，三十九　积湿化水，水泛为肿，肿势渐升渐上，由足而腹而面，面为之浮，腹为之胀，关系又在小便不利。治以通降。

桂枝　腹皮　泽泻　香附　白芍　皮苓　防己　建曲　橡皮　会皮

椒目　萆薢　通天草　西砂仁

左　臌胀伤气易治，耗阴者最不易调。腹臌脐平，两便少行，脉左弦数，舌剥口渴。拟通关导水。

肉桂　川楝　水炒黄柏　鸡金　白芍　淮膝　肥知母　丹参　建曲

茯苓　野赤豆　会皮　陈麦柴

右　肝脾内伤已成，臌胀两便失利，上逆为咳，脉见细弦。治以和降。

　　　　肉桂　川楝　陈橼　车前　白芍　淮膝　香附　杏仁　建曲　大腹

　　　　萆薢　黑白丑　陈麦柴

左　单腹胀属脾胃，受伤不同，积水遏湿，通行即解，脉见沉弦。治以疏和。

　　　　香附　白术　川楝　淮膝　陈橼　枳实　九香　白芍　建曲　皮苓

　　　　归须　会皮　野赤豆　陈麦柴

高，左，廿九　脘腹胀满，甚至肾囊俱肿，气急发呛，三焦不能分化，防成臌胀，脉见细弦。治以疏和。

　　　　香附　白术　大腹　半夏　陈橼　小朴　泽泻　米仁　建曲　皮苓

　　　　萆薢　新会　野赤豆　通天草

右　气臌渐成，肝脾受伤，属气痹营亏。若两便不走，恐膨满日增。拟以通降。

　　　　香附　川楝　大腹　野赤豆　建曲　香虫　泽泻　萆薢　陈橼　皮苓

　　　　白芍　新会　陈麦柴

左　臌胀受温，温则气通逐水，脉见细弦。肝脾久伤，治以温通。

　　　　于术　腹皮　泽泻　野赤豆　熟附子　防己　淮膝　白芍　橼皮　萆薢

　　　　椒目　新会　檀香四分　陈麦柴

左　肢肿腹满，肿势由下升上，咳呛不爽，舌苔粉白，脉息濡细。治以温通。

　　　　白术　白芥子一钱五分　牛膝　葶苈　熟附子　川椒目　苏子　茯苓

　　　　半夏　木防己　款冬　新会　砂仁

左　痞散成臌，大腹发热，愈热愈大，脉芤无度。阴伤气痹，恐有不得了之势。

　　　　于术　大腹　车前　野赤豆　鳖甲　皮苓　生膝　萆薢　建曲　陈橼

　　　　白芍　新会　荸荠干　丝瓜络

左　水势狂溢，肿胀渐成，膨满腹大，囊肿色亮，泛滥之势上及高原，气喘有痰，脉息沉弦。拟通导沟渠。

　　　　川桂枝　橼皮　泽泻　杏仁　白芍　建曲　米仁　苏子　葶苈　淮膝

　　　　茯苓　会皮　姜衣　麦柴

曹，右　肿胀之势渐及四肢面部，胸次窒塞，大便艰涩。现在痰湿逗留，阻遏气道，若小便不行，如何支持？急图疏化。

　　　　桂枝　生膝　小朴　皮苓　白芍　泽泻　半夏　杏仁　葶苈　炒瓜蒌

　　　　会皮　桐皮　麦柴　姜衣

沈，左　皮水屡发，溺闭即肿，肿势上中下三焦俱到，脉见沉弦。治以通降。

　　　　茅术皮　米仁　陈皮　防己　黄芩　滑石　冬瓜皮　泽泻　皮苓　萆薢

　　　　杏仁　车前　荷梗

郁，左　表里同病，臌胀外再有寒热发喘，不纳不便，如何支持？

茅术皮　川楝　车前　小朴　黄芩　白芍　冬瓜皮　米仁　绵茵陈

建曲　大腹　萆薢　野赤豆　麦柴

顾，左，五十四　肝脾久伤，腹膨放后，纳呆形黄，便多溺少，脉见细弦。治以疏和。

党参　皮苓　香附　泽泻　白术　大腹　木香　赤豆　建曲　新会

香虫　车前　红枣

顾复　两次放臌，腹满虽平，肝脾未免受伤，形黄疲倦，纳食不多，脉见细软。再从和养。

党参　茯苓　香附　生杜仲　于术　大腹　煨木　陈橡　建曲　新会

九香　车前　西砂仁　红枣

噎 膈

左　未能辟谷登仙，格证但求进食。

高丽参须　木神　丹参　瓜蒌仁　法半夏　远志　腹粮　煨益智

生当归　白芍　香附　陈皮　竹茹　枣

左　阴耗阳结，谓之关格，随食随吐，更衣艰涩，攻补不受，大致气与液两亏，痰与饮用事，脉见细濡。调理为难。

吉林须　关虎肚　丹参　澄茄　宋半夏　腹粮　志曲　佛花　生当归

生白芍　生谷芽　会皮　姜竹茹　枣

右　肝邪内扰，积饮蓄痰，阻遏脾胃升降气道，谷食难下，吞酸吐沫，必得大便通行渐觉松动，属上格下关之象。高年患此，必须调理，尤在颐养。

吉林须　虎肚　木神　澄茄　半夏　腹粮　远志　白芍　左金　生当归

丹参　会皮　姜竹茹

左　上格下关，谓之关格。所食无多尚欲吐出，吞酸吐沫，脘宇或痛或胀，更衣十余日一行，粪如羊矢，脉左右沉濡。气痹液耗，用药不可偏阴偏阳。拟以和降调中。

吉林须　虎肚　木神　澄茄　宋半夏　腹粮　远志　麦冬　川石斛

白芍　丹参　新会　竹茹　伏龙肝

李，左，三十四　关格数年，一饮一食皆难停留，必得吐尽后已，渐至气久不能升降。现在阴液亦为枯槁，呕甚见血，脘腹通连梗痛，脉六部细微。无六淫外感，亦无七情内发，昨晚形寒发热，寒暖不调所致。拟调中降逆。

吉林须　旋覆　木神　姜半夏　川连元米炒　代赭　益智　丹参　苏梗

瓦楞　志曲　会皮　姜竹茹　伏龙肝

左　随食随吐，名曰上膈，脉见细弦。治以通降。

左金　旋覆　虎肚　澄茄　半夏　代赭　腹粮　益智　当归　建曲

白芍　木神　姜竹茹　枣

左　上格为呕逆，下关为便闭，上下不和，由于中焦窒塞，当脘满闷，时发懊恼，脉见弦涩。弦主阴耗，涩主气痹，久延恐难调复。

左金　木神　虎肚　瓦楞　法半　远志　戍粮　志曲　生当归　丹参

白芍　会皮　竹二青

左　肝邪侮中，中有积饮，当脘作痛兼胀，吞酸吐沫，脉见细弦。中焦升降失调，厥阴遂为充斥，更衣不利，上格下关之势。

吴萸　生当归　戍腹粮　澄茄　川连　木神　白芍　益智　姜夏　丹参

新会　建曲　姜竹茹

右　上呕不止，下便不利，是为关格，脉见沉弦。老年阴耗阳结，难许调复。

左金　木神　虎肚　沉香曲　生当归　远志　戍腹　新会　香附　丹参

白芍　姜夏　姜竹茹

痢　后

张，左　昔年痢后受伤，久而不复，大便有溏有结，溏时每为带血。营虚生风，气虚生湿，风湿之邪，外游肌表，或寒或热，或为发瘰。关系者肛门发麻，有时上升，可及遍体。脉见细弦。治以疏和。

芪皮　白术　地榆—钱五分　豨莶三钱　防风　当归　炒槐米—钱五分　梧花

寄生　丹参　炒椿皮—钱五分　侧柏　红枣

复　休息痢后，有时下血作泻，由阳明垢滞，随去随生，以致肝脾受伤，生风挟湿，忽寒忽热，遍身发麻。最虑者，上至巅顶，下至肛门，脉见细弦。治以和养。

防风　秦艽　丹参　冬瓜子　荆芥炒　白芍　茯苓　川斛　脏连丸

地榆　赤曲　新会　侧柏

囊　漏

艾，左，三十四　阳明、太阳之间，小肠之下，垢秽不能分化，当时满腹攻痛，渐至大便解通，囊为出粪，年余淹缠，脉见沉弦。拟分清降浊。

败酱草三钱　生当归　米仁　生草　川楝　新会皮　冬瓜子　荔核

瓜蒌仁　茯苓　洋参　白芍　黄绢三寸—方，化灰冲服

复　大便失行，舍正路而不由，阴囊膜破，粪即由此而行，脉见濡软。证情淹缠，一时难复，拟以疏导。

通幽丸三钱　败酱草　生当归　青皮　火麻仁三钱　丹参　橘核　茯苓

　　　　西洋参—钱　白芍　荔核　蚕茧灰—钱五分　黄绢三寸一方，化灰冲服

通幽汤方：油当归　升麻　桃仁　甘草　红花　熟地　生地

煎成，用药汁磨槟榔五分调服。

按：古方只有通幽汤，无通幽丸，可改用麻仁丸或润肠丸。

尿　血

　　董，左　谨读证情当是尿血，与血淋诸证有别。考此证多属腑病，由小肠之热瘀注膀胱，惟病久而由腑及脏，心与小肠，肾与膀胱，本关表里，以故数年来溺血频仍，血色不一，紫黑鲜红，日夜无度。大致紫黑者出于管窍，鲜红者随溢随下，精溺管异路同门，势当混淆，甚至茎梗、毛际隐痛，或似精泄，或似溺进。至头眩目花，胁胀腰酸，亦为应有之义。心与肝同气，肾与肝又同源，从中肝邪尤为之煽烁。用药之义，腑泻而不藏，脏藏而不泻，极多牵制。照病处方，温气兼以潜阳，滋阴更须利窍，与中虚呃忒亦有照顾。

　　　　九制熟地三钱　生甘草　东白芍　吉林须五分　熟甘草　冬葵子

　　　　安南肉桂四分　凤凰衣　木神　真西珀末四分　西赤芍　莲须

　　　　乱头发乙团，肥皂水洗　黄绢三寸一方，化灰冲入

　　右　进伤气分，膀胱失司，不约又为不利，下窍发坠，每溺作痛，所下且有血丝，脉见沉弦。治以和养。

　　　　生绵芪　血余炭　甘草梢八分　白芍　凤凰衣　冬葵子　覆盆子

　　　　茯苓　小蓟炭　桑螵蛸　石斛　丝瓜络

　　江，右　五淋中之劳淋，劳伤气进，发为淋浊，赤白交下，每解痛苦非常，脉见沉弦。治以和养。

　　　　生绵芪　小蓟炭　甘草梢　白芍　元生地　血余炭　丹参　茯苓

　　　　凤凰衣　蒲黄炭　侧柏　会皮　丝瓜络

　　左　高年阳盛阴热，向来便血，今复血渗膀胱，渐成尿血，连发未止，脉见细数。治以清养。

　　　　洋参　木神　料豆　牡蛎　蓟炭　龙骨　女贞　沙苑　白芍　石斛

　　　　旱莲　丹参　藕汁—小杯　侧柏

淋　浊

　　王，左，四十　气虚下陷，小便先为不利，继以淋浊，遂至分化无权，其气由前向后，更衣欲通不通，气坠矢气难转，脉见细弦，舌苔黄白。拟以升补。

　　　　生绵芪三钱　炒黄柏　木神　米仁　炙升麻四分　知母　川斛　白芍

北柴胡四分，鳖血炒　覆盆　甘草梢八分　新会　辰灯心　栗子衣二枚

左　气陷脱力，溲时仿佛精坠，发酸不禁，脉见濡细。拟以升补。

生绵芪　莲须　木神　丹参　炙升麻　覆盆　牡蛎　夜交

北柴胡鳖血炒　白芍　川斛　新会　金樱膏三钱，冲

左　精溺混淆，小便不禁，且带白垢，脉见弦滑。治以和养。

生绵芪　洋参　牡蛎　白芍　莲须　木神　料豆　沙苑　覆盆

龙骨　女贞　陈皮　红枣　金樱膏

左　精溺未得分清，小便色浊，每解似有阻隔，脉见细弦。拟以清解。

洋参　木神　白苡仁盐水炒　料豆　莲须　牡蛎　知母炒　女贞　白芍

川斛　丹参　鸡肫皮　海参肠　红枣

左，三十二　久则为淋，精溺窍两属受伤，溺为不禁，精为遗滑，脉见细软。拟以和养。

绵芪　木神　凤凰衣　杜仲　莲须　龙骨　螵蛸　沙苑　覆盆

白芍　新会　牡蛎　枣

左　无感不发，久则为淋，管内渐痛。由于郁邪不宣，真阴已亏。治以清养。

洋参　沙苑　白术　莲须　黄柏　牡蛎　料豆　草梢　白芍

吞威喜丸一钱

以上属气虚淋证。

邢，左，三十六　初则为浊，继则为淋，溺数微痒，热毒未清，脉见细弦。治以清降。

萹蓄一钱五分　草梢　料豆　山栀　瞿麦三钱　草薢　丹皮　黄柏

龙胆草八分　滑石　茯苓　通草　卷竹心十根

左　进伤为淋，便痛茎肿，囊筋牵引，脉见细弦。治以和养。

萹蓄　草薢　石韦　草梢　瞿麦　滑石　银花　黄柏　龙胆　山栀

茯苓　新会　辰砂拌灯心

左，廿九　湿热下注，溺痛如淋，且带浮肿，脉见细弦。治以通降，兼顾牙痛口疳。

萹蓄　石韦　海金　忍冬　瞿麦　滑石　连翘　桑叶　冬葵　赤苓

山栀　薄荷　荷叶　灯心

邢，左　初则为浊，溺痛发痒，郁邪未清，脉见细弦。治以通降。

萹蓄　丹皮　草薢　黄柏　龙胆　银花　米仁　知母　凤凰衣　草梢

茯苓　通草　卷竹心

以上属湿热淋证。

遗 泄

陈，左，三十四　脉禀六阳，阳充则阴不为守，久有遗泄，有梦渐为无梦，向春发而较勤，且有盗汗，种种心肾两亏。治以清养。

　　　洋参　木神　料豆　丹参　莲须　龙骨　女贞　淮麦　白芍　川斛
　　　牡蛎　新会　枣

左　遗泄有梦属心，无梦属肾，心虚于肾，梦泄频仍，有时艰寐，有时惊悸，诸恙交集，多属心肾两亏，脉见弦滑。拟以清养。

　　　洋参　辰茯神　料豆　连心麦冬　莲须　龙骨　女贞　乌芝麻　白芍
　　　夜交　牡蛎　新会皮　枣

朱，左　有梦属心，无梦属肾。遗泄阴伤，阳虚上冒，头蒙口渴，心悸艰寐，肢体酸软。治以和养。

　　　洋参　木神　半夏　牡蛎　莲须　龙骨　秫米　夜交　白芍　石斛
　　　女贞　新会　辰灯心　金樱膏　红枣

姚，左　精关不固，梦泄复发，甚至小便不禁，脉见细弦。治以清养。

　　　洋参　木神　料豆　丹参　莲须　龙骨　女贞　沙苑　白芍　川斛
　　　牡蛎　新会　枣

左　久有遗泄，一月必发数次。有梦者属心虚于肾，肾不足，心阳偏旺。考牙乃骨余，关系于肾，心火上烁，挟风挟痰，屡屡牙痛，龈肿外突，或平或发，绵延经年，防成骨槽风。标实本虚，拟清上摄下。

　　　洋参　杭菊　木神　川斛　莲须　旱莲　丹参　料豆　白芍　女贞
　　　僵蚕　新会　盐水炒竹茹

程，左，三十四　外感渐清，诸恙轻减，惟心肾两为不济，肝主相火，跃跃欲动，艰寐稍平，仍关门不固，常常自遗，素有头眩耳鸣，皆属上盛下虚。脉见细弦。治以清养。

　　　洋参　玄精　桑螵　半夏　莲须　木神　白芍　秫米　覆盆　龙骨
　　　川斛　玳瑁　龙眼肉 二枚，内包川连二分，外滚金箔半张

左　精溺管混淆，出口管内微痛，似淋非淋，牵连肝胃，脘宇满闷，腹部鸣响，有时虚阳上升，头亦为蒙，脉见细弦。治以和养。

　　　生于术　莲须　木神　半夏　牡蛎　覆盆　丹参　秫米　西砂仁
　　　炙升麻　川斛　会皮　竹茹　金锁固精丸 二钱，另吞

左　着寒泛水，牵连脘胀，受热鼻血，又复遗精，遂至心跳气喘，神疲肢倦，脉见细软。治以和养。

蒸于术　莲须　龙骨　木神　牡蛎　覆盆　夏曲　夜交藤　川斛

白芍　丹参　新会　侧柏　枣

朱丸方：

潞党参三两　莲须一两五钱　木神三两　沙苑三两　蒸于术一两五钱　覆盆一两五钱

龙骨一两五钱　五味四钱　制首乌三两　桑螵一两五钱　丹参三两　陈皮一两

生白芍一两五钱　紫菀一两五钱　半夏一两五钱　甘草四钱

上药不经火燥，晒干磨末，水泛为丸。每服三钱，不拘早晚，开水送下。

遗　溺

顾，左，十八　膀胱不纳，每每遗溺，脉见细弦。再从丸剂调理。

党参三两，炒　桑螵一两五钱　木神三两　升麻四钱　生芪三两　菟丝三两

龙骨一两五钱　益智八钱　覆盆一两五钱　白芍一两五钱　山药一两五钱

鸡肶十具，不落水，净

左　遗溺频仍，禀体不足，膀胱不约。拟以和固。

生于术　桑螵　莲须　益智　牡蛎　菟丝　乌药八分　夏曲　龙骨

料豆　丹参　新会　加红枣

溲　数

右　肝邪为炽，溺数且痛，尊年有虚为多，不外三阴内虚，八脉郁热，现在薄有外感，脉见细弦。治以分泄。

洋参　料豆　凤凰衣　木神　血珀末三分　女贞　草梢　远志

细生地　原斛　银柴胡　新会　青黛　灯心十寸

右　本有痛经，现在小溲频数，脉见细弦。拟以升补。

绵芪　木神　桑螵蜜炙　会皮　柴胡醋炒　龙骨　凤凰衣　香附　当归

覆盆　杜仲　丹参　红枣

左　小溲迸痛，久为不禁不约，溺数无度。现在脉沉，能否支持？

绵芪　川楝　菟丝　料豆　凤凰衣　木神　益智　女贞　生白芍

丹参　沙苑　新会　荷蒂　枣　丝瓜络

复　溺数无度，卧着即流，不特膀胱为患，属肾失关键。

绵芪　益智　沙苑　夜交藤　覆盆　木神　白芍　夏曲　菟丝

丹参　川楝　新会　枣　荷蒂　冲沉香一分

癃 闭

左，十三 癃闭有根，近发较甚，每溺痛而不利，脉见细弦。治以通降。

篇蓄 干蟋蟀—对 草梢 淡竹叶 瞿麦 海金沙 梗通草 泽泻

冬葵 赤苓 滑石朱砂拌 车前 荸荠干 灯心

左 膀胱气逆，小便不利，防成癃闭。

篇蓄 香附 草梢 米仁炒 冬葵 川楝 梗通 泽泻 草薢 茯苓

会皮 车前 砂仁 荸荠干

左 气逆受伤，少腹作胀，小溲不利，防成癃闭。

篇蓄 佛手 梗通 生膝 冬葵 九香 茯苓 车前 香附 草梢

泽泻 新会 砂仁

阳 亢

王，左，四十一 示及心烦足软，目赤颧红，盗汗频仍，小溺数解，舌苔少液，脉象见弦。关系者，尤在阳刚易举，有时泄精。考精藏于肾，汗属于心，心肾之阴不足，虚阳有升少降，诸恙因之蜂集，拟以清养。至滋腻峻补，霉令不甚相宜，是否即候政行。

洋参 木神 寄生 丹参 莲须 龙骨 料豆 白芍 覆盆 牡蛎

女贞 淮麦 红枣

俞，左，十五 少年以精血为宝，早有遗泄，又为吐血，精血两伤，以致虚损之象。病情纷沓，头痛发眩，耳聋面麻。关系者，龙雷不熄，阳刚发动，即为不固，咳嗽亦然。惟虚证而见实脉，若亢阳不潜，真阴何以得复。拟以清养，并调胃纳。

沙参 木神 夏曲 元斛 旱莲 莲须 米仁 白芍 女贞 覆盆

淮麦 会白 加竹茹 红枣

阳 痿

顾，左 肾为作强之官，心为济之，肝为辅之，始得举而能坚，坚而能久，全仗关门之固，脉见细弦。拟固摄为要，补阳助火之药皆在禁例。

洋参 净锁阳—钱五分 夏曲 桑螵蛸 覆盆 抱茯神 丹参 南烛子

淫羊藿—钱五分 花龙骨 牡蛎 会皮 冲金樱膏 吉林须另煎冲入

又丸方：

潞党参三两 木神三两 桑螵—两五钱 锁阳—两五钱 生于术三两 龙骨—两五钱

绵芪三两 枸杞—两五钱 首乌—两五钱 沙苑三两 陈皮—两 萸肉—两五钱

原金斛三两　　菟丝一两五钱　　淫羊藿一两五钱　　白芍一两五钱

上药不经火炒，晒燥磨末，水泛为丸。每服三钱，不拘早晚，开水送下。

便　结

高，右，五十八　气痹液枯，大便燥结，四五日一行，脉见细弦，痛势上行后腰前腹。治以和养。

火麻仁　柏子仁　生首乌　川楝　郁李仁　杏仁　淡苁蓉　茯苓

生当归　瓜蒌仁　白芍　新会　松子肉

右　营阴素亏，亏则生热，大肠为津液之府，遂为燥结难行，每每五六日一解，解时脱而外翻，脉息细滑。怀麟佐脾胃司胎。拟以清降。

洋参　脏连丸　炒槐花　寄生　麻仁　当归　地榆炒　女贞　郁李

蒌皮　原斛　会皮　松子肉

右　禀体阴亏，郁火蒸痰，痰扰于肺，肺失清肃，咳呛绵延；火迫于肠，肠失通润，更衣艰涩。肺与肠本为表里，以致上下见证相因而发。脉见弦滑。拟以清降。

沙参　麻仁　冬瓜仁　旋覆　川贝　郁李　蛤壳　石英　甜杏

蒌仁　燕根　会白　枇杷叶　冲肺露

汪，右　温邪先受，发于产后。当时寒热厥逆，疹疮俱发，现在脘嘈频仍，心悸怕繁，更衣四五日一行，素体血热多痰，脉见细弦。治以清养。

沙参　杏仁　料豆　木神　麻仁　原斛　女贞　丹参　柏仁　白芍

杭菊　蛤壳　加松子肉三十粒

通大便方附后：

杏仁　蒌仁　麻仁　郁李仁　柏仁　黑芝麻　单桃仁

诸味有壳去壳，有衣去衣，浓煎用蜜收膏服。

脬　坠

潘，右，十八　产虚不复，咳嗽屡发，脬坠溺数。早有便血，脉见细涩，肢腰酸楚，经来腹痛。治以和养。

绵芪　木神　覆盆　香附　升麻　丹参　寄生　乌鲗炙　夏曲　杜仲

白芍　新会　荷蒂　枣

又接方：

沙参　阿胶　丹参　醋炒柴胡　绵芪　夏曲　木神　白芍　升麻

香附　覆盆　会皮　荷蒂　红枣

鱼 口

徐，左，三十四　触毒起因，先发袖口疳，每溺作痛。现在左胯肿痛，将成鱼口，脉见滑大，疮兼病发，身热焦灼，口渴便闭。拟以通降。

萹蓄　银花　赤苓　泽泻　瞿麦　连翘　归须　桑叶　白薇　西赤芍

滑石　金沙　荷叶　辰灯心

随服青麟丸三钱

杨梅疮

顾，左　毒疮阴分受伤，余热未清，煽烁肝肾。目为肝窍，耳为肾窍，以致两耳发鸣，左甚于右，两目发赤，左及于右，脉见数大。拟以清化。

洋参　羚羊　料豆　草决　龟板　杭菊　女贞　新会　石决　桑麻丸

木神　生草　荷边一圈

王，左　杨梅风，逢骱酸痛，屈伸不利，脉见细数。治以清养。

煅石决　当归　木瓜　火麻仁　元武板　白芍　防己　知母炒　羚羊

威灵仙　秦艽　会皮　丝瓜络

左　杨梅风，肢酸神疲，郁邪入于肝肾，营气两伤，内风煽烁。治以和养。

羚羊　当归　萆薢　杜仲炒　寄生　秦艽　木瓜　石决　龟板　威灵

白芍　会皮　丝瓜络

耳 聋

王，左，十五　禀体内热，挟风郁湿，清窍蒙蔽，右耳失聪，有时流脓，有时痛胀，脉见弦滑。拟以疏和。

杭菊　料豆　细菖蒲八分　米仁　桑叶　女贞　天虫炒三钱　鸡苏散

青蒿子　川斛　路路通一钱五分　新会　青葱管五寸

何，左，廿一　风邪挟湿，两耳为聋，脉见沉弦。治以和养。

杭菊　路路通　玄精石　生白芍　桑叶　钩藤　大力子　茯苓　细菖

蔓荆子　陈皮　白蒺藜去刺　荷边　青葱管

左　右耳失聪，有时雷鸣，属内虚挟湿。治以和养。

桑叶　鱼脑石　木神　川贝　芝麻　白蒺藜　远志　路路通　菖蒲

钩藤　白芍　料豆　荷叶

以上乃不鸣属实者。

朱，左，卅八　头蒙渐减，耳仍鸣响，脉见弦滑。治以清养。

玄精石　木神　甘杞　白蒺藜　白芍　龙骨　菊花　潼蒺藜　料豆

新会　丹参　杏仁　荷边

王，左，卅四　下疳受伤，肝肾之阴不足，耳为肾窍，肝阳上扰，头部鸣响，两耳渐为失聪，脉见弦滑。治以清养。

洋参　料豆　木神　龟板　玄精　女贞　贝齿　桑叶　白芍　菊花

新会　芝麻　洋青铅

朱，右，四十七　头痛多年，渐致耳鸣目花，颈项牵引，木旺者必侮土，有时脘痛纳呆，脉见沉弦。治以和降。

玄精　木神　杭菊　杜仲　白芍　龙齿　双钩　佛柑　半夏　寄生

白蒺藜　新会　荷边　丝络　青铅

以上乃鸣响属虚者。

耳 聤

周，右　五聤者，脓分五色，总名谓之耳聤。现在并无血出，青脓、白脓交溢，脑髓受伤，肝阳为炽，渐至颊车，闭而难开，颈项头目皆牵引为痛，清空之虚难于着枕，脉见细弦。体本丰腴，内痰与内风有升少降。拟以镇养。

洋参　木神　潼蒺藜　白芍　杭菊　龙齿　白蒺藜　象牙屑　鱼脑石

丹参　僵蚕　料豆　荷边

周，右　耳聤溢血，血止又复溢脓，脓薄如水，或多或少，以致清空受伤，头部鸣响，两额作痛，牵连诸虚，喉痹哽痛，脘闷纳少，有时腹痛，有时便溏，脉见弦滑。治以和养。

洋参　白芍　象牙屑　白蒺藜　杭菊　木神　贝母　广橘叶　鱼脑石

龙齿　金斛　合欢皮　荷边　橄榄核一钱　五分

耳 菌

孙，左　耳菌溃烂，脓血交溢，久防失聪，脉见细弦。治以清化。

石决明　桑叶　川柏炒　赤苓　杭菊　连翘　泽泻炒　滑石　天虫炒

丹皮炒　米仁炒　会皮　卷竹心

目 疾

左　两目蒙赤，属肝风所致。拟以镇养。

石决明　谷精草　连翘心　白蒺藜　桑叶　秦艽　玄精石　钩藤

青葙子　夜明砂　料豆　蕤仁霜　辰灯心　荷边

左　目属肝窍，眼眶上下发红，属脾湿肝风所致，脉象细弦。治以清泄。

　　沙参　川斛　料豆　丹参　桑叶　秦艽　女贞　米仁　草决明

　　新会白　白芍　茯苓　卷竹心卅根　荷叶

左　头痛未止，目仍蒙赤，脉见细滑。拟从息养。

　　石决　木神　玄精　生地　双钩　桑叶　龙齿　草决　料豆

　　胡麻　杭菊　白蒺藜　白芍　荷边

咬牙疳

陈，右　咬牙疳，满口腐烂，并有寒热。治以分泄。

　　豆豉　大力　银花　桑叶　芥穗　防风　薄荷　僵蚕　生草　荷叶

赵，左　咬牙疳，满口腐烂，两腮痛胀，脉见浮滑。温毒客于上焦，治以清泄。

　　豆豉　大力　连翘　射干　桑叶　荆芥　银花　防风　薄荷　僵蚕

　　象贝母　通草　荷叶

牙　疳

左　腿部青色退而未尽，现在牙疳腐烂或轻或重，总未平复，脉见数滑，舌滑腻。拟清阴而化湿热。

　　洋参　杭菊　茯苓　料豆　川斛　南花粉　绵茵陈　生苡米　二至丸

　　肥知母　会络　防己　白茅花　白灯心

舌　疳

冯，右，三十一　营阴不足，气火有余，中焦积湿与火互扰，煽烁阴液，舌上似疳非疳，脱破作痛。属无外感之邪，由内因之热。

　　洋参　黄芩　金斛　会白　女贞　茵陈　翘心　生草　料豆　米仁

　　茯苓　通草　鲜芦根八钱，去节

重　舌

左　重舌形小而尖，现在舌底胀大，屡破涩血，浮胖时平时作，久恐成为郁毒，坚结翻大，即属难治。早有腹膨作泻，转而上扰心脾为患，挟湿火内燃。治以宣化。

　　沙参　杏仁　桑叶　丹参　天竺黄　川贝　淡竹叶　会白　瓦楞

　　冬瓜子　白芍　茯苓　枇杷叶

复　痰色屡破屡结，血水或裹痰涩，心脾部位无非郁热蒸痰，脉息细弦。治以和养。

洋参　翘心　木神　生草　天竺黄　象贝　远志　绿豆衣　瓦楞

料豆　白芍　会皮　枇杷叶

牙　宣

高，左，十八　禀体虚热，牙宣溢血，旋平旋复，寒热头疼，有感即来，脉见细弦。拟以疏和。

洋参　旱莲　桑叶蜜炙　白蒺藜　料豆　原斛　杭菊　茯苓　女贞

白芍　双钩　会皮　竹心　荷叶

右　营阴不足，气火有余，心肝两经燔灼，阳明郁热，牙宣半年，诸虚杂出，脘胀发嘈，头蒙艰寐，脉见细弦。急宜调理牙宣，以冀血减，则诸病皆除。

洋参　旱莲　桑叶　绿萼梅　料豆　原斛　木神　炒蒌皮　女贞

白芍　龙齿　丹参　藕节　红枣

宋，右，二十　牙宣连年，阳明郁热，肝风为之上扰，头发眩晕，脘闷心悸，脉见细弦。治以清养。

沙参　原斛　杭菊　佛花　料豆　丹参　双钩　玉蝶　旱莲　白芍

白蒺藜　会白　藕节　白茅花

鼻　衄

右　阳络受伤，鼻衄狂溢，薄而有红者，属热为多，脉见细弦。治以清降。

沙参　池菊炭　白芍　茜根　茅花　膝炭　会络　侧柏　三七

丹参炭　荆芥炒　旱莲　焦藕节

左　阳络受伤，鼻衄倾注，甚至痰中亦带，脉见细弦。不加咳嗽，总可调复。

沙参　菊炭　降香　白芍　茅花　膝炭　鹿衔　会络　三七

丹参炭　仙鹤　杏仁　藕节　丝络

赵，左　鼻衄狂溢，营伤气痹，两胁作胀，当脘发进，脉见沉弦。拟以和养。

降香　仙鹤　归须　桑叶　旋覆　丹参　白芍　杏仁　新绛

膝炭　茯苓　会络　加丝络　藕节

鼻　渊

左　鼻衄屡发，洋人所谓伤脑气筋也。

桑叶　杏仁　杭菊　料豆　茅花　川贝　荆芥　通草　脑石

紫菀　白芍　会皮　枇杷叶　红枣

高，右　鼻疳复发，并溢清水，鼻骨酸麻。考鼻为肺窍，由于肝邪烁肺，肺失清肃。脉见细弦。拟肝肺两调。

    沙参　嫩辛夷　杏仁　茯苓　桑叶　鱼脑石　半夏　料豆　茅花

    白芍　川贝　新会　枇杷叶　竹心

殷，左　鼻渊复发，风邪挟湿，上蒸清窍。治以清养。

    沙参　原金斛　薄荷　山栀　辛夷　炒川柏　钩藤　生草　鱼脑石

    茯苓　丹皮　绿豆衣　枇杷叶　红枣

复　鼻渊稍减，咳嗽有痰，头蒙腰楚，脉见细弦。治以清降。

    洋参　山栀　川贝　钩藤　辛夷　知母　益元散　通草　鱼脑

    花粉　生草　会皮　枇杷叶　荷边

卷下

咽 喉

张，左 喉闭较通，蒂丁未曾收敛，肝肺不和，脉见细弦。郁热尚未清楚，汗出津津。拟从和养。

洋参 杏仁 川斛 橄榄核 燕根 川贝 茯苓 生草 冬虫 蛤壳

白芍 新会 枇杷叶 枣

左 将成喉痹，咽哽音嘶，脉见弦滑。治以和养。

沙参 柿霜 淡秋石 蜜桑叶 杏仁 蛤壳 茯苓 橄榄核 川贝

瓜蒌仁 白芍 冬瓜子 冲枇杷膏三钱

夏，左，廿九 疙瘩红肿，肺肾阴伤，郁热挟痰，为之上下不摄，甚至溺多色黄，夜寐不宁，龙雷之势有升少降，夏令与病不合，恐失血失音，脉见细弦。急宜调护。

沙参 柿霜 白归须 茯苓 杏仁 燕根 料豆 生草 川贝 玄参

白芍 会皮 冲鸡子清一枚

张，左 湿去热存，阴分受伤，咽喉为之痛哽，得饮冲鼻，肺阴伤而蒂丁病。拟以清降。

沙参 柿霜 茯苓 蜜桑叶 杏仁 旋覆 通草 橄榄核 川贝

代赭 新会 冬瓜子 枇杷叶

右 喉痹将成，头眩肢麻，病情太多。治以清泄。

杏仁 大黑豆 蜜桑叶 川斛 川贝 女贞 杭菊 白芍 柿霜

花粉 新会 生草 枇杷叶

张，左，四十四 失血后咳，肺阴大伤。咽为外候，且哽且痛，渐成喉痹，脉见细弦。治以和养。

沙参 柿霜 冬虫 石斛 甜杏 旋覆 玄参 冬瓜子 川贝

石英 蛤壳 白芍 冲鸡子清一枚 枣

失 音

李，左，六十六　示及咳嗽略减，痰多而薄，咽喉作痛，吃紧尤在失音。诸证起郁怒之后，显系肝邪刑肺，肺失清肃。考发音之源有三，心为其主，肾为其根，肺为其户也。失音之证有二，暂则为金实无声，久则为金破不鸣也。现在病仅匝月，暂而非久，当是金实为多。实非外邪之谓，由向来嗜饮，痰与热从内而生，乘肝之升，上郁肺脏，音户遂为失宣。拟清养肝肺以和本，分化痰热以治标，录方即候政行。

　　桑叶　扎马勃　南沙参　蝉衣　川贝　杭菊　橄榄核　冬瓜子　蛤壳

　　杏仁　茯苓　枳椇仁　枇杷叶　冲肺露　茅根肉三钱，去心　芦衣一方

左　嗜饮伤肺，痰热内阻，咽为肺之外候，痰扰为肿，热炽为哽，将成喉痹，脉息弦滑。拟以清化。

　　桑叶　杏仁　扎马勃　淮膝炒　川贝　冬瓜子　茯苓　南沙参　蛤壳

　　杭菊　橄榄核　枳椇仁　荸荠二枚，去皮　漂淡海蜇一两

杨，左　治咽红发哽，脉息浮弦。

　　桑叶　象贝　蝉衣　南沙参　杏仁　蒌仁　马勃　杭菊　蛤壳　茯苓

　　金果榄　山豆根　枇杷叶

以上属金实无声者。

王，左　咳嗽绵延，咽哽发呕，音嘶痰少，脉见细弦。阴伤气痹。治以和养。

　　北沙　芪皮　旋覆　杏仁　柿霜　冬虫　石英　薤白　百药煎包，八分

　　川贝　白芍　生草　枇杷叶　枣

沈，左　咳嗽失音，虚而非实，属金破不鸣，脉见细弦。肺肾两为失司，音之根、声之户受伤非浅。拟以和降。

　　沙参　杏仁　蒌仁　麦冬　绵芪　川贝　薤白　百合　柿霜　茯苓

　　蛤壳　白及片一钱五分　枇叶　生竹茹　芦衣　冲肺露

以上属金破不鸣者。

痫（风痰）

俞，左，五十四　风痰互扰，肢骱抽搐，面麻舌强，甚则神迷跌仆，属五痫之一，脉弦且滑。治以息化。

　　杭菊　白蒺藜　木神　竹沥夏　僵蚕　双钩　远志　丹参　梧花　胆星

　　寄生　全蝎四分，去毒　水炒竹茹　丝瓜络

复　痫厥有根，不发时舌亦为强，肢麻头晕，脉见弦滑。再从息风化痰。

　　杭菊　菖蒲　木神　竹沥夏　僵蚕　双钩　远志　天竺黄　梧花　胆星

寄生　路路通　丝瓜络　冲功劳叶露三钱

徐，左，十　痫厥有根，发时神迷手瘛，目瞪口呆，喉似曳锯，脉来弦滑。当息风化痰，以冀除根。

青礞石　细菖　木神　蒺藜　杭菊　双钩　远志　路路通　僵蚕　胆星

龙齿　新会　竹二青

王，左，十八　猪痫屡发，喉鸣痰响，项斜肢瘛，脉见细弦，从中惊痰入络。急拟开降。

礞石　双钩　木神　竹沥夏　杭菊　胆星　龙齿　白芍　细菖　珠母粉

丹参　会皮　洋青铅　炒竹茹

痫（不寐）

徐，左　癫痫复发，仍言语喃喃，有时默默，彻夜不寐，脉见细弦。属痰热内蒙，机关失利。治以镇养。

磁石辰砂拌　木神　胆星　石决　宋夏　远志　夜交　白芍　秫米　丹参

玳瑁八分　会皮　玫竹茹　洋青铅

复　界乎癫痫之间，有根屡发，发则神迷喉鸣，言语反常，属痰邪蒙蔽机关，脉弦滑。拟镇养，先冀艰寐得和。

磁珠丸煎入　木神　胆星　杭菊　半夏　远志　夜交　白芍　秫米　丹参

珠母　会皮　二竹茹

痫　厥

郑，左，十四　痫厥不平，轻发神志模糊，重发手足颤动，一日数十次，甚至身热胃呆，脉息弦细。治以镇养。

羚羊　木神　玳瑁　洋参　石决　珠母　龙齿　会皮　杭菊　桑叶

胆星　细菖　白蒺藜　双钩　白芍　竹茹　铁花

又末服方：

珠粉一分　犀黄五厘　琥珀二分　辰砂一分　川贝四分　天竺黄二分

上味共研细末，每服二分，竹沥夏一两，再加开水冲服。

癫

金，左，四十二　阳并于阴为癫。癫象有根，每发神呆目瞪，当脘懊憹，言语亦为错落，脉见弦滑。拟以开降。

半夏　木神　路路通　杭菊　细菖　远志　会皮　白芍　胆星　丹参

炒当归　炒枳实　炒竹茹　龙虎丸—丸，另冲服

右　治癫证将成，神呆不语。

半夏　木神　礞石　路路通　胆星　远志　天竺黄　会皮　细菖　丹参

僵蚕　开口椒八分　竹茹玫炒

范，**左**　癫厥屡发，口吐白沫，手痉目瞪，痰邪入络，心阴不足，肝火有余，脉见弦数。拟以清降。

洋参　木神　白芍　远志　胆星　龙齿　半夏　丹参　细菖　玄精

秫米　新会络　丝瓜络　路路通　荷边

头　痛

张，左，卅四　冷水洗面已近月余，遂致寒伤于脑，头痛不已。治以分解，兼顾脘闷肢酸。

防风　蔓荆子—钱五分　米仁　佛手　北细辛四分　佩兰　小朴　建曲

香白芷四分　鸡苏散　半夏　会皮　荷叶

河　白

左　治寒热食荤，肢腹浮肿，将成河白。

防己　车前　大豆卷　通草　紫浮萍—钱五分　泽泻　防风　野赤豆

连皮苓　萆薢　建曲　会皮　荸荠干　陈麦柴

张，左，五岁　肢腹浮肿，将成河白。急宜分疏。

防己　泽泻　米仁　川桂枝　浮萍　萆薢　地骷髅三钱　建曲　连皮苓

防风　通草　赤豆　荸荠干

范，左，五岁　寒湿互扰，幼年谓之河白，又名肿胀，脉见细弦。治以疏导。

白术　川楝　陈橡皮　粉猪苓—钱五分　枳实　白芍　车前　泽泻　建曲

会皮　萆薢　香附　砂仁　荸荠干

黄　疸

孙，左，廿七　黄疸渐成，形黄脘闷，脉见细弦。治以疏和。

焦茅术—钱五分　米仁　炒蒌皮　川斛　炒黄芩　佩兰　新会　防己

绵茵陈　半夏　茯苓　萆薢　竹茹

汗

左　自汗、盗汗久而未止，脉见细弦。治以固养。

芪皮　木神　秦艽　夏曲　防风　龙骨　鳖甲　丹参　麻黄根—钱五分

牡蛎　白芍　会皮　淮麦　枣

损病（龟胸）

何，左，十六　龟胸属于损病，潜滋暗长，日后背亦发弯。内虚内热，拟以清养。

青蒿子　鳖甲　鸡金　会络　寄生　建曲　秦艽　当归　川斛　白芍

茯苓　知母去毛　榧子肉七粒　丝瓜络

瘰

徐，右，廿六　屡屡内热，咳呛频仍，热复蒸痰，痰流于络，颈项左右皆有结核，脉见细数。治以清养。

洋参　海粉—钱　川斛　淡昆布—钱五分　夏枯　杏仁　银柴　白芍　川贝

冬瓜子　冬虫　蛤壳　海蜇　荸荠

左　禀体阴虚，郁热蒸痰，阻于络脉，项筋牵引，结核虽小，久而成瘰，脉见细弦。治以清养。

洋参　海粉　海藻　会络　夏枯　僵蚕炒　昆布　木神　川贝　寄生

杭菊　竺黄　丝络

右　久有结核，发于耳后，属少阳部位，阳亢火化，煅凝成痰，痰流于络，以致溃久不敛，屡屡抽搐。外疡由内因而发，诸恙因之蜂集，有时头痛，有时耳鸣，面为之赤，目为之花，脉见弦滑。拟以清化。

洋参　玄精　寄生　海粉　夏枯　木神　女贞　杭菊　川贝　龙齿

白芍　会络　漂淡海蜇—两　去皮荸荠二枚

徐，右，复　咳呛略减，项核较软。再从清热化痰。

洋参　蛤壳　海藻　杏仁　夏枯　银柴　昆布　石斛　川贝　杭菊

会络　秋石　海蜇　荸荠　女贞

右　经事久为不调，后期而少，营虚生热，热复蒸痰，阻于少阳部分，耳后结核渐形胀大，防成十八瘰之一，脉见沉弦。拟以和养。

当归　木神　香附　青皮　夏枯　远志　延胡　会皮　川贝　僵蚕

丹参　杭菊　竹茹　丝瓜络

左　马刀现将穿溃，余者皆欲成未成，体虚挟热，热则生痰，流于络脉，坚红而痛。拟以宣化。

夏枯　料豆　会络　茯苓　川贝　女贞　白芍　冬瓜子　石斛　僵蚕

生草　杏仁　丝络

消　渴

右　饮一溲二，上渴下消，从此肉落肌灼，脉数舌红。治以清养。

洋参　料豆　煨石膏　桑螵蛸　生地　女贞　木神　白芍　麦冬　石斛

牡蛎　陈皮　枣　糯米三钱

复　消渴绵延，饮水无度，溺亦无度，脉数。拟清上以和阴，摄下以固窍。

洋参　料豆　石斛　螵蛸　生地　女贞　寒水石三钱　白芍　麦冬

淡天冬　牡蛎　莲须　枣

左　饮一溲二，渐成消渴，脉象濡细。治以和养。

生绵芪　螵蛸蜜炙　牡蛎　莲须　沙参　木神　白芍　川斛　覆盆　龙骨

料豆　麦冬　枣

朱，左，廿五　饮一溲二，将成消渴，脉右细、左弦。治以和养。

绵芪　木神　川斛　桑螵蛸蜜炙　沙参　龙骨　会皮　料豆　覆盆　白芍

菟丝炒　制萸肉　枣

按：上二证属气虚消渴，故重在上升下摄。

鹅雪疳

王，左，十六　鹅雪疳，治以宣化。

萹蓄　川黄柏　萆薢　瞿麦　肥知母去毛　茯苓　黑山栀　甘草梢

会皮　竹心

棉花疮

全，左　肺脾受毒，棉花疮生生化化，遍体皆到，脉见细弦。肾囊发胀，淋浊虽止，近发寒热，郁邪上攻下注，有不得了之势。

羚羊片　山栀　会核　大力子　桑叶　黄柏　荔核　生草　粉丹皮

知母　楂核　绿豆衣　丝瓜络

流　火

张，左，六十三　流火红肿，溢脓未透，形寒，脉细。治以疏托。

羌活　川牛膝　归须　防风　防己　生草　大力　西赤芍　萆薢

忍冬藤

叶，右，三十三　流火坚肿，脉见沉弦，恐其发头穿溃。

防己　牛膝　米仁　皮苓　独活　青木香　萆薢　桐皮　当归　加皮

滑石　桑梗　丝络

发　背

陆，左，廿八　背疽骑梁已重，又在肺俞之处，暑湿内郁，最恐界限不分，痛腐不高，容易内陷。急宜宣托。

绵芪　当归　生草　炙甲片　大力　玉桔梗四分　枸杞　青皮　会皮

皂角刺八分

陆，左，卅一　骑梁发背，红晕四散，中腐色青，属半阴半阳，脉见细弦。险重之至。

生绵芪　鹿角霜　茯苓　僵蚕　甘杞　小朴　大力　青皮　会皮

藕节　丝瓜络

流　注

左　流注三处，曲池已溃，腋下臂上亦欲蒸脓，脉见细弦。治以宣化。

羌活　赤芍　象贝　大力　桔梗　生草　青皮　归尾　会皮　丝瓜络

褚，左　流注溃处不一，现在两眼未收，疮由虚发，营液从此受伤，两足软弱，络脉拘挛，脉见弦滑。治以和养。

洋参　当归　川斛　白芍　料豆　杜仲　木瓜　牡蛎　女贞　寄生

淮膝　新会　丝瓜络

左　痰注不一，眼细中空，久而不敛，渐至营卫受伤，营争为寒，卫争为热，寒热频仍，防成疮劳，脉见弦滑。治以和养。

洋参　石斛　当归　白芍　芪皮　料豆　银柴　丹参　防风　女贞

青蒿子　会皮　丝络　枣

右　产后新血已伤，旧瘀入络，左腹旁结块有形，防成败瘀流注，脉左细、右弦。治以疏和。

香附　九香虫　独活　杜仲　川楝　当归　寄生　银柴　白芍　淮膝

会皮　青皮　丝瓜络

流　痰

陈，右，十六　右肩流痰，身热纳微，防天热难支，脉见细弦。治以宣化。

炙麻黄　大力　生草　元生地　归须　茯苓　青皮　白芥　会皮　丝络

复　右肩流痰，高肿色红，势难消退。

绵芪　石斛　大力　炙甲片　归须　生草　小青皮　白芥　会皮

丝瓜络

左 流痰发于臂部，高肿色变，势难消退，脉见弦滑。治以疏和。

独活　蚕沙　当归　防己　寄生　大力　赤芍　萆薢　竹沥夏

青皮　青木　会皮　丝瓜络

左 腰为肾府，肾俞流痰蒸脓已熟，势将穿溃，所恐者纳呆肉削，元气难支。

潞党参　甲片　会皮　葛根　绵芪　当归　大力　茯苓　青皮　半夏

生草　生白术　细皂角刺

左 环跳流痰高肿之势，渐滋暗长，久防蒸脓穿溃，脉见细弦。治以疏化。

独活　竹沥夏　当归　杜仲　寄生　蚕沙　赤芍　会皮　洋参　大力

青皮　生草　丝络

左 环跳流痰，筋骨发赤，成则累月难瘥。治以疏和。

竹沥夏　萆薢　大力　防己　芥子　青木　九制熟地　石斛　会络

黄芩　丝络

沈，右，廿九 身热脘闷，环跳肿痛，防成流痰，脉见沉弦。治以疏降。

羌活　青皮　防己　生苡　防风　牛膝　会皮　赤苓　大力　赤芍

益元　归尾　荷叶

左 膻中流痰，久溃未收，中孔甚大，渐至本元更伤，连次失血，又为咳嗽，脉见细涩。阴伤气痹，内外证皆属损象，早宜护持。

旱莲　旋覆　沙参　杏仁　白芍　石英　料豆　川贝　象牙屑　会皮

女贞　丹参　丝瓜络　枇杷叶

股阴毒

左 股阴毒，右面结核，按之作痛，步履皆为不利，属气痹凝痰，痰流于络。治以疏和。

独活　赤芍　竹沥夏　淮膝　桑梗　归尾　防己　萆薢　蚕沙　大力

天仙藤　新会　丝络

张，右，卅八 股阴毒，溃脓孔深，筋络先伤，半身抽搐疼痛，因疮成病，气逆汗多，心悸神疲，纳微发呕，大便失行，脉见濡细。势防痉变。

洋参　木神　旋覆　米仁　川石斛　龙齿　川贝　淮麦　白芍　丹参

女贞　会红　丝瓜络

李，右，卅四 股阴高肿，将成流痰，脉见弦细。治以疏和。

当归　竹三七　杏仁　寄生　生牛膝　仙鹤草　赤芍　瓦楞　防己

青皮　丹参　昆布　丝瓜络　藕节

张，右，三十八，复　股阴外收未全，小便仍脓，防成小肠痈。急宜调护。

沙参　茯苓　白芍　川斛　料豆　米仁　牡蛎　会皮　女贞　败酱草三钱

川贝　草梢　藕节　丝瓜络

膝眼痈

陶，左，十一　膝眼痈流脓郁郁。治以和解。

潞党参　当归　茯苓　料豆　银柴　生草　川石斛　青蒿子　新会

丝瓜络　湘莲肉七粒

复　膝眼痈流脓不止，因疮发病，脉数将劳。

洋参　青蒿子　冬瓜子　连翘心　银柴胡　蛤壳　象贝母　川石斛

生草　丝瓜络

胃脘痈

陈，左，卅四　胃脘痈万不可成，属脱力触秽而发。

香附　佩兰　会皮　丹参　法半　小朴　建曲　羌活　枳壳　佛手

生苡　防风　丝络　荷梗

复　胃脘痈。急图消退。

香附　建曲　白芍　当归　川楝　小朴　丹参　苏梗　枳壳　米仁

茯苓　会皮　丝瓜络　竹茹

乳　痈

右　乳痈蒸脓，色红兼肿，脉浮舌白，并有表证，微寒微热。治以疏和。

防风　大力　赤芍　青皮　荆芥　炙甲片　王不留行　生苡　薄荷

归尾　生麦芽　会皮　藕节

鱼肚痈

范，左，四十二　鱼肚痈恐变为烂疔，腐化有掌大之势。

石决明　象贝　生草　地丁草　连翘　会皮　滑石　大力　花粉三钱

忍冬藤　芦根

子　痈

左　肾囊肿痛，疝气起因，将变子痈，形寒形热，蒸脓之势，脉息沉弦。治以疏和。

川楝　青皮　橘核　木香　赤芍　延胡　枳壳　蚕沙　大力　当归

香附　桃仁_炒　丝络

脏　毒

张，左，三十九　脏毒绵延，内缩不见，脉象浮弦。治以和养。

沙参　生草　龟板　郁李_打　生地　知母_炒　麻仁_打　地榆　胡黄连

黄柏_炒　蒌仁　石斛　忍冬藤

乳　癖

右　肝气充斥，挟痰入络为乳癖，挟饮扰中为吐沫，脉见细弦。治以和养。

半夏　毛菇_{八分}　木神　佛手　左金　归须　远志　白芍　香附

青皮　丹参　会络　水炒竹茹　丝瓜络

右　营失养肝，肝络郁热蒸痰，乳囊结核将成，乳癖恐潜滋暗长，奇经亦失禀丽而带下甚多，气虚挟痰。拟以和养。

洋参　木神　乌鲗　丹参　毛菇　远志　蛤壳　佛花　川贝　白芍

会络　青皮_{醋炒}　丝络

叶，右，卅四　乳癖起因，癖久不消，渐为胀大，肌肤板滞，按之坚结，属由癖成岩之势，若抽搐作痛，痛而色红，即能穿溃，溃后有血无脓，尤为可虑。考厥阴、阳明之脉皆绕于乳，虽属外疡，由内因而发，血不养肝，肝邪犯胃，当脘久有胀满，屡屡头眩火升，脉息弦大。拟以和化。

石决明　合欢皮　丹参　女贞　炒当归　木神　新会络叶　杏仁

寄生　远志　料豆　川贝　丝络

复　乳癖，潜滋暗长，坚结不解，已成岩象，有时抽痛，有时色红。近复上为咯血，下为便闭。营阴久亏，痰热互扰，触感新邪，又有微寒微热，热势复甚，神烦心悸，脘胀纳呆，头眩火升，诸恙从此交集，脉息弦大。再从调气清阴，化痰热而和内外。

沙参　银柴　旱莲　合欢　石决　杏仁　女贞　蜜桑叶　杭菊　川贝

当归　乌芝麻　代代花　藕节　丝络

又复　乳岩散漫，内胀外肿，四旁红晕又添。厥阴充斥，阳明内络大伤，以致纳食呆钝，食后作胀，肢体浮肿，心悸艰寐。种种营虚气痹，恐孔囊结盖之处溢脓为出血，脉见细弦，舌糙。从中挟痰郁湿，与肝邪为之互扰，拟清营和络。

洋参　蒲公英　木神　川贝　麻仁　绿萼梅_{八分}　金斛　忍冬　生瓜蒌

银柴胡　会络　青皮　丝瓜络

肛 痛

周，左 肛门结块，痛时发坚，将成肛痈，能否消退。

珠儿参　料豆　黄芩　萆薢　炒槐米　女贞　山栀　米仁　黑地榆

泽泻　会皮　茯苓　松子仁卅粒

左 吐血连次，肺热移于大肠，痈象将成。治以和养。

珠儿参　川贝　川斛　料豆　炒槐米　杏仁　白芍　麻仁　地榆

蒌仁　生草　会红　枇杷叶　藕节

腋 痈

左 腋痈溃头。治以宣化。

生芪　大力　赤芍　象贝　滑石　桔梗　连翘　生草　新会　藕节

肠 痈

柯，左 肠痈将成，少腹肿痛，大便不行，脉见沉弦。治以通降。

败酱草三钱　槟榔　大力　炒桃仁　炒川楝　建曲　赤芍　米仁

炒枳壳　青皮　归尾　陈皮　丝瓜络

陆，右 脐肠痈，脐凸红肿，腹膨作痛，大便已通，能否不为外溃。脉数内热，治以清降。

败酱　槟榔　当归　橡皮　川楝　瓜蒌　苡仁　冬瓜子　枳壳

青皮　鸡金　陈皮　推车虫一枚　榧子肉七粒

左 小肠痈，腹胀溺短，能否消退。

败酱　大力　防己　青皮　川楝　赤芍　萆薢　青木　枳壳　归尾

赤苓　香附　丝络

张，右，卅一 缩脚肠痈，小产后仍未减，肢骱酸痛，脉见细弦。治以分疏。

败酱　茺蔚　黄芩　生膝　川楝　寄生　杜仲　桃仁　当归　蒌皮

米仁　会皮　丝瓜络

曲池痈

褚，左 曲池痈势流走，木半消象。

羌活　青皮　滑石　大力　桔梗　青木香　赤芍　陈皮　秦艽

丝瓜络　藕节

左 曲池痈兼脘间肢酸。

西羌　大力　大腹　黄防　小朴　通草　青皮　建曲　生草

佩兰　荷梗

左　曲池痈方溃，治以清泄。

川斛　滑石　银柴　生草　青蒿　象贝　青皮　会皮　花粉　忍冬藤

腿　痈

左　腿痈蒸脓，势难消退。

生芪　青皮　生膝　大力　赤芍　炙甲片　归尾　生草　新会皮

细皂角刺

血风疮

左　血风疮，治以渗化。

豨莶　连翘　滑石　大力　萆薢　川柏炒　山栀　防己　苡仁　侧柏

产　后

右　骈产之后，瘀露鲜行，少腹痛胀，胀而拒按。拟以通降，藉防上冲为患。

当归　泽兰叶　新会　大腹　茺蔚　淮膝　香附　川楝　延胡　丹参

茯苓　川芎八分　冲山楂末三钱

胎　前

沙，右，廿四　月事过期四月，脉见细滑，怀麟之兆。惟阳明营事初停，脘宇懊
恼，纳谷渐减，腹疼腰楚，皆属胎元不足。治以和养。

洋参　佛花　当归　会红　姜半夏　玉蝶　川斛　川断　白芍　寄生

杜仲　丹参　姜竹茹　白苎麻一条，不剪断　枣

奔　豚

王　便血之后，结瘕内攻，脐上四旁常常跳动，甚至小便不利，脘腹坚结，奔豚
证肾气有伤，牵连肝肺，脉见弦细。治以温通。

赤桂心四分，去粗皮后入　川楝　归须　茯苓　川黄柏　九香　枳实

紫石英　白芍　会皮　狗脊　香附　枣

健　忘

左　健忘之证，西医谓之脑气筋，中医谓之心血受亏，现在遇事善忘，由昔年痢

下之虚，脉见弦滑。治以和养。

> 半夏　木神　合欢皮　杜仲　龟板　远志　新会皮　川断　龙骨
>
> 丹参　白芍　补骨　龙眼肉两枚

早服天王补心丹三钱　晚服归脾丸三钱

怔　忡

左　心阴不足，肝阳有余，两耳发鸣，头蒙肢麻，多梦少寐，心悸肉瞤，证属怔忡，脉偏弦细，右滑。从中积痰蓄饮，拟以镇养。

> 洋参　木神　胆星　潼白蒺藜　半夏　贝齿　夜交　丹参　秫米
>
> 珠母粉　白芍　新会　玫炒竹茹

右　病后心气、心阴两为受伤，心悸艰寐，多思多虑，怔忡之象，脉息弦细。治以清养。

> 洋参　木神　川斛　女贞　半夏　远志　夜交　丹参　秫米　龙齿
>
> 白芍　新会　玫炒竹茹

左　彻夜不寐，将成怔忡，属操劳过度，肝阳内扰，以致神不守舍，痰热内蒙，脉见细弦。拟以镇养。

> 洋参　木神　胆星　丹参　半夏　远志　柏子仁　白芍　秫米　龙齿
>
> 夜交藤　会皮　龙眼肉　竹茹

邱，左，五十一　遗泄目前不发，封藏早亏，遂致诸虚杂出。肝藏魂，又主风，心藏神，又主血。诸窍出风，畏光怕亮，胸脘之间气攻无度，脉沉弦。拟驯龙雷而静肝阳。

> 洋参　木神　玳瑁　白蒺藜　半夏　海贝齿　钩藤　潼蒺藜　秫米
>
> 白芍　夜交　丹参　龙眼　二竹茹

虫　积

刘，左，十二　脘腹作痛，甚于脐眼，扰上为呕，下便如脓，防成内痈之势。幼年食积为多，常常痛者为滞，作阵痛者为虫。脉息细弦。治以疏和。

> 洋参　芜荑　鹤虱一钱五分　楂炭　败酱　鸡金　左金　白芍　川楝
>
> 使君　米仁　陈皮　榧子肉

王，左，十　蛲虫郁于肠，头发痒虫出。治以苦化。

> 珠儿参　炒黄柏　使君　槐米　小川连　炒知母　乌梅八分　川楝
>
> 炒黄芩　山栀　生草　会皮　榧子肉七粒

崩　漏

右　崩势稍定，尚零零落落，红白交见，奇经大损，肢酸腹痛。治以和养。

阿胶　香附　龙骨　沙苑　艾叶　夏曲　牡蛎　侧柏　党参　白芍

棕炭　会皮　红枣

右　漏经三月，腰酸腹痛，心跳头蒙，种种营亏气痹，脉见沉弦。治以和补。

阿胶　血余　木神　白芍　党参　陈棕　龙骨　侧柏　香附　楂炭

丹参　会皮　焦荷蒂　红枣

梅，右　奇经不摄，崩放后又为经漏，应月淋漓，营阴大伤，诸虚杂出，头眩耳鸣，心悸腰楚，脉见弦滑。治以和养。

阿胶　血余　木神　杜仲　党参　陈棕　龙骨　白芍　香附　莲房炭

炮姜炭　新会　侧柏

另服吉林须、红枣。

高，右　老年崩放，绵延未止，脉息濡细。冲海不摄，气营两亏，肢腰酸楚。治以和养。

阿胶　血余　木神　杜仲　党参　陈棕　龙骨　沙苑　香附　莲房炭

白芍　新会　侧柏

复　崩放减而未止，向有失血，老年营阴不摄，内络已损，脉见芤细。炎夏急宜调和。

阿胶　血余　木神　白芍　党参　陈棕　龙骨　杜仲　香附　莲房

茧炭　会皮　侧柏　藕节

右　操劳过度，有伤奇经，经漏三月，绵延不止，以致统藏不摄，血海愈涸，脉见细弦。当温养八脉，兼补气血，栽培火土，以固其根本，涵养乙癸，以充其渊源，俾得天癸有恒，阴顺阳和为法。

安肉桂_{去粗皮，后入}　艾绒　木神　赤石脂_{醋煅，包煎}　陈阿胶　蒲黄炭_炒

血余　龙骨　杜仲　党参　陈棕　白芍　会皮　枣

停　经

右　停经见红，多日不止，恐至偏产，而为崩漏。治以和养。

大生地　白芍　木神　杜仲　鸡血膏_{八分}　香附　川斛　沙苑　当归_炒

艾绒　新会　料豆　藕节炭_{二枚}　枣

右　停经见红，数月未止，似小产而不下，头眩腰痛，腹亦迸痛。治以和养。

生地　白芍　木神　川楝　鸡血藤　香附　沙苑　荆芥　当归　艾绒

料豆　新会　荷蒂　枣

调　经

右　常常气怯神倦，属中气受伤，失于砥柱，遂致肝阳内扰，头眩耳鸣，月事反为趱前。女科以肝为先天，皆以营阴失养，气无以摄。脉见濡细，舌腻。拟轻重调补。

洋参　寄生　杜仲　佛花　法半　木神　丹参　玉蝶　白芍　远志

米仁　会皮　竹茹　枣

王，右　月事早而且多，每每零落不止，且带下淋漓，奇经久为不摄，以致头眩耳鸣，脉见细弦，左关尺俱涩。拟以和养。

洋参　白芍　佛花　丹参　元生地　木神　玉蝶　乌鲗　夏曲

龙骨　川斛　会白　侧柏　枣

窦，右　当脘作痛，头眩腰楚，脉息细弦。治以疏和，兼调月事腹痛。

香附　煨木香　木神　茺蔚子　当归　艾绒　远志　延胡索　白芍

丹参　杜仲　会皮　丝瓜络

杨，右　营亏气痹，奇经失职，月事不调，衍后为多，且少色泽。营失养肝，肝气转为充斥，侮中则腹部攻痛，入络则两乳发胀，甚至晨起为之发呕，脉见细弦。拟以调养。

香附　法半夏　寄生　合欢　鸡血膏　木神　茺蔚　杜仲　当归

远志　白芍　会络　丝络　代代花

复　月事衍后，渐得准期，惟逢月之前，或为腹胀，或为腰楚，脉见弦滑。营亏气痹，再从和养。

香附　木神　阿胶　茺蔚子　鸡血膏　远志　杜仲　佛手　当归

白芍　沙苑　新会　丝络

随服吉林须。

林，右　每经淋漓不净，小腹发迸，筋骨酸软。属气不调营，营阴失守。拟以调气和阴。

香附　木神　酒红花四分　延胡　当归　丹参　炒川芎八分　川断

茺蔚　白芍　淮膝　新会　砂仁

刘，右　经事向来后期，忽又先期，总由冲任不摄，未能生育，脉见细弦。治以和养。

香附　丹参　夏曲　料豆　当归　川芎　杜仲　银柴　白芍　艾绒

川断　新会　丝络

右　气痹营滞，腹部胀满，经事五月未行，脉见弦滑。治以和养。

香附　木神　茺蔚　陈橼　夏曲　远志　延胡　会皮　丹参　佛手

玉蝶　当归　砂仁

右　经事不调，或一二月一行，或四五月一行，营滞由于气痹，脘胀腰楚，形黄肢肿，脉息濡细。治以疏和。

香附　木神　茺蔚　川断　夏曲　远志　延胡　杜仲　丹参　新会

川芎　当归　月季花—朵　西砂仁

王，右，三十八　肌灼腹满，经事七月未行，脉见弦数。拟以疏和。

香附　木神　茺蔚　丹参　当归　远志　白芍　杜仲　银柴　淮膝

陈橼　会皮　盐水炒砂仁四分

陈莲舫先生医案秘钞

序　　一

　　医之为技，盖甚难者也。有属于己者，有属于人者。古书难读，且多错简讹脱，欲技术之精，首在读书。文学不深造，不能读也。病情万殊，决于俄顷；生理神秘，辄多疑似。不明决不足肆应，必学识兼到方可与言明决也。吾生有涯而知无涯，故曰业精于勤荒于嬉，然非有道之士以名山自期者，不足与言无逸也。言医者，尚师承。所贵乎师者，不惟其名惟其学，而拾取一二成方，享盛名者比比，盖非聪明绝世不能自得师也。凡此皆所谓难也。虽然此属于己者，苟刻苦自励，未尝不求仁得仁；其属于人者，则权不我操矣，其事乃不胜更仆。如猝病之危者，一日恒数变，而病家日延医一次，而医之技穷。病室宜清洁而病者所居湫隘，秽气充塞，而医之技穷。病忌劳服食服，病者屡犯之，而医之技穷。尤无可如何者，病家挟成见。医以为宜补也，而病者畏参如虎；医以为宜汗下也，而病家以为虚甚，附子、麻黄则减其分量，人参、白术无故增益之，而医之技愈穷。其有病者喘息待毙，医者三五七人从客议药，言人人殊，病家不知所可，则决之诊金多寡与医者衣饰、车马之丰啬，而医之技乃无不穷之又穷。准此以言，医贫人难，医富人尤难也。而先生之医案，白天子以至王公大臣居全书之泰半，吾所视为最难者，先生盖行所无事焉夫，岂无故而然邪？至其案语之中庸，用药之渊博，于长沙以下乃至金元四家，乃至王海藏、张隐庵诸大家之外，别开生面，全无剑拔弩张面目，使病家望之生畏者，则其所学宁可量邪？闻之沪人陈氏治医至先生凡十九世，呜呼如是，其久远也。不惟于医学即人情世事，阅历之深，谁出其右者？宜乎！无美不臻也。犹忆十数年前会，一亲先生杖履，并拜珍物之赐，今何幸而得拜观遗著也。吾知此篇一出，其必风行海内也夫。

辛酉孟夏无锡丁福保识于沪上

序 二

往者光绪庚子，予迁沪，始识莲舫先生。时先生以户曹家居，由珠溪来沪，屡相过从，纵谈医理甚惬。先生每慨世宙日新，古学不振。壬寅之岁，因与予及李君平书、黄君春圃等创设上海医会，俊彦云集，一时称盛，无何景皇不豫，先生奉诏入都，诊治颇能称旨。以年老惮居北土，乞归，岁余卒，年逾七十矣。先生生平喜谈医理而不乐著书，其及门高足董君韵笙录存医案若干，编为二卷，吉光片羽，洵可珍也。予读之，觉先辈典型犹存弥切，高山景行之慕已。

共和十年辛酉夏四月嘉定余伯陶识于斋盦

序　三

　　古人用药，苟非宿病痼疾，其效必速。《内经》云：一剂知，二剂已。又云：覆杯而卧。《伤寒论》云：一服愈者，不必尽剂。可知古人治病，审病精，用药审，未有不一二剂而即获效者。故治病之法，必宜先立医案，指为何病，所本何方，方中用何药，主治何病，其论说本之何书；服药后，于何时减去何症，或反增他症，应加减何药。如此则审症处方，自无不合病情之患矣。然而近世能造斯诸者，厥惟陈莲舫征君。征君系青浦珠街阁名医，学有根柢，术有渊源，为人治病，常切中病情，十全八九。所立医案，传布于国内者不鲜，兹得董君韵笙编辑成帙，鲁君云奇刷印行世。披诵之下，知征君所立方案，无一病不穷究其因，无一方不洞悉其理，无一药不精通其性，遇大病以大药制之，遇小病以小方处之。施治有时，先后有序，大小有方，轻重有度，纯而不杂，整而不乱。所用之药，所处之方，极精极当，而寓以巧思奇法，深入病机，不使扞格。故是书一出，则医家能藉此以自考，而病家亦得以此考医者，而不为庸医所误矣。寿世福民，无有善于此编者，故不嫌不文而为之序。

中华民国十年五月松江天马山镇士雄陈雄谨识

序 四

　　治世在良法，治病在良方，此良医之功，所以侔于良相也。吾师陈莲舫征君，由儒而医，家传十九世，代出名医，迨吾师而道乃大行。德宗皇帝五次征召，无不称旨。于是王公大臣、封疆大吏之患疾病者，或踵门求治，或驰书敦聘，吾师制方配药，靡不着手成春。当时声誉之驰，几遍全国，而国中患病之人，向吾师乞方索药者，亦如山阴道上，络绎不绝。恒见呻吟而来，踊跃以去，治病神妙，盖有如此。鉴久侍绛帐，随同门诸贤后，择经验诸方，录而珍之，视为枕中之宝，未尝流传于世。庚申孟冬，鲁君云奇偶过余，见案头置有吾师方案，读而赏之，请付梨枣，以惠医林。夫吾师方案，精而渊博，与神而妙化，为群弟子收藏者良多，此特鳞爪耳！然而零缣碎玉，岁久易湮，秘而不传，终且散佚，亦复可惜，乃从鲁君之请。编订既竣，于是乎拜而书之。

　　　　　　　　　　　　　　　民国十年辛酉孟夏门人董人鉴拜撰

八大特色

——医之为道，非可执一，古今异宜，贵通其变。先生立案处方法乎古，而又衡乎今，有神化之妙。

——病情疑难，用药遂多牵制。古人有一日而进寒热攻补数剧者，今之病家必骇怪而不能从。先生于一方之中，君臣佐使配合灵妙，遂能兼治诸证，一剂回春。

——病家变证，难以断言，故无事预防。羌无把握，先生明见先机，往往并现在、将来以为治，案中所载不一而足，启人智术不少。

——富贵病家，最为难治，任医不专，群议庞杂故也。先生名达九重，公卿倒屣，而论病不为高远之说，用药不尚峻烈之品，故非众咻之所能动，而病者受益非鲜。

——望闻问切，伊古相传，自非躬亲，难为调治。先生精心默运于一病一证之来去，靡不洞彻，故远方通函求治者甚众，而神效立见，如操左券。

——世传各家医案，载复诊诸方者盖鲜，良以所重者，奇病异方，故摘录其一二，以见深渺，而病者欲穷其究竟，乃茫然堕五里雾中矣。今所录先生医案，多首尾完全，极便研究。

——学识由阅历而深，医术则尤重经验。先生家世习医，至先生已十九世，故所施诊治法，有非常意料所及者，初学得此，胜读十年书也。

——各家医案，一病一方，于加减法均略而不详。今先生医案中，或同时拟具数方，或一方加减法至数十则，学者得此参考，可悟无数法门。

前 编

光绪皇帝医案

戊申四月十七日请得

皇上脉弦数均减，重按轻按无力而软。以脉议证，头为诸阳之会，足为至阴之部，虚阳少潜，耳窍堵响未平，又为眩晕，真阴不充，足胫酸痛就轻，又移腰胯。先天之本虚，后天之气弱，胃之容物，脾之消滞，升降失度，清浊每易混淆，所以脘宇䐜胀作嗳，更衣溏结不调。处方用药，谨拟阴不能不养，藉以解热息风；气不能不调，藉以运滞化湿。

生于术一钱　杭菊花钱半　炒夏曲钱半　金毛脊去毛，三钱　金石斛三钱

生白芍钱半　黑稆豆三钱

引用干荷叶边一圈　酒炒嫩桑枝三钱

四月二十二日请得

皇上脉细软如前，又起数象带弦。弦属阴虚火旺，数属阳不潜藏，所以诸恙纷叠而来，耳响作堵，骤为眩晕，足跟尚痛，又觉酸软，种种上盛下虚。由于肾真亏弱，腰俞疼痛尤甚，咳嗽转动，皆为牵引。应当填补相宜，惟以中虚气滞，纳食消运尚迟，大便溏结不定。向来虚不受补，斟酌于虚实之间，谨拟镇肝熄热，安中和络。

大生地三钱　煅龙齿三钱　扁豆衣三钱　炒夏曲钱半　炒川断三钱

白蒺藜三钱　炒桑梗三钱　抱茯神三钱，辰砂拌

引用丝瓜络钱半

四月二十七日请得

皇上脉左三关均细软无力，右寸关独见濡浮，此阴虚阳旺所致。经云：阴在内，阳之守也；阳在外，阴之使也。阴不敛阳，浮阳上越，阳不引阴，阴失下贯，遂至耳窍蒙听，鸣响不止，足跟酸痛，筋络时掣。阴阳本互为其根，其禀承悉由于肾封藏内虚，精关因之不固。遗泄后腰痛、胯酸有增无减，诸恙亦未见平，头晕口渴，纳食泛酸，大便溏泄。按证调理，谨拟运水谷之精华，调气营之敷布，则令阳平阴秘，精神

乃复。

> 野于术钱半　黑料豆三钱　西洋参钱半　炙甘草四分　双钩藤钱半
>
> 炒川断三钱　潼蒺藜三钱　杭菊花钱半
>
> 引用酒炒桑枝三钱

五月初九日请得

皇上脉左右皆软，两尺尤甚，由于夏季损气，气失运行。经云：百病生于气。表虚为气散，里滞为气阻，冲和之气致偏，气火上升则耳病，气痹不宣则足病。气之所以亏者又归肾，肾关久不为固，所谓精生气，气化神之用，有所不足。腰胯之痛有增少减，且神倦无力，心烦口渴，食物运迟，大便见溏。总核病机，按以时令，拟以甘温其气，参以柔肝养心。

> 潞党参二钱　生白芍钱半　野于术钱半　白茯神三钱　焦夏曲钱半　炙甘草五分
>
> 引用桑寄生三钱　陈橘络五分

初十日请得

皇上脉右寸濡细，属肺气之虚，左寸细小，属心阴之弱；左关属肝，右属脾胃，见为细弦，系木邪侮中；两尺属肾，一主火，一主水，按之无力，当是水火两亏之象。三焦俱及，诸体欠舒，所以腰胯痛胀，大便溏稀，上起舌泡，下发遗泄，无非阳不潜藏，生风郁热。现在耳窍蒙堵，鸣响更甚。再谨拟和阳清阴之法。

> 潞党参三钱　辰茯神三钱　寸麦冬钱半　扁豆衣钱半　白蒺藜三钱
>
> 原金斛三钱　生白芍钱半　双钩藤钱半
>
> 引用路路通三枚　桑寄生三钱　莲子心七根　阳春砂仁三分

十一日请得

皇上脉左右六部如昨，两尺细软更甚。肾为先天之本，肾家之证，虚多实少。肾为胃关，少宣行则纳食运迟也；肾司二便，少蒸化则大便不调也。且腰为肾府，耳为肾窍，现在腰痛尚可支持，而耳堵日甚一日。古贤论耳病，实者在肝胆，虚者在肝肾。肝阳不潜，由于肾水不足，所有胯酸筋跳，心烦口渴，亦关封藏为主。谨拟三才封髓丸滋肾水、熄肝火。汪昂云：合天地人之药饵，为上中下之调理。其推重如是。

> 天门冬一两，糯米炒　川黄柏六钱，盐水炒　炙甘草四钱　潞党参三钱
>
> 大生地二两，炒　阳春砂仁七钱

上药先粗捣，再研细末，水泛为丸。每用三钱，早晚分服，亦可开水送下。

十二日请得

皇上脉六部细软，今日略有数象，以脉论证，诸恙勿增勿减，吃紧者又在耳患。耳内由响而蒙，由蒙而堵，甚至听音不真。古人以《内经》详病，精虚则为蒙，属肾；气逆则为堵，属胆。胆与肝为表里，肾与肝为乙癸，所以肝火化风，一时俱升。至于

腰俞酸重，胯筋跳动，脘满运迟，大便不调，神倦口渴，种种见证，谨拟煎丸分调，
丸以补下，煎以清热。

　　制萸肉钱半　　远志肉钱半　　石决明三钱　　霍石斛三钱　　细菖蒲四分

　　冬桑叶钱半　　辰茯神三钱　　钩藤钩钱半

　　引用荷叶边一圈　　路路通三枚　　红枣五个　　炒麦芽及谷芽各三钱

瘟疫论及方治

　　壬寅春，瘟疫流传几遍大江南北，我师陈征君视证寓沪，目击证情，因系之以论，
并示用药次序。

　　寒暖不匀，时行疠气，谓之瘟。证情相似，传染一方，谓之疫。现在瘟疫几遍江
苏，于沪地为尤甚。新春盛宫保行辕亦患是证，上下数十人幸获痊者多，宫保亦沾染
其间，不数日而愈，愈后检及诸方垂询于余。余答曰：疫名有异，疫证不同。考仲圣
论疫以清浊两邪互中为言，未详治则，所以后人言疫，仅随一时之证，立处方之法。
东垣以劳役内伤言，主升补；又可以肠胃溃烂言，主攻下。他如罗谦甫、喻嘉言、王
宇泰、刘松峰、戴麟郊、秦皇士诸人亦各有议论，未尝无见。但此次之疫是热湿之疫
也，去冬不寒而暖，无雪少雨，向春仍然晴燥，所以为病初起有寒有热，一日间即但
热不寒，用辛凉法；二日间即烦躁非常，满闷欲绝，神志恍惚或谵语，口颊干燥或糜
痛，仍辛凉而加咸寒；三四日间证势最为吃紧，用辛凉咸寒犹杯水车薪，加入苦寒解
毒诸品，一星之火变为燎原，非此无以扑灭病证，大定善后之法用甘寒，疫来如豕突
狼奔，用药须长枪大戟，若迟回瞻顾其间，即难挽救。顾雁庭云：脉证不必大凉，仍
服大凉之药，似有害而终无害者，疫也；脉证可进温补而投温补之剂，始似安而渐不
安者，疫也。喉烂虽重不死，有汗虽重不死，脉弦脉数亦不死，所怕者，阳证阴脉，
上呕逆，下泄泻，阳邪发于阴分。阴虚者，十中难全一二，所以断不可用香燥升散、
攻下种种诸剂，当参南阳遗意。疫病有清浊两邪之分。目前之疫以天之疠气流行，非
地之秽气蒸腾也，若浊邪而非清邪，又须别有方药焉。余近因目击证情，故敢缕悉言
之，以冀知医者匡我不逮，不知医者广为劝喻，幸甚幸甚！

　　瘟疫初起或先寒热，咽喉赤痛或起烂起腐，脉弦或浮，略有数或不数。泄表清里，
取汗为要。得汗，或疹丹痧瘰不等渐见，或透或不透，用桑叶、连翘、银花、桔梗须轻，
或八分多，或加至一钱、薄荷叶、淡豆豉、牛蒡子、鲜芦根、竹叶、马勃、杏仁、象贝，再重
加羚羊角、知母、花粉等不嫌其早清，惟到底用凉药不出牛蒡、霜桑叶、薄荷等药，恐其汗闭故也。

　　二日起至三日，身热无寒，咽痛或肿或腐，身热甚壮，口燥或饮或不甚多饮，神
烦满闷或谵语，或目赤口腐。即用犀角八分，磨冲，或片用一钱半，生石膏八钱，牛
蒡子三钱，桑叶、薄荷各一钱，象贝四钱，连翘、丹皮、马勃、知母各三钱，银花四

钱，芦根二两，竹叶三十片，鲜生地二两。如上之犀角、鲜生地即为咸寒。再喉腐壮热，烦闷不退，目赤口干，无汗或微汗，照上加黄连六分，黄芩二钱，仍用犀角、石膏、象贝、连翘、知母、马勃、银花、薄荷、牛蒡、桑叶、芦根、竹叶，再加用甘中黄，最好用金汁。

病重在三、四、五、六日至七日已过，总可无变，只须见症用药，不同寻常用药，尽可凉透，如犀角、石膏、竹叶、芦根、甘中黄、连翘、银花、玄参_{玄参一味亦是要药}等不可早为撤去。至于用到甘寒，如南沙参、北沙参等不关系矣，仍须偏清一面。

论中言辛凉，即桑菊饮；言咸寒，白虎汤、犀角地黄并用；言解毒，即将白虎、犀角汤加金汁及甘中黄；多痰，加竹沥一两，不用姜汁。

喉咙红肿，用明月石六分，人中白六分，薄荷叶三分，猴枣三分，冰片五厘，濂珠一分，西牛黄一分。同研细末，吹喉咙间。

喉咙腐烂，用象牙屑、珍珠各三分，飞青黛六分，冰片三厘，壁蟢窠二十个，西黄、人指甲各五厘。同研细末吹，即锡类散。

痰壅喉阻，用土牛膝根汁，或探吐或灌服。

喉痰难吐，用竹沥六成，青果汁四成，和匀温服。外用斑蝥糯米炒，四钱，血竭、制乳香、制没药、麝香、玄参、冰片、全蝎各六分，研末酌用三五厘。上于膏药上，贴于结喉两边，起泡挑破之，即异功散。

痰　饮

盛杏荪宫保　饮脉自弦，痰脉自滑，左关弦滑甚者又系乎肝，右三部弦滑而兼大者属肺，中伤咳嗽多年，由乎积痰蓄饮，厚为痰而艰出，薄为饮而易吐。血虽经年未发，其中不足可知。中伤者，肝必为强，风从内生，痰饮随之走窜，由络脉而入经隧，以致足肿酸软，膝盖为甚。上及肩臂，下及足髓，风淫四末，触处皆应，所以肢骱咸为乏力。总核病机，太阴肺为起病之源，厥阴肝为受病之所，每每腹旁窒塞，放空则松，即肝气得泄也。咳嗽发动，小溲较少，即肺气勿降也。所幸者，封藏根蒂未为摇动，否则肺与肝日为困乏，必防痰饮挟湿而生，有肢体浮肿之虞。向来用药总多牵制，滋阴则气不宣通，补气则阴为燔灼，轻方则病难兼顾，重方则药难运行，铢两于轻重之间，拟两方轮流进服，附呈加减。候政。

北沙参　生绵芪　法半夏　炒杜仲　云茯苓　冬瓜子　竹二青　东白芍

光杏仁　川贝母　桑寄生　新会皮　伸筋草　丝瓜络　血燕根

又方：

炒党参　嫩鹿筋_{酒洗}　川贝母　炒杜仲　杭菊花　冬桑叶　枇杷叶

野于术_{人乳拌}　法半夏　冬虫草　炒当归　甜杏仁　新会皮

有血，去半夏，加炙紫菀。

肌肤燔灼，加秦艽、人参须，去嫩鹿筋。

如用炙虎骨一钱，同炙龟板二钱并用，为相辅而行。

现在两方与去年方意义不同。失血勿发，痰少沫多，其中营液受伤，内风走窜，所以轻方兼和络脉，重方兼和经隧，大半着重在肢体酸软等症，咳嗽气怯亦调理其间。请为试服。除感冒停滞，尽可多服。

又方：

气虚之体平常善嚏多痰，气不摄营，曾发痔血。现在虽痔消血止，而心肾大受其亏，心失君主之权，肾少摄纳之职，艰寐频仍，尾闾酸痛，二者一似怔忡，一似虚损。合脉细涩，左弦滑，不得再动肝之内风，脾之痰湿乘虚走窜，为上重下轻或左右偏痹，当先护持。拟温煦其气，固摄其阴，合丸调理于上半年至中秋最妥，不致助痰生湿也。

制首乌三两　淡苁蓉一两五钱　桑寄生三两　苍龙齿一两五钱　生于术一两五钱

新会皮一两　炒党参三两　黑芝麻一两五钱　冬桑叶一两五钱　远志肉一两五钱

生白芍一两五钱　生绵芪三两　炒杜仲三两　抱茯神三两　炒丹参一两五钱

法半夏一两五钱

上味各研细末，并和再研，水泛为丸如桐子大。每日服二三钱，开水送下。

又方：

脉六脉偏弦，左关尤甚，属心肾不足，肝阳有余，所以将睡未睡，随处掣动，偶有头眩，又复痰多。向属痰湿禀体，调理用药，滋阴不用腻；补气不助火，多服自效。

制首乌　杭菊花　法半夏　白蒺藜　抱茯神　苍龙齿　黑料豆　新会皮

焙甘杞　光杏仁　川贝母　潼蒺藜　炒丹参　左牡蛎　生白芍　竹二青

红皮枣

又方：阴虚挟湿，湿复化热，入于营阴，遗泄频仍。有梦主心，无梦属肾，心肾两亏，湿热交迫，以致体发虚疖，结痂流滋，绵绵不已。禀体脉藏不见，反诊横诊均不应指，尽可舍脉从证。拟和阴固窍，并清湿热，惟湿不用分利，热不用苦降，与体尤合。

西洋参　原金斛　桑螵蛸　黑料豆　抱茯神　生甘草　元生地　川黄柏

花龙骨　制女贞　怀山药　忍冬藤　肥玉竹　炒丹皮　白莲须　潼蒺藜

生苡仁　绿豆皮

上味晒燥，不经火炒研末，用大鱼肚三两，加酒炖化，薄泛为丸如桐子大。每服三钱，开水送下。

朱厚甫兄　痰饮之证，莫详于《金匮》，但治虚为少，治实为多，不能尽步成法。叶氏详义亦言外饮治脾，内饮治肾，言饮而未言痰。拙见以为饮从肾出，痰从肺生，所以治法略有变通，不能尽用燥药。为肺为娇脏，专从辛温甘缓调治，入后必为失血，不能不预为防维。惟尊体见证，既不能用燥，而一切滋养之品亦在所不受。且中宫窒塞，发病必纳谷减少，脐间胀满，大便艰涩，小便不利，脾胃升降无权，清浊相干，尤为概见。且寤而艰寐，或手足抽搐，或心绪烦满，而关系之见证仍在肺肾。肺主腠理，劳顿即出汗不止，肾失作强，阳刚失振，不能久持。将病源再三推详，拟三方次第调复，当卜获效，尚请法家政行。

第一方：如停滞受感，脘腹胀满，两便失利，痰饮初发，服此方五六剂，不等平即服后方。

  生于术 焦建曲 白茯苓 川石斛 生白芍 陈佩兰 竹二青 法半夏
  新会皮 佛手花 焦米仁 炒萎皮 生谷芽 白檀香

第二方：如胀满稍减，两便通利，轻浅调理，服此方一二十剂。

  潞党参 白茯神 关虎肚 炒远志 生白芍 黑芝麻 红皮枣 生于术
  法半夏 新会皮 甘枸杞 炒当归 炒丹参 竹二青

第三方：如无停滞、感冒诸证，痰饮亦不见重发，尽可服之。此方藉以养心肾、协肝脾，并可卜得麟之庆。如艰寐沫多，心烦神倦，阳刚不振，均能照顾。此补剂之重者也，合式服至春二月为止。

  吉林须 淡苁蓉 炒菟丝 炒夏曲 抱茯神 生首乌 南枣 血蜡鹿茸
  甘枸杞 生白芍 新会皮 炒丹参 炙甘草 竹二青 磨冲沉香汁—分

筱斋先生 示及舌苔带黄，口有冷气，似有饮象。饮乃寒也，肠间作鸣，凡漉漉有声亦是饮。惟木火相激者亦响，且牵连上则牙痛耳鸣，下则煽动肛门，又属肝邪充斥。肝主火生风，饮属阴生寒，互相牵制用药，亦须两顾，拟以柔肝温中。

  吉林须 法半夏 抱茯神 甘杞子 潼蒺藜 制丹参 生于术 东白芍
  苍龙齿 杭菊花 炙甘草 广陈皮 竹茹 红皮枣

痰湿内风证

濮紫泉廉访 历年操心，心阴不足，每每假用于肝，肝阳化风，煽烁络脉，痰邪、湿邪随之走窜，臂指发酸，指节弛软，右肢麻而且酸，左肢酸而不麻，总不外营气两虚所致。考麻属气虚，酸属营虚。大致营不能灌溉，气不能通调，所以有络痹之象。且心之营注于肝，肝之气通于心，肝邪愈炽，心神愈伤，因之积劳过食，多语燥烦，往往寤不成寐，如怔忡然，疑虑交乘，恐怖并作。经旨脉滑主痰，脉弦主风，现在不见滑弦两端，而见濡软，于根柢无损。只以痰湿内风互扰其间，枢机若有失利，神明若有欠振，仍须痰从上咯而解，湿从大便而行。中焦升降既宜，清浊无干，则内风自能潜移默化。议证用药，请候政行。

备春冬两季调理方：

> 九制首乌　淡苁蓉　西洋参　法半夏　炒丹参　左秦艽　甘枸杞
> 海风藤　生绵芪　抱茯神　杭菊花　新会皮

加嫩桑梗、竹二青、红皮枣，或加吉林参五六分，另煎随服。

备霉令、夏令两季调理方：

> 生于术　杭菊花　法半夏　白蒺藜　焦苡仁　夜交藤　黑芝麻　甘杞子
> 新会皮　全当归　云茯神　云茯苓　金石斛

加竹二青、丝瓜络，或加吉林须，或用条参五六分，另煎冲服。

有备无患诸方：

万一感冒风热，如肌热头疼、脘满咳痰等恙。

> 冬桑叶　杭菊花　川通草　冬瓜子　淡豆豉　光杏仁　嫩白薇　粉前胡
> 川贝母

万一感冒风寒，如头重骨酸、脘满泛恶、咳呛、大便溏稀等恙。

> 西羌活　粉前胡　大豆卷　佛手片　新会红　黄防风　制川朴　范志曲
> 大腹绒

万一湿痰阻中，如脘闷恶心、肢酸头重、饮食减少等恙。

> 法半夏　干佩兰　焦苡仁　新会皮　焦建曲　制川朴　佛手柑　川郁金
> 白茯苓

备不寐调理诸法：

多食不寐，用真福建神曲三五钱，煎汤去渣，乘热冲牛乳或冲人乳服。

用心多言不寐，用濂珠粉一二分，开水冲服。

过劳不寐，用法半夏一钱五分，陈秫米三钱，西洋参八分，吉林参五钱，煎汤服。

或因虚而挟湿痰，当霉令不能成寐，用天王补心丹钱五，煎汤服。

备肢臂酸麻、手肢弛软调理诸法：

或服董文敏公延寿丹，每日二三钱许，开水送下。

用清阴搜风、和阳通络，服虎潜丸，每服钱五，开水送下。

常用野梧桐花自采晒干，泡服代茶。

或用真桑寄生熬膏调服，每服三四钱，开水冲。

夏季天热，用十大功劳叶蒸露，每日一二中杯，炖热服。

备消痰诸方：

消痰雪羹汤：用去皮荸荠、浸淡海蜇等分，煎汤服一二中杯。

消痰用荆沥：以荆树叶捣汁，熬浓，开水冲服一中杯。

添备不寐调理一法：

心肝郁结，挟热生风，每晚用鸡子黄一枚调散，或杵百数或杵千数，以成数为式，用开水冲服。

备出汗调理诸法：

随常止汗，照正方内加入糯稻根五钱，炒淮麦三钱。重则加麻黄根钱五，轻则加瘪桃干钱五，夏季加冻蒲扇叶三钱。

随便加入方内，和养加用柏子仁三钱，炒枣仁三钱；潜育加用左牡蛎三钱，花龙骨钱五；固腠理加用生芪皮三钱，黄防风钱五。

痰湿气滞证

三世兄　示及病由大约痰湿禀体，所以平常多痰，气滞后重，大便屡带红白。升降失运，清浊相干，拟和中气而化痰湿。

潞党参　范志曲　白茯苓　制丹参　焦米仁　焦山楂　饭蒸天生术

生白芍　法半夏　广陈皮　炙甘草　煨木香　红皮枣

风痰胁痛肤痒证

季翁，二十九年九月十六日　胁旁掣痛，肌肤内外之间若有痒象，推摩又及于背，病情总在络脉。有时手臂搐搦，有时两足不和，偏左者总属于肝，肝为风脏，从中挟痰郁湿，所以右脉弦滑、左偏滑细，屡屡咯痰，大便艰涩，痰邪、湿邪随风走窜，拟煎膏并调。膏用养营以息内风，补气以化痰湿；煎则随时调理，并非调治外感也。候政。

煎方：

吉林须　杭菊花　生白芍　晚蚕沙　桑寄生　伸筋草　竹沥夏　炒当归

旋覆花　光杏仁　抱茯神　白蒺藜　乌芝麻　宣木瓜　炒杜仲　甘杞子

丝瓜络　甜橘饼　竹二青

膏方：

养离明以安坤土，滋坎水以息巽风。

制首乌三钱　潞党参三钱　甘杞子钱半　竹沥夏钱半　炒丹参一钱　元生地三钱

宣木瓜一钱　炒杜仲三钱　左牡蛎三钱　晚蚕沙三钱　生于术一钱　潼蒺藜三钱

生白芍一钱　杭菊花一钱　天仙藤钱半　生绵芪三钱，盐水炒

五帖并煎三次，去渣存汁，以陈阿胶一两二钱，文火收膏。每日酌进三瓢许，开水冲服。服后妥适，再煎再服。

风湿孔窍出虫证

俊翁，甲辰十二月十一日　痰湿禀体，冲疝愈后呕泛亦止，惟肾气愈虚，肝邪愈炽，挟心经之热，挟脾家之痰与湿，厥阴之肝从此发动，习习生风。风从丹田而起，散漫毛孔，随处内煽，自下而上以致胸次，常时孔窍出虫，虫亦风生。脉细而濡带滑，舌根糙尖红。内不关于脏腑之损坏，外不涉于六淫之感冒，邪在皮里膜外，牵动络脉，用药之义，温凉不受，补散皆拒。至于大便数十日一行，亦属风势煽烁。小浊亦不甚通利，当从燥邪调治，应无不合。

西洋参钱半　梧桐花钱半　白蒺藜三钱　鲜生地三钱　黑料豆三钱　杭菊花钱半

松子肉十四粒　黑芝麻三钱　郁李仁三钱　潼蒺藜三钱　京玄参钱半　左秦艽钱半

抱茯神三钱　辰灯心十寸

复方：十二月十五日

丹田为蛰藏要害，封而不泄，泄即挟肝升腾，化为内风，属虚风而非实风，体禀痰湿，痰邪、湿邪与风互扰。考古书云：痰多怪变，又云：风生虫，湿生虫，常时孔窍出虫。现在风势攻胀走窜，随处煽烁，无时停歇，自下走上，皮肉之间若痛若痹，上重下轻，无非气失宣行，阴无所纳。所以有时便难，有时溺闭。照例用药，肾非温不纳，肝非清不宁，与内风有裨，与痰湿亦为无损。

滋肾丸　炒夏曲　杭菊花　生白芍　海贝齿　原金斛　炒竹茹　淡苁蓉

潼蒺藜　抱茯神　炒丹参　石决明　梧桐花　连心莲子

湿热口舌糜烂

张香涛宫保　心之脉系于舌本，脾之络系于舌旁，脾亦开窍于唇，所以唇舌为病者，无不关于心脾两经。心经之热，脾家之湿，湿热混淆，由湿化火，由火成毒，以致唇口腐烂，舌质剥苔，饮食言语稍有妨碍。病起指疮痔患之后，淹缠三月，似乎邪势未去，遂至艰寐神烦，心悸火升。合脉弦大，病久致虚，虚中挟实，现在调理先从实治。用药大致白虎只能折轻浮之热，不能解郁结之火；承气只能攻有形之滞，不能去无形之滞。进而筹之，犀角通灵，解心经之热，且平相火；黄连色黄，去脾家之湿，并能解毒；再佐使二三味，未知有当宪意否，并请诸高明政之。

乌犀角　金银花　西洋参　蔷薇根　上川连　净连翘　竹叶心

湿热鼻臭眼花

叶幕周兄　素体营阴郁热，湿邪随去随生，湿入营分为患，皆由乎此，以致大便不利，有时溏稀，有时干结成粒。晨起咳痰，曾凝血两天，皆系肺、大肠主病，亦关营阴湿邪。前方本有风动之说，湿热生风，血燥生风，因之瘰痒大发。虽属营阴更伤，而湿与风实有出路，鼻臭眼花亦由此来也。就病奉复，拟方候政。

西洋参　蜜豨莶　制女贞　东白芍　白茯苓　白鲜皮　侧柏叶　元生地

虱胡麻　左秦艽　炙甘草　光杏仁　炒丹皮　梧桐花

尊命不用旱莲、地榆，其实凉血解热并非涩血破血，心有所疑，可以不用。现用洋参、女贞，略带清阴，须得照方多服。趁此冬令，兼养阴为相宜。至于询及野于术，略嫌其燥。如大便不利，鼻观臭秽，庶与黑芝麻拌蒸。芝麻十成，于术五成，九蒸九晒，去芝麻，只服术，尚可用得。

暑湿内趋证

黄琴南方　病前是否夺精，身热不退，有汗有寒，口渴唇白，色𥅽溺数，手指微凉，恶心言謇，神迷发笑，暑湿两邪夹杂内趋。脉息濡细兼滑，似痦未能尽透，恐其闭脱。考古成方与见证未能丝丝入扣，踌躇再三，拟仲景白虎汤加减，请酌进。候政。

川桂枝四分　肥知母钱半，去毛　生甘草四分　嫩白薇钱半　生石膏四钱

连翘心钱半　川郁金八分　新会皮一钱　广藿香钱半　连皮杏仁三钱

生白芍钱半　宋半夏钱半　加玫瑰露炒竹茹钱半

第二方：

服药后，身热不甚，手指颤动，神志时清时迷。现在便溏不作，小溲甚长，白痦微见，左脉静、右脉弦数。能否里邪达表，尚少把握，再以前方，法稍为变更，候高明政之。

西洋参三钱　嫩白薇钱半　生白芍钱半　金石斛三钱　生石膏四钱

连皮杏仁三钱　新会红八分　香薷花四分　连翘心钱半　肥知母钱半，去毛

川郁金　野蔷薇露八分，代水，冲磨　加荷叶一角　炒竹茹钱半　稻叶煎汤代水

黄桐林方　薄寒外来，暑湿内触，邪势勿从外发，反从内趋。身热不扬，大便溏稀，有黏腻之象，近乎自利，纳谷呆钝，少寐多梦，有时谵语，脉来细滑，舌光。属嗜烟久虚，受邪不易外达。拟以清阴调中，扶其本以化其邪。

西洋参钱半　生白芍钱半　生熟谷芽各三钱　益元散三钱，包　扁豆叶钱半

上川连四分　焦苡仁三钱　白茯苓三钱　金石斛三钱　鲜莲肉钱半

炒夏曲钱半　野赤豆三钱　嫩白薇钱半　新会白八分

第二方：

体羸太虚，郁邪不里不外，表里交攻，身热晡甚，无力发痦，大便溏稀又若利象。前诊脉情细滑，邪炽正虚，能否支持？再拟清热保阴、和中调气，以冀标本兼顾。

西洋参钱半　金石斛三钱　白茯苓三钱　厚朴花八分　香青蒿钱半

益元散_{包，三钱}　新会白_{八分}　炒夏曲_{钱半}　生白芍_{钱半}　石莲肉_{钱半}

白荷花瓣_{七片}　淡黄芩_{钱半，姜汁炒}

湿温证

王兰坡方　湿温两旬，湿邪、温邪混淆不解，久溏而里未通，发瘖而表不化，氤氲弥漫渐及三焦，舌苔灰黄，耳聋咬牙，此上焦热也。便秘复溏，小溲自遗，此下焦虚也。上热下虚，中焦邪势不得升降分化，遂致神志模糊，手足倔强，言语似清非清，面色油亮且复青黯，种种病机已入厥、少两经。考手少阴燔灼，必吸足少阴阴精，手厥阴迷蒙，必连足厥阴风火，所以错综变化无可捉摸，实出于寻常湿温病之外，无从援例处方。脉左细、右濡软，只得依脉合证。阴不承则热不熄，气不鼓则湿不定，参以复脉，佐以清宫。

吉林参_{五分}　麦冬心_{三钱}　霍石斛_{三钱}　陈胆星_{一钱}　抱木神_{三钱}　元生地_{三钱}

连翘心_{三钱}　炙鳖甲_{三钱}　莲子心_{三钱}　东白芍_{钱半}　嫩钩藤_{钱半}　新会络_{一钱}

加玫瑰露炒竹二茹_{钱半}　辰灯心_{二十寸}　用新鲜稻露_{代水煎药}

风温证

蒋泉堂方　风温之邪，首犯太阴，郁热蒸痰，煽烁不解，咳嗽喉鸣，气逆胁痛，关系尤在舌苔罩灰，质红起腐，势将劫津为变。脉两手弦数。拟以清解。

南北沙参_{各二钱}　粉蛤壳_{四钱}　光杏仁_{三钱}　旋覆花_{钱半，包}　新会络_{一钱}

方通草_{五分}　鲜石斛_{五钱}　川贝母_{钱半，去心}　蜜炙桑叶_{钱半}　代赭石_{钱半}

瓜蒌仁_{三钱}　白茯苓_{三钱}　加玫瑰露炒竹茹_{钱半}　蜜炙枇杷叶_{三片，去毛}

冲荸荠汁萝卜汁_{各一小杯}

冬温证

尤浜徐，六十五岁　冬温郁蒸，表里解而不解，有汗不多，大便旁流，呃忒口渴，当脘胀满，邪势方张，津液渐为劫烁，舌苔质红，色灰薄如烟煤，脉两手滑大，左右寸重按模糊。温邪愈趋愈深，犯胞络已有神昏，动肝风又将痉厥，高年正虚邪炽，势防外脱内闭，拟清阴泄邪以图弋获。

西洋参_{钱半}　冬桑叶_{钱半}　全瓜蒌_{六钱}　玄明粉_{二钱，同打}　光杏仁_{三钱}

黑山栀_{钱半}　羚羊尖_{钱半}　鲜石斛_{四钱}　淡竹叶_{钱半}　炒枳实_{钱半}

朱茯苓_{三钱}　干荷叶_{一角}　鲜生地_{三钱}　淡豆豉_{三钱，同打}　加活水芦根_{八钱，去节}

大解后，炒枳实换用小青叶一钱。

风热耳鸣牙痛兼腰足酸痛证

蒋澜江方 肝营肾液两为受伤，皆由下焦关门致虚，所以液亏生热，营亏生风，风热煽烁，上扰清空，头响耳鸣，牙肿颊痛，下窜经隧，腰股酸软，手足引痛，脉尚静软，右寸独数。拟两方次第调服。

西洋参钱半　伸筋草钱半　白蒺藜去刺，钱半　左秦艽钱半　功劳叶七片，去刺

羚羊尖钱半　炒杜仲三钱　潼蒺藜钱半　生甘草四分　酒桑梗三钱　元生地三钱

炙龟板三钱　黑料豆三钱　炒归身三钱

第二方：

西洋参半钱　生于术钱半　桑寄生三钱　左秦艽钱半　二至丸三钱，煎入

制首乌三钱　乌芝麻钱半　左牡蛎三钱　东白芍钱半　功劳叶去刺，七片

炙龟板三钱　炒杜仲三钱　杭菊花钱半　炒淮膝三钱　丝瓜络三寸

头涨兼马刀痈证

李卓如 木火心阳煽烁不息，两日来头顶发攻，目眩项胀增而不减，因之夜寐维艰，精神亦困，其内风为搐搦，内痰为凝聚。脉今诊浮而兼弦。再拟清阴息风，和络化痰。

西洋参　上川连元米炒　杭菊花　川贝母　制女贞　桑麻丸煎入

黑料豆　石决明　抱木神辰砂拌　生白芍　竹沥夏　明玳瑁

冲濂珠粉一分　鸡子黄一枚

少火不足，壮火转为有余，清空胀势有增少减，牵连不寐，必至起坐胀觉较松。龙雷跃跃为升内风，内痰与之扰攘。脉尚偏于弦，舌糙而腻。用潜阳育阴，参以息风化痰。

吉林须另煎　玄武板炙　左牡蛎　白蒺藜去刺　宋半夏　寸麦冬去心　竹二青

陈阿胶　生白芍　杭菊花　潼蒺藜　抱木神　海贝齿　鸡子黄调冲

头涨如前，疮势亦如前，连进数剂，一无小效。心为君主之权，肝为将军之职，脏病不同腑病，七情不同六淫，自难指日奏效。脉劲大病进，细软病退，病易变动，由于风痰起伏故也。

西洋参　杭菊花　炙龟板　煅龙齿　白蒺藜　广橘络　洋青铅　陈阿胶

煅牡蛎　天竺黄　抱木神　沙苑子　海贝齿　竹二青　鸡子黄调冲

数十年宦途操心，心气不足，假用于肝。肝为罢极之本，遂至生风挟痰，扰攘头项。巅顶之上，惟肝可到，所以涨势更凶。肝与胆为表里。肝火煽烁，胆汁为痰，凝住坚块，属马刀痈，未至石疽。肝通于心，则为艰寐。心不交肾，小便反多，气火有

升，津液内枯，大便容易艰燥。历治旬余，尚少把握，由于脉之早晚不定，起伏不定，大致弦滑为多，细软为少。种种气虚生痰，阴虚生风，痰热互郁，郁火内生。不能凉化者，为少火内亏也；不能温补者，为壮火内炽也。虽主潜阳育阴，而息风化痰必得配合其间，方无偏胜。大致夏热秋燥，与病不甚合一，大转机者，入中秋以后以冀向安，饮食起居尤须加意于服药之外。未识高明以为然否？

轻方：

西洋参钱半　海贝齿钱半　广橘络一钱　炒丹参钱半　丝瓜络三寸　元生地三钱

明玳瑁八分　东白芍钱半　川贝母钱半，去心　抱茯神三钱　杭菊花钱半

白蒺藜三钱，去刺　合欢皮三钱

重方：

吉林须八分　煅牡蛎三钱　抱木神三钱　梧桐花钱半　丝瓜络三寸

陈阿胶钱半，蛤粉炒　东白芍钱半　海贝齿钱半　伸筋草钱半　炙龟板三分

炒丹参钱半　白蒺藜三钱，去刺　新会络一钱　濂珠粉一分　竹二青钱半，玫瑰露炒

未来之证：便溏汗多，气喘溺数，潮热头眩，足肿。

现在之证：艰寐，疮势抽痛胀大，头部涨甚。

有备无患：

便溏加夏曲钱半，扁豆皮三钱，轻方去生地、玳瑁，重方去龟板、阿胶。

汗多加炒淮麦三钱，稻根一扎煎洗，用糯稻根为要。

气喘加广蛤蚧炙去首足，八分，淡秋石八分。

溺数加覆盆子三钱，桑螵蛸炒，钱半。

潮热不服重方，但服轻方，加青蒿子钱半，柔白薇钱半。

头眩而加汗多，心神恍惚，不得已服黑锡丹五分，一天三服，只服一天而止。

口干舌绛加寸麦冬去心，钱半，霍石斛三钱。

足肿加生于术钱半，白茯苓三钱，焦米仁三钱，轻方去玳瑁，重方去龟板、牡蛎。

艰寐加夜交藤钱半，炒枣仁三钱。

现在两方加减：

疮势胀大，加晚蚕沙三钱，醋炒青皮一钱，光杏仁三钱，白海粉三钱，白归须钱半，海藻钱半。

阳和汤不能服。

头涨甚，加大熟地三钱，灵磁石三钱。或嫌重坠，用玄精石三钱，虎头骨钱半。

以上之证，方中早已照顾，姑备数味参用：旱莲草、霍石斛、萹蓄草、制女贞、竹三七、淡秋石，不得已服童便。

不用诸方：阳和汤、归脾丸、大活络丹、指迷茯苓丸、人参再造丸、都气丸。

可酌用丸方：天王补心丹、生脉散、酸枣仁汤、首乌丸。

夏天感冒风热：如身热咳嗽、头项更涨、口干，服二三剂不等，平即不服。

冬桑叶_{钱半}　新会红_{一钱}　焦米仁_{三钱}　佛手花_{四分}　柔白薇_{钱半}　光杏仁_{三钱}

嫩钩藤_{钱半}　川石斛_{三钱}　左秦艽_{钱半}　竹二青_{钱半}　川贝母_{去心}　杭菊花_{钱半}

荷叶_{一角}　香青蒿_{钱半}

感冒暑湿：

佩兰叶_{钱半}　新会红_{一钱}　益元散_{三钱}　炒夏曲_{钱半}　白茯苓_{三钱}　竹二青_{钱半}

厚朴花_{四分}　黄防风_{钱半}　焦苡仁_{三钱}　川通草_{四分}　荷梗_{三寸}

食物酌用：燕窝或白或毛、莲子、绿豆汤、稻叶露、白木耳、芡实、荷花露、鲜藕、梨、苹果、吉林参_{逢节用荷花露煎服}。

冬天宜服：鱼肚、红旗参。

嗳泛咳呛证

杨绍澄兄，三十年三月初十日　肠风遗泄，止而不发，精与血似得收摄，阴虽稍复，气分仍亏，嗳泛未除，小便仍多，咳呛时心有不安，从中挟湿郁痰在所不免。种种见证，与膏滋必得变通，冬季宜填养，春夏间当调气不用辛燥，和阴不用滋腻。用药处方，所谓无伐天和，方为合式。

西洋参　覆盆子　抱茯神　梧桐花　蜜豨莶　料豆衣　炒竹茹　宋半夏

生白芍　炒丹参　生于术　乌芝麻　新会皮　红皮枣

试加吉林须五分，另煎随服。服后满闷，请缓服之。

汁饮方：治痰塞气急、元虚迷厥等证。

人参汁_{四分}　台乌药汁_{四分}　白芍汁_{四分}　老姜汁_{三分}　伽南香汁_{四分}

老苏梗汁_{四分}　水梨汁_{三钱}　竹沥汁_{一两}

上汁和匀，如黏腻难服，可冲开水调服。

酒客呃逆证

刘信宝先生　气旺饮酒则行，气亏饮酒则停，停与行皆能伤中。胃既有病，肝肺乘之，于是痛胀交作，行则痛无定处，停则多在胸胁。左胁属肝，胸次属肺属胃。大约阴液不足，气火有余，所以口干喉燥，属少火而非壮火。食甘凉之梨仍不能多。种种见证，防咯血再发，万一溢血屡见，恐加潮热咳嗽。现在调治，不调气不能治呃逆，不和阴不能承津液，惟调气不宜辛燥，和阴不用滋腻，较为周到。请质高明。

西洋参　炒丹参　白茯苓　炒杜仲　原金斛　制女贞　竹二青　红皮枣

旋覆花　代赭石　新会络　生白芍　粉葛花　橄榄核　枇杷叶　丝瓜络

第二次转方：

酒病多年，呃忒频作，口喉发燥，遂至血不循络，痛势频仍，胸胁均为牵引，又为溢血。考气有余便是火，火有余便伤阴。证属阴虚气痹，夏令炎热，与病不合。最恐金囚木旺，胃阴不复，胃气有升，宜预为调摄，拟抑其气而不伤气，和其阴而不滞阴，从前方进一步。候政。

吉林须　新会络　炒丹参　白归须　川贝母　炒阿胶　丝瓜络　淡秋石

旋覆花　东白芍　粉葛花　原金斛　仙鹤草　炒竹茹

关　格

王方　关格之象渐得轻减，大约上不为泛，下得便通。惟向有遗泄，诸虚叠见，腰肩酸痛，耳鸣肢倦。拟养阴以固精，补气以运中。

党参檀香汁炒　生白芍　生首乌　法半夏　远志肉　川杜仲　松实炒于术

覆盆子　当归身　白莲须　抱茯神　沙苑子　姜竹茹　炒桑枝　制丹参

如受补，加吉林须五分，十帖后加甘枸杞二钱，淡苁蓉三钱。

眩晕兼足弱证

罗少耕观察方　久病痰体，痰邪随伏随起，自病以来，阴虚于下，阳冒于上，早有耳蒙，又有溺数。近复晕眩骤作，两足不能自持，步履维艰，大似上重下轻之势。上重者属热，心肝必有郁火；下轻者属寒，脾胃又为两亏。用药遂极其牵制，非铢两病端，实不易落笔。拟煎丸并用，煎主息养其上，丸主温纳其下，调理分服，可通西法，所谓上为压力，下为吸力是也。

煎方：

大生地三钱　西洋参一钱　潼蒺藜三钱　白蒺藜三钱　黑料豆三钱

宋半夏钱半　川贝母一钱　桑寄生三钱　炒杜仲三钱　淡苁蓉钱半

东白芍钱半　杭菊花钱半　梧桐花钱半　化橘红五分　宣木瓜钱半

竹二青钱半　丝瓜络钱半　灵磁石三钱，飞，辰砂拌打

参茸丸方：但能丸服，不能煎服；但能朝服，不能晚服；但能空肚服，不能饱肚服。

吉林人参五成，去芦，切片，研末　血蜡鹿茸五成，先刮去毛，酥油烘，切片研末

上味对半搭配，各研细，和匀再研。以龟板胶炖烊酌量多少为丸，如梧桐子样大小。每晨空肚吞服八分，多至一钱，随即压以食物，俾药下趋不为上僭。此丸自冬至起服，至交春止，以四十五天为度。

复少耕观察病由：

承示敬悉病在心肝之热、脾肾之虚，病后劳顿，经义谓之劳复。水亏木旺，习习生风，忽为头眩，两足轻飘不能自持，中焦痰邪与之俱发，脉前诊屡歇，歇象见于浮部，病根本外强中弱，上重下轻。现届冬至节令，调理之法宜与前法变通，上焦宜清不宜温，下焦宜温不宜清，中焦必得升降其间，令痰邪得有出路，不与风火互扰，乃与诸病均有关涉。拙拟煎、丸两方，次第服之，应有小效也。

又方：

湿痰禀体，无不阳虚。阳主气，又主火，气不蒸液，火转上炎，每每口舌干燥，以致不受辛温摄纳。入春少阳相火司令，力疾从公，触发肝阳，内风早动，又袭外风，风火交迫，蒸痰郁热，呜呜更甚，舌黄为之灰黑。得疏泄，继甘凉，痰为爽利，热潮平复，诸恙就轻。惟尾闾仍然软酸，左臂右足不甚利便，抽搐之势并无定处。合之脉情，两尺细软，右濡而迟，左关弦而不敛，属两肾真阴、真阳俱为亏损。而肝邪独炽，化风化热，流走经隧，肺之痰、脾之湿与内风相互扰，深虑痱中之势。以气虚之体为阴伤之证，辛温之药则碍风阳，滋清之品则碍痰气，拟和营养络、通阳宣痹。

生绵芪　竹沥夏　木防己　炒菟丝　焙甘杞　左牡蛎　嫩桑梗　广陈皮

海风藤　梧桐花　二蚕沙　炒补骨　炒杜仲　川桂枝　丝瓜络

肝木侮土腹痛证

紫封先生　夏秋间候脉两次，深悉操劳过度，事事每多躬亲，心阴早亏，因之借用肝阳，遂至厥阴充斥，脾胃受其所侮。久有腹痛彻上彻下，虽痛势有时得止，仍随时举发，甚则肌目发黄，肤体发痒。赋禀未尝不厚，花甲尊年未免由下虚上。种种见证，无非肾不涵肝，肝邪侮土，积湿生风，太阳、阳明为所受困。用药之义，胃主容纳，脾主输运，调补中须化湿滞；肾主蛰藏，肝主柔顺，养阴须息风燥。候法家正之。

清理方：

生白术　范志曲　焦苡仁　白茯苓　川楝子　生白芍　炒丹参　厚朴花

金石斛　新会白　生谷芽　嫩白薇　加白檀香　西砂仁　干荷叶

红皮枣

上方或停顿食滞，或感受风寒，腹痛又起，酌服二三剂不等，平复即不服，仍服调理方。

调理方：

饭蒸于术　制首乌　白蒺藜　法半夏　炒丹参　九香虫　潞党参

范志曲　潼蒺藜　原金斛　炒杜仲　土炒归身　生白芍　白茯苓

炒菟丝　黑料豆　蜜豨莶　酒炒金铃子　加红皮枣　甘杞子

上方腹痛小发可服，不发亦可服，大合四季调理，二三日酌服一剂，最为稳妥。

心虚艰寐证

郑晓翁 连日候脉，两尺寸皆静软无疵，惟两关屡见不和，或为弦，或为滑，且右大于左。大致运谷失职，输精无权，每每积痰郁热触动肝邪，两三日必发艰寐之疾，发则彻夜不寐。胁间跳动，本阳明大络也，偏右为甚，属厥阴冲犯也。考血不归肝则不卧，胃不和则卧不安，其本虽在心肾，其为病之由仍关肝胃，所以将睡未睡之时，倏而攻扰，倏而烦躁。且头亦发眩，耳亦发鸣，其为龙雷升而不降，即为神志合而复离。经云：水火者，阴阳之征兆也；左右者，阴阳之道路也。尊年水火失济，左右失协，若是则潜育为正宗，无如舌苔或白或腻，有时花剥，中焦运化不灵，用药当照顾其间。拟方候政。

> 吉林须五分，另煎　生白芍钱半　煅龙齿钱半　杭菊花钱半　石决明三钱
>
> 抱茯神三钱　野蔷薇三分　黑芝麻钱半　法半夏钱半　炒丹参钱半　夜交藤钱半
>
> 新会络一钱　竹二青钱半，玫瑰露炒　龙眼肉二枚，内包柏子仁七粒，外滚金箔半张

尊体之证，重在阳不交阴，不全属阴不纳阳，虽不寐之证，以阴阳混言，用药尤须分重在阴、重在阳。用阳药，忌温燥，忌升举，为照顾阴分也；用阴药，忌滋腻，忌填纳，为照顾阳分也。又亏损欲补，须照顾痰热，痰热欲平，须照顾亏损，虽方药清虚，而功效可卜。自夏至秋，藉此调理，《灵》《素》所谓"阴平阳秘，精神乃治"，以颂无量福寿。

附加减：

吉林须或用淡秋石一二分，泡汤，或与西洋参钱半，同煎。盛夏可用白荷花露代水煎。

吉林须久而能受，可换用吉林参六分。

大便通润可加湖广于术钱半，用人乳九蒸九晒，不受不服。

大便燥结，不用于术，加火麻仁杵，三钱。

痰凝热炽，加珠母粉六钱，或用白灈珠粉一二分，调入药内服。

头眩较甚，加潼蒺藜三钱，白蒺藜去刺，三钱。

小便太多，加白莲须钱半。

有汗太多去石决明，加煅牡蛎三钱。

十余帖后去野蔷薇，加淡秋石八分。

胁跳太过加旋覆梗钱半，鸭血炒丝瓜络三寸。

烦躁较重，不得已加明玳瑁一钱，冲服灈珠粉一分。

进一步调理方：

> 吉林须五分，另煎　沙苑子三钱　法半夏钱半　炒枣仁钱半　陈阿胶钱半，蛤粉炒

　　金石斛三钱　　抱茯神三钱　　合欢皮钱半　　黑料豆三钱　　左牡蛎三钱，煅

　　新会络一钱　　竹茹玫瑰露炒，钱半　　大丹参钱半，鸭血拌炒

　　龙眼肉二枚，内包柏子仁七粒，外滚金箔半张

郑晓翁　　连示病由，心应艰寐，肝旺胁痛，夏秋来不至大发，而痰邪湿热因时作虐，更衣甚至十余日一解，三日五日亦不定，渐至头眩耳鸣，神疲脘闷。大致脾使胃市失司，清升浊降愆度，痰与湿用事，气与阴益亏，上焦肺失宣化，下焦肠液就枯，确是虚闭而非实闭。可知阴液无以涵濡，且阳气无以传送，半硫丸通阳宣浊，温润枯肠，而久服似非王道。并序及左脉细弱、右较大，现在已属深秋，邪势当亦默化潜移。拟方附加减。

　　西洋参钱半　　鲜首乌三钱　　晚蚕沙钱半　　柏子仁三钱　　金石斛三钱　　淡苁蓉三钱

　　远志肉钱半　　东白芍钱半　　法半夏钱半　　陈秫米钱半　　大丹参钱半，猪心血炒

　　抱木神三钱，辰砂拌　　加盐水炒竹二青钱半　　白木耳三分，洗去沙

　　此方为大便艰滞难行而设。素患心阴受伤，屡屡寤不安寐，肝阳易炽，屡屡胁痛气阻，均能兼顾。如大便转溏或口喉发燥，皆停服。

　　如服数剂后，大便仍然数日一行，坚燥难下，将五仁汤，用光杏仁、郁李仁、火麻仁、瓜蒌仁、松子仁各一两，同捣破而不烂，浓煎汤代水煎药，自无不效，通即停服。如欲少少通润，不用五仁汤，单服煎方。

　　调理方：

　　西洋参钱半　　淡苁蓉三钱　　真川贝钱半　　抱茯神三钱　　佛手花四分　　东白芍钱半

　　九制首乌三钱　　宋半夏钱半　　白归身三钱　　杭菊花钱半　　新会络一钱

　　大丹参钱半，猪心血炒　　加玫瑰露炒竹二青钱半　　甜杏仁十粒，去皮尖

　　如溏稀，去苁蓉，白归身改用土炒。

　　如满闷，去首乌。

　　此方专治艰寐属心肾虚，又治胁痛属肝气滞，至于中满停滞，头眩耳鸣，痰湿虚阳内风，无不可以兼顾。未进寒冬，可随时调理。

　　膏方：

　　九制首乌三两　　焙甘杞两半　　潼蒺藜二两　　酸枣仁二两，炒，不碎　　佛手花五钱

　　元生地三两　　淡苁蓉三两　　川杜仲三两，盐水炒　　白蒺藜三两，去刺　　新会络八钱

　　潞党参三两　　抱茯神三两，辰砂拌　　范志曲两半　　宋半夏两半　　西洋参二两

　　沉香屑四钱　　寸麦冬两半，去心　　大丹参三两，猪心血炒　　加红旗参四两，酒漂

　　龙眼肉七十枚　　湘莲子百粒，去心　　白木耳两二钱，洗去沙

　　以陈阿胶三两，龟板胶三两收膏。

膏方药释义：

尊恙大致属气阴两亏，心肝脾三经同病。艰寐属心气不宁，心阴就损。胁痛属肝气有余，肝阴不足。至脾气少运，则为旧病之停滞；而脾阴又虚，则更为近病之便艰。方用茯神、丹参、枣仁、龙眼、湘莲以补心阴而益心气；首乌、杞子、潼蒺、白蒺、杜仲、橘络、沉香、佛花以调肝气而养肝阴，不特艰寐、胁痛两者可除，即头眩耳鸣无不可兼顾。若党参主在培中益气，佐半夏之辛，合范曲之消，脾之痰湿由此分化。独是停滞屡发，固当责之脾气之虚，而大便少行又未可专责诸脾阴之弱，不得不以肺胃为关键也。考肾为藏精之所，且为二便之司，肺为生水之源，复属大肠之里。以生地、苁蓉、红旗参、阿胶、龟板温肾气，滋肾阴；洋参、麦冬、白木耳清肺气、和肺阴，而后肾可作强也，肺可司钥也，则心肝之病两有裨益，而仓廪而传道诸官亦无旷职之虞也。

癣疾兼腰痛肛患证

四川主考吴蔚若垂病由诸条

癣疾，考陈实功云癣患有风、热、湿、虫四种。每每虫之一种由风热湿酝酿而成，所谓风生虫、热生虫、湿生虫。但此虫在腠理之间，极微极细，须用西人数百倍显微镜窥之目见。虽云纤介之患，未免营阴受伤，气液就枯。落白屑者，属风也；皮坚而厚者，属湿也；或事烦或便燥而发者，属热也。三者相因而至，相并而来，论中国法，但治风湿热，不能用杀虫之药，若外治，则加以祛虫亦无不可。

腰痛，肾俞一穴，左为真水，右为命火，总之腰为肾府。其为肾病，可知腰间裹结如带紧束，服鹿茸确最合适，灵异之物，加以气血有情，更为的当。惟癣患多年，风湿血热，恐多服必为结毒，由癣变疮，不能不预为防维，不如服温润之品，祛血中之风热，调气中之湿邪，且与大便结燥，肛脱痔坠，亦可照顾。

肛患痔有十八种，疙疙瘩瘩，其形不一，属樱桃痔，又名莲子痔，俱可以类得名。若无疙瘩而光大圆绽者，属脱肛，而脱肛在大肠之下为直肠，即是直肠之头。其直肠内有别窍，见血即由此出，日后必流滋水。患此者往往大便结燥，若溏润最妥。现在虽不甚发，而去根甚难。若论虚实，则虚中挟实，实中挟虚，须标本兼顾，特不宜温燥耳。

尊体终年不病，大约病从表去，从癣发也，病从里去，从痔发也。考肺主皮毛，又肺与肠为表里，所以感冒必咳嗽而后已。至于吸烟口干，属热也；不喜茶，属湿也。

大烟，罂粟酿成。虽主收敛而气坠益甚，似属实而不属虚。

精气神三者，皆从本原而出，不够用者，其虚可知。劳心之人心阴不足，必借于肝，肝阳因之有升少降，面部火浮，遂至便亦结而癣亦痒也。

风与热由阴虚而发，湿与滞由气虚而来。湿多者无不肿满，早食尚易运动，晚食磨化更难，所以腹中作膨。若服熟地必须连茅术服，若服黄芪必须与防风服，诸恙方有关涉。

燕制补丸，不得已而服之，确服后极灵，实在三五日不通，偶服之，不如用铅司楷辣西葛利达_{八字泽出之音，亦是洋药，前李文忠公天天服之}。现在盛旭人封翁三五日不便，即服一饼或两饼，亦颇见效，并无损伤。

煎方可随时调理，与诸病尚有关涉。既有丸与膏重剂，只须轻淡煎方。

　　蜜豨莶　白鲜皮　炒杜仲　炒丹参　金狗脊　炒知母　炒扁柏　梧桐花
　　料豆衣　粉萆薢　抱茯神　炒槐米　炒泽泻

膏丸通用方：

　　茅山术_{两二钱}　生绵芪_{三两}　白蒺藜_{三两}　炒归身_{三两}　杭菊花_{两半}
　　野于术_{两半}　黄防风_{两半}　潼蒺藜_{三两}　淡苁蓉_{两半}　抱茯神_{三两}
　　元生地_{四两}　潞党参_{三两}　梧桐花_{两半}　金狗脊_{两半}　炒丹参_{两半}
　　怀熟地_{半两}　西洋参_{两半}　乌芝麻_{三两}　焙甘杞_{两半}　炒泽泻_{两半}
　　东白芍_{两半}　左牡蛎_{四两}　生熟甘草_{各三钱}　新会皮_{一两}

上方或丸或膏听便。如秋季合丸，将各药生打粗末，晒燥，不经火炒磨为细末，水泛为丸。每日吞服二三钱许，不拘早晚开水送下。如冬季作膏滋调理，将上味浓煎三次，去渣存汁，以陈阿胶三钱，鹿角胶三钱，龟板胶三钱收膏。每日酌进一二瓢许，开水冲服。合丸照方分量减半，煎膏照方全料配合。

揩癣方：

　　侧柏叶_{二两}　金银藤_{三两}　百部_{三钱}　白鲜皮_{两半}　川黄柏_{一两}
　　苍术_{两二钱}　川连_{四钱}　黄防风_{两半}　山栀皮_{两半}

上味煎汤揩洗。

洗痔方：

　　凤尾草_{二两}　金银花_{一两}　鱼腥草_{二两}　野青蒿_{一两}　葵花壳_{二两}
　　生槐米_{一两}　生甘草_{四钱}　生地榆_{两半}

上味煎汤洗净。

擦癣药：

　　大风子肉_{一两}　上川连_{三钱}　生大黄_{三钱}　绿矾_{三分}　生石膏_{六钱}
　　川黄柏_{三钱}　木鳖子_{钱半}

上味研极细末，用稀夏布包药擦于痒处。如不嫌沾染衣服，用生猪油去衣捣如膏，随时擦用。方主泄风化湿，杀虫解热，不同一扫光之法，遏毒入里，转有流弊。

吴蔚若侍郎　久不候脉，脉虽濡软而呼吸尚调，要知表里无甚感受，根蒂尚为坚固。素有癣患遍体，从中湿与热，藉此可以出路，惟以粗裂干枯，营液未免受伤，以致痔为之坠，便为之燥。考肝主营、肾主液，内风因之暗动，尾间间举动欠利，起坐仰易而俯难，伏兔间搐搦频仍，着热即为作痛。下焦本肝肾之乡，若龙相失潜，仍防发头晕旧恙，现风生热炽，又挟湿邪，所以不见扰于清空，转为流于支络。用药大致补气，须兼潜阳，阳平则风热与湿不为患，养阴必参和血，血行则络脉与筋自得调。候政。

西潞党　元生地　炙虎胫　梧桐花　宣木瓜　抱茯神　西洋参　制首乌

玄武板　蜜豨莶　桑寄生　炒怀膝　甘杞子　杭菊花　左牡蛎　白蒺藜

炒丹参　炒杜仲

上方除感冒或煎或膏或丸，请为尊裁。如合膏丸，照方用十倍料，如一钱用一两。

足部发热甚，去虎胫骨，并去玄武板，加蛤粉炒阿胶。

癣不大发，去豨莶草、梧桐花，加料豆衣。

大便不润，加乌芝麻、火麻仁。

头晕发作，加玄精石、潼蒺藜。

痔患如有血来，加炒槐米、黑地榆。

腿部痛热较甚，加羚羊片或石决明。

腰痛甚，加炒菟丝、金狗脊。

服参茸法另录于后。

洗方前备，兹再补洗足一方，用八角符、侧柏叶、臭梧梗、伸筋草、丝瓜络、全当归，浓煎，加戎盐二三分，陈酒二三杯，八角符，诸味均用等分。

附：参茸丸方

吉林参五成，去芦底　鹿麋茸五成，酥油拌烘，刮去毛

上味对半搭配，各研细末，和匀再研，以龟板胶炖烊，酌量多少拌和为丸。每服多则一钱，少则八分，服于空肚，开水送下，压以食物。自冬至服起，至立春为止，四十五天不可间断。

肿胀偏中

周介眉方蘚州　肿胀、偏中两证绵延太久，气阴两为不足。气痹生痰，阴虚生风，风与痰皆从本原而发。以夏季酷热，既伤气又烁阴，似乎发动时邪，脘闷呕吐，大便艰涩，当时服行军散未免孟浪，遂至头眩目花，汗泄肢冷，复发厥逆。醒后下行大便溏稀见血，血紫凝块，脐腹作痛，甚至呃忒。正当脾胃司令，清浊相干，恐有中气不支之势。血必由脾不统而来，厥必由肝内扰而至。平素风痰亦由两经而发。又述左脉沉细，右兼滑数，深虑内闭外脱，用药甚为牵制，补不受，攻不胜，辛泄填摄又为窒

碍，拟潜阳育阴，接续生气。

  吉林须 左牡蛎 抱茯神 黑料豆 东白芍 新会皮 红皮枣 炙龟板

  原金斛 杭菊花 花龙骨 炒丹参 竹二青

泄泻不止，眩晕不平，再服黑锡丹五分，一日两服。

复诊《难经》云：气主呴之，血主濡之。呴者，流利之谓也；濡者，灌溉之谓也。失其流利则气痹酿痰，失其灌溉则血自为瘀。瘀注于下，便后溢血，血紫而黑；痰凝于上，胸次窒塞，非胀即闷。气血交病，即升降愆度，遂至嗳而不爽，转矢不利，脘腹颠顶，胁肋引痛。所虑者，纳食呆钝，水谷少化精华，气血更无从滋长。脉两手弦滑，左部较大，舌苔灰腻，尖带光剥。拟调气不用辛燥，和营避其滋腻，旧病偏枯之象，亦须早顾其间。

  戊己丸 白归须 新会叶 宋半夏 丝瓜络 瓦楞子 新绛屑

  佛手花 侧柏炭 竹二青 炒丹参 玉蝴蝶 绿萼梅 旋覆花

  冲藕汁

示及证由，辗转不已，浮肿轻重勿定，肢体屈伸欠利。一为肿胀旧根，一为偏中骤起，从中诸病牵连，咯痰不爽，欲嗳不通，大便不畅，小便不利。上通下达无权，中焦更为抑塞，纳谷式微，漾漾欲吐，泛恶频仍。脾失其使，胃失其市，肝邪转为猖獗，侮脾犯胃。所难者，阴分有热而不能滋养，气分虚寒而不能温通。舌苔有黄有灰，脉前诊或滑或数，用药不易设法，将病之原委，参体之虚实，录方候政。

  北沙参 绿萼梅 新会络 海桐皮 丝瓜络 瓦楞子 旋覆花 东白芍

  炒丹参 竹二青 玉蝴蝶 左金丸 桑寄生 云茯苓

足肿多年，春间又复肢节酸软，皆偏右部，是内风挟痰挟湿，早为发动。考诸风之动都出于肝，痰湿之盛都归于脾，脾气失振，肝气转旺，从中痰邪、湿邪又为阻遏，以致上嗳不通，下便不利，中宫抑塞异常，得食即胀，有时泛恶，有时发鸣。关系者，尤在曾发厥象，目瞪口噤，头汗淋漓，久防虚而为脱。脉息弦滑，左部较右部为甚，舌苔黄腻罩灰。目前调理拟调气化痰为主，佐以清热和营，于便后溢血，艰寐耳鸣，头眩火升，一切均有关涉。

  左金丸 制胆星 炒丹参 炒当归 代代花 竹沥夏 抱茯神 旋覆花

  绿萼梅 竹二青 川贝母 远志肉 新会络 真獭肝

瘫痪之象无甚增减，于夏季来湿邪助虐，湿复化水，泛滥肌肤，肿势胀象更为加剧，两足浮亮，势竟过膝。由于肺气清肃不能下注膀胱，溺道因之阻滞，筋络肌肉两为受伤，阴囊骨旁起瘰，发痒不痛，即属水邪、湿邪藉以出路，无虑外证纠缠，断不可敷药贴膏。所难者，尊体虚不受补，实不可攻，胃纳又为减少。种种肺有积痰，脾有积湿，皆能酝酿成水，病情大致如此。现在调理治法，须理肺和脾，冀其小水通调，肿势逐次退解。

　　生白术　野赤豆　海桐皮　新会皮　千年健　萹蓄草　炒淮膝　光杏仁

　　连皮苓　桑白皮　木防己　川贝母

用金匮肾气丸钱半煎汤，去渣煮药。此方诸药甚轻，吃紧在肾气丸。

　　偏中之象，自数日调理以来，虽无甚增减，今日细察外形，曲池、盖膝两穴上下肌肉甚为消瘦，正䯒则为浮肿，不似外风而似内风，所以体非肥胖，本少类中，其为风息亦属有据。风之作由于阴虚，痰之多由于热蒸，往往咯痰不利，舌腻属灰，服清热消风，和络活气，不见错误，而滋养营阴之药尚少，经络未免枯槁，机关自为不灵，脉因之左偏弦数，至于滑象或见于左，或见于右。肝营肾液虚非一日，现调治不得专主清热豁痰息风。治气血虚者，补气则易，营则有形有质，非培养不可。惟痰有窒碍，有气不调，当次第服之，以希功效，拟三方附加减法。

　　第一方：服十余帖接服第二方，加鳖血炒丝瓜络钱半。

　　梧桐花　炒归身　左秦艽　制女贞　白茯苓　桑寄生　杭菊花　血燕根

　　川贝母　新会络　冬瓜皮　干风斛　荆树叶　羚羊角钱半，先煎

　　第二方：主养阴清热以息内风。

　　元生地　炒归身　左秦艽　生白芍　元武板　炒杜仲　杭菊花　梧桐花

　　炒桑梗　北沙参　肥玉竹　白蒺藜　黑料豆　新会络　川贝母　炒丹参

　　干风斛　丝瓜络鳖血炒

去生地、玉竹，加西洋参一钱，服四帖接服第三方。

　　第三方：

　　冬桑叶　川贝母　旋覆花　新会络　生白芍　粉蛤壳　白蒺藜　炒丹皮

　　左秦艽　杭菊花　云茯苓　霍石斛　枇杷叶　竹二青玫瑰露炒

此方服十余帖后，仍用羚羊片一钱，又服十余帖，加鳖血炒丝瓜络钱半，北沙参钱半，生谷芽三钱。

足　肿

恽中丞方　经云：水火者，阴阳之征兆也；左右者，升降之道路也。水火失济，火上炎则牙龈发胀，水化湿则踝腘为浮；升降无权，清气虚则纳谷减少，浊邪阻则更衣艰涩。诸证皆起于吐血之后，不特心肾为亏，肝肺不调，中焦之受伤尤甚，遂至脾不为使，胃不为市，不克输精而转化为湿。考胃主机关，脾主四肢，所以两足浮肿，朝轻暮重，推摩揩洗每见红晕，气为之陷，阴亦为亏。因之气陷而化湿，阴亏而生热，正与邪自当理，气与营亦当兼顾。脉参差不同，有时静软，有时滑弦，又随时邪之动静为转移。望于霉令前纳增肿退，日渐向安。拟两方候政。

先服方：

    木防己　左秦艽　西洋参　东白芍　炒淮膝　光杏仁　京玄参　霍石斛

    焦苡米　野于术_{人乳拌}　炒泽泻　冬瓜皮　白茯苓　金狗脊　粉丹皮

    桑寄生　丝瓜络　竹二青　夜交藤

三四帖后试加吉林参须，不见口干，不增牙肿，尽可服。

饮食呆钝，去防己、苡米，加谷芽、橘白。

口干牙胀较减，去玄参、丹皮，加黑料豆、天仙藤、制女贞。

小便太多，去泽泻，白茯苓换用茯神。

足部红色褪尽，去秦艽，加水炒杜仲。

接服方：

    吉林参须　炒菟丝子　淮牛膝　云茯苓　金石斛　新会皮　黑车前

    生白芍　生归身　黑芝麻　水炒杜仲　野于术_{人乳拌}

服三四帖，气亦能调，阴不为滞，加炒党参、大生地砂仁末拌打。

足肿未退，加海桐皮、天仙藤。

夜寐不稳，加柏子仁、炒枣仁。

大便艰涩，加火麻仁、京玄参。

脘满少纳，加六神曲、生谷芽。

口喉干燥，加连心麦冬。

咳呛，加川贝母或竹沥半夏。

大便溏稀，去黑芝麻，并不用所加火麻仁、玄参等。

小便太多，去车前，将茯苓换用茯神，加煨益智、宣木瓜，将参须换用人参。

大便燥结可服白木耳，咳嗽可服燕窝。

牙肿口干，梨汤、二至丸、生地露均可服。

足肿，赤小豆、冬瓜子代茶。

气虚神倦服人参，艰寐心烦服珠粉、鸡子，不拘多少。

恽观察方　体禀痰湿，与五志之火互扰，湿为下注，足带浮肿，有时股筋不舒，痰从上凌，卧发魇压，先为口舌干燥。其痰与湿每挟火生。所恐足肿逢霉令而加，魇压防日间亦来。且脉情屡见歇象，虽非三五不调，亦非一定次数，而气虚阻痰湿而不调，阴亏生浮火而不潜，已有见端。似宜气营两调，不必偏阴偏阳，从中化痰湿、熄浮热，实不可缺。请禹翁饬采。

    潞党参　竹沥夏　石决明　苍龙齿　淮牛膝　川杜仲　潼蒺藜　炒当归

    九制首乌　制胆星　云茯神　炒丹参　桑寄生　天仙藤　杭菊花

    云茯苓　东白芍

上味分两照煎方加十倍，用竹沥四两，藕汁四两，再加开水泛丸，每日三钱，开水送下。

煎服方：

西洋参　炒党参　法半夏　霍石斛　云茯苓　旋覆花　冬瓜皮　焦神曲

京玄参　野于术人乳拌　陈秫米　焦苡米　炒淮膝　新会络　东白芍

炒泽泻　丝瓜络　红皮枣

梦遗自遗

孙炳森方　曩患腰疽，脓血过溢，营阴从此受伤，加以梦泄频乘，每每逢节而发，遂至肝营肾液不主涵濡。脉见细软，两足屈而难伸，左甚于右。关系者又在背脊板滞，艰于俯仰，防久成虚损，有脊以代头、尻以代踵之虑。

九制首乌三钱　桑寄生三钱　炒丹参钱半　炒当归三钱　梧桐花钱半

炒杜仲二钱，盐水炒　宣木瓜钱半　炙龟板三钱　东白芍钱半　白莲须钱半

西洋参钱半　炙虎胫钱半　加丝瓜络三寸

某君　示及两足软弱抽搐稍减，未能久立健行，上盛下虚，所以耳鸣不息，小便频数，且为自遗。肝肾大虚，关键失固，非温气补味不可。

毛鹿角四分　大熟地五钱　桑螵蛸三钱　抱木神三钱　覆盆子三钱　高丽参钱半

花龙骨三钱　菟丝子三钱　大麦冬三钱　元武板五钱　淮山药三钱　新会皮一钱

加湘莲肉三钱　炒桑枝三钱

癃　疝

严芝楣先生　癃疝多年，冬春间积劳太甚，胸次窒塞不开，大便竟失次序，由阴伤气，气不化津而化水，下焦无决渎之权，太阳失通降之职，遂至水邪泛滥，统体浮肿，凌于心则艰寐，犯于肺则喘促。水势停聚中焦，懊恼无度。服金匮肾气丸后，小溲仍未通长，转形口渴。种种病机，本虚邪实，清浊相干。再拟阴阳两顾，邪正兼施。

吉林参　怀牛膝　东白芍　宋半夏　新会皮　光杏仁　陈麦柴　滋肾丸

野赤豆　陈橼皮　胡芦巴　伏龙肝

尿　血

高淳县知县李方　谨读证情，当是尿血，与血淋诸证不同。考此证多属腑病，由小肠之热瘀注膀胱。惟多年久病，由腑及脏，心与小肠、肾与膀胱皆属表里相关，以致数年来溺血频仍，种种调理，有验有不验，大约心阴不复，肾关失司。现在血色不一，紫黑鲜血日夜无度，紫块中又裹鲜血。大致紫者出于管窍，鲜者随溢随下，精溺

管异路同门，所以有混淆之势，有似精遗，有似溺进，甚至茎梗发酸，毛际隐痛。至于头眩目花，胁胀腰酸，亦为应有之义。心与肝本通气，肾与肝本同源，从中肝邪煽烁不靖。用药之义，腑泻而不藏，脏藏而不泻，极为牵制。照病处方，温气须兼潜阳滋阴，须得利窍，与中虚呃逆亦有照顾。想高明久药明医，必有卓见，请为政行。

西赤芍钱半　白莲须钱半　冬葵子钱半　凤凰衣钱半　东白芍钱半　云茯神三钱

鸭血炒丹参钱半　西琥珀三分，研末　潼蒺藜三钱　生熟甘草各三分

九制熟地四钱，与琥珀同打　吉林参八分，另以盆秋石代水煎　安肉桂三分，去粗皮，后入

加乱头发一团，皂荚水洗净　黄绢一方，约三寸，化灰冲

脘闷泻泄

某君　胸次饱闷，饮食甚少，肛门不收，作泻多次，确是火土两虚，水亏木强。大约受补易愈，不受补较难调理。趁此冬令蛰藏，从金匮肾气丸合黑地黄丸加减。悬拟恐未确切，倘希政行。

怀熟地　上肉桂　焦茅术　制萸肉　炒泽泻　黑车前　炮黑姜

熟附子　北五味　新会皮　白茯苓　野赤豆　红皮枣　霞天曲

久血久泻调理方

庞元翁方　吉林参五分，另煎冲　炒丹参钱半　煨木香八分　潼藜蒺三钱　抱茯神三钱　野于术钱半，人乳拌　熟附子四分　焦建曲钱半　炒菟丝三钱　炒泽泻钱半　陈阿胶钱半，蛤粉炒　东白芍钱半　焙甘杞钱半　补骨脂三钱　新会皮二钱　炙甘草四分　加伏龙肝三钱　红皮枣三枚

附释方义：

人参、于术为补气大宗，阿胶、丹参为养营主脑，补气即止泻，养营即止血。气不温则无以运行，以附子佐之；营不摄则无以流动，以白芍佐之。病情久血初定，久泻未和，从中醒脾健脾，加入木香、建曲；柔肝养肝，加入杞子、潼蒺。现在胃纳虽强，并不知饥，有时少腹胀满，其肝脾不协实为显然。菟丝、补骨藉命火以蒸化，非补肾也；茯神、泽泻藉丙肠以分解，非渗膀胱也。和诸药则用炙草，仗化源则用陈皮，引伏龙肝合红皮枣辅佐其间。屡诊脉情，或滑或濡，弦总不退，大致肝为血藏，脾为输精，其精神欠振，肌肉不充，皆由是来也。此方可服二三十帖，当卜微效。再三思索，可无须加减，未识高明以为然否，尚请政行。

以上男科。

痰　饮

陈太太　二十三年十一月二十九日方　历年病深，上损下损，吃紧在势欲过中。

中者，脾胃也。胃失其市，脾失其使，水谷不化精华，酿痰蓄饮，按之漉漉有声，是其明征。肝邪乘虚，横逆更甚，脾胃日为受伤，胃受之，则或泛或呕；脾受之，则或溏或结。又复牵连心肺两经，肺病为呛痰，心病为惊悸。诸病丛集，元气益虚，以致气之窒塞，腹痞又复攻胀。风之窜络脉，肢麻又复搐搦，种种上为虚阳，下为虚寒，因之头眩口燥，肌瘦腰酸，无虚不至。现在用药，偏滋阴必为气滞，偏补气必为阴灼，所以取效较难，流弊甚易。将所示诸方及证由反复推详，拟保肺以制肝，并柔肝以养心，肝能有制而得养，脾胃可以醒复，而痰邪、饮邪亦可潜移默化，以冀上下摄而营卫和。

元米炒西洋参　鸭血炒丹参　人乳汁炒香附　蛤粉炒阿胶　化橘红

玉蝴蝶　真獭肝　沙蒺藜　辰茯神　云茯苓　炒夏曲　酸枣仁

煅龙齿　炙甘草　竹二青　红皮枣　生东白芍　冬虫夏草　盐水炒杜仲

如用吉林须，不连于术服，当无胀满。如仍胀满，调入伽南香磨汁五厘服。如口喉发燥，用盆秋石三分泡汤，煎吉林须服，每用吉林须约五六分。

上方配合，义在能升能降，有通有补，清不用寒，温不用燥，温而甘者无损其阴，清而通者无害其气。虽属平淡，尚为紧凑。如服后合式，作膏滋用十倍料，如一钱用一两，提出方内之炒阿胶收膏。

如调理，将方常服，四季皆合。

二十四年十一月初一日方　肝邪素不能平，上扰为热，咳痰口燥，下陷为寒，腹膨作痛，诸虚杂出，艰寐心悸，四肢麻痹，脉来弦涩，右兼滑。拟调肝肺而和心脾。

西洋参　炒杜仲　炒夏曲　制女贞　炒丹参　川贝母　红皮枣　橘叶

金石斛　真獭肝　远志肉　佛手花　丝瓜络　制香附　抱茯神

煎方不计帖数。如服膏滋，仍照去年十一月廿九日煎方，以十倍料作膏。

二十七年十二月二十日方　示及之恙，早有腹痞，或膨或痛。肝脾素为不和，肝失疏泄，脾失输运，气愈阻滞，痛胀复作，痞亦时升，甚至凉汗淋漓，鼻管空洞。大约中气久虚，不受辛通，诸害纷沓而来，腹腿酸痛，头顶抽搐，心悸肢麻，并述及舌苔灰糙且干。中有郁火，用药甚为牵制。阴有热宜清，气为滞宜温，调停二者之间，拟苦辛通降，与旧咳亦无窒碍。

调理方：

吉林须　潼蒺藜　炒杜仲　炒夏曲　白蒺藜　川贝母　代代花

抱木神　生白芍　制香附　新会皮　炒丹参　炒归身　红皮枣

如服参须，或胀满或燔热，仍用西洋参钱半。

又方：腹胀且痛，尚未平复，服此方。

左金丸　炒丹参　杭菊花　法半夏　抱木神　佛手花　红皮枣

玉蝴蝶　炙甘草　九香虫　生白芍　炒川楝　新会皮　竹二青

三十年三月初十日方　示及近时病由，病在肝肺，左肝右肺，为升降道路。向有积瘕左行于右，左块较软，右部时升，肺能制肝，是胜其所胜，肝反制肺，是胜其所不胜，所以左减而右增也。夙昔诸虚毕集，吃紧总在咳嗽多痰，瘕块攻动，病本纷沓，药多牵制。拟肝肺两和。

吉林须　新会络　川贝母　生白芍　炒丹参　炙甘草　丝瓜络　旋覆花
炒杜仲　宋半夏　炒川楝　醋炒延胡索　佛手花

痰　湿

陈太太　时邪已清，仍扰动痰湿旧病，湿不由便而达，痰不上咯而松，以致口淡脘闷，神疲纳少。痰邪、湿邪阻遏气道，气有余便是火，热迫冲脉，每每先期而至。现当痧后，又天气未凉，未可峻补。再清热以宣痰浊，调气以化湿滞，从前调补之法尚须变通。

西洋参　盐半夏　抱茯神　杭菊花　炒瓜蒌皮　叭杏仁　北秫米
川贝母　海贝齿　生白芍　炒丹参　绿萼梅　竹二青　鲜荷叶

咳嗽潮热

吴太太敬修太史夫人　诊脉多次，无非咳嗽在肺，灼热在肝，不外乎肝肺两经，咳嗽或轻或重，潮热旋平旋作，久而不愈，必及于中。中者，脾胃也。病境到此，药之偏阳偏阴皆为窒碍，越人所以有过中难治之论，纳谷不见运，所谓胃失其市也；更衣屡见溏，所谓脾失其使也。逐至阳明机关失利，太阴敷布无权，腹腰作胀，四肢亦胀，诸证蜂起。近来咳痰且复带血，便溏有时艰涩。种种阴阳造偏，水升火降，失其常度。凌于心，气冲惊悸，汗出艰寐；迫于下，经水仍行，带脉失固，且小溲畅利较安，少则发病，肺虚不能通调水道也。气若有不摄，目赤牙痛，肝虚不能驯驭龙雷也。脉息右手弦大，属木扣金鸣，左关肝脉反小。经言：肝为罢极之本。自后夏热秋燥，与病不合，风消息贲，尤为吃紧，曷勿用复脉汤。较四物、蒿甲、清骨、泻白诸方，自有力量而尚灵动，候质高明。

吉林参　元生地　生白芍　左牡蛎　原金斛　陈阿胶　炙甘草　抱茯神
炒丹参　新会白　川贝母　生谷芽　加红皮枣　枇杷叶

咳逆瘕胀月枯带多

王太太方　种种见证都起于肝。前则肝邪侮胃，脘胀结瘕；兹则肝邪刑肺，咳嗽气逆。肺阴愈弱，肝气愈旺，时刻懊侬，瘕为上升，胀甚神迷，脉来弦细。奇经亦损，月枯带多。最恐由虚成损，拟肝肺两和。候政。

西洋参钱半　法半夏钱半　东白芍钱半　抱茯苓、神各三钱　二竹茹钱半，玫瑰露炒

真獭肝八分　真川贝八分，去心　左金丸八分　炒丹参钱半　代代花七朵

四制香附三钱　枇杷叶三片，去毛　新会白八分　炒杜仲三钱　瓦楞子三钱，煅

第二方：

西洋参钱半　佛手花四分　炒丹参钱半　新会白八分　二竹茹钱半，玫瑰露炒

宋半夏钱半　东白芍钱半　抱茯苓、神各三钱　金石斛三钱　枇杷叶三片，去毛

川贝母钱半，去心　炒杜仲三钱　合欢皮钱半　沙苑子钱半　红皮枣三枚

膏方：调左右之升降，摄上下之气营。

潞党参三两　瓦楞子一两五钱　野于术两五钱　新会皮一两　西绵芪三两，生熟各半

法半夏两五钱　黑芝麻两五钱　佛手花四钱　花百合两半　川贝母两五钱，去心

炒丹参两五钱　叭杏仁三两，去皮尖　甘杞子一两五钱，焙　炒当归三两　炒杜仲三钱

沙苑子一两五钱　大熟地三钱　东白芍一两五钱　白燕窝四两　上南枣二十枚

北五味四钱　抱茯苓三两　抱茯神三两　二竹茹一两五钱，玫瑰露炒　上湘莲四钱

上味浓煎三次，去渣存汁，以陈阿胶三两五钱收膏。每日酌进一二瓢许，临服时和入另煎吉林参须五分，另磨沉香五厘同服。

潮热痰涎带红

某小姐　潮热许久不退，兼有凛寒，且不甚退清。痰涎带红，或发或止，痰黏颇多，甚于巳午之间。总以三阴失调，心脾既弱，肝邪并炽，所以气逆上攻，膨胀之势窜腰上膈，纳谷甚少，有时作咳，有升少降，大便艰涩，小溲短少。夏热秋燥已过，能否热退纳强，转危为安。用药仍清热以和阴，调中以顺气，气不用燥，阴不用腻，至于营阴枯竭，本非一时所能获效。

青蒿子　女贞子　制丹参　川贝母　广橘络　霍石斛　北沙参　绿萼梅

抱茯神　东白芍　叭杏仁　嫩白薇　枇杷叶　藕节

咳嗽失血兼惊悸艰寐

李小姐，罗店　女子以肝为先天。经云肝为罢极。遂至营阴不足，气火有余，两胁攻胀，有时刺痛，属肝之横逆；当脘懊侬，有时烦灼，属肝之冲犯，甚至口无津液，两耳发鸣。凌于心，则为惊悸艰寐；刑于肺，则为咳嗽喉涩，连次咯血，且为痰为沫，胶黏难吐。心与肺之见证，无非由肝而发。肝为将军之官，脘腹间升而少泽，扰攘不安，久病不复，自觉力不能支，神不能振，奇经遂失禀丽，居而忽至，毫无色泽，似经非经。种种证情，虚热多而实寒少，虽膏肓发冷，足亦不暖，汗多怯寒，无非营卫

不协所致。挟痰挟火，所以实不能攻，虚不受补，偏于凉则碍痰，偏于温则碍火。从本虚标实调理，拟备轻重两方。

轻方：

北沙参　寸麦冬　合欢皮　新会络　瓦楞子　抱茯神　宋半夏　东白芍

黑料豆　旋覆花　绿萼梅　海贝齿　竹二青_{玫瑰露炒}　灯心_{飞，青黛末拌打}

冲濂珠粉_{二分}

重方：

吉林须　东白芍　炒丹参　佛手花　陈秫米　淡秋石　炒阿胶　抱茯神

苍龙齿　川贝母　黑料豆　叭杏仁　冲濂珠粉_{二分}　鸡子黄_{一枚}

煎入龙眼肉_{二枚，内包川连，外滚金箔}　竹二青_{玫瑰露炒}

如心中懊恼难过或两胁刺痛作胀，姑备急治法。若连诸症，仍服一轻一重正方。

人参_{磨汁}　沉香_{磨汁}　水梨_{打汁}　白芍_{磨汁}　荸荠_{打汁}　人乳汁

甘蔗_{打汁}　藕汁

如腹痛去梨汁，脘嘈去荸荠汁，倘泄泻，诸汁均不服。汁饮内人参磨汁，不同煎剂发胀。

诸汁调匀温服。如嫌胶黏，略冲开水，徐徐酌服。

病情较前略有增减，痰血不发，黑涕渐平，心里懊恼觉减。惟近来见证，仍属肝邪为多，扰于胃则脘胀纳减，得嗳为舒，侮于脾则气攻便燥，下屁为松。肝气之旺必由肝营之亏，气无营养，走散无度，其气之逆而上升，又复散而横窜，腹部两胁皆为膨胀，及于腰俞，牵于尾闾，无所不至。其心旁辘辘痛响，小溲短赤，挟动龙雷，内热外寒，左颧发热，背俞愈寒。起病总在于肝，连及于心，牵及脾胃，从中必有挟痰郁火。其不能受补者，为肝病本来拒补，所以用药极为细腻，恐黄连、肉桂名进退汤，苏梗、参须名参苏饮，实在不敢轻试。再拟调其气而潜其阳，和其营而清其阴，参以息风豁痰。候政。

轻方_{如洋参不合，改用北沙参：}

西洋参　苋麦冬　玉蝴蝶　合欢皮　东白芍　珠母粉　宋半夏　炒丹参

京玄参　抱茯神　柏子仁　佛手花　竹二青　莲子心　煎入左金丸

重方：

北沙参　宋半夏　抱茯神　霍石斛　夜交藤　炒丹参　东白芍

鲜橘叶　炒阿胶　北秫米　远志肉　绿萼梅　合欢皮　柏子仁

叭杏仁　加竹二青_{另煎}　吉林参须_{三分，冲}　另研濂珠_{一分，冲}

复诊　近示病情反复甚多，大约春分大节，厥阴当令正旺，所以气攻尤甚，甚至上升欲呕，升之太过，降更无权。扰胃刑肺，失血复发，痰中连次带溢，或为懊恼，或为膨胀，潮热时来数次，皆无一定，并有形寒之象。见证如此，恐交夏先为吃紧，用药以肝为纲领，苟得肝火肝气平淡，不特肺胃不为其侮，而心气亦藉以镇摄，并叙大经先生论脉弦大而缓，恐似脉小病退，脉大病进。是否，候政。

北沙参　玉蝴蝶　竹三七　原金斛　炒丹参　川贝母　糯稻根

佛手花　抱茯神　东白芍　炙甘草　沙苑子　新会络　红皮枣

示及病由服紫河车后，既有膨胀，又出汗淋漓，又似不为服药而起。仍时寒时热，口苦发热，小便频数且短，舌苔尖绛起刺，且有时腹痛，有时气不接续。种种见证，仍属心肝致虚，中焦复失输运。读方先生方潜阳育阴，确是正治，实因病情转辗不定，未必即能取效。拙拟叠次服药虽不多，而亦有过无功，然不能不敬尊命议药。目前腊尾春头，厥阴又属当令，本为虚不受补，当从轻浅调治，以养心止其汗，柔肝和其热，佐以运用脾阳化湿浊，鼓中气并开胃纳。拟方候政。

北沙参　白茯神　绿萼梅　炒丹参　生谷芽　炒淮麦　糯稻根　原金斛

法半夏　玉蝴蝶　新会白　麻黄根　夜交藤　炒竹茹　红皮枣

细读病情一半，跃跃欲用肉桂，读至末条，与拙见相同。所以用桂者，为现在病情懊憹欲呕，腹痛且膨，属上热下虚，有欲过中之势。中者，脾胃也。被肝来克，脾升胃降无权，胃阴伤，口唇干燥；脾阳困，便干后溏，奇脉亦损，经耗带多。《女科门》本有寒热往来，皆由肝出，万无用截疟诸品，最合十全大补之法。尚不敢轻服，一剂分三日服，请为试之。大约有裨无损，未识能首肯否，以方案代书札，祈为鉴政。

安肉桂　元生地　抱茯神　炒丹参　炙甘草　红皮枣　炙阿胶　炒夏曲

淡乌鲗　新会白　代代花

表虚内热

某三小姐　示及病情，表为之虚，内为之实，因感冒发散太过，容易嚏喷。拟实表清里，用玉屏风散法。

西芪皮　北沙参　冬瓜子　新会皮　川贝母　嫩白薇　黄防风　光杏仁

白茯苓　冬桑叶　东白芍　竹二青

头眩兼心悸

熊太太　就述证情，大致肝病为多。经言：诸气之升，皆属于肝。肝体阴而用阳，侮犯中焦，烁灼上冲，苦主火，酸主肝，其为肝火无疑。甚至上蒙清空之部为头眩，逼近宫城之处为心悸。考诸脏附于背，营枯不能受热，冲脉镇于下，血损不能高枕。女科本以肝为先天，由悲伤起因，由肝而及心脾。总之三阴皆虚，虚不受补，肝病拒补也。愈虚而愈不受补者，所以前能受补而今不能受也。发时若形外脱，其亏损可知。

拟上两方，一为发病服，一为调理服，进退其间，服无不效。

病发时，如热升上冲，吞酸口苦，若欲脱象诸证，服三五剂不等，服之应效，多服亦无不可。

　　　西洋参　法半夏　玉蝴蝶　真獭肝　石龙齿　北橘叶　竹二青

　　　左金丸　生白芍　佛手花　辰茯神　制丹参　炒远志　红皮枣

受补，可加吉林须五分。

调理方：大约十月、十一月天寒必能受补，不计帖数。

　　　生白芍　抱茯神　炒归身　佛手花　橘叶　宋半夏　煅龙齿　制女贞

　　　玉蝴蝶　竹茹　盐水炒杜仲　蛤粉炒阿胶　吉林参须　潼蒺藜

　　　白蒺藜　煎入龙眼肉 三枚，内包黄连二分，外滚金箔一张

肝　厥

吴太太　女科以肝为先天，所以诸病无不关肝，因产育多次，肝营为虚，肝气偏旺，遂有厥逆之象，遂至舌质发热，神明失主，气冲流涎，闭目流泪，无虚不至。近来肝常为逆，肺失为降，木扣金鸣，咳嗽随时举发，或稠痰，或稀沫，大致中挟痰邪、饮邪。凡痰饮化燥者必多失血，肺本制肝，肝反刑金。经旨所谓：胜其所不胜，不胜其所胜。因之诸虚纷沓，五心烦灼，脘宇懊憹，气窜作痛，并无定处。无非络脉空虚，气营偏胜，奇经无从禀丽，带脉不固。近复偏产有形，连诊脉情，或浮濡，或细滑，幸数不现，舌常光滑。能否向春不加潮热盗汗，以免由虚成损。拟肝肺两调，肝为刚脏，济之以柔；肺为娇脏，济之以养。而痰邪、饮邪停留，大都湿注中焦。中者，脾胃也。甘缓之品，亦不可少，与纳谷甚呆，大便易溏两者，亦有裨无损。

　　　吉林须　生白芍　炒丹参　花百合　新会络　川贝母　枇杷叶

　　　淡秋石　炙甘草　冬虫草　炒阿胶　桑寄生　白茯苓　红皮枣

附加减诸法：

十帖后去吉林须，可用吉林参五分。如身灼喉燥，加西洋参钱半。

腹痛便溏去秋石，加人乳拌蒸于术钱半。

胸闷去阿胶，五六日后仍加入。

万一盗汗自汗，加炒淮麦钱半，糯稻根三钱。

万一气喘痰饮，加旋覆花钱半，紫石英钱半；不得已加姜汁炒五味子四分，蜜炙广蛤蚧去头足，八分。

万一中宫窒塞，纳果面浮，加佛手花四分，原金斛三钱，生谷芽三钱，冬瓜皮三钱。

万一恶寒多发热少，加西芪皮钱半，黄防风钱半。

万一络脉窜痛尤甚，加鳖血炒丝瓜络钱半，新绛屑四分。

万一喉痛音嘶，加寸麦冬钱半，白柿霜三钱。

万一又为失血，加酒炒旱莲草三钱，炒藕节两个，炒丹参钱半。

万一月事趱前，加沙苑子三钱，煅龙骨钱半。

万一带下淋漓，加淡乌鲗钱半，湘莲肉三钱。

示及厥逆惊悸两平，口内潮润，惟营阴不足，气火有余，每夜潮热，脘宇嘈杂。所谓气有余便是火，营不足多变痰，且与内风、内湿互为扰攘。食后发胀牵连两胁，上冲即吐，酸水白沫杂来，皆属肝邪为逆。心肝两虚，肢体转侧皆麻，寤不安神，喉甜舌黄，面色青㿠。种种见证，虚多实少，拟柔肝以息内风，和脾养心而化痰邪湿热。候政。

西洋参　生白芍　煅龙齿　宋半夏　新会络　绿萼梅　杭菊花　抱茯神

银柴胡　陈秫米　炒丹参　玉蝴蝶　冲濂珠粉二分　加炒竹茹　红皮枣

示及视事稍劳即不感冒，肝邪顿起，咳嗽未止，属肺不制肝，能胜反为不胜。两次厥逆，膝冷手灼，气涌痰哽。现在嗜卧目重，气促鼻煽，脘宇嘈杂，小溲不畅。大致发热仍关潮热，气涌仍关咳嗽，从中痰邪、饮邪因肝发动，有升少降。拟轻重两方，候政。

轻方：

北沙参　生白芍　光杏仁　川贝母　宋半夏　白茯苓　枇杷叶　粉蛤壳

白蒺藜　佛手花　新会白　原金斛　杭菊花　炒竹茹　红皮枣

轻方先服三剂，如不见效，服重方数剂，必有应验。

重方：

吉林须　生白芍　宋半夏　白茯神　冬虫草　淡秋石　枇杷叶　石决明

原金斛　川贝母　煅龙齿　叭杏仁　新会络　炒竹茹

肝风证

杭州王太太　痧发之后，营阴受伤，生风生热，走窜络脉。手足偏右疼痛，绵延未止。风本属肝，头痛耳鸣，夜寐发热，舌苔红裂。种种营阴不足，气火有余，风势煽烁所致。拟清阴和络，养肝为主，兼顾心脾，较为周到。

西洋参　白蒺藜　桑麻丸　东白芍　左秦艽　厚杜仲　女贞子　潼蒺藜

寸麦冬　梧桐花　黑料豆　制丹参　丝瓜络

无胸闷等症，可加元生地三钱；能受滋阴养血，再加蛤粉炒阿胶三钱；不嫌升提，再加吉林参须五分。照此调理，有益无损。

肝病多怒

女科以肝为先天，善怒而多火，厥阴冲犯太阴、阳明，当要脘宇作痛，痛势自午至夜半为甚，属气痹营虚也。由胃及脾，阴稀为脾泄，结燥为脾约，种种脾升胃降失司，中无砥柱，郁火内炽，嘈杂一发，纳食即呆，病久渐损，肌肉瘦削，遇事多怒。照述拟方，治肝木以柔克刚，调脾胃以通为补。

野于术　东白芍　川青皮　合欢皮　制丹参　沙苑子　绿萼梅　沉香曲

西党参<small>檀香汁炒</small>　桑寄生　姜半夏　西洋参　竹二青

脘痛善怒

陶太太　女科以肝为先天，善郁而多火，厥阴冲犯阳明、太阴，当道脘宇窒痛，自午至夜半作痛者，都属气痹营亏。由胃犯脾，更衣结燥为脾约，溏薄为脾泄，皆自脾升胃降失司，中无砥柱，郁火为炽，心中每发嘈杂，壮火不能运谷，所以谷纳更呆，肢体瘦削，遇事善怒。照述处方，拟柔肝调中，佐以苦辛通降，应无不合。

西洋参　生白芍　新会叶　左金丸　四制香附　沙苑子　炒竹茹

炒夏曲　佛手花　玉蝴蝶　抱茯神　炒杜仲　合欢皮　红皮枣

随服吉林须五分。

腰痛泛酸

许太太　连病损及三阴，渐及奇经，经水久居不行，遂至营卫偏胜，寒热每每发作，诸虚杂出。肢腰酸痛，络脉拘牵，心脾既虚，肝邪偏旺，脘宇胀满，纳少泛酸，气升口干。种种营虚气痹，趁此冬令，治须培养。

吉林参　四制香附　鸡血藤膏　川贝母　生白芍　玉蝴蝶　炒竹茹

炒阿胶　潼蒺藜　炒夏曲　抱茯神　佛手花　新会叶　红皮枣

万一感冒，如寒热咳痰，气喘脘满或肝气重发，脘痛骨酸等服三五剂。

冬桑叶　光杏仁　佛手花　左金丸　川贝母　杭菊花　姜竹茹　嫩白薇

焦米仁　生白芍　炒夏曲　新会红　炒丹参　干荷叶

脘闷胀有时泛恶

四太太　胃阴既伤，脾湿未清，病后当脘嘈杂减而未除，有时泛恶，有时作胀。脉历诊细软为多，舌黄边白总未退尽。再从清养以和胃，芳香以醒脾。

第一方：

| 干佩兰 | 川通草 | 新会皮 | 川郁金 | 青荷梗 | 炒黄芩 | 赤茯苓 | 香青蒿 |
| 炒枳壳 | 红皮枣 | 生米仁 | 鲜佛手 | 炒蒌皮 | 益元散 | 鲜稻叶 |

第二方：

| 北沙参 | 广藿香 | 新会白 | 益元散 | 环粟子 | 柔白薇 | 生熟谷芽 |
| 生苡米 | 红皮枣 | 野蔷薇 | 川石斛 | 云茯苓 | 鲜佛手 |

泛恶兼腹胀

王奶奶 营失养肝，肝气侮中，犯胃为泛恶，侮脾为腹胀，肝脾机关失利，四肢皆为酸痛。肝气本通于心，梦多艰寐，遂至虚及奇经，期愆色淡，带脉不固。再拟调气和营。

| 西洋参 | 沙蒺藜 | 东白芍 | 淡乌鲗 | 苍龙齿 | 宋半夏 | 生于术 | 佛手花 |
| 抱茯神 | 川杜仲 | 北秫术 | 制香附 | 竹二青 | 红皮枣 | 煎入左金丸八分 |

十帖后，受补加吉林参须五分。

呕泻后头眩痛发热

罗少耕大姨太太 肝体不足，肝用偏旺，早有脘胀头眩。入夏来郁湿扶滞，中焦脾胃受困，加以肝木来侮，勃发呕泻。现在呕止泻平，并无寒热，惟胃纳总未见旺，着紧者尤在头部发热，热而痛，痛而晕，日轻夜重，其热势痛势上及巅顶，旁及眉棱。合之脉弦滑，舌苔光红，中心少液。证情似虚而非实，本而非标，虽属外因，当从内因调理。录方候政。

| 西洋参 | 风藿斛 | 制女贞 | 蜜炙桑叶 | 荷叶边 | 杭菊花 | 抱茯神 |
| 玄精石 | 白蒺藜 | 竹二青 | 东白芍 | 炒丹参 | 苍龙齿 | 生熟谷芽 |
| 红皮枣 |

复方：

风从肝出，热从心生，属内风而非外风，虚热而非实热，所以上扰清空，则为头部眩晕；煽烁娇脏，则为气冲发呛。牵连诸恙，两耳时鸣，神志恍惚，有时出汗，有时泛痰。脉弦滑较减，仍细实少力，舌红势渐淡，仍光剥少液。虚非一脏，心肝两亏，肺脾亦为受病，须得持久调理，以冀次第复元。

| 西洋参 | 夜交藤 | 炒怀膝 | 东白芍 | 甜橘饼 | 红皮枣 | 灵磁石 | 抱木神 |
| 风藿斛 | 白蒺藜 | 糯稻根 | 旋覆花 | 炒丹参 | 冬青子 | 滁菊花 | 枇杷叶 |

再复方：

手三阳之脉，受风寒仗留而不去，则名厥头痛，入连在脑者，则名真头痛，此

《难经》之论头痛，专从外感立说也。兹则并无外感，都属内虚，虚则生风，上扰清空，向有头晕，晕甚为有根屡发。现在发而较平，痛或仍晕，耳鸣亦未平复。肝风之外，又挟肝气，侮于脾早有脘胀，刑于肺近为胸闷，甚至欲嗳不出，得食作酸。脉两手细突，舌光剥少液。再从息养于和阴之中，参以调气，是否有当，即候政行。

<blockquote>
西洋参　珠母粉　夜合花　奎白芍　新会叶　风藿斛　绿萼梅　抱茯神

炒丹参　炒淮膝　滁菊花　白蒺藜　竹二青　荷叶边
</blockquote>

三复方：

诸风掉眩，皆属于肝。肝气挟痰，刑于肺，屡发咳呛，胸次突塞；肝阳为热，扰于心，神烦不安，彻夜少寐，欲嗳不利，得太息较松，食入即胀。脉息弦减仍滑，舌苔红退转润。再拟清养。

<blockquote>
北沙参　川贝母　抱茯神　玉蝴蝶　东白芍　炒淮膝　竹二青　红皮枣

合欢皮　金石斛　远志肉　炒丹参　夜交藤　新会红　代代花　鲜莲心
</blockquote>

四复方：

<blockquote>
北沙参　刀豆子　旋覆花　玉蝴蝶　光杏仁　鲜莲子心　金石斛

抱茯神　代赭石　川贝母　竹二青　枇杷叶　佛手花　远志肉

夜交藤　淮牛膝　红皮枣
</blockquote>

五复方：

风气通于肝，高巅之上，惟风可到，是头痛属肝风为多。然痛连眉棱者，张子和谓属足阳明胃经，似不得专责诸肝，又当兼责诸胃。夫胃与肝为表里，胃之经与胃之腑亦表里也。病情由表及里，即由经及腑，头痛止后，纳食从此呆钝，口中并为乏味。土愈虚者木愈强，胃系既属上逆，肝气从胃内侮，自脘宇上至胸膈抑塞鲜痛，欲嗳不出，转为呃忒，食物至咽，似乎格格不下。至于艰寐频仍，牵连而发，虽属心阴不足，心阳有余，亦未始不关肝火之旺。经不云乎人卧则血归于肝，胃不和则卧不安。以肝主藏魂，血虚则魂失安藏，惊悸不能交睫。胃居乎中，气弱则中怠常度，上下因之失济。历诊脉情，弦滑略减，六部皆见细软，舌苔红剥已平，略形滋润。目前调理，偏温燥，恐碍营虚；偏滋腻，有妨气滞，铢两于两营之间。拟柔肝和胃为主，佐以养心，兼以保肺，于干呛少痰亦能关涉。候政。

第一方：

<blockquote>
北沙参　旋覆花　佛手花　夜交藤　枇杷叶　红皮枣　川贝母　代赭石

真獭肝　金石斛　竹二青　鲜莲子心　陈秫米　抱茯神　绿萼梅

炒淮膝　鲜橘叶
</blockquote>

附加减：

如呃忒已平，去旋覆、代赭，加炒丹参、奎白芍。

如头痛发热，平而复作，加玄精石、杭菊花。

如咳呛较甚，吐痰不利，加光杏仁。

如自汗盗汗，汗出甚多，加炒淮麦或加糯稻根。

第二方：

西洋参　炒淮膝　夜交藤　新会红　红皮枣　原金斛　奎白芍　抱茯神

川贝母　忘忧草　潼蒺藜　炒丹参　佛手花　北秫米　竹二青

附加减：

如屡屡火升，夜寐不合较甚，加珠母粉。

如头部眩晕，行动即来，加明玳瑁。

如呃忒时来，喉间气逆，加旋覆花、代赭石。

如干呛少痰，胸次窒塞，加枇杷叶、光杏仁。

如口中不渴，呕吐清水，当脘懊憹，加仙露半夏。

如嗳气不爽，每每上泛作酸，舌苔不见光剥，口中不喜引饮，试加左金丸入药同煎，如见口渴舌剥，此丸即不能用。

第三方：

吉林须　潼蒺藜　抱茯神　奎白芍　竹二青　西洋参　白蒺藜　海贝齿

炒归身　代代花　滁菊花　合欢皮　新会皮　炒丹参

附加减：

如服后作胀，气升发嗳，用参须代水，磨乌沉香一分，冲药内服。服沉香后胀势仍少平复，只得不用参须，并沉香亦无须加入。

如服后面部大升，眩晕复来，方内亦去参须，加入盐水煅石决明八钱。

如大便四五日不解，用瓜蒌仁三钱，不应再加入火麻仁三钱。若大便畅解，即当除去不用，恐太过反为便溏也。少食者便自少，与寻常停滞腑闭不同，一切攻下之剂均在禁例。

备感冒风寒挟滞方：如头痛头寒，脘胀泛恶，便溏纳呆，舌白脉细症，暂服此方一二剂，平即不服。

黄防风　川郁金　白茯苓　粉前胡　老苏梗　新会皮　姜竹茹　佛手柑

厚朴花　焦建曲

备感冒风热挟痰方：如咳嗽头疼，身热汗少，口渴引饮，脉浮舌黄等症，暂服此方一二帖，平即不服。

冬桑叶　光杏仁　柔白薇　杭菊花　方通草　川贝母　白茯苓

蜜炙前胡　薄荷梗　枇杷叶

骨节酸痛艰寐谵语

张方复诊 示及病情，似乎轻减，尚未可恃。胸背早损，损则气营内亏，不能灌溉经隧，所以肢骱酸痛，屈伸不利，夜烦少寐，汗出谵语，面㿠带青，舌苔青黑。种种营阴不足，气火有余，肝肾为虚，必肾精不摄挟痰，再驯龙雷而和络脉。

> 元生地　潞党参　黑料豆　川贝母　抱木神　川北仲　九制首乌
>
> 西洋参　左牡蛎　桑寄生　川续断　淮小麦　制丹参　淮山药
>
> 女贞子　潼蒺藜　红皮枣　竹二青

炒龟板胶、陈阿胶收膏。

积饮气痛经阻带下

某太太 大腹膨满，属气痹阴伤，中有积饮，挟肝气为扰，痛则块见，不痛块隐，面浮目糊，小溲短少。如气痛作甚，一饮一食俱不能下。种种虚不受补，而食补又难复元。现在经水涸阻，带下不断，未识向春能有灭无增否，再拟调气和营。

> 制香附　陈橼皮　白茯苓　生杜仲　沉香曲　福泽泻　鸡血藤胶
>
> 生白芍　炒怀膝　淡乌鲗　佛手花　海桐皮

试服金匮肾气丸，每日二钱。

头痛腹痛月经趱前

小姐膏方 禀体素虚，中西之学兼营并进，心气心阴未免受伤，主宰为虚，肝肺因之亦弱。头痛腹痛属肝，涕多色㿠属肺。前诊脉弦数，月事趱前，必致肝升太过，肺降无权，日后防潮热咳嗽。拟气阴并调。

> 元生地　潞党参　炒丹参　川贝母　沙苑子　白蛤壳　野于术　炒延胡
>
> 湘莲肉　怀熟地　四制香附　抱茯神　佛手柑　川杜仲　苍龙齿
>
> 西绵芪皮　炙草　燕窝　阿胶　西洋参　合欢皮　生白芍　寸麦冬
>
> 制女贞　制萸肉　黄防风　陈皮　南枣

泄泻月经不行

俞山太太，甲辰十月初四日 屡诊脉情，细弱为多，且泄泻频仍，胃纳不开，气虚于阴，确是明证。但肺气已弱，肺阴亦亏，气阴两伤，遂至月事失行，头热形重，喉音不亮，损怯情形，已见一斑。目前吃紧，总在脾胃两经，而咳嗽尤为此证之纲领。拟阴气并调，养阴不用滋腻，补气不用湿渗，用药不求有功，但求无过。

> 吉林参　于术人乳拌　炒夏曲　炒丹参　川贝母　西芪皮　枇杷叶

　　阿胶_{米粉炒}　生白芍　炙甘草　新会白　冬虫草　黄防风　竹二青

风热喉痹

　　宪太太方　禀体肝旺，肝邪为热煽烁，娇脏又复挟痰挟风，以致喉痹多年，屡平屡发，轻则咽喉干燥，重则红肿作痛。肺不制肝，肝阳益炽，有升少降。头眩目花，两耳鸣响，其风痰热邪又复走窜络脉，肢节麻痹，脉息弦滑，甚于左关，舌苔有黄有白，每每厚腻非常。主以柔肝保肺，佐以息风而化痰热。

　　羚羊尖　粉蛤壳　冬桑叶　苍龙齿　竹沥汁　炒僵蚕　川贝母　杭菊花
　　橄榄核　枇杷叶　块马勃　光杏仁　抱茯神　瓜蒌仁　鲜荷边

积　聚

　　某少太太　向有积聚，心下脐上，正当脘宇之间，夏秋必发胀满，由于脾胃升降失司，清浊为阻。中伤者厥阴必有气火，所以牙痛频仍，头常发晕，因虚为热，月事反为趱前。拟丸方用调气和营，藉以养三阴而和八脉。

　　炒夏曲　全当归　川杜仲　抱茯神　沙苑子　西潞党　制女贞　绿萼梅
　　东白芍　川续断　甘枸杞　西洋参　墨旱莲草　西砂仁末拌炒元生地
　　玫瑰花_{十朵，炒}　于术_{人乳拌}　制香附

　　上味生打粗末，晒燥，再研细末，水泛为丸。每服三钱，不拘早晚，开水送下。

癥　瘕

　　某姨太太膏方　考有形为癥，无形为瘕。界于癥瘕之间，每每腹旁攻胀。女科以肝为先天，所以病仍在于肝。凌心则心悸，侮胃则脘嘈，甚至纳谷式微，懊侬胀满。营气出于中焦，奇经因之枯少，转月后期者多。夏秋诊脉并无感冒，入冬更可进补。拟调气和营，中参以血肉有情者，可涉八脉而益三阴。

　　血蜡鹿茸　上红花　甘杞子　合欢皮　龙眼肉　吉林参　生白芍
　　川杜仲　元生地_{砂仁末打}　月季花　鸡血藤胶　千张纸　沙苑子
　　桑寄生　干鲍鱼　四制香附　绿萼梅　抱茯神　新会络　毛燕窝

足　肿

　　某太太　就述足部肿痛，有形高起，着热尤甚，恐是紫云风，又防脚肝气。总之血燥生风，拟清营阴，化痰息风。

　　梧桐花　大生地　黄防风　川杜仲　宣木瓜　竹沥夏　香独活　羚羊片
　　怀牛膝　炒当归　五加皮　牛蒡子　丝瓜络

洗方：

　　扁柏叶　川黄柏　生大黄　紫荆皮　络石藤　西赤芍

加陈酒一杯同煎，洗患处。

以上女科。

后编

中　风（附风痰酸痛）

中风偏左，左者为瘫，手足屈伸不利，抽搐无度，舌音不清，按脉细弦。治以温降息风。

　　川桂枝　炙虎胫　天仙藤　伸筋草　梧桐花　羚羊片_{先煎}　炙龟板

　　炒杜仲　竹沥夏　丝瓜络　全当归　海风藤　晚蚕沙　酒桑枝

中风门，痱与癜合风痹、偏枯，为四大证，多主温补。以外风病温凉补泻无不可行。现在见证，本非中脏中腑，而邪在筋络，所以足力弛软，腰不能支，手难提高，指有颤动。究之肝肾两经，无不见虚，以腰为肾府，肝主搐搦。惟痰湿禀体，又当夏令，滋腻温纳，确属难进也。

　　西党参　法半夏　生白芍　虎胫骨_炙　左秦艽　九制首乌　梧桐花

　　炒当归　玄武板_炙　片姜黄　炒杜仲　桑寄生　千年健　功劳叶_{去刺}

久有风患，屈伸虽利，步履欠稳。湿由脾生，风从肝发，两者互扰，外则走窜经络，内则阻遏中宫，外偏于风，内偏于湿，新旧病皆根于此。

　　生白术　桑寄生　采芸曲　厚朴花　焦苡仁　宋制夏　木防己　香独活

　　晚蚕沙　新会皮　鲜佛手　功劳叶　干佩兰　千年健

复诊　气虚生痰，营虚生风，风邪挟痰，走窜经络，偏左肢骱酸痛，手则不能高举，足则开步不利。脉右部滑大、左部细弦，舌苔黄腻，纳食欠旺，秉体丰腴，气分早亏，以脉合证，又属气虚于营。经云：卫气虚则不用，营气虚则不仁。拟宗此旨，立方调理，谅无不合。

　　生于术　竹沥夏　晚蚕沙　梧桐花　海风藤　炒归身　桑寄生　炒杜仲

　　新会皮　木防己　炒怀膝　抱茯神　丝瓜络　竹茹_{玫瑰露炒}

肝阴不足，肝阳有余，阳化内风，上扰清空。两目起星，渐近失明，关系者又在头眩屡发。厥阴冲犯阳明、太阴，呕逆泛痰，每每牵连并作。脉见细弦，舌苔中剥，气与阴亏，风与痰盛。久防类中，拟以和养。

西洋参　东白芍　杭甘菊　煅龙齿　潼白蒺藜去刺　宋半夏　玄精石

抱木神　炒丹参　炒怀膝　甘杞子　荷叶边　竹茹玫瑰露炒

左臂瘦削，屈伸不利，酸痛延及肩项，甚至上连头额，属营虚生风，风入于络。久防偏枯，脉息细弦。治以和养。

炒当归　桑寄生　五加皮　厚杜仲盐水炒　杭菊花　香独活　梧桐花

海风藤　白蒺藜去刺　嫩钩藤　宣木瓜　威灵仙　丝瓜络　十大功劳

痿　痹

风寒湿合而成痹，寒胜者为痛痹。痛势由环跳及于膝盖，步履不仁，脉息沉弦。治宜疏和。

香独活　炙虎胫　天仙藤　生白芍　炒杜仲　桑寄生　酒当归　川桂枝

炒川断　五加皮　淮牛膝　新会络　丝瓜络

劳　伤

咳嗽肉落，潮热，肢肿失血，由阴伤气，渐入劳怯。

炒党参　扁豆皮　川石斛　紫石英　川贝母　炙甘草　北沙参　白茯苓

东白芍　旋覆花包　炒夏曲　新会皮　枇杷叶　红皮枣

环跳酸痛，背脊酸软，尾闾尤甚，脉见弦数。最恐由损径而入劳径，有人身缩短之虞。

吉参须另煎，冲　生白芍　炙龟板　炒丹参　炒杜仲　桑寄生　九制首乌

炙虎胫　宣木瓜　炒当归　金狗脊炙，去毛　广陈皮　丝瓜络

肝升太过，肺降无权，当脘作胀，有时发暖，咳嗽潮热，有时失血，脉见弦数，舌苔光剥。阴为伤而气为痹，由损成劳之势。拟以和养。

大沙参　冬虫草　炒丹参　东白芍　真獭肝　忘忧草　川贝母　合欢皮

光杏仁　绿萼梅　旋覆花　炒怀膝　新会皮　枇杷叶

脾肺两伤，上为咳嗽，下为便血，渐至肉削纳少，形寒潮热，势将由伤成劳，脉见弦滑。和养主之。

炒党参　炒丹参　炙款冬　焦楂炭　炒扁柏　白茯苓　炒红曲　生白芍

炙紫菀　炒杜仲　炙苏子　陈广皮　红皮枣

潮热出汗，咳嗽不已，进劳颇为直径。治以清降。

北沙参　生白芍　白茯苓　血燕根　粉蛤壳　光杏仁　西芪皮　冬瓜子

白石英　旋覆花　炒怀膝　枇杷叶　新会红　肺露

脉六部弦数，属禀体阴虚，虚则生热，肌灼口渴，舌苔光红。治以和养。

西洋参　东白芍　制女贞　炒丹参　炒杜仲　川牛膝　川石斛　黑料豆

银柴胡　抱茯神　桑寄生　新会皮　红皮枣

痰血后咳嗽不甚，吃紧在形寒潮热，一日数阵，属营卫造偏，营争为寒，卫争为热，防由虚入损，脉息滑数。拟以和养，养肺可以和肝，脘胀亦能照顾。

北沙参　川贝母　炒怀膝　生白芍　新会络　合欢皮　银柴胡　川石斛

金沸草　炒丹参　绿萼梅　枇杷叶　光杏仁　代代花

咳嗽为病之主脑，日晡潮热，汗出淋漓，目如火出，胸胁引痛。种种肝肺大伤，关系者又在纳呆便溏，越人所谓：过中难治。秋分前后，能否支持？拟鼓舞中州，以和营卫而摄上下。

吉参须另煎，冲　人乳拌茯苓　原金斛　煅牡蛎　沙苑子　炙甘草　淡秋石

东白芍　炒淮麦　炒丹参　炒夏曲　枇杷叶　川贝母　上南枣

干咳起因，肺管受伤，喉咽哽痛，失音失血，渐至纳呆盗汗，肉随痰削，脉息弦数。春末夏初，与病尤为吃重。治以和养，能否由损出劳？

北沙参　冬虫草　淡秋石　叭哒杏　川石斛　生白芍　川贝母　白柿霜

青果核　血燕根　冬瓜子　红皮叶　粉蛤壳　红皮枣　鸡子清冲

劳伤中气，表里不摄，表为汗出，里为溺多，脉象沉弦。和养主之。

生绵芪　炒淮麦　覆盆子　桑螵蛸蜜炙　炒川断　抱木神　东白芍

炒丹参　炒杜仲　花龙骨　沙苑子　新会皮　红皮枣

脱力挟湿，纳呆肢倦，按脉沉弦。治以疏和。

法半夏　焦建曲　白蔻仁　川郁金　佛手柑　新会皮　制小朴　粉萆薢

焦米仁　白茯苓　干佩兰　酒桑梗　西砂仁

积年劳伤，肝脾疏运无权。腹旁结痞，渐及当脘，每发痛势为甚，脉息细弦。拟以温通。

淡吴萸　九香虫　炒当归　焦建曲　陈橼皮　佛手柑　东白芍　川楝子

大腹皮　炒香附　新会皮　白茯苓　西砂仁

肺肾两虚，且咳且喘，脉息细软。治以和养。

生绵芪　广蛤蚧　炙款冬　旋覆花　白石英　冬瓜子　北沙参　炙苏子

光杏仁　炒淮膝　东白芍　银杏肉

气逆为喘，痰升为咳，喘重于咳，清晨为甚，按脉濡细。现在体发瘾疹，虽有余邪，理无表散。治当清肺纳肾，于痔血亦能顾及。

生西芪　北沙参　叭杏仁　白石英　东白芍　白茯苓　广蛤蚧　川贝母

旋覆花包　炒怀膝　冬瓜子　新会皮　藕节炭

阳明之血，假道于肺，失血又发，夹痰而出，吐时牵连咳呛，脉见弦滑。治以

清降。

> 大沙参　旱莲草　粉蛤壳　竹三七　冬虫草　生白芍　川贝母　茜根炭
>
> 冬瓜子　炒淮膝　川石斛　光杏仁　藕节

失血后肝肺两伤，咳呛绵延，痰胶肉削，脉息沉弦。防入怯门，亟宜保脉清阴。

> 北沙参　川贝母　旋覆花_包　冬瓜子　血燕根　冬虫草　炒淮膝　叭杏仁
>
> 白石英　生白芍　新会红　川石斛　枇杷叶_{蜜炙}　丝瓜络

喘而咳，咳而血，由肝肺内伤所发，脉弦大。治宜和养。

> 北沙参　旱莲草　白石英　川贝母　参三七　仙鹤草　炒淮膝　旋覆花_包
>
> 生白芍　冬瓜子　光杏仁　新会络　藕节

失血后肝肺大伤，咳呛绵延，肉随痰削，属由损进劳之势，脉弦滑。治以和养。

> 北沙参　川贝母　冬瓜子　炒淮膝　白石英　冬虫草　光杏仁　东白芍
>
> 旋覆花_包　新会皮　血燕根　粉蛤壳　枇杷叶_{蜜炙}

臌胀（附河白）

肝脾内伤，已成膨胀，两便失利，上逆为咳，脉息细弦。治以和降。

> 安肉桂　黑牵牛　光杏仁　大腹绒　炒香附　黑车前　生白芍　炒川楝
>
> 陈橼皮　焦建曲　生怀膝　粉草薢　陈麦柴

臌胀伤气易治，如耗阴者最不易调。膨脖脐平，二便少行，脉左弦数，舌剥口渴。拟通关导水。

> 安肉桂_{去皮，后入}　肥知母　野赤豆　焦建曲　炙鸡金　水炒川柏　生白芍
>
> 白茯苓　新会皮　炒川楝　炒丹参　炒淮膝　陈麦柴

臌胀受温，温则气通逐水，脉细弦。肝脾久伤，治以温通。

> 生于术　陈橼皮　汉防己　熟附子　粉草薢　大腹绒　川椒目　生淮膝
>
> 炒泽泻　野赤豆　白檀香　陈麦柴

表里同病，臌胀外再有寒热发喘，不纳不便，如何支持？

> 茅术皮　绵茵陈　生白芍　黑车前　炒黄芩　炒川楝　焦建曲　冬瓜皮
>
> 大腹皮　制小朴　焦苡仁　粉草薢　野赤豆　陈麦柴

痞散成臌，大腹发热，愈热愈大，脉芤无度。阴伤气痹，治之不易。

> 生于术　炙鳖甲　东白芍　陈橼皮　焦建曲　连皮苓　大腹绒　黑车前
>
> 炒淮膝　粉草薢　新会皮　丝瓜络　野赤豆　荸荠干

单腹臌胀，属脾肾受伤，不同积邪水湿，通行即解，脉见沉弦。治以疏降。

> 制香附　小枳实　焦白术　九香虫　生淮膝　当归须　野赤豆　陈橼皮
>
> 连皮苓　炒川楝　新会皮　东白芍　陈麦柴

气臌渐成，肝脾受伤，属气痹营亏。若两便不走，恐臌满日增。拟疏降法。

> 制香附　炒川楝　新会皮　大腹皮　陈橼皮　焦建曲　东白芍　野赤豆
> 粉萆薢　炒泽泻　九香虫　连茯苓　陈麦柴

腹胀成臌，两便少行，积水上泛，又有咳呛，脉细弦。拟以通降。

> 川桂枝　焦建曲　大腹绒　川椒目　炙苏子　黑白丑　陈橼皮　车前子
> 九香虫　炒泽泻　生怀膝　连皮苓　陈葫芦壳　生姜皮

肿胀伤阴，痰多带血，茎囊俱肿，肿势上行颏下，须得两便通畅为吉，脉细弦。拟以疏导。

> 煨石膏　炒川楝　川贝母　炙桑皮　连皮苓　甜葶苈　生白芍　光杏仁
> 大腹绒　粉萆薢　炒泽泻　汉防己　荸荠干　红皮枣

向有哮嗽，饮邪化水外溢，肿势下部为甚，脉息濡细。治以温通。

> 川桂枝　汉防己　生怀膝　淡干姜　黑车前　焦建曲　连皮苓　川椒目
> 胡芦巴　法半夏　陈橼皮　陈麦柴

皮水屡发，溺闭即肿，肿势上中下三焦俱到，脉沉。治以通降。

> 生白术　焦苡仁　光杏仁　粉萆薢　炒泽泻　连皮苓　嫩滑石　广陈皮
> 汉防己　黑车前　茅术皮　炒黄芩　鲜荷梗

肿胀渐及四肢面部，胸次窒塞，大便艰涩。现在痰湿逗留，阻遏气道，若小溲通行，不至积水。急图疏化。

> 川桂枝　甜葶苈　制小朴　连皮苓　东白芍　新会红　法半夏　光杏仁
> 海桐皮　焦瓜蒌　生淮膝　陈麦柴　炒泽泻　生姜皮

水势狂溢，肿胀渐成，膨满腹大，囊肿色亮，泛滥之势上及高原，气喘有痰，脉见沉弦。拟通导沟渠。

> 川桂枝　炙苏子　白茯苓　炒淮膝　焦建曲　光杏仁　陈橼皮　生白芍
> 炒泽泻　广陈皮　焦苡仁　甜葶苈　大腹皮　生姜皮

臌胀筋露脐平，囊茎皆肿，积水不化。治以分导。

> 川桂枝　陈橼皮　大腹绒　炙桑皮　生白芍　黑白丑　连皮苓　川椒目
> 炒川楝　汉防己　炒泽泻　黑车前　磨冲沉香　陈麦柴　荸荠干

气臌渐成，膨脖作胀，由气积水，再防肢肿溺短，脉息沉细。治以温通。

> 淡吴萸　制香附　川楝子　焦建曲　佛手柑　生白芍　九香虫　陈橼皮
> 大腹绒　炒当归　白茯苓　新会皮　西砂仁

痞散成臌，膨脖作胀，筋露溺短，脉细弦。肝脾内伤，难许调复。

> 制香附　九香虫　川楝子　黑车前　煨木香　焦楂肉　陈橼皮　大腹皮
> 新会皮　淡吴萸　生白芍　西砂仁

腹满肢肿，形黄神倦，按脉细弦。治以疏和，兼顾咳呛旧根。

　　川桂枝　连皮苓　生淮膝　川椒目　炙款冬　东白芍　汉防己　炒香附

　　炙苏子　新会皮　焦建曲　大腹皮　西砂仁　生姜皮

复诊　两足仍肿，肿势由下升上，咳呛不爽，舌苔粉白，按脉濡细。再以温通。

　　熟附子　生白术　炙款冬　茯苓皮　法半夏　炙苏子　川椒目　甜葶苈

　　白芥子　新会皮　木防己　淮牛膝　西砂仁

寒热食羍，肢腹浮肿，将成河白。治以清泄。

　　木防己　连皮苓　大豆卷　川通草　粉草薢　紫浮萍　黑车前　炒泽泻

　　黄防风　赤小豆　新会皮　焦建曲　荸荠干　陈麦柴

噎　膈（附关格）

随食随呕，名曰上膈，脉见细弦。治以通降。

　　旋覆花　左金丸　法半夏　焦建曲　炒当归　抱木神　代赭石　荜澄茄

　　戍腹粮　煨益智　生白芍　关虎肚　姜汁炒竹茹　红皮枣

随食随吐，谷粒不能下咽，酒客中气失司，有升少降。拟以苦辛通降法治之。

　　紫官桂　高丽参须　炙苏子　戍腹粮　炒当归　生白芍　元米炒川连

　　荜澄茄　淡干姜　代赭石　广陈皮　范志曲　伏龙肝　红皮枣

得食即呕，将成酒膈。

　　法半夏　焦建曲　荜澄茄　东白芍　粉葛花　左金丸　抱木神　远志肉

　　戍腹粮　枳椇仁　炒香附　陈广皮　玫瑰露炒竹茹

阴耗阳结，谓之关格。随食随吐，更衣艰涩，攻补不受。大致气与液两亏，痰与饮用事，脉见细涩，调理为难。

　　吉参须　关虎肚　生当归　荜澄茄　生谷芽　戍腹粮　宋半夏　炒丹参

　　新会皮　东白芍　范志曲　佛手花　姜竹茹　红皮枣

肝邪侮中，中有积饮，当脘作痛兼胀，吞酸吐沫，按脉细弦。中焦升降失调，厥阴遂为充斥，更衣不利，上格下关之势也。

　　淡吴萸　姜半夏　生当归　焦建曲　戍腹粮　上川连　生白芍　新会皮

　　荜澄茄　煨益智　炒丹参　抱木神　姜竹茹

肝邪内扰，积饮蓄痰，阻遏脾胃升降气道，谷食艰下，吞酸吐沫，必得大便通行，渐觉松动，后上格下关之象。高年患此，必须调理，尤宜颐养为功。

　　吉参须　关虎肚　生白芍　抱木神　法半夏　生当归　左金丸　戍腹粮

　　炒丹参　远志肉　荜澄茄　新会皮　炒竹茹　红皮枣

上格为呕逆，下关为便闭。上下不和，由于中焦窒塞，当脘满闷，时发懊恢。脉见弦涩，弦主阴耗，涩主气痹。大衍恐难调复，拟以通降。

左金丸　生当归　抱木神　炒丹参　戍腹粮　关虎肚　瓦楞子　远志肉

法半夏　东白芍　范志曲　竹二青　广陈皮

上呕不止，下便不利，是为关格。脉沉弦，老年阴耗阳结，难许调复。

左金丹　关虎肚　远志肉　炒丹参　白归须　戍腹粮　抱木神　新会皮

川楝子　炒香附　沉香曲　生白芍　姜竹茹

有出无入曰格，有入无出曰关。关格之象，上则咽哽不利，得食难下；下则大便不畅，数日一行。按脉沉弦。拟从调降。

吉参须　橄榄核　炒丹参　旋覆花_包　炒淮膝　关虎肚　戍腹粮　抱木神

代赭石　东白芍　川贝母　新会皮　玫瑰露炒竹茹

咳　嗽

久有咳嗽，清肃为虚，以致卫分无权，有感即发，脉见细弦。治以清养。

北沙参　黄防风　川贝母　血燕根　白茯苓　西芪皮　炙苏子　光杏仁

冬瓜子　款冬花　冬虫草　东白芍　枇杷叶　银杏肉

咳嗽痰沫，务农而生虚证，良医棘手，无补也。

北沙参　炙苏子　白石英　冬瓜子　新会红　生西芪　旋覆花_包　川贝母

白茯苓　光杏仁　粉蛤壳　花百合　炙款冬　枇杷叶　红皮枣

年轻最忌咳嗽，痰不利，气复逆，脉濡细。中气受伤，膝盖浮肿，虚中挟感，治宜兼理。

北沙参　炒夏曲　川通草　东白芍　冬虫草　川贝母　盐水炒苡仁

冬桑叶　新会红　连皮杏仁　川朴花　白茯苓　炒竹茹　枇杷叶

红皮枣

因感起咳，咳而无痰，胁痛气逆，脉弦细。证情将转入内因，最防失血，拟以和养。

北沙参　川贝母　东白芍　淮膝炭　冬虫草　旋覆花_包　甜杏仁　冬瓜子

粉蛤壳　白石英　血燕根　新会皮　枇杷叶_{蜜炙}

复诊　咳呛较减，痰中转为带血，如丝如缕，属肝络所出，不独肺阴伤也，脉弦滑。再从清降。

大沙参　冬虫草　白石英　旱莲草　茜草根　真川贝　旋覆花_包　新会红

血燕根　冬瓜子　淮膝炭　甜杏仁　丝瓜络　鲜荷叶

劳汗当风，风入肺脏，咳呛喉鸣，痰不爽吐，或寒或热，在清晨为多，脉沉弦。治以分泄。

  甜葶苈 光杏仁 炙苏子 白茯苓 冬桑叶 细白前 炙款冬 新会络

  淡豆豉 冬瓜子 白通草 薄荷梗 枇杷叶

咳呛之势有减无增，脉濡细。再调肝肺而和升降。

  北沙参 冬虫草 炒淮膝 旋覆花 白石英 川贝母 川石斛 扁豆衣

  奎白芍 冬瓜子 新会络 合欢皮 枇杷叶 红皮枣

潮热频仍，逢节必发咳嗽，肉随痰削，气逆纳呆，脉息弦滑。肝肺不和，势防失血，拟以和降。

  北沙参 川贝母 炒淮膝 旋覆花 川石斛 炒杜仲 冬虫草 冬瓜子

  白石英 银柴胡 叭杏仁 新会皮 丝瓜络 红皮枣

酒客郁热，肝肺两脏受伤，咳血虽平，两胁仍为引痛，脉象弦滑。再从清营和络。

  北沙参 川石斛 制女贞 甜杏仁 粉蛤壳 血燕根 旱莲草 新会皮

  冬虫草 川贝母 旋覆花 炒淮膝 丝瓜络

咳呛绵延，音嘶痰沫，肉落气逆，脉左细、右弦。气虚见症为多，拟从和养。

  北沙参 川贝母 光杏仁 新会络 冬瓜子 生西芪 冬虫草 炒淮膝

  旋覆花_包 白石英 白茯苓 奎白芍 枇杷叶_{蜜炙}

风邪挟饮，肺失宣化，咳呛痰沫，吐而不利，每每呕逆，脉濡细。治以和降。

  细白前 旋覆花_包 炙苏子 炙款冬 甜葶苈 黄防风 代赭石 新会红

  白茯苓 光杏仁 西芪皮 冬瓜子 银杏肉

肺与大肠为表里，上下不摄，咳呛气逆，每每遗矢，脉濡细。再以调养。

  生西芪 广蛤蚧 炙苏子 冬虫草 炒杜仲 北沙参 炙款冬 奎白芍

  新会红 川贝母 半夏曲 薄荷尖 胡桃肉 红皮枣

久咳不已，三焦受之，上为气逆，下为足肿，中为腹膨，脉濡细。治以开降。

  甜葶苈 川桂枝 东白芍 沉香曲 川椒目 白芥子 炙苏子 生淮膝

  大腹皮 茯苓皮 汉防己 新会皮 生姜衣

  肝升太过，肺降无权，咳呛绵延，气逆无痰，两胁每每引痛，痛时面部火升，势防天热失血，脉沉弦。治以清降。

  北沙参 炒怀膝 白石英 新会红 新绛屑 粉蛤壳 川贝母 旋覆花_包

  叭杏仁 冬瓜子 生白芍 冬虫草 丝瓜络 肺露_冲

咳嗽气逆，痰凝畏寒，骨节酸楚，脉弱。金水交亏，已臻衰象，节力少食为要 _{（胡鸿舫诊）}。

  潞党参 五味子 炒苏子 广木香 炮黑姜 广陈皮 制于术 款冬花

  炒枳壳 瓦楞壳 白茯苓 莱菔子 炙甘草 姜竹茹

肺主降气，肾主纳气，而脾为气之关键。肺肾两亏，降纳失职。咳呛不止，痰多而黏，五心烦灼，夜出盗汗，脉濡细。久恐成怯，静养为要（胡鸿舫诊）。

> 川贝母　川石斛　炙鳖甲　湖丹皮　香青蒿　炒苏子　地骨皮　北沙参
> 仙半夏　白茯苓　炒泽泻　款冬花　枇杷膏冲

吐　血（附鼻血）

咳呛绵延，失血狂来，从此气怯痰沫，咽喉痛哽，脉濡细。治从和养。

> 北沙参　光杏仁　东白芍　金沸草　冬虫草　西芪皮　川贝母　炒淮膝
> 代赭石　冬瓜子　白茯苓　金石斛　枇杷叶　炒竹茹

咯血复发，肝脾为伤，属虚多邪少。治以清降。

> 番降香　旱莲草　参三七　光杏仁　炙苏子　川石斛　炙桑皮　生白芍
> 新会络　炒淮膝　白茯苓　炒藕节　炒丹参　丝瓜络　枇杷叶

咳久络伤，痰中失血，脉细弦。再从通降。

> 北沙参　番降香　炙苏子　川贝母　新会红　白茯苓　冬虫草　旋覆花包
> 白石英　光杏仁　仙鹤草　枇杷叶　炙桑皮　肺露冲

咳嗽绵延，血随气沸，近复呛吐溢甚，脉细弦。肝肺既伤，胃络亦有所损。治以清降。

> 北沙参　冬虫草　旋覆花包　光杏仁　淡秋石　新会红　生白芍　白石英
> 川贝母　石决明　炒淮膝　枇杷叶　粉蛤壳　红皮枣　肺露冲

勃然吐血，两胁作痛，脉象沉弦。治从和降。

> 番降香　仙鹤草　竹三七　炒丹参　光杏仁　淮膝炭　东白芍　旋覆花包
> 新会络　白茯苓　旱莲草　炒藕节　白归须　丝瓜络

血随气沸，勃然吐血，当脘发逬，两胁引痛，属内伤胃络显然，脉沉弦。拟从和降，兼顾腹痞多年。

> 番降香　旋覆花包　新绛屑　淮膝炭　参三七　白归须　仙鹤草　炒丹参
> 奎白芍　鹿衔草　白茯苓　新会络　焦藕节　丝瓜络

阳络受伤，鼻衄狂溢，薄而色红者，属热为多，脉弦。治以清降。

> 北沙参　竹三七　侧柏炭　生白芍　旱莲草　白茅花　茜草根　池菊炭
> 新会皮　炒荆芥　淮膝炭　炒丹参　焦藕节

鼻衄狂溢，营伤气痹，两胁作胀，当脘发逬，按脉沉弦。治从和养。

> 番降香　旋覆花包　淮膝炭　白归须　仙鹤草　新绛屑　炒丹参　新会络
> 东白芍　桑寄生　光杏仁　白茯苓　焦藕节　丝瓜络

营阴不足，气化有余，鼻衄间发，咳嗽耳鸣，脉偏弦数。拟以清降。

> 西洋参　炒淮膝　叭杏仁　海贝齿　黑料豆　杭菊花　东白芍　制女贞

抱木神　粉蛤壳　新会络　炒丹参　藕节　枇杷叶

鼻衄屡发，颐肿咳呛，脘闷肢倦，脉细弦。治以清泄。

冬桑叶　炒天虫　粉前胡　瓜蒌仁　白茅花　薄荷梗　光杏仁　炒荆芥

新会红　象贝母　柔白薇　方通草　枇杷叶　鲜荷叶

阳络受伤，鼻衄倾注，甚至痰中亦有，脉细弦。不加咳呛，总可调复。

北沙参　白茅花　仙鹤草　鹿衔草　新会络　番降香　竹三七　淮膝炭

丹参炭　生白芍　光杏仁　池菊炭　丝瓜络　炒藕节

上为失血，下为经漏，两患绵延，或此作彼平，或相因而发。营阴大耗，不主养肝，肝升大过，肺降遂为无权。咳嗽朝甚于暮，气逆痰黏，每每形寒潮热，自汗火升，脉六部芤弦。炎夏酷热与病情不合，势防由损成劳，拟从和养。

北沙参　参三七　莲房炭　甜杏仁　旋覆花_包　冬虫草　川贝母

花龙骨　生白芍　白石英　旱莲草　冬瓜子

复诊　第二方：

西洋参　花龙骨　川贝母　奎白芍　光杏仁　炒阿胶　蚕茧炭　抱茯神

陈棕炭　旋覆花　白石英　参三七

阳明为多气多血之经，血随气沸，忽然倾吐，先紫后红，皆属整口。久防损及肝肺，传为咳呛，脉弦滑。治宜清降。

细生地　黑地榆　制女贞　新会络　参三七　川石斛　旱莲草　东白芍

抱木神　盆秋石　粉蛤壳　光杏仁　鲜藕肉

鼻衄未止，腹痞胀满渐减，脉沉弦。内伤肝脾，再从疏和。

炒当归　九香虫　番降香　炒丹参　陈橡皮　炒香附　川楝子　奎白芍

炒荆芥　炒川断　新绛屑　炒杜仲　炒侧柏　西砂仁　鲜藕肉

酒客肝肺郁热，升降不调，咳呛痰胶，气逆迸痛，早经失血，脉弦滑。拟以清降。

北沙参　川贝母　旋覆花_包　冬瓜子　冬虫草　光杏仁　炒淮膝　白石英

粉蛤壳　枳椇仁　新会皮　生白芍　枇杷叶_{蜜炙}

哮　喘

哮喘有根，与年俱进，每发先为寒热。属气虚积饮，肺失卫外，以致气喘痰沫，屡屡发呕，脉沉弦。治从和降。

炙苏子　黄防风　炒淮膝　旋覆花_包　川贝母　西芪皮　炙款冬　白茯苓

代赭石　宋半夏　新会皮　光杏仁　枇杷叶　姜竹茹

封藏久虚，与心不交为艰寐，与肺不纳为咳呛。现在怔忡较轻，喘逆转甚，脉细弦。拟以清上摄下。

北沙参　生西芪　广蛤蚧炙,去头足　旋覆花包　紫石英　新会红

炒淮膝　淡秋石　川贝母　东白芍　炒丹参　抱木神　沉香磨冲

枇杷叶　紫胡桃肉

肺肾两虚，喘重于咳，痰薄不利，胸痹气逆，按脉濡细。姑拟和降法。

生绵芪　北沙参　白石英　炙苏子　新会红　广蛤蚧　旋覆花包

炒淮膝　炙款冬　光杏仁　冬瓜子　白茯苓　沉香末冲　枇杷叶

银杏肉

痰沫涌吐，哮嗽日进日深，脉细弦。拟从和降。

细白前　光杏仁　白石英　沉香屑　甜葶苈　炙苏子　金沸草　新会红

白茯苓　炙桑皮　川贝母　制小朴　海浮石　枇杷叶　红枣

哮嗽重发，即为肺胀，喉痰鸣鸣，未能爽吐，脉沉弦。治以疏降。

甜葶苈　炙苏子　川贝母　新会红　炙款冬　莱菔子　光杏仁　白茯苓

白芥子　冬桑叶　冬瓜子　白通草　红枣

复诊　肺胀频乘，咳痰稍松，脉沉细，宣肺气而豁痰饮。

甜葶苈蜜炙　真川贝　白茯苓　炙款冬　莱菔子　杜苏子蜜炙　细白前

方通草　新会络　光杏仁　冬瓜子　红枣

遗　泄（附淋浊尿血及小便不利）

遗泄有梦属心，无梦属肾。心虚于肾，梦泄频乘，有时艰寐，有时惊悸，诸恙交集，多属心肾两亏，脉弦滑。拟以清养。

西洋参　夜交藤　乌芝麻　连心麦冬　黑料豆　白莲须　生白芍

制女贞　辰茯神　煅龙骨　煅牡蛎　新会皮　炒丹参　红枣

精关不固，梦泄复发，甚至小便不禁，脉细弦。治以和养。

西洋参　白莲须　黑料豆　抱木神　煅龙骨　生白芍　川石斛　炒丹参

广陈皮　煅牡蛎　制女贞　沙苑子　红枣

有梦属心，无梦属肾。遗泄阴伤，阳虚上冒，头蒙口渴，肢体酸软。拟从和养。

西洋参　川石斛　白莲须　法半夏　煅牡蛎　夜交藤　制女贞　白茯苓

陈秫米　煅龙齿　生白芍　辰灯心　红枣　金樱膏冲

肾关不固，昼夜皆滑，属气不摄精。最关系尤在咳嗽，治宜和养。

生白术　云茯神　川石斛　生谷芽　杭菊花　炒夏曲　盐水炒米仁

夜交藤　黑料豆　新会皮　炒丹参　制女贞　二竹茹　红枣

遗泄屡发，内热溺赤，脉见弦大。治以清养。

西洋参　生白芍　煅牡蛎　白莲须　炒丹参　川黄柏　煅龙骨　抱木神

新会皮　黑料豆　制女贞　金樱子　红枣

五淋中之劳淋，劳伤气逆，发为淋浊。赤白交下，每解痛苦非常，脉沉弦。治以和养。

生绵芪　凤凰衣　炒丹参　血余炭　炒侧柏　元生地　甘草梢　小蓟炭

蒲黄炭　白茯苓　新会皮　生白芍　净瞿麦　丝瓜络

溺数无度，卧着即流，不特膀胱为患，属肾失关键。

生西芪　炒菟丝　沙苑子　东白芍　炒夏曲　煨益智　抱木神　覆盆子

夜交藤　炒川楝　炒丹参　黑料豆　荷蒂　沉香磨冲

精溺未得分清，小便色浊，每解似有阻隔，脉弦。拟用清解。

西洋参　炒知母　抱茯神　白苡仁　川石斛　白莲须　生白芍　煅牡蛎

制女贞　黑料豆　炒丹参　鸡肫皮　海参肠　红枣

进伤为淋，便痛茎肿，囊筋牵制，脉弦细。治以清养。

粉草薢　萹蓄草　嫩滑石　川黄柏　净瞿麦　龙胆草　焦山栀　白茯苓

生甘草　嫩石韦　忍冬花　新会皮　辰灯心

精溺混淆，小便不禁，且带白垢，脉弦滑。虚多邪少，治宜和养。

生西芪　东白芍　花龙骨煅　煅牡蛎　制女贞　西洋参　抱茯神

覆盆子　黑料豆　潼蒺藜　白莲须　广陈皮　金樱膏冲　红枣

尿血与血淋诸证有别，考此证多属腑病，由小肠之热瘀注膀胱，惟病久而由腑及脏。心与小肠，肾与膀胱，本关表里，故致数年来溺血频仍，血色不一，紫黑鲜红，日夜无度。大致紫黑者出于管窍，鲜红者随溢随下，精溺管异路同门，势当混淆，甚至茎梗发酸，毛际隐痛，或似精泄，或似溺进。至于头眩目花，胁胀腰酸，亦为应有之义。心与肝本同气，肾与肝本同源，从中肝邪尤为之煽烁。用药之义，腑泻而不藏，藏而不泻，极多牵制，照病处方，温气兼以潜阳，滋阴更须利窍，与中虚呃逆亦有照顾。

九制熟地　安玉桂　生甘草　凤凰衣　东白芍　吉参须　西琥珀

熟甘草　冬葵子　西赤芍　抱木神　白莲须　黄绢灰冲　乱头发

高年阳盛阴热，向来便血，近复血渗膀胱，渐成尿血，连发未止，脉细数。治从清养。

小蓟炭　沙苑子　川石斛　东白芍　煅牡蛎　西洋参　炒丹参　煅龙骨

抱木神　黑料豆　旱莲草　炒侧柏　制女贞　鲜藕汁

膀胱气进，小便不利，防成癃闭。

萹蓄草　粉草薢　生草梢　新会皮　炒川楝　冬葵子　白茯苓　黑车前

炒香附　梗通草　炒泽泻　焦米仁　西砂仁

怔忡

气喘肢肿，中挟痰湿，湿去痰留。心脾两损，夜不能寐，将成怔忡。治以和养。

　　法半夏　东白芍　苍龙齿　生于术　炒丹参　新会皮　陈秫米　杭甘菊

　　夜交藤　珠母粉　抱木神　竹二青　远志肉　红枣

艰寐频仍，惊悸多梦，心肾不交。由黄婆不能谋合，所以纳食甚少，脘满作胀，脉细弦。防成怔忡，拟从和养。

　　法半夏　炒丹参　抱木神　新会叶　制胆星　炒牛膝　陈秫米　夜合花

　　远志肉　珠母粉　东白芍　炒竹茹　真獭肝　竹沥代水磨冲沉香

心阴不足，肝阳有余，两耳发鸣，头蒙肢麻，多梦少寐，心悸肉𥄂。证属怔忡，脉左弦细、右滑，从中积蓄饮。拟以镇养。

　　西洋参　制胆星　潼白蒺藜　宋半夏　海贝齿　新会皮　珠母粉

　　夜交藤　抱木神　陈秫米　生白芍　苍龙齿　炒丹参　玫瑰露炒竹茹

艰寐心悸，言语喃喃，甚则奔走不定，久防癫狂，脉弦滑。治以清镇。

　　生磁石　制胆星　抱木神　夜交藤　西洋参　黑料豆　块辰砂　煅龙齿

　　炒丹参　珠母粉　生白芍　新会皮　玫瑰露炒竹茹

痛经匝月，心气大伤，每每神烦无主，夜寤少寐，且自言自笑。言为心声，心虚则语言庞杂。脉沉弦。治以和养，以冀不成怔忡。

　　法半夏　生白芍　夜交藤　陈胆星　煅龙齿　炒丹参　北秫米　抱茯神

　　珠母粉　炒淮膝　真獭肝　新会皮　玫瑰露炒竹茹

癫痫

癫痫复发，仍言语喃喃，有时默默，彻夜不寐，脉细弦。属痰热内蒙，机关失利。治以镇养。

　　辰砂拌磁石　明玳瑁　抱木神　夜交藤　生白芍　炒丹参　宋半夏

　　陈胆星　远志肉　陈秫米　新会皮　石决明　洋青铅　玫瑰露炒竹茹

界乎痴狂谓之痫。有根屡发，发则神迷喉鸣，言语反常，属痰邪挟热，蒙蔽机关，脉弦滑。拟从镇养，先冀艰寐得和。

　　法半夏　磁朱丸　制丹参　生白芍　夜交藤　杭甘菊　陈秫米　抱木神

　　远志肉　制胆星　珠母粉　新会皮　炒竹茹

癫证将成，神呆不语。宜以宣窍开痰。

　　法半夏　细菖蒲　抱木神　青礞石　开口花椒　白僵蚕　制胆星

　　路路通　远志肉　天竺黄　炒丹参　新会皮　玫瑰露炒竹茹

痫厥向有旧根，每发则神迷手瘈，喉鸣痰涌，脉弦滑，属五痫之一。治宜息风开痰，以宣心窍。

> 青礞石　路路通　炒枳实　白僵蚕　杭菊花　川贝母　瓦楞子　天竺黄
> 莱菔子　白蒺藜　抱木神　竹卷心　远志肉　荷叶边

消　渴

饮一溲二，上渴下消，从此肉落肌灼，脉舌红。治宜清养。

> 西洋参　煨石膏　寸麦冬　左牡蛎　桑螵蛸　元生地　川石斛　黑料豆
> 生白芍　制女贞　京玄参　肥知母　糯米　红枣

消渴绵延，饮无度，溺亦无度，脉数。拟清上以和阴，摄下以固窍。

> 元生地　寒水石　生白芍　白莲须　淡天冬　寸麦冬　西洋参　川石斛
> 左牡蛎　桑螵蛸　黑料豆　制女贞　红枣

痞　满

少腹结痞，左攻作痛，脉细弦。治以疏和。

> 淡吴萸　制小朴　白茯苓　炒当归　新会皮　姜川连　炒川楝　焦建曲
> 白蔻仁　制香附　炒丹参　九香虫　佛手柑　丝瓜络

咳嗽稍减，胀满未除，脘腹结痞膨脝，脉沉弦。疏和主之。

> 生于术　东白芍　大腹绒　炒淮膝　连皮杏仁　炒枳壳　佛手花
> 炙苏子　沉香曲　白茯苓　川贝母　新会皮　姜竹茹

左胁结痞，当脘胀满且痛，脉沉弦。治以温通。

> 紫官桂　生白芍　炒当归　炒丹参　煅瓦楞　姜半夏　九香虫　新会皮
> 范志曲　煨益智　炒香附　姜竹茹　白檀香

痛伤肝脾，少腹从此起痞，攻胀且痛，形寒潮热，汗出肢清，脉细弦。治以和养。

> 高参须　炒当归　鸡血藤膏　炒丹参　九香虫　野于术　东白芍
> 佛手花　制香附　广陈皮　炒杜仲　姜竹茹　白檀香

左胁之下，迸结若痞，脱力气痹。治以疏和。

> 淡吴萸　焦建曲　炒川楝　桑寄生　炒当归　东白芍　炒香附　香独活
> 九香虫　青木香　川杜仲　新会皮　丝瓜络

积年劳伤，久有腹痞，形黄神倦，肢腰酸软，腹部胀满，纳食作胀，正虚邪实，势将痞散成臌，按脉细弦。拟先温通。

> 淡吴萸　制香附　焦建曲　陈橼皮　酒桑梗　姜半夏　奎白芍　九香虫
> 炒川断　大腹皮　新会皮　炒杜仲　西砂仁

腹痞偏左，攻动作痛，便中并带血溢，肝脾内伤。治从疏和。

炒香附　炒红曲　炮姜炭　九香虫　地榆炭　焦楂炭　煨木香　生白芍

新会皮　川楝子　淡吴萸　大腹皮

中焦气痹，积痰蓄饮，当脘屡屡作痛，两痞交攻，溏泄亦因之而发，脉息沉细。久防痰饮常扰，再加呕吐，拟以温通。

法半夏　荜澄茄　范志曲　奎白芍　抱木神　川楝子　九香虫　新会皮

炒香附　远志肉　煨木香　陈橼皮　姜竹茹　西砂仁

肝脾肺三者俱伤，肝为胁痛，脾为痞胀，肺为咳呛，脉沉弦。拟疏和法。

炒香附　焦建曲　奎白芍　新会皮　款冬花　新绛屑　九香虫　陈橼皮

川楝子　炙苏子　大腹皮　白归须　丝瓜络　西砂仁

诸　痛

头痛，目蒙带赤，脉细滑。拟从息养。

元生地　黑料豆　苍龙齿　冬桑叶　草决明　石决明　杭菊花　玄精石

虱胡麻　白蒺藜　钩藤钩　蔓荆子　生白芍　荷叶边

胃脘痛，嘈杂发呕，脉沉弦。治宜和养。

左金丸　生白芍　远志肉　焦建曲　九香虫　法半夏　抱木神　荜澄茄

新会皮　炒丹参　炒当归　炒香附　姜竹茹

腰胁及臀，皆为疼痛，脉细弦。治宜疏和。

金沸草　香独活　白归须　五加皮　木防己　新绛屑　宣木瓜　新会皮

川郁金　佛手柑　白茯苓　丝瓜络

肝阳胃热挟风扰动，牙痛甚发，连及头额。现在痛势虽平，尚牙龈浮肿，齿亦动摇，脉弦数。半虚半实，虚属阴分素亏，实为余邪未净。拟以清泄。

西洋参　旱莲草　白蒺藜　蜜炙桑叶　黑料豆　杭甘菊　制女贞

霍石斛　新会皮　炒僵蚕　生白芍　卷竹叶　荷叶

头风眩蒙，呕逆无度。治以镇养。

法半夏　桑麻丸　煨天麻　炒淮麦　白藁本　生白芍　潼白蒺藜

玄精石　黄菊花　双钩藤　石决明　新会皮　姜竹茹　荷叶边

少阴不足，阳明有余，牙痛屡发，齿浮剥落，按脉细弦。属虚多邪少，兼有脘胀肝邪。治宜和养。

西洋参　炒夏曲　真獭肝　二至丸　生白芍　杭甘菊　黑玄参　炒丹参

炒川楝　佛手柑　新会皮　抱木神　姜竹茹　荷梗

心悸头蒙，最关系腰痛屡作，营亏气痹，脉细弦。治宜和养。

西洋参元米炒　金狗脊　制香附　抱木神　炒丹参　法半夏　东白芍

炒菟丝　炒杜仲　炒当归　焙杞子　炒竹茹　新会皮　丝瓜络　龙眼肉

胃脘痛，痛久中伤，厥阴浊邪有升少降，更衣失利，遂至纳食减少，脉息沉弦。拟以通降。

米炒洋参　荜澄茄　焦建曲　煨益智　炒丹参　左金丸　戌腹粮

东白芍　全当归　九香虫　制香附　新会皮　姜竹茹　伏龙肝

头风犯中，漾漾欲吐，形寒手麻，血虚挟风。和养主之。

香独活　法半夏　东白芍　白藁本　双钩藤　桑寄生　杭菊花　白蒺藜

煨天麻　新会皮　抱木神　煅龙齿　姜竹茹　荷边

真水素亏，肝邪上扰，头痛与牙痛常时作而时伏，脉左弦于右，属水凌土位，纳呆神倦，有由来也。拟以和养。

桑麻丸　东白芍　川贝母　旱莲草　杭甘菊　西洋参　黑料豆　煅龙齿

川石斛　双钩藤　新会皮　抱木神　荷叶边　湘莲肉

左颊酸痛，牙床开合不利，脉细滑。治以和养。

石决明　黑料豆　杭菊花　炒僵蚕　白蒺藜　北沙参　川石斛

蜜炙桑叶　制女贞　生白芍　新会皮　煅龙齿　嫩钩藤　荷边

腹痛便溏，脉息濡细，舌白。拟以温养。

淡吴萸　酒炒白芍　广木香　焦建曲　佛手柑　淡姜渣　法半夏

制香附　炒川断　炒陈皮　九香虫　炒杜仲　西砂仁

风冷入腹，绕脐作痛，痛无定时，脉象濡细。治宜和养。

生白术　酒白芍　炒香附　沉香曲　炒当归　川桂枝　九香虫　新会皮

川楝子　陈橼皮　大腹皮　炒丹参　西砂仁

诵读太严，肝脾受伤。向有头眩耳鸣，屡屡发动，近加脘胀腹痛，时平时作，属肝阳上升，脾失健运，合脉细弦。治以调降。

白蒺藜去刺　炒杭菊　抱木神　法半夏　佛手柑　苍龙齿煅　双钩藤后入

生白芍　沉香曲　白僵蚕　炒香附　新会皮　荷边

痰　饮

脉二手弦滑，属肝邪犯中，中焦积痰蓄饮，气痹失宣，当脘胀满，轻则吞酸泛沫，重则呕逆无度。绵延两年，未得平复。其痰饮之邪由胃凌肺，清晨又加咳嗽。拟以和养。

左金丸　川贝母　旋覆花包　炙苏子　沉香曲　法半夏　炒丹参　代赭石

光杏仁　炒淮膝　抱木神　远志肉　玫瑰露炒竹茹

下虚生饮，气虚生痰。喘肿多年，痰不从咳而化，饮不从便而达，以致肢面皆肿。先为胁痛，由络脉泛滥肌肤，高年防气不归元也。

木防己　光杏仁　冬瓜子　粉萆薢　天仙藤　茅术皮　川贝母　炙桑皮

焦米仁　白茯苓　新会皮　炙苏子　生姜皮　陈麦柴

下焦生饮，上焦生痰。痰饮内扰，咳嗽有重有轻，甚则喘逆，脉细滑。属阴虚而生，拟以培养。

吉参须　北五味　白茯苓　冬瓜子　光杏仁　广蛤蚧　明玳瑁　炒淮膝

川贝母　冬虫草　东白芍　新会皮　磨冲沉香

肝邪犯中，中焦升降失职，积痰蓄饮，当脘窒塞，屡屡痛胀。痰饮之邪由中扰上，近加咳呛，呛甚发喘，坐卧皆为不宁，关系者尤在两脉弦大。病在气分，虚在营热，防向春肝旺肺弱，再为失血。拟以和养。

北沙参　光杏仁　白石英　奎白芍　玉蝴蝶　川贝母　旋覆花包　炒淮膝

冬虫草　新会络　抱木神　远志肉　姜竹茹　枇杷叶　人乳磨沉香冲

病体本虚，感受寒邪，肺叶积饮发胀，哮嗽始重，痰如曳踞，咽喉窒塞。入后防失血，治以开降。

蜜炙麻黄　炒牛膝　川贝母　旋覆花包　白茯苓　煨石膏　光杏仁

新会红　白石英　炙苏子　炙桑皮　生白芍　银杏肉　枇杷叶

磨冲沉香

肝为起病之源，肺脾为受病之所。脾失健运，肺失清肃，每每当脘痛胀。近复咳呛痰多，皆由肝邪充斥，挟痰挟饮。既为刑肺侮脾，又复冲气失镇，以致行动喘促，头痛牙痛，此平彼作，脉细弦，右部较大。久防失血成损，拟清上摄下，参以鼓舞中州，冀其纳食渐增。

北沙参　炒淮膝　川贝母　白石英　杭菊花　冬虫草　海贝齿　东白芍

金沸草　抱木神　光杏仁　新会叶　姜竹茹　枇杷叶　人乳磨沉香冲

肺肾不纳，痰饮内扰，凌于上则为咳嗽喘，注于下则为足肿，脉象濡细。治以和降。

吉参须　菟丝子　紫石英　川贝母　光杏仁　广蛤蚧　旋覆花包　炒淮膝

云茯苓　冬瓜子　炒杜仲　炙款冬　枇杷叶

肺虚生痰，肾虚生饮。痰饮内扰，咳嗽绵延，渐加气怯，上下摄纳无权，中焦亦少砥柱，纳食欠旺，两足浮肿，脉息沉弦。拟以和养。

野于术　川贝母　紫石英　炙苏子　原金斛　法半夏　旋覆花包　炙款冬

炒白芍　新会皮　炒杜仲　冬瓜子　枇杷叶　银杏肉

封藏有亏，水不涵木，木邪扰中，中焦积痰蓄饮，以致脐腹间似痞非痞。有时下陷，转而上升，即为胸次窒塞。又复凌心，心悸艰寐，迫肾为之梦遗。种种升降失调，阴阳造偏，头眩耳鸣，鼻衄疝坠，脉细弦，舌苔滑腻。虚中夹实，实即痰饮。拟交坎离而调木土。

　　　　法半夏　煅瓦楞　乌芝麻　生于术　代赭石　秫陈米　夜交藤　西洋参
　　旋覆花_包　大丹参_{鸭血炒}　炒白芍　新会皮　竹二青

脾胃病

　　脘痛多年，肝邪充斥，胃受之则吞酸吐沫，脾受之则临晨作泻，脉细弦。和养主之。

　　　　西党参　范志曲　炒白芍　戌腹粮　佛手花　野于术　制香附　左金丸
　　　　荜澄茄　新会皮　煨益智　姜半夏　炒竹茹　磨沉香_冲

　　脘胀腹痛，形黄肢痛，霉令侮中，脾胃又为积湿，纳呆神倦。治先和中。

　　　　生白术　白茯苓　焦苡仁　佛手花　炒白芍　川朴花　法半夏　川石斛
　　　　越鞠丸　新会皮　川郁金　全当归　姜竹茹

　　能食无力，大便屡解，有时当脘作痛，痛行臀部，得一转矢气，较为松爽，脉沉细。治以调养。

　　　　生白术　姜半夏　炒香附　炒杜仲　左金丸　炒党参　广陈皮　焦建曲
　　　　九香虫　煨益智　荜澄茄　炒白芍　姜竹茹　老檀香

　　经云：水火者，阴阳之征兆也；左右者，升降之道路也。水火失济，火炎上则牙龈发胀，水化湿则髁骨为浮；升降无权，清气虚则纳谷减少，浊邪阻则更衣艰涩。诸证均起于吐血之后，不特心肾为亏，肝肺不调，中焦之受伤尤甚，遂至脾不为使，胃不为市，不克输精而转化湿。考胃主肌肉，脾主四肢，所以两足浮肿，朝轻暮重，推摩揩洗，每见红晕。气为之陷，阴亦为虚，因之气虚而化湿，阴虚而生热。正与邪自当兼理，营与血亦当兼顾，脉参差不同，有时静软，有时弦滑，又随时邪之动静为转移，能于霉令前纳增肿退，日渐尚安。拟二方候正。

　　　　木防己　粉丹皮　光杏仁　桑寄生　西洋参　霍石斛　京玄参　左秦艽
　　　　炒泽泻　冬瓜皮　夜交藤　焦苡米　金狗脊　白茯苓　炒竹茹　野于术
　　　　丝瓜络

　　第二方：

　　　　吉参须　原金斛　炒杜仲　生归身　云茯苓　野于术　黑车前　东白芍
　　　　炒淮膝　炒菟丝　乌芝麻　新会皮

　　寒热之后，胃阴不复为舌光，脾阳不复为肢倦。邪实渐清，拟以和养。

　　　　生于术　原金斛　炒杜仲　奎白芍　桑寄生　炒夏曲　环粟子　新会皮

炒丹参　抱木神　木防己　生谷芽　炒竹茹　红枣

脾气胃阴，两属受伤，气不振则纳呆，阴不足则口渴，脉象濡细，舌苔光滑。拟和养法。

北沙参　黑料豆　炒杜仲　炒当归　制女贞　川石斛　抱木神　生谷芽

炒牛膝　桑寄生　新会白　炒白芍　党参胶

寒热已止，纳食渐旺，舌苔略带微白，合脉濡细。拟以调中，兼化余湿。

生于术　法半夏　酒桑梗　炒川断　干佩兰　新会皮　炒党参　炒杜仲

白茯苓　木防己　焦六曲　鲜佛手　姜竹茹　鲜荷叶

疟　疾

间日发疟，寒热满闷，咳嗽恶心，脉细弦。治宜分疏。

大豆卷　焦建曲　干佩兰　白蔻仁　粉前胡　制小朴　焦米仁　新会皮

柔白薇　光杏仁　方通草　鲜佛手　姜竹茹　荷叶

间日发疟，寒少热多，烦闷非常，表未解则汗不多，里不达则大便结。九窍不和多属胃病，胃不和则卧不安也。至于骨痛、肢麻、舌剥等症，且从缓治，姑拟以分疏先之。

大豆卷　炒淡芩　制小朴　范志曲　干佩兰　香青蒿　炒蒌皮　炒枳壳

川石斛　鲜佛手　白通草　抱茯神　荷叶

旧疟未清，新疟重感，寒热汗多，脘满肢倦，痁班更甚，脉有弦象。治以分泄。

香青蒿　焦苡仁　生谷芽　川郁金　省头草　炒淡芩　制小朴　粉萆薢

范志曲　新会皮　柔白薇　方通草　荷叶　红枣

疟母攻胀，肢酸脘满，脉息细弦。治以疏和。

焦茅术　戈半夏　连皮苓　川萆薢　川郁金　制小朴　焦建曲　广陈皮

焦苡仁　白蔻仁　大腹皮　鲜佛手　荷梗

疟母内捐，头眩肢倦，便溏带血，按脉细弦，恐其成劳。

生白术　大腹皮　楂肉炭　干佩兰　炒米仁　焦建曲　制小朴　新会皮

佛手柑　东白芍　野赤豆　炒泽泻　荷蒂　红枣

三疟阵乱，寒少热多，盗汗纳少，脉沉弦。治宜和养。

法半夏　炙龟甲　炒苡仁　银柴胡　左秦艽　柔白薇　真甜茶　炒当归

白茯苓　川朴花　范志曲　新会皮　姜竹茹

三疟绵延，寒多热少，盗汗淋漓，关系者尤在腹痛便溏，渐加足肿，脉细弦。营卫既属失协，脾肾又为两亏。拟和养主之。

生芪皮　生于术　范志曲　煨木香　柔白薇　黄防风　新会白　炒谷芽

   法半夏 炒杜仲 白茯苓 奎白芍 西砂仁 红枣

  三疟后营卫受伤，形寒潮热，盗汗淋漓，脉濡细。虚多邪少，拟和脾调肺，以顾咳嗽便溏。

   西芪皮 生白术 白茯苓 川贝母 川石斛 黄防风 炒白芍 炙款冬

   炒夏曲 柔白薇 炒淮麦 新会皮 荷叶 红枣

  三疟阵乱，呕泻仍作，脉沉细。治以疏和。

   法半夏 焦建曲 新会皮 白蔻仁 佛手柑 制小朴 大腹绒 川郁金

   焦苡仁 川桂枝 白茯苓 炒白芍 姜竹茹

  发疟三日一班，邪势乘虚而入封藏，遗泄频仍，脉细色㿠，肢酸头痛。治宜疏和。

   西芪皮 川朴花 法半夏 连皮苓 白莲须 黄防风根 生白术

   焦建曲 新会皮 佛手花 川贝母 川石斛 姜竹茹

  劳倦成疟，是为劳疟。微寒微热，盗汗纳少，按脉濡细。拟和表里，并顾咳嗽。

   西芪皮 光杏仁 柔白薇 炙苏子 新会红 黄防风 酒当归 银柴胡

   炙款冬 白茯苓 焦米仁 方通草 姜竹茹

  劳疟阵发，寒热不重，咽红失血。旧伤与新邪并作，治宜分泄。

   蜜炙桑叶 焦米仁 炒丹参 白茯苓 川石斛 柔白薇 北沙参

   新会皮 生谷芽 仙鹤草 炒白芍 方通草 荷叶 红枣

  三疟五年，劳动即发，寒热从中，营卫受伤，脉来濡细。属虚而非实。拟以和养。

   西芪皮 生白术 半贝丸 银柴胡 炒川断 黄防风 酒当归 柔白薇

   炒杜仲 新会皮 炒丹参 酒桑梗 元红枣 生姜

  久疟脉细，虚而非实，属营卫偏胜，营争为寒，卫争为热。与寻常感冒不同，当调营卫而和表里，兼化中州痰湿。

   法半夏 炒当归 西芪皮 炒丹参 柔白薇 川贝母 银柴胡 黄防风

   细甜茶 新会白 抱茯神 盐水炒竹茹

痢 疾

  酒客湿热伤营，每便干结，带下赤痢，脉来濡细。由阳明而损肝脾，渐为腹痛形黄。拟以和养。

   脏连丸 炒红曲 大腹绒 炒荆芥 黑车前 炒侧柏 焦楂炭 煨木香

   黑地榆 炒香附 新会皮 炒泽泻 野赤豆

  复诊 赤痢渐止，便干渐润，惟肛门气坠未和，脉细弦。再和阳明而调肝脾，虚实均可照顾。

   生白术 脏连丸 炒荆芥 炒侧柏 生白芍 黑车前 炒红曲 焦楂炭

　　黑地榆　野赤豆　广陈皮　煨木香　焦荷蒂

肝脾内伤，赤白痢久而未止，脉来细弦。治以和养。

　　生白术　生白芍　大腹皮　焦楂炭　炒香附　炒党参　焦红曲　炮姜炭

　　黑地榆　炒杜仲　炒川断　煨木香　焦荷蒂　红枣

肝脾失协，赤痢屡发，少腹迸痛，得食欠运，脉来细弦。治宜疏和。

　　香连丸　制香附　粉萆薢　黑地榆　新会皮　东白芍　焦赤曲　大腹绒

　　炮姜炭　炒泽泻　楂肉炭　炒荆芥　扁豆花

霍乱后病淡，又发痢疾，舌剥噤口，如何支持？

　　西洋参　忍冬花　赤白芍药　新会皮　抱木神　黑地榆　甘中黄

　　霍石斛　焦赤曲　绿豆衣　野赤豆　炒丹参　卷竹心　鲜稻叶

休息久痢，新积色白，脉沉弦。拟以苦辛固养。

　　驻车丸　东白芍　侧柏炭　扁豆衣　焦米仁　焦楂炭　黑地榆　白茯苓

　　炒川楝　方通草　新会皮　福泽泻　红枣

赤白痢减，肛坠里急，脉来细弦。拟升清降浊。

　　炒党参　元米炒川楝　炙升麻　焦建曲　炒泽泻　焦茅术　白茯苓

　　东白芍　野赤豆　广木香　广陈皮　楂肉炭　炒荷蒂　红枣

赤痢久而不止，腹痛肛痛，肢肿纳少，脉细弦。拟以温养。

　　生白术　炮姜炭　煨木香　炒杜仲　炒菟丝　炒党参　淡吴萸　黑地榆

　　补骨脂　炒香附　酒白芍　黑车前　焦荷蒂　红枣

休息痢有赤无白，腹痞攻痛，按脉濡细，阴虚之体，舌苔光剥。拟以和养。

　　生于术　制香附　艾绒炭　黑地榆　煨木香　炒党参　炮姜炭　炒丹参

　　炒杜仲　东白芍　炒红曲　炒侧柏　炒黑荷蒂　红枣

肠　风

便燥带血，属肠风为多，久则损及肝脾，形黄腹痛，脉沉弦。拟以和养。

　　元生地　地榆炭　东白芍　炒扁柏　炒杜仲　黑料豆　川石斛　荆芥炭

　　焦红曲　新会皮　白茯苓　炙甘草　焦荷蒂　红枣

早有瘀血，脏热移腑，传为肠风，血下如注，大便艰涩。由阴伤气，渐至纳少神疲，气逆肢倦，脉弦滑。虚多邪少，和养主之。

　　珠儿参　黑地榆　制女贞　东白芍　广陈皮　川石斛　黑稆豆　乌芝麻

　　炒侧柏　生熟谷芽　白茯苓　炙甘草　红枣

痔血受伤，营虚热炽，阳明传送无权，大便坚结，数天一行，行而不畅，脉来弦大，舌苔光红。拟以清养。

珠儿参　旱莲草　生当归　黑地榆　瓜蒌仁　火麻仁　黑料豆　东白芍

炒丹参　制女贞　京玄参　新会皮　松子肉

复诊　阳明郁热，痔血频仍，大便每每艰行，脉弦。虚多邪少，再从清养。

西洋参　黑料豆　旱莲草　东白芍　生当归　乌芝麻　川石斛　黑地榆

新会皮　炒丹参　柏子仁　制女贞　松子肉

肝脾久伤，便血无度，形黄纳少，肢面俱为浮肿，脉弦。治以疏和。

淡吴萸　炒红曲　炮姜炭　黑地榆　焦楂炭　东白芍　炒香附　炒杜仲

炒川断　广陈皮　煨木香　黑车前　西砂仁　焦荷蒂

便血绵延，脱肛腹痛，脉息濡细。拟疏和法。

制香附　东白芍　生于术　煨木香　炒扁柏　炒红曲　西党参　新会皮

炒丹参　炮姜炭　黑地榆　焦楂炭　西砂仁　焦荷蒂

肝脾内伤，便溏带血，腹膨作胀，脉来沉细。拟疏和法。

淡吴萸　九香虫　川楝子　炒红曲　黑地榆　炒白芍　炒香附　焦楂炭

炮姜炭　大腹皮　煨木香　广陈皮　西砂仁

劳倦伤中，能食无力，血从便出，脉濡细。治以清养。

生白术　炒红曲　焦楂炭　炮姜炭　吴茱萸　炒党参　炒香附　煨木香

黑地榆　东白芍　炒川断　新会皮　西砂仁

便血无度，形黄肢倦，脉见濡细。当温煦肝脾。

淡吴萸　炒香附　炒白芍　焦楂炭　炒杜仲　炮姜炭　黑地榆　生白术

炒川断　新会皮　煨木香　炒红曲　荷叶　红枣

复诊　肝脾内伤，便血减而未和，腰酸肢软。再从和养。

生白术　炮姜炭　炒木香　炒红曲　炒香附　炒党参　紫官桂　黑地榆

新会皮　炒白芍　炒杜仲　炒川断　焦荷蒂　西砂仁

泄　泻

久泻不止，由脾及胃，胃纳作胀。土衰关乎火弱，舌剥肢肿，咳呛气急，脉细弦。治以疏和。

生于术　制香附　炒菟丝　连皮苓　炒粟壳　补骨脂炒　焦建曲

石莲子炒　大腹绒　黑车前　炙甘草　新会皮　伏龙肝　红枣

腹痛泄泻，经月未止，脉见细弦。拟之和脾化湿。

生白术　范志曲　白茯苓　福泽泻　大腹皮　制小朴　煨木香　黑车前

干佩兰　炒谷芽　新会皮　鲜佛手　扁豆花

久泻不止，大腹膨满，得食作胀。向有遗泄便溏，由阴伤气，现在病寓中焦，脉细弦。拟从调养。

  生白术　炒白芍　范志曲　黑车前　生谷芽　金石斛　白茯苓　煨木香

  炒泽泻　焦苡仁　炒香附　广陈皮　荷蒂　红枣

由血转痢，由痢转泻，纳呆舌光，脉沉弦。拟以和养。

  生白术　东白芍　生谷芽　新会皮　大丹参　川石斛　白茯苓　焦苡米

  炒泽泻　干佩兰　焦楂炭　鲜佛手　扁豆花　焦荷蒂

脘满作泻，腹痛肢倦。治以疏和。

  西羌活　黄防风　大腹绒　川郁金　炒川楝　制小朴　鸡苏散　干佩兰

  炒白芍　白茯苓　焦米仁　新会皮　荷叶

洞泻无度，舌糙如苔，寒湿水毒，一时充斥阳明。拟疏和法。

  焦茅术　连皮苓　广藿香　大腹绒　粉萆薢　制小朴　黄防风　焦建曲

  黑车前　福泽泻　鲜佛手　广陈皮　扁豆叶

脘痛未止，便溏神倦。宗《内经》劳者温之。

  生于术　酒白芍　炒香附　酒桑梗　炒杜仲　淡吴萸　煨木香　炒川断

  九香虫　焦建曲　川楝子　新会皮　西砂仁

腹痛便溏，头眩咳呛，诸恙未见平腹，脉细弦，舌苔滑腻。再以疏和。

  生白术　炙款冬　广蛤蚧　川贝母　炒党参　炒淮膝　炒夏曲　新会络

  炒杜仲　制香附　云茯苓　姜竹茹　生熟谷芽　西砂仁

生冷伤中，中焦积滞，腹部隐痛，便溏纳呆，防转为痢疾，脉来沉细。治宜疏和。

  炒香附　大腹绒　煨木香　白蔻仁　新会皮　制小朴　焦建曲　炒米仁

  干佩兰　川郁金　白茯苓　方通草　荷叶

小孩暑邪内蕴，风邪外束，寒热而兼泄泻。治以分疏。

  黄防风　天水散_{荷叶包}　干佩兰　五谷虫　黑车前　荆芥穗　炒麦芽

  炙鸡金　大腹皮　白扁豆花

泄泻渐止，脘闷纳呆，脉沉细。属半虚半实，拟以调中化邪，兼顾纳食呆钝。

  生白术　制小朴　大腹绒　煨木香　佩兰叶　炒香附　法半夏　焦建曲

  鲜佛手　生熟谷芽　新会皮　白通草　鲜荷叶

汗　证

自汗盗汗，久而未止，脉见细弦。治以固养。

  西芪皮　麻黄根　炒丹参　煅龙骨　防风根　炒白芍　炒夏曲　煅牡蛎

  抱木神　炙鳖甲　左秦艽　炒淮麦　新会皮　红枣

脚 气

脚气属脾肾两虚，寒湿内滞，两足浮肿，颇有上行之势，二便少行，最恐冲心犯胃，手指麻痹。拟以和解，藉以通利机关。

生白术　花槟榔　粉萆薢　海桐皮　白茯苓　川桂枝　汉防己　五加皮
建泽泻　野赤豆　天仙藤　新会皮　生姜皮

脚气疲软，朝退暮重，少腹发麻，气已上升，脉见沉弦。拟以通阳益气。

西党参　安肉桂　木防己　炒菟丝　生于术　生牛膝　黑车前　五味子
蜜炙干姜　白茯苓　炒苡仁　干松节　酒桑梗　磨沉香冲

干脚气，两足软不能行，手亦发麻，颇有上升之势，犯肺冲心，皆能传变，脉见沉细。急须调理。

川桂枝　生白术　粉萆薢　炒杜仲　北细辛　川牛膝　木防己　制小朴
五加皮　新会皮　天仙藤　丝瓜络　炒当归　姜皮

脚气疲软难行，两手亦麻，脘闷纳呆，脉细弦。属脾肾致虚，风寒湿袭入络脉。仍从温养。

川桂枝　花槟榔　宣木瓜　天仙藤　老苏梗　木防己　川萆薢　海风藤
法半夏　新会皮　五加皮　丝瓜络　制小朴　杉木节

脚气将成，恐上升为变，脉见细弦。拟去寒湿。

九制茅术　生牛膝　粉萆薢　汉防己　川桂枝　宣木瓜　天仙藤
五加皮　海桐皮　千年健　炒苡仁　丝瓜络　花槟榔　黄松节
制小朴　海风藤

脚气暴起，两足已见肿亮，手麻腹麻，有积水上冲之势，右脉浮弦。拟先开降。

川桂枝　粉萆薢　汉防己　生淮膝　甜葶苈　连皮苓　生瓜蒌　花槟榔
炙桑皮　炒泽泻　炒枳壳　生姜皮　光杏仁　陈麦柴

足膝酸软，神疲纳少。治以疏和。

西羌活　酒桑皮　川萆薢　五加皮　天仙藤　晚蚕沙　香独活　木防己
炒杜仲　炒淮膝　法半夏　丝瓜络

脚气将升，软弱不知，少腹手指皆为发麻，恐有上冲为变，脉见沉细。治以和养。

香独活　青木香　生淮膝　花槟榔　桑寄生　炒当归　嫩苏梗　五加皮
木防己　新会络　宣木瓜　丝瓜络　天水散包　杉木节

疝 气

狐疝出没无常，少腹牵引痛，痛而且胀，脉象沉弦。治宜疏和。

全当归　炒川楝　甘杞子　炒杜仲　鹿角霜　小茴香　制香附　九香虫

荔枝核　山楂核　炒丹参　焦茅术　炒橘核　炒白芍　丝瓜络

右部睾丸坚结不和，渐成癫疝。惟目赤屡发，肝家素有郁热，一切过温之药似在禁例。脉见弦滑。拟以清养。

左金丸　炒丹参　广橘核　东白芍　炒当归　炒杜仲　川楝子　川青皮

桑寄生　西洋参　山楂核　九香虫　荔枝核　丝瓜络鳖血炒　炒枳壳

七疝中之狐疝，出没无常，其声呜呜然，属肝肾内虚，气为下陷，脉弦。治以和养。

西党参　菟丝子　炒白芍　淡吴萸　酒桑皮　炒当归　焙甘杞　炒杜仲

制香附　广橘核　荔枝核　山楂核　丝瓜络

狐疝旧根，出没无常，立则坠而卧则收。温养主之。

西党参　炒菟丝　炒杜仲　安肉桂　白茯苓　炒当归　焙杞子　炒白芍

沙苑子　广橘核　荔枝核　山楂核　丝瓜络

水疝胀大出水，脉见濡细。治以疏和。

生白术　淡吴萸　制香附　鹿角霜　焙杞子　制半夏　连皮苓　焦建曲

紫官桂　煨木香　酒白芍　新会皮　青荷叶

疝气二月未止，恐成癫疝。尾闾结核，亦属湿痰，脉象细弦。拟用疏和。

川楝子　九香虫　荔枝核　炒杜仲　炒枳壳　制香附　焙杞子　全当归

川萆薢　炒夏曲　煨木香　广陈皮　丝瓜络

冲疝下坠至囊，上冲呕逆，冲甚欲厥。拟以温养。

安肉桂　制香附　川楝子炒　沉香曲　荔枝核　炒白芍　炒当归　九香虫

煨木香　炒杜仲　白茯神　新会皮　丝瓜络

疝胀屡发，色红而热，七疝中之血疝。拟以和养，一切内热盗汗、口渴便艰，均须照顾。

左金丸　炙鳖甲　银柴胡　山楂核　九香虫　炒川楝　炒当归　广橘络

川青皮　炒党参　炒枳壳　炒白芍　丝瓜络

肾囊肿痛，疝气起因，将变子痈，形寒形热，蒸脓之势，脉沉弦。治宜疏和。

炒川楝　炒牛膝　炒延胡　广橘核　青木香　西赤芍　川青皮　当归尾

炒枳壳　制香附　炒桃仁　晚蚕沙　丝瓜络

肝　气

操烦过度，肝邪偏旺，虚阳化气化风。上扰为头痛，偏左耳鸣火升，旁窜为两足麻痹，肢骱不和，且牵连脘痛胸痛，必得上为发嗳，下即矢气，始形松动，脉弦滑。

拟柔肝之体，和肝之用。

　　西洋参　东白芍　煅龙齿　川贝母　抱木神　杭菊花　玄精石　法半夏

　　瓦楞子　远志肉　白蒺藜　桑寄生　代代花　炒竹茹　荷边

　　肝体不足，肝用有余。阳扰于上，头痛耳鸣；气侮于中，脘胀发嗳；又复化风入络，两足麻痹，有时舌根亦为发麻，种种见症，皆偏左部为多。按脉弦滑，舌苔滑腻，从中又挟痰饮。治宜兼顾。

　　西洋参　法半夏　潼蒺藜　杭菊花　煅龙齿　左金丸　白蒺藜　川贝母

　　抱木神　东白芍　双钩藤　佛手花　竹二青玫瑰露炒

　　营失养肝，肝邪偏旺。冲犯中焦，似痞非痞，无形胀满；气复化风，上扰清空，头目为之眩晕；旁窜经坠，肢节为之麻跳，甚至神迷口噤，似乎厥逆，脉见弦滑。由产后而起，营亏气郁，厥阴尤为鸱张，心脾亦失营养，胃纳欠旺，有时艰寐。拟养阴以息内风，调气以和络脉。

　　西洋参　煅龙齿　白蒺藜　抱木神　合欢皮　梧桐花　桑寄生　杭菊花

　　炒丹参　远志肉　新会皮　代代花　丝瓜络　荷边

　　气攻无度，上至当脘，下及少腹，甚至旁及腰背，便溏嗳腐，漉漉腹鸣。属肝邪充斥，脾胃两受其侮。拟用疏和。

　　炒香附　荜澄茄　炒杜仲　炒丹参　抱木神　法半夏　佛手柑　桑寄生

　　东白芍　远志肉　新会皮　玉蝴蝶　西砂仁

　　呕逆与咳呛渐减，惟当脘仍为窒塞，时痛时胀，按之坚结，脉息濡细。再调肝肺而化痰饮，兼理肝邪。

　　法半夏　炒淮膝　沉香屑　旋覆花包　制香附　川贝母　抱木神　远志肉

　　代赭石　新会皮　荜澄茄　炙苏子　姜竹茹　西砂仁

　　气郁动肝，肝邪充斥，中焦受侮。当脘作痛，痛势扰腰及背，皆为牵引，脉细弦。治以调降。

　　左金丸　合欢皮　炒丹参　抱木神　玉蝴蝶　炒杜仲　东白芍　佛手花

　　远志肉　桑寄生　新会皮　玫瑰露炒竹茹

　　劳伤肝肺，头眩咳呛，两目昏花，脉息弦大。治以清降。

　　北沙参　杭菊花　川贝母　黑料豆　制女贞　石决明　苍龙齿　淮牛膝

　　抱木神　光杏仁　白蒺藜

呃　逆

　　当脘满闷，屡屡发嗳，多纳即为作胀。属脾失其使，胃失其市，中焦升降失职，水谷不化精华而生痰饮，久防反胃。脉沉弦。治以调降。

左金丸　生白芍　炒丹参　代赭石　远志肉　法半夏　佛手花　金沸草

抱木神　范志曲　荜澄茄　新会皮　制小朴　玫瑰露炒竹茹

风　温

身热不解，头痛口渴，温邪郁蒸，势将发痦，脉见浮弦。治以分泄。

冬桑叶　薄荷尖　粉前胡　净蝉衣　光杏仁　淡豆豉　荆芥穗　淡竹叶

杭菊花　柔白薇　新会皮　白通草　干荷叶　红蔗皮

风温之邪，首先犯肺，郁热蒸痰，煽烁不解，咳呛喉鸣，气逆胁痛，关系尤在舌苔罩灰，质红起腐，势将劫津为变，脉两手弦数。拟以清解。

南北沙参　粉蛤壳　川贝母　蜜炙桑叶　鲜石斛　瓜蒌仁　光杏仁

旋覆花_包　代赭石　新会络　白茯苓　方通草　莱菔汁　荸荠汁　枇杷叶

身热微寒，汗少脘闷，脉浮舌红，势防昏陷变端。拟以分泄。

淡豆豉　冬桑叶　荆芥穗　柔白薇　淡竹叶　黑山栀　薄荷尖　黄防风

川通草　北沙参　鲜石斛　白茯苓　荷叶

身热有汗，脘痛便秘，表解而里未通，仍防神志昏迷，脉浮。拟以清泄。

淡豆豉　冬桑叶　光杏仁　炒枳壳　川通草　黑山栀　粉前胡　炒瓜蒌

荆芥穗　柔白薇　淡竹叶　辰茯神　荷叶

身热无汗，咳呛口渴，入夜谵语，防冬温内陷为变，脉浮弦。治以辛凉。

淡豆豉　薄荷尖　连皮杏仁　白茯苓　蜜炙桑叶　冬桑叶　粉前胡

川通草　冬瓜子　净蝉衣　胖大海　炙款冬　枇杷叶

冬温郁蒸，表里解而不解，有汗不多，大便旁流。呃忒口渴，当脘胀满，邪势方张，津液渐为劫烁。舌苔质红色灰，薄如烟煤，脉两手滑大，左右寸重按模糊。温邪愈趋愈深，入犯胞络，已有神昏之象，引动肝风，又将痉厥。高年正虚邪炽，势防内闭外脱，拟清阴泄邪，以图弋获。

西洋参　冬桑叶　光杏仁　淡竹叶　羚羊尖　鲜石斛　鲜生地

淡豆豉_{同打}　全瓜蒌_{玄明粉拌}　朱茯神　炒枳实　活水芦根

黑山栀　干荷叶

温邪袭肺，咳嗽痰黏，口渴，脉弦滑。治以清泄。

南沙参　川贝母　白茯苓　杭菊花　蜜炙桑叶　光杏仁　川通草

淡竹叶　净蝉衣　薄荷梗　新会红　红蔗皮　粉蛤壳　干荷叶

湿　温

脱力感邪，寒热常常发作，头蒙肢酸，脉弦滑。伏湿着留气分，治以分泄。

大豆卷　制小朴　焦苡仁　炒泽泻　新会皮　干佩兰　白茯苓

鸡苏散_包　川通草　原金斛　柔白薇　炒夏曲　荷叶　红枣

湿热郁遏，寒热不扬，溺赤便闭，形黄脘满，脉见沉细。分泄主之。

大豆卷　干佩兰　制小朴　焦苡米　法半夏　炒蒌皮　块滑石　川通草

柔白薇　白茯苓　新会皮　荷叶

身热少汗，五日不解，胸脘满闷，并作恶心，神昏谵语，舌胖言强。外受风寒，内热湿温，郁邪无从出路，表汗不多，里便不爽，三焦弥漫，势防痉厥。脉息濡细，若隐疹不透，证非稳当。

大豆卷　法半夏　连翘心　全瓜蒌　细菖蒲　制小朴　川郁金

抱木神_{辰砂拌}　肥知母　光杏仁　干佩兰　益元散_包　炒竹茹

辰砂拌灯心　荷叶露_冲

脱力郁湿，湿复挟风，身热有汗，肢骱酸痛，咳呛纳呆，脉浮弦。治以疏和。

冬桑叶　粉前胡　省头草　川郁金　新会皮　光杏仁　川通草　制小朴

柔白薇　范志曲　炒苡仁　鲜佛手　荷叶

湿郁表里，身热不扬，脘闷气逆，脉见沉弦。拟疏和法。

法半夏　干佩兰　佛手柑　川郁金　大豆卷　制小朴　焦建曲　白蔻仁

焦苡仁　新会皮　薄荷尖　黄防风　省头草　竹二青　粉前胡

疹　瘔

疹瘔化毒，粒粗发痒，油汗脉弦。治以分化。

香青蒿　焦苡仁　九制茅术　川通草　川石斛　淡黄芩　白茯苓

新会皮　益元散_包　西芪皮　防风根　川郁金　荷叶

白瘔连发，肺胃受伤，脉见细弦，脘满咳呛。以分疏主之。

香青蒿　大豆卷　干佩兰　白茯苓　川通草　炒淡芩　新会皮　焦米仁

佛手柑　光杏仁　川朴花　姜竹茹　枇杷叶

瘔后内热未除，口渴纳少，脉息沉弦。治以和养。

北沙参　柔白薇　炒淡芩　生谷芽　川石斛　香青蒿　白茯苓　川通草

环粟子　黄防风　焦苡仁　荷叶　西芪皮　红枣

痢后感邪，寒热发瘔。拟用分泄。

大豆卷　炒黄芩　干佩兰　山楂炭　益元散_包　制小朴　东白芍　焦苡米

广陈皮　粉萆薢　川通草　柔白薇　鲜莲叶

身热出瘔，脘闷便溏，脉浮弦。治以分泄。

柔白薇　焦苡仁　川通草　大豆卷　焦建曲　干佩兰　川郁金　白茯苓

　　制小朴　新会皮　鲜佛手　益元散（包）　扁豆花

身热白㾦，先起呕逆，脉见细弦。肺胃受病，拟以分泄。

　　柔白薇　光杏仁　川朴花　白蔻仁　冬桑叶　焦苡米　炒黄芩　白茯苓

　　新会皮　焦麦芽　焦建曲　炒竹茹　荷梗

疹㾦密布，脘闷神烦，寒热或轻或重，按脉细弦。治宜分泄。

　　冬桑叶　焦蒌皮　益元散（包）　焦苡米　川石斛　肥知母　柔白薇　光杏仁

　　连翘心　川通草　连皮苓　炒竹茹　鲜佛手　荷叶

寒热连日未解，脘闷气急，上为呕逆，下为溏稀，邪势仍未宣扬。脉数而滑，两
寸独不应指，上焦不能宣扬。虽有疹㾦，未能由里达表。治宜清泄。

　　大豆卷　制小朴　连皮杏仁　新会红　焦苡仁　鲜佛手　冬桑叶

　　益元散（包）　川郁金　柔白薇　川通草　炒竹茹　黄防风　鲜佩兰

身热有汗，㾦毒满布，邪从肺达，又有咳呛。拟以分泄。

　　冬桑叶　荆芥穗　淡竹叶　块滑石　新会红　光杏仁　净蝉衣　川通草

　　赤苓皮　淡豆豉　炙牛蒡　象贝母　荷叶

红疹白㾦，夹杂而出，当脘仍有满闷，舌苔黄腻未化，脉六脉芤弦细软为多。余
邪未清，正气久虚，防其变端。治以和化。

　　柔白薇　连皮杏仁　川通草　生谷芽　干佩兰　冬桑叶　净蝉衣

　　焦米仁　赤苓皮　薄荷尖　新会皮　川郁金　鲜佛手　荷叶

时　疫

上吐下泻，汗冷肢清，脉细兼弦。治以疏和。

　　制小朴　连皮苓　焦建曲　白蔻仁　佛手柑　新会皮　广藿香　焦苡米

　　大腹绒　益元散（包）　黄防风　姜汁炒川连　荷梗

挥霍扰乱，泻泄而兼呕，脉息细弦。治以苦辛通降。

　　姜汁炒川连　姜半夏　连皮苓　川通草　益元散　干佩兰　制小朴

　　焦建曲　大腹绒　焦米仁　鲜佛手　姜竹茹　宣木瓜　扁豆花

挥霍扰乱，勃然上吐下泻，当脘懊憹，汗多肢清，脉见沉细。分疏主之。

　　法半夏　焦建曲　连皮苓　白蔻仁　鲜佛手　炒香附　制小朴　干佩兰

　　大腹绒　焦苡米　川郁金　姜竹茹　新会皮　方通草

呕泻后胃液受伤，里邪虽从表达，有寒有热，不能作汗，脉来弦数，舌苔淡灰，
口渴无度。拟和阴泄邪。

　　北沙参　鲜石斛　淡竹叶　冬桑叶　连皮杏　净蝉衣　柔白薇　块滑石

　　连皮苓　薄荷尖　荆芥穗　杭菊花　红蔗皮

调　经

经事向来后期，忽又先期，总由冲任不摄，未能生育，脉见细弦。治以和养。

四制香附　炒夏曲　焦艾绒　炒川断　黑料豆　炒川芎　东白芍

炒当归　炒杜仲　银柴胡　炒丹参　新会皮　丝瓜络

尊年奇脉不摄，月事转旺，带脉不固，皆由肺虚而发。肝脾为损，虚火有升少降，吐血频作，渐至口干头蒙，心悸足瘰，牵连者均属虚而偏热。拟以清养。

大生地　黑料豆　东白芍　新会红　桑寄生　白茅花　北沙参

淡乌鲗炙　抱木神　金石斛　煅龙齿　炒扁柏　制女贞　红枣

昔肥今瘦，中有痰饮，遂至肝升肺降，两失所司。久有脘痛，经事又艰，咳呛沉弦，形寒潮热，恐转入怯门。拟以调降。

左金丸　玉蝴蝶　远志肉　炒杜仲　炒淮膝　代代花　绿萼梅　抱木神

桑寄生　法半夏　旋覆花包　新会皮　合欢皮　枇杷叶

气痹营滞，腹部胀满，经事五月未行，脉弦。治以疏和。

制香附　焦建曲　鸡血藤膏　远志肉　新会皮　法半夏　炒丹参

茺蔚子　抱茯神　鲜佛手　陈橼皮　西砂仁

经事不调，或一二月一行，或四五月一行。营滞由于气痹，脘胀腰楚，形黄肢肿，脉来濡细。拟用疏和。

制香附　炒延胡　炒当归　炒川断　炒川芎　新会皮　炒夏曲　制丹参

茺蔚子　炒杜仲　抱茯神　月季花　远志肉　西砂仁

形寒潮热，纳少咳呛，由营卫而兼肺脾，虚非旦夕，脉细弦。治以和养。

北沙参　炒当归　川石斛　西芪皮　冬瓜子　光杏仁　银柴胡　炒丹参

抱木神　黄防风　东白芍　淮小麦　元红枣

腹痛减而未止，欲除痛根，先调经事，脉沉弦。拟以疏和。

炒香附　九香虫　茺蔚子　炒川楝子　炒当归　新会皮　元红花

炒延胡　陈橼皮　炒丹参　炒淮膝　东白芍　西砂仁

月事虽属准期，色淡后块，到时少腹坠痛，到后当脘作胀，纳呆泛水，脉濡。治以疏和。

炒香附　炒当归　炒丹参　新会皮　炒杜仲　桑寄生　川扶芎　抱茯神

远志肉　法半夏　炒川断　炒延胡　东白芍　西砂仁

肝阴不足，中气不和，脘痛腹胀，癥瘕上攻，作恶纳少，经行不畅，脉来紧滞。治以辛养和中。

左秦艽　炒丹参　茺蔚子　左金丸另服　炒川楝　砂仁壳　当归身

小茴同炒　东白芍　炒延胡　台乌药　四制香附　代代花　白茯苓
陈香橼　姜竹茹

淋　带

奇经内亏，大约三阴为损，经崩带多，连连不止，肢酸腰楚，平常又为胀满，脉
细弦。治以和养。

吉参须　东白芍　沙苑子　炒丹参　玉蝴蝶　制香附　炒杜仲　焦建曲
抱木神　陈棕炭　新会皮　佛手花　焦荷蒂

水湿入于营分，经漏之后，又放白带，前阴翻大，遂至膨胀有增无减，脉见细弦。
宜虚实兼顾。

生于术　煅牡蛎　炙乌鲗　胡芦巴　黑车前　野赤豆　新会皮　炒川楝
酒桑梗　冬葵子　凤凰衣　陈橼皮　炒泽泻　川草薢　玫瑰露炒竹茹

复诊　经漏兼带，零零落落，甚至子宫下坠，外翻有形，膨胀依然，攻补两难
措手。

生白术　陈橼皮　东白芍　炒当归　九香虫　金铃子　西洋参　姜竹茹
炒夏曲　白茯苓　炒杜仲　柔白薇　制香附　酒桑梗

带下致虚，腰酸肢倦，脉见沉弦。治以和养。

生白术　抱木神　炒夏曲　东白芍　炒杜仲　淡乌鲗　煅龙骨　炒川断
沙苑子　川石斛　桑寄生　新会皮　玫瑰露炒竹茹

崩　漏

连次崩放，现在头眩肢酸，脉息细弦。治以和养。又产后久肿，亦宜兼顾。

西羌活　制小朴　陈棕炭　东白芍　炒苡仁　炒扁柏　川郁金　焦荷蒂
黄防风　法半夏　新会皮　炒当归　佛手柑　红枣

操劳过度，有伤奇经，经漏三月，绵延不止，以致统藏不摄，血海愈涸，脉见细
弦。当温养八脉，兼补气血，栽培火土，以固其根本，涵养乙癸，以充其渊源，俾得
阴顺阳和，天癸有恒。拟以温养。

安肉桂去粗皮　西党参　蕲艾炭　炒杜仲　煅龙骨　陈阿胶蒲黄炭炒　东白芍
新会皮　抱木神　赤石脂醋煅,包　陈棕炭　血余炭　红枣

崩势少停，零零落落，红白交见，奇经大损，肢腰酸痛。和养主之。

炒阿胶　沙苑子　煅龙骨　陈棕炭　制香附　西党参　炒夏曲　炒白芍
新会皮　艾绒炭　煅牡蛎　炒侧柏　红枣

停经见红，数日未止，似小产而不下，头眩腰痛，腹亦迸痛。治以和养。

　　大生地　东白芍　炒川楝　炒艾绒　炒荆芥　新会皮　炒丹参　炒荷蒂

　　鸡血藤膏　黑料豆　炒当归　沙苑子　抱木神　红枣

小产后血放不止，牙痛亦宜兼顾。

　　蒲黄炒阿胶　羚羊尖　陈棕炭　扁柏炭　蜜炙桑叶　西洋参　血余炭

　　池菊炭　荆芥炭　炒丹参　法半夏　新会皮　炒藕节

停经见红，每日不止，恐非偏产，而为崩漏。治以和养。

　　制香附　炒当归　炒杜仲　沙苑子　川石斛　抱木神　大生地

　　鸡血藤膏　炒艾绒　黑料豆　东白芍　新会皮　藕节炭

经漏三月，腰酸腹痛，心跳头蒙，种种营亏气痹，脉沉弦。治宜和补。

　　炒党参　炒阿胶　陈棕炭　炒丹参　炒莲房　东白芍　制香附　血余炭

　　焦楂炭　煅龙骨　炒侧柏　炒川断　抱木神　焦荷蒂

小产后少腹攻痛，且带下赤白，脉弦滑。营亏气痹，治宜调养。

　　左金丸　炒杜仲　炒当归　九香虫　沉香曲　新会皮　炒丹参　炒白芍

　　制香附　炒川断　真獭肝　合欢皮　丝瓜络

奇经不摄，崩放后又为经漏，应月淋漓多日，遂至营阴受伤，诸虚杂出，头眩耳鸣，心悸腰楚，脉见弦滑。治宜和养。

　　炒党参　炮姜炭　煅龙骨　陈棕炭　炒莲房　炒侧柏　炒阿胶　炒白芍

　　血余炭　川杜仲　抱木神　广陈皮　炒香附　吉林须 另煎

老年崩放，绵延不止，脉见濡细，冲海不摄，气营两亏，脘胀气怯，咳呛纳呆。和养主之。

　　炒党参　炒香附　抱茯神　沙苑子　血余炭　炒白芍　炒阿胶　莲房炭

　　煅龙骨　炒杜仲　炒侧柏　陈棕炭　新会皮

复诊　崩放减而未止，向有失血，老年营阴不摄，内络已损，脉见芤细。炎夏最宜调和。

　　炒阿胶　莲房炭　煅龙骨　炒香附　炒杜仲　炒侧柏　炒党参　抱木神

　　蚕茧灰　陈棕炭　血余炭　新会络　炒白芍　藕节炭

护　胎

营阴素亏，亏则生热，大肠为津液之府，遂为结燥艰行，每每五六日一解，解时脱而外翻，脉见细滑，怀孕值脾胃司胎。拟以清养。

　　西洋参　郁李仁　生当归　炒地榆　桑寄生　陈广皮　火麻仁　脏连丸

　　炒蒌皮　炒槐米　原金斛　制女贞　松子肉

痈 证

肠痈将成，少腹肿痛，大便不行，按脉沉弦。治以通降。

败酱草　炒枳壳　炒建曲　牛蒡子　炒桃仁　炒川楝　花槟榔　川青皮

西赤芍　当归尾　生米仁　广陈皮　丝瓜络

肠痈脐凸红肿，腹膨作痛，大便已通，能否不为外溃？脉数，内热。治以清降。

炒川楝　花槟榔　冬瓜子　炙鸡金　生米仁　推车虫　生当归　新会皮

全瓜蒌　败酱草　炒枳壳　川青皮　陈橡皮　榧子肉

腿痈蒸脓，势难消退。

生西芪　当归尾　西赤芍　生牛膝　新会皮　牛蒡子　川青皮　生甘草

炙甲片　细皂角刺

肛门结块，痛时发坚，将成肛痈，能否消退？

珠儿参　炒槐米　制女贞　炒米仁　白茯苓　黑料豆　黑地榆　炒泽泻

焦山栀　川萆薢　炒黄芩　新会皮　松子仁

咳嗽暴起，娇脏顷刻腐烂，秽气直冲，红痰不止。肺痈之象，拟以清降。

马兜铃　生米仁　光杏仁　川贝母　生白芍　白茯苓　冬瓜子　地骨皮

枇杷叶　新会皮　炒竹茹　粉蛤壳　炙桑皮　茜草根　肺露冲

肺痈溃烂，先血后脓。现在虽减未除，最恐炎夏反复。

北沙参　炙桑皮　地骨皮　川通草　白茯苓　生甘草　新会皮

活芦茎去节　冬瓜子　光杏仁　白苡仁　真川贝　粉蛤壳　肺露冲

久嗽伤肺，痰有黄沫，且带血溢。肺痈渐成，治以清降。

北沙参　冬瓜子　旱莲草　川贝母　生白芍　炙桑皮　光杏仁　茜草根

新会皮　粉蛤壳　竹三七　地骨皮　枇杷叶

吐血连次，肺热移于大肠。痈象将成，治宜清养。

珠儿参　黑料豆　炒槐米　川石斛　瓜蒌仁　生甘草　黑地榆　东白芍

川贝母　光杏仁　新会红　枇杷叶　火麻仁　炒藕节

小肠痈，腹胀溺短，能否消退？

败酱草　川青皮　西赤芍　赤茯苓　粉草薢　木防己　炒川楝　炒香附

当归尾　大力子　青木香　炒枳壳　丝瓜络

乳痈蒸脓，色红兼肿，脉浮舌白，并有表证，微寒微热。治宜疏和。

黄防风　牛蒡子　当归尾　生麦芽　川青皮　薄荷尖　荆芥穗　炙山甲

西赤石　王不留行　焦苡仁　新会皮　炒藕节

牙 疳

咬牙疳，满口腐烂，并有寒热。治以辛凉。

> 淡豆豉　薄荷尖　荆芥穗　炒天虫　黄防风　经霜桑叶　牛蒡子
> 生甘草　忍冬花　干荷叶

腿部青色退而未尽，现在牙疳腐烂，或轻或重，总未平复，脉象数滑，舌苔滑腻。拟清阴而化湿热。

> 西洋参　杭菊花　白茯苓　黑料豆　生米仁　白茅花　南花粉　绵茵陈
> 二至丸　肥知母　广橘络　川石斛　木防己　白灯心

咽喉病

喉痹将成，头眩肢麻，包罗病情太多。治宜清泄。

> 冬桑叶　川贝母　生白芍　天花粉　大黑豆　生甘草　光杏仁　杭甘菊
> 新会皮　白柿霜　制女贞　川石斛　枇杷叶

咽红发哽，脉息浮弦。治以清养。

> 北沙参　粉蛤壳　瓜蒌仁　冬桑叶　块马勃　净蝉衣　光杏仁　象贝母
> 白茯苓　杭菊花　金果榄　山豆根　枇杷叶

将成喉痹，咽哽音嘶，脉见弦滑。治以和养。

> 北沙参　橄榄核　冬瓜子　淡秋石　白茯苓　东白芍　白柿霜　光杏仁
> 粉蛤壳　川贝母　瓜蒌仁　炙桑叶　枇杷膏冲

喉关较通，蒂丁未曾收敛，肝肺不和，脉见细弦。郁热尚未清楚，所以汗出津津。拟以和养。

> 西洋参　生白芍　粉蛤壳　橄榄核　光杏仁　血燕根　川贝母　冬虫草
> 生甘草　白茯苓　川石斛　广陈皮　枇杷叶　红枣

湿去热存，阴分受伤，咽喉为之痛哽。得饮冲鼻，肺阴伤而蒂丁病。拟以清降，再调补心悸头眩。

> 北沙参　橄榄核　代赭石　光杏仁　新会皮　白柿霜　金沸草　川贝母
> 冬瓜子　炙桑叶　川通草　白茯苓　枇杷叶

鼻 病

鼻渊屡发，洋人所谓伤脑气筋也。清降主之。

> 经霜桑叶　白茅花　川通草　炙紫菀　黑料豆　光杏仁　东白芍
> 川贝母　炒荆芥　鱼脑石　枇杷叶　杭菊花　红枣

鼻渊复发，风邪挟湿，上蒸清窍。治宜清降。

  嫩辛夷 北沙参 白茯苓 炒川柏 双钩藤 金石斛 鱼脑石 焦山栀

  枇杷叶 生甘草 绿豆衣 湖丹皮 薄荷尖 荷边

复诊 鼻渊少减，咳嗽有痰，头蒙腰楚，脉息细弦。治宜清养。

  西洋参 南花粉 鱼脑石 黑山栀 益元散_包 川贝母 陈广皮 嫩辛夷

  枇杷叶 肥知母 生甘草 双钩藤 川通草 荷边

耳　病

五聤者，脓分五色，总名谓之耳聤。现在并无血出，青脓白脓交溢，脑髓受伤，肝阳为炽，渐至颊车闭而难开，颈项头目皆牵引为痛，清空之虚难于着枕，脉细弦。体本丰腴，内痰与内风有升少降，拟以镇养。

  西洋参 东白芍 潼白蒺藜 抱木神 炒僵蚕 杭菊花 鱼脑石

  煅龙齿 炒丹参 黑料豆 象牙屑 荷边

耳聤溢血，血止又复溢脓，脓薄如水，或多或少，以致清空受伤，头部鸣响，额间作痛，牵连诸虚，喉痹哽痛，脘满纳少，有时腹痛，有时便溏，脉弦滑。治宜和养。

  西洋参 鱼脑石 炒白芍 海贝齿 象牙屑 川贝母 原金斛 杭甘菊

  抱木神 白蒺藜 合欢皮 橘叶 橄榄核 荷边

耳菌溃烂，脓血交溢，久防失聪，脉见细弦。治宜清化。

  石决明 炒天虫 净连翘 炒丹皮 冬桑叶 新会皮 杭菊花 炒川柏

  炒泽泻 焦米仁 嫩滑石 赤茯苓 卷竹心

目　病

目属肝窍，眼眶上下发红，属脾湿肝风所致，脉来细弦。治宜清泄。

  霜桑叶 炒丹参 左秦艽 石决明 白茯苓 川石斛 黑料豆 北沙参

  焦苡米 生白芍 新会皮 制女贞 卷竹心 荷叶

两目蒙赤，属肝风所致。拟以镇养。

  石决明 青葙子 左秦艽 连翘心 黑料豆 钩藤钩 霜桑叶 谷精珠

  夜明砂 玄精石 白蒺藜 辰灯心 蕤仁霜 荷边

劳伤肝肺，头眩咳呛，两目昏花，脉见弦细。治宜清降。

  北沙参 生白芍 抱木神 川贝母 黑料豆 白蒺藜 石决明 煅龙齿

  炒淮膝 光杏仁 制女贞 杭甘菊

舌 病

重舌形小而尖，现在舌底胀大，屡破涎血，浮胖时平时作，久恐成为郁火，毒坚结翻大，即属难治。早有腹膨作泻，转而上扰心脾为患，挟湿火内燃。治以。

北沙参　光杏仁　白茯苓　淡竹叶　煅瓦楞　炒丹参　天竺黄　冬瓜子

川贝母　炙桑叶　连翘心　生白芍　新会白　枇杷叶

瘰 疬

禀体阴虚，郁热蒸痰，阻于络脉，项筋牵引，结核虽小，防久而成瘰，脉见弦滑。治宜清养。

西洋参　白海粉　新会皮　抱木神　淡昆布　夏枯花　天竺黄　桑寄生

淡海藻　炒僵蚕　盐水炒杜仲　杭甘菊　丝瓜络

操劳过度，舌久发剥。现复心生热，肝生风，风热蒸痰，颈项起瘿，似乎发胀。入后风痰用事，防为中累。

西洋参　煅瓦楞　橄榄核　白茯苓　潼白蒺藜　白柿霜　川贝母

生白芍　血燕根　光杏仁　广陈皮　炒竹茹　枇杷叶　鸡子清冲

湿热挟风，外达肌表，发为游风，起瘰发痒，脉见沉弦。治以泄化。

炙桑叶　炙豨莶　赤苓皮　炒扁柏　地肤子　黄防风　净蝉衣　焦米仁

新会皮　白鲜皮　荆芥穗　杭菊花　西砂仁

流 痰

痰注不一，眼细中空，久而不敛，渐至营卫受伤。营争为寒，卫争为热，寒热频仍，防成疮劳。脉见弦滑。治以和养。

西洋参　黄防风　黑料豆　炒当归　川石斛　西绵芪　银柴胡　制女贞

东白芍　青蒿子　炒丹参　新会皮　丝瓜络

腰为肾府，肾俞流痰，蒸蒸已熟，势将穿溃。所恐者，纳呆肉削，元气难支。

西党参　全当归　法半夏　炙鳖甲　煨葛根　生绵芪　川青皮　牛蒡子

生甘草　白茯苓　生白术　新会皮　细皂角刺

流痰发于臂部，高肿色变，势难消退，脉见弦滑。治以疏和。

香独活　晚蚕沙　大力子　炒当归　木防己　竹沥夏　桑寄生　川青皮

西赤芍　粉萆薢　青木香　广陈皮　丝瓜络

流注溃处不一，现存两眼未收，疮由虚发，营液从此受伤，两足软弱，络脉拘挛，脉见弦滑。治以和养。

西洋参　宣木瓜　炒杜仲　东白芍　桑寄生　黑料豆　炒当归　炒淮膝

新会皮　川石斛　制女贞　左牡蛎　丝瓜络

疏注三处，曲池已溃，腋下臂上亦欲蒸脓，按脉细弦。治以宣化。

西羌活　小青皮　玉桔梗　生甘草　象贝母　大力子　西赤芍　当归尾

新会皮　丝瓜络

环跳流痰，高肿之势潜滋暗长，久防蒸脓穿溃，脉见细弦。治宜疏化。

香独活　西洋参　生甘草　川青皮　竹沥夏　炒杜仲　桑寄生　炒当归

新会皮　大力子　晚蚕沙　西赤芍　丝瓜络

环跳流痰，筋骨发赤，成则累月难痊。治以疏和。

竹沥夏　九制熟地　白芥子　新会皮　大力子　丝瓜络　汉防己

川萆薢　青木香　川石斛　炒黄芩

股阴毒右面结核，按之作痛，步履皆为不利。属气痹凝痰，痰留于络。疏和主之。

香独活　晚蚕沙　当归尾　竹沥夏　木防己　淮牛膝　酒桑梗　西赤芍

炒牛蒡　法半夏

王仲奇医案

王仲奇　著

临床点评

王仲奇（1881—1945 年），名金杰，号仲奇，晚年自号懒翁，安徽歙县人。自曾祖王履中先生始习岐黄，至其先人王养涵先生，称为"新安王氏医学"。王仲奇 15 岁随父学医，22 岁悬壶执诊，以擅治温热病与内伤杂病著称，名扬江、浙、皖、赣一带。他行医 40 余年，以精湛医术享誉国内外。20 世纪 30 年代出版的《海上名人传》中载有其名。王仲奇为当时名医之一，也是近代新安医派的杰出代表。

《王仲奇医案》是由其子樾亭，女蕙娱、燕娱和侄任之随侍王仲奇学医时所抄门诊处方，以及部分弟子所提供的处方手迹整理而来，反映了王仲奇丰富的临床学术思想。试分析其临证特点如下。

一、轻灵达变

王氏临证处方用药，常以轻灵之品取效。如荣姓病人"腹膨胀，面浮跗肿，面容肌肤萎黄不泽，脉濡缓而弦"，此因"脾运困惫，胀势乃成"，用健脾行气化湿之品治之。药用炒于术一钱二分，益智仁一钱，炙鸡金二钱，洗腹皮二钱，炒枳壳一钱二分，带皮苓五钱，炙蟾皮一钱，沉香曲一钱五分，厚朴花一钱五分，佩兰三钱，广木香八分。又如患者"心悸荡漾，脘中气结若痞，肢清足肿，脉沉细而弦"，治宜用温药和之。药用川桂枝一钱，佩兰三钱，鸡距子三钱，缩砂仁一钱，白茯苓三钱，法夏一钱五分，西茵陈一钱五分，沉香曲一钱五分，炒于术一钱，新会皮一钱五分，宣木瓜一钱。随机应用，用药轻灵，药随证变，疗效显著。

二、善用散剂

王氏善用散剂治疗急证，取其效速之功，每多救弊补偏，或清上实下，或调其逆从，或理劳和伤，或温之以气、补之以味，或养营镇心、清脑宁神，或通其经隧、调其奇恒等。如宣城伍氏，身犯胁痛，难以转侧、卧床，右侧上肢酸楚不适，小便赤，艰涩难解，脉弦涩。此为肝郁气滞血瘀。"法半夏一钱五分，泽兰叶三钱，旋覆花二钱，藏红花三分，川黄连四分，炒延胡一钱五分，炒青皮一钱五分，炒丹皮一钱五分，炒条芩一钱，煨金铃一钱五分，煅瓦楞三钱，蒲公英三钱，炙獭肝八分，研末冲"，自拟行气止痛之品，研末冲服治之。

三、注重炮制

王氏为了发挥药效，注重药物的炮制，既遵古法，又有所创新，如"蛤蚧尾_{三分,}_{剥鳞, 研冲}""甜葶苈_{隔纸炒}""蜜制藁本""猪脊髓_{三寸去膜}""真虎骨_{一钱, 炙, 剉, 研末冲}"等。王氏临证用药根据病情改变药物炮制方法，增强了药物疗效。

读王氏医案，觉其述理透彻，证清机明，其理其法一望可知，其方其药昭然于心。如能深钻于其中，必能裨益于临床，提高自己的临证诊疗水平。

汪，唐家弄 喉痛，悬雍下垂，喉壁仍累累高起如疱丁，咯痰艰涩不利，交睫梦梦惚惚，午夜则足肢微浮，形瘦面黧，脉沉涩数。肾阴不上承，肺气不肃降，有水竭金枯之虞。

海蛤粉三钱　川贝母一钱五分　生苡仁三钱　野蔷薇花二钱　飞青黛三钱

白茯苓三钱　冬瓜子五钱　干苇茎三钱　金石斛三钱　丝瓜络三钱

肥知母三钱　枇杷叶三钱

王，十六浦 肝胆气横，阻遏胃降，饮食所入势必呕出，昨日呕甚吐苦，气仍逆而不已，呕剧将咽头胃络呕破，以致血与食物并出，咽中痛，脉弦。治以疏肝降胃，兼泄少阳，切莫见血投凉。

玉苏子二钱　旋覆花二钱　法半夏一钱五分　炒枳壳一钱五分　真降香八分

代赭石二钱　全瓜蒌三钱　白茯苓三钱　川蒲黄一钱五分　嫩前胡一钱五分

炒川连三分　泽兰叶三钱

又，二诊 肝阻胃降，呕逆过甚，将咽头震破，致血与食并出，咽中痛，投降胃血止呕，平。但头脑仍眩，体疲乏力，向有脑漏，偏着左边，脉弦。脑漏鼻渊亦胆热上移也。

旋覆花二钱　炒条芩一钱　丝瓜络二钱　夏枯花三钱　法半夏一钱五分

冬桑叶二钱　金石斛三钱　炒蒲黄一钱五分　白茯苓三钱　炒丹皮一钱五分

白蒺藜三钱　辛夷花一钱

陈，澉浦 阳升太过，清窍空，脉络之血难以下趋，血走清道，鼻衄来如涌，涌日屡见不一见，络血由裂伤而出，如走熟径也。治当引阳入阴，安宁督脉，俾阳络之血不至妄行可耳。

（1）仙鹤草三钱　煅龙齿三钱　血余炭六分　丹参二钱　丝瓜络二钱　淮牛膝二钱

旱莲草三钱　煅决明四钱　生地黄四钱　丹皮一钱五分　金石斛三钱　胡麻三钱

荷叶筋三钱　白茅根肉二钱

（2）煅龙骨一钱五分　五倍子五分　血余炭五分　上三味研末，以墨纸头蘸末楔鼻孔。

金，童，平湖 肺主气，心主血，心肺相依为用，所谓平人一呼脉行三寸，一吸脉行三寸，呼吸定息脉行六寸，一昼夜凡一万三千五百息，八十一丈周于身。肺气为病，心血不清，痧疹一发再发，留邪不达，气化有阻，面目肢体尽肿，颈项亦肿，呼吸深则胸胁中痛，小溲短少。水道不通，亦气化之不下输也。若蔓延深入，必至肺胀喘闭则恶矣。

桑白皮一钱五分　紫背浮萍二钱　连翘壳三钱　陈赤豆四钱　光杏仁三钱

带皮茯苓六钱　生苡仁三钱　路路通六枚　通草一钱　冬瓜皮四钱　橘红衣一钱

又，二诊　气化渐见下输，面目手肢浮肿较退，小溲略长，惟腹部仍有绷状，鼻窍稍见衄血，手肢及脑部发瘰，痧疹之余毒未清，守原意廓清之。

桑白皮一钱五分　紫浮萍一钱五分　连翘二钱　夏枯草二钱　炒丹皮一钱五分

连皮苓三钱　苡仁三钱　陈赤豆三钱　紫地丁三钱　忍冬藤三钱　杏仁三钱

路路通二钱

邵，右，武定路　产育多胞胎，脉内损，荣血有亏。头眩，目视少神，背脊胀痛，胸宇气闷不舒，入夜掌蹠炎热，烦劳则下恶露，红黄杂见。脉弦涩，胞脉失固，殊防崩漏。腹中或痛而热，则肝气不舒，气有余便是火，故虽热而痛也。治以舒气调荣，兼固胞脉。

绿萼梅八分　丹参二钱　延胡索一钱五分　乌贼骨三钱　炒白芍二钱　白薇二钱

金铃子一钱五分　红白鸡冠花各一钱　白蒺藜三钱　茯苓三钱　川续断二钱

煅牡蛎三钱

又，二诊　肝气不舒，荣络失和，右腰肋内脉牵引而痛，咳嗽行动坐卧转侧或作拘急，脉弦涩。治以舒气机，调荣脉。

（方缺）

李，右，唐家弄　经隧不通，胞络恒闭，少腹两旁有癖。近日咳呛见轻，偏左腿肢腰胯酸胀而痛，筋掣微麻，舌后半截难过弗爽，莫能名状。胞脉属心，心主一身之血脉，又络于舌，脉弦涩。仍以通络行血可也。

大丹参二钱　延胡索二钱　炒丹皮一钱五分　干地龙一钱五分　泽兰叶三钱

炒续断二钱　白茯苓三钱　炒茜根一钱五分　茺蔚子三钱　藏红花四分

白蒺藜三钱　功劳叶三钱

潘，右，嘉善　右肩髃疼痛，筋骨拘急，机关不利，臂难上举。仲景云：但臂不遂者为痹。惟脉不浮数而弦滞，经事又复失调。当以行血舒筋，以利机关。

片姜黄一钱五分　伸筋草二钱　藏红花四分　抱木神三钱　天仙藤一钱五分

全当归三钱　鸡血藤胶一钱　桑寄生三钱　威灵仙一钱五分　左秦艽一钱五分

白蒺藜三钱　功劳叶三钱　路路通八枚

忻，右，虹口　腹痛肠鸣，便泻，食难运化，形瘦色夭不泽，月事已两月不来，舌光绛如豚肝，日有寒热，间有咳嗽，脉濡弦。真元已伤，胞脉已闭，肠胃脂肪剥蚀殆尽，病势已深，生气索然，外将浮肿，难以疗治矣。

蒸于术一钱　制禹粮三钱　茯苓三钱　宣木瓜一钱　炒白芍二钱　煅牡蛎三钱

青蒿二钱　金石斛三钱　益智仁八分　御米壳一钱五分　苡仁三钱　炒谷芽五钱

陆，右　火为风搏，郁而不宣，喉痛咽肿，悬雍下垂，嗓音窒咽不扬，肢清形寒，脉浮数，稍有咳嗽。治以清宣利咽。

连翘二钱　薄荷三分　炒僵蚕一钱五分　生甘草一钱　银花三钱　玄参二钱

紫荆皮二钱　蔷薇花瓣三钱　射干一钱　马勃一钱　玉桔梗八分　牛蒡子一钱五分

汪，昆山　血瘀在络，左背胛酸楚，起及于肘腋胠胁，既则右背部胸膺亦然，内着于骨，故按之痛少止，然不能卧，卧则痛甚，胸臆气闷不舒，呼吸亦感不快，脉弦涩。心主一身之血脉，此亦脉痹之属，络病难治，渐痹渐痼，则尤难治矣。姑以宣通。

仙鹤草三钱　抱木神三钱　大丹参二钱　泽兰叶三钱　藏红花四分

制没药一钱　忍冬藤三钱　干地龙二钱　片姜黄一钱五分　制乳香一钱

络石藤三钱　路路通八枚

胡，左，绩溪　脏脉精华皆上注于目，诸脉亦属于目，目得血而能视，肝肾精血内亏，精气无力上注，绿水泛入瞳仁之内，瞳仁散大，与黑珠风轮相浑，色如珠母，始初仅在右目，上午以来并及左目，但稍轻耳。脉濡弦而涩，尺部稍藏。聩者善听，听觉又欠聪，肾脏精气之衰亦可见矣。药饵不外乎补精益气，但功效甚微耳。

淡苁蓉三钱　大熟地五钱　甘枸杞二钱　覆盆子三钱　淮牛膝二钱　山萸肉三钱

女贞子三钱　金毛狗脊二钱　金石斛二钱　潼沙苑三钱　南烛子三钱

决明子二钱　谷精草三钱　兔肝一钱，焙干，研细末，冲　磁朱丸一钱五分，吞

王，劳勃生路　饮食入胃，以传于肺。肺苦气逆，变动为咳，水谷精液酿痰而不生血，咳嗽痰沫多，咳剧震动肺络则痰红杂出。近日足肢浮肿，周行气化有阻，脉弦滑左搏，苔黄口苦，胆汁亦因震动而暗泄也。治以清络保肺，兼泄少阳。

霜桑叶二钱　茯苓三钱　旋覆花二钱　炙紫菀一钱五分　粉丹皮一钱五分　苡仁三钱

蒲公英三钱　玉苏子二钱　丝瓜络三钱　杏仁三钱　炙兜铃一钱二分

又，二诊　足肢浮肿见消，气逆咳呛仍剧未减，痰多不易咯出，日来仍带红少许，脉弦左搏，口苦苔黄，且增呕恶，饮食随痰涎呕出。盖肺气失宣，胃逆失降，胆汁亦逆流而上也。惟年老病久，未可泛泛视之。

（方缺）

刘，麦家圈 旧有失血，近又复萌，咳呛喉间殊欠清爽，日来痰中尚带血星。阴精有亏，肺气燥逆。据云咳出之血亦有沉水者，此盖离络忍而后出也，肺络之伤则毫无疑义，若以入水浮沉为断则陋矣。

海蛤粉三钱　大丹参二钱　金石斛三钱　旱莲草三钱　甜三七八分

粉丹皮一钱五分　南沙参三钱　藕节四钱　生苡仁三钱　丝瓜络三钱

炒茜根一钱五分

陈，吴江 呼出属肺，吸入属肾。肾气有伤，摄纳无力；肺苦气逆，咳嗽喘急不能安枕矣。腰酸形瘦，脉濡弦，寐觉汗泄。肺为气出入之道，其本在肾，其末在肺。纳下为主，复以宣上。但宜节欲，远房帏为要，否则难治。

鹅管石一钱　淮牛膝二钱　白茯苓三钱　款冬花一钱五分　远志肉一钱

海蛤粉三钱　御米壳一钱五分　银杏肉六枚　冬虫草一钱二分　法半夏一钱五分

蒸百部八分　蛤蚧尾三分，剥鳞，研冲

李，右，虹口 产后胞脉损伤，恶露缠绵，带下淋沥，腰酸胁痛，延日已久。近忽崩中，喷涌而至，有瘀块甚伙，头眩心悸，足膝酸软，脉弦涩而数。治以镇摄。

炒续断二钱　炒贯众一钱五分　甘杞子三钱　炒条芩一钱二分　炒地榆三钱

煅牡蛎三钱　女贞子三钱　乌贼骨三钱　白蒺藜三钱　煅龙骨三钱　当归头二钱

白红鸡冠花各一钱　震灵丹一钱五分，吞

米，昆山 咳嗽喘闭，气候寒暄失常必发且剧，喉间有声，卧难安枕，唾皆白沫，转黄浓则少瘥，脉滑。以温药和之。

麻黄根四分　北细辛二分　淡干姜一分　佛耳草一钱五分　射干一钱二分

法半夏一钱五分　鼠粘子一钱五分，同杵　蒸百部八分　光杏仁三钱

白茯苓三钱　甜葶苈一钱，隔纸炒　炙款冬一钱五分　炙桑白皮一钱五分

陈，西门 湿滞相搏肠腑为病，腹痛下利红白，里急，肛胀痛则汗泄，脉弦，舌苔灰白而腻。治以导滞通腑。

制川朴　槟榔　炒条芩　炒银花　炒枳壳　菖蒲　炒贯众　莱菔叶

广木香　佩兰　六神曲　炒楂饼

郑 精气为体魄之本，精譬若薪也，气譬若火也，有形之精薄弱，无形之气未有能独旺者也。小溲注射乏力，便后偶感精气渗泄。治当固其肾命，强阴壮阳。

淮芪三钱　　淮牛膝二钱　　阳起石一钱　　胡芦巴二钱　　于术三钱　　淡苁蓉三钱

煨鹿角三钱　　补骨脂二钱　　茯苓五钱　　锁阳三钱　　巴戟肉二钱　　上安桂一钱五分

又，二诊　肾间动气为生气之本、三焦之原，《难经》谓之命门，《道经》谓之丹田，《内经》所谓七节之旁中有小心，徐洄溪谓阴阳翕辟存乎此，呼吸出入系乎此。无火而能令百体皆温，无水而能令脏腑皆润，其宝贵重要有如此者。今小溲涩少，阳根注射无力，是精气虚乏，元阳式微，若再渗泻分利，将有精竭阳熄之患。况久立行动，自觉有气促，腿肢坠下，纳食则腹笥作胀，亦有欲坠之状，命阳微弱，肾难收摄，益昭然若揭矣。兹拟补精纳气，温阳化气，缘肾命以气为主也。

淡苁蓉三钱　　淮牛膝二钱　　潼沙苑三钱　　生于术二钱　　巴戟天二钱　　甘杞子二钱

补骨脂二钱　　蛤蚧尾四分　　胡芦巴二钱　　菟丝子三钱　　淮芪

金匮肾气丸三钱

刘，左　胆附于肝，肝气盛强，少火变化壮火，胆应清静而不清静，胃当下降而不下降，以致胸脘痞塞，烦闷喜太息，时欲呕，甚则呕恶酸苦，苔黄，口苦而燥，夜不得寐，欲寐或作惊惕，即经旨胃不和则卧不安也，脉弦数。拟温胆汤，意泄木安胃为主。

法半夏一钱五分　　川条芩一钱一分　　旋覆花二钱　　天花粉三钱　　白茯苓四钱

金石斛二钱　　炒白芍二钱　　北秫米四钱　　炒枳壳一钱五分　　橘红衣一钱

蒲公英三钱　　二竹茹二钱

姚，虹口　湿热不攘，肾脏精气内夺，脑筋气力不周，手肢足肢酸，非扶掖不能起立举步，张口言语唇吻即向左喎，鼻窍中前有血出，耳失聪而胀，日来又声沙音低，昨复交捷汗泄，病经廿余日。虽起于外因，实涉于肾与脑，痿厥是虑，尤恐脑筋之迸裂也。

左秦艽一钱五分　　白蒺藜三钱　　桑寄生二钱　　夜交藤四钱　　鹿衔草二钱

淮牛膝二钱　　巨胜子三钱　　左牡蛎三钱　　金石斛三钱　　炒川柏一钱二分

白茯苓三钱　　明天麻一钱　　忍冬藤三钱　　功劳叶二钱

又，二诊　肾脏精气内夺，脑筋力量不赡，手麻足酸，起立举步殊难自立，耳失聪而胀，声音咽而涩，交睫汗泄见载，张口言语唇向左喎，亦稍见瘥，鼻血已止，尿管乍痛，脉来弦涩，湿热不攘乃发病之诱因也。仍当强肾益脑。再俟机宜。

连藤首乌五钱　　金石斛三钱　　潼沙苑三钱　　左牡蛎三钱　　蒸淮牛膝三钱

巨胜子三钱　　炒黄柏一钱　　炙龟板五钱　　川厚杜仲三钱　　炒杞子二钱

楮实子二钱　　炙远志一钱　　十大功劳叶三钱　　明天麻一钱

叶，童　燥为风搏，留于肺系，咳嗽一咳而连咳不已，是为顿咳，俗名百日咳也。面微浮，但咳剧亦令喉膜破碎，血从口鼻出者。且以轻宣润降，旧有疳积，稍为兼顾。

炙桑皮一钱　炙兜铃一钱　蒸百部八分　清炙草八分　泡射干八分　生苡仁三钱

佛耳草一钱　使君子肉一钱五分　光杏仁三钱　脆白前一钱五分　玉苏子一钱五分

白茯苓三钱

姚，右　肝气亢害，肝血失荣，腹胀时胀时愈，十余日来气上冲胸，迫动神经，屡经发厥，厥时手举搯搦，心悸亢进，呃逆辄呵欠，脉弦滞。势恐成痫难愈。

制磁石三钱　石菖蒲八分　炒白薇三钱　冬桑叶二钱　代赭石二钱

明天麻一钱　炒白芍二钱　炒丹皮一钱五分　白茯苓三钱　双钩藤二钱

白蒺藜三钱　炙远志一钱　仙半夏一钱五分

又，二诊　脑力安静，肝亢较和，厥搯获愈，心悸、呃逆、呵欠俱平，腹胀胸闷皆已舒适，脉濡缓。此时完好无恙，舒筋调荣可也。

法半夏　炒白芍　香白薇　炒丹皮　明天麻　白蒺藜

绿萼梅　茺蔚子　蒸归身　金石斛　冬桑叶　白茯苓

金　嗜饮酒醴，喜吸香烟，足令阳强阴耗。阴阳之要，阳密乃固。阴虚于下，阳浮于上，上则下焦无力，阳益亢害不得其平矣。夫肾主精髓，脑为髓海，其充在骨，齿为骨余，两足酸楚清冷，头脑昏闷，牙宣晨剧，其病在肾，了无疑义。气冲呛逆，原属肾气上冲，胸胁背部胀痛，则由络血随气逆行，其本在肾，其末在肺。急当安肾潜阳，使气不逆，血下行，则肺自宁矣。

淡秋石一钱五分　旱莲草三钱　海蛤粉三钱　伽楠香一分，研末冲　炒牛膝二钱

炒丹皮一钱五分　扁石斛三钱　琼玉膏五钱，冲　仙鹤草三钱　丝瓜络二钱

炒藕节三钱　还元水一杯，另饮

又，二诊　阴阳互为其根，故阴阳之要，阳密乃固。阳苟不密，阴气安能独守？脑者髓之海也，骨者髓之充也，齿者骨之余也。阳但上冒，肾脑不安，是以头脑昏闷，脑后则胀，前极齿缝衄血，两足则清冷而酸，下虚，冲气不纳，致胸胁背部胀痛而有呛逆。前拟纳下引阳入阴，足清转温，牙宣稍住，病机有缓和向安之意，仍从原治。

淡秋石一钱五分　仙鹤草二钱　金石斛三钱　木槿花一钱　制磁石二钱

淮牛膝二钱　丝瓜络二钱　夜合花三钱　血余炭八分　旱莲草三钱

白茯苓三钱　白龙骨二钱　琼玉膏四钱　还元水一杯，另饮

又，三诊　肝阳升举，血又充盛于上，脑筋气力转感不安，头眩背胀，不得安眠，咳痰且复见血，胸宇微觉不舒，足膝以下则凉，小便短少，颇有上盛下虚之象状。治

以清肝宣络，使络血下趋则安。

> 仙鹤草二钱　炒丹皮一钱五分　金石斛三钱　炒蒲黄一钱五分　淮牛膝一钱五分，炒炭
>
> 丝瓜络二钱　香白薇一钱五分　夜合花三钱　抱木神三钱　大丹参二钱
>
> 煅石决明四钱　二竹茹二钱　西珀屑四分，饭糊丸

又，四诊　营谋不利，又遭大故，志意不乐，精神痛苦，心血脑力交瘁，阳动少藏，头眩畏烦，神思不定，夜眠不安，肉瞤筋惕，头面及掌心炎热，腰背酸痛，不食不饥，食亦不厌，脉濡滑而弦。此为精神衰弱之证，然左肢及偏左头面自觉酸木，或稍有浮肿，是则厥中之萌。当怡悦静养为宜。

> 左牡蛎三钱　金石斛三钱　夜交藤四钱　川续断二钱　煅龙齿三钱　潼沙苑三钱
>
> 野料豆三钱　炒白芍二钱　煅决明四钱　抱木神三钱　女贞子三钱　大丹参二钱

又，五诊　（丸方）　阳升于上，上体血充络满，然过犹不及，故头眩背胀体痛，不得安眠，牙宣亦由，于是纷至沓来，面浮亦气盛络满之过。仍以清肝宣络，俾络血下趋则安。

> 仙鹤草一两五钱　炒丹皮一两五钱　丝瓜络二两　煅决明二两　淮牛膝一两，炒炭
>
> 金石斛二两五钱　大丹参一两五钱　西珀屑四钱　抱木神一两五钱　滁菊花一两
>
> 藏红花三钱　柏子霜二两　旱莲草一两五钱　女贞子一两五钱　炒竹茹一两五钱
>
> 荷叶筋一两

上药研末，蜜水泛丸。每早晚以开水送下二三钱。

卢，右，三马路　未二十日而经至，但涩少不多，往常愆期，或四五十日一转，头涨体酸精神疲，素喜提痧，右耳后及缺盆间有结肿，皆经隧血脉为病。痰多，咳不爽，恶风，则挟伤风也，脉濡弦。姑标本兼治。

> 夏枯草三钱　川贝母一钱五分　藏红花三分　炒茜根一钱一分　冬桑叶二钱
>
> 泽兰叶三钱　炙紫菀一钱五分　忍冬藤三钱　炒丹皮一钱五分　芫蔚子二钱
>
> 光杏仁三钱　月季花二朵

金，右　年老精气衰，肾脉不荣舌络，言语欲出忽謇，呃逆，气舒稍瘥，头眩，脑后筋掣而痛，带下频，善恐，皆肾虚之象。脉弦涩，日来几经倾跌，乃厥中先兆，是不可以不慎也。

> 煅牡蛎三钱　福橘络一钱　炒淮膝二钱　煅决明四钱　炙远志一钱　石菖蒲六分
>
> 金石斛二钱　甘菊花一钱五分　茯苓三钱　明天麻一钱　白蒺藜三钱

严，右　头者，精明之府，诸阳之会。清阳郁遏失宣，天庭涨闷，非痛非眩，目

系亦欠爽适，神疲欲眠，眠又不安，清晨稍瘥，午后较剧，清阳为浊阴所蔽也，久恐有脑漏之患。

　　法半夏一钱五分　苦丁茶二钱　香白芷八分　白蒺藜三钱　明天麻一钱
　　蔓荆子一钱五分　炒川芎八分　巨胜子三钱　茯苓三钱　荷叶筋三钱
　　蜜制藁本六分

夏，北京路　清阳失旋，阳难化气，腹胀，身尽肿，皮肤厚，面黄暗晦，头脑涨痛不清，大便溏，小溲赤，脉弦，此亦肤胀之属。治以温化，但不易治。

　　广木香八分　木防己二钱　洗腹皮二钱　苏梗一钱五分　缩砂仁一钱
　　厚朴花一钱五分　炒青皮一钱　细辛二分　川桂枝一钱　带皮苓五钱
　　炒桑皮一钱五分　路路通七枚

陈，右，西门　导滞通腑，腑气稍畅，滞下较愈，腹痛肛胀里急见瘥，白积未除，寒热已解，腻苔已化，惟食入腹仍胀痛。守原意出入。

　　制川朴一钱五分　槟榔二钱　新会皮一钱五分　炒麦芽三钱　炒枳壳一钱五分
　　佩兰三钱　炒青皮一钱五分　炒楂饼三钱　广木香六分　菖蒲六分　炒六曲三钱
　　荷叶蒂一个

胡，宁波路　肺络破裂，肺叶久坏，痰浊秽恶，屡经清涤，迄难廓清，近日来又喷涌，咯血盈碗盈盘。血出自喉，即属肺病，若以血多而称胃血，脏腑且不明，遑论疗治耶？幸脉静息平，不然殆已。

　　仙鹤草三钱　炒蒲黄一钱五分　炒淮膝二钱　海蛤粉三钱　甜三七八分
　　大丹参二钱　白茯苓三钱　淡秋石一钱五分　丝瓜络三钱　炒丹皮一钱五分
　　生苡仁四钱　山茶花二朵　藕节炭四钱　原来血随数炒炭冲。

周，大东门　三月间寒热之后，留邪不清，内居营卫，精气暗夺，偏身颤震，如战栗之状，张口语言，面部筋脉亦掣动可见，脉濡弦，神疲，舌后半截黄积，苔中露有绛点。当养心脾，调营卫，但恐不易有效。

　　夜交藤三钱　当归二钱,全　白茯苓三钱　生苡仁三钱　川桂枝六分
　　甘菊花一钱五分　白蒺藜三钱　炒丹皮一钱五分　炒白芍一钱五分
　　橘红衣一钱　法半夏一钱五分　川石斛二钱

李，右　湿热内阻气分，并注血中，肌肤发瘰，搔痒流水，水出后则皮渐麸而蜕，

发际内亦痒，头眩，腹胀闷，尿烫，大便泻利则适，脉弦而涩。利其气，清其血，渗泄其湿热。

地肤子三钱　蒺藜三钱　夏枯草三钱　泽兰三钱　忍冬藤三钱　赤苓三钱

苍耳子一钱五分　赤豆四钱　紫地丁三钱　蝉蜕八分　川草薢三钱　冬瓜皮三钱

黄，右　面容肌肤萎黄，毫无津泽，小溲阴道胀痛，夜寐不安，腰酸，头眩耳鸣，带下频仍，乍寒乍热，脉弦涩，舌光无苔。奇脉既伤，血质贫乏，而肝气又盛，殊难调治，且恐有崩漏之患。

夜交藤三钱　川续断二钱　炒条芩一钱二分　炙龟板四钱　白茯苓三钱

香青蒿二钱　白蒺藜三钱　炙远志一钱　大丹参二钱　香白薇二钱

紫贝齿三钱，煅　夜合花三钱

李，右　血质淡薄，肌肤面色㿠白，旧岁产后又失调养，经来迟而白多，带下亦频，然血虚火又盛，偏头痛，左耳后筋掣不舒。近日口腔内有疮，稍有咳嗽，则气候上失和之过，脉弱弦微数。养荣补血，稍佐清宣。

炒杞子二钱　潼沙苑三钱　蒸归身一钱五分　炙紫菀一钱五分　甘菊花一钱五分

大丹参二钱　炒白芍一钱五分　红月季三朵　金石斛二钱　茯苓三钱　夏枯草三钱

冯，右　冲为血海，女子系胞即系于此。流产胞脉暗伤，体质虚弱，以致虚不肯复，宗脉失养，累及脑海，头眩耳鸣腰疼，体疲，带下频仍，或胸背交痛，或胸膈气闷，呼吸亦感不舒，脉濡弦涩。见症似嫌复杂，奇恒为病则一，若求速效，亦不可能也。

煅贝齿三钱　潼沙苑三钱　煅牡蛎三钱　炙远志一钱　炙龟板六钱　川续断二钱

南烛子三钱　阿胶珠三钱　煅决明四钱　金石斛二钱　女贞子三钱　煅龙齿三钱

何，右　肠胃交通滞塞，食入翻出，呕恶酸苦痰涎，大便十余日不下，形瘦容悴，脉弦涩。肠枯胃逆，格证是虑。

薤白头二钱　枳实皮一钱五分　玉苏子二钱　蜣螂虫一钱　全瓜蒌三钱

光桃仁一钱五分　炒延胡一钱五分　沉香曲一钱五分　法半夏一钱五分

新红花八分　旋覆花二钱　牛乳一杯，冲　韭汁两匙，冲

黄，姑　经停半载，大便溏泄，有时虽泻而不爽，形瘦纳减，晡热骨蒸，咳呛气急，左卧欠逸，面暗胕浮，脉细弦数。劳瘵血枯，难以图治。

香青蒿二钱　炒白芍二钱　金石斛二钱　紫菀一钱五分　炒白薇二钱　淡鳖甲三钱

冬虫草—钱　款冬—钱五分　地骨皮二钱　白茯苓三钱　制禹粮三钱

盛，右　冲脉起于关元。关元者，精神之所舍，元气之所系，女子系胞即为命门。六七而天癸就竭，不当竭而竭，是谓不及，不及则排泄亦不力，湿热得流布脉络中矣。足肢流火，肌肤风瘰，或发于耳后颈项间，面赤汗泄，莫不由此。然命门之精气日益不振，纳食寡味，胀而难化，近则且有五更晨泄之患，病机日长，元气日消矣，可忽耶！

生于术二钱　煨肉果—钱五分　海桐皮三钱　御米壳—钱五分　白茯苓三钱
泡吴萸八分　巴戟天—钱五分　沉香曲—钱五分　制禹粮三钱　炙防风—钱
白蒺藜三钱

赵先生　肾脏有翕有辟，亦静亦动。精为肾之体，体主静主翕，故以蛰护封藏为本；尿为肾之用，用主动主辟，故又泻而不居。肾脏有伤，精气滑泄，有辟无翕，有动无静，精气虚乏，荣卫循行遂愆常度矣。肢清恶寒，然后身热而发无定时，脉濡弦，小溲昼少夜频。治宜固其精气，谐和荣卫。

夜交藤四钱　淮黄芪三钱　炒白芍二钱　生于术—钱五分　甘杞子二钱
橘红衣—钱　蒸当归三钱　白茯苓三钱　煅牡蛎三钱　川桂枝—钱
法半夏二钱　益智仁—钱

康，七浦路　脘痛，休止半晌又痛，鸣则少瘥，午后较剧，或彻于背，则如锥刺，脉弦涩。气滞血瘀，痛深及于络矣，以蠲痛通络。

娑罗子二钱　佛手柑—钱二分　九香虫—钱五分　台乌药—钱五分　炒延胡—钱五分
炒蒲黄—钱五分　炒川芎—钱　泡吴萸六分　泽兰二钱　炒青皮—钱五分
五灵脂—钱五分，炒，去砂石

汪　阴伤液燥，太阴不收，肺气焦满，咳呛痰稠，右卧欠逸，行动即觉气急，形瘦皮毛焦，掌中热，鼻窍时见衄血，脉濡细弦数。诚恐肺痿叶焦，仍以清肃润降之剂。

海蛤粉三钱　冬瓜子五钱　川贝母—钱五分　炙紫菀—钱五分　金石斛二钱
南沙参三钱　肥知母—钱五分　炙款冬—钱五分　生苡仁四钱　野料豆三钱
兜铃—钱五分　丝瓜络二钱　琼玉膏四钱，冲

余太君　乘车倾跌，脑筋震动，有迸裂之势，心摇善恐，甚则四肢瘛，口向左㖞，头有微汗，如痉厥之状，虽较中为轻，然语言欲出忽謇，与中相去仅一间耳。小溲数，带下频，皆年老精气衰之故，但胸中气闷，喜太息，咯痰灰黑，口苦，苔腻，脉濡弦，

稍有郁闷，而厥即随之。盖气机失舒，痰阻于络，内风即乘隙而动，脑筋气就激烈而弗安也。兹拟荣络息风豁痰，缓和神经。

煅牡蛎三钱　明天麻一钱二分　白茯苓三钱　旋覆花一钱五分　煅龙齿三钱

双钩钩三钱　石菖蒲六分　法半夏一钱五分　炙远志一钱二分　白蒺藜三钱

三角胡麻三钱　益智仁八分　甘菊花二钱　竹沥一两，冲

康，宝山路　肠胃幽门之间淤塞不通，食再则吐，咽入一瓯且呕，绵延甚多，便秘枯结，肌肉消瘦，肤起鳞屑，按少腹结肠如垒块，脉细弦涩，年逾六旬，胃脘枯槁。虽有智者能言之，未必能行耳。

吉林参五分　山豆根一钱五分　旋覆花二钱　橘红衣一钱　法半夏二钱

油当归三钱　真降香八分　粟米一勺　川白蜜二钱，后入，煎汤数沸

沉香屑四小匙，水磨冲　鲜牛乳一小杯　韭菜汁两小匙

钱，右，常州　阳气者，若天与日，故阳者卫外而为固也，清静则肉腠闭拒，虽有大风苛毒，莫之能害。清阳不振，卫气空疏，头涨，形寒畏风，鼻多清涕，动辄汗泄，耳轮畏风尤甚，感受清冷即欲作呕，饮食下咽即欲大便，皆阳之无力升举也，腹胀则阳微阴盛之过，脉细湍缓。治以固卫和阳。

淮黄芪三钱　川桂枝一钱　法半夏一钱五分　蔓荆子一钱五分　炙防风一钱

炒白芍一钱五分　茯苓三钱　缩砂仁一钱　生于术一钱五分　益智仁一钱

橘红衣一钱　天仙藤一钱五分

任，姑，高昌庙　生未足月婴时即泻，后天脾胃不振。现当任脉通、太冲脉盛之年，而干瘪不长，无发育气概，牙宣便溏，药饵难治。

炒于术一钱五分　肉果霜一钱　蒲公英三钱　使君子肉一钱五分　炒枳壳一钱五分

炒白芍二钱　炒夏曲三钱　炒南瓜子四钱　制禹粮三钱　炙鸡金二钱

佩兰叶三钱　石榴根皮六分

卢，右，三马路　外因伤风已解，咳痰霍然，头脑较清。经水适来，但涩少不畅，左胁间昨闪烁而痛，左手后及缺盆结核未消，脉弦。再以疏肝舒气。

夏枯草三钱　忍冬藤三钱　炒橘核一钱五分　煅决明四钱　冬桑叶二钱

泽兰叶三钱　光杏仁三钱　象贝母二钱　炒丹皮一钱五分　藏红花三分

炙龟板五钱　红月季二朵

丁，石路　肾脏内亏，作强弗强，排泄不力，湿热淫气得乘隙附骨，腰俞脊膂疼痛，下彻尾骶，偏左腿胯间亦痛，行动不便，转侧困难，左甚于右。海滨地卑，湿热蒸潮而坐，湿伤肾，出乎《难经》之旨，肾伤恶湿而莫之能御，似不若迁善为良耳。

炒淮膝二钱　白蒺藜三钱　鹿衔草二钱　大豆卷三钱　炒川柏一钱二分

川续断二钱　宣木瓜一钱　西秦艽一钱五分　川萆薢三钱　制黄精三钱

骨碎补一钱五分　功劳叶二钱　真虎骨一钱，炙，剉，研末，冲

方，右，霞飞路　肝胆火热下移任脉，带频色黄，少腹胀，两旁作酸，脉弦涩。久恐聚而为瘕。《内经》云："任脉为病，女子带下瘕聚。"宜先事消弭也。

炙龟板六钱　白蒺藜三钱　茺蔚子三钱　乌贼骨三钱　煅决明四钱　川续断二钱

炒条芩一钱二分　白鸡冠花一钱　炒白芍二钱　白茯苓三钱　椿根皮三钱

银杏肉六枚，炒，去壳

施，新开河　肺为娇嫩，水之上源。因膹郁而肺络迸裂，血乃外溢，血后肺燥，阴不上承，咳嗽不休，晶沫中带有血星、血筋。近复骨蒸盗汗，声音嘶败，脉细弦数，有水竭金枯之虑。惟肺系声音之路，苟阴精不复，液难荣溉，喉痛声嘶不瘥，即难疗治。

海蛤粉四钱　南沙参三钱　生地黄四钱　甜百合三钱　金石斛三钱

黑玄参二钱　白石英三钱　阿胶珠三钱　百药煎二钱　炙甘草一钱二分

淡天冬二钱　干苇茎三钱

陈，三马路　向嗜曲糵，内湿自盛，与外湿相感，未尝宣泄分消，寒热延缠已将四月，荣卫循行失常，头眩体酸，或有盗汗，咳嗽不甚，肌肉渐瘦，脉弦右搏，舌苔黄腻。荣卫皆水谷之气，水谷酿湿，湿盛荣卫自衰矣。先以和荣卫，止寒热，徐图理湿。

川桂枝一钱　淮黄芪二钱　法半夏一钱五分　西秦艽一钱五分　炒白芍一钱五分

炙防风八分　白茯苓三钱　香青蒿三钱　夜交藤三钱　蒸于术一钱五分

炒骨皮二钱　光杏仁三钱

姚　风邪由肺俞内舍于肺，失治，邪入益深，肺气益伤，咳嗽气逆喘急，左胠内痛，仅能右眠，身热痰腥，稍有浮肿，脉濡弦，肺叶行将败坏，亦颇难治。

炙桑皮一钱五分　丝瓜子三钱　射干一钱　炙兜铃一钱五分　地骨皮三钱

甜葶苈一钱　紫菀一钱五分　光杏仁三钱　生苡仁三钱　煅鹅管石一钱　茯苓三钱

黄，右，吉祥街　形色稍起，略有生气，但损者非一日而损也，虚极岂能骤复？

寒热，寝汗，咳嗽，不过较前稍减，脉濡弦。再以养荣固卫。

淮黄芪二钱　甘杞子二钱　青蒿一钱五分　御米壳一钱五分　炒白芍二钱

煅牡蛎三钱　白薇一钱五分　淮小麦三钱　金石斛二钱　白茯苓三钱

鳖甲三钱　大红枣三枚

又，二诊　劳瘵而至形瘦肉脱，气力虚乏，纳少便溏，生气索然，草木汤液亦难为力矣，神疲不振，有难起于床之势。虽拟一方，聊尽人事而已。

北沙参三钱　金石斛二钱　炒白芍二钱　生谷芽五钱　淮山药二钱　生苡仁三钱

冬虫草一钱　大红枣三枚　茯苓三钱　煅牡蛎三钱　御米壳一钱五分

康，宝山路　昨进大半夏汤，呕逆虽止，大便未行，时作噫嗳。幽门为肠胃交通之关键，幽门淤塞，胃逆失降，呕止而便仍秘，腑气不通，倒行逆施，在所难免。守原意出入之。

吉林参五分　油当归三钱　山豆根一钱五分　旋覆花二钱　法半夏二钱

光桃仁一钱五分　刀豆壳二钱　真降香八分　川白蜜三钱，后入　新红花六分

橘红衣一钱　沉香汁四小匙　粟米一勺

赵先生　荣卫偕和，寒热自辍，惟肾脏精气之虚由来已久，摄纳不固，则小溲夜频，运化无力，则生痰酿湿，脉弦滑。拟强肾运脾。

夜交藤四钱　川杜仲三钱　炒白芍　覆盆子三钱　炒杞子二钱

淮黄芪三钱　益智仁　潼沙苑三钱　淡苁蓉二钱　生于术一钱五分

煅牡蛎三钱

李，右　睫毛堕落，内眦多泪，睑皮发炎，舌苔薄，左边苔皮亦蜕如剥，头微眩，大便素溏，近年来已转实，但欲解不畅。年届六旬，脉来濡静柔和，见证属肝旺胃薄。纳食欲嗳，亦胃虚作嗳。愚见怡悦颐养为要，草木汤液不宜多服。

金石斛二钱　北沙参三钱　广皮白一钱　代代花七朵　炒白芍二钱　淮山药二钱

谷精草三钱　白茯苓三钱　白蒺藜三钱　甘菊花一钱五分　夏枯草三钱

附识：师云，此系内皮发炎之病，由于肝旺所生，便溏亦因此也。

马，后马路　性躁而量窄，有难言之隐，膈气不舒，清阳失旋，发为厥心痛，痛发倏忽面颊呈青色，肢清背胀，不痛则无恙，脉弦。从厥心痛治。

薤白头二钱　石菖蒲八分　五灵脂一钱五分，炒，去砂石　炙獭肝八分，研，冲

全瓜蒌三钱　娑罗子二钱　煅瓦楞三钱　木蝴蝶四分　法半夏一钱五分

炒延胡一钱五分　炒川芎八分

吴，童，歙县　先天不足，髓薄骨软，倾跌闪肭，左髀血，龃龉，立则斜，倚、行则蹩躠，然非扶持不能立，手肢不可以举。以大剂强肾补髓，缘督以为经。

淡苁蓉三钱　菟丝饼三钱　鹿角霜一钱五分　川草薢三钱　川杜仲三钱

潼沙苑三钱　虎胫骨八分，炙，剉，研末冲　蒸淮膝三钱　楮实子三钱

金毛脊二钱　骨碎补一钱五分　功劳叶一钱五分　猪脊髓三寸去膜，煅，龙骨为末为丸吞

郁，苏州　鼻为肺窍，喉即肺系。喉咙者，声音之路；悬雍者，声音之机。肺气失宣，喉咙鼻腭之间未能爽适，吸气喉息有声如鼾，语音不扬，时欲㾓瘵，甚则欲呕，非咯出痰，声亦不出，此亦齁鮊之属。因其轻而扬之可也。

麻黄根三分　炙兜铃一钱二分　木蝴蝶四分　枇杷叶三钱　泡射干一钱

玉桔梗一钱　瓜蒌皮三钱　干苇茎三钱　炙桑皮一钱二分　甘草一钱　生苡仁四钱

杜，右，太平里　经事将至未至，以前少腹绷胀而痛，经净以后，带下有红黄恶物，腹中气忽上忽下不舒，夜卧足肢平放则难过，莫可鸣状，脉弦涩。隐疾之征兆已见，宜慎毋忽！

泽兰叶三钱　炒丹皮一钱五分　刘寄奴一钱五分　络石藤三钱　全当归二钱

炒条芩一钱二分　炒卷柏一钱五分　炒茜草一钱二分　炒白芍二钱　煅贝齿三钱

茺蔚子二钱　乌贼骨三钱　红白鸡冠花各一钱

顾，南海　湿蕴气中，清浊混乱，腹膨胀痛，肠中鸣，大便泻，小溲少，食难运化，面色苍黄，脉弦，苔黄腻，宿染雅癖，岂宜久泻？今延缠已两月久，则防脾败。

川桂枝一钱　缩砂仁一钱　炙防风一钱　炒夏曲三钱　赤茯苓三钱

厚朴花一钱五分　洗腹皮二钱　佩兰叶三钱　炒于术一钱　炒枳壳一钱五分

陈广皮一钱五分　白蔻壳八分

荣，山海关路　思虑太过，志意不乐，脾元大伤，初起寒热多汗，延日既久，脾神益加委顿，气机不为灵转，腹膨胀，面浮跗肿，面容肌肤萎黄不泽，脉濡缓而弦。脾运困惫，胀势乃成，幸毋忽也！

炒于术一钱二分　益智仁一钱　炙鸡金二钱　洗腹皮二钱　炒枳壳一钱二分

带皮苓五钱　炙蟾皮一钱　沉香曲一钱五分　厚朴花一钱五分　佩兰三钱

广木香八分

胡，法工部局　禀赋丰厚，色苍而肉腠致密的是强盛之体，但丰腴肠胃脂肪必厚，痰湿亦盛，痰浊盛，胃气苦浊，是以晨起口苦，腻而不清，乘热饮食，往往腹痛溏泄。然神劳事烦，脑力多动少静，清空之血下趋滞涩，脑常涨痛，亦晨起较甚者，因卧着血聚于上也。脉弦搏，形色脉候均无虚象。兹拟泄胃气之腻浊，清脑筋之血液。

法半夏一钱五分　佩兰叶三钱　夏枯草三钱　白蒺藜三钱　全瓜蒌三钱

白茯苓三钱　冬桑叶二钱　金石斛二钱　炒枳壳一钱五分　橘红衣一钱

炒丹皮一钱五分　荷叶筋三钱

叶，童，辣斐德路　顿咳见愈，面浮亦退，较有津泽，惟宿有疳疾，能食善饥。再以健脾兼肃肺气。

橘红衣八分　蒸百部八分　玉苏子一钱五分　炒谷芽四钱　白茯苓三钱

生苡仁三钱　炙紫菀一钱　南瓜子三钱　光杏仁三钱　蒲公英二钱

佛耳草一钱五分　使君子一钱五分

姚，虹口　肾主骨髓，主五液，开窍于耳，循喉咙，系舌本，又开窍于二阴。耳胀失聪较差，举动扶掖亦稍较便，惟机关仍未能受精力驱使，小溲尿管作痛，语声低咽而欠清利，湿热阻遏，发病诱因是实，则精气肾脏之损耳。湿热易祛，肾损难治。

连藤首乌五钱　潼沙苑三钱　楮实子三钱　川杜仲三钱　蒸淮牛膝二钱

炒川柏一钱二分　炒杞子二钱　川续断二钱　金钗石斛三钱　甘草梢一钱五分

炙龟板五钱　功劳叶二钱　真虎骨一钱，炙，剉，研细末冲

陈，姑，辣斐德路　红痧后留毒慝，肺气化失输，头面肢体尽肿，鼻中涕血虽殚，仍有咳嗽，倘加喘闭，则肺胀难治矣。

炙桑皮一钱二分　炒牛蒡子一钱五分　川方通八分　炒葶苈八分　带皮苓五钱

光杏仁三钱　生苡仁三钱　紫浮萍二钱　炙兜铃一钱二分　橘红衣一钱

木防己一钱五分　陈赤豆四钱　路路通六枚

伍，宣城　两胁皆属于肝，气行于左，而脏实居右。胁内痛，牵及季胁以后，不惟转侧维艰，且又难卧下，右臂肩髃作酸，小溲赤，极艰涩难解，脉弦涩。肝脏气滞血瘀，防酿肝痈。

法半夏一钱五分　泽兰叶三钱　旋覆花二钱　藏红花三分　川黄连四分

炒延胡一钱五分　炒青皮一钱五分　炒丹皮一钱五分　炒条芩一钱

煨金铃一钱五分　煅瓦楞三钱　蒲公英三钱　炙獭肝八分，研末冲

李，苏州 肢体举动已较轻便，卧亦可以转侧，晦暗之色亦见清爽，惟脊骨渐觉弯弓曲突者，恐难使直也，然骨痹有向愈希望，亦幸事耳。

炙龟板六钱　炒淮膝二钱　炒川柏一钱二分　海桐皮三钱　煅石决四钱

白蒺藜三钱　川草薢三钱　海风藤二钱　仙遗粮五钱　制黄精三钱

淡苁蓉二钱　白茄根三钱　十大功劳叶三钱　飞辰砂二分

真虎骨一钱，炙，剉，研末冲

余太君 风阳就和，脑力安静，瘰疬痉厥向瘳，胸宇已舒，面容清爽，舌苔亦薄，惟偏左头筋时仍扛起，木而不适，或作噫嗳，脉搏已调，大便颇逸。仍以清络柔肝安脑。

煅牡蛎三钱　煅贝齿三钱　白茯苓三钱　明天麻一钱　煅石决三钱

金石斛二钱　炙远志一钱　炒白芍二钱　煅龙齿三钱　白蒺藜三钱

法半夏一钱五分　绿萼梅八分　夏枯草三钱　代代花七朵

余，右，源泰里 嗜饮成癖，曾患水肿，病根未除，癖又难去，心悸荡漾，脘中气结若痞，肢清足肿，脉沉细而弦。以温药和之。

川桂枝一钱　佩兰三钱　鸡距子三钱　缩砂仁一钱　白茯苓三钱　法夏一钱五分

西茵陈一钱五分　沉香曲一钱五分　炒于术一钱　新会皮一钱五分　宣木瓜一钱

伍，宣城 肝着，气滞血瘀，右胁内痛，牵及季胁以后，淋溲便难，卧下转侧维艰，日昨食物有伤，痛则欲呕，脉弦。病势已深，治疗甚难，若不自慎，盖难图矣。

炒延胡一钱五分　炒川芎一钱　泽兰叶三钱　蒲公英三钱　川楝子一钱五分

藏红花三分　娑罗子二钱　法半夏一钱五分　炒青皮一钱五分　佛手柑一钱

旋覆花二钱　白茯苓三钱　伽楠香一分，研冲　炙獭肝八分

附识：师云，此病更剧，恐上吐瘀血，下便漆渣，即难治矣。

崔，新开河 痰湿俱盛，元阳不振，腹胀尿急，宗筋不举，头眩，记忆善忘，交睫善寐，寐则多梦，脉濡滑，按之无力。宜扶元阳以祛痰湿。

巴戟天二钱　沉香曲一钱五分　新会皮一钱五分　白茯苓三钱　炙远志一钱

淡苁蓉二钱　生于术一钱五分　法半夏一钱五分　锁阳二钱　益智仁一钱

陈，右，南成都路 经事四月余不转，胞脉为闭，经隧之血将化为水，足肢浮肿，至晚而甚，当以通泄，延久输化不行，势必碍肺，又有喘闭之患矣。

川桂枝一钱　炒丹皮一钱五分　光杏仁三钱　干地龙二钱　白茯苓四钱

炙桑皮一钱五分　新红花八分　陈葫芦三钱　川牛膝二钱　甜葶苈八分

泽兰叶三钱　路路通八枚

鲍君　面浮跗肿，心悸亢进，咳痰黏腻难出，气化阻而不行，血液浑浊不清，为病在心肺，其本在肾也。宣化分消，缓图有效，但仍宜慎摄，倘见喘闭，则肺胀难治矣。

川桂枝一钱　炒葶苈一钱　野茯皮五钱　川朴花一钱五分　木防己二钱

海蛤粉三钱　炒桑皮一钱五分　化橘红一钱　炒椒目八分　地肤子三钱

光杏仁三钱　陈葫芦三钱　瞿麦三钱　路路通八枚

陈，国庆路　咳嗽起经八年，近日咳嗽痰多，左胸胁引痛，始觉左胸膛骨高肿，重吸及咳痛甚，按其热殊炽，仅能右眠，脉弦数，左搏于右，病在肺体着骨之处，防疽患。

海蛤粉三钱　炙射干一钱二分　炒丹皮一钱五分　茯苓三钱　鹅管石一钱

炙桑皮一钱五分　炙兜铃一钱五分　紫菀一钱五分　炒葶苈一钱　地骨皮二钱

生苡仁五钱　银杏六枚，炒去壳

毛，右，白克路　肠胃属腑，腑者，通也，其气以下行通降为顺。通便而服药灌肠，非腑气之自然，是以环脐少腹胀痛，有垒块隆起如癖，气泄则愈。脘痛胸闷，前曾作呕，肠腑失降，胃气亦逆也。夜卧不安，亦胃气不和。侧卧痰鸣有声，系肺脏有痰，分泌不清。治以舒肠和胃为主，参以肃静豁痰可耳。

金石斛二钱　光桃仁一钱五分　茯苓三钱　海蛤粉三钱　全当归三钱　新红花八分

佩兰一钱五分　旋覆花二钱　橘红衣一钱　光杏仁三钱　佛手一钱　沉香曲一钱五分

余，遂安　精败为浊，缠绵已久，小溲频数，注射无力，精耗于下，骨少髓养，阴中之火浮泛于上矣。左齿髓痛，牵及脑筋，目微赤，背胀，咳痰偶尔带红，左跗肿，右髀麻，脉弦而涩。病皆出于一源，从肝肾治。

仙鹤草三钱　金石斛三钱　淮牛膝炭二钱　苏芡实三钱　大丹参二钱

炒丹皮一钱五分　炙龟板五钱　野料豆三钱　抱木神三钱　丝瓜络二钱

煅决明四钱　局新绛一钱　十大功劳叶三钱

吴，小东门　肾伤精耗，相火虚阳欲潜藏固密而不可得，阳根兴举，不得安眠，腰酸耳鸣头眩，小溲频数，泄气亦多，或有遗泄。更以坚肾强阴，用宁龙相。

熟地炭五钱　潼沙苑三钱　煅牡蛎三钱　淮山药三钱　山萸肉二钱　桑螵蛸二钱

炙龟板六钱　苏芡实三钱　菟丝饼三钱　白龙骨三钱　甜桔梗一钱　金樱子三钱

炒川柏一钱　冰片五厘

研末，烂饭为丸吞。

吴，福右路　外感秽湿，内伤食滞，内外相搏，胃气失降，胆汁壅遏，脘中痞闷而胀，头脑不清，面目肌肤发黄，小溲亦黄，但黄暗而不深，脉弦。以通降腑气可也。

法半夏一钱五分　淡干姜四分　川黄连四分，与干姜同炒　佩兰三钱　枳壳一钱五分

朴花一钱五分　左秦艽一钱五分　蒲公英三钱　炒六曲三钱　白鲜皮二钱

白茯苓三钱　白蔻壳六分　西茵陈二钱

郑君，棋盘街　湿为重浊阴邪，湿踞于中，清阳不振，清气在下则泻，浊气在上则胀。清阳实四肢，浊阴归六腑，阳不胜其阴，故肢清且麻，腹鸣濯濯矣。头眩亦清阳不升，少寐由胃气不和。脉弦，苔黄腻。升清阳以祛浊阴可也。

白茯苓三钱　淡干姜八分　炒于术二钱　川桂枝一钱五分　法半夏二钱

制川朴一钱五分　佛手柑一钱五分　炒六曲四钱　炙防风一钱五分　广木香八分

胡，抛球场　前患黄疸，肝失疏泄，脾运不为灵转，胆汁瘀滞，结成窠囊，腹右膨胀，闷塞不舒，欲嗳弗畅，面目、肌肤、小溲俱黄，脉沉弦。病根深久，疏达肝脾，冀其少瘥而已。

厚朴花一钱五分　法半夏一钱五分　秦艽一钱五分　蒲公英三钱　炒枳壳一钱五分

淡干姜六分　佩兰一钱五分　白芥子八钱　旋覆花二钱　白茯苓三钱　佛手一钱

沉香曲一钱五分　炒青皮一钱

周，南市　腹胀痛绷急，食难运化，肌瘦，大便溏，脉弦而搏，咳嗽，少寐多汗，时有寒热，肺劳肠劳萃于一身，岂易治耶？非但女劳宜戒，饮食亦当有节也。

香青蒿三钱　紫菀一钱五分　炙鸡金二钱　使君子肉一钱五分　生苡仁三钱

百部一钱　炒白芍二钱　陈大麦三钱　白茯苓三钱　红花八分　煨金铃一钱五分

南瓜子三钱　石榴根皮六分

吴，崇德　肾脏气力微弱，饮食入胃，以传于肺，水谷精微即酿为痰，痰壅于上，肺苦气逆而为咳嗽气急矣。气候寒冷较甚者，肺为呼吸器官，恶寒又肾命气怯无力御寒也。脉濡滑而弦。从肺肾一烝论治，但以纳肾为主，防喘促于未然。

蒸于术一钱五分　法半夏一钱五分　炙远志一钱　巴戟天一钱五分　冬虫草一钱二分

炒淮膝二钱　补骨脂一钱五分，盐水炒　御米壳一钱五分　茯苓三钱　益智仁八分

赖橘红八分

潘，爱多亚路 脉来弦搏刚劲，左寸滑而濡，右尤粗大，心悸不得卧，咳出之物非血非痰，有如肺体，心肺之伤久矣。惟近来益甚，气逆不舒，少腹作痛，面黄暗不泽，舌黄白而腻，肠胃又连带为病，难以图治。

法半夏一钱五分　丝瓜络三钱，带子　炙远志一钱　光杏仁三钱　生苡仁三钱

旋覆花一钱五分　赖橘红一钱　御米壳一钱五分　白茯苓三钱　预知子三钱

伽楠香一分，剉研细末，冲

崔，右，小西门 产后失调，肝脾疏运委顿，面黄而浮，足跗浮肿，纳食胀闷难化，大便溏泄，神疲呵欠，肢酸乏力，脉濡弦，声音失扬。病势已成蓐痨。仍以疏肝运脾，未识能补救否。

炒于术一钱五分　白茯苓三钱　煨肉果一钱　煨诃子八分　炒白芍一钱五分

天仙藤一钱二分　川续断二钱　煅牡蛎三钱　益智仁三钱　白蒺藜三钱

制禹粮三钱　御米壳一钱五分

李，右 病经四十余日，初起发热，四肢关节肿痛，如痹证之状。近来足肢能举，右手肿痛较减，左手仍然肿痛，举动即见颤震，经隧筋骨间留邪未去，不言而喻。躯壳久病，由经隧牵动内脏，从前心悸亢进因于热度之高，今热度已平，而舒缩仍鼓搏有力，且乍疏乍数，或有歇止，心脏为病可见。心主血之循环，肺司气之出入，心肺相依为用，循环既乱，呼吸亦逆，是以吸入很觉吃力沉着。然天庭面部耳轮皆现黄暗之色，目珠微黄，小溲则赤，唇吻黝黑，舌灰口苦，以上见证，则肝胆为病，胆汁亦暗泄，气乱流也。脉沉弱无力，至数不调，有如虚里之动跳，此时以胆汁见证为剧，然安危之机，又在呼吸之逆，息促肺布叶举，变幻难测矣。

法半夏　蒲公英　片姜黄　白鲜皮　白茯苓　旋覆花　海桐皮

赖橘红　左秦艽　生苡仁　鲜佩兰　益母草

又，二诊 平人一呼脉行三寸，一吸脉行三寸，呼吸定息脉行六寸，一昼夜凡一万三千五百息，八十一丈周于身。可知心脏血脉之循环，全赖肺之呼吸以逼行之。肺苦气逆，心脏舒缩太急，以致心悸亢进，其动振衣，乍疏乍数或动，而中心吸气仍觉吃力，面目肌肤皆黄暗不泽，爪甲枯淡，唇吻黝黑，舌苔灰而糙，心脏少血，胆汁又复暗泄，此因病累久致虚，与劳损之虚又自有别。再拟原意，参以镇摄，使肺气和平，心脏镇静，未识应否。

（方缺）

李，九亩地　腹痛呕恶，已数月之久，肝脾积伤，蓄血暴动，忽然心嘈难过，倒仆不省人事，上呕积瘀如豚肝，下则黑矢如漆滓，面容肌肤萎黄，舌本白而灰糙厚腻，脉弦涩。速当推陈致新，此病非虚非火，若投凉与补，即有蛊胀之累，但此时积矢未去，仍宜谨慎，以防晕厥。

　　花蕊石三钱，煅　炒桃仁一钱五分　炒延胡一钱五分　白茯苓三钱　泽兰叶三钱

　　苏木屑一钱　炒蒲黄一钱五分　佛手柑一钱二分　炒川芎一钱　旋覆花二钱

　　法半夏一钱五分　炒丹皮一钱五分　甜三七六分，冲　百草霜八分，冲

又，二诊　据述大便漆黑恶物已瘥，惟一周时仍圊，仍有数次之多，腹仍乍痛，夜眠不安。恐积矢未尽，仍宜慎防变动，不可大意。

　　煅花蕊石三钱　苏木屑一钱　炒桃仁一钱五分　白茯苓五钱　代赭石三钱

　　炒当归二钱　炒丹皮一钱五分　炒蒲黄一钱五分　煅禹粮三钱　炒川芎一钱

　　炒山楂三钱　旋覆花二钱　炒五灵脂一钱五分，去砂石

徐，常州　思虑忧郁，精神未能痛快，气机不获展舒，胸宇既闷，咽间如有物阻，咯不出，咽不下。当悗闷不适时，肢亦清厥。然志乐气爽，则又无恙，脉濡弦。当以愉快精神为主，参以宣气解郁可也。

　　炒豆豉二钱　法半夏一钱五分　泡射干一钱　金石斛二钱　焦山栀一钱二分

　　全瓜蒌三钱　山豆根一钱五分　旋覆花二钱　绿萼梅八分　白茯苓三钱

　　川玉金一钱五分　代代花七朵

陈先生　清阳单薄，健运无力，四肢清厥，啜粥为安，啖饭欠适，脘中有时不舒，然难鸣状，久坐起立头脑旋运，闭目少选即瘥。头为诸阳之会，四肢为诸阳之末，脉濡缓而弦。仍以健脾和阳可也。

　　淮黄芪二钱　炙防风一钱　炒白术一钱五分　炒白芍二钱　川桂枝八分

　　白茯苓三钱　益智仁一钱　巴戟天一钱五分　炒杞子二钱　白蒺藜三钱

　　橘红衣一钱　宣木瓜一钱

胡，宁波路　肺叶久坏，裂痕已深，如烂疮，如漏管。痰浊秽恶虽瘥，而咯血历久不瘥，或盈口而出，或与痰相杂而出，高卧较安，平卧较甚。脉尚平静，面亦清亮。不然，殆已久矣。

　　白及末六分　甜三七末四分，冲　合欢皮四钱　炒地榆三钱　仙鹤草三钱

　　淮膝炭二钱　海蛤粉三钱　淡秋石一钱五分　飞青黛八分　藕节炭四钱

　　丝瓜络三钱，带子　白绵纸三十张，烧炭研冲　蒲黄炒阿胶三钱

何，右，老北门 膈证至于结肠，胃脘枯槁，难为力。大便十余日不下，下流不通，势必上泛。然形瘦见骨，起立维艰，恐非药石所能愈耳。昨曾呕出蛔虫，犹虑厥变。

旋覆花二钱　法半夏一钱五分　新红花八分　乌梅肉六分　闭口川椒红三分

泡吴萸萸八分　玉苏子二钱　枳实皮一钱五分　桃仁一钱五分　炒胡黄连一钱

光杏仁三钱

又，二诊 胃脘枯槁至于结肠，势难挽救，昨日大便虽通，下燥粪甚夥，尚仍呕吐，形瘦见骨，色萎不泽，脉空弦而涩。膈证至此，徒唤奈何，勉方聊尽心力而已。

旋覆花二钱　仙半夏二钱　金石斛二钱　无花果二钱　蒸当归二钱　橘红衣一钱

茯苓三钱　杏仁三钱　苏子二钱　炒枳壳一钱五分　炒谷芽五钱　绿萼梅八分

霖公 心胸作嘈，腹中隐隐乍痛，大便稍带黏积，头脑昏蒙，巅顶尤欠清爽，口甘溺赤，脉缓微弦，面黄暗不泽。肝脾疏运失司，血质有疢败之渐，不可以寻常伤湿比拟也。

泽兰叶三钱　炒当归二钱　黑川芎八分　蒸于术一钱五分　益智仁一钱

白茯苓三钱　白蒺藜三钱　法半夏一钱五分　白鲜皮二钱　旋覆花二钱

大丹参二钱

李，九亩地 据述大便漆黑，恶物难殚，而腹痛未除，下利未已。今晨且作呃忒，夜寐不安。肝脾久伤，积疢暴动，深虑脾惫脱变。仍拟疏肝运脾，推陈致新。

制禹粮三钱　赤石脂三钱　苏木屑一钱　炒川芎八分　益智仁一钱　白茯苓三钱

泡吴萸八分　煨肉果一钱　旋覆花二钱　代赭石三钱　真降香一钱　刀豆子三钱

厚朴花一钱五分　制没药一钱

郑，恒庆里 精神虚弱，愈虚弱而愈不宁，不宁则气机之运用、肠胃之传导变化均乖乱失常。脘腹痞闷，嗳气频仍，便溏不爽，夜寐不安，咽间梗塞，脉濡弦，舌后光截花剥，既糙且腻。和调腑脏，安宁精神可也。

金石斛二钱　炒白芍二钱　益智仁一钱　石菖蒲六分　法半夏一钱五分

北秫米三钱　白茯苓三钱　山豆根一钱五分　制禹粮三钱　御米壳一钱五分

刀豆壳三钱　橘红衣一钱　旋覆花二钱

周，南市 环脐少腹绷急而痛，酸坠不舒，便溏日有数起，未能爽适，形瘦，脉弦搏，食难运化，或欲作呕，咳嗽，少寐多汗，仍有寒热。肺劳肠劳并病，殊不易调，如不节饮食慎唉，更难疗治。

青蒿三钱　苡仁三钱　茯苓三钱　金石斛三钱　炙鸡金二钱　炙蟾皮

佩兰二钱　白芍二钱　六曲二钱　新红花八分　使君子一钱五分　陈大麦三钱, 炒杵

石榴根皮六分

屠，望平街　恶寒乍热已减退，肛胀，大便欲解不解，左胯胀痛，腰部拘急，屈而不伸，左睾丸偏坠肿痛，色仍赤，惟焮热较减。精浊瘀滞，腑气闭塞。再以通腑输精，以消丸肿。

煅贝齿三钱　油当归三钱　光杏仁三钱　新红花八分　炒枳实皮一钱五分

郁李仁三钱　炒青皮一钱五分　瓜蒌仁三钱　刘寄奴一钱五分　炒丹皮一钱五分

炒橘核一钱五分　棠球子三钱, 炒　穿山甲二钱　杜牛膝根三钱

又，二诊　热已减退，腰脊亦能直伸，左睾丸偏坠肿痛牵及鼠蹊，胯内色仍赤，惟焮热略减，皮已转皱，脉弦。精浊瘀滞未输，仍以通泄。此囊肿之属，为日已久，殊防外溃，溃则难敛。

煅贝齿三钱　油当归三钱　炒山楂核三钱　炒丹皮一钱五分　刘寄奴一钱五分

光桃仁一钱五分　新红花八分　炒青皮一钱五分　象贝母三钱　全瓜蒌三钱

穿山甲三钱　干地龙一钱五分　滋肾丸一钱五分, 吞　仙遗粮五钱

西血珀四分, 研末, 蜜丸吞

又，三诊　败精腐瘀已渐输出，左睾丸偏坠焮赤渐退，肿痛渐消，但未消尽，鼠蹊舒适，囊皮已蜕，脉来缓和。病机向瘥，仍守原意，小其制。

煅贝齿三钱　刘寄奴一钱五分　西血珀四分, 蜜丸吞　红花八分　丹皮一钱五分

象贝三钱　忍冬藤三钱　海蛤粉三钱　络石藤五钱　白茯苓三钱　炒山楂核三钱

炒橘核二钱

郭，天津路　肝者，中之将也。病失疏泄，血亦瘀滞。肝脉贯膈，上及颠顶，故肝气亢害，未有不侮胃累脑者。侮胃不过气逆，累脑则血不行矣，卒然发厥，如痧胀之状，愈发愈促，愈促愈剧，脉弦。治以疏达调通。

旋覆花二钱　绿萼梅八分　炒丹皮一钱五分　白蒺藜三钱　法半夏二钱

白茯苓三钱　川玉金一钱五分　泽兰叶三钱　炒白芍二钱　佛手柑一钱

金石斛二钱　明天麻八分

郑，四马路　年届六旬，肝肾内亏，头眩耳鸣目花，举步浮荡，神疲，懒于言语，语言欲出忽謇。此皆根蒂有亏之证，为厥中根萌，脉弦滑。议以河间法。

炒熟地四钱　山萸肉二钱, 炒去核　潼沙苑三钱　淮牛膝二钱　甘杞子二钱

滁菊花—钱五分　金石斛三钱　抱木神三钱　野料豆三钱　女贞子三钱
炙龟板五钱　煅决明四钱

胡，抛球场　黄疸有年，肝脾疏运失司，胆汁瘀滞，结成窠囊，肠之回旋受障碍而失舒。腹右膨胀痞塞，嗳气不爽，喜以手推荡，但推荡着力太过，则有小肠气之累，勿取一时之快也。近日大便下黄水颇适。仍守原意，毋事更张。

厚朴花—钱五分　炒枳壳—钱五分　佩兰叶三钱　左秦艽—钱五分　法半夏二钱
白茯苓三钱　白鲜皮二钱　沉香曲—钱五分　蒲公英三钱　白芥子八分
新红花八分　旋覆花二钱　煅铜针砂三钱，煎水代汤

胡，抛球场　精髓不充，囟门薄弱，鼻塞未能爽适，卧着则塞，记忆善忘，注目久视则眊眊无所见。治以补精益脑。

潼沙苑三钱　甘菊花—钱五分　蔓荆子—钱五分　橘红衣—钱　煅决明四钱
淮黄芪三钱　益智仁—钱　荷叶筋三钱　炒杞子二钱　炙防风—钱　茯苓三钱

胡，右，绩溪　年前产难，胞脉内伤。胞脉屈心，心主血，汗即心之液。烦劳即背胀多汗，汗泄于夜寝既觉之后。心脏之虚，亦受胞脉之影响也。照述拟以养心调荣。

淮黄芪三钱　蒸归身二钱　金石斛三钱　抱木神三钱　肥玉竹二钱　炙甘草—钱
大丹参二钱　青龙齿三钱　炒白芍二钱　甘杞子三钱　炒白薇二钱　淮小麦三钱
陈南枣三枚

李，右　心脏舒缩较前稍缓，亦不歇止，惟乍疏乍数之象未改，日前已觉安适。昨咳芊芳，滞气生痰，肝脾疏运失司，胃气翳滞不行，脘腹绷胀而痛，按之坚硬，盖胃体之绷胀也。足肢以上俱肿，环脐少腹按之鏊鏊然不坚。按"腹胀，身尽肿，皮肤厚，色苍黄"，经旨以为肤胀，此气分为病，与水分有别。经事之后，继以黄浊恶物。胞脉属心，与肤胀无甚关系，与心脏病有干也。先从肤胀治，法如木香流气饮。

广木香—钱　制川朴—钱五分　炒青皮—钱　新会皮—钱五分　洗腹皮二钱
带皮苓五钱　白豆蔻八分　缩砂仁八分　光杏仁三钱　苏梗—钱五分
桑皮—钱五分，炙　佛手—钱

改方加煨莪术一钱。

孟河费氏医案

费伯雄　费绳甫　著

临床点评

费伯雄（1800—1879 年），字晋卿，号砚云子，系清道光至同治年间的江苏武进县名医，为孟河医派的奠基人。道光年间曾两度应召进宫治病，因治太后与皇帝疾病均取得良好的疗效，道光皇帝称其为"是活国手"。费氏一生著作颇多，以《医醇賸义》《医方论》等传世。

费绳甫（1851—1914 年），字承祖，费伯雄之长孙，为费氏衣钵传人。费绳甫以善治危、大、奇、重诸病享誉于时，其治病吸取李东垣与朱丹溪两家之长，宗其法而不泥其方。

从《孟河费氏医案》中可总结出费氏临证有以下几个特点。

一、强调调理肝肾

费氏治疗内伤杂病注重整体观，详于脏腑辨证。费氏通过自身临床实践，分析了肝肾二脏阴阳盛衰所导致的病证的病理特点，并侧重研究调理肝肾的重要性。费氏临证极重视补肾填精、滋水涵木、养阴增液、疏肝理气、平抑肝阳、清泻肝火、镇肝息风、柔润肝体等法，讲求肝肾同治，在此基础上随证配合养心、健脾、肃肺、和胃、化痰、通络、分利等法。如某患者因"水不滋木，肝阳上升，肺胃受克"，失血之后，经常呛咳，饮食不佳，长此以往，身体一定会受损。费伯雄拟壮水柔肝、清肃肺胃之法治其虚劳病，给药"天门冬，麦门冬，怀山药，茜草根，象贝母，海蛤粉，南沙参，生龟板，参三七，女贞子，苦杏仁，北沙参，潼沙苑，黑料豆，桑白皮，莲子肉"，此剂重用滋补肺肾之品，使肾水充足以滋养肝木，从而使肝阳自敛、肝气自柔。又如费绳甫治疗福建高镜心的遗精病，患者阴茎与阴囊内缩、小便浑浊、腰痛腿软、头痛、夜眠差、饮食减少、手冷汗出，并且诊其脉象弦细，他辨证为"肾阴久虚，封藏不固，肝阳上亢，销铄津液，阴伤及气，中无砥柱"，治宜益肾清肝，培养中气。"方用吉林参五分，西洋参钱半，杜仲三钱，川续断二钱，女贞子三钱，白芍钱半，甘草五分，麦冬三钱，石斛三钱，陈皮一钱，冬瓜子四钱，云茯神二钱，生熟谷芽各四钱，银杏肉十粒，珍珠粉一分过服"，以起到益气健脾、滋阴补肾、平肝潜阳、养阴固精之效。

二、善用养阴调营

费氏擅长治疗内伤咳嗽、咯血等证，不仅仅是见咳治咳，独从肺治，而是治病求本，先补肾水，养肝阴，使贼火焰熄，阴平阳秘，继而或甘寒养肺，或培土生金，亦或宣肃肺气，又或凉血止血，从病证根源着手，又施以辅助之法，让疾病得到治愈。费氏治疗由阴亏血虚所致的各种疾病，都着眼于养阴调营，佐以祛风、利湿等法治之。如费伯雄治疗某患者"肾水久亏，肝阳上僭，肝营不足""宜养阴调营，以滋肝木"。方用南沙参、怀山药、炙生地滋阴，杭白芍、黑芝麻、当归身补血，石决明、杭甘菊、霜桑叶、净蝉衣清肝明目，云茯神、福橘饼健脾祛湿。又如治疗因营血久亏、血不养肝、肝阳内动所致的妇科病证，费伯雄认为："女以肝为先天，肝为血海，又当冲脉，故为女科所重。"治宜养阴调营，柔肝息风。给药"南沙参，广皮白，甘菊花，苍龙齿，云茯苓，白归身，夜合花，白蒺藜，怀山药，大丹参，生石决，川郁金，莲子肉，毛燕窝"。

三、平淡之法获奇效

费伯雄曾在其医著云："天下无神奇之法，只有平淡之法，平淡之极，乃为神奇。"故在他的医案中，临床遣方用药强调"和缓醇正"，平淡之法获奇效，讲求义理得当。费伯雄立法处方不喜用大补大泻、大苦大寒、大辛大热之品，常用轻清之品以奏其功。如治疗"时病"，他多用疏解、清解、和解三法，用药多以荆芥、豆豉、葛根、薄荷、连翘、竹叶、菊花、藿香、佩兰、茅根为主，即使热毒深重，也只不过加用青黛、马勃以及小量黄连、栀子，几乎没有黄芩、黄连、黄柏、大黄并用之例，恐其伤阴败胃。体现了他用药平和、轻药联提的特点。

此外，在《孟河费氏医案》中也可看到费氏精于脉学，大胆创制新方，如费绳甫治疗吴宝俭的"奇疾"，所选用的方由真珠母丸变化而来，也是从驯龙汤等化裁而用，可资后人效法之。费绳甫曾有言："诊断有四要，一曰明辨见证，二曰探讨病源，三曰省察气候，四曰考核体质。"故"必须诊断确实，而后随机应变，则轻重缓急大小先后之法，因之而定"。仔细研读《孟河费氏医案》，后人亦可从中探知费氏诊治理论之精华所在。

目录

孟河费伯雄先生医案

时 病

营分受寒，治宜温里。

全当归　酒白芍　上肉桂　金香附　覆盆子　小茴香

小青皮　大丹参　台乌药　怀牛膝　煨姜　荞饼

风热上壅，先宜疏解。

老苏梗　薄荷叶　粉葛根　白茅根　荆芥穗　赤茯苓　新会皮

白蒺藜　连翘壳　香豆豉　甘菊花　夏枯草　淡竹叶

时毒重证，姑拟清解。

酒川连四分　紫马勃六分　粉葛根二钱　大力子二钱,打　赤茯苓二钱,青黛拌

白茅根五钱　连翘壳二钱　夏枯草一钱　天花粉二钱　生姜皮二钱　竹叶十张

祖怡注：此证偏身发斑，大者如拳，小者如豆，舌本老黄，边尖黄色。

夹滞春温，姑拟和解。

川雅连　车前子　粉葛根　粉丹皮　广藿香　淡吴萸　连翘壳

瓜蒌仁　青防风　陈广皮　荸荠　白茅根　薄荷叶　细青皮

春温重证，先宜疏解。

广藿梗一钱　车前子二钱　制半夏一钱　细青皮一钱　陈广皮一钱

粉葛根二钱　焦谷芽三钱　淡豆豉三钱　薄荷叶一钱　赤茯苓三钱

净连翘一钱半　佛手片五分　白茅根五钱

时邪发呃，宜降逆和中。

酒炒黄连四分　淡吴萸三分　赤茯苓三钱　广藿梗一钱　新会皮一钱

制半夏一钱半　广木香五分　春砂仁一钱　佩兰叶一钱　白蒺藜三钱

粉葛根二钱　佛手片五分　姜竹茹五分

邪滞结胸，壮热，神昏谵语，舌焦起刺，面目红赤。此热入包络、滞郁胃中所致，证极沉重。姑拟清神导滞，以望转机。

大丹参二钱　真琥珀一钱　柏子仁二钱　川雅连五分　江枳壳一钱　黑山栀一钱

薄荷叶—钱　川厚朴—钱　连翘壳—钱半　细青皮—钱半　灯心三尺　荸荠三枚

疟

疟疾余邪末清，尚宜和解。

广藿香　赤茯苓　苡仁　老苏梗　威灵仙　陈橘红　制半夏

春砂仁　薄荷叶　粉前胡　荷叶　粉葛根　川贝母　鲜姜皮

中风

风门有四，首重偏枯。就偏枯一门，又有中络中经、中脏中腑之别。恙起于右体不仁，大筋软缩，手指屈而不伸，风痰流窜经络，其脉两尺虚细，关左弦右滑。急宜养血去风，化痰涩，利关节。

大生地　当归身　杭白芍　生白术　川独活　甜瓜子　化橘红　姜半夏

川断肉　汉防己　嫩桑枝　怀牛膝　虎胫骨　生姜　红枣

人之一身，大俞十有二经，络三百五十三溪，全赖营血灌输，方能转运。操劳太过，营分大亏，外风乘虚袭入内络，以致作痛，不能屈伸，积湿着脾，故两腿尤重着。痛风大证，不易速瘳。宜养血去风，化痰通络，渐望轻减。

大生地四钱　当归身二钱　酒白芍—钱半　金毛脊二钱　甜瓜子三钱　化橘红五分

制半夏—钱　怀牛膝二钱　酒独活—钱　广木香五分　川断肉二钱　晚蚕沙三钱

苡仁—两　红枣五枚

脉来右部细弦而滑，营血不足，肝风内动，驱脾经之湿痰上升，流窜筋节，大有中风之势。急宜养血祛风，化痰利节。

炙生地　川断肉　云茯苓　法半夏　新会皮　冬白术　杭白芍

左秦艽　当归身　广木香　冬瓜子　晚蚕沙　苡仁　生姜　红枣

祖怡注：先生云，中风之证，皆由气血损亏，外风乘隙而入，便当着意调营，使风从卫出。又或痰火内蕴，外风乘之，便当清营化痰，息风理气。是以诸案皆用血药。一法着意调营，使风从卫出。一法清营化痰，息风理气。其治肢节痛，亦复如是。治肝亦用血药。

痿

营血不足，脾有湿痰，腿足无力，久延成痿。宜养血舒筋，化痰利湿。

炙生地　全当归　杭白芍　怀牛膝　金毛脊　川独活　左秦艽　川续断

法半夏　化橘红　广木香　甜瓜子　嫩桑枝　生苡仁　生姜　红枣

先天本亏，血不养筋，风入节络，足趾下垂，不能步履。痿躄大证，不易速瘳。

姑拟养血去风，壮筋利节。

炙生地　当归身　杭白芍　川断肉　炙虎胫骨　川独活　金毛脊

左秦艽　汉防己　晚蚕沙　怀牛膝　甜瓜子　丝瓜络　红枣

虚体夹风，下部瘫痪。宜培肝肾，兼和筋节。

炙生地　当归身　杭白芍　肉苁蓉　川断肉　川独活　金毛脊　怀牛膝

虎胫骨　广木香　川杜仲　红枣　汉防己　嫩桑枝　荞饼

诸　痛

肝胃气疼，宜和营畅中。

全当归　云茯苓　焦白术　延胡索　台乌药　白蒺藜　细青皮

陈广皮　春砂仁　怀牛膝　金橘饼　生姜　广木香　佩兰叶

营血久亏，肝气上升，犯胃克脾，胸腹作痛。治宜温运。

当归身　杭白芍　上瑶桂　延胡索　焦白术　云茯苓　佩兰叶

广郁金　细青皮　白蒺藜　广木香　春砂仁　降香片　佛手片

胸腹作痛，为时已久，常药罔效，权用古方椒梅丸加味主之。

当归身二钱　杭白芍一钱　真安桂四分　荜澄茄一钱　瓦楞子三钱

小青皮一钱　延胡索二钱　广木香五分　春砂仁一钱，打　乌药片一钱

新会皮一钱　刺蒺藜三钱　焦乌梅一粒　花椒目廿四粒

祖怡注：此用古方而不泥于古方，宝之。

肝气肝风

肝风上升，头目不爽；肝气犯胃，中脘不舒。宜柔肝息风，兼调胃气。

当归身　杭白芍　香抚芎　白蒺藜　川郁金　明天麻　甘菊花　细青皮

石决明　广木香　春砂仁　佩兰叶　陈广皮　佛手片　降香

营血久亏，肝气上升，犯胃克脾，胸腹作疼。治宜温通。

当归身　白蒺藜　春砂仁　延胡索　杭白芍　广郁金　广木香

云茯苓　上官桂　焦白术　细青皮　佩兰叶　佛手片　降香片

脾为湿土，以升为健；胃为燥土，以降为和。肝木横亘于中，上犯胃经，下克脾土，以致胸腹不舒，甚则作吐作泻。宜柔肝和中化浊。

当归身　白蒺藜　陈橘皮　川厚朴　广郁金　焦白术　春砂仁

台乌药　云茯苓　细青皮　佩兰叶　广木香　白檀香　金橘饼

祖怡注：以上各方皆用血药，此先生治肝之法也。

营血久亏，肝风内动，头目作眩。宜调营柔肝。

　　炙生地　当归身　杭白芍　香川芎　陈橘红　明天麻　杭菊花

　　石决明　春砂仁　川断肉　制半夏　川独活　嫩桑枝　荞饼

　肝者，将军之官，其体阴，其用阳，故为刚脏。水不滋木，肝阳上升，头眩心悸，有时怔忡，实为肝病。宜滋肾柔肝，息风化痰之治。

　　炙生地　青龙齿　制半夏　杭菊花　嫩桑枝　柏子仁　大丹参　杭白芍

　　石决明　红枣　潼蒺藜　白蒺藜　当归身　云茯神　陈橘红　金橘饼

　营血久亏，肝风内动。宜养阴调营。

　　潼蒺藜　霜桑叶　左牡蛎　杭菊花　石决明　白蒺藜　云茯苓　春砂仁

　　当归身　荷叶　南沙参　杭白芍　怀山药　合欢皮　金橘饼

　肝阳上升，肺胃不和，不时呛咳，头角作痛。姑拟柔肝息风，兼清肺胃。

　　羚羊角　杭菊花　象贝母　桑白皮　潼沙苑　南沙参　云茯苓　苡仁

　　全当归　生石决　大丹参　霜桑叶　白蒺藜

　营血大亏，肝风内动，不时呛咳，头目作眩。宜养阴调营，息风化痰。

　　南沙参　白苏子　女贞子　甜杏仁　潼蒺藜　石决明　化橘红

　　杭菊花　白蒺藜　云茯苓　苡仁　当归身　象贝母　桑白皮

　肾水久亏，肝阳上僭，肝营不足，发脱目昏。宜养阴调营，以滋肝木。

　　南沙参四钱　怀山药四钱　杭白芍一钱　炙生地四钱　石决明六钱

　　杭甘菊一钱　霜桑叶一钱　黑芝麻三钱　当归身一钱半　净蝉衣一钱

　　云茯神三钱　谷精草一钱半　福橘饼三钱

　两尺虚细，左关独弦、右部浮滑，水不滋木，肝阳上升，肺胃不和，脾土困顿。先宜培土生金，后再峻补。

　　南沙参　柏子仁　潼沙苑　黑料豆　全当归　云茯苓　夜合花

　　大丹参　川石斛　女贞子　怀山药　陈皮白　金橘饼

　营血大亏，肝阳太旺，四肢枯燥。宜养阴调营。

　　全当归　大丹参　怀牛膝　广木香　陈广皮　川厚朴　江枳壳

　　瓜蒌仁　广郁金　佩兰叶　细青皮　合欢皮　降香片　金橘饼

　脉来左弦右滑，肝风内动，驱痰上升，不时呛咳，入夜则厥。抱恙日久，不易速瘳。急宜养血去风，化痰通络。

　　南沙参　大丹参　云茯神　石决明　麦门冬　川贝母　天竺黄

　　法半夏　明天麻　甘菊花　炙僵蚕　化橘红　光杏仁

　胃之大络，名曰虚里，入脾而布于咽。肝气太强，上犯虚里，中脘不畅，作哕舌灰，职是故也。至于肢节流窜作痛，甚则发厥，肝风所致。宜养血柔肝，和胃通络。

　　当归身　杭白芍　大丹参　玫瑰花　化橘红　制半夏　白蒺藜　春砂仁

川断肉　川独活　怀牛膝　左秦艽　川厚朴　晚蚕沙　佛手片　甜瓜子

不寐

肝营久亏，肝阳渐动，风火上升，心神烦扰，夜寐不安。盖人卧则魂藏于肝，肝阳不平，则寐不安也。拟真珠母丸加减，渐望安适。

石决明　青龙齿　大丹参　大生地　云茯苓　春柴胡　南薄荷　沉香片
柏子仁　夜合花　橘皮白　佩兰叶　白蒺藜　台乌药　毛燕窝　荞饼
鲜藕

人卧则魂藏于肝，魄藏于肺。肝阳鼓动，则肺气不清，夜寐不安，心神烦扰，乃肝肺不相接洽，非山泽不交之例。拟柔肝肃肺，安养心神，渐冀痊可。

真珠母　苍龙齿　云茯神　炙生地　川贝母　夜合花　柏子仁　上降香
川石斛　大丹参　薄荷叶　瓜蒌皮　红枣　鲜藕　荞饼

两天不足，心肾失交，夜寐不宁，动则头汗，甚则作渴。脉右强左弱，或时五至，似数非数。久虚之质，峻补不受，偏胜亦忌，参以开合法，煎丸并进，渐可安康，久服延年，良非诬说也。

天门冬　炙生地　云茯神　焦白术　大丹参　云茯苓　潞党参　白归身
生牡蛎　煅龙齿　新会皮　春砂仁　夜合花　福橘饼　奎红枣

如作丸，以橘饼、红枣二味煎汤泛丸，气分药可加重。

虚损

水不滋木，肝阳上升，肺胃受克。失血之后，不时呛咳，饮食不加，势将成损。姑拟壮水柔肝，清肃肺胃。

天门冬　麦门冬　怀山药　茜草根　象贝母　海蛤粉　南沙参　生龟板
参三七　女贞子　苦杏仁　北沙参　潼沙苑　黑料豆　桑白皮　莲子肉

水不滋木，肝火克金，呛咳咯血，势将成损。急宜介类以潜阳。

天门冬　麦门冬　败龟板　左牡蛎　茜草根　甜杏仁　潼沙苑　南沙参
象贝母　女贞子　毛燕窝　瓜蒌皮　海蛤粉　桑白皮　怀牛膝

肝阳上升，肺金受克，呛咳漫热，证入损门。姑拟清养。

南沙参　北沙参　怀山药　白归身　女贞子　潼沙苑　杏仁泥　川贝母
陈橘红　合欢皮　麦门冬　毛燕窝　莲子肉

肝火克金，咽痛音暗，呛咳日久，损证渐成。姑拟清养。

南沙参　天门冬　麦门冬　鲜首乌　瓜蒌皮　甜川贝　女贞子　海蛤粉
潼沙苑　桑白皮　石决明　杭菊花　杏仁泥　淡竹叶　鸡子清

一水能济五火，肾是也；一金能行诸气，肺是也。肾为下渎，肺为上源，金水相涵，方能滋长。今诊脉象二尺虚细，左关独弦、右部浮芤，水不滋木，肝阳上升，肺金受克，呛咳漫热，甚则咯血，势将成损。姑拟壮水柔肝，清养肺肾。

    天麦冬　川贝母　女贞子　南北沙参　杏仁泥　茜草根　怀牛膝

    瓜蒌皮　毛燕窝　川石斛　潼沙苑　鲜藕

肝火上升，肺金受克，咳嗽音喑，证入损门。急宜清养。

    南沙参　瓜蒌皮　川贝母　女贞子　北沙参　杏仁泥　桑白皮

    潼沙苑　生龟板　天门冬　麦门冬　怀山药　淡竹叶　鸡子清

一水能济五火，一金能行诸气，肾为下渎，肺为上源，金水相涵，方能滋长。今诊脉象两尺虚细而数，左关细弦而数、右部浮芤而数。失红之后，呛咳漫热，大肉消瘦。盖肾水久亏，肝阳无制，熏灼肺金，损证已成，实非轻浅。勉拟壮水柔肝、清养肺胃之法，竭力挽救。

    天门冬　麦门冬　北沙参　潼沙苑　败龟板　旱莲草　左牡蛎

    生甘草　川石斛　怀山药　女贞子　毛燕窝　川贝母　莲心

调　养

营卫平调，化痰调气。

    人参　云茯苓　生白术　当归身　黑料豆　杭白芍　川杜仲　陈橘红

    制半夏　春砂仁　广郁金　玫瑰花　夜合花　金橘饼　广木香

养阴调营，兼化痰软坚之治。

    南沙参　云茯苓　大丹参　陈橘红　制半夏　左牡蛎　象贝母　柏子仁

    夜合花　全当归　炙僵蚕　金橘饼　红枣

营血久亏，肝胃不调，宜养阴调营之治。

    南沙参　云茯苓　苡仁　当归身　白蒺藜　潼沙苑　川石斛　怀牛膝

    柏子仁　象贝母　甜杏仁　大丹参　合欢皮　莲子肉

祖怡注：此证脉多弦硬，去年曾经吐血。肝胃不调与肝胃气痛方中，皆用血药。此方治肝虚，故不用破气药。

养阴调营，参以清肃。

    鲜首乌　天门冬　麦门冬　白玉竹　光杏仁　南沙参　瓜蒌皮　女贞子

    象贝母　桑白皮　北沙参　黑料豆　海蛤粉　去心莲子

清滋太过，胃气反伤，拟培土生金，兼和营调胃之治。

    南沙参　云茯苓　冬白术　苡仁　化橘红　女贞子　潼沙苑　合欢皮

    全当归　怀牛膝　杏仁泥　莲子肉　桑白皮　川贝母

风湿痰

风湿相乘，遍身发痒。宜养血祛风，兼以利湿。

南沙参　全当归　杭白芍　大生地　五加皮　地肤子　梧桐花　赤茯苓

怀牛膝　嫩桑枝　生白术　生熟苡仁　红枣

风湿相乘，流窜四末。宜和营息风，兼以利湿。

全当归　赤茯苓　大胡麻　豨莶草　怀牛膝　赤白芍　茅苍术　五加皮

地肤子　梧桐花　嫩桑枝　川黄柏　生甘草

风痰上升，筋脉牵掣。宜柔肝息中，兼化痰通络。

生石决八钱　紫丹参三钱　麦门冬一钱半　云茯神三钱　炙僵蚕一钱半

甘菊花二钱　明天麻八分　象贝母二钱　天竺黄六分　制半夏一钱

陈橘红五分　左秦艽一钱　双钩藤二钱

风痰上升，阻塞灵窍，不能语言。宜清养心神，息风化涎。

天竺黄六分　大丹参三钱　云茯神二钱　杭麦冬一钱半　胆南星六分

陈橘红一钱　杭甘菊二钱　光杏仁三钱　白蒺藜三钱　大贝母二钱

石决明八钱　灯心三尺　鲜竹沥二大匙

祖怡注： 肝风之上升者，皆用决明、杭菊以息风。

脉来左弦右滑，风与痰乘。宜固本中参以化浊。

当归身　云茯苓　冬术　光杏仁　嫩桑枝　甘菊花　川贝　陈橘红

佩兰叶　荷叶　生熟苡仁

肺气不降，脾有湿痰，上为呛咳，下则溏泄。宜培土生金，参以和中化浊。

当归身　冬白术　云茯苓　台乌药　桑白皮　白苏子　象贝母

江枳壳　小青皮　陈橘红　车前子　生苡仁　生姜　冰糖

肺气不降，肾气不纳，脾有湿痰。治宜培土生金，降纳肾气。

南沙参　桑白皮　象贝母　苦杏仁　川杜仲　黑料豆　当归身

怀牛膝　黑沉香　紫苏子　陈橘红　苡仁　莲子肉　云茯苓

咳

初诊　脉来左弦右滑，肝风驱痰上升，呛咳气逆，喉闷作梗，系阴分不足故也。宜清泄上焦法。

南沙参　桑白皮　苦杏仁　甘菊花　麦门冬　制半夏　象贝母　杭白芍

二诊　脉来弦象渐平，呛咳亦减。宜宗前法，更进一筹。

南沙参　陈橘红　瓜蒌皮　川杜仲　全当归　云茯苓　左牡蛎

　　川贝母　　旋覆花　　桑白皮　　怀牛膝　　冬白术　　甜杏仁　　莲子肉

　　肝营不足，肝气太强，上犯肺胃，呛咳日久。经治虽已获效，旋以疟后失于调养，肝营更亏。急宜调营柔肝，兼治肺胃。

　　当归身　　川贝母　　杏仁泥　　大丹参　　杭菊花　　石决明　　怀山药

　　合欢皮　　潼沙苑　　莲子肉　　云茯苓　　桑白皮　　陈橘红　　柏子仁

　　营血大亏，肝风内动，不时呛咳，头目作眩。宜养阴调营，息风化痰。

　　南沙参　　云茯苓　　苡仁　　当归身　　潼白蒺藜　　女贞子　　甜杏仁

　　象贝母　　陈橘红　　杭菊花　　桑白皮　　石决明　　白苏子

　　水不滋木，肝阳上升，不时呛咳，头目不清，腰膝乏力。急宜壮水柔肝，佐以清肃。

　　桑白皮　　怀牛膝　　净蝉衣　　金毛脊　　南沙参　　肥天冬　　杏仁泥

　　川杜仲　　陈橘红　　炙生地　　女贞子　　瓜蒌皮　　杭菊花　　谷精草

　　肺肾阴亏，肝阳独旺，上升犯肺，呛咳夹红，久延入损，急宜清养。

　　南沙参　　桑白皮　　怀山药　　光杏仁　　潼蒺藜　　云茯苓　　茜草根

　　女贞子　　瓜蒌皮　　怀牛膝　　麦门冬　　象贝母　　生藕节

　　肺胃不和，脾多痰湿，失血之后，呛咳而喘。宜培土生金，参以肃降。

　　南沙参　　云茯苓　　苡仁　　麦门冬　　桑白皮　　瓜蒌皮　　参三七　　怀牛膝

　　茜草根　　杏仁泥　　川贝母　　陈橘红　　旋覆花　　莲子肉

肿　胀

　　脾湿成胀，脐突筋青，背平腰满，腹大如鼓，证极沉重。姑拟温运脾阳，和中化浊。

　　全当归　　广木香　　云茯苓　　降香片　　炮附子　　佛手片　　小厚朴　　怀牛膝

　　新会皮　　大丹参　　车前子　　细青皮　　苡仁　　冬瓜子　　冬瓜皮　　川通草

　　脾有湿热，腹肿囊肿，证势极重，姑拟健脾分消。

　　连皮苓　　大腹皮　　细青皮　　新会皮　　广木香　　大砂仁　　佩兰叶

　　台乌药　　焦茅术　　川牛膝　　川厚朴　　车前子　　佛手片　　煨姜

　　本属虚体，积湿下注，阴囊肿。宜调养中参以分利。

　　全当归　　苡仁　　五加皮　　梧桐花　　京赤芍　　地肤子　　细青皮

　　川牛膝　　赤茯苓　　豨莶草　　台乌药　　怀牛膝　　车前子

　　本属虚体，积湿下注，阴囊肿痛。宜调中，参以分利。

　　全当归　　赤芍药　　赤茯苓　　生苡仁　　梧桐花　　豨莶草　　五加皮　　小青皮

　　车前子　　嫩桑枝　　川牛膝　　怀牛膝　　地肤子　　台乌药　　荞饼

呕吐呃

肝胃呕吐。治如时邪呕吐加减出入。

川雅连　白蒺藜　川厚朴　云茯苓　广木香　淡吴萸　广藿香

佩兰叶　陈广皮　春砂仁　广郁金　佛手片　细青皮　淡竹茹

胃之大络曰虚里，入于脾而布于咽。肝气太横，虚里受病，不时作吐。宜调营柔肝，兼和胃气。

当归身　焦白术　云茯苓　陈广皮　佩兰叶　广郁金　制川朴

春砂仁　白蒺藜　台乌药　白檀香　佛手片　玫瑰花

营血久亏，肝木太强，克脾犯胃，脘腹作痛，食入作吐，久延有噎膈之虞。宜养血柔肝，调和胃气。

全当归　大丹参　杭白芍　怀牛膝　广郁金　白蒺藜　川厚朴

降香片　制半夏　陈广皮　春砂仁　广木香　玫瑰花　大橘饼

时邪发呃，宜降逆和中。

川雅连四分　淡吴萸三分　赤茯苓三钱　新会皮一钱　制半夏一钱半　广木香五分

佩兰叶一钱　白蒺藜三钱　粉葛根二钱　姜竹茹五分　广藿梗一钱　春砂仁一钱

佛手片五分

大小腑

下利日久，肠胃失和。宜固本中参以化浊。

炒党参　云茯苓　苡仁　全当归　新会皮　台乌药　江枳壳　大丹参

合欢皮　车前子　福橘饼　赤芍药　柏子仁　红枣　荷叶

中脘较舒，惟大便硬结，宜和营化浊。

全当归　大丹参　怀牛膝　广木香　川厚朴　江枳壳　瓜蒌仁

川郁金　小青皮　合欢皮　福橘饼　降香片　陈广皮　佩兰叶

湿热下注，治宜清利。

天门冬　小生地　大丹参　粉草薢　瞿麦穗　苡仁　怀牛膝

粉丹皮　细木通　车前子　天花粉　福泽泻　灯心

营血本亏，夹有湿热，宜和中利湿。

全当归　杭白芍　赤茯苓　苡仁　地肤子　梧桐花　陈广皮　春砂仁

茅苍术　怀牛膝　川黄柏　佩兰叶　赤芍药　嫩桑枝　红枣

阴分本亏，夹有湿热。宜调养中夹以分利。

全当归　川黄柏　大胡麻　苡仁　豨莶草　赤茯苓　肥玉竹

地肤子　赤芍药　茅苍术　生甘草　梧桐花　槐枝

湿浊壅于州都，气不宣化，小溲难涩。宜和营理气，兼化湿浊。

当归身　上肉桂　小青皮　川郁金　赤茯苓　瞿麦穗　怀牛膝　车前子

陈广皮　冬瓜子　佛手片　大丹参　川通草　降香　苡仁煎代水

阴分久亏，湿热下注，溲溺作痛。治宜清利。

南沙参　天门冬　赤茯苓　生苡仁　粉萆薢　鲜首乌　车前子

瞿麦穗　川石斛　天花粉　甘草梢　怀牛膝　细木通　粉丹皮

脾肾两亏，小溲淋漓。宜固本和中，兼纳下元。

潞党参　川杜仲　焦白术　桑螵蛸　补骨脂　全当归　陈广皮

云茯苓　杭白芍　佛手柑　黑料豆　佩兰叶

营血不足，肝木太旺，上犯肺胃，下克脾土，积湿下注，致成石淋。宜养阴运脾，兼以分利。

天门冬　细生地　云茯苓　车前子　女贞子　南沙参　川萆薢

柏子仁　川通草　生苡仁　全当归　怀牛膝　红枣

妇 科

男以肾为先天，女以肝为先天。盖缘肝为血海，又当冲脉，故尤为女科所重。营血久亏，肝气偏胜，冲脉受伤，每遇行经，尻胯作痛。抱恙日久，不易速瘳。急宜养血柔肝，和中解郁。

全当归　杭白芍　茺蔚子　大丹参　玫瑰花　制香附　黄郁金　台乌药

云茯苓　冬白术　怀牛膝　蕲艾绒　合欢皮　降香片　荞饼

女以肝为先天，肝为血海，又当冲脉，故为女科所重。营血久亏，风阳内动，宜养阴调营，柔肝息风。

南沙参　广皮白　甘菊花　苍龙齿　云茯苓　白归身　夜合花

白蒺藜　怀山药　大丹参　生石决　川郁金　莲子肉　毛燕窝

调营理气，兼暖子宫。

白归身　香抚芎　小胡麻　陈广皮　杭白芍　覆盆子　大丹参

广木香　白蒺藜　白茯苓　蕲艾绒　制香附　福橘饼　降香片

祖怡注： 此证血分干虚。

初诊　血亏脾弱，寒阻气分，胸腹屡闷，内热日甚，头目重着，肢节酸疼。治宜祛寒利气。

酒炒当归二钱　酒炒牛膝二钱　酒炒独活一钱　连皮茯苓三钱　焙青蒿子三钱

炒甜瓜子三钱　酒炒丝瓜络三钱　酒炒羌活一钱　功劳叶露一两，冲服

紫大丹参二钱　粉牡丹皮二钱　生香谷芽三钱

二诊　肝气渐舒，寒邪已透，内热肢酸减半。惟血亏脾弱，脘闷头晕，夜半体燥，节络酸软。尚宜养血柔肝，兼培脾土。

前方去二活、茯苓，加香川芎一钱，海蛤粉四钱，川贝母三钱，川石斛三钱，竹茹一钱。

祖怡注：妇人咳嗽潮热，纳谷不香，痨象已见，经血尚未闭者，伯雄先生有一治验方，余曾用之，屡试屡验。吾邑王植卿夫人患骨蒸痨病，一年有余，遍请名医诊治，讫无效验，改延先生，前后共服此方二十余剂，病即霍然。方案如上。

初诊　怀孕八月，气郁阻中，暑风外迫，猝然发厥，神昏不语，目闭口噤，柔痉不止，卧不着席，时时齘齿。《金匮》云：痉为病，胸满口噤，卧不着席，脚挛急，必齘齿，可与大承气汤。但系胎前身重之际，当此厉病，断难用大承气法。然不用承气，证属难挽。如用承气而胎欲下动，亦断无生理。势处两难，但不忍坐视。先哲云：如用承气，下亦毙，不下亦毙，与其不下而毙，不若下之，以冀万一之幸。既在知己，不得已而勉从古法立方，以慰病家之心，亦曲体苦衷矣。

川纹军四钱，生磨汁　净芒硝二钱　酒炒当归三钱　姜炒川厚朴一钱　炒枳实一钱

大丹参片五钱　盐水炒杜仲一两　高丽参四钱　陈仓米一合

二诊　昨方进后，幸胎未动，诸症悉退。盖前方乃系涤热，而非荡实，故孕安而邪亦净。但舌色微红少津，是因暴病大伤，未能骤复。法宜养心和中。能恬淡自畅，调摄得宜，则可也。

青蒿梗　佩兰梗　炙甘草　大丹参　白归身　香白薇　怀山药　真建曲

法半夏　广陈皮　南沙参　川杜仲　赤茯苓　乳荷梗　红枣　陈仓米

祖怡注：此道光廿六年东下塘探花第刘宅二十六岁右案。

阴分久亏，肝阳上僭，乳中起核，呛咳头痛。宜养阴调营，柔肝保肺。

南沙参　瓜蒌皮　杭白芍　桑白皮　云茯苓　象贝母　潼蒺藜　降香片

苡仁　左牡蛎　白蒺藜　荞饼　白归身　夜合花　杭菊花

水不滋木，肝阳上升，乳中起核。宜培土生金，化痰软坚治之。

南沙参　怀山药　象贝母　炙僵蚕　云茯苓　白归身　陈橘红　黑料豆

女贞子　制半夏　瓜蒌皮　左牡蛎　红枣　荞饼

儿　科

小儿肺痈，证势甚笃，姑拟清肃。

蒸百部　合欢皮　生苡仁　陈橘红　石决明　瓜蒌皮　麦门冬　桑白皮

南沙参　怀牛膝　象贝母　甜杏仁　竹叶

两天不足，风阳上升，致成解颅，筋节酸软。宜调营和中，兼以息风和络。

> 全当归　杭白芍　云茯苓　焦白术　金毛脊　川续断　川独活　左秦艽
>
> 怀牛膝　嫩桑枝　甜瓜子　甘菊花　川杜仲　生姜　红枣

两天不足，致成龟背。宜调营卫，兼利经络。

> 潞党参　云茯苓　冬白术　杭白芍　春砂仁　白归身　川独活　金毛脊
>
> 川断肉　左秦艽　嫩桑枝　陈广皮　黑料豆　荞饼

外　科

火毒上攻，治宜清降。

> 鲜首乌　天门冬　生蒲黄　人中黄　南沙参　杏仁泥　象贝母
>
> 桑白皮　生石决　天花粉　甘菊花　粉丹皮　瓜蒌皮　淡竹叶

虚人夹湿热，久患脏毒，肛旁有管不合，宜常服丸方。

> 晒生地一两　晒当归八钱　炒淮山药两半　胡黄连五钱　生甘草八钱
>
> 灯心拌琥珀屑六钱　象牙屑八钱　炙刺猬皮一张　上血竭五钱　生苡仁一两半
>
> 净白占五钱

依法取末，糯米一合煮饭，和黄牛胆一个糊丸。每早淡盐汤送下三钱。忌姜椒葱蒜江鲜发物，慎房帏尤妥。

洗痔疮方，脱肛亦可用。

> 全当归四钱　炙甘草八分　江枳壳三钱　绿升麻一钱半　荔枝草四两

祖怡注： 绳甫先生以银花三钱易荔枝草，因该草不易得也。炙甘草、升麻增至各三钱。治湿火炽甚，广疮。煎方。兼治面部。

> 人中黄八分　炙冬花三钱　大杏仁三钱　大贝母三钱　天花粉三钱　粉丹皮一钱半
>
> 大力子二钱　夏枯草二钱半　马勃六分　金银花二钱　瓜蒌皮三钱　土茯苓二两
>
> 淡竹叶廿张

常服加减八珍化毒丹。

> 大濂珠二钱　真牛黄二钱　真琥珀二钱　大梅片二钱　人中白二钱　飞朱砂一钱
>
> 真川贝三钱　白飞面四钱

相任注： 上二方皆名贵良药，至堪珍视。

瘀　伤

伤力受寒，和中利节。

> 全当归　云茯苓　焦白术　广陈皮　广木香　川断肉　左秦艽
>
> 怀牛膝　金毛脊　川独活　春砂仁　金橘饼　生姜

伤力停瘀，夹有湿热。宜和营通络之治。

全当归　大丹参　怀牛膝　苡仁　云茯苓　佩兰叶　川续断　川独活

左秦艽　台乌药　陈广皮　春砂仁　佛手片　嫩桑枝

扶土和营，去瘀伤，利筋节，兼畅气机。

全当归　云茯苓　冬白术　怀牛膝　川断肉　骨碎补　金毛脊

杜红花　陈广皮　广木香　左秦艽　生姜　红枣

右腿跌伤已久，迄今作痛，每遇阴雨节令殆甚。宜养营卫，兼利节络。

潞党参　云茯苓　焦白术　怀牛膝　炙生地　川断肉　川独活　杭白芍

广木香　金毛脊　当归身　杜红花　嫩桑枝　生姜　红枣

肺胃两伤，治宜清养。

南沙参　甜杏仁　象贝母　刘寄奴　北沙参　生苡仁　怀牛膝

麦门冬　瓜蒌皮　茜草根　女贞子　云茯苓　藕节　桑白皮

祖怡注：此证曾见吐血。刻虽不吐，尚有积瘀在胃。

肺胃两伤。姑拟清养。

鲜首乌　云茯苓　光杏仁　陈橘红　瓜蒌仁　象贝母　桑白皮　白苏子

青蒿　半夏　石决明　荷叶

肺胃两伤，筋节不利。宜养阴，参以通络。

南沙参　云茯苓　苡仁　光杏仁　桑白皮　瓜蒌皮　怀山药

怀牛膝　女贞子　川断肉　甜瓜子　象贝母　金毛脊

眼　耳

二天并培，化痰明目。

人参　冬白术　云茯苓　川杜仲　当归身　杭白芍　怀牛膝　川续断

谷精珠　净蝉衣　甘菊花　象贝母　仙半夏　陈橘红　红枣

水不涵木，肝阳上升，两目肿痛。宜养阴调营，明目发光。

羚羊角　生石决　净蝉衣　谷精珠　南沙参　炙生地　怀山药

云茯苓　全当归　赤芍药　粉丹皮　象贝母　女贞子　黑料豆

肾水久亏，肝营不足，风阳上僭，发脱目昏。宜养阴调营，壮水涵木。

南沙参　怀山药　蝉衣　石决明　当归身　炙生地　杭白芍　黑芝麻

霜桑叶　杭甘菊　白蒺藜　云茯神　谷精珠　福橘饼

正在妙龄，二天不足，瞳神散光，视物两歧，宜壮水柔肝，明目发光。

炙生地　粉丹皮　女贞子　黑料豆　青龙齿　左牡蛎　净蝉衣　谷精珠

南沙参　川贝母　全当归　怀山药　茯神苓六曲浆拌

水不涵木，肝阳上升，头目不清，不时呛咳，腰膝乏力。急宜壮水涵木，清肃肺胃。

南沙参　炙生地　天门冬　女贞子　川杜仲　怀牛膝　谷精珠

净蝉衣　金毛脊　杭菊瓣　桑白皮　瓜蒌皮　陈橘红　杏仁泥

耳为肾窍，肝阳上扰，肾穴受伤，聆音不聪，夹有脓血。先宜滋肾柔肝，参以清越，六味丸加味主之。

女贞子　粉丹皮　福泽泻　白蒺藜　杭甘菊　云茯苓　净蝉衣　石决明

川百合　福橘饼　黑芝麻　红枣　大生地　霜桑叶　怀山药

又转方，加大白芍，去蒺藜，或去泽泻，常服有效。

喉　科

水不滋木，肝阳上升，挟三焦之火，上窜咽喉，蒂丁缩短作痛，巅顶亦作痛。宜滋肾柔肝，息风化火。

明天麻　甘菊花　炙生地　净蝉衣　海蛤粉　黑山栀　瓜蒌皮

夏枯草　京玄参　粉丹皮　霜桑叶　川石斛　竹叶　荞饼

祖怡注：此人肝肾虚弱，故不用过于寒凉之味。

孟河费绳甫先生医案

自 序

幼读医书，知各名家有独到之处，即有偏胜之处，取其长而弃其短，融会贯通，似已颇有工夫；然执古方治今病，常效者少而不效者多者，何也？再思而似得其解。盖偏执成法，亦足以误事；倘欲补偏救弊，而无因时因地因人而制宜之计，自非良法美意也。今人体质多虚，且有毗阴毗阳之别，南北强弱、老少盛衰、膏粱藜藿坚脆之不同，先辨体质，而后察病之所在，虚实寒热，详细分别，治法师古人之意，而不泥古人之方，随时变通，而又恰与病情丝丝入扣，自然效者多而不效者少矣。但偶有不效，亦必究其根源。病有显而易见者，有隐而难明者，有大实似虚、大虚似实者，有寒极似热、热极似寒者，其中变化无常，每有出人意料之外者，苟能因时制宜，体会入微，则自能洞悉机宜，一任病情变幻，层出不穷，亦不致漫无准则也。余四十余年来治验虽多，散失不少，兹择其症之较重而出入较大者百数十条而存之。医虽小道，然非酌古斟今，知其常而通其变，安望其有明效大验哉！

一九一三年，岁在癸丑，武进费承祖绳甫氏识

伤　寒

伤寒热入胃中，与糟粕相结，则为口渴引饮，谵语无伦；热入血室，则为昼则明了，暮则谵语，如见鬼状；温热湿温、阳明散漫之热，熏蒸心包，则为口渴引饮，谵语无伦，神识乍清乍昏。是凡见以上诸证，罔不由于热者也。温热湿温，固为热邪，即系伤寒，亦必在寒邪已化热之后，历古至今，几若印板文字矣。而自余诊广东郭映堂少君之证，竟有不然者。郭君住南市杨家渡。其少君銮益，年十三岁。丁未七月十五日，发热头痛，大便泄泻，八九日不退，驯至口渴引饮，神识乍清乍昏，谵语无伦，入夜尤甚，始就治于余。诊其脉，仅浮弦，并不洪数。苔白滑润，满布至尖，舌并不绛。且病逾一候，尚点汗未得，断为外感风寒，失于温散所致。然风寒着人，人身中温暖之阳气，本有化邪为热之能力，且已发热至八九日，乃外显热象而内实未化者，必前手误用栀豉、银翘，温热治法，遏抑其邪，邪不得越所致。凡寒邪所至之地，皆阳气不到之处，阳气不得行于营卫之间，而但周旋进退于脏腑之中，则是阴反在外，阳反在内。人身之有阳气，犹天之有日光。阳为阴掩，犹之日为云遮，其光不显，故神识乍清乍昏也。谵语无伦，入夜尤甚者，夜则营卫行于阴，阴盛则阳愈受梏，不与阴和，反与阴争也。渴而引饮者，凉药助其湿痰，湿痰碍其运行，浊饮不去，则津液不生也。病因于寒，邪不在里，但用辛温之剂，使遏抑之风寒外达，内停之痰湿渐消，则一切假热之症，皆能自退。处方以防风二钱，荆芥钱半，苏梗二钱，苍术一钱，厚朴一钱，半夏钱半，广皮一钱，茯苓二钱，甘草五分，另以葱白二钱为引。两剂而泄泻即止，头痛、口渴、神昏谵语皆减。惟汗出不畅，热退未清耳，即前方加桂枝一钱，羌活一钱，生姜三片。又两剂而得畅汗，热退尽，神识清，谵语止，白苔化，风寒痰湿，一律肃清。改用生津益气，善后而痊。此病下手，本当即用姜、桂，则凉药遏抑之寒邪，易于外解，以神昏谵语，且兼口渴，举世莫不以为热，虽用药者独具真知灼见，自信不谬，能保病家之不疑而他图乎！惟先用轻淡之品，使稍见功效，而后加重，则病家之心安，而吾辈救人之志遂矣。粗工不察，以为热证，治以寒凉，转遏转深，转深转郁，待郁久化热，则弄假成真，逼入心包，温之则劫阴，凉之则增遏，即用开达，亦多不及矣。余故尝曰：治病必先辨证，辨证须辨兼症。徐洄溪谓有一症不具，即须审慎者，固难为见病治病、知常不知变者道也。

上海吴君仲祥之妻　患伤寒，先恶寒而后发热无汗，苔白头痛。医用寒凉药，即胸脘闭塞，呼吸之气难以出入，势濒于危。急延余诊，右手脉已不应指，左寸关尚浮弦。风寒已伤营卫，加以寒凉遏抑，引邪入里，伤及中阳，气道不通。向来阴虚痰重，不胜麻、桂。遂用防风二钱，荆芥钱半，苏梗二钱，葱白二钱，半夏钱半，橘红一钱，杏仁三钱，厚朴一钱，甘草五分。一剂，胸脘即舒，气道流通。再剂，汗出热退而愈。

上海王君佐才　恶寒发热，头项强痛，牵及腰背，无汗苔白，脉来浮紧。太阳经寒伤营证也。与麻黄一钱，桂枝一钱，酒炒羌活一钱，苦杏仁三钱，甘草一钱，生姜三片。一啜而病悉退。

时医议药不议病，成为风气。士大夫习闻其说，亦与之俱化。如伤寒门中，风伤卫必须用桂枝，近人多畏其热而不敢用；寒伤营必须用麻黄，近人更畏其发而不敢用。不问病之浅深，而惟药之轻重是议，往往有并非坏证，而时医故为小心，用药务避重就轻，迁延至于不救者，病家反甘心而不以为怪。其有稍稍热心之好手，因病深而用重药，则病家必疑之，转请他医，他医又极口诋之，改用不去病不伤命之药，以待病之自愈。孰知病深者万不能自愈，又万不能以轻药而愈乎？其有不治之证，与病在可成可败之间，热心者既为病家所请，不能不为之死中求活，勉处一方，药力又不能不重。用药重而仍挽回不及，则病家与其他时医，必群焉大哗，以为某人杀之矣。嗟乎！风气如此，欲吾道之不衰，而日进于高深，庸可得耶！余上承家学，力矫时弊，恪遵祖训，凡可以轻药重投，代骇人听闻之方者，一遇善疑之家，必准是以为治。有必不可代者，则行心所安，毁誉亦无所惜。如伤寒用麻黄，有敢服者，如上条王佐才君，既即以麻黄治之而效矣。复有不敢服麻黄，而用轻药重投以为代者，自谓意颇可采，录之以备热心者一助焉。

广东郭君道斋　发热无汗，头痛如劈，至于如厕仆地，呼号不已。急延余诊，脉来浮弦而紧，亦太阳经寒伤营证也。先以藁本、川芎、羌活、防风各三钱，浓煎，纳面巾浸令透，即起绞干，乘热熨其头。巾仅两易，而痛顿止。更与酒炒羌活钱半，防风三钱，荆芥三钱，甘草八分，煎汤饮之。一剂即汗出热退，其病若失。其尊人仁山曰："病来甚急，而势甚险，先生治之，药甚轻而效甚速，能不令人倾倒。"余曰："此本麻黄汤证，麻黄之效诚速，而执事未必敢用，以此等轻药重投代之，执事不疑，而效亦未尝不速也。"

常州杨君廷选之夫人　发热头痛，恶寒无汗，呕吐泄泻，胸腹痛不可忍，苔白润，脉浮弦而缓。此内有寒湿，而外感风寒也。风寒非温散不解，其治在经；寒湿非温燥不化，其治在腑。乃参用麻桂平胃法，与酒炒羌活一钱，防风钱半，荆芥钱半，苏梗钱半，焦茅术钱半，川厚朴一钱，赤茯苓三钱，陈皮一钱，甘草五分，生姜三片。一剂，表里之证悉退而愈。

《伤寒论》精矣，其辨证立方，穷极变化，而细按之皆有一定之法度可寻。其为法度也，又非以己意为之准的，而惟以见症之是否为去取，故能无施不当，若操左券。后人尊之曰仲圣，良不为过。然吾见尊之者多，而能得其心法者盖寡。用桂枝汤也，不问其有无湿痰，及其他实邪，亦必兼以芍、枣而不去。用小柴胡亦然。甚则遇其症而反不用，不遇其症则又谬指而误用，皆由不知仲景方为病设、药随症变之心法，而第执方治病，虽屡差而不悔，驯至强病就方而不觉也。余每用伤寒方，辄有损益，不敢自谓颇得仲圣心法，而步趋龟勉，亦应为仲圣所默许耳。

安徽孙唯斋　为吾乡小河司巡检，患发热头痛项强，自汗恶风，咳嗽苔白，脉浮缓。此太阳风伤卫，而兼犯手太阴肺经也。与桂枝钱半，甘草五分，生姜二片，川厚朴一钱，苦杏仁三钱。一剂而愈。

江阴石少梅　患发热头痛，项强腰痛，恶寒无汗，烦躁苔白，脉来浮紧。此本有里热，为外来之风寒所束，营卫不通，里热无从外泄也。非发汗以通其营卫不可。与麻黄一钱，桂枝钱半，杏仁三钱，甘草五分，石膏三钱。一剂，即汗出，热退躁止而安。余之用伤寒法而不泥伤寒方，类如此云。

孟河金奎官　发热，有汗不解，脘痞作痛，神昏谵语，时常痉厥，口干苔黄，中心灰黑厚腻。医皆束手无策，请余诊之，脉来沉实而滑。此阳明内热，非急下存阴，不能挽救。遂用酒炒大黄五钱，芒硝三钱，枳实一钱，厚朴一钱。一剂，大便畅行二次，热退神清，痉厥皆止。以粳米熬粥，缓缓与服。约两日，即知饥而痊。

亡阴之病缓，亡阳之病急。凡外感证中阴阳俱病者，当先救阳而后救阴，一定不易之法也。仲圣用干姜甘草汤救阳，阳回而复用芍药甘草汤救阴，金科玉律，后贤弗能出其范围。

上海水果行吴君顺昌　大便水泄，肢冷如冰，头眩心悸，人事昏沉，舌苔后半节黄，前半节白。余诊其脉，迟缓细弦，断为暑湿内伏，外来暴寒直中太阴，脾土无砥柱之权，真阳有式微之危。苟先清暑湿，用寒凉之品，必致阳气更伤，转从外越，暑湿未去，而阳先亡矣。治宜先用温药，祛其寒邪；俟寒去阳回，然后可以清内伏之暑湿。方用别直参一钱，云茯苓三钱，白术一钱，甘草五分，干姜钱半，苏梗一钱。一剂，即肢温泄止，变为发热口干，周身赤疹满布。是中阳复辟，寒邪已解，暑湿外达，而胃津受铄。改用牛蒡钱半，薄荷一钱，蝉衣一钱，桑叶钱半，银花三钱，甘草三分，天花粉三钱，茯苓皮三钱，通草一钱，冬瓜子四钱，竹叶三钱。三剂，而汗出热退，赤疹皆消。内伏之暑湿，尽从外解。惟是气为寒伤，液被热劫，神倦心悸，口干不寐，所见皆不足之症。更用别直参一钱，大麦冬三钱，杭白芍钱半，粉甘草三分，川石斛三钱，龙眼肉五枚。服四剂，霍然而愈。

受病有轻重相同，而治法不同者，其浅深异也。受病有浅深相同，而用药不同者，其轻重异也。

南京邓小斋　骤患泄泻无度，肢冷如冰，人事昏沉，头重不举，舌苔前半节白，后半节黄，脉来沉细弦缓，势将不支。余谛审断为暑湿内伏，尚未发动，而外来暴寒，直中少阴，坎中一点真阳，转瞬即将失守，所幸头面无汗，阳虽欲越而根未漓。治法当先祛寒回阳，使少阴安固，再看伏邪发动情形，而进清理，斯两不相妨，而危倾可定。与制附子二钱，炮姜炭二钱，粉甘草一钱，别直参一钱，荆芥穗一钱。一剂知，二剂即泄止肢温，神气清爽，一变而为壮热无汗，恶热，苔黄口干，周身红疹。此寒去阳回，正气用事，伏邪得鼓动之力，而尽发于外也。看似变症加病，而前乃邪胜正，此乃正胜邪，静躁不同，虚实迥殊。改用薄荷叶一钱，冬桑叶一钱，牛蒡子钱半，净蝉衣一钱，净银花三钱，冬瓜子四钱，甘草五分，竹叶三钱。三剂而疹消热退，外证肃清。惟口干不止，心悸不寐，伏邪已去，而胃阴受伤。用麦门冬三钱，大玉竹三钱，川石斛三钱，西洋参二钱，杭白芍钱半，粉甘草五分，甘酸濡润之品。连服六剂而愈。此则与吴顺昌之证浅深相同，而轻重不同也。

相任注：此洄溪所谓先救阳而后救阴之医门大法也。当变而复能善变，非有高度学识如此，才能使后学得之有当机善断与彻底的认识。

旧仆闻金兆　童时病发热神昏，肢厥不语。自丙子年除月初，迄明年元宵，幼科百方治之而无效，请治于余。余奇其神昏发厥之证，而能延至四十日之久也。视之，倦卧向里，略无躁扰之象，按脉豁大而空。乃太阳、少阴两感之证，日久传入厥阴，外热里寒，热为假象，寒是真情，幸其头面无汗，有汗则早已亡阳而不可救矣。急与制熟附三钱，炮姜炭三钱，上肉桂一钱，党参三钱，白术一钱，甘草五分。覆杯即厥回神醒。其父狂喜，走告以状。余曰："未也。趋再饮之，不尔将复厥。"其父半信半疑，奔而视之，果又厥矣。急煎第二剂饮之，乃复醒，不再厥。正气既回，托邪有权，汗出而热亦随退。以食养为调理，月余而康。

广东林君子钦　患感甫解，忽又受寒，壮热恶寒，脉盛而神气大惫不能支。盖前此邪退正虚，未及善后进补，复感新邪，邪气虽实，而正气已虚。凡泄邪必须散发，而欲宣布发散之药力，则全赖正气。今正气如此之虚，复何所恃以为宣布发散药力之具。然则徒散既虑其正脱，纯补亦惧其邪锢，仲圣桂枝加人参法，一面散邪，即于散药之中，一面补正，此其治矣。与桂枝一钱，别直参一钱，杭白芍一钱，甘草一钱，生姜二片，大枣二枚。一剂，得汗热退，精神复振，不烦调理而愈。

相任注：自以上诸案观之，可见孟河费氏也是很能用经方、很能用温燥药的。

感　冒

缉卿生母孔夫人　病感冒。医用发散太过，阴液伤残，心悸不能自持，内热口干，头眩耳鸣，神倦自汗，夜不成寐，每日只饮米汤数匙，其势更危。延余诊之，脉来弦细，阴血亏损已极。倘汗多气促，即是脱象。遂用西洋参三钱，麦冬三钱，白芍钱半，甘草五分，石斛三钱，小麦五钱，红枣五枚。连进三剂，诸恙皆减。照方加大生地三钱。服十剂而安。

吴仲祥之子德如　发热头痛，口干腹痛，诊脉浮弦急滑。外感风热，内停湿滞。

方用牛蒡子钱半，薄荷叶一钱，香豆豉三钱，冬桑叶一钱，粉甘草五分，神曲四钱，香谷芽四钱，淡竹叶三钱。一剂，汗出热退，便通而痊。

徽州曹君物恒　略受外邪，而不自觉。医用补药数剂，遂发热喉痛，口干胁痛。予诊脉浮弦，邪热自气灼营，法当清透。方用牛蒡子一钱，薄荷一钱，马勃八分，蒌皮三钱，桑叶钱半，连翘钱半，丹皮二钱，象贝母三钱，甘草五分，竹叶三钱。连进两剂，汗出热退，喉痛胁疼皆止，邪从汗解。惟津液暗亏，口干便结，不思饮食，夜不成寐。用甘凉益胃而安。沙参四钱，麦冬三钱，白芍钱半，甘草五分，石斛三钱，天花粉三钱，茯神二钱，生谷芽四钱。此养胃阴法也。

佚名初诊　感受风寒，挟素蕴之湿痰，阻塞气机，肺不清肃，胃不宣通，脘闷腹痛，二便不甚通利，呕吐痰水，肢节阴酸，神倦力乏，脉来浮弦。治宜泄邪化痰，肃肺和胃。

老苏梗三钱　冬桑叶一钱半　酒川连二分　淡吴萸二分　冬瓜子四钱　薄橘红八分

淡竹茹一钱半　光杏仁三钱　白茯苓三钱　生谷芽四钱　熟谷芽四钱　荷梗一尺

二诊　风邪外解，营卫流行，恶寒发热已退。惟知饥少纳，头昏神倦，胃气未和，宣布无权。调和胃气，不外甘平。脉来细弱，治宜甘平养胃。

人参须五分　北沙参四钱　大白芍一钱半　粉甘草五分　白茯苓三钱　女贞子三钱

甜川贝三钱　瓜蒌皮三钱　薄橘红八分　冬瓜子四钱　生谷芽四钱　熟谷芽四钱

红枣五枚

佚名初诊　外感风邪，内挟食滞，淆乱清浊，升降失常，大便泄泻，少腹作痛，头眩且涨，口干苔白，脉来弦细。虚体受邪，必以祛邪为先，外解风寒，内消食滞，清浊自分，邪退正安，河间治法，不外乎此。宜泄邪消食，升清降浊。

老苏梗一钱半　嫩桔梗一钱　粉葛根二钱　生甘草五分　六神曲四钱　江枳壳一钱

赤茯苓二钱　冬瓜子四钱　川通草五分　车前子二钱　川石斛三钱　香连丸一钱

生熟谷芽各四钱　荷叶一角

二诊　进泄邪消食、升清降浊之法，发热已退，邪从外泄。惟内陷肠胃之邪，因体虚气弱，难以外透，挟食滞耗气灼营，泄泻转为痢疾，红白俱下，少腹作痛，舌苔白腻，口不作干，脉来弦细。脉症细参，正虚邪陷，非养正透邪，下痢安有止期！证势非可轻视。治宜补散兼行，佐以消导。

嫩桔梗一钱　粉葛根二钱　荆芥穗一钱　吉林参须一钱　赤茯苓二钱

茅苍术一钱　焦山楂三钱　六神曲三钱　大腹皮二钱　陈广皮一钱

青防风一钱　生白术一钱　江枳壳一钱　生甘草五分　荷叶一角

三诊　湿热已化，清升浊降，下痢已止，大便虽溏颇畅。前日用宣散之剂，风邪乘虚而入，遏抑营卫，内热口干，余邪未清，胃失降令，脉来弦滑。治宜清余邪，甘润和胃。

> 淡豆豉三钱　黑山栀二钱　川石斛三钱　赤茯苓三钱　冬瓜子四钱　生甘草五分
>
> 象贝母三钱　广皮白八分　生熟谷芽各四钱　鲜荷梗五寸

游桂馨之如夫人　感冒解后，内热心悸，口干头晕，夜不成寐，大便燥结，每日只进米汤数匙，卧床不起，已经月余。延余诊之，此胃阴虚而气不下降，两手脉来皆沉细无力。治必清养胃阴，方能挽救。遂用北沙参四钱，麦冬三钱，白芍钱半，甘草三分，石斛三钱，川贝母二钱，大玉竹三钱，甘蔗四两，芦根二两，陈广皮一钱。连进三剂而病减，再进三剂而愈。

春　温

上海丁顺兴之室　病发热鼻衄，作恶呕吐，咳嗽口甜，饮食不进，脉来细弦，势濒于危。痰热内蕴，风邪外袭，肺胃肃降无权。法当表里并解。方用荆芥一钱，白茅根三钱，酒炒黄连二分，吴萸一分，象贝母三钱，佩兰叶一钱，川石斛三钱，鲜竹茹一钱，冬瓜子四钱，生熟谷芽各四钱。服二剂，汗出热退，鼻衄止，口甜呕吐皆减。照前方去荆芥、茅根，加南沙参四钱，甜杏仁三钱，薄橘红五分。连服六剂而安。

上海王荣生　发热汗出不解，口渴引饮，苔黄溺赤，目赤流泪。余诊其脉弦滑洪数。邪热灼津，津伤热炽。方用生石膏八钱，薄荷叶一钱，银花三钱，连翘钱半，酒炒黄芩钱半，酒炒黄连三分，牛蒡子钱半，丹皮二钱，天花粉三钱，象贝母三钱，冬桑叶钱半，生甘草五分，竹叶三钱，芦根四两。连进三剂，汗出热退而痊。

广东陈君荫堂　病春温，发热头痛，口渴引饮，咳嗽苔黄，胸腹作痛，食难下咽，小便赤色，夜不成寐。予往诊之，脉极弦细。津液已伤，邪热阻气灼阴，肺金清肃无权，胃气流行失职。治宜生津清热，苦降辛通。方用石斛三钱，天花粉三钱，黄连三分，吴萸一分，桑叶钱半，蝉衣一钱，甘草五分，竹茹钱半，冬瓜子四钱，生熟谷芽各四钱，光杏仁三钱。进一剂，汗出热退，头痛腹疼皆止。照前方去蝉衣，加南沙参四钱，甘蔗二两。连服三剂，苔黄已退，口渴引饮亦止，饮食渐进而痊。

江宁马月樵之夫人　发热，有汗不解。医误认为伤寒，用桂枝、麻黄、葛根、柴胡等类，病转剧，口渴引饮，大便溏泄。更医误认为暑湿，用香薷、藿香、青蒿、厚朴等类，势转危，咳嗽咯血，间或神昏谵语。乃邀余诊，脉弦数洪大。此温邪犯肺，津液受灼，邪热不从外泄，内蒸包络，幸未传入，尚可设法。方用银花三钱，连翘三钱，酒炒黄芩钱半，酒炒黄连三分，薄荷一钱，桑叶一钱，丹皮二钱，甘草三分，天花粉三钱，石斛三钱，冬瓜子四钱，芦根四两。连进两剂，汗出热退，神识清楚。再进二剂，咳血皆止，大便亦调。惟口干不思饮食，夜寐不甚酣畅，此邪热清而胃阴虚也。改用沙参四钱，麦冬三钱，石斛三钱，白芍钱半，甘草三分。连进三剂，眠食俱佳而康。

处州镇台班馥斋之子缉卿　发热，有汗不解。医用发散消导，遂壮热便泄，口渴引饮，苔黄耳聋，头眩肢掣，势甚可危。乃延余诊，脉来洪大滑数。此邪热灼津，津伤液耗，倘肝风内动，即有痉厥之虞。方用石膏八钱，银花三钱，连翘三钱，桑叶一钱，天花粉三钱，石斛三钱，甘草五分，冬瓜子四钱，竹叶三钱，芦根四两。连进二剂，热退泻止，头眩肢掣皆减。邪热已解，而津液内损，宣布无权，口干耳聋。照前方去石膏、银花、连翘，加南沙参四钱，川贝母三钱，麦门冬三钱。服五剂痊愈。

贵州刘子贞　发热咳嗽，痰黄口干，舌苔黄腻，溲赤便结，心烦懊侬，难以名状，已经一候不解，势甚可危。请余诊之，脉来浮弦滑大。此邪热销铄津液。必须生津泄邪，令津液宣布，托邪尽泄于外。遂用冬桑叶一钱，薄荷叶一钱，银花三钱，连翘钱半，山栀钱半，香豆豉二钱，象贝母三钱，天花粉三钱，生甘草五分，冬瓜仁四钱，鲜竹茹钱半，牛蒡子钱半，鲜芦根四两。进一剂，汗出一昼夜不止。病家骇甚，恐汗脱难救，请用止汗之法。余慰之曰："邪热非汗不解。现汗出热退，邪从汗泄，此汗多正是病之出路，断不可止。且脉息业已安静，决无汗脱之虞。宜进粥以和胃气，候邪尽，汗自止。"明日果如所言，汗止而热退尽，心烦懊侬、咳嗽口干皆止。改用石斛三钱，南沙参四钱，川贝母三钱，天花粉三钱，生甘草三分，冬瓜子四钱。二剂而康。

镇江严紫澄　发热烦躁，口渴苔黄，彻夜不寐。余诊脉弦数。此邪热灼津。方用石斛三钱，花粉三钱，豆豉三钱，山栀钱半，银花三钱，连翘钱半，甘草五分，薄荷一钱，牛蒡子钱半，象贝母三钱，冬瓜子四钱，竹叶三钱，芦根二两。一剂热退，再剂痉安。

安徽蒯光辅之室　患春温，咳嗽发热，热盛时神昏谵语，口渴引饮，苔黄溺赤，脉来弦数。邪热灼津，从肺熏蒸包络，与邪入包络迥殊，芳香宣窍万不可投。遂用黄连三分，黄芩一钱，山栀钱半，豆豉三钱，薄荷一钱，蝉衣一钱，川石斛三钱，生甘草八分，鲜竹茹钱半，银花三钱，连翘钱半，杏仁三钱。连进两剂，汗出热退，咳止神清。惟心悸头眩，眼花神倦，邪退阴虚已著。改用西洋参钱半，川石斛三钱，生甘草八分，天花粉三钱，川贝母三钱，鲜竹茹一钱，桑叶一钱，生谷芽四钱。连服三剂而愈。

南京沙聚东之弟　发热肢掣，神昏谵语，诊脉弦滑而数。此邪热不从外泄，内陷包络。用牛黄丸一钱，开水化服，神识即清，谵语亦止。惟发热口干，络邪已退，邪热仍灼肺津。用牛蒡子钱半，薄荷叶一钱，冬桑叶一钱，净连翘钱半，净银花三钱，川贝母三钱，天花粉三钱，鲜竹茹钱半，鲜芦根二两。连服二剂，汗出热退而安。

苏州王子箴之室　发热神昏，口噤不语，红疹满布，脉来弦大。此邪热不从外泄，内陷包络，非用芳香宣窍，安能通其内闭。至宝丹一钱，开水化服。汗出热退，神清能言，红疹仍发，口渴引饮。络邪外透，余邪留恋，销铄津液。用冬桑叶一钱，薄荷一钱，蝉衣一钱，牡丹皮二钱，牛蒡子钱半，净银花三钱，天花粉三钱，生甘草五分，冬瓜子四钱，光杏仁三钱，川通草五分，鲜竹茹钱半。两剂而安。

常州王禹臣之长女　发热神昏，口噤发厥，来势颇险，诊脉浮弦洪大。邪热从肺逆传心包。用紫雪丹五分，开水化服。热退神清，厥止能言。惟脘懑作恶，大便不通，络邪已泄，而阳明邪滞交阻。用黄连三分，竹茹一钱，法半夏钱半，瓜蒌仁三钱，苦杏仁三钱。大便畅行，胸脘宽舒，阳明邪滞皆清，而余邪留恋少阳，寒热往来。用柴胡一钱，酒炒黄芩一钱，法半夏钱半，甘草三分，天花粉三钱。寒热即止而愈。

湿　温

佚名初诊　风邪化热，自气入营，气分之邪未解，血分之热已炽。日晡潮热，入夜尤甚，早起略退，已达三候。口渴引饮，舌绛苔灰，唇口蠕动，大便溏泄，神倦力乏，颈有白痦。阴液已虚，邪热内蕴，无从宣泄，诚恐引动肝风，即有痉厥之虞。脉来右关细弦，左寸关沉弱。脉证细参，正不胜邪，邪陷于里。叶天士每用益阴生津，托邪外泄，是危中求安之良法。姑拟甘平培养阴液，兼从营透卫法，以望转机。

洋参一钱　麦冬三钱　川石斛三钱　粉甘草五分　川贝母三钱　天花粉三钱

粉丹皮二钱　冬桑叶一钱半　鲜竹茹一钱　白茯苓三钱　冬瓜子四钱　生谷芽四钱

二诊　昨进培养阴液兼清营透卫法，邪热向外，日晡潮热至夜达早，较前已减，舌绛较淡，精神略好。惟口干苔灰，鼻涕及痰皆带血，小溲色黄。血分之热未清，气分之邪尚恋，阴液不堪销铄。养正托邪，于津伤邪恋病情，最合机宜，叶氏论之已详。脉来左寸关沉弱之象已转流动，右关仍细弦。病情似有转机，其势尚未出险，宜宗前法进治。

西洋参一钱　玄参一钱　细生地三钱　麦门冬三钱　川石斛三钱　川贝母三钱

天花粉三钱　粉甘草五分　牡丹皮二钱　冬桑叶一钱半　鲜竹茹一钱　冬瓜子四钱

生谷芽四钱

三诊　血分之热，虽解未清；气分之邪，虽泄未尽。发热苔灰，较前轻减，尚未退尽。口干舌痛，鼻涕及痰皆带血，小溲色黄。阴液已伤，不能濡润诸经。阴液属有形之质，亏耗甚易，生长则难，必俟默长潜滋，方有康复之望。脉来左寸关已流动，右关仍细弦。血分之热已外达气分，气分之邪亦势欲达表。病情似有转机，其势尚未出险，必得阴液来复，大局方能稳定。宜再益阴生津，清泄邪热。

西洋参一钱　玄参一钱　大生地三钱　麦门冬三钱　川石斛三钱　粉甘草五分

川贝母三钱　天花粉三钱　牡丹皮二钱　冬桑叶一钱　黑山栀一钱半　鲜竹茹一钱

女贞子三钱　生谷芽四钱　雪梨肉五片

四诊 鼻涕及痰带血已止，入夜发热，虽退未净；苔灰转薄。口干舌痛，向外起泡。血分之热已解，气分之火尚炽，销铄阴液，不敷分布。脉转弦滑。阴虚火盛，虚中有实。叶氏甘凉益阴生津，参以微苦清热，半虚半实治法，最为合拍。

  西洋参一钱 玄参一钱 麦门冬三钱 大生地三钱 川石斛三钱 粉甘草五分

  川贝母三钱 天花粉三钱 冬桑叶一钱 牡丹皮二钱 芦根二尺 茅根三钱

  生谷芽四钱 冬瓜子四钱 鲜竹茹一钱 雪梨五片

五诊 发热口干、涕痰带红、舌痛溲黄、睡中呓语大致已退。血分之热已清，再得气分之热完全从表而解，向愈之功，计日可待。

  西洋参一钱 玄参一钱 大生地三钱 石斛三钱 川贝母三钱 天花粉三钱

  粉甘草五分 冬桑叶一钱 淡竹叶三钱 竹茹一钱 鲜芦根二支 白茅根三钱

  荷梗一尺 生谷芽四钱 冬瓜子四钱

六诊 血分之热，外达于气；气分之热，外出于表。从苔灰舌痛、涕痰带血，转为咳而有痰，腿足软弱，脉象弦滑。肺合皮毛，治在肺经。

  西洋参一钱 玄参一钱 麦门冬三钱 大生地三钱 川石斛三钱 粉甘草五分

  川贝母三钱 天花粉三钱 净蝉蜕一钱半 牡丹皮二钱 芦根二支 白茅根三钱

  淡竹叶三钱 鲜竹茹一钱 生谷芽四钱 冬瓜子四钱 雪梨肉五片

七诊 阴液未充，余热未清，手足欠暖，脾胃未健。拟生津泄余邪，甘润顾脾胃。

  西洋参一钱 麦门冬三钱 甘草五分 天花粉三钱 橘白八分 生谷芽四钱

  淡豆豉三钱 云茯苓三钱 川贝母三钱 冬瓜子四钱 淡竹茹一钱 川石斛三钱

  杏仁泥三钱

相任注： 胸有成竹，坚定不移，非有高度学识者，不能得此境界。特选此种长案，以为不当变而不变者取法。

常州盛揆臣之长子 发热甚重。辛温解表，汗虽出而热不减；辛凉泄邪，汗虽出而热仍不减。终日鼾睡，呼之不醒，睡目露睛。夜间自醒，食粥半碗即睡着，至黎明自醒，食粥半碗又睡着。舌绛无苔，脉来弦数。邪热入营，伤液耗气。清营热必兼滋液益气。方用犀角尖八分磨冲，玄参三钱，鲜生地四钱，牡丹皮二钱，西洋参二钱，吉林参一钱，川石斛四钱，麦门冬三钱，川贝母二钱，粉甘草五分。进两剂，汗出热退而愈。

宁波穆瑞庭 发热苔白，腹痛泄泻。延余往诊，脉来细数。外邪挟湿，清浊混淆。方用葛根三钱，桔梗一钱，厚朴一钱，枳壳一钱，神曲三钱，赤茯苓三钱，泽泻钱半，通草一钱，冬瓜子四钱，焦谷芽四钱，鲜荷叶一角。一剂而愈。

上海顾长寿 发热口渴，大便泄泻，脉浮弦。邪热挟湿，淆乱清浊，升降失常。方用飞滑石三钱，薄荷叶一钱，淡豆豉三钱，茯苓皮三钱，冬瓜子四钱，生甘草五分，冬桑叶钱半，生谷芽四钱，熟谷芽四钱，通草一钱，荷叶一角，鲜芦根二两。两剂而愈。

    常州顾君咏诠　患湿温病，发热咳嗽，胸脘痞闷，头痛呕吐，舌苔中黄边白，口渴腹痛，大便泄泻色黄，每日数十行，小溲色赤，势极危险。余诊脉弦细。风邪外袭，湿热内蒸，兼停食滞，肺胃肃降无权，大肠传导失职。当用表里双解。苏叶八分，黄连一分，桔梗一钱，枳壳一钱，桑叶一钱，神曲四钱，甘草五分，连皮苓四钱，冬瓜子四钱，焦谷芽四钱，竹茹一钱，川通草一钱，川石斛三钱。煎服一剂，呕吐腹痛、大便泄泻已止，食滞已消。外邪湿热虽解未尽，发热咳嗽、头痛口渴、苔黄仍然。照前方去苏叶、黄连、桔梗、神曲，加蝉衣一钱，薄荷一钱，象贝母三钱，橘红一钱。接服一剂，发热即退，咳嗽头痛皆止。改用甘凉生津调理而康。

    通州万选青　患湿温，发热，有汗不解，口干苔黄，脘闷心烦，作恶呕吐，大便泄泻，小溲不利，身重头涨。余诊其脉细弦。此湿热充斥三焦。治宜分消。方用酒炒黄芩一钱，酒炒黄连二分，豆豉三钱，茯苓皮三钱，冬瓜子四钱，川通草一钱，大腹皮钱半，桑叶一钱，薄橘红一钱，鲜竹茹一钱。两剂而愈。

    南京蒋星阶之第八子　发热咳嗽，神呆如痴。医用清络不效，余诊其脉细弦。此热邪挟湿，熏蒸包络，神明无主，非包络正病。方用酒炒木通钱半，飞滑石三钱，黑山栀钱半，连翘钱半，豆豉三钱，杏仁三钱，橘红一钱，半夏钱半，象贝二钱，蒌皮三钱，冬瓜子四钱，竹叶三钱，灯心三尺。连服三剂，热退咳止，神识清爽而安。

    南通州陈君浩源　发热甚壮，口渴引饮，舌苔黄腻，便泻溲赤。颐颊高肿作痛，外科用药敷之顿消，而下走肾囊，肿大如斗，热痛难忍，将成囊痈，予诊脉浮弦洪数。邪热挟湿，散布三焦。法当清解。方用豆豉三钱，牛蒡子钱半，桔梗一钱，甘草八分，薄荷一钱，黄芩一钱，银花三钱，连翘二钱，茯苓皮三钱，冬瓜子四钱，川通草五分，生谷芽四钱，鲜竹叶三钱。服二剂，汗出热退，肾囊肿大热痛皆减。照前方去牛蒡、薄荷，加桑叶一钱，金铃子二钱，陈橘核钱半。服二剂，肾囊肿大热痛皆消，口渴苔黄、便泻溲赤俱退。惟不思饮食，此邪解湿化，而胃气未和也。改用甘凉养胃。南沙参四钱，麦冬三钱，石斛三钱，甘草五分，生谷芽四钱，冬瓜子四钱，陈皮白八分，红枣五枚。连服三剂，胃开健饭而愈。

    上海陶秉钧　胸腹胀满，大便不通，四肢发冷，鼻塞头痛。余诊其脉弦迟而涩。此邪热内伏，挟湿痰阻塞肺胃，气不肃降。治宜泄邪消痰，令肺胃之气宣布，其病自退。方用豆豉三钱，山栀钱半，牛蒡子钱半，桑叶钱半，橘红一钱，半夏钱半，枳实一钱，竹茹一钱，蒌仁三钱，杏仁三钱，茯苓二钱。连服二剂，其病若失。

    湿热神昏方：

      川贝母_{三钱}　天花粉_{三钱}　牛蒡子_{一钱半}　薄荷叶_{一钱}　净蝉衣_{一钱}

霜桑叶一钱半　牡丹皮二钱　净银花三钱　全连翘一钱半　生甘草三分

冬瓜子四钱　鲜竹沥四两,冲　牛黄粉五厘,过服

相任注：我初从外舅绳甫先生学医时，对门一男子神昏，贫不能延医。我以病情代求，外舅即亲笔书一方如上。照服一剂，而神识已清。今以此方编入医案，崇实验也。

冬　温

徽州方君晋三　年已六十六，病冬温。医因年老体虚而用清补药，致禁锢邪热，壮热无汗，咳嗽口渴，苔黄谵语。予诊脉浮洪数大。邪无出路，热蒸包络，证情已著。治当生津泄邪，否则内陷，恐难挽回。方用牛蒡子钱半，薄荷一钱，豆豉三钱，银花三钱，连翘三钱，杏仁三钱，天花粉三钱，甘草五分，石斛三钱，竹茹一钱，蝉衣一钱，芦根二两。进一剂，汗出热退，邪从汗泄。惟余热留恋营分，喉痛谵语，夜寐不安。改用玄参一钱，鲜生地四钱，丹皮二钱，蒌皮三钱，茅根二钱去心，马勃八分，石斛三钱，象贝母三钱，杏仁三钱，竹茹一钱，芦根二两。进一剂，营热已清，喉痛谵语皆止，夜寐亦酣。惟咳嗽仍作，痰多不易咯出，口渴引饮，此津液虚而痰热蕴结也。法当甘凉生津豁痰。方用沙参四钱，石斛三钱，天花粉三钱，贝母三钱，杏仁三钱，甘草五分，雪梨五片，甘蔗二两，竹茹一钱，竹沥二两。进二剂，咳止痰少，口和食增，痰热已化，津液宣布。惟阴虚气弱，四肢软弱无力，入夜小溲频数。乃用人参须五分，西洋参钱半，麦冬三钱，甘草五分，白芍钱半，杜仲三钱，女贞子三钱，石斛三钱，黑料豆三钱，薄橘红八分。进二剂，遂告康复。

戊寅仲冬，知江阴县事谭少柳之幕友周善夫　病冬温，热势已退，惟大便不通，神迷谵语，如癫狂状。延余往诊，脉来弦滑。胃中痰热上蒸包络，非用小陷胸汤导痰热下行，恐难挽救。遂用酒炒黄连三分，蒌仁四钱，枳实一钱，川石斛三钱，象贝母三钱，竹茹钱半，荸荠十枚。进一剂，大便通畅，神识顿清。改用甘凉益胃而愈。

大头瘟

南京蒋星阶之如夫人　发热口渴，面目肿痛，上连头顶，证属大头瘟。余诊脉浮弦洪大。此邪热挟浊秽上蒸，津液受劫。急宜泄邪清热解毒。方用陈金汁一两，板蓝根三钱，生甘草五分，银花三钱，连翘三钱，薄荷一钱，牛蒡子钱半，豆豉三钱，天花粉三钱，川贝母三钱，竹叶三钱，马勃五分，芦根二两。连进二剂，汗出热退。再进二剂，头面肿痛皆消而愈。

九江陈淦泉　患大头瘟。初起头额红肿，下及左颧颊颐皆红肿热痛，渐及右颧颊颐，红肿热痛异常，凛寒肌热，口干苔黄，脉来弦数。风邪化热，挟秽浊上蒸清道，

津液不堪燔灼。用生津泄邪、清解秽浊法。生牛蒡钱半，轻马勃八分，人中黄八分，薄荷一钱，连翘钱半，桑叶一钱，川石斛三钱，象贝母三钱，淡豆豉三钱，天花粉三钱，鲜竹茹一钱。初进二剂，凛寒肌热皆退。再进二剂，头面红肿全消。改用甘凉充液法善其后。

疟

常州王禹臣 患温疟，先发热而后恶寒，汗出淋漓，口渴引饮。二三发后，自觉不支，脉来浮弦洪数。伏邪外发，销铄津液。方用石膏八钱，知母钱半，甘草五分，桂枝八分，天花粉三钱，石斛三钱，桑叶钱半，粳米一撮。两剂霍然。

祖怡注：先恶寒后发热者，新邪也；先发热后恶寒者，伏邪也。此先生家法也。

胞妹 适同乡钱绍云，戊子夏，胞妹归宁，病疟。二三发后，汗出不止，心慌头眩，有欲脱之象。予诊脉虚微，素体虚弱，大汗淋漓，津液外泄，正气从此散失。急用人参一钱，西洋参一钱半，浮小麦八钱，甘草五分，大枣五枚。煎服，汗即止，疟亦愈。

四川布政使周敬诒之夫人 道经沪上，患疟疾，间日一作。杂药乱投，酿成危症。胸脘痞懑，作恶呕吐，粒米难进，口渴引饮，口舌起泡作痛，彻夜不寐。月事淋漓八日，下紫黑血块，小溲涓滴，色赤觉热，脉来细弦而数。邪热自气入营，气血两燔，津液有立尽之势。治必气血两清，甘润生津，方能补救。遂用生石膏六钱，霜桑叶钱半，鲜生地八钱，玄参一钱，南沙参四钱，大麦冬三钱，川石斛四钱，天花粉三钱，川贝母三钱，生枳壳一钱，鲜淡竹茹三钱，鲜芦根二两。一剂病减，再剂霍然。

痢

佚名 赤白下痢，肚腹作痛，里急后重，恶寒发热，头痛口渴，饮食不思。暑湿内蕴，风邪外袭，清浊淆乱，升降失常。治宜表里兼解。

青防风—钱半　黑荆芥—钱半　粉葛根三钱　嫩桔梗—钱　江枳壳—钱

淡黄芩—钱　细木通—钱　六神曲四钱　焦山楂三钱　京赤芍—钱半

香连丸—钱　六一散三钱　荷叶—角

江南徐州道李佑三之夫人 患赤白痢，肚腹作痛，里急后重，每日三四十行，恶寒发热，头痛口渴，饮食不进，势极危险。延余诊视，脉来浮弦数大。此暑湿内蕴，风寒外袭，清浊淆乱，升降失宜。治必表里双解。方用防风钱半，荆芥钱半，葛根三钱，桔梗一钱，枳壳一钱，酒炒黄芩一钱，香连丸一钱，六一散三钱，酒炒木通一钱，神曲四钱，焦山楂三钱，赤芍钱半，荷叶一角。一剂，汗出热退，下痢腹痛皆止。

镇江董陶庵 患血痢半年，口燥喉干，胸脘觉冷，神倦力乏，脉来弦细。此热入厥阴，中虚停饮所致。治必苦泄厥阴蕴热，兼培中蠲饮，方能奏功。遂用酒炒黄柏一钱，酒炒黄连二分，白芍钱半，高丽参一钱，北沙参四钱，茯苓三钱，甘草五分，陈皮一钱，制半夏钱半，甜川贝三钱，生熟谷芽各四钱，冬瓜子四钱。连进二十剂而愈。

丹阳虞子垮 患恶寒发热，大便泄泻，不过感冒挟食。医误认为中寒，用回阳肉桂、炮姜，引热入厥阴，服后下痢鲜血，肛门痛如火烧。更医误认为阴虚，而用清补，西洋参、麦冬，禁锢邪热，服后彻夜不寐，烦躁头痛，势濒于危。延余往诊，脉来浮弦洪数，发热，鼻塞头痛，邪热自肺顺传于胃，无从外泄。下痢皆血，肛门热辣作痛，热入厥阴血分。当先清肺胃之邪，而后理厥阴之热。遂用桔梗一钱，葛根三钱，黄芩一钱，薄荷一钱，甘草五分，茯苓三钱，冬瓜子四钱，银花三钱，冬桑叶钱半，川通草一钱。连服二剂，汗出热退，鼻窍通，头痛止。改用白头翁钱半，秦皮钱半，黄柏一钱，川黄连三分，川石斛三钱，丹皮钱半，赤芍钱半，桑叶一钱，冬瓜子四钱。连服二剂，痢血肛门灼痛即止。续进生津养胃，二剂遂安。

佚名 恙由下痢而起，迄今三月，大便仍带红，气觉下坠，口干苔腻，脉弦细。脾胃虚弱，湿热蕴结。治宜益气培脾，兼化湿热。

吉林参须一钱　北沙参四钱　茯苓二钱　生白术一钱　苍术一钱半　川石斛三钱

橘红一钱　川楝肉一钱半　冬瓜子四钱　大白芍一钱半　甘草五分　生谷芽四钱

熟谷芽四钱　红枣五枚

常州余熙臣亲家 向有烟癖。患痢半年，饮食少进，肌肉消瘦，精神委顿，卧床难起。余诊其脉来沉弱。脾虚已极，中气砥柱无权，积湿无从宣化，非补脾燥湿，不能挽回。遂用吉林人参须钱半，赤苓三钱，大白术一钱，炙甘草三分，炒白芍钱半，陈皮一钱，焦茅术一钱，大枣三枚。嘱服三十剂，当可痊愈。一月后果如所言。

广东范芝生之令尊秉初 患赤白痢，日十数行，腹不痛，口不渴。医用痢疾套法，治之旬日，痢仍不减，腹痛难忍，饮食不进，神倦嗜卧，势濒于危。请余诊之，脉来细弱。盖初病不过湿热淆乱清浊，能清化湿热，升清降浊，病已早痊。乃误用木香槟榔丸、保和丸加枳实，中土为重药所伤，中无砥柱，倘头汗气喘，即成脱证。治必培补中土，兼化湿热，方能转危为安。方用别直参钱半，赤白芍各钱半，川石斛三钱，生甘草五分，丹皮钱半，冬桑叶一钱，赤苓三钱，冬瓜子四钱，大枣三枚。连进两剂，腹痛下痢皆止，饮食渐进。照前方去丹皮、赤芍、桑叶，加炒麦冬二钱，黄芪皮二钱，广皮一钱。连服六剂而康。

常州盛杏荪之第七女 患赤白痢，为重药所伤，痢仍不减，心烦懊憹，难以名状，卧必以胸腹贴紧被褥，且用手重按之，方稍安。每日但进米汤数匙，余诊脉极沉弱。脉症细参，初起不过暑湿挟滞，淆乱清浊，攻伐太过，气液伤残，中无砥柱。培补气液，尚可挽回。方用吉林人参二钱，霍山石斛三钱，杭白芍钱半，粉甘草五分，白茯芩二钱，诃子肉钱半，莲子十粒去心。连进两剂，心烦懊侬顿止，痢减食进。再进二剂，下痢止而饮食增加。照前方去诃子肉，加怀山药二钱，陈皮一钱，四剂即康复如初。

知崇明县事吴槿村　年近古稀，患赤白痢，日数十行，腹痛食少，心悸肢掣，势极危险。延余诊视，脉来弦细迟缓。外邪挟湿，两伤气血，清浊混淆于中，加以年高元气已虚，中无砥柱。倘泄邪而不兼补正，诚恐邪未清而正先脱，必须补正透邪，两面兼顾。方用别直参钱半，粉葛根二钱，桔梗一钱，枳壳一钱，木通钱半，酒炒黄芩一钱，焦山楂三钱，赤茯苓三钱，甘草四分，焦谷芽四钱，荷叶一角。连进二剂，下痢腹痛即止。惟心悸腿酸，纳谷不多，邪退中虚已著。改用别直参三钱，白芍钱半，炙甘草五分，陈皮一钱，冬瓜子四钱，白茯苓二钱，大枣三枚。连进三剂而霍然。

知阳湖县事梁鹓池　年逾六旬，患赤白痢，日十数行，腹痛口渴，肛脱下八寸许，坐卧不安，精神委顿，势甚可危。延余诊之，脉来细弦。外邪挟湿热，耗气灼营，清不升而浊不降，加以年高，气血皆虚，诚恐正不胜邪，邪势充斥三焦，正气即有外亡之虞。治必以驱邪为先，上下分解，邪退则正气自安。方用桔梗一钱，葛根二钱，甘草五分，桑叶钱半，丹皮二钱，赤芍钱半，木通钱半，赤苓三钱，焦山楂三钱，神曲三钱，酒炒黄芩钱半，银花三钱，车前子三钱。连进二剂。外用绿升麻三钱，当归三钱，枳壳三钱，甘草三钱，银花三钱，煎汤，熏洗肛门，日四五次。下痢腹痛即止，脱肛亦收，惟口干、不思饮食，邪退津虚。法宜甘凉益胃。改用南沙参四钱，石斛三钱，白芍钱半，甘草三分，丹皮钱半，桑叶一钱，陈皮一钱，冬瓜子四钱，大麦冬三钱，进三剂，眠食如常，遂愈。

霍　乱

徽州程君瑞芝　壬辰秋，患霍乱吐泻，腹痛肢冷，苔白不渴，诊脉沉迟，寒霍乱症也。秽浊内伏，兼受寒湿，淆乱清浊，升降失常。倘用寒凉遏抑，中阳更伤，秽浊蟠踞于中，正气散失于外，变端甚速。非芳香解秽、燥湿散寒，终难补救。遂用藿香梗一钱，苏梗一钱，荆芥一钱，陈皮一钱，茅术一钱，厚朴一钱，甘草八分，茯苓二钱，蚕沙三钱，大腹皮钱半，制半夏钱半。一剂而愈。

南京马寿臣　霍乱吐泻，胸腹胀痛，发热头痛，舌苔白，诊脉浮弦而缓。此风邪外袭，湿热内结，气机皆阻。用藿香梗一钱，荆芥钱半，防风钱半，陈皮一钱，苍术一钱，厚朴一钱，大腹皮钱半，六神曲四钱，香豆豉三钱。连服二剂，汗出热退，吐泻腹痛皆止。惟脘闷口干，不思饮食，夜不成寐，外邪已解而胃阴虚也。治宜甘凉益胃。用南沙参四钱，麦门冬三钱，川石斛三钱，生白芍一钱，生甘草四分，冬瓜子四钱，生谷芽四钱。三剂全安。

癸巳季夏望日，遇广东马君蔼初于途　向余称谢云，昨病霍乱吐泻，腹痛肢麻，命不绝如缕。蒙公诊视，药到病除，感何可喻。今有要事，必须亲往经理，体虽困倦，精力尚可支持。余谓病退体虚，当静养数日，切勿过劳。录其方：苏叶一钱，蚕沙三钱，制半夏钱半，藿香梗一钱，荆芥一钱，陈皮一钱，茅术一钱，川厚朴一钱，甘草一钱，茯苓二钱，大腹皮钱半，煎汤送下麝香一厘。芳香逐秽，燥湿祛寒，是治寒霍乱之正法也。

宁波杨君文蔚　乙未秋，病霍乱吐泻，腹痛肢冷，苔白不渴，腿足转筋。延余往诊，六脉沉伏，此寒霍乱也。秽浊内伏，寒湿伤中，清浊混淆，木来克土，非温中化浊不为功。遂用肉桂一钱，干姜一钱，蚕沙三钱，木瓜一钱，藿香一钱，苏梗一钱，陈皮一钱，半夏钱半，茅术一钱，甘草八分。一剂知，二剂已。

郭君清溪　霍乱吐泻，腹痛肢麻，头眩作恶，口渴引饮，苔黄溲赤。六脉沉伏，显系热霍乱症，勿因脉伏生疑。秽浊内蕴，暑湿交蒸，淆乱清浊，气阻津伤，倘因脉伏而投温药，势必痉厥。遂用酒炒黄芩一钱，酒炒黄连五分，吴茱萸一分，豆豉三钱，桑叶三钱，滑石三钱，冬瓜子四钱，蚕沙三钱，银花三钱，橘红一钱，竹茹一钱，通草一钱，薄荷一钱。一剂而安。

安徽汪瑞庭　霍乱吐泻，发热头晕，胸腹作痛，腿足转筋，舌苔黄白相间，诊脉弦细而缓。此暑湿内蕴，淆乱清浊，木旺克土，气闭不宣。用藿香梗一钱，紫苏叶一钱，荆芥一钱，陈皮一钱，焦茅术一钱，川厚朴一钱，酒炒黄连二分，淡吴萸二分，木瓜钱半，大腹皮钱半，豆豉三钱，川楝肉钱半。一剂而康。

霍乱必挟秽浊，暑湿霍乱，中无秽浊者，往往有之。苏州高妪，庚申夏，病暑湿霍乱，胸腹作痛，上吐下泻，发热脘闷，舌苔黄腻，口渴引饮，小溲短赤，脉象弦数。暑湿交蒸，上壅下迫，中道窒塞，痞象毕呈。法当清暑渗湿。方用酒炒黄芩钱半，酒炒黄连三分，滑石三钱，酒炒木通一钱，豆豉三钱，桑叶钱半，山栀钱半，薄荷叶一钱，连翘钱半，银花三钱，枳壳一钱，甘草五分，竹茹一钱。一剂病减，再剂霍然。

南京沙君聚东之室　癸亥春，病温热霍乱，胸腹作痛，呕吐泄泻，发热头疼，口渴苔黄，脉来浮弦洪数。肺邪顺传于胃，下迫大肠，津液宣布无权，气机流行失职，与挟秽浊之霍乱迥殊。此霍乱之变局，非霍乱之证局，刘河间苦辛寒泄邪清热，最合机宜。遂用酒炒黄连三分，吴茱萸一分，豆豉三钱，山栀钱半，桑叶钱半，石斛三钱，甘草五分，薄荷一钱，冬瓜子四钱，生熟谷芽各四钱。进一剂，汗出热退，腹疼头痛吐泻皆止。改用甘凉生津，以善其后。

常州杨君廷选　甲午冬，病伤寒霍乱，吐泻交作，胸腹作痛，恶寒发热，头痛苔白，脉象浮迟。寒湿蕴结于中，淆乱清浊，风寒外袭，营卫因而不和，似霍乱而非霍乱，因其吐泻，又不得不以霍乱名之，仲景所谓伤寒霍乱者是也。法当温中解表，理中、五苓加减主之。干姜一钱，生甘草八分，焦茅术一钱，云茯苓二钱，防风钱半，桂枝一钱。一剂而安。

杭州凌海槎之妻 己酉中秋，病霍乱吐泻，腹痛肢冷，发麻发热，苔黄，口渴引饮，小便色赤，脉来弦数。秽浊内蕴，暑湿外侵，中道气阻，清浊淆乱，病势虽危，尚可设法。芳香解秽，清暑渗湿，最合机宜。方用酒炒黄连三分，滑石三钱，酒炒黄芩一钱，粉葛根二钱，苦桔梗一钱，晚蚕沙三钱，粉甘草一钱，枳壳一钱，车前子三钱，竹茹一钱，荷叶一角。进一剂，腹痛吐泻即止，四肢转温。秽浊已解，暑湿未清。发热尚炽，口渴引饮，苔黄溲赤。照前方去葛根、桔梗、蚕沙、枳壳、荷叶，加薄荷一钱，蝉衣一钱，桑叶一钱。进一剂，汗出热退，苔化溲清。惟心悸口干，头眩不寐，饮食少进。暑湿皆退，胃阴已虚，当用甘润养胃。沙参四钱，麦冬三钱，茯苓二钱，川石斛三钱，天花粉三钱，甘草八分，川贝母二钱，陈皮白五分。连服五剂而跃然起。

常州杨廷选之夫人 发热头痛，呕吐泄泻，胸腹痛不可忍，舌苔白，诊脉浮弦而缓。此寒湿内蕴，风寒外袭，气机皆阻。用酒炒羌活一钱，防风钱半，荆芥钱半，苏梗钱半，陈皮一钱，苍术一钱，厚朴一钱，甘草五分，赤苓三钱，生姜三片。一剂而愈。

上海曹瑞生 己酉秋，病干霍乱，胸腹绞痛难忍，欲吐不得吐，欲泻不得泻，头晕肢麻，六脉沉伏。秽浊极重，闭塞气道，上下不通，危在顷刻。非芳香逐秽，断难挽回。遂用紫雪丹五分。服后即吐两次，泻三次，腹痛顿止。饮以冬瓜汤而愈。

曾记己卯夏，治孟河丘达春干霍乱证，腹痛难忍，欲吐不吐，欲泻不泻，四肢麻冷，用太乙玉枢丹八分，吐泻交作而安。此证最险，皆借芳香逐秽之力，以奏肤功。

夏月中寒，每有腹痛吐泻见症，倘误认为霍乱，而治失其宜，危殆立至。甲午夏，郭善臣军门驻节申江，病腹疼吐泻，舌苔白，口不干，肢冷汗多，口鼻气冷，脉来沉细而迟。寒中太阴，中阳不司旋运，群医或主清解，或主温散。余谓辛热通阳，犹恐力有不逮，若用清解温散，真阳即有飞越之虞。遂以四逆汤加白术主之。制附子五钱，淡干姜三钱，炙甘草一钱，生白术二钱。军门知医，力排众议而用余药，一啜而安。此证本是伤寒门中之中寒病，与霍乱大相径庭。因夏月避暑贪凉，间或有患此病者，特附记于此，以便治霍乱者临证时当明辨之，否则误人非浅。

痧 胀

江宁布政使黄花农之子桂卿 患痧胀，发热凛寒，头晕作恶，胸脘胀满，头面胸背手足发麻，竟有命在顷刻之势。余诊其六脉沉伏。此邪挟浊秽，遏抑气机，气道不通，血肉皆死。先刺少商穴两针，委中穴两针。用青钱着菜油刮颈项胸背，纹色紫黑，发麻稍定。方用香豆豉三钱，薄荷叶一钱，冬桑叶钱半，净银花三钱，象贝母三钱，大杏仁三钱，冬瓜子四钱，川通草五分，鲜竹茹一钱，鲜芦根二两。服一剂，即汗出热退而愈。

丹阳虞子垞之令堂　年已六十有五，忽患痧胀，腹痛作恶，目不见物，耳不闻声。急延余诊，脉皆沉伏。邪挟秽浊，闭塞气道。必须芳香解秽，宣通气机。方用香豆豉三钱，藿香梗钱半，冬桑叶钱半，象贝母三钱，大杏仁三钱，陈广皮一钱，川通草一钱，鲜佩兰一钱，佛手露二钱。一剂知，二剂已。

中　风

南京王春泉之母　年近古稀，病类中风，口眼㖞斜，神迷呓语，喉痛头眩，口渴引饮，舌苔黄腻，满布到尖，胸脘痞闷，肢节酸疼，饮食不进已三日，势濒于危。予往诊之，脉弦数而滑。阴血已虚，肝阳化风，挟痰热上灼胃阴心营。治必滋液息风，导痰下行。方用玄参钱半，北沙参四钱，嫩钩藤钱半，川贝母三钱，瓜蒌仁四钱，川石斛三钱，江枳壳一钱，僵蚕三钱，火麻仁五钱，竹沥二两，杏仁三钱。进一剂，大便畅行三次，痰从下泄，神识清，呓语止，胸腹皆舒，饮食渐进。照前方去麻仁，加鲜生地四钱，麦冬三钱，天花粉三钱，桑枝五钱。连进三剂，喉痛苔黄、口渴引饮、肢节酸疼皆退。照前方去北沙参，加西洋参三钱，生梨五片，荸荠五枚。调理兼旬而愈。

上海王和侯之令堂　口眼㖞斜，口干苔黄。延余诊之，脉来右关滑大。痰火消灼胃阴已著。方用川贝母三钱，天花粉三钱，川石斛三钱，直僵蚕三钱，钩藤钱半，麦冬三钱，橘红一钱，胆星五分，竹沥二两，羚羊角八分。连进十剂，痰火清而口眼正。惟神迷嗜卧，此心营虚而中气无主。改用吉林参须五分，甘草水炒远志五分，炒枣仁二钱，茯神二钱，当归二钱，橘红一钱，麦冬二钱，法半夏钱半，川贝母三钱，龙眼肉五枚。服六剂，神清而愈。

广东陈仰园　患类中，头晕面赤，心烦内热，右手足麻木不仁，势极可危。急延余诊，脉来弦滑数大。肝阳化风，挟痰热中络，偏枯已著。治必息风化痰，清热通络，方可向安。方用羚羊角一钱，川贝母三钱，天花粉三钱，川石斛三钱，陈橘红五分，僵蚕三钱，丝瓜络二钱，桑枝二钱，淡竹沥二两。连进三剂，头眩面赤、心烦内热皆退，右手足仍麻木不能举动。肝风鼓动之势虽平，痰热尚未尽化。照前方去僵蚕，加海蛤粉三钱，南沙参四钱，苡仁四钱，荸荠五枚。连进十剂，手足皆能运动。照前方加麦冬三钱，白芍钱半。再进十剂，手足麻木方止，步履如常而愈。

山东刘荫棠　患类中，神迷不语，肢冷汗多，势极危险。余诊其脉沉弱。阳气有散失之象，非比风痰阻窍，可用息风化痰之品，必须温补通阳，方可补救。乃予别直参三钱，制附子二钱，炙甘草一钱。一剂汗止肢温，再剂神清能言。照前方去附子，加枸杞子三钱，当归二钱，陈皮一钱，制半夏钱半，苁蓉三钱，白芍钱半，白术一钱，红枣五枚。连服十剂遂愈。

新简广东盐运使国都转旗人　出京赴任，道经沪上，忽患中风，神迷不语，右手足麻木不仁。就诊于余，诊脉浮弦缓滑。此外风挟痰中胃。祛风豁痰，尚可望愈。遂用双钩藤三钱，冬桑叶三钱，甘菊花二钱，化橘红一钱，制半夏钱半，川贝母三钱，直僵蚕二钱，竹沥二两，姜汁半匙冲服。连进二剂，而神清能言，右手运动如常，惟右腿足尚觉麻木酸痛，必须扶持而后可行。外风已解，胃气流行，而筋络中湿痰未化，营卫周流至此阻滞。治必清化络中痰湿，俾营卫通行无阻，方可投补。倘补之太早，致湿痰漫无出路，恐成偏枯。照前方去钩藤、桑叶，加丝瓜络三钱，桑枝三钱。都转急欲履新，更医竟投温补。闻得五六日后，舌强言謇，右半身不遂，竟成废人，甚可惜也。

上海钱润身之令堂　年届六旬，忽患中风，舌不能言，右手足麻木不仁。他医用至宝丹不应，又用保元汤，病转剧，神识昏迷。延余诊之，脉来浮弦滑数。此痰热内盛，牵引外风，阻塞清窍，机窍不灵，且风痰内中包络，神昏舌强，与治宜芳香宣窍者迥别，与气虚痰盛，气促汗多，治宜益气豁痰者，又复不同。遂用羚羊角一钱，双钩藤钱半，蝉衣一钱，川贝母三钱，天花粉三钱，川石斛三钱，橘红一钱，淡竹沥二两。服至六剂，舌即能言。照前方去蝉衣、钩藤，加南沙参四钱，丝瓜络钱半，桑枝三钱，麦冬三钱。连服十剂，右手足运动如常而愈。后三年复中而殁。

安徽杨妪　因郁怒仆地，不省人事，诊脉沉细。身凉喉无痰声，此气中也。中风身热，中气身凉。中风喉有痰声，中气喉无痰声。怒动肝气，挟痰阻窍，气有升而无降，厥逆所由来也。用陈皮一钱，制半夏钱半，川厚朴一钱，紫苏叶一钱，金香附钱半，白蔻仁一钱，竹沥二两，姜汁半匙。一剂而安。

痿

杨州严允之　腿足瘫痿，不能步履。余诊其脉沉细。湿热入络，营卫不能通行。方用萆薢钱半，苡仁四钱，地肤子三钱，五加皮二钱，宣木瓜钱半，西秦艽一钱，橘络钱半，丝瓜络钱半，北沙参四钱，大白芍钱半，川石斛三钱，川贝母三钱，桑枝三钱。连服三十剂而愈。

安徽汪庭熙　腿足作痛，不能步履。余诊脉细弦。湿痰入络，营卫交阻。方用全当归二钱，云茯苓二钱，苡仁四钱，茅术一钱，地肤子三钱，五加皮二钱，川贝母三钱，制半夏二钱，宣木瓜钱半，西秦艽一钱，陈广皮一钱，甜瓜子三钱，桑枝三钱。连服三十剂而愈。

南京马鹤年　咳嗽音喑，内热口干，肢节作痛，两手屈而不伸，两足痿躄而不能步履。余诊其脉弦大而滑。积湿生痰，积痰生热，流窜节络，营卫交阻。方用羚羊角一钱，川贝母三钱，川石斛三钱，天花粉三钱，北沙参四钱，牡丹皮二钱，赤芍药钱半，瓜蒌皮三钱，川楝肉钱半，丝瓜络钱半，鲜竹沥二两。服二十剂，语音亮而咳嗽止。再服二十剂，内热退而口干止。又服六十剂，手脚运动如常而愈。

江西王鹤龄 患阳痿且缩，肢节阴酸，精神委顿，呵欠时作。余诊其脉细弱。脾肾阳虚已极。用白术一钱，高丽参二钱，甘草一钱，制附片五钱，炮姜一钱，肉桂五分，黄芪一两半，鹿茸一钱，杜仲三钱，续断二钱，当归二钱，陈皮一钱，大枣三枚。连服十剂而愈。

祖怡注： 此用温补，参、附、姜、桂、茸，俱已全备，谁说费氏医学专主凉润哉！

痹

胞弟惠甫 嗜饮病痹，右腿足作痛，不能步履。家慈忧之，恐成残废。余诊脉弦细，是湿热入络所致。化湿通络，其痛自止。家慈曰："病果可愈，吾复何忧。"方用生苡仁四钱，川萆薢钱半，地肤子三钱，西秦艽一钱，南沙参四钱，川石斛三钱，象贝母三钱，鲜竹茹钱半，薄橘红五分，冬瓜子四钱，丝瓜络钱半，嫩桑枝八钱。连服十剂，腿痛已止，步履如常。

常熟屈大令 右手足不仁，艰于步履。延余诊治，脉来右寸关细滑。此气血皆虚，不能流灌筋节，湿痰乘虚入络，筋络因而不舒。方用青防风三钱煎汁，炒黄芪三两，全当归二钱，大白芍钱半，潞党参四钱，炙甘草一钱，制半夏钱半，陈橘络一钱，丝瓜络钱半，桑枝三钱，川贝母三钱，加姜汁廿滴，竹沥四两冲服。连进四十剂，手足运动如常。

相任注： 黄芪用至三两，谁说费氏只会用轻药而不会用重药呢？

孟河丁顺高 向来嗜饮，忽发热口干，肢节肿痛，不能行动。余诊脉浮弦滑数。外邪挟湿热，流入筋络分肉之间，营卫交阻。方用香豆豉三钱，黑山栀钱半，牛蒡子钱半，薄荷一钱，赤苓三钱，苡仁四钱，冬瓜子四钱，天花粉三钱，象贝母三钱，杏仁三钱，竹茹一钱。连进三剂，汗出热退，惟肢节仍肿痛，此外邪解而湿热未清也。照前方去豆豉、山栀、牛蒡、薄荷，加羚羊角一钱，五加皮二钱，地肤子三钱，丝瓜络钱半，桑枝三钱，鲜竹沥二两。连进六剂，肿痛皆止，筋络亦舒，霍然而愈。

广东陆云卿 患右手腕浮肿，筋络牵制，右膝膑肿痛，不能步履。余诊其脉，右寸关弦缓。肺胃湿热，流窜经络分肉之间。治必渗湿消痰，宣通筋络。方用苡仁四钱，茯苓三钱，地肤子三钱，五加皮二钱，甜瓜子二钱，川贝母三钱，瓜蒌皮二钱，杏仁三钱，秦艽一钱，橘红一钱，白蒺藜三钱，桑枝三钱。连进二剂，肿消痛止，行动如常而愈。

诸　痛

镜江吴君季农　患齿痛龈肿。外科指为牙痛，用凉药清热，齿龈痛肿更甚，又加胸脘气闷，夜难平卧，汗出颇多。余诊其脉弦细。此外感风邪，引动湿痰阻塞，胃气不降，郁而化热。经云：火郁发之。邪解气通，其热自清。用冬桑叶钱半，陈皮一钱，半夏钱半，象贝母三钱，厚朴花八分，台乌药一钱，苡仁二钱，茯苓二钱，冬瓜子四钱，佛手五分。两剂即愈。

金坛冯振清　右胁作痛，牵引胸腹，即大便频行，咳嗽口干。余诊其脉，右寸弦结。此肺郁不舒，经所谓肺心痛者是也。方用嫩桔梗一钱，粉甘草五分，大白芍钱半，南沙参四钱，甜杏仁三钱，薄橘红五分，冬瓜子四钱，一剂知，二剂已。

江西李德元　患胸脘作痛，咳嗽食少。余诊脉弦滑。此湿痰阻塞肺胃，气不下降。治宜化湿痰而肃肺胃，方为合法。方用酒炒薤白三钱，制半夏钱半，全瓜蒌三钱，橘红一钱，杏仁三钱，炙紫菀一钱，冬瓜子四钱。一剂痛止，再剂咳平，遂愈。

安徽陈竹亭　患胸腹作痛，心烦遗精。余诊其脉细弦。此胃气虚寒，而肝阳疏泄太过也。治必温胃清肝。方用别直参一钱，荜澄茄一钱，淡吴萸三分，陈广皮一钱，制半夏钱半，全当归二钱，左牡蛎四钱，广木香五分。连服八剂而愈。

如皋刘清溪　入夜脘痛，诸药不效。余诊脉弦大而牢。此瘀血阻气，徒调肝胃无益。方用延胡索一钱，金铃子钱半，红花五分，桃仁一钱，广木香五分，广陈皮一钱，当归二钱，丹参二钱。连服二剂，粪如胶漆而愈。

上海姚妪　胸腹作痛，饮食减少，数年图治无功。余诊其脉沉弦。此肝阳刑胃，胃气失降。酸苦泄肝，甘凉养胃，必能获效。遂用白芍钱半，牡蛎四钱，川楝肉钱半，木瓜钱半，酒炒黄连二分，吴茱萸一分，北沙参四钱，瓜蒌皮三钱，川石斛三钱，陈皮一钱。连进三十剂而痊愈。

上海吕润泉　右胁肋作痛异常，坐卧不安，已经匝月。就余治之，诊脉细弦。此肺阴虚而痰火盛也。遂用西洋参一钱，麦冬二钱，白芍钱半，甘草五分，酒炒黄连二分，吴茱萸一分，瓜蒌皮三钱，川石斛三钱，杏仁三钱，竹茹一钱，广皮五分。两剂而安。

松江朱君明昌　病胸胁作痛，服辛通药，其痛更甚，溲浊带血，茎中刺痛。西药治之，时减时增，反加呛咳吐血。就余诊治，脉象滑大而数。痰热阻气灼阴，阴液宣布无权，气机流行失职。遂用北沙参四钱，川石斛三钱，瓜蒌皮三钱，甜杏仁三钱，京玄参一钱，女贞子三钱，生白芍钱半，金铃子钱半，冬瓜子四钱，生熟谷芽各四钱，云茯神二钱，银杏肉十粒，莲子心五分。服六剂而安。

湖州施紫卿　胸腹作痛，陡然而来，截然而止，痛时口多清涎。余诊其脉细弦而结。此虫痛也。方用大雷丸三钱，使君子三钱，陈鹤虱三钱，南沙参四钱，川石斛三钱，陈广皮一钱，开口花椒子十粒。二剂，大便下虫一条而愈。

情 志

上海道袁海观 因事忧郁，胸腹胀懑不舒，纳谷不易运化，口干苔腻，神倦嗜卧。延余诊之，脉极沉细。此肝郁挟痰阻胃，气失通降。治必条达肝气，渗湿清热，令胃和自愈。方用川芎八分，香附钱半，黑山栀钱半，焦茅术一钱，六神曲三钱，石斛三钱，川贝三钱，南沙参四钱，陈皮一钱。连进六剂而愈。

淮安丁宝铨 患肝阳挟痰饮，常觉左胁肋气滞作痛不舒，喉痛偏左，牵引太阳作涨。遍治罔效，余诊脉沉细而弦。肝阳上升，挟痰饮阻气灼阴，宣布无权。当养阴清肝，兼蠲痰饮。方用玄参一钱，沙参四钱，蒌皮三钱，橘红八分，白蒺藜三钱，女贞子三钱，地肤子三钱，冬瓜子四钱，连皮苓四钱，旋覆花一钱，通天草三钱，金铃子钱半。连服十余剂而愈。

南京蒋星阶之夫人 内热口干，头眩目燥，胸脘胀懑，食入即吐，每日只进米汤数匙，夜不成寐。余诊脉细弦。此肝阳挟痰阻胃，气不下降。方用大白芍钱半，左牡蛎四钱，川楝肉钱半，北沙参四钱，大麦冬三钱，川石斛三钱，川贝母三钱，枳实一钱，橘红八分，竹茹一钱，冬瓜子四钱。连进五剂，吐止食进，每日可食米粥两碗。再进五剂，内热口干、头眩目燥皆退，夜寐亦酣而愈。

治广东梁君肝胃病方：

北沙参八两 杭麦冬六两 川贝母六两 白茯苓四两 杭白芍三两 煅研牡蛎八两 金铃子三两 黑山栀三两 绵杜仲六两 女贞子六两 杭菊花三两 瓜蒌皮六两 炒鸡金六两 煨枳壳二两 陈橘红二两

上十五味，取细粉，用川石斛六两，鲜荸荠去皮一斤，生熟谷芽各十二两，冬瓜子八两，煎汤法丸。每服二钱，开水送下。

湖北万欣陶之夫人 平时心悸头眩，腰酸腿麻，每发战栗，床皆震动，虽复重衾不暖。温补年余，病势反增。就治于余，诊得六脉沉细，左关带弦。是阴虚于下，阳升于上，灼津耗气，津亏气弱，不能卫外而砥中。非峻补真阴，苦以坚之，介以潜之，断难获效。遂用大生地四钱，明天冬二钱，大麦冬三钱，大白芍钱半，川黄柏一钱，川石斛三钱，败龟板四钱，左牡蛎四钱。进二剂，颇安。即照方连服三十剂，病乃霍然。万氏曰：前进温补阳气而危，今服育阴潜阳而愈。证固奇，而治法更奇。

祖怡注： 此肝病也。为温补所误，津液日涸，以致营卫俱涩，阳欲外达而不能，阴欲内守而不得。先生用育阴潜阳法，则木得滋养而欣欣向荣，气机通畅，营卫流行，尚何战栗畏寒之有！

镇江游桂馨之夫人 咳嗽内热，口干舌绛，腰痛肢酸，心悸头晕，自觉身非己有，夜不成寐，筋惕肉瞤，大便燥结，卧床半载，每日只饮米汤数匙。群医皆谓此证万无生理，延余诊之，脉来沉细而弦。每月天癸仍来，冲任之血未枯，元气何从散失！不过肝阳升逆，销铄肺胃阴液，肺失清肃之权，胃少冲和之气耳。病虽危，尚可治。桂翁喜出望外，急请处方。乃用吉林参一钱，西洋参一钱，麦冬二钱，川贝母三钱，川石斛三钱，九制熟地四钱，生龟板四钱，牡蛎四钱，炒枣仁二钱，川杜仲三钱，橘红五分，甘草三分，毛燕三钱绢包煎汤代水。连进五剂，内热口干、心悸头晕皆退，夜寐颇安，每日能进米粥三四盏。照前方再进五剂，咳嗽舌绛、腰痛肢酸、筋惕肉瞤皆愈，大便通畅，能起坐，每日可进干饭一盏、米粥三盏。肝阳升逆之势已平，肺胃有肃降之权。仍照前方，服至三十剂，即康复如初。

佚名 肝阳上亢，挟湿痰蒙蔽包络，神明无主，如浮云蔽日，虽照无光。神识乍清乍昧，时常喜哭，夜不成寐。包络受病，已无疑义。大便燥结，必五六日一行，或肌热，或手足心内热，无非痰火灼阴见症。辛凉清热，未免耗气伤津。脉来弦滑。清通神明，降火消痰，颇为合度。宜宗前法，更进一筹。

　　北沙参四钱　京玄参一钱　云茯神二钱　细木通一钱　薄橘红一钱　川贝母二钱

　　天竺黄五分　陈胆星五分　瓜蒌皮三钱　江枳壳一钱　鲜竹茹一钱　钩藤钩一钱半

　　甜杏仁三钱　川雅连一分　荸荠五枚　牛黄末五厘，过服

佚名 抑郁伤肝，火升无制，挟痰销铄心营，神魂飞越，夜不成寐，喜笑呓语，坐立倾斜。经谓：神伤则惧恐自失，魂伤则不正当人。脉沉细而弦。宜清火化痰，镇魂安神。

　　北沙参四钱　大麦冬三钱　云茯神二钱　川贝母三钱　羚羊角五分　乌犀角五分

　　苍龙齿四钱　左牡蛎四钱　生鳖甲四钱　陈胆星一钱　甘草五分　薄橘红一钱

　　鲜竹沥二两，冲服　灯心三尺

孟河丘禧保 神昏面赤，口噤不语，喉有痰声，诊脉弦滑数大。向来嗜酒，积湿生痰，积痰生热，引动肝风，上扰包络，神明出入之窍皆闭。用至宝丹一分，开水化服。神识即清，面赤痰声皆退，惟舌本强硬，语言謇涩。肝风鼓动之势虽平，络中痰热未化。用珍珠一分，牛黄一分，琥珀三分，均研末过服。天花粉三钱，川贝母三钱，化橘红五分，鲜竹沥四两，姜汁三滴冲服。连进三剂，舌转能言而安。

佚名 肺金清肃之令下行，呛咳咯血、内热口干、苔黄耳鸣皆退，但时有神昏发厥，肢节抽掣。肾阴久虚，水不涵木，肝阳化为风火，挟痰上阻包络，神明无主。脉来弦滑。治宜益肾清肝，兼化痰热。

　　北沙参四钱　麦门冬二钱　青龙齿三钱　左牡蛎四钱　云茯神三钱　川石斛三钱

　　川贝母三钱　黑料豆三钱　嫩钩藤一钱半　炙僵蚕二钱　江枳壳一钱　淡竹茹一钱

黑沉香_{二分，磨冲}　青铅_{一两，先煎}

安徽程柏甫之令弟　猝然神昏发厥，肢节抽掣，口眼牵动。余诊脉细弦。此肾失封藏，肝阳上越，扰乱神明，与痰厥迥别。用大生地四钱，天冬三钱，麦冬三钱，牡蛎四钱，龙齿三钱，白芍钱半，石斛四钱，败龟板四钱，青铅二两。进一剂，厥止神清。照前方加西洋参钱半。连服十剂而愈。

高邮杨蕙亭　患痫病，脘闷头眩，神昏发厥，肢节抽掣。余诊脉沉弦而滑。肝风内动，挟痰上扰包络，神明无主。治宜息风镇逆，消痰清络。方用玄参一钱，大麦冬三钱，白茯神二钱，黑沉香三分，黑料豆三钱，左牡蛎四钱，花龙齿二钱，陈广皮一钱，制半夏钱半，川贝母三钱，僵蚕三钱，江枳壳一钱，竹茹一钱，嫩钩藤钱半，琥珀屑五厘。连进三十剂，遂愈。

佚名　肝阳升腾之势渐平，津液可能宣布，内热口干已减，但颈生瘰疬偏右，腋下又结成痰核。脾肾久虚，痰热蕴结，耗气灼阴。脉弦略减，沉滑如前。宜宗前法，以丸方善其后。

西洋参_{三两}　大麦冬_{六两}　川贝母_{六两}　瓜蒌皮_{六两}　云茯苓_{四两}　女贞子_{六两}

橘红_{一两}　白矾_{三两}　糯米_{八两}

上九味，依法取粉，用石斛六两，竹茹三两，荸荠十二两，煎浓汤法丸。每日服三钱，开水送下。

不 寐

松江于君佑青　癸丑仲冬，因感冒后，心烦懊侬，彻夜不寐，火升面热，目赤夜痛，饮食不进已经五日，势濒于危。延余往诊，风雪交加，寒气极重，诊脉细弱。胃阴已虚，中无砥柱，肝阳上亢，挟痰热上蒸清道。胃病则生化源穷，关系甚大。必须甘润养胃。若能胃阴来复，则痰火自平。最忌苦寒伤中。检前服药方多用黄连，病情因此增剧。遂用北沙参四钱，大麦冬三钱，粉甘草五分，生枳壳一钱，生石决四钱，川贝母三钱，瓜蒌皮三钱，川石斛三钱，冬瓜子四钱，生熟谷芽各四钱，鲜竹茹一钱。一剂，夜寐颇安，能进米粥二盏。照前方又服一剂，心烦懊侬、目赤夜痛皆退，能进干饭二盏。照前方加海浮石三钱。再服一剂，眠食俱佳，精神振作，病已霍然。

广东李茂堂　心悸不寐，右足趾作痛，牵引足跗，鼻塞涕多。此中虚血亏，湿痰入络，而兼感冒也。须补散兼行，化痰通络，方合法度。方用吉林参须五分，嫩苏梗一钱，陈广皮一钱，制半夏钱半，象贝母三钱，苡仁四钱，左秦艽一钱，杏仁三钱，瓜蒌三钱，地肤子三钱，五加皮二钱，甜瓜子三钱，北秫米三钱，嫩桑枝三钱。连进三剂，鼻通涕少，右足趾作痛已止，夜寐亦酣。外邪清而湿痰化，足筋自舒。改用别直参一钱，全当归二钱，陈广皮一钱，制半夏钱半，象贝母三钱，柏子仁二钱，云茯神二钱，北秫米三钱，龙眼肉五枚。服六剂而愈。

广东姚仁峰 心悸不寐，肢麻怯冷，食入作吐。余诊其脉左弦右缓。中气久虚，湿痰阻胃。遂用高丽参一钱，茯神二钱，白术一钱，当归二钱，枣仁钱半，远志八分，广皮一钱，半夏钱半，茅术一钱，木香五分，砂仁一钱，炮姜八分，龙眼肉三枚。连服十剂而愈。

苏松太镇台张韶臣 彻夜不寐，心烦懊憹，难以名状，遗精阳痿，已经年余，遍治罔效。延余诊视，脉来弦大而滑。此阴虚阳亢，心肾不交。治必育阴潜阳。方用大生地三钱，龟板四钱，牡蛎四钱，女贞子三钱，杭白芍钱半，大麦冬三钱，川石斛三钱，陈橘红五分，白茯神二钱，鸡子黄一个冲服。连进三十剂，心烦懊憹已止，入夜能寐而未酣畅，遗精阳痿仍然。肝阳已平，心肾交通，肾阴尚虚，精气不固。照前方加九制熟地三钱，川黄柏一钱，猪脊髓一条。接服五十剂，遗精止而阳刚振。张氏年已五旬，尚无嗣续，来年妾生一子。张氏喜甚，因问曰："遗精烦躁，彻夜不寐，固是阴虚阳盛，至于阳痿，多属阳虚。前服鹿茸，阳痿更甚，今服补阴药，阳刚即振，而且得子，此何理也？"答曰："孟子谓七八月之间旱，则苗槁矣；天油然作云，沛然下雨，则苗勃然兴之矣。可为此证铁板注脚。"张氏为之首肯。

遗　精

佚名 脾肾久虚，中无砥柱之权，下失封藏之固。屡次遗精，胸腹作胀，呛咳气急。积湿生痰，阻塞肺胃，气不通降。脉来弦滑。治宜脾肾并培，兼化湿痰。

　　冬青子三钱　大白芍一钱半　左牡蛎四钱　生杜仲三钱　象贝母三钱　瓜蒌皮三钱

　　南沙参四钱　陈橘红八分　冬瓜子四钱　甜杏仁三钱　炙内金三钱　生谷芽四钱

　　熟谷芽四钱

南京金君利生 患腿足软弱无力，行动时常倾跌，遗精音喑，内热食少，心悸耳鸣。精虚及气，中难提挈，下失封藏。脉来细弱。平日利湿太过，精气皆伤。治当益气固精。方用潞党参四钱，西洋参一钱，绵黄芪七钱，甘草五分，杜仲三钱，女贞子三钱，白芍钱半，柏子仁二钱，黑料豆三钱，瓜蒌皮二钱，石斛三钱，陈皮一钱，竹茹一钱，荷叶一角。服三十剂而愈。

佚名 经谓：肾藏精。屡次遗精，肾阴久虚，封藏不固，已可概见。劳力伤脾，中无砥柱，精神委顿，四肢无力，脉来沉细而弦。治宜脾肾并补，兼固精气。

　　人参须五分　西洋参一钱　大麦冬三钱　左牡蛎四钱　女贞子三钱　大白芍一钱半

　　川石斛三钱　生甘草五分　陈皮一钱　冬瓜子四钱　生熟谷芽各四钱　荷叶一角

南汇沈仲明 遗精心悸，肌肉暴瘦，脉来沉细。肾阴久虚，封藏不固，中气更亏，不能摄精。方用别直参三钱，黄芪三钱，甘草五分，大生地三钱，潼沙苑三钱，白芍钱半，牡蛎四钱，麦冬三钱，莲子十粒。连服三十剂，遗精止而肌肉丰。

佚名 肝阳疏泄之势渐平，下元封藏已固，遗精已止，内热盗汗均退，惟间或口干，劳动则气急，脉来细缓。肾阴尚虚，气不收纳。经谓：损其肾者益其精。治宜补肾益气，兼清肝阳。

西洋参二钱　大麦冬三钱　上沉香二分　大生地三钱　生杜仲三钱　左牡蛎四钱

苍龙齿二钱　冬青子三钱　生白芍一钱半　川石斛三钱　生甘草五分　陈橘红八分

佩兰叶一钱　冬瓜子四钱　生熟谷芽各四钱　莲子十粒，去心

佚名 胸脘痞闷、短气头眩、手指麻木已退，肝阳渐平，胃气宣布。惟肾阴久亏，摄纳无权，遗精眼花，见色流精，小溲甚多，不能静坐。脉弦之象稍减，沉细如常。宜宗前法进治。

人参须五分　西洋参一钱　生白芍一钱半　女贞子三钱　白莲须一钱　生杜仲三钱

黑料豆三钱　广皮白五分　剪芡实三钱　炙内金三钱　大麦冬二钱　荷叶一角

福建高君镜心 病阳缩囊冷，小溲带浊，遗精腰痛，腿软头痛，内热不寐，饮食少进，手冷出汗，脉极弦细。肾阴久虚，封藏不固，肝阳上亢，销铄津液，阴伤及气，中无砥柱。治宜益肾清肝，培养中气。方用吉林参五分，西洋参钱半，杜仲三钱，川续断二钱，女贞子三钱，白芍钱半，甘草五分，麦冬三钱，石斛三钱，陈皮一钱，冬瓜子四钱，云茯神二钱，生熟谷芽各四钱，银杏肉十粒，珍珠粉一分，过服。连服二十剂而愈。

通州魏仲宣 遗精心悸，腰疼腿酸，肌热头痛，口干胸闷。此心肾俱亏，而兼邪热灼津。治必先生津泄邪，俟邪清而后培养心肾。方用石斛三钱，天花粉三钱，甘草五分，豆豉三钱，黑山栀钱半，冬瓜子四钱，生谷芽四钱，广皮白五分，鲜竹茹一钱，冬桑叶一钱，荷叶一角。进两剂，热退脘舒，头痛口干皆止。邪热已清，当培补心肾。改用西洋参一钱，大麦冬三钱，杜仲三钱，白芍钱半，女贞子三钱，川石斛三钱，广皮一钱，大生地三钱，黑料豆三钱，龙眼肉十枚，荷叶一角。续服十剂而愈。

虚　劳

台州李子华 内热溲赤，口渴引饮。医用养阴药，病反增剧。余诊其脉沉弱无力。此气虚不能化津。经谓：中气不足，溲便为之变。可为此证实据。遂用黄芪三钱，高丽参二钱，甘草一钱，当归二钱，枸杞子三钱，陈皮一钱，半夏钱半，白术一钱，茯苓二钱，大枣三枚。连进十剂而愈。

湖南王石庵 胸腹作痛，得食则安，大便溏泄肢冷，诊脉细弱。此脾虚也。当甘温扶中。方用别直参二钱，益智仁钱半，大白芍钱半，粉甘草五分，陈广皮一钱，大枣二枚。五剂即愈。

湖南谭馥亭　心悸火升，头眩汗多，遍治无功。延余诊之，脉极沉细。此血虚也。当温养血分，方用枸杞子三钱，全当归二钱，柏子仁二钱，云茯神二钱，淮小麦三钱，甘草三分，大枣三枚。连服十剂，即霍然。

秦州卢君瑞卿　病气自少腹上冲胸脘作痛，懊憹内热，头汗如雨，痰内带血，脉来沉弦。肾阴久虚，水不涵木，肝阳升腾无制，销铄肺胃阴液。法当益肾清肝。方用女贞子三钱，白芍钱半，川杜仲三钱，羚羊角五分，黑山栀钱半，玄参一钱，西洋参一钱，鲜生地三钱，川楝肉钱半，川石斛三钱，川贝母三钱，瓜蒌皮三钱，鲜竹茹一钱，冬瓜子四钱，冬虫夏草一钱。连服三十剂而愈。

上海吕小岩　患咳嗽后右胁肋痛不可忍，已经月余，遍治罔效。精神委顿，头眩口干。余诊右寸脉极沉细。此肺虚而气不下降也。当清补肺阴，辛通苦降。方用西洋参一钱，麦冬三钱，白芍钱半，甘草五分，石斛三钱，蒌皮三钱，酒炒黄连一分，吴茱萸一分，燕窝根钱半，南枣三枚。一剂痛减大半，再剂霍然。

祖怡注：咳嗽胁痛，似乎结胸痰饮，而此用凉润而愈。盖此胁痛是肝气，故用黄连、吴萸。而头眩亦非痰饮之头眩，口干亦非浊水不化、津液不生之口干，又必前医已多进温燥之剂，故此药二进而即痊。

徽州张芝圃　咳嗽半年，所奇者每咳痰内必带毛如毫毛，诊脉右寸细如蛛丝。经谓：肺合皮毛。此岂肺气大虚，不能托毛外长，而倒生于里耶！人有毫毛，犹地有草木，全是生生之气敷布于外。此证非大补肺气不为功。遂用潞党参四钱，绵黄芪三钱，大白芍钱半，粉甘草一钱。连服三十剂而痊愈。

祖怡注：此等方用药并不奇，分量亦并不重。所难学者，在处方之时能决其为肺虚，而绝非别证。服数剂后，尚未大效之时，能把握得定，必须至三十剂乃愈。若在他人，则鲜有不为动摇者。一有动摇，而另易一方，则前功尽弃矣。然谓肺虚而毛倒生于里，乃不经之谈。

湖北朱荫辉　咳嗽腹痛，肢冷神倦。余诊其脉微弦。是气液皆虚，中无砥柱，肝阳上灼肺阴，清肃无权。用党参三钱，黄芪二钱，甘草五分，白芍钱半，沙参四钱，川石斛三钱，肥玉竹三钱，燕窝根钱半，陈皮白八分。连进五剂，咳嗽腹痛皆止，四肢温和，精神振作。此气液已复，而肝阳未平，故时觉心烦内热，口干头眩。改用沙参四钱，麦冬三钱，川石斛三钱，天花粉三钱，黑山栀钱半，菊花二钱，甘草五分，贝母一钱，竹茹一钱。连进四剂，心烦内热、口干头眩皆退，惟间或遗精，此肾阴虚也。用补肾固精，遂愈。

上海孙莲卿　患遗精。医用涩精固气，梦遗更甚，反加内热口渴，粒米不能下咽，每日只饮米汤数匙，神疲嗜卧，坐起即头晕难支。余诊其脉弦细。此肝阳疏泄太过，精不藏而下泄。固涩精气，肝阳转逆升而上，销铄胃阴，胃阴虚而气不下降，势将阴涸阳越。治必清肝阳，养胃阴，令谷气内充，化生阴液，方有转机。方用北沙参四钱，麦冬三钱，川石斛四钱，杭白芍钱半，生甘草三分，冬瓜子四钱，生谷芽四钱，白莲子十粒。进五剂，内热口渴皆退，米粥每日可进四五盏。再服五剂，能起坐，精神振作，每日可进干饭三盏。照前方连服十剂，眠食如常，遗精亦止，遂愈。

太仓周兰荪 腰痛遗精，腿足酸软，内热口干，饮食少进。养胃阴而大效。照前方加女贞子三钱，黑料豆三钱而愈。

嘉兴张吉甫 头眩眼花，内热口干，不思饮食，惊恐盗汗。亦养胃阴而大效。照前方去谷芽，加浮小麦五钱而愈。

苏州王瑞卿 咳嗽吐血，内热口干，肌肉消瘦，精神委顿，纳谷日减。亦养胃阴而大效。照前方去麦冬，加川贝母三钱，毛燕三钱而愈。

江西萧月楼 大便溏泄，内热口干，饮食减少，四肢无力，神倦嗜卧。养胃阴兼益气而大效。照前方加别直参一钱而愈。

湖北熊少梅 心悸懊憹，内热口干，食少自汗，头眩神疲。养胃阴兼益气而大效。照前方加别直参一钱，川贝母三钱而愈。余思肾虚补肾，脾虚补脾，惟胃气调和者相宜。若胃气不和，则滋补肾阴，徒令凝滞在脘，温补脾阳，反至劫烁胃阴，饮食日减，虚何由复？经谓：有胃气则生，无胃气则死。又谓胃为水谷之海，五脏六腑之大原。足见一身气血，皆从胃中谷气生化而来。胃病则宜调胃，若五脏无论何脏虚而关于胃者，必从胃治。胃气有权，脏虚皆可弥补，故胃之关系于一身最重。余治虚证，人视为万无生理者，胃阴虚即养胃阴，胃阴虚，胃气亦虚，即养胃阴兼益胃气，无不应手取效，转危为安。生平治虚证，别有心得者在此。此类甚多，难以枚举，聊出以上六例，以告来学。凡遇虚证，千万勿忘有顾胃救人之第一必效之法在。

祖怡注： 先生之于治胃，可谓知其要者，一言而终矣。一生心得，和盘托出，不以私其子孙，非有高度责任心之良医而何！

脱

浙江巡抚余晋珊之第六子述珊 自觉气从少腹上冲至咽，即心烦头眩，小溲频数，汗出如雨，肢冷如冰。医因素体多痰，专行消痰顺气，初服颇安，后乃举发更甚，颧红气促，顷刻有欲脱之象。急延余诊，脉来细如蛛丝。此阴虚于下，阳越于上，阴阳枢纽势欲脱离。治必填补真阴，从阴引阳，则真阳方可下潜。遂用九制熟地八钱，川杜仲三钱，河车一具，上肉桂三分，吉林参一钱，大麦冬三钱。明天冬二钱，大白芍钱半，左牡蛎四钱，花龙骨二钱，陈广皮一钱，川贝母二钱，制半夏钱半，猪尿泡一个同煎。连服三剂，诸恙皆退。照前方去猪尿泡，加猪脊髓四两，牛骨髓二两，羊骨髓二两，煎汤代水，服至百剂而愈。

盛杏荪第七女之乳妈 咳嗽月余，气喘汗多，不省人事。诸医束手无策，就治于余，脉来细如蛛丝。此下元封藏不固，真阳从此上越，竟成脱象。急用人参一钱，九制熟地四钱，紫河车四钱，杜仲三钱，五味子五分，麦冬三钱，煎成灌之，即神识清楚，汗止喘平。真阳下潜，无飞越之虞，而阴液内损，肺失清肃，呛咳仍作。照前方去五味、河车、麦冬、人参，加北沙参四钱，川石斛三钱，川贝母二钱，毛燕三钱绢包煎汤代水。连服十剂，咳止而愈。

宁波张姓，忘其名 咳嗽半年，忽气喘神迷欲脱。就治于余，诊其脉细弱。此肝肾皆虚，气不归原而浮于上，脱象已著。幸头面无汗，尚可挽回。方用人参一钱，九制熟地四钱，川杜仲三钱，牡蛎四钱，蛤蚧尾一对，白芍药钱半，橘红五分。一剂喘平神清。照方加西洋参一钱，川贝母二钱。连服三十剂而愈。

徽州程荫溪 呕吐如茶叶末状半盆，遂神昏不省人事，汗出肢冷，唇舌俱白。诊脉细如蛛丝。胃中瘀浊虽去，而气液伤残，中无砥柱，竟是脱象。若进药稍缓，恐不及救。用别直参三钱，连心麦冬三钱，五味子三分。急火煎成灌之。约一刻，汗止肢温，神清能言。照前方去五味子，加白芍钱半，粉甘草五分，制半夏钱半。连服三剂，病乃霍然。

痰 饮

广东杨君咏史 病胸腹贲响作胀，呕吐清水痰涎，饮食少进。予诊脉沉弦。中阳不振，湿饮停聚，胃失降令。用高丽参一钱，白茯苓二钱，茅苍术钱半，甘草五分，肉桂五分，干姜一钱，半夏三钱，广皮一钱，大枣三枚。连服十剂而愈。

扬州徐君吉人 患痰饮，胸腹贲响胀痛，呕吐泄泻，吞酸嗳腐，饮食少进。予诊脉沉弦。脾虚不运，积湿生痰，阻气停饮。治当健脾燥湿，化痰涤饮。方用高丽参一钱，茅苍术二钱，广皮一钱，半夏三钱，茯苓二钱，干姜八分，川贝母三钱，金香附钱半，荜澄茄一钱，炙内金三钱，六神曲三钱，冬瓜子四钱，大枣三枚。连进十剂，病即霍然。

佚名 脾土久虚，运化无权，积湿生痰，阻塞肺气，清肃之气不能下行。呛咳气喘，脘闷鼻塞，甚则喉际痰声漉漉，寝食俱废，脉来沉弦而滑。治宜健脾渗湿，化痰肃肺。

全当归二钱 赤茯苓二钱 苡仁三钱 薄橘红一钱 制半夏一钱半 莱菔子二钱

白芥子一钱 紫苏子一钱半 炙紫菀一钱 象贝母三钱 瓜蒌皮三钱 海浮石三钱

光杏仁三钱 冬瓜子四钱 淡豆豉一钱半

脾土久虚，运化无权，积湿无从宣泄，蕴结于中，阻塞胃气，宣布失职。胸腹不舒，纳谷无多，大便溏薄，脉来沉细而弦。治宜健脾化湿，兼和胃气。

吉林参须八分　　赤茯苓三钱　　焦茅术一钱半　　陈广皮一钱　　制半夏一钱半

川朴花五分　　生熟谷芽各四钱　　连壳蔻八分　　粉甘草五分　　冬瓜子四钱　　大枣二枚

佚名　阴血久虚，肝阳上亢，挟湿痰阻塞包络，胃气宣布无权。脘闷气郁，目泪时下，肢节麻木阴酸，胸腹作胀，头眩欲跌，脉来沉弦而滑。治宜化湿消痰，清肝和胃。

吉林参须五分　　云茯神二钱　　左牡蛎四钱　　制半夏三钱　　川楝肉一钱半　　橘红一钱

花龙齿二钱　　黑料豆三钱　　川贝母二钱　　海浮石三钱　　直僵蚕二钱　　钩藤钩一钱半

鲜竹茹一钱

常熟吴莘韶　得奇疾，饮食不知饥饱，衣服不知寒暖，形同木偶，遍治无功。就余诊视，脉来右关细滑。是痰阻胃气，宣布无权。用白金丸三钱，粳米汤送下。大便连行三次，黏腻如膏，复咳吐痰数盏。改用川贝母三钱，瓜蒌皮三钱，川石斛三钱，甜杏仁三钱，南沙参四钱，生甘草五分，鲜竹茹一钱。连服三剂，其病若失。徐灵胎云，自古奇疾多属于痰。诚哉是言！

祖怡注：既是痰疾，何以不用滚痰丸？而只用白金丸三钱一次，旋改用轻剂清品，且佐以沙参、甘草养胃。只因右关虽滑而细，不欲药过病所。此先生家学，医之所以为醇也。

佚名　湿痰渐化，肺金清肃之令下行，呛咳气喘未发。但饮食稍多，即难运化，胸脘不舒，脾土未健，胃纳不易复元。脉来沉细。治宜温运脾土，兼参化痰肃肺。

人参须八分　　全当归二钱　　川杜仲三钱　　黑料豆三钱　　海浮石三钱　　制半夏一钱半

神曲三钱　　化橘红一钱　　紫苏子一钱半　　江枳壳一钱　　瓜蒌皮三钱　　炙紫菀一钱

川贝母三钱　　光杏仁三钱　　苡仁三钱　　冬瓜子四钱　　陈香橼皮一钱

又　善后丸方：

参须二两　　全当归四两　　生苡仁六两　　茅术一斤，黑芝麻拌蒸　　川杜仲六两

川贝母六两　　云茯苓四两　　黑料豆六两　　瓜蒌皮六两　　制半夏三两

薄橘红三两　　海浮石六两，煅研　　面煨枳壳二两　　紫苏子三两　　炙紫菀二两

光杏仁六两

前药依法取粉，用大黑枣一斤，冬瓜子八两，煎浓汁法丸。每日服三钱，开水送下。

相任注：此方用许学士治痰饮结成窠囊法，所以茅术、大枣，各重用至一斤，余药皆用普通分量，不过佐使而已。

嘉兴钱孟芝　舌不能言，遍治罔效。余诊其脉，左寸滑数。此痰火蒙蔽包络，机窍不灵。吕元膺治此证，每用芳香宣窍。遂用至宝丹一分，凉开水调服。连进二次，舌即能言，而不甚清楚。改用犀牛黄末一分过服，连心翘一钱，玄参一钱，甘草水炒

远志五分，麦冬三钱，羚羊角一钱，茯神二钱，川贝母三钱，天花粉三钱，石菖蒲五分，淡竹沥二两。服至十剂，络中痰火全清，语言如常而痊。

广东周佐庭　患神识不清，易忘前言。延余诊之，脉来弦滑。是痰火上蔽包络，神明无主。清火豁痰，神明自能复辟。方用羚羊角一钱，黄连三分，贝母三钱，瓜蒌三钱，玄参一钱，茯神二钱，橘红五分，竹沥二两。一剂即痊。

直隶劝业道孙荫庭之夫人　忧郁病狂，神识迷昧，日夜悲哭不休，语无伦次，诊脉弦滑。痰火蒙蔽包络，神明无主。清火化痰，古人有成法，最要引包络中痰火下出小肠，神明自能复辟。方用玄参一钱，麦冬三钱，茯神二钱，酒炒木通一钱，酒炒黄连二分，羚羊角钱半，生石决四钱，川贝母三钱，蒌皮三钱，橘红八分，天竺黄五分，鲜竹茹钱半，鲜竹沥二两冲服。进一剂，大便顺行三次，神识清而悲哭止。

复诊　照前方加牛黄末一分过服。再进一剂，其病若失。何仲吕孝廉精于医，问病愈何速。答以痰火下有出路。仲吕首肯者再。

狼山镇台曹肯堂　壬辰春，忽病狂。延余诊之，脉来弦滑而大。此胃中痰火，上蒸包络，神明无主。非清火消痰，神明安能复辟。方用牛黄一分过服，酒炒川连三分，酒炒木通一钱，羚羊角一钱，粉丹皮二钱，玄参一钱，麦冬二钱，川贝三钱，天花粉三钱，竹沥二两。连进三十剂，神识已清。惟遇事不遂意，其病即发。胃中痰火未清已著。遂以法击之，吐胶痰升余，病即霍然。

知武进县事鹿伯元　戊寅秋，晋省回署，忽便血，后即昏不知人，口噤不语。合署张皇无措。乃弟季元孝廉，特遣纪延余往诊，至署时已三更，诊脉右关弦滑，左寸洪大。此胃中痰火上升，蒙蔽包络，神明无主，势虽重，尚可治。用酒炒黄连五分，连翘心一钱，贝母三钱，天花粉三钱，竹沥四两。煎成进药，将近五更。至黎明，神识清楚，口开能言。再进而跃然起。

江宁蒋瑞生　初病胸脘觉冷，口多涎沫皆冷。医用二陈、平胃不应，用附子理中汤，其冷更甚，即饮滚水，尚不觉热。粒米不进，已经六日，势濒于危。就治于余，诊脉沉细而弦。此胃有蕴热，煎熬津液，化为痰涎，一团涎沫之中，正气流行不到，故胸脘觉冷，口多冷沫。今误认虚寒，用辛热通阳，反助火劫阴，津液尽化为痰，胃阴将涸，故粒米不能下咽。治必清胃热，养胃阴，令热去津生，胃气宣布，涎沫自消。方用天花粉三钱，石斛三钱，北沙参三钱，麦冬三钱，甘草四分，白芍钱半。一剂，冷涎已减，饮食渐进。再剂，涎沫全无，知饥能食。照方加大生地三钱。连服五剂，即康复如初。

祖怡注：此先生养胃阴之妙方也。不用痰药而痰自化，可知痰涎即津液也，津液为辛热误劫而为痰，即因养阴而恢复，所难者知其胃有蕴热也。

咳哮喘

南京蒋寿山 发热咳嗽，烦躁难以名状。余诊脉弦滑。邪热挟痰，销铄肺津。治必生津泄邪，清热豁痰。方用香豆豉三钱，黑山栀钱半，冬桑叶一钱，薄荷叶一钱，天花粉三钱，象贝母三钱，瓜蒌皮三钱，冬瓜子四钱，鲜竹沥二两。进二服，热退躁止。惟咳嗽口干引饮，苔黄溲赤，此邪热外泄，而痰热末清也。照前方去豆豉、山栀、薄荷，加石斛三钱，竹茹钱半，梨五片。进两剂，口干引饮、苔黄溲赤皆退。惟咳嗽尚未止，痰热虽化，肺津暗耗，清肃无权。照前方去桑叶、象贝、竹沥，加南沙参四钱，川贝母三钱，杭菊花钱半。连进三剂，霍然而愈。

安徽余仲庚 先受风而后受寒，咳嗽气急，喉有痰声，脉来浮弦。治必泄邪肃肺。方用苏梗钱半，牛蒡子钱半，苦杏仁三钱，瓜蒌仁三钱，橘红一钱，甘草四分，冬瓜子四钱。连服二剂而愈。

山西任静斋 患呛咳气喘，诊脉细弦。系肾阴久虚，肝阳上灼肺阴，清肃无权。法当育阴制阳。方用北沙参四钱，生杜仲三钱，女贞子三钱，白芍钱半，甘草五分，大生地三钱，川贝母三钱，瓜蒌皮三钱，川石斛三钱，杏仁三钱，冬瓜子四钱。连服十剂，病乃霍然。

常州瞿梅阁 咳嗽哮喘，举发无常，甚则喉际痰声漉漉，寝食俱废，诊脉沉细而弦。风寒挟痰饮阻肺，清肃之令不能下行。方用薄橘红一钱，云茯苓二钱，制半夏钱半，苏子三钱，紫菀一钱，杏仁三钱，苡仁三钱，当归二钱，煨姜二片，大枣两枚。服六十剂而霍然。

东台石品山 患咳嗽哮喘，喉际痰声漉漉，举发无常。发时自觉胸脘热盛，心烦不安，苔黄口干，脉来滑大。此痰火销铄肺阴，清肃无权。辛温逐饮，反劫阴液而助痰火，所以遍治无功。遂用沙参四钱，麦冬三钱，豆豉二钱，象贝母三钱，蒌皮三钱，杏仁三钱，石斛三钱，冬瓜子四钱，竹茹一钱，竹沥二两。进八剂，有卓效。再加女贞子三钱，杜仲三钱。服二十剂，痊愈。

淮安任守谦 咳嗽痰多，脘懑作吐，举发无常，进辛温发散，病益剧。肺俞穴畏寒，必须棉裹，诊脉沉细而弦。前因发散太过，肺胃气液皆虚，湿痰阻气，肃降无权。治必培养气液，兼化湿痰，方能奏效。用吉林参须五分，北沙参四钱，燕窝根钱半，川贝母三钱，紫菀一钱，橘红一钱，枳壳一钱，海浮石三钱，杏仁三钱，冬瓜子四钱，红枣五枚。服两剂，颇效。连服十剂，遂愈。

四川倪淑 素精医理，因公来沪贤劳，咳嗽气喘，夜难平卧，请医投以补肾纳气，不应。更医用通阳涤饮，病转剧。口渴引饮，大便溏泄。倪氏年近古稀，自觉支持不住，延余诊之，脉来沉滑。此痰热销铄肺阴，肃降无权。补肾纳气，滋腻未免碍痰。

通阳涤饮，辛温反劫阴助火，火盛灼津，津枯失润。乃以生梨切片频进。方用北沙参三钱，川贝母三钱，瓜蒌皮三钱，川石斛三钱，生甘草四分，生白芍钱半，甜杏仁三钱，冬瓜子四钱，鲜竹沥二两。连服二剂，口渴便泄已止，喘咳渐平，卧能着枕。照前方加海浮石三钱，荸荠五枚。再服二剂，咳嗽气喘皆平，夜寐甚安。照前方去竹沥，加吉林人参须一钱，淡竹茹一钱。进服六剂，眠食俱佳，精神振作而愈。

溧阳洪瑞初之夫人　咳嗽哮喘，喉际痰声漉漉，口渴引饮，夜坐隐几而卧，诊脉弦滑洪大。此痰火销铄肺阴，肺气肃降无权。辛温祛寒涤饮，反为痰火树帜而劫肺阴。用梨汁、荸荠汁、芦根汁、冬萝卜汁、鲜竹沥隔汤炖温，连进二次，喘咳皆平，即能平卧。方用南沙参四钱，川贝母三钱，瓜蒌皮三钱，甜杏仁三钱，苡仁三钱，冬瓜子四钱，海浮石三钱，鲜竹茹一钱。服五剂，口渴止而病若失。

山西李云生　咳嗽气喘，每夜趺坐隐几而卧，已经旬日。势已不支，延余诊之，脉来细弦。此肝阳上灼肺阴，肺失清肃之权，非痰饮也。消痰涤饮，药皆辛温，反伤肺阴，而助木火升逆之势。遂用北沙参四钱，生石决四钱，女贞子三钱，牡丹皮二钱，川贝母三钱，瓜蒌皮三钱，川石斛三钱，甜杏仁三钱，冬瓜子四钱。连进二剂，喘咳皆平，夜能安卧。照前方加大白芍钱半，黑料豆三钱。进六剂，痊愈。

孟河都司刘文轩之太夫人　发热，汗出不解，咳嗽气喘，苔黄带灰，胸腹胀痛，势濒于危。急延余诊，脉来沉滑。此痰滞交阻，肺胃失肃降之权，非攻下不可。遂用礞石滚痰丸五钱，淡姜汤送下。服后大便即行，热退痛止，喘咳皆平。太夫人性不喜药，以饮食调养而安。

肺痈

四川卓君少梅　患肺痈，兼感风邪。咳嗽痰腥，发热，鼻塞头痛，口渴，舌苔黄腻，脉来弦滑。向来嗜饮，积湿生痰，阻气灼津，肺失清肃，风邪外袭，治节更不能伸。必须表里双解。方用淡豆豉三钱，蝉衣一钱，甘草五分，象贝母三钱，瓜蒌皮三钱，马兜铃三钱，川石斛三钱，光杏仁三钱，鲜竹茹三钱，冬瓜子四钱，枇杷叶露一两。连进二剂，汗出热退，头痛止，鼻窍通，风邪已解。照前方去豆豉、蝉衣，加南沙参四钱，冬桑叶钱半。服十剂，痰热肃清而愈。

苏州朱君季裕　患肺痈，呛咳吐血，痰气腥秽，大便脓血，小溲不利，脘闷腹痛，肺热生痈，脓血上升下注，气失清肃，脉来滑数。予用清肺热，兼化痰凉血。马兜铃钱半，生甘草五分，象贝母三钱，瓜蒌皮三钱，甜杏仁三钱，川石斛三钱，京玄参钱半，鲜生地四钱，鲜竹茹钱半，冬瓜子四钱，藕五片。服二十五剂而愈。

安徽按察使卞柳门　呛咳内热，痰味腥秽，将成肺痈，脉来滑数而实。痰热销铄肺阴，清肃无权。方用南沙参四钱，马兜铃钱半，生苡仁四钱，生甘草四分，川贝母三钱，瓜蒌皮三钱，川石斛三钱，鲜百部三钱，牡丹皮二钱，甘菊花二钱，冬瓜子四钱，鲜竹茹钱半，鲜竹沥二两。连服十剂而愈。

黄　疸

湖州张仲明　面目发黄，脘闷溺赤。余诊脉弦细。湿郁发黄，势将成胀。方用茵陈三钱，葛根三钱，瞿麦三钱，山栀钱半，车前子三钱，萆薢三钱，六神曲四钱，陈皮一钱，砂仁一钱，赤茯苓三钱，茅术钱半。服十剂，黄退溺清而愈。

溧阳潘文林　病黄疸，面目发黄，胸腹作胀，纳谷无多，小溲色赤，脉来细弦。脾虚不运，湿热蕴结于中，胃气流行失职。方用绵茵陈钱半，川萆薢钱半，瞿麦穗二钱，车前子三钱，六神曲四钱，茅苍术钱半，川黄柏一钱，黑山栀钱半，煨葛根二钱，陈广皮一钱，全当归二钱，大砂仁一钱，通天草三钱。连服三十剂而愈。

肿　胀

如皋马仲良之室　腿足浮肿，胸腹胀大如鼓，面浮手肿，小溲不利。延余诊治，脉来细弦。此湿热充塞，气失流行。仲圣谓治湿不利小便，非其治也。若得小便畅行，湿热可从下泄。方用车前草六钱，瞿麦草六钱，连皮苓四钱，冬瓜子皮各四钱，桑白皮三钱，陈皮一钱，大腹皮钱半，汉防己钱半，川厚朴一钱，苍术一钱，苡仁四钱，杏仁三钱。连服十剂，小便即利。续服十剂，面浮手肿皆退。再服十剂，胸腹胀大、腿足浮肿全消。惟经停三月，腹内结块，湿热已清，而积瘀未化。照前方去车前、瞿麦、汉防己、桑皮、大腹皮，加当归尾钱半，红花五分，桃仁一钱，丹参二钱，香附钱半，茺蔚子三钱，䗪虫三枚。进六剂，经通块消而愈。

福建郑雅村之夫人　咳嗽面浮，腹胀，腿足浮肿。余诊其脉，右寸浮弦。湿热上灼肺阴，肺不能通调水道，下输膀胱所致。方用南沙参四钱，大麦冬三钱，川贝母三钱，瓜蒌皮三钱，大杏仁三钱，连皮苓四钱，香豆豉三钱，地肤子三钱，五加皮二钱，冬瓜子四钱，薄橘红一钱。连服六剂，咳嗽即止，面浮腹胀、腿足浮肿皆消。惟天癸过期不行，心悸内热，此胃中气液皆虚，阴血不能下注冲任。遂用人参须五分，北沙参四钱，大麦冬三钱，生白芍钱半，粉甘草三分，川石斛三钱，川贝母三钱，陈广皮五分，云茯神二钱，藕五片。进十剂，经通而愈。

浙江朱竹石之夫人　病咳嗽气喘，难以平卧，心烦懊憹，脘闷口腻，饮食少进，面浮腿肿，夜不成寐，势极危险。延余往诊，脉来洪大弦数。气液皆虚，肝阳上亢，挟素蕴之痰湿，阻塞肺胃，肃降无权。法当培养气液，清肝化痰。方用吉林人参须一钱，西洋参钱半，杜仲三钱，茯神二钱，枳壳一钱，川贝母三钱，瓜蒌皮三钱，杏仁三钱，女贞子三钱，白芍钱半，牡蛎四钱，龙齿二钱，冬瓜子四钱，竹茹一钱。进二剂，肝阳上亢之势渐平，心烦懊恼已止，夜能安寐。照前方加石斛三钱，梨五片，荸荠五枚。大便畅行，痰从下泄。肺胃肃降，喘咳皆平，夜能平卧，饮食渐进，面浮腿肿俱消。照前方加毛燕三钱，调理半月而康。

佚名 经谓：肝主筋。肝阳升腾无制，挟湿火痰热，流窜节络，筋络缩短，手足肩臂作痛浮肿，内热烦躁，齿痛苔黄，胸脘不舒，饮食少进，腹胀且硬。湿火痰热充塞三焦，流行之气皆阻。脉来沉弦而滑。脉症皆实，可用下夺之法。诚恐年高气虚难支，拟养阴清火，化湿豁痰。

　羚羊角五分　甜川贝三钱　瓜蒌皮三钱　生苡仁三钱　海浮石三钱　川萆薢三钱

　南沙参四钱　川石斛三钱　薄橘红一钱　炙内金三钱　竹沥二两　甜瓜子三钱

镇江许仲修 腿足浮肿，囊肿腹胀，咳嗽面浮，小溲不利，遍治无功。延余诊治，脉来右寸浮弦，此水肿也。肺不能通调水道，下输膀胱，水气旁流横溢，充塞肌肤分肉之间。考禹治洪水，先疏下流，令水有出路，自无泛溢之虑。方用净蝼蛄三钱，通天草三钱，地肤子三钱，五加皮二钱，连皮苓四钱，冬瓜子四钱，光杏仁三钱，川贝母三钱，薄橘红一钱，灯心三尺。服药不过十剂，小溲通畅，面浮腹胀、囊肿腿肿皆消，咳嗽亦止。照前方去蝼蛄、通天草，加南沙参四钱，川石斛三钱，瓜蒌皮三钱。接服六剂，饮食增而精神振，已康复如初。

淮安刘君少瑜 患胸腹作胀，渐及四肢，上至头面，胀极难受，必须人为按摩，得食则安，故时常强食，以冀胀缓。脉来沉弱，气虚不摄已著。向来湿痰多，从未投补。此证非益气不为功，佐以化痰消湿，即无流弊。方用潞党参三钱，炙黄芪四钱，甘草五分，当归二钱，白芍钱半，陈皮一钱，半夏钱半，苍术一钱，茯苓二钱，大枣五枚。连服二十剂而愈。

镇江李君慕尧 先气喘而后腹胀，面浮腿肿。书云：先喘后胀治在肺，先胀后喘治在脾。医治肺无功，因脾虚气弱，中无砥柱，湿痰阻肺，清肃无权，当脾肺兼治。脉来右关沉弱，右寸细弦，纳谷无多，小溲短少，肺脾同病已著。用吉林参须八分，北沙参四钱，连皮苓四钱，冬瓜子皮各三钱，地肤子三钱，汉防己一钱，炙内金三钱，甜川贝三钱，甜杏仁三钱，瓜蒌皮三钱，薄橘红一钱，鲜竹茹一钱，紫苏子八分。连服十八剂，腹胀面浮、腿足浮肿皆消，气喘亦止。照前方去防己，加麦门冬三钱，苡仁三钱，以善其后。

安徽金君惠臣之室 胸腹胀大，作痛结块，腿足浮肿，内热口干，神倦力乏，势成臌胀，遍治无功。余诊脉沉细而滑。气液皆虚，肝阳上升，挟湿热阻气灼阴，流灌失职。治必培养气液，兼清肝化湿，方能获效。遂用人参须八分，西洋参钱半，麦冬三钱，连皮苓四钱，冬瓜子皮各三钱，地肤子三钱，酒炒黄连一分，吴茱萸一分，川石斛三钱，炙内金三钱，生熟谷芽各四钱，鲜竹茹一钱，薄橘红一钱，大白芍钱半，川楝肉钱半。连服二十剂而痊。

淮安陈君柏堂之室 患肚腹胀大，脐凸偏左，气觉下坠，头眩溲数，诊脉细弱而弦。肝阳挟痰，耗气灼阴，气虚不摄，横逆作胀。非补气健脾、清肝化痰不为功。方用人参须一钱，炙黄芪五钱，甘草八分，当归二钱，白芍钱半，苁蓉三钱，枸杞三钱，钩藤钱半，橘红一钱，制半夏钱半，竹茹钱半，红枣五枚。进二剂，气坠头眩已止。照前方加白术一钱，连服三十剂而愈。

噎 膈

湖州施少钦封翁之夫人 年已六旬，胸腹作痛，饮食不进，卧床月余，将成噎膈。延余诊之，脉来细弦。此肝阳上灼胃阴，气失降令。遂用北沙参四钱，川石斛三钱，白芍钱半，酒炒黄连二分，吴茱萸一分，陈皮一钱，冬瓜子四钱，生熟谷芽各四钱。进三剂，脘痛即止，米粥渐进。照前方去黄连、吴萸，加麦冬三钱。连进六剂，能进干饭一盏，行动如常而愈。

佚名 营血久虚，肝气克胃。胃为后天生化之源，脘腹作痛，牵引腰背，胃纳大减，资生何赖？脉沉弦而滑。久延有噎膈之虑。治宜养血调肝，兼和胃气。

杭白芍一钱半　左牡蛎四钱　宣木瓜一钱半　川楝肉一钱半　酒川连一分

淡吴萸一分　北沙参四钱　云茯苓三钱　制半夏一钱半　陈广皮一钱

生熟谷芽各四钱　冬瓜子四钱

相任注： 轻则为肝胃气，重则为噎膈证。此乃费氏治上列病证之主方。参用二陈者，以沉弦中仍带滑故也。

广西巡抚张丹叔 胸腹作痛，饮食不进，将成噎膈。延余诊之，脉来两关沉弦。此气液皆虚，肝阳挟痰阻胃，气失降令。方用吉林参须五分，北沙参四钱，白芍钱半，牡蛎四钱，酒炒黄连二分，吴茱萸一分，陈皮一钱，制半夏钱半，麦冬二钱，炒竹茹一钱。连进十剂，胸腹作痛已止，饮食渐进。照方去人参须、黄连、吴萸，加吉林参八分，川楝肉钱半，冬瓜子四钱。接服十剂，纳谷渐旺，每日能食干饭一盏，火腿烧鸡、虾饼鱼片，皆能多吃而有味，大约收功在指顾间耳。乃偶因动怒，兼食荤油太多，夜间呕吐所出，皆是未化之物，脘痛又作，饮食顿减，从此变端百出，以致不起，甚可惜也。

寿春镇郭善臣 戊戌秋，患噎膈，胸腹胀痛，呕吐胶痰如鸡蛋白，干饭难下，肌肉消瘦，势甚可危。就治于余，诊脉弦大洪滑。此抑郁伤肝，阳升灼胃，气失降令。方用人参一钱，枳实一钱，牡蛎四钱，白芍钱半，木瓜钱半，酒炒黄连一分，炮姜三分，陈皮一钱，半夏钱半，生熟谷芽各四钱。进二剂，干饭能下，精神亦振。遂照方连服二十剂，眠食如常而愈。后四年，因事动怒，其病复发而殁于任。

定海何梦生 年近六旬，患腹痛呕吐，二便不利，已经年余，势成关格。就治于余，诊脉两尺极细，右关更弱。此命门火衰，不能熏蒸脾土，如釜下无火，釜中之物不热。治必补火生土，中阳方有复振之机，徒治肝胃无益。遂用苁蓉三钱，鹿角霜三钱，甘枸杞三钱，制附子五分，炮姜五分，别直参一钱，甘草五分，当归二钱，橘红钱半，川椒一钱，半夏二钱，焦谷芽四钱，茯苓二钱。初进五剂，吐止便通。再服五剂，痛止溲利。遂愈。

呃 逆

南京金元美 患泄泻。用西法，泄泻虽止，呃逆不休，饮食不进，彻夜不寐，心悸脘闷，内热口干，舌绛作痛，头眩汗多，有欲脱之象。余诊脉细弱。气液皆虚，中无砥柱。倘加气喘即脱。急用吉林参须一钱，西洋参二钱，大麦冬三钱，茯神三钱，鲜生地四钱，女贞子三钱，黑料豆三钱，川贝母三钱，天花粉二钱，川石斛三钱，冬瓜子四钱，薄橘红五分，生甘草五分，鲜竹茹一钱，旋覆花一钱。连服二剂，呃止食进，汗收能寐，气液有来复之机。惟阴虚阳亢，内热口干，舌绛破碎，作痛异常。治宜育阴制阳。照前去吉林参须、旋覆花，加玄参钱半，灯心三尺。接服五剂而安。

吐 血

苏州侯春江 呛咳内热，鼻衄咯血，已经数月，损证将成。余诊脉滑大。肝阳挟痰热，销铄肺阴，清肃无权。治必清肝化痰，肃肺和营。遂用沙参四钱，玄参一钱，鲜生地四钱，女贞子三钱，丹皮二钱，赤芍钱半，贝母三钱，天花粉三钱，白茅根二钱，藕五片。连服十六剂而愈。

山西侯其相 病吐血不止，内热口干，势极危险，诊脉弦数。肾阴久虚，水不涵木，肝阳上升，销铄营阴，络血上溢。方用玄参一钱，北沙参四钱，鲜生地四钱，女贞子三钱，白芍钱半，甘草五分，生柏叶钱半，川贝三钱，天花粉三钱，生谷芽四钱，冬虫夏草一钱。一剂血止。照前方加川石斛三钱，热退而瘥。

佚名 呛咳气急、鼻塞有血较前已减。肺金清肃之令下行。惟乍寒乍热，脘闷咯血，大便不畅，脉来沉滑。痰热销铄胃阴，胃气宣布无权。治宜清化痰热，肃肺和胃。

川贝母三钱	瓜蒌皮三钱	南沙参四钱	牡丹皮一钱半	杭菊花二钱	川石斛三钱
京玄参一钱	生甘草五分	光杏仁三钱	冬瓜子四钱	生谷芽四钱	鲜竹茹一钱半
白茅根二钱	生梨片五片				

又 膏滋方：

| 吉林参须二两，另煎 | 北沙参八两 | 大生地六两 | 女贞子六两 | 生白芍三两 |
| 生谷芽五两 | 生甘草三两 | 大玉竹六两 | 甜川贝六两 | 瓜蒌皮六两 | 川石斛六两 |

云茯神_{四两}　玄参心_{二两}　广皮白_{二两}　甜杏仁_{六两}　冬瓜子_{八两}　怀山药_{四两}

灯心_{三十尺}

上药煎三次，取汁，以冰糖一斤收膏。

绍兴陈君辅庭　病呛咳咯血，脘闷食少，大便燥结难下，溲短色赤，脉来沉弦。肝阳上升，挟痰热侮土铄金，肺失清肃之权，胃少冲和之气。必须清肝化痰，肃肺和胃。方用玄参一钱，北沙参四钱，川贝母三钱，蒌皮三钱，甜杏仁三钱，川石斛三钱，郁李仁二钱，松子仁三钱，火麻仁五钱，炙内金三钱，肥知母一钱，冬虫夏草一钱，女贞子三钱，生谷芽四钱，熟谷芽四钱。连服二十剂而安。

无锡朱酉山先生　世家也。其长子敬堂，咳嗽吐血，内热口干，心悸头眩，足软无力，势甚可危。延予诊之，脉来细弦而数。水亏不能涵木，肝火上灼肺阴，清肃无权，络血上溢。治必壮水制火，清养肺阴，方可挽救。用大生地四钱，女贞子三钱，生白芍钱半，丹皮二钱，甘草四分，侧柏叶二钱，北沙参四钱，川贝母二钱，天花粉三钱，川石斛三钱，茯苓二钱，旋覆花钱半，毛燕三钱绢包煎汤代水。进二剂，血止咳平，内热口干皆退。照前方去旋覆花，加怀山药三钱，白莲子去心十粒。进二剂，心悸头眩皆退，腿足亦觉有力。照前方去北沙参、侧柏叶，加福泽泻钱半，西洋参一钱。连服三十剂，即康复如初。

浙江陈子高　呛咳咯血，内热口干，饮食减少，肌肉消瘦，精神委顿，势濒于危。延余诊治，脉来细弦而数。肾阴久虚，水不涵木，肝阳上亢，销铄肺阴，金受火刑，清肃无权，势已成损，不易挽回。遂用西洋参钱半，女贞子三钱，生白芍钱半，生甘草三分，川贝母三钱，川石斛三钱，冬瓜子四钱，生谷芽四钱，冬虫夏草一钱，毛燕三钱绢包煎汤代水。服药二剂，血止热退，餐饭已加。再服二剂，呛咳渐平，精神亦振。照方分两加二十倍，再加大生地八两，煎三次取汁，冰糖一斤收膏。每用一大匙，约六钱，开水化服。每日早晚各服二次。膏滋一料服完，病已霍然。

宜兴任君云生　呛咳咯血，内热口干，已经半载，诊脉弦细。因水不涵木，肝阳上灼肺阴，清肃无权，故络血上溢。治当益肾清肝，培养肺阴。用女贞子三钱，生白芍钱半，生甘草五分，北沙参四钱，玄参一钱，鲜生地四钱，川贝母三钱，瓜蒌皮三钱，川石斛三钱，甜杏仁三钱，冬瓜子四钱，谷芽四钱。连服三十剂而愈。

上海吴君德如　伤风咳嗽六七日，痰内带血，内热口干，脉象弦滑。邪热耗气灼营，肺失清肃。治当清泄邪热，气血两清。方用白茅根三钱，京玄参钱半，鲜生地四钱，象贝母三钱，瓜蒌皮三钱，川石斛三钱，生甘草五分。一剂血止，再剂咳痊。

山西忻君锡五　患吐血盈碗盈盆，呛咳内热，势濒于危。予诊脉细弦而数。缘水亏于下，火越于上，销铄营阴，络血上溢，李士材所谓阳乘阴者是也。壮水涵木，其火自平。用大生地三钱，玄参一钱，沙参四钱，女贞三钱，天花粉三钱，白芍钱半，甘草五分，冬虫夏草一钱，川贝母三钱，石斛三钱，侧柏叶钱半。一剂血止，再剂咳平。用甘润养阴善其后。

佚名 胸腹作痛，牵引腰背，纳谷无多，吐血而痛不减，脉来弦细。病不在血而在气，肝阳上升，挟湿痰阻塞胃气，宣布无权。治以养血清肝，化痰和胃颇合，宜宗前法。

生白芍一钱半　全当归二钱　吉林参须五分　白茯苓三钱　生甘草五分

陈广皮一钱　制半夏一钱半　生杜仲二钱　枸杞子三钱　金香附一钱半

荜澄茄一钱半　破故纸一钱　生熟谷芽各四钱

安徽张莘叔 患咳嗽吐血，其色鲜红，发必盈碗盈盆，面赤足冷，其势甚危。余诊其脉细弦。此龙雷之火，升腾无制，络血因此上溢，非阴虚阳亢宜用清滋可比，舍引火归原，别无良法。方用九制熟地四钱，山萸肉钱半，淮山药二钱，牡丹皮钱半，云茯苓二钱，福泽泻钱半，上肉桂三分饭丸过服。一剂血止，面赤退。再剂咳平，足亦温。遂照前方分两加二十倍，研为细末，另用猪脊髓一斤半，牛骨髓八两，羊骨髓八两，煮烂，打和为丸，如梧桐子大。每服三钱，开水送下。丸药服毕，恙已不发，身体康健胜常。

尿 血

苏州黄麟生 尿血月余，遍治罔效。余诊脉左寸弦数，心与小肠之火消灼血分。方用犀角尖五分磨冲，丹皮二钱，大生地三钱，赤芍一钱，玄参一钱，麦冬三钱，竹叶心三钱。三剂霍然。

便 血

嘉兴陈厚垒之室 病腹疼便血，每日数十行，内热口干，神倦力乏，颇觉难支。予诊脉细缓。脾虚气弱，中无砥柱，肝阳甚炽，耗气灼营，血不藏而下溢，气不摄而横行，有油干灯尽之势。法当益气培脾，养血清肝，方能奏效。遂用人参一钱，北沙参四钱，茯苓二钱，白术一钱，白芍钱半，甘草五分，阿胶珠钱半，川石斛四钱，陈皮一钱，冬瓜子四钱，生熟谷芽各四钱，红枣五枚。连服四剂，其病若失。再进大补气血，调养半月，身体已强健胜常。

痔

扬州张勤甫 痔疮肿痛，下血淋漓，内热口渴，诊脉细数。湿热销灼营阴，血多下溢。治必清化湿热。方用炒槐米三钱，地榆炭二钱，牡丹皮二钱，鲜生地八钱，赤芍钱半，麦门冬三钱，川石斛三钱，天花粉三钱，冬桑叶钱半，冬瓜子四钱，鲜竹茹钱半。连进五剂，下血即止，痔疮肿痛皆消，内热口渴亦退。惟精神未振，纳谷未旺，此湿热清而胃阴虚也。照前方去槐米、地榆、生地、赤芍、桑叶，加西洋参一钱，杭白芍钱半，白茯苓二钱，川贝母三钱，广陈皮一钱。又服五剂，即康复如初。

二便不利

镇江王登瀛 患胸脘偏左作痛，脘右弹之有声，胁肋气觉流窜，从二便不利而起。余诊其脉，左沉弦右滑。肝气挟湿痰阻胃，气失下降。方用肉桂二分，吴茱萸二分，橘红一钱，半夏钱半，厚朴一钱，茯苓二钱，杏仁三钱，冬瓜子四钱，川楝钱半，山栀钱半，当归二钱，薤白钱半，瓜蒌三钱，椒目二十粒。进两剂，溲利便通，脘痛大减。接服八剂，其病若失。

宁波徐莲芳 能食知味，惟食后转觉饱胀异常，大便燥结，必八九日始一更衣。余诊其脉沉滑。全是痰结在中，耗津液而阻气机。遂用沙参四钱，麦冬三钱，枳壳一钱，橘红一钱，半夏钱半，蒌仁三钱，杏仁三钱，薤白头三钱，白苏子三钱，当归二钱，竹茹二钱，荸荠五枚，陈海蜇五钱。进五剂，便通胀减。照前方加吉林参须五分，象贝母三钱。连服十剂而愈。

常州陈康年 患腰背阴酸，牵引左胯作痛，大便燥结，胸脘不舒，口多涎沫，时常凛寒，遍治罔效。予诊其脉沉细弦弱。此脾肾虚寒，痰饮上泛也。用高丽参一钱，当归二钱，肉桂三分，苁蓉三钱，枸杞三钱，陈皮一钱，半夏钱半，杜仲三钱，茯苓二钱，甘草五分，煨姜三片，大枣三枚。连服三十剂而愈。

广东周佐庭 素来大便燥结，因解时努力气坠，致小溲不通，少腹作痛，势极危险。急延余诊，脉来细涩。此营阴两亏，诸经失润，又复气虚下陷，气化不行。先以大田螺一个，车前草一株，捣烂，加麝香三分，贴脐下水分穴。顷刻小溲即通，腹痛亦止。遂用别直参二钱，西洋参二钱，当归二钱，苁蓉三钱，枸杞二钱，麦冬三钱，麻仁三钱，瓜蒌仁三钱，杏仁三钱，柏子仁二钱，陈皮一钱。连服十剂，大便通畅而痊。

两江总督刘观庄 大便艰难，或数日不解，眠食因此不安。延余诊视，脉来沉细而弦。此气血皆虚，诸经失润。治必培补气血，润泽大肠。方用吉林参一钱，当归二钱，苁蓉三钱，枸杞子三钱，柏子仁二钱，麦冬三钱，陈皮一钱，人乳一杯冲服。连进十剂。颇见效验，即以此方常服而安。

巢嵩生 孟河小南门外人，小便不通，肚腹胀痛，他医用大承气汤攻之，而溲仍不通，胀痛更甚。诊脉沉细弦软。此阑门湿阻，气化不行，非比阳明内实，可投攻下。遂用酒炒木通二钱，酒炒黄连三分，茯苓二钱，广皮一钱。煎服一剂，顷刻小溲畅行，腹肚胀痛皆消而愈。

淋 浊

上海应子云　每早茎头流浊色黄，内热腰酸，诊脉细数。肾阴久虚，湿热内蕴。治必宣化湿热，培补肾阴。方用大生地三钱，川楝肉三钱，淡豆豉三钱，山栀钱半，麦冬三钱，石斛三钱，天花粉三钱，南沙参四钱，丹皮二钱，忍冬藤三钱，淡竹茹一钱。连进十剂，浊流色黄已退，每早茎头流如清水。此湿热已化，而肾阴尚虚也。照前方去豆豉、山栀、沙参，加天冬二钱，西洋参钱半，白芍钱半，牡蛎四钱，龙齿二钱。再服十剂而愈。

浙江鄞县马君志千　病白浊，内热喉痛，齿龈浮肿，少腹及两股阴酸，纳谷不易消化，脉来细数。肝阳上升，挟湿热阻气灼营，血热甚炽，气滞不行。遂用京玄参一钱，南沙参四钱，鲜生地四钱，川楝肉钱半，瓜蒌根三钱，象贝母三钱，川石斛五钱，连皮苓四钱，炙内金三钱，冬瓜子四钱，广皮白五分，生熟谷芽各四钱，鲜竹茹一钱，银杏肉十粒，秋葵梗五钱。连服十剂而愈。

丹阳林君玉良　患赤白浊半年，腰腿阴酸，心悸神倦，头眩眼花，脉极弦细。湿热未尽，气液已虚。向有痰饮之患，口多清水涎沫。培补气液，清化湿热，必兼蠲痰饮，方合机宜。方用人参须一钱，西洋参钱半，大生地三钱，麦门冬三钱，天门冬三钱，女贞子三钱，黑料豆三钱，川杜仲三钱半，川楝肉钱半，陈广皮一钱，制半夏钱半，茯苓三钱，莲子心五分，银杏肉十粒。连服三十剂而愈。

佚名　患淋浊有年，肌肤起颗，成片破碎，时流脂水，腿足内热，暮肿朝消，湿热外发下行，自寻出路。脉来弦滑。抱恙多年，根深蒂固。治宜气血两清，缓缓图功。方用南沙参四钱，京玄参一钱，天麦冬各三钱，鲜生地五钱，生谷芽四钱，大玉竹三钱，女贞子三钱，牡丹皮三钱，仙遗粮三钱，双钩藤钱半，甜川贝三钱，天花粉三钱，梧桐花三钱，川黄柏一钱，冬瓜子四钱，光杏仁三钱，鲜竹茹一钱，川石斛三钱，犀角尖一分磨冲，犀牛黄五厘过服。

遗 尿

广东潮州赖君竹林　患遗尿三年，肢节掣动，脉来细弦。是肾失封藏，膀胱不约，肝阳疏泄太过。治必补肾益气，兼镇肝阳。方用九制熟地三钱，紫河车三钱，人参须一钱，益智仁钱半，枸杞子三钱，覆盆子一钱，左牡蛎四钱，龙齿二钱，白芍钱半，橘红一钱，杜仲三钱。连进三剂，遗尿肢掣皆止。照方加补骨脂一钱，以善其后。

虫

佚名　湿热生虫，常有寸白虫随大便而下，或不大便从肛门而出，脉来细缓。阴液虚而湿热内蕴，已可概见。治宜清化湿热，益阴清肝之法。

茯苓皮四钱　南沙参四钱　大雷丸三钱　使君子三钱　鸡内金三钱　川石斛三钱

象贝母三钱　陈广皮一钱　陈鹤虱三钱　冬瓜子四钱　桑枝一尺

奇 病

镇江王子方茂才　得奇疾，入夜茎头发热如火燎，黎明方退。请外科治，误认下疳，敷以末药，反增肿痛。延余诊视，两尺脉来细数。此郁火，非毒也。洗去敷药，投以养阴清火之剂。川黄柏一钱，肥知母一钱，大生地四钱，生龟板四钱，女贞子三钱，牡丹皮二钱，明天冬二钱。一剂肿消痛止，二剂热退病瘥。茂才曰："阅方书无此证，先生治之，效如桴鼓。请详示起病之由，及治法之妙，以开茅塞。"予答曰："君素好色，因身体孱弱，而不敢肆情纵欲，火时动而强制之，火气无从宣泄，势必移热茎头。泻其火而滋其水，火清则水精四布，疾自瘳矣。"茂才曰："先生所言，丝毫不爽。"

祖怡注：此病辨证只从尺脉细数，认为是郁火而非毒，故药味平平而能治奇证。方于知柏八味丸中，去山萸之涩、山药之腻，留丹皮、知柏以泻相火，用天冬、女贞佐生地以滋肾而裕水源，加龟板以介类潜阳生阴，去泽泻、茯苓，不欲其利水也。

吴宝俭　官于鄂，得奇疾，凡接触饮食衣服器用等无知之物，皆能与之言，甚则与之相诟淬，遍治罔效，疑为邪祟。请假回籍，踵门求治，诊得左关脉细弦且滑。是痰火入肝，魂不能藏，而游离为变，与邪祟迥异。投以清火豁痰、潜阳镇逆之品。羚羊角一钱，生石决四钱，牡丹皮二钱，甜川贝三钱，川石斛三钱，天花粉三钱，大麦冬三钱，苍龙齿三钱，薄橘红一钱，竹沥二两冲服。连进六剂，其病若失。因问曰："古方书查无此证，先生何所据而治之有验耶？"予答以肝主藏魂。痰火侵肝，阳升无制，神魂飞越，附物而言。清化痰火，肝阳自平；神魂内藏，幻象顿绝。方书虽未载此病，切脉辨证，可触类而引伸也。吴氏曰："善。"遂赴鄂消假。谒瞿方伯赓甫，谈及病状，与方伯次公子秋圃无异，即令次公子到孟诊治，亦以前法治之而瘥。

祖怡注：此方从许学士治游魂为变，真珠母丸变化而出，亦从《医醇賸义》驯龙汤等化裁用之，则知真珠母丸为治肝魂之妙剂，于此可类推矣。

宁波周咏霞　头向左侧，则左耳根渐大如桂圆，左颊车渐大如鸡卵，头正则平复如常。医皆知此证之奇，而无从下手。就予诊之，右寸关脉来细滑。此气虚不摄，痰热上蒸，清阳不司旋运。培补中气，清火消痰，尚可望愈，然非久药不为功。用别直参三钱，绵黄芪三钱，羚羊角一钱，川贝母三钱，甘草五分，天花粉三钱，海浮石三钱，川石斛三钱，牡丹皮二钱，竹茹钱半，荸荠五枚。服至百剂而瘥。

祖怡注：此证见于少阳部位，故补肺而兼清肝胆之痰热，甚哉，先生治病之精细也！病在左而测得右寸关脉来细滑，断为气虚痰热，且久服以愈之。其于脉于病，能贯串一气，于时之久暂，亦能体贴入微。

太仓徐室女 得奇证，每日早起梳妆，必呛咳千余声，入夜卸妆亦然，此外一声不咳。半年来理肺治咳无功，时医束手无策，就予治之。予思五脏六腑皆有咳嗽，不独肺也。岐伯论之最详。此病不在肺而在胃，胃属土而主信，右关脉来沉细，胃虚已著，以甘淡养胃治之。用大玉竹三钱，川石斛三钱，北沙参四钱，大麦冬二钱，生白芍钱半，生甘草五分，白莲子十粒。服二十剂而痊愈。呛咳本是寻常之证，何足为奇。所奇者平时声不咳，惟有梳妆、卸妆乃咳耳。

祖怡注： 先生于此证注意其平时一声不咳，乃想到"信"字。由"信"字想到胃主土主信，治以甘淡，即用白芍之酸，佐以甘草，即为酸甘化阴之法，仍不失其为淡也。先生于胃阴研究最深，故其用药不杂，而著效特奇。此《内经》之秘旨，而亦伯雄公之真诀也。

妇 科

佚名 阴血久虚，肝阳升腾无制，胃失降令。胸腹胀痛，纳谷无多，内热口干，苔腻头眩，月事不调，脉来沉细而弦。治宜养血清肝，兼和胃气。

生白芍一钱半 左牡蛎四钱 川楝肉一钱半 川石斛三钱 北沙参三钱

陈广皮一钱 小胡麻二钱 白茯苓三钱 宣木瓜一钱 冬瓜子四钱

冬瓜皮四钱 鸡内金三钱 生熟谷芽各四钱

佚名 肝气上升，挟素蕴之湿痰，阻塞胃气，宣布无权。胸腹胀痛，腰腿阴酸，头眩口干，腿足破皮，时有脂水，月事愆期，脉来弦细。治宜调肝化湿，消痰和胃。

生白芍一钱半 北沙参四钱 宣木瓜一钱半 川石斛三钱 川楝肉一钱半

左牡蛎四钱 连皮苓四钱 鸡内金二钱 陈广皮一钱 地肤子三钱

冬瓜子皮各三钱 川萆薢三钱 小胡麻二钱 生熟谷芽各四钱

佚名 肝当冲脉，冲任隶于阳明。营血久虚，肝阳上灼胃阴，冲任失司，月事愆期，腹胸胀痛，纳谷不易消化，呕吐头眩，脉来弦细。养血清肝，颇为合度。宜宗前法，更进一筹。

陈广皮一钱 制半夏一钱半 鸡内金三钱 炒竹茹一钱 女贞子三钱

川楝肉一钱半 宣木瓜一钱半 北沙参四钱 金香附一钱半 小胡麻二钱

生白芍一钱半 左牡蛎四钱 吉林人参须一钱 生谷芽四钱 熟谷芽四钱

红枣五枚

佚名 营血久虚，肝阳上亢，销灼胃阴，胃失降令。胸脘不舒，内热口干，甚则头眩，居经不行，已三阅月，脉来沉弦而滑。治宜养血清肝，兼和胃气。

北沙参五钱　　生甘草五分　　云茯苓三钱　　女贞子三钱　　陈皮白五分　　冬瓜子四钱

川贝母三钱　　川石斛三钱　　大麦冬二钱　　钩藤钩一钱半　　生谷芽四钱　　熟谷芽四钱

佚名　肝阳升腾之势渐平，胃气下降，内热口干较前已减。惟呛咳头眩，卧难着右，居经不行，已三阅月。肺阴久虚，清肃无权。脉弱略退，细数未改。宜宗前法进治。

北沙参三钱　　生白芍一钱半　　生甘草一钱半　　白茯苓四钱　　生怀药三钱

黑料豆三钱　　生杜仲三钱　　川贝母三钱　　川石斛三钱　　陈皮白三钱

冬瓜子四钱　　生谷芽四钱　　炒谷芽四钱　　莲子十粒

佚名　居经不行，已三阅月，呛咳内热，口渴引饮，饮食少进。肝郁化火，销铄肺胃阴液，肺失清肃之权，胃少冲和之气。脉来弦细而软，入夜神迷谵语，干血痨证已成。姑拟育阴制阳。

北沙参三钱　　川贝母三钱　　南楂炭三钱　　女贞子三钱　　大麦冬三钱

炙内金三钱　　南沙参四钱　　甜杏仁三钱　　生甘草五分　　川石斛四钱

鲜竹茹一钱半　　生白芍一钱半　　左牡蛎四钱　　瓜蒌皮四钱　　天花粉三钱

藕节一枚

佚名　阴血久虚，肝阳升腾无制，销铄肺阴，金受火刑，清肃无权。呛咳内热，口干头眩，卧难着右，居经不行，已三阅月，脉来细弦而数，势已入损。治宜养血清肝，兼肃肺气。

冬青子三钱　　生白芍一钱半　　甜杏仁三钱　　生甘草五分　　甜川贝三钱　　瓜蒌皮三钱

左牡蛎四钱　　川石斛三钱　　北沙参四钱　　冬瓜子四钱

南京黄君仲贤之室　患呛咳气喘，内热汗多，时常咯血，精神委顿，四肢软弱无力，行动需人扶持，居经不行，已经半载。予诊其脉细弱。此气液皆虚，阴血不注冲任，肝阳上灼肺阴，气失清肃，渐成干血痨证。治必培阴养气液，兼清肝益肺。月事能通，方有转机。遂用吉林参须五分，西洋参钱半，女贞子三钱，生杜仲三钱，蛤蚧尾三分，白芍钱半，川贝三钱，天花粉三钱，川石斛三钱，广皮白五分，毛燕三钱绢包煎汤。连服十剂，经血即行。再照方加大生地二钱，麦冬三钱。咳嗽止而饮食增，内热清而精神振，不过月余全安。

佚名　肝气上升，克脾犯胃，土受木制，运化无权，积湿生痰，阻塞气机。胸胁作痛，受寒咳嗽，湿痰凝结已著。脉来细弦。居经不行，已历四载。治宜养血润肝，扶土化痰。

北沙参四钱　　大白芍一钱半　　金铃子一钱半　　瓜蒌皮三钱　　川石斛三钱

薄橘红八分　　冬青子三钱　　白茯苓三钱　　甜杏仁三钱　　左牡蛎四钱

冬瓜子四钱　　生谷芽四钱

广东郑宝舟夫人 怀孕七月，发热，有汗不解，已经三候。咳嗽咯血，口渴引饮，舌苔黄腻。右乳生痈，块大如盘。外科敷以药，痛不可忍。自觉胎气下迫，儿足将近产门，有下堕之势。急延余诊，脉来浮洪弦滑。此邪热为痰所遏抑，无从外泄，势必深入，耗气灼营，致生外疡。阳明痰热蕴结已著，痰火交扇，伤及胎元，胎必下坠。夫胎元全赖母气安和，豁痰清热，以泄外邪，治母病正以保胎，舍此别无良法。遂用川石斛三钱，天花粉三钱，银花三钱，连翘钱半，生石膏八钱，生甘草五分，薄荷叶一钱，牛蒡子钱半，冬桑叶一钱，南沙参四钱，川贝母二钱，鲜竹沥四两，鲜芦根四两。连进二剂，汗出热退，咳嗽咯血已止，乳痈痛减块消，胎气亦安。惟口干苔黄，溲赤便结。邪热外解，而痰火未清，销铄津液，宣布无权。照前方去牛蒡、薄荷，加甘蔗四两。接服二剂，乳痈结块全消，渴止苔退，溲清便通。照前方去石膏、桑叶、银花、连翘、竹沥、芦根，加麦冬三钱，广皮五分。连服三剂而痊愈。

江西王鹤龄之媳 怀孕八月，食入作吐，内热口干，脉来弦细。胃中气液皆虚，砥柱无权。方用别直参钱半，北沙参四钱，麦冬三钱，石斛三钱，甘草五分，陈皮五分，川贝母二钱，龙眼肉三枚。六剂而安。

安徽刘锡之夫人 难产腹痛一昼夜，人颇不支。延余诊之，脉来沉细。此气血皆虚，不能传送。用黄芪二两，党参八钱，甘草一钱，熟地二两，当归六钱，大白芍三钱，川芎钱半，生龟板一两，枸杞子六钱，菟丝子六钱，川贝母六钱，白蔻壳钱半，白茯苓六钱，车前子三钱。煎服一剂，顺流而下，母子俱安。

相任注：此即取蔡松汀先生原方加重加味，惟其力大，故能功捷。

江西曹瑞卿之夫人 分娩三日，即发热咳呛，脘痛口干，医用温散不效，改用补阴清热，热退半日，复热如前。因产后血虚，得补非不暂安，而邪热未能外泄，故热势复炽。医更用补阴益气，而热更壮，有汗不解，口渴引饮。延余诊之，脉来浮弦滑数。此邪热伤津。生津泄邪，其热自退。遂用川石斛三钱，天花粉三钱，生甘草五分，黑山栀钱半，淡豆豉三钱，甜杏仁三钱，冬瓜子四钱，鲜芦根二两。连服二剂，热退渴止而痊。

安徽程慕唐夫人 胸腹痛不可忍，内热口干，咳痰带血，饮食不进，已经六日，每日但进米汤数匙，已备后事。程氏请余往诊，以决行期，非敢望愈也。诊脉左关沉弦，右关细弱。此郁怒伤肝，阳升灼胃，气失降令。误投辛温下气，助肝火而劫胃阴，阴液将枯，木火愈炽，势虽危险，非死证也，尚可设法挽回。程氏喜出望外，请速处方。遂用白芍钱半，牡蛎四钱，酒炒黄连二分，吴茱萸一分，北沙参四钱，麦冬三钱，石斛三钱，甘草三分，广皮白五分。一剂，胸腹作痛即止，内热口干皆退。再剂，咳痰带血已止，饮食渐进。照方去黄连、吴萸，加毛燕三钱绢包煎汤代水。服十剂，饮食如常而愈。

镇江杨石泉之室　终日悲伤，必痛哭一次，方能安逸，遍治无功。余诊脉右寸实，左关弱。此肺实肝虚，金来克木。治必补肝泻肺。方用女贞子三钱，旱莲草钱半，小麦三钱，甘草五分，大枣二枚，桑白皮三钱，地骨皮三钱。连进八剂，病即霍然。

祖怡注：此用甘麦大枣汤与泻白散合方。加二至者，滋水以生木也。

南京李室女　神昏发厥，肢节抽掣，急延余诊，脉来左弦右滑。此肝风内动，挟痰上阻灵窍，神明无主。息风化痰，兼通神明，尚可望愈。方用明天麻五分，钩藤钩钱半，生石决明四钱，苍龙齿二钱，黑料豆三钱，薄橘红一钱，法半夏钱半，川贝母三钱，僵蚕三钱，枳壳钱半，麦冬三钱，茯神二钱，竹茹钱半。一剂，厥止神清。照前方连服十剂而康。

广东郑宝舟夫人　因事惊恐，遂心慌不能自持，头眩眼花，汗多作呕，自觉欲脱。嘱余往诊，脉来沉细而弦。此惊恐动肝，阳升灼阴，津液外泄，气无所依，欲脱之象已著。所幸脉不洪大，一时或不致大变。急以人参三钱，煎汤与服。方用人参六钱，麦冬三钱，五味子五分，炒枣仁二钱，炙生地四钱，陈阿胶钱半，甘草五分。一剂病减，两剂全安。

上海陆彩宝校书　发热口渴，鼻衄，吐血三四盏，便血半桶，人事昏沉。嘱余诊之，脉来弦细。此邪从血泄，因失血过多，阴液伤残，最虑内风鼓动。用犀角尖五分，鲜生地四钱，牡丹皮二钱，赤芍药钱半，冬桑叶一钱，白茅根钱半，西洋参钱半，大麦冬三钱，川石斛三钱，川贝母二钱，甘草五分。两剂霍然。

佚名　阴血久虚，肝阳上灼胃阴，冲任失司，带脉约束无权。血崩成块，带下甚多，心悸内热，头眩眼花，肢节酸痛，腿足浮肿，脉来沉细而弦。治宜养血清肝，兼和胃气。

临时服方：

吉林参须八分　西洋参一钱半　大麦冬三钱　阿胶珠一钱　生甘草五分

川石斛二钱　陈广皮五分　黑料豆三钱　大生地三钱　生杜仲三钱　龙眼肉五枚

常服方：

吉林参须八分　西洋参一钱　大麦冬三钱　阿胶珠一钱　女贞子三钱

旱莲草一钱　剪芡实三钱　怀山药三钱　川石斛三钱　陈广皮一钱

生甘草五分　燕窝根一钱半　大生地四钱　生杜仲三钱　川黄柏五分

生熟谷麦芽各四钱　银杏肉十粒

佚名　阴血久虚，肝阳上升，挟素蕴之湿热，销铄胃阴心营，心肾不交，夜寐不酣，目燥喉痛，牙龈流血，作恶欲吐，腰酸带下，下体起颗作痒，脉细弦而数。治宜养阴清肝，化湿和胃。

鲜生地四钱　玄参一钱　北沙参四钱　云茯神三钱　女贞子三钱　川石斛三钱

川贝母三钱　　川黄柏五分　　川楝肉一钱半　　生谷芽四钱　　冬瓜子四钱　　鲜竹茹一钱

大麦冬三钱　　天花粉三钱　　车前子二钱　　珍珠粉五厘　　西牛黄五厘，二味过服

佚名　肝当冲脉，冲任隶于阳明。肝阳上灼胃阴，冲任失司，带脉约束无权，月事淋漓，白带时下，乳胀内热，头眩口干，腹痛作恶，纳谷无多，屡发喉痹，红肿作痛，脉来细弦而数。治宜养血清肝，兼益胃阴。

生白芍一钱半　　女贞子三钱　　川楝肉一钱半　　生甘草五分　　西洋参一钱

京玄参一钱　　鲜生地四钱　　白茯苓三钱　　川石斛三钱　　冬瓜子四钱

生谷芽四钱　　鲜竹茹一钱　　广皮白五分　　莲子十粒，去心

镇江崔芍轩之室　得一奇证，左少腹作痛，即有物坠出阴户之外，其形如茄，脓血淋漓，痛不可忍，经三日脓血流尽，而后缩入，月余再发，苦不胜言。遍访名医诊视，无一人识其病者。就治于予，诊得右关脉来牢结。是湿热伤肝，气滞血凝而成，如男子㿗疝之类。清泄肝经湿热，调气机而化瘀浊，此患可除。用土瓜根五钱，金铃子三钱，山楂子三钱，陈橘核三钱，细青皮一钱，郁金钱半，黑山栀钱半，枸橘李三钱，京赤芍钱半。服三十剂，恙即霍然。

祖怡注：《金匮》土瓜根散方注"阴癞肿亦主之"。先生有㿗疝妙想，而不泥其成法，可谓善用古方矣。

陈自明之室　分娩甫讫，即有骨针一支，刺出阴户之外，约长五寸，其色洁白，其光晶莹，以手摸之，痛不可忍，咸以为奇。余用黑料豆四两，浓煎与服。约一时许，针即脱落，长有一尺二寸，病即霍然。此盖受孕后房劳过度，精气凝结而成。豆为肾谷，料豆益肾，令肾气敷布，其针自落耳。

祖怡注：此证与王子方茎头红肿（案见奇病）同源异流。彼属气聚，此已形成，且在产后，故独用料豆直补肾气，肾气足，针自脱落，然而奇矣！按《本草》料豆主治妇人产后冷血，则料豆不独益肾，且通血脉。

儿　科

湖北余述珊之女　天痘八朝，浆清不绽，咬牙寒战。急延余诊，脉来细弱。此元气大虚，不能化毒成浆，必须大补元气，方可挽回。方用潞党参三钱，绵黄芪五钱，粉甘草一钱，关鹿茸一钱，当归三钱，川芎一钱，鸡冠血二滴。一剂，咬牙寒战皆止。再剂，浆色苍黄，痘疱起绽。照方去鹿茸、鸡冠血，加大枣三枚。连服二剂，痘疱概行结痂。改用银花三钱，连翘三钱，象贝母三钱，天花粉三钱，石斛三钱，桑叶钱半，生甘草五分，冬瓜子四钱，鲜竹茹一钱。服三钱，痂落而安。

镇江游桂香之子　发热口干，苔黄溲赤，肢掣发厥，诊脉弦滑洪数，此急惊风也。邪热入里，三焦火盛，引动肝风上扰。治必生津清热，邪热外泄，肝风自平。方用天

花粉三钱，川贝母三钱，甘草三分，羚羊角一钱，冬桑叶钱半，薄荷叶一钱，酒炒黄芩一钱，黑山栀钱半，连翘钱半，竹茹钱半，鲜芦根二两。服二剂，汗出热退而安。

孟河王春发之子　肌热泄泻，肢掣发厥，舌色淡红，唇口皆白，诊脉沉细，此慢惊风也。土虚木乘，培土植木尚可救。用党参三钱，茯苓二钱，白术一钱，甘草五分，陈皮一钱，炮姜炭一钱，炒白芍钱半，大枣三枚。二剂而愈。

喉　科

盛揆丞　杏荪之长子也。其令媛患喉证，红肿白腐，壮热口渴，咳嗽气喘，来势极险。揆丞因前两日，次子患此证，已为药误，夜间亲自延余往诊，脉来浮弦滑数。此邪热挟秽浊，燔灼肺津，清肃之令不行，病势虽危，尚可补救。遂用鲜芦根二两，冬瓜子四钱，冬桑叶钱半，牡丹皮二钱，生石膏八钱，薄荷叶一钱，牛蒡子钱半，净连翘三钱，净银花三钱，马勃五分，象贝母三钱，蒌皮三钱，人中黄五分，竹沥二两。进一剂，喘咳皆平。照方加犀角尖一钱，鲜生地三钱，川石斛三钱。服三剂，汗出热退，咽喉红肿白腐皆消。惟口渴引饮，此邪热外泄，而津液虚也。改用南沙参四钱，川石斛三钱，天花粉三钱，生甘草四分，甜川贝三钱，牡丹皮二钱，冬桑叶钱半，鲜竹茹钱半，鲜芦根二两，青皮甘蔗四两。服两剂，霍然而愈。同室患此证者，二十余人，皆以前法加减治愈，诚快事也。此亦庚子年事。

南京宗子荣之夫人　喉间腐烂作痛，内热口干，肢节疼不能动。余诊脉弦滑而数。邪热挟痰入络。治必清络泄热豁痰。方用羚羊角一钱，牡丹皮二钱，冬桑叶一钱，京玄参钱半，天花粉三钱，川贝母三钱，瓜蒌皮三钱，马勃八分，金银花三钱，连翘三钱，鲜竹茹一钱，鲜竹沥四两，芦根三两。进六剂而霍然。

佚名　肝阳上升之势已平，津液宣布。咽喉白腐，齿浮且痛，手足心热皆退。痰热虽化，而未尽净。脉弦已减，沉滑如常。治宜清化痰热，兼育阴制阳法。

南沙参四钱　京玄参一钱　鲜生地四钱　冬青子三钱　牡丹皮一钱半　生甘草五分

杭菊花一钱半　甜川贝三钱　瓜蒌皮三钱　川石斛三钱　天花粉二钱　冬瓜子四钱

生谷芽四钱　鲜竹茹一钱　荸荠五枚

常州盛杏荪之第四女　壮热无汗，红疹满布，咽喉红肿白腐，舌绛苔黄，诊脉浮弦洪数。温热中挟秽浊，气血皆受燔灼，非用大剂生津泄邪，两清气血，令邪热外泄，秽浊下行，势必深入，至脏腑腐烂而后已。此证须照瘟疫例治，非寻常喉证可比。用生石膏三两，犀角尖一钱磨冲，酒炒黄芩一钱，丹皮三钱，牛蒡子三钱，薄荷叶钱半，银花三钱，连翘三钱，天花粉三钱，马勃八分，象贝母三钱，金汁二两，芦根四两，竹沥四两。进三剂，汗出淋漓，发热渐退。照前方加石斛五钱，桑叶三钱。进三剂，大便畅行，热势尽退。照前方去牛蒡、薄荷，加鲜生地四钱。咽喉红肿白腐皆消，惟口渴引饮，心烦不寐。改用天冬二钱，麦冬三钱，大生地三钱，南沙参四钱，石斛三钱，天花粉三钱，川贝母三钱，竹茹钱半，白芍钱半，甘草五分，青皮甘蔗四两。连进五剂，遂愈。斯时盛氏本人传染是气，亦患喉证，状与前同。照前法减轻治之，一候即痊。行辕患此病者，共四十余人，皆用前法治愈。所不及救者，惟如夫人刘氏，邪未清而阳已越；使女兰香，正不胜邪而内陷耳。

杭州程君质彬 病发热出疹，咽喉红肿作痛，口渴引饮，苔黄带灰，呕吐黄黑水，势极危险。延余往诊，脉象弦数。风邪化热，挟秽浊阻塞肺胃，肃降无权。法当生津泄邪，清热解秽。方用牛蒡子钱半，薄荷叶一钱，川雅连一分，淡吴萸一分，川石斛五钱，银花三钱，连翘钱半，象贝三钱，马勃八分，人中黄八分，鲜竹茹钱半，冬瓜子四钱，鲜芦根一两。进服一剂，呕吐咽喉作痛皆止。照前方加鲜白茅根三钱。再进一剂，汗出热退而痊。

医案三十八门，每门资料虽不多，内容已颇可观。不但内治各方，学理根据，变化规律，已是可法，就是偶用外治，亦多有来历，靡不神效，不失晋卿公医醇家学之意。受业子婿徐相任。

李冠仙医案

李文荣　著

临床点评

李冠仙（1771—1854 年），名文荣，字冠仙，别号如眉老人，江苏丹徒人。李氏本为儒生，教授于乡里，因喜医，且对古典医籍钻研较深，故临床诊治多有效验。李氏著作颇丰，有《知医必辨》《仿寓意草》《医案》《含饴堂文集》《含饴堂课孙草》等书行世。

李氏医案以内科杂病为主，兼及妇科、五官科等。李氏主张临证"药不执方，相宜而用"，同病异治，异病同治，处方灵活，颇具特色。

一、详于辨证

李氏临诊详于辨证，对于错综复杂的病证，常能抓住关键、去伪存真而取效。如田氏戴阳证一案，虽从脉诊可以察知，但细询其病根源，才知其素本阴亏，平日已有上红之恙，故"阴中之阳易动"，此对诊断起到佐证作用。又如颜氏时证，诸医束手之际，李氏详询得知患者素有痰疾，"每日约吐三碗许"，今积痰在肺，痰热互结，而前医不明，延误病机，致生坏变。若从痰而治，便收桴鼓之效。再如刘眉士一案，几经周折，病甚棘手，李氏索取前医药方，发现温燥发散药已服十多帖而能幸存，可见其生气未断绝，"根本素能保守"，从而给施治提供了重要参考。

二、善调气机

李氏治疗危难急证时，常常抓住调节气机升降这一重要环节而每每得心应手。对于数例小便癃闭的急证患者，李氏不仅从肺气不行以及腑气不通来考虑，采用提壶揭盖、宣通肺气，或推荡攻下、畅通下焦的方法，而且认识到清气不升、浊气不降也可能因中气不运所致，所以针对一些患者采取了温补升提、治在中气的方法进行治疗。正是由于李氏抓住人体气化的根本，所以治疗多种类型小便癃闭的急证均能应手而愈。总之，李氏注重调节气机的升降出入，在具体治疗中采用了"顺乎病之势而利导之之治"及"矫乎病之势而挽回之之治"的方法，使清者上升，浊者下降，中州枢转，恢复人体的正常功能。

目录

田展初内治效

田展初五兄，予至好也。嘉庆十四年，伊远馆吴门。其内染时邪之证。医者皆用伤寒药，发散升提太过，其热不解减。又皆竞用寒凉，如黄芩、黄连、山栀、石膏之类，连进多剂，热仍不减。面转通红，头皮作痛，手不能近，近则痛甚，病势沉重。医皆曰："邪已入里，无法可治。"又换某时医，于前药中加犀角、羚羊角。谓："只此扳剂，再不应，即不治。"适其内兄李进之亦予至好，知予素解岐黄，邀予一诊，以决生死。予诊其脉，上脉浮大而空，两尺沉细欲绝。虽气微弱，不欲言语，而心尚明了，并不昏迷。询其："欲饮否？"曰："不欲。"询其二便，大便少而稀溏，小便清白，少腹有痛意。予急曰："此戴阳证也。"此素本阴亏，不能潜阳。今时邪误作伤寒治，温散太过，虚阳上浮。治宜引火归原。医者见其烦躁，不知其为龙雷上升，侵犯清虚之府所致。反以为热邪传里，肆用寒凉，阳即欲回，归路已阻。再用寒药，不独腹痛自利症必加重，而无根之阳，将一汗而亡。奈何？于是竟用真武汤，劝其速进。病者知用附子，断不肯服。以为我烦热如此，如何还服此热药？伊兄劝以汝服凉药已多，而转火炎于上，兹方称引火归原，或当有效。今已危急，何不试之？劝之再三，勉进半剂。本已十日不寐，进药后，不觉安睡两时许始寤，头皮不痛，面赤全退，腹痛亦止，心中不烦。乃复索药进剂。次日延予复诊，其病若失。细询平日本有上红之恙，生育亦多，其阴本亏，故阴中之阳易动也。改用附子理阴煎，服一剂，又专用理阴煎，服三剂后，以八珍加减调理痊愈。半月后，展初自吴门归，向予申谢。且言幸伊不在家，其妻得生，否则必死。予问："何故？"展初曰："如此热象，群医皆用寒凉，而子独用大热。且子又不悬壶，我岂能相信哉！"予曰："然则，足下亦不必谢予也。是有命焉，不可强而致也。"

颜凤尧内治效

田展初居荷花池巷，其比邻颜凤尧先生，丹阳名医，在此悬壶，医辄有效，诚老手也。其田姓之证，亦曾临视，惟为群医所哗，未能独出手眼。嗣闻余治法，深为佩服。适其尊阃亦染时证，先生年将古稀，本有半身不遂之恙，恐诊脉不准，转延医诊。而医者不识其病，先生亦不自解，乃延予诊。时当盛夏，病为时邪，人事昏沉，壮热口渴，渴欲热饮，虽热嫌冷，家人以炭炉面烹百沸汤与服，犹云不热。脉来洪数而滑，惟右寸见沉，实热证也。而见寒象，又非热极似寒，医者之不解在此。予也踌躇莫决，忽尔机来。因问主人："尊阃有甚旧恙否？"主人曰："无。"予曰："非必有大恙，或年高多痰否？"主人曰："此诚有之，每日约吐三碗许，转觉爽快。"问："今病几日？"曰："五日。""病中吐痰否？"曰："无。"予曰："得之矣。"主人问："何以得之？"

予曰:"时邪乃热证,脉亦热证,而寸口独沉者,肺气为痰所遏也。一日吐痰三碗,五日不吐,积痰当有几许,阻塞肺气,上下不通。内虽甚热,气不得上,口鼻吸入,无非冷气,至喉而止,亦不得下。肺气通于喉,今为痰所阻,故肺以下则甚热,喉以上则甚冷,是非先用吐法,吐去其痰不可。虽然不易言也,沸汤下喉而不热,痰之胶固非常,肺之闭塞已甚。虽用瓜蒂散、栀豉汤等法,恐格之不入。不足以搜肺脏、提肺气,而鼓动其痰。是非仲景麻杏石甘汤不可。"主人曰:"麻黄乃夏令所忌,今值六月盛夏,虽时邪非伤寒,麻黄尚可服乎?"予笑曰:"药不执方,相宜而用,古之训也。今痰阻肺脾,非麻黄之大辛大热,不能搜肺活痰。且是方也,有石膏之寒,以制麻黄之热,有杏仁之降,以济麻黄之升,有甘草之甘,以缓麻黄之急。非同正伤寒之用麻黄汤,专取辛热表散也。"主人曰:"内人已过花甲,设服之而大汗不止,得毋有亡阳之虑乎?"予曰:"药有监制,既已申明。且麻黄肺之药也,下喉必先达肺,肺气开提,痰涎必活,活则涌吐,药随痰去。麻黄之性轻浮,岂能入腹作大汗哉!况时邪亦须汗解,吐中有发散之意。石膏乃白虎汤之主药,《金匮》治中暑之首方,色白入肺,兼清阳明之热,散清并施,邪热从而得解,未可知也。"主人曰:"此药准得吐否?"予曰:"麻黄大力入肺搜痰,痰结即开,势必上涌作此。"主人曰:"理解明透,更无他疑,竞请立方。"予用麻黄八分,杏仁三钱,石膏五钱,甘草一钱,嘱其即服而去。次日未明即瘥,回忆昨日之论,自笑愚忠太过,然细思无误也。清晨不待请,即唤舆往探。见其医室已开,急趋而入,主人出迎,予不及寒温,急问曰:"如何?"主人笑应曰:"其效如神。"予心乃定。细问服药片刻,立即吐痰升许,不过微汗,外感已退,人事全清。予入内复诊,改用犀角地黄汤,一服热减,再服痊愈。是证也,非细心切问,安得其门而入哉。夫望而知之谓之神,闻而知之谓之圣,问而知之谓之工,切而知之谓之巧。神圣工巧,谓之四诊,缺一不可。吾见今之粗工,假装时派,每至人家诊病,仅一搭脉,遂即开方。主人欲细告病情,则曰:"我今日有数十家延请,岂能为一家耽搁。"嗟乎!三部九候,全然不知,又不肯问。草菅人命,莫此为甚。虽庸医杀人,不闻偿命。然冥冥之中,罪安可逃哉?予自懔之,兼望医者共懔之。

笪豫州治效

笪豫州患瘅疟,单热不寒,已经两月。从未有汗,每日壮热六时许,形瘦骨立,实已危殆。其堂弟笪东洲予友也。欲延予一诊,以定死期。予诊其六脉弦数,全无和柔之意,而按尚有根。予知其素来好内,肝肾俱亏,加以大热伤阴,阴不化汗,邪无出路。医者不知,所用不过达原饮、清脾饮、小柴胡汤等,如何得汗?予曰:"症虽审而从未服对症药,尚可为也。"乃用景岳归柴饮,柴胡一钱五分,当归一两,甘草一钱,加大生地二两,令浓煎予服,服后进热米汤一碗。不过一帖,大汗而解。

藤村侄治效兼及诸小溲不通治效

大侄小村，小溲不通，已至三日，腹膨急胀，至不能忍。先有京医连进通利，不通愈甚，急觅予诊。予见其肺脉独大而数，知其素来嗜饮。因问："连日饮何酒？"藤村曰："近因酒贵，常饮烧酒，三日前有小集，饮烧酒且甚多。"予曰："是矣。"时端阳节后，急令买大枇杷二斤，恣意啖食。另变补中益气方法，去党参、黄芪、白术、当归，惟用陈皮一钱，甘草梢八分，醋炒柴胡五分，蜜炙升麻三分，而加天冬二钱，麦冬三钱，北沙参三钱，车前草一颗，与服一时许，小溲大行一大钵而愈。伊急遽中未暇问故，予亦未言。

后至松江华亭县，刑席邵瓣莲有沉疴甚奇，每发当腹痛非常，而先必溲闭，百医罔效。必小溲自通，而腹痛乃止。其症少时即有，至四十外乃更甚，适当举发，延予一诊。肺脉独大而数，与藤村侄同，予问："素嗜饮酒烟否？"曰："皆有之，而水烟尤朝夕不断。"予曰："是矣。"以与小村侄方，去升柴，加黄芩、知母与服。服后小溲大行，腹痛亦止。伊问予："病如何？何药之灵也？"予曰："肺为气之主，又为水之上源。《内经》云：'膀胱为州都之官，津液藏焉，气化则能出矣'。有属中气者，中气不足，溲便为之变；有属肾气者，肾与膀胱相表里是也。而其实气化之权，肺实主之，肺在人身主乎天气，天气常清明而下降，肺气清肃而下行，上源行乎所不得不行，下流自有所不得而止。而有所不行者，虚也，热也。虚则气不足以行，热则气反逆而上。肺气不行，则诸气不行。通则不痛，痛则不通。今溲不通而腹乃痛，肺脉独大而数，症经三十年。此先天肺热，后天烟酒积热，日伤肺阴，肺失清肃之令，故病易发而亦渐重也。以后将此方常服，且戒烟酒，可望不发。"瓣莲佩服。请将所论书一通，并药方裱糊收藏。连服二十剂，后果不发。盖尝观群兽焉，有肺者有尿，无肺者无尿，知肺之关乎小溲者多矣。小村侄用升柴升提，而邵兄不用升柴加黄芩、知母者，何也？小村曾服利药，愈利愈不通，气行更结，非加升柴以提其气，转不能通。如酒壶然，壶嘴不通，揭其盖自通也。邵兄未服利药，而热久而重，故不用升柴而加黄芩、知母也。虽然，勿谓癃闭之尽在清肺也。

吾乡钱光斗之弟妇张氏，产育用力太过，正气大伤，三日小溲不通。予用补中益气汤，全方姜枣引，加冬葵子三钱，一服而通。

写真华秋岩内怀孕六七月，偶因下阶，一跌坐地，腹中坠胀，小溲不通半日。予知胎气震惊压膀胱，亦用大剂补中益气，姜枣引，一服而通。此皆用温补升提，治在中气而不在肺气也。其冬葵子或用或不用者，一则癃闭三日，以葵子引经通之；一则仅半日许，提其气而溲自行，毋烦通利也。

后又有丹徒县署吴晴椒明府所请钱席胡晴麓恙已愈后，大解数日未行，一日登厕数次，力努干结不出。是日晚，登净桶约一更许，极力努挣，大便不来，而小便反闭。次日自用车前、泽泻等药通利之，而仍不通，腹加涨（胀）。又数日延予，予曰："大肠膀胱相隔一间，分道而行，本不相碍，今因直肠涨（胀）满，挤合膀胱，小溲无路可出。此非膀胱自病，虽多方通利，终不得通，徒增涨（胀）满耳。予有一法。"众问："何法？"予曰："止有下法耳，下其大便，小溲自通。"时众人皆不以为然，以为小便不通，反通大便，殊难相信。且病者年已六十有四，又值病后，连日怕涨（胀），又不敢多进饮食，如何能受下剂？众口难调，予亦辞去。第三日又来敦请，晴麓本与予金兰契好，万不能辞。至则涨（胀）已至胸，盖又杂进单方，如促织草帽圈之类，有入无出。直至涨（胀）不能动。予曰："在书大便不通，有四五十日无妨者，而小便不通，五日必死。今已三日，再延二日，神仙不治。此证下或不死，不下必死，奈何？必欲置之死地耶？"予言至此，众不复言。而其如君独奋然曰："三日以来，愈治愈坏。今日竞请立方，虽死不怨。"予索纸开方，西潞参三钱，于术三钱，当归身三钱，陈皮一钱，炙草一钱，炒柴胡一钱，炙升麻六分，煨姜二片，大枣二枚，众皆诧异，曰："先生说要用下法，何开此补中益气汤？"予笑曰："诸公勿急，尚有加味。"爰加生大黄三钱，玄明粉三钱。因告众曰："大便阻塞小便，固非用下不可。然是病有三虚：年高，一虚也；久病，二虚也；不敢纳谷，三虚也。此三虚者，诸公曾言之，予岂不知之。故是证非下不可，而非用补以用下尤不可。古人黄龙汤用参以用下，玉烛散用四物以用下。今用大剂补中益气，然后用硝黄以推荡之。大解行，而膀胱路宽，小便亦自畅行，而正气不陷，相辅之道也。不然，予岂孟浪用下者哉。"其乃爽然，制药与服，一时许，大便畅行，小便随至，源源不绝，几半净桶，腹中畅快，病乃若失。以上五证，皆小便不通。四用东垣补中益气法，而变化不同，法则仿古，用则因心，神而明之，存用其人。

牙痛治效

吾友赵义之牙痛，缠绵月余不已。忽诣予要方，诊其脉，左关尺数，以六味地黄汤加升麻三分，柴胡五分与之。曰："此药服后，未免更痛，然片刻即止矣。"次日，告予曰："昨服药而卧，忽然痛不可忍，急得骂汝，后竟安寐天明，不知牙痛之安往矣。药既对症，又多此一痛，何也？"予曰："齿乃骨之余，而肾主骨。足下肾水太亏。肾火上浮而为牙痛，故用六味全剂，补之泻之。然其浮于齿牙之热，不能下降至肾，不若用升柴以透之。升透之时，未免较痛，然所用无几，而补泻之力甚大，阴能潜阳，火不复上作痛，且得安寐也。"义之本通品，闻之拜服。后予以此立治肾虚牙痛者，无不立效，更胜于景岳玉女煎。

武生盖七，下牙床作痒，至不能受，不寐者累日矣。偶值予求治，予笑曰："此大肠风也。"上牙床属足阳明胃，下牙床属手阳明大肠，大肠有积热，热生风，风生痒。问："大便结否？"曰："结甚。"以调胃承气小其制，加生地、槐花、荆芥、防风与之。一药得大便畅行而愈。

龚玉屏子椿官治效并后不治之验

龚玉屏，予少时第一交好也。其子椿官十六岁，自在杨管店务，当事亦太早，忽受暑而归。发热头涨，倦怠少气，心烦渴饮，天柱倾欹欲倒。予用人参白虎汤，其家以时证用参为疑。予曰："先天气弱，暑又伤气，脉象数而甚虚，非参不可，且必佳参。汝等不信，多请先生斟酌，当可决疑。"再三谆嘱而去。是时天气炎热，病证甚多，予至晚回家。则其叔坐等已久，予一见即问曰："尔侄服药如何？"曰："尚未。"问："何以不服？"曰："君教我多请先生斟酌，我连请七人矣。"问："伊等云何？"曰："止钱觐杨先生欲改用党参，徐寿东先生以为君当不错，其余皆以为不可用参。内有焦医，尤以为不可。曰：'时邪用参，如吃红矾，入腹必死。'众言如此，不得不疑。而寒家素服君药，亦有不效，又不敢服他人之药，特再请教。"予曰："予只道此法平常，医者当无不解。今若此，更何言。但令侄今日不服此药，明日即不救。子速回家制药与服。尚有不测，余当偿命。"送至门，又嘱曰："予愿偿命，君或不肯，此方人参一钱，银三十两。不测，予定当罚出。君纵不要，听凭散于穷苦，予决不食言。若不服，至不救，其责在子。"次日大早往视，已一药而愈矣。嗟乎！医道之不明竟至于是耶？经云："热伤气"，又云："壮火食气"，盛夏酷热，铄石流金，未有不伤气分者，故治之必顾气分。孙真人生脉散、东垣清暑益气汤、丹溪十味香薷饮，皆人人共见之方，未有不用参者也。至人参白虎汤，乃《金匮》中暍专主之方。《金匮》乃医圣仲景之书，是不足法，更何法也！且夫椿官之证，乃中暑，非时邪也。时邪者，春当暖反凉，夏当热反寒，秋当凉反暖，冬当寒反温，为四时不正之气。感而病者，谓之时邪。至风寒暑湿燥火，此六气者应时而至。本天地之正气，人或不慎，感之为病，直谓之中寒、中暑而已，不得混谓之时邪也。今椿官当暑中暑，而混指为时邪，病且不知，何竟谤予之用药哉！论椿官之虚弱，清暑益气可用，因其大渴欲饮，恐黄芪、白术过于温补，故用人参白虎。予本细心斟酌，尚几为前辈所误，椿官幸免矣。而当世之冤魂何可胜数哉！喻西昌曰："医至今日，生民之厄运也。"诚哉！是言也。

椿官廿一岁，自常贩布回家，自称有恙，延予诊治。时十二月初一也，其证外似洒淅恶寒，内则烦躁觉热，舌赤无苔，溲黄白浊，脉来洪数无伦，按之空象。谓之曰："子如回家，一路恐有外感，而内又亏虚，攻补俱有未便，迟数日再诊可也。"因密告其叔曰："令侄此证真不治矣。奈何？"其叔曰："伊起居如常，饮食尚好，何至不治？"予曰："子原难解，俟至春来，予言自验。"后屡请，予坚辞，且遇伊家亲友，遍告以椿官复病，予并未一诊，恐将来受谤也。伊家只得另延他医。初云无妨，继则无效而加重。至次年正月十八日溘然长逝矣。后有他医虚心问故，予曰："此不难知也。冬见夏脉，书称不治。伊脉洪数无伦，在夏脉尚未太过，而见于冬令闭藏之日，且又无根，肾水告竭，肝火独旺，木生乏水，无水之木，何以应春气之发生乎？如树木然，当冬令闭藏，莫能定其生死，至春则生者生，而死者死。人身一小天地，肝木应乎春气，根本既拔，故知其死于春也。"

蔡姓时医治效

镇江北门蔡姓，世出时医，友人戴半山蔡氏婿也。一日诣予曰："有舍舅病重，请兄一诊。"予以蔡姓多医生辞之。半山曰："其证诸蔡皆看过，均回不治。惟予叔岳欲以附子、肉桂扳之，不能决，请兄一决。"随唤肩舆逼予同往。时病者在半山金珠店管事，故半山可以作主也。至其室，审其症，乃时邪十一日矣。大抵羌、防、柴、桂、枳实、楂炭、厚朴、苍术、草果、炮姜之类。其症则燥热非常，人事昏沉，耳无闻，目无见，舌卷囊缩，死象已具。其脉弦劲疾数，不辨至数，惟按之尚未无根，病中以未大解。诊毕，半山问曰："桂附可服否？"予曰："桂附万无服理。"然此药误已深，实属难治。姑请伊母出来商议。其母出见，予问曰："汝家看此人到底是死是活？"其母曰："先生何出此言？"予曰："汝家若以为未死，则予不敢多事，恐药不能救，归过于吾。吾何为来担此恶名哉？若汝家以为必死，则予尚觉有一线生路。"其母曰："吾家诸医皆已回绝，先生若能施治，生死不忘。"予乃曰："时邪热证，治以辛凉，非比伤寒之证，治以辛温。且伤寒下不厌迟，时邪下不厌早。三五日内热重便闭，即当用下存阴。今时邪误服伤寒药，佐以温燥，意在推滞。不知愈燥愈结，火愈炽而真阴耗矣。真阴根于肝肾，肾开窍于耳，肝开窍于目。肾脉挟舌本，肝脉络阴器，今目瞆耳聋，舌卷囊缩，大热伤阴可知也。证本不治，而予谓有一线生路者，幸脉尚有根。非证重至此，药误实多。为今之计，仍非下之不可。然古人急下存阴，阴未伤也。今下已迟，阴已伤矣。宜用玉烛散法养其阴以用下。"于是用生地一两，当归五钱；加大黄三钱，芒硝二钱，甘草一钱，与服。夜下黑粪，次日热退，诸症皆退，仍进养阴清热。又次日往诊，半山出迎曰："余亲又复发狂，奈何？"予入诊，见其骂詈不避亲疏，果有狂象。予曰："无妨。"仲景曰，下后发狂，再下则愈，一下未尽故也。仍以前方与服。明日往诊，据其家云："昨下更多，几半净桶，后继以血。"予疑此方不应动血，及见原方，忽有人添桃仁三钱。予曰："此无怪乎有血矣。"伤寒有蓄血证，其人如狂，下其血则愈。重则用抵当汤，轻则用桃仁承气汤。今下后发狂，并非如狂，何必用桃仁动其血哉？所幸脉静神安，症已无妨，惟养血药要多服数帖耳。后代立方，总以地黄阿胶为主，幸无复参议者，而其疾乃瘳。

包式斋治效

包式斋患尿血二年未痊，后觅予诊治而愈。盖肾虚人也，偶然伤风，某医发散太过，转致喘不能卧者累日，急乃延余。余曰："咳出于肺，喘出于肾。肺肾为子母之脏，过散伤肺，母不能荫子，则子来就母，而咳变为喘，肾虚人往往如此。今已肾气上冲，脉来上部大，下部小，而犹以为风邪未尽。更加发散，无怪乎喘不能卧也。"与以都气。全方加紫衣胡桃肉三钱，纳气归肾，一药而愈。越三年后，又因伤风，某医仍肆发散致喘，不能卧者三日。又请予治，曰："此与前证无异，彼昏不知，子何毫无记性耶？"曰："因伊在舍诊病，偶贪顺便，不意至此。"予曰："无他，仍服前方可也。"其内因夫病着急，忽得笑症，终日哑哑不止，亦求予诊。其左关寸皆数甚，予曰："膻中为臣使之官，喜乐出焉。此肝火犯心包络也。"与犀角地黄汤加羚羊角，次日复请予至，则笑病一药而痊。而式斋则夜仍喘不得卧，惟下半夜稍平耳。余曰："异哉，何药之灵于当年，而不灵于此日哉？"细诊脉象，上部大，下部小，实属肾气不纳，毫无他疑。静思良久，因问："昨何时服药？"曰："晚饭后。"予曰："是矣。今可于晚饭前服药，当必有效。"次日问之，则喘气下，一夜安眠矣。伊问："何故？"曰："药本纳气归肾，饭后服药，为饭阻不能直达于肾，故上半夜全然不效，下半夜药性渐到，故稍平也。今于饭前服药，腹中空空，药力直达肾经，然后以饭压之，肾气岂有不纳者哉。"嘱其多服数帖，后加十倍为丸，常服。并嘱偶有外感，不可任医发散，其症乃不复发。盖尝览《石室秘录》陈氏假托乩方，直至岐伯、雷公、华佗、仲景，古之圣神，无不毕集，可谓怪诞。至其方药议论，亦甚平平，而大其制，一药必数两，一方必二斤。万难取法，惟其主意先分治法，则群书罕见，可称独得之奇。如教包式斋饭后服药，即内卧治法，是下治法也。是故医书汗牛充栋，而除《内经》《难经》，仲景《伤寒》《金匮》二书，无可疵议，其余则各有所偏，亦各有所得。惟在学者自知所取，而勿尚其偏而已。然则不读书固不可，而读书亦岂不贵善读哉。

厉登铭疯证治效

厉登铭五兄，住城内演军巷，予后门外之贤邻，又予之密友也。初秋患疟少汗，予治之。始以和解，继以景岳归柴饮加生地一两，姜皮三分，得透汗而解。知其好内嗜饮，阴虚居多也。疟三次即已，精神亦甚减。是晚城南走火，伊命家人秉烛至大门口观看，忽谓家人曰："适地坊老爷过去，汝等见否？"是夜遂疯，喊骂大闹，掷毁什物。且持厨刀欲杀其妻，妻躲至床下，伊更跳闹不止。次日大早急请予，予至其室，伊正持破碗欲伤人。见予至，忽然放下，称予曰六哥。予见其有怯意，似予有以镇之者，因更自提精神，正言厉色，谓之曰："坐下。"伊即坐下，曰："将脉来诊。"又问："因何胡闹，欲杀尔妻？"伊则满口秽语，谓妻王氏与狐狸在墙内如何等疯语。予不复闻，惟嘱好好坐着，不许胡闹，否则予将治汝。伊亦应承。予至厅，家人出云又大闹矣。亲朋满座，问予："何法？"予曰："诸病从虚而入，邪祟亦以虚而入。厉兄本疟证初愈，疟发于少阳胆经，疟后受伤，其胆必虚，适遇邪祟乘虚入胆而成疯。且厉兄平日之胆最小，一语不敢伤人，琴瑟之好，称为最笃。公忽欲杀人，且为素所爱敬者。疯则胆大，岂非祟据其中而有以使之耶？夫疯字从风，有风象。然疯之或重或轻，犹风之或大或小，疯之忽发忽止，犹风之忽起忽息。邪祟之中人而成疯也，未尝不凭借人身内风之力，而鼓动乎肝。因木生风，因风生火，因火生痰，痰火相搏，势乃大张，而令魂魄神明皆扰乱而不能自守。虽然，今幸邪祟初入，譬如匪人初至旅邸，左邻右舍，并无相识，其势尚孤，驱逐亦易。若夫今不治，盘踞既久，巢穴已固，风鼓其势，火张其威，痰助其力，如恶人居久定而党已成，则驱逐良难也。"于是用温胆汤，京制半夏三钱，化橘红八分，云茯苓三钱，生甘草五分，麸炒枳实七分，鲜竹茹三钱，加粉丹皮二钱，龙胆草一钱，同煎，外加朱砂三分，猪胆汁少许，和服。此方专于泻胆，使邪祟不能宁居。又兼清火化痰，使邪祟无所凭借。法虽平常，竟一药而愈。后以十味温胆，以沙参代人参，以生地代熟地，且重用之。以生地能补胆，贼去关门法也。连进四帖，神志如常。此嘉庆十六年事，时尚未识王九峰先生。后先生闻知，适见脉案，深蒙许可，遂相往来。予视先生为前事师，而先生以予为忘年友矣。

吴预生疯证治效

吴预生，诸生也。在邹同裕淮北信阳盐店管书启。其店有空房，吴爱其静。一日忽大疯，屡用刀自戕，救之得不死，其店急用人送归。适其家与予相近，令人使来就诊。半晌数人将疯子扶持而来，舞蹈而入。予出，疯子即寂然不动。予如诊厉登铭法，予上座，使之下坐，正容壮色以诊其脉。脉象或大或小，或疏或密，或结或促，知其邪祟无疑。厉声谓之曰："尔遇我即当去，不去，我将在鬼哭穴灸法针汝。虽然尔来路远，我当嘱伊父多赠汝盘缠。"予说一句，伊应一声，旁观无不称奇。予知其邪祟重而且久，气血暗伤，先以参地两补之。加犀角、羚羊、琥珀、朱砂、龙齿、虎骨、龟板、鹿角，诸多灵通宝贵之药，以通其灵性，以镇其神魂。譬如正人君子，巍然满座，邪人自不能安。此药入腹，邪祟自逼处不安而思去。又仿喻西昌法，用羊肉汤一碗为引，使邪祟借腥膻之气味而出。惟药不与病人知，恐二竖避入膏肓也。又嘱其父曰："此实鬼祟，信阳来路甚远，务请高僧施食，多烧冥资，以践予多赠盘缠之言。"时四月十九也，二十日伊家旋食服药果愈。

常镇道刘公治效

常镇道刘，名载，字竹湄，岭南人也。由山东济南府保举赴都，自都赴镇。刘公久病未愈，欲请一儒医诊治。当有王惹山明府保荐邀召，刘公即烦王明府先看，随后差内使持帖延请，予因往诊。询其病源，乃泄泻已四阅月。天未明泻起，至晚不过五六遍。而进京去京一路医治，总无效验。予诊其脉，诸脉皆平，肺脉独大，按之见数。予曰："此肺移热于大肠，乃热泄也。"公曰："予一路来往皆值冬寒，屡遇风寒，反致热泻乎？"予曰："据公言当为寒泻，据脉象实为热泻。右寸属肺，肺与大肠相表里，独见数大，故知其移热作泻也。脉象大于他脉数倍，自诊可知。且公一路所服可系温燥药否？泄泻时可热有声否？"公曰："皆然。"予曰："岂有寒泻服温燥而不减者？岂有在腹为寒，泻出转热者？岂有寒泻急迫作声者？经曰'暴注下迫，皆属于热'岂有止有寒泻而无热泻乎？"公自诊其脉，亦觉肺脉独大，辨论既明，疑团尽释。予乃用玉冬三钱，麦冬三钱，孩儿参三钱，以养肺阴。加泻白散，地骨皮二钱，桑白皮一钱，粉甘草五分，以泻肺热。又加茯苓三钱，以为分利，怀山药五钱，以顾脾胃。定方后，公问："可服几剂？"予曰："二剂后再诊。"公服一帖，日间泻止，惟余天明一泻，服二帖而天明之泻亦止。第三日因公无暇，未请诊，亦未服药。而次日天明之泻又来，又急请诊，问："何以故？"予曰："一百三十日之证，可以一药而止，不能一药除根。再服二帖，病当霍然。虽然，诊公之脉，沉部颇有数象，似乎尚有伏热。泻不难止，恐春气大透，木来生火，变生他症。须预为诊治，不可大意。"公曰："予急欲赴扬矣，月余乃返。再当请诊可也。"十日即返镇署，且急延予，称有重证。予往视，见其面左部自头至顶，半边全行红肿，左目肿合不能开，上下唇皆厚寸许，心烦意乱，自谓此次定当告病去官。予诊其脉，洪数有力，而无浮象。予慰之曰："无妨也。此证似乎大头天行，而实非也。此久有郁热，热郁成毒，春透木旺，借肝气发生，热毒上达。肝位于左，气由左而升，故病在左。所喜六脉根本甚固，尚能胜病，月余可愈，无庸告病而去。"于是用东垣普济消毒饮子，而去其升柴。以证无外感，火发于肝，延炽于胃，其势已甚，不敢再为升提也。且加犀角、羚羊角，清肺胃以清肝，恐其上犯咽喉也。大便屡结异常，加调胃承气以下之。十日后，火势渐平，肿亦渐消，知其血热阴伤，加丹皮、生地以凉之。每帖药计四五两，始多苦寒，继加甘凉，而总不用发散。其始尚用桔梗、薄荷二味，取其辛凉疏解，后并此而去之。症虽日减，而刘公见予每曰："我病莫非有风寒，先生何不散之？"予曰："无有也，不可散也。"嗣后跟随诸人见余至，即扬言曰："主人之病，只要发散即愈，惜未发散耳。"予若勿闻也者。惟每至署，见辕外有医轿一顶。密询之，乃李某也。其人虽医生而不务医学，专务结交各衙门号房，巴结家人，希图引荐。今问刘公病，无门可入，访予方药，不用辛散，乃扬言一散即愈。托其家人耸动其上，以图进见。刘公虽未之信，而无免有疑，啧啧者所由来也。至二十日病已痊愈，惟偏左头内，尚觉沉闷。刘公问予叹曰："证虽承先生治好，但将来未免头风之患耳。"予曰："何故?"曰："先生总未代我发散也。"予曰："诺。今日竟用发散何如?"公辗然色喜。予乃用小发散方，荆防不过数分，尚另加监制，谓之曰："公恙实不可发散，服必无效，今姑用之，以除公疑。"又另开清凉养阴、镇摄肝风一方与之。曰："服前方，平平则已。没有不适，再进此药则安。"次日进诊，公曰："昨日了不得，服药无片时，即觉火势一轰，似觉头面复欲肿大，头晕眼花，急忙伏枕。虽然难过，幸后方亦已煎成，服下始定。看来不能发散，诚如先生之言。然窃闻风善肿，风宜散。又闻有大头瘟症，属乎风火，亦用发散。而予症似之，其风火独不可散，何也?"予笑曰："公之恙非'风火家人'，乃'火风鼎'也。风火者，因风生火，风为本而火为标，泻其火而风自息。试观天地之道，极热生风，得大雨施行，天气清凉，而风亦顿息。俗所谓煞风雨也。今火风之证，若误作风火论治，妄用发散，譬如炉火已旺，而又以大扇搧之，火岂有不更炽者哉? 公二十日服寒凉重剂，统计约五六斤，而始进发散小剂，即如此火上头轰。若初起误进发散，将火势燉腾，焦灼肌肉，蔓延咽喉，虽有善者，奈之何哉? 若夫大头瘟症，予岂不知。其初起也，恶寒体重，头面俱肿，必兼表象。两目鼻面肿起者，阳明也;耳前后并额角肿起者，少阳也;脑后项下肿起者，太阳也。三阳多表证，故可先加表散。公恙初起，毫未恶寒恶风，面肿于左，肝部也。公岭南人，地气温热，秉赋偏阳，京官十数年，饮食皆用煤火。官山东六年，亦用煤火。火毒积蕴已久，北地风土高寒，积而未发。今至江南水土不同，又值春深肝旺，肝火冲起，久郁之火，上犯阳明，致成此证。故治法只宜消毒泻火，经所谓'高者抑之，不可散也。'"公曰："已病不知，经先生之论，恍然大悟。而今而后，直以性命相托矣。"调理十余日，头之沉闷亦愈。公意深为器重，乃后竟信李某之谗，与予绝迹。未一载，已知李某之诬，复延予，予却之。又二载，刘公卸事住扬，不知得何病证，后亦延予，仍却之，而刘公死矣。此中殆有数焉。

陶文毅公治效

宫保陶云汀夫子，于道光五年抚苏。适办海运，夏秋季往来上海，亲至海隅，相度机宜。旋又莅金陵临乡试。是岁，阳明燥金司天，少阴君火在泉，秋热更甚于夏热。夫子重受暑热，非止一日。于八月初六日发为时邪，此宜治以辛凉者也。乃医者竟用伤寒辛温发散，且屡用桂枝，邪不能达，其热转加，致成热疟，寒少热多。医者改用柴胡，亦仍加桂，而其佐使者，无非厚朴、苍术、草果、青皮，一派温燥克伐。观察钱益斋夫子素知医道，时为监试，心窃非之。因在常镇道任内，知予善于治疟。回明宫保，专差菲请。十八日晚予到辕门，随即进诊。细询疟在阴分，不过微寒，旋即发热，壮热六时许，解时无汗，热时烦躁，至不能受，渴欲冷饮，饮亦不多，脉则十分弦数，舌则红赤无苔，溲则其赤如血，且不寐者多日矣。予曰："此大热证。加以燥剂伤阴，阴虚作疟，阴虚不能化汗，无汗故热邪难解，阴虚故神烦不寐，治宜养阴化汗以化邪。"于是即据此立案开方。惟思进见之初，未便骤用大剂，故以小柴胡去参，加大生地五钱，当归二钱，赤芍一钱半，夜交藤三钱。三更后疟势减，进药，竟安眠至天明，可谓小效。次日，本地陈、林二医至，知服予药，密告宫保曰："大人此症不可服当归，服则热必重出。"又谓予曰："尊方用何首乌太早。"予曰："未也。意者谓夜交藤乎？此乃首乌之藤，非首乌也。且此不过取夜交之意，为不寐而设。叶氏治疟亦常用之，以交通阴阳。用药之意，虚实皆宜。非如首乌之力能温补也，君得毋见《本草备要》不列夜交藤，其何首乌注内有曰'一名交藤'，遂认夜交藤为何首乌乎？"伊掩饰曰："恐敝地药店止有何首乌，无此药耳。"予曰："昨药系予亲见，其藤甚佳，君等或未用过耳。"予知道不同不相为谋。伊等亦公然开方，并不让予。惟是日尽去温燥，改用黄连、石膏，而宫保服之，燥热有加无已。盖伊等只知寒凉以治热，不知黄连苦燥仍然伤阴，石膏虽能清热，而不能养阴，虚人服之，转伐胃气。虽《本草备要》之语，伊等未能全览耳。然是时宫保未能信任，总服二人之方。予屡告辞，堂官不肯放行予曰："如此治法，必不能愈。设有不测，而余在幕中，将毋留以为二人归过地耶？"堂官转禀方伯张公，张公进见宫保，病固沉重，出见二医语言荒谬，遂往告唐陶山方伯，盖陶山方伯乃宫保之同乡兼戚谊，而精通医理者也。廿二日早，陶山方伯来，细切脉理，遍阅诸方，出与二医及予相见。先问二医曰："先生们看大人究系何证？"陈医俯首无言。林医曰："是疟疾。"方伯曰："疟疾吾岂不知，但是何疟疾？"林医不能对。方伯转而问予，予对曰："据愚见乃阴虚作疟耳。"方伯曰："诚然，此当用四物汤合小柴胡加减，去川芎，重用生地。何方药并不及此？"林医曰："服此即能愈否？"方伯曰："汝等治已半月有余，愈治愈坏。吾仅一言即当痊愈耶？虽然，如果重用养阴，症当大减，愈亦无难。譬如无气亢热已极，不得一场大雨，何以回凉。但可下雨而不可下冰雹，冰雹亦能伤人。如黄连、石膏，冰雹是也。"林医语塞。予问曰："养阴必兼归地？或谓当归助热，不可用奈何？"方伯曰："何来此不通之论也？阅诸方，前所服者一派温燥，不知助热，而当归反助热耶？当归虽微温而养阴，设使方中早能助以当归，当不至阴伤热重至此。且夫生地阴中之阴，当归阴中之阳，阴阳相辅，动静相生，用药之道也，何可偏废？此不过以生地为君，当归为佐耳。"言毕，扶杖而入。二医赧颜而去。方伯复出，谓予曰："脉案方药皆极通，惟尚轻耳。吾已与大人说明，以后惟子是任，子好为之。"予以医多论杂为虑。方伯曰："我自当之，我当间日一至，以辟群疑。"是日，予用大生地二两，当归三钱，柴胡一钱五分，黄芩一钱，赤芍二钱，赤苓三钱，甘草五分，合皮一钱，服后疟来不过两时许，即大汗热清，较前减四个时辰。热时亦觉能受，后总本此法为加减。阴亏太甚，生地减至一两即不复减，疟势渐轻。至月底疟作不及一时，陶山方伯果常来，予嗣闻方伯九月初三回楚，恐又为他医所误。回明宫保，请九峰先生坐镇。先生九月初一日到，诊后亦谓养阴为是，仍命立方，稍为参酌，至初七日痊愈。由此受宫保知，遂相契合。究之此方亦不过本景岳归柴意变化而出，治愈数十百人。陶山方伯议论高超，予常志之不敢忘。

刘眉公治效

道光五年八月廿三日，予因宫保初服予方，已有大效，予心亦定。是日午后，因往城北张佑溪协台处诊病，往来遥远，至起更方到察院，到则巡捕堂官群相问曰："先生来何迟？日间监试钱道台有条子来请先生，进贡院代内帘刘奉贤县隔帘诊脉，因先生不在，辞去。傍晚又具禀："刘令病已垂危，求大人格外施恩，让刘公出场就死，大人勉准，适已出场，大人意欲请先生去一诊，或尚有救，连问数次矣。"予问："究竟何如？"众曰："适伊家人亦来求请，据云仅一丝游气，半日不知人事矣。"予至上房，宫保曰："先生来耶，我今日甚好，惟有内帘刘令亦于初六日得病，今已垂危。因先生高明，或能起死回生，亦大阴德。且吾亦同病相怜之意也。"对曰："闻其病实已不治，治之何益？徒损贱名。"宫保曰："此等病治之不效，岂能归过于先生。惟念此人乃吾所取帘官房首，其文甚佳，功夫尚在其房中，当可多几本好卷子，不意如此，然其文不似要死者。"因命人将其文与予看，题乃"举贤才，曰焉知贤才而举之"。予看毕，曰："此文果不似要死者。"宫保问："何以见得？"对曰："其文清华，其气通畅，似有福泽之文，而又无发泄太尽之弊。且其书法端楷，到底不懈，未曾错落。其精神必素能完足，故论文字皆不当死。"宫保曰："所论甚是，看文章面上，请去一看何如？"对曰："诺。"时将二更，且大雨，予乘舆冒雨至承恩寺，曲折达僧舍。见旁空房一间，床架一张，堆草荐数条。床上靠一人，即刘公也。油灯一盏，灯火如豆，阴冷之气逼人。呼其仆秉烛至，见其大汗如雨，面白如纸，二目直视，牙关紧闭，喉中痰涌，口角流涎，全不知人事矣。使仆探其下体，则囊缩遗尿。予曰："此死在顷刻，尚何治为？"即欲辞去。伊等坚阻不放，且有跪者。予忽转念，此文不死，何其人之多死象耶？问："闱中服药否？"曰："天天服药。""方在否？"曰："全在。"予索方细看，无非发散温燥，而热总不解。至十九日一方，麻黄一钱五分，羌活二钱，甘草五分，桂枝二钱。予想时邪十四日，忽服此方，其人即当死，何尚能活至今日，莫非与我意有医缘否乎？于是始为诊脉，细细推敲。脉来数大而空，俱欲离根，惟左尺尚有一线可按而得。予暗叹其真读书人，惟知用功，不贪色欲，根本素能保守，虽经群药刀斫斧削，而命根犹有存焉。于是用犀角地黄汤，通心达肾，养阴化热。镑犀角三钱，大生地一两，大白芍三钱，粉丹皮三钱。又思所服温燥一派伤阴，脉来甚数，阴不潜阳，当于养阴之中加介以潜阳法。非若大汗亡阳，脉仅空大，当以参附回阳也。于是加左牡蛎一两，元武板五钱；外加橘红一钱，竹沥五钱，姜汁少许，以达其痰。谓其家人曰："既然服药，以速为贵，迟则不及。牙关紧闭，以乌梅擦之必开。惟咽喉痰涌，药恐难下。此药得一半下腹，即有转机，恐全不下而死，勿谤予也。"回时已近三更，宫保犹等信未眠，真菩萨心肠也。细询一切，色然喜曰："如此尽心，或当有效。"明早伊家人来告曰："主人已转过来矣。"予往问："如何服药？"曰："前三分皆不受，后得一匙下喉七分，皆顺流而下。"予见人事渐清，向予点头，但语言謇滞耳。连进原方二剂，痰降能言，惟虽不大汗，而总未全止，知其表虚也。于主方外，另仿玉屏风法，用黄芪皮五钱，防风一钱，五味子七分，一服而汗全止。嗣后方去犀角，加大麦冬三钱，高丽参一钱，减竹沥二钱，约十剂。改用黑归脾调理而痊。盖盗汗心液也，补心则汗止。

张伟堂治效

张伟堂二兄，吾乡南张榜眼公嫡派。先居城南塞上，太夫人患疟，服凉药太多，病剧。其戚严嘉桢素信予，荐诊。知其本体虚寒，始以温解，继以温补而愈。嗣迁居扬州，十余载不相往来。道光五年十二月十九日，忽接严嘉兄信，据云伟堂病已垂危，诸医朝至以为暮必死，暮至以为朝必死。惟病者忽忆当日母病，系兄挽救，思得一诊，虽死瞑目，务恳屈降，死生均感等语。因其言直谅不欺，二十日渡江，下昼到张府。即上楼诊视，见其痰涌气急，坐伏茶几，一人两手扶其头，不能俯仰，十余日不得一卧矣。人事昏沉，不能言语，诊其脉滑数而大，虽已空象，而尺部尚觉有根。遍阅诸方，自八月服起，皆作外感治，尽用发散消导。月余后，想觉人虚，易而为补，总以人参为主。后想因痰多气阻，又改用化痰顺气；又或疑外感，加用疏解。现在诸医皆云不治，无药可用。惟一朱医与伟堂至好，一日数至，以二陈汤作丸与服。见症愈坏，束手流泪而已。予乃曰："此肾气上冲证也。诸气以下行为顺，今肺不清降，肾反上冲，气降则痰降，气升则痰升，故痰涌气急不能俯仰。且其脉象甚数，似杂湿热，阴虚湿热不化。亦随肾气而上冲。若能纳气归肾，气降痰降，湿热亦降，可以安卧，可以调理，证虽重，无妨也。"于是用六味为君，以都气法原本六味，而六味地黄古称为"治痰圣药"，且称为"下焦湿热之圣药"，有三善焉，而皆合乎此证。故特用之。大熟地八钱，山萸肉四钱，怀山药四钱，粉丹皮三钱，福泽泻三钱，云苓三钱，外加北沙参四钱，杏仁泥三钱，以润肺降气；胡桃肉三钱，以助纳气；福橘皮一钱，取其顺气而不燥。开方后，予往候九峰先生，因即止宿。次日复请，予至。讵料其尚未服药，问："因何不服？"曰："朱医坚称熟地不可服故耳。"又请上楼诊脉，太夫人曰："昨方因有熟地不敢服，今恳另定良方。"予曰："熟地乃此证要药，吾方君药，舍此更有何法？且闻所请先生不少，朝称夕死，夕称朝死，无药可治。今服熟地不合，亦不过死。况予尚许君家不死耶，此证服熟地则生，不服则死。服与不服，悉听君家，予无他方。"下楼予即欲行。严嘉兄曰："今已将午，不及到镇，此地有好浴堂，陪兄一浴何如？"予曰："甚好。"正欲偕行，忽一人出，告曰："老爷过去矣。"嘉兄彷徨欲上，予笑曰："予诊脉未久，岂有死在顷刻而不知者耶？此不过痰厥，片时即苏。其尺部根本尚在，保无虑也。"特拉嘉翁出浴。浴罢而归，曰醒久矣。至是伊家因予言有准，方肯服药，而尚止服一半，并能仰矣。迁延太甚，已二鼓后，复请予看诊。脉亦渐平，伟堂并能说话。谓予曰："药真如神，但尚不能平卧，君能令我一卧，则快甚矣。"予曰："惜君家不肯早服予药耳，昨肯服药，今日安眠矣。虽然，明日保君安睡无虑也。"次日依方再进，傍晚服药，旋即能卧，卧则熟寐，三更始瘥。以后听予用药，而予总本初方略为加减，地黄则始终未解分毫。八剂后，其症大全（痊），予乃辞归。次年复请诊理，煎方膏方悉本原方。盖伟堂素嗜虾油，每食不撤，其湿热甚重。因热生痰，因痰致咳。取用辛散，既诛伐无过，取用人参，亦助热锢痰。因咳致喘，肾气上冲，犹以二陈丸治痰，岂不去题千里乎。惟六味地黄，三补可保肾气，三泻兼治湿热，于伟堂最宜，况痰之本在肾，肾安痰亦自灭也。

李青原治效

李青原兄，病伤寒，头痛，项强背板，一身尽痛，甚恶寒而不甚发热，自服发散药无汗。予诊之，见其脉浮而弦甚，知其素来阴虚，不能作汗，以九味羌活汤去生地、黄芩，加当归八钱，一服得透汗而解。方本景岳归柴饮，景岳专用柴胡只治少阳证，不能治太阳证，特变而通之。陶节庵九味羌活汤，治江南伤寒最好，江南无正伤寒，不能用麻黄也。或议其黄芩、生地，不应见面用凉，然已见口渴欲饮，用之有效。否则不妨易之。予自治李青原后，每遇伤寒夹阴虚者，即以节庵、景岳法参用，去芩地加当归，少则五钱，多至一两，无不得汗而解。三载以来，取效不下数十人。然则斯方亦殆可传也。凡发散药，太阳经居多，阳明胃经则白芷、葛根、升麻三味，少阳胆经则柴胡一味。仲景小柴胡汤为少阳证而设也，疟证不离乎少阳，今人用小柴胡汤治疟证，未尝不可。乃景岳五柴胡饮及正柴胡饮，皆用柴胡治太阳伤寒，恐不能散邪，而反引入少阳也。至叶天士治疟证，则又戒用柴胡，更不可解。今吴人患疟，不敢少用柴胡，以致缠绵日久，甚有死者，皆其遗祸也。景岳名医，叶天士医中翘楚，一则重柴胡如此，一则弃柴胡如彼，岂非偏之为害哉？

徽州余姓治效

予三十岁时，馆于京口旌营呼协领家。呼公六旬外，忽得类中证，眩晕非常，头不能抬，夜不能卧，面色浮红。适万廉山先生宰丹徒，荐其乡亲唐朗山先生诊治，朗山以为虚阳上浮，以真武汤坐镇北方，用附子至三钱，合家疑惧不敢服。朗山力主之，惟予赞之，一服而定，调理煎方百余帖，总用附子五钱，丸药亦重用附子，统计服附子十余斤。精神加旺后不服药，寿至七十七岁。江西宜服附子，而能用之于江南，朗山先生真大手笔也。一时称奇，予亦心服。

十余年后，李进之兄油行徽伙余姓，年卅岁，六月出门讨账，抱恙而回。医者以为受暑，投以清凉，忽变周身寒冷，热饮嫌凉，诊其脉沉细如无，知其体本阳衰，虽当夏令仍属感凉，以桂附理中汤。用附子一钱如弗服也，加至三钱，身寒稍减，而热饮仍凉，直加至五钱，乃日见有效，计服附子二斤许，证乃痊愈。盖其家婺源皆服山涧之水，其性极寒，生斯地者，体多偏寒，以寒体受寒凉，服寒药，故一寒至此。医贵审时兼宜度地，非易易也。然予之所以敢用重剂者，由先得叩朗山先生之教也。

大凡脉沉多寒证，而亦有不尽然者。嘉庆十八年，予往常州。有朱某者小贩人也，忽得奇疾，周身畏寒，医投以温剂不应，因投以热剂如桂附之类，而其寒愈甚。爰求予，诊其脉皆沉，按之至骨，略见疾数，知其为同气相求证也，以犀角地黄汤与之。朱本贱业，以得予至为幸，见方即服，一服而寒减，三服而痊愈。此等证确身寒，脉沉，未有不用热药者。不知其伏热在至深之地，一遇热药相引而入，并人身之卫阳亦随之而入，故外反憎寒也。幸朱服热剂不多，否则难挽救矣。

李楚生眼病治效

李楚生三兄，患目，二目皆病，左目尤甚，红痛异常，瞑不能开，勉强开之，盲无所见。头痛难忍，亦左为尤甚，可怪哉。大渴欲饮，每日饮浓茶十大碗。蔡医以白虎汤投之。石膏每剂一两许，愈服愈渴，数剂后浓茶加至三十大碗。饮食不思，神烦不寐，终日终夜饮茶而已。两月有余，困顿已甚，乃延诊。脉皆弦数而大，而右关数疾之中尤见和柔。予笑曰："此非白虎汤证也。白虎汤乃伤寒时邪，胃有实热，大渴欲冷饮证所用。今因患目而渴欲热饮，不饮冷饮，乃素嗜浓茶，克伐胃气，胃液干枯，求饮滋润。而其实润之者，乃更伤之，故愈饮愈渴。彼石膏辈能治实热，而不能治虚热。《本经》载虚人禁用，恐伐胃气。彼庸庸者不知，以为渴饮则当用石膏，而不知外感内伤有天渊之别，热饮冷饮有毫厘千里之分。率意妄投，不独损人之目，即损人之命不难也。"其仲兄问曰："闻目属肝，何患目而胃病如此？"予笑曰："肝开窍于目，夫人而知之，乙癸同源，肝亏则肾亏，亦夫人而知之，不知五脏六腑十二经脉三百六十五络其血气皆禀受于脾土，上贯于目而为明，故脾虚则五脏之精气皆失所使，不能归明于目矣。然脾与胃相表里，而为胃行精（津）液。胃主降，脾主升，胃降然后脾升，饮食入胃，游溢精气，下（上）输于脾，然后脾气散精，而上输于肺也。今胃汁干枯，胃气不降，脾有何精（津）液可升，尚能归明于目哉？况病者肝肾本亏，肾不养肝，肝虚生热，热盛生风，以久虚之胃，木火恋之，故不独热难堪，饮不解渴。且胃无和气，直致饮食不思，胃不和则卧不安，故夜不能寐也。至目痛自属肝火，头痛自属肝风。而今欲治之必先救胃，救胃必先戒茶，然后大养胃阴，并养肝肾。胃喜清和，得滋润而气自能降，木虚枯燥，得涵濡而火自能平。火平则风息，眼无火不病，头无风不疼，如此调治，证虽险无虑也。"病者虑茶不能戒。予曰："非戒饮也，特戒茶耳。"于是以菊花、桑叶代茶，而先投以养胃阴扶胃气重剂。十日后即不思饮茶，然后兼调肝胃，并或清肺以滋生水之源，或清心以泻肝家之热，千方百计乃得渐痊。二年后其尊人亦得目病，蔡医以为能治，不必延予，而一目瞽矣。

柏邃庵治效

京口协领柏邃庵，方正人也。从无淫邪，奈甘余岁初次进京，未知检点，竟不知于何处旅店蒙其不洁。头生颗粒，有似广疮，急延外科医治，想用捺药，随即痊好，而年余后下疳，外科调治久而不愈。予劝以仙遗粮下五宝丹，由渐而愈。邃庵最畏服药，愈后未经清理，后乃发为阴癣，腰以下腹以上蔓延无隙，其痒异常。然三十二年以来竟无他患。不意于道光十一年，忽有教以医癣者，用紫荆皮为末，以白及磨汁调敷。予闻之再三劝以勿治，盖疥癣之疾，不足忧也，设使治愈必生他患。奈邃庵竟为所惑，不纳予言。日以二药裱敷下体，自秋徂冬，癣竟全收，不复作痒，欣然得意。十一月望后，忽患耳痛，就予诊脉。其时适值云汀宫保忽患吐红，专札见招。是日诊脉后，即束装赴省。予谓儿辈曰："邃庵脉象大为不好，恐有重证，而予适不在家，奈何？"赴省一月，忽接家信，据云邃庵病势沉重，有朝不保暮之象，请予速回。余不胜骇然，幸宫保恙已痊愈，随即买舟南下，一日达镇，即诣柏府看视。见其耳连项肿，稠脓淋漓，臭不可近，人则一丝游气，盖已米饮不下者九日矣。见予至，亦不能多言，惟曰："君虽来，吾亦不吃药也。"询之伊子。据云一月之中所请内外科服药不少，大抵清凉居多，以致胃败，故邃庵誓不服药矣。予因转为邃庵曰："兄之病源，惟予深知，他人不及知也。不知者认为寻常之火毒必用凉药，须知此证不但不可用凉，且宜用温。兄如服弟药，三剂必然有效。如不效，再不服药，何如？"邃庵闻以温易凉，不觉首肯。予乃以归脾汤加减，另以五宝加西牛黄与服。三剂后臭味顿减，口味大开，精神渐振。邃庵问予："何药之神也？"予笑曰："兄之病根在三十年前，他医不及知，即兄亦念不及此也。兄当年曾沾染恶气，误服捺药，变为下疳。愈后未经清理渐化为阴癣，此癣为余气之出路，且周身之湿热皆以此出，原万无治理者也。奈兄误听人言忽然欲治，居然治愈。而究之风湿热毒从何而去，不觉上攻清窍。又值现与统军不合，告老罢官。虽素阔达，究非得已，心怀未免不畅。心寄窍于耳，故病发于耳也。医者不知，肆用寒凉，使热毒欲发不发，遏成臭气，异乎寻常。人之脾胃喜香而恶臭，此等恶臭积于胃中，胃气焉得不败，尚冀饮食之甘乎。且夫治余气之法，以升透为主，尤以扶正气为主。盖余气即邪气也，正气衰则邪气陷而入内，正气旺则邪气托而达外。常见庸庸者，治湿毒之证专主苦寒攻下，百无一愈，诚昧于医理也。兄之证情节遇多，医更难明，动辄得咎。予用归脾汤法可以养心，可以健脾，可以扶肾，可以开郁，可以建中，可以托邪。而又用加味五宝丹，诸多宝贵，败毒搜毒，专使外达，不容内蕴，用药得当，似乎通神。虽然，现幸获效，仍须癣发，方许收功也。"数日后癣渐作痒，十余日后癣遍下体，而耳患痊愈，饮食倍常。始终总此一方，并未改易方。余自省回见其光景，亦疑不可救，而竟获速效。此其中殆有天焉，非人力所能致也。

李曜西子疟疾误药几危治效

李曜西，吾长子之襟兄也。其子于初秋患疟，医者为徐医，延至八月中忽请予诊。据云疟本寒少热多，多汗而热难退。徐医连投白虎汤，石膏每用一两，热较减而寒较多。现则寒后不能转热，有气自少腹上冲，疼痛异常，至不能受，然后渐渐转热，痛随热减，热壮而后痛止，胸次饱闷，饮食不进，神情疲败。徐医屡用顺气止痛等法，全然不应，故请斟酌。余问："何以用白虎汤？"据云因病者热多渴饮。予问："渴饮几何？"曰："热时约饮廿次，每次一茶碗盖。"予笑曰："次数虽多，茶碗盖贮茶无几，虽廿次不足两碗，不算大渴。"再问病人欲冷饮、热饮，则专用热饮。予曰："据此则大错矣。书载白虎汤证必大渴欲冷饮，而后可投。足见虽渴欲饮而不欲冷服，尚不可投也。况并非大渴，且欲热饮乎。且夫治疟之法，必寒能化热而后可愈，岂有寒本少而欲其寒多者乎？夫白虎汤在疟门，未尝不用，然必热疟而后可。今症汗多，热难解，明系暑疟，暑中兼湿故也。暑乃阴邪，热乃阳邪，岂可徒见其热，遂以阴邪而用阳邪之药耶？此必误用白虎致寒转增，而将暑邪逼入肝肾，以致肝气夹肾气上冲也。"曜西问："疟乃少阳证，何以转入肝肾？"予曰："五脏皆令人疟，而不离乎少阳胆经，胆在肝叶之下，肝胆相为表里，胆经邪热为寒所逼，不得外达，则内传于肝，乙癸同源，则又内传于肾。予向诊令郎脉象，肝肾本亏，所谓诸病以虚而入也。当其疟来，寒固因寒药而加甚矣。至热邪为所遏，欲达不达，转将肝肾之气逼令上冲，以致疼痛异常，神昏气逆，久之而热渐透，疼亦渐止。久之又久，而热大透，疼乃全止，邪气透而肝肾之气乃宁也。至始尚能食，今则全不能食，皆因石膏诛伐无过，大伤胃阳之故。"曜西闻予议论，以为透辟，遂请入诊，诊得脉来沉象，按之弦数，左关

（肝）尺（肾）尤为不静，右关（胃）沉而不数，按之无力。予曰："证本暑疟，无服热药之理，奈遇服寒凉，邪陷肝肾，非附子理阴煎不可，虽然其法过火，诸公未免疑虑，权以当归建中，改生姜为煨姜投之，以观进退。"一剂后痛较减而热较平，渐欲饮食。二剂后痛又减而热又易，然肾气仍冲而疟不能止。予竟用附子理阴煎，曜西尚在游移。予告之曰："桂枝，附子之先声也；煨姜，炮姜之先声也；归芍，熟地之先声也。建中既已有效，又何疑焉，建中虽能温中，不能纳肾气，补肾阴以托邪也。今用附子理阴，以熟地一两纳气归肾兼以平肝，即以托邪；加以附子五分，炮姜五分，温中散寒，领邪外透；当归三钱和阴化疟，斯方也，疟可以已。奈何不用而任疟之缠绵耶？"再三开导而后肯用。如方一服，不独肝肾安宁而疟竟止矣。知者无不以为神奇，适云汀宫保招赴清江，未能一手调理。半月后，予自清回，复请往诊，盖其疟已反，他医不敢用原方，虽轻不愈。予仍以原方投之，一剂而愈。愈后连服七剂，疟不复发而饮食香甜，精神如旧。古人称有是病即有是药，不我欺也。庸庸不知，伐人性命，如同儿戏，可不痛恨哉。

吴婿疟中又中热治效

吴泽之，吾婿也。甲午岁，馆于孩溪，夏秋之交，天时盛暑，致患暑疟。地无医者，唤舆来城，至晚到家。似无重恙，乃上灯时忽然昏厥，手足抽搐，不知人事，惟时作笑，旋又身热如炭，烦躁非常。其时城门已闭，余不及知，天明得信，随即往看。亲家慌忙，病者情形实已危急，诊其脉象，洪数之中更兼躁急。夜间曾有刘医来诊，以为中暑。余曰："非也，此中热也。此热中厥阴也。热中足厥阴肝经，故抽搐，热中手厥阴心包，故善笑。中暑之脉数而兼濡，暑乃阴邪也。中热之脉数而兼洪，热乃阳邪也。此又兼躁急乃素本阴亏，又中阳邪，有孤阳无阴之虑。虽然，勿谓全未中暑也，其作疟也，其中暑也。因患疟而来城，由孩溪至城，几四十里，四野中又无避处，以中暑之虚体，长行于炎热如焚之中，有不中热者乎？故此乃先中暑而后又中热也。为今之计且治中热，幸未服错药，似尚可救。"以大剂犀角地黄汤加羚羊片三钱，犀角入心包以清热，羚羊入肝经以治热；生地辈则养阴清热以化亢阳；外加竹茹、竹叶、西瓜翠衣凉心清热化痰以为佐。一服后，人事渐醒，不复笑而抽搐仍然，尚神烦谵语，浑身不着一丝。三服后始知着裤，热退神宁，伊长兄以为痊愈。予曰："未也。中热虽解，中暑尚未全解。暑疟尚不得免耳。"后果复行作疟，其脉弦数之中总兼躁象，汗出不已。余知阴虚之故，于小柴胡汤多加生地辈甘凉养阴之品，真阴难成而易亏，又系胎疟，不能骤止，十数帖后始能霍然。至次年乙未，馆于东马头，夏间又患暑疟，张医投以清脾饮，更觉烦热异常，急急回家就医，予仍投以隔岁原方，二剂而愈。

刘松亭患疟转痢治效

刘松亭，清江浦知名之士也。年将七旬，夏患暑疟，寒轻热重。医者朱某亦清江之翘楚，朱某亦未免稍染习气，见刘公热重即加大黄，两剂后遂变为痢，红多白少，里急后重，一夜廿余遍。年老之人，又属疟后，委顿不堪。知予在浦，延请斟酌。予至见朱某业已定方，仍以大黄为主。予曰："痢疾滞下，大黄原在所当用，但此证非本来痢疾，乃疟变为痢，少阳热邪陷入太阴，恐脾气太虚，又属高年，有下陷之虑。书称和血则便自愈，调气则后重除，似宜以此为主，兼用喻西昌逆挽之法，使邪气仍从少阳而去，庶为平稳。"朱某亦以为然，嘱予立方。予用当归八钱，白芍八钱，甘草八分，以和血也；加红糖炒楂肉三钱，木香五分，广皮八分，以调气也。加川连五分，黄芩八分，以清热也；外加柴胡二钱以提邪出少阳。一服而大解通畅，滞下全无，再服而红白皆净。其家疑复作疟而疟竟不来，盖皆化去矣。此方治虚人痢疾最宜，予屡获效，然非重用归芍不可。闻清江药铺见用归芍至八钱以为奇。奇归芍而不奇大黄，诚不可解也。

浒关顾某治效肝叶倒竖案

道光九年，予应浒关黄拙安之召，有顾某因与人忿争，忽然直立不能卧，诸医罔效，恳余诊治。予一见曰："此肝叶倒竖也。"伊家惊闻："肝倒转来还能治耶？"予笑曰："病患不能识，既识之，易易耳。用小温胆汤加龙胆草，再加金器同煎。另以猪胆一个，悬高梁上，开一小窍，令胆汁滴下，将火炉药铫对准，使滴滴俱归铫中，俟汁滴尽药亦煎熟，一服而愈。"家以为大奇。嗣有关医虚心者，特问予请教，以为先生治法可为奇效，但案云肝叶倒竖，而所用药品皆入胆经何也？应之曰："此安甲和乙法也。肝为乙木，胆为甲木，胆在肝叶之下，肝之庇荫若母子。然凡肝气上逆未有不胆气随之者，故平肝不及不如安脾。譬如母携子出，与人作闹，劝母不依，姑以饵骗，令小儿欲归，其母因爱子之故，亦只得息怒而去。且夫肝为将军之官，谋虑出焉。胆为中正之官，决断出焉。经以十一脏皆取决于胆，而肝尤取决于胆者也，故安甲木即所以和乙本也。"关医闻之折服而去。

丹徒县吴晴椒内治效

杭州进士吴晴椒宰丹徒。其夫人忽得异疾，每于梳头后胸乳间发紫斑，心中难过之至，约一二时许斑消心定，十余日不愈，乃请予诊。予问："何不早梳头？"曰："早梳亦然。""何不迟梳头？"曰："迟梳亦然，曾迟至申酉梳之，亦无不然，第惟不梳头耳。"诊其脉皆沉象，两关按之则左弦数而右滑数。予曰："此脾气也，而兼乎肝。

左沉弦而数者，肝气郁而肝阴亏也。右沉滑而数者，脾气郁而湿热不宣也。夫脾主健运，肝主条达，今皆以郁，故土受木制，湿热亦郁于脾而不化。脾主四肢，梳头则两手皆举而脾气上升，湿热随之而升，故心胃之部外则发斑，内则难过。梳头之手下垂而脾气亦下，湿热仍归于脾不复上扰，故病象暂退而根未拔也。所幸湿热不重，只须和其肝脾，开其郁结，透其湿热，病自退矣。"予进以补阴益气煎，以熟地平肝，以山药健脾，以柴胡疏肝，以升麻苏脾，以陈皮、甘草、当归调和其中，一服而愈。再进二服以善其后，永不发矣。

谢蕉石先生间日不寐治效（附戴六兄治效）

谢蕉石先生，江西人，原任开归道，现扬州安定书院掌教。其小胆怯多疑，适虞运司有七情郁结之病而爱吃热药，扬州医郑姓尽以桂、附投之，镇江府学司训陈君更加石硫黄丸，以致脏腑烧烂，大便下血如烂鱼肠，犹不肯稍服养阴而死。蕉石先生素所交好，因此伤怀，转生疑惧，忽然间日不寐，不寐之日固属难过，而昼亦各病业生，如头晕、头痛、腰疼、腿疼、心跳、肉瞤，腹胀、腹痛等症，或来或去，变幻无常，惟得寐之日较为安静。扬医无能治之者，先生更加惶惧。延一张医留住斋中，日夜医治，毫无效验，而病象更多，精神日减。隔江延予，即予初亦不解，不过育心宁神等药，亦无甚效。三日后，予细想病情，审视脉象，不觉恍然大悟。盖其脉象三日以来大小疏数不能一致，有似邪脉，而察其神情并无外来邪祟，必三尸为之也。盖尝考之三尸，或称三彭，上尸彭琚（倨）住泥丸宫，中尸彭质住膻中，下尸彭矫住脐下丹田。三尸喜人为恶，不喜人为善，修炼家必斩三尸而后得道。然能斩之者何人？修炼反成疯魔，皆三尸为之也。至于人之运用总在一心，夜寐则神静心庄，何反多梦，亦三尸为之也。人有隐瞒之事，不肯告人，而梦中反自说出者，三尸喜揭人之恶也。夫心为君主之官，胆为中正之官，如果心正胆壮，三尸亦可安静。若心虚胆怯，疑惧环生，则三尸从中侮弄，病情愈出而愈奇，俗所谓疑心生暗鬼者实常有之。不必外来之鬼，大约即三尸耳。三尸谓之虫，又谓之神，极其灵异，虽守庚申者不能斩也。今蕉石先生心胆本虚，又生疑惧，故三尸得间而作祟，此非治三虫不可。但用药不与病人知，病人知之则三尸虫拒之，二竖之伎俩可畏也。于是与四少君细剖其理，嘱以开方勿与尊人看阅，证始可治。少君有难色，谓："家君不独阅方，且时对《本草》，焉肯不看方药。"予思方不与阅不可，药全与知亦不可。好在先生十分信予，当可进言，因于进诊时谓之曰："大人此证调治良难，然能不究方药，则予煎方外予有丸方，可保一服即效。若大人必知何药，则药必不灵，予技已穷，只好告辞。"先生因予言激烈只得答应。予因另开丸方，皆杀三尸虫之药，加以宝贵镇邪宁心之品。是晚正值不寐之期，以二煎汤药下丸药三钱，居然一夜安眠。从此以后无夜不寐，精神如旧，二十日来并无反复，予即告辞归里。先生欲早晚得一人看脉才可安心，并愿送银一两，在此过夜。问予当请何人。予对曰："府上本有张先生在此，何不仍请伊来，好在无须伊另用药也。"于是将张医请来。予告之曰："大人此证甚奇，幸予猜着，特荐先生来此，万勿更方。先生住此，大人痊愈，即先生看好，亦可得名，不与先生争功也。"伊似甚佩，再三问予究系何证，丸方何药。予如不告恐其多心，因大略告之曰："此因疑生虫，不过用杀虫之品加朱砂、琥珀以宁心育神耳。但治法药不与病人知，本勿说破。"次日予即辞归。乃七八日又专差过江说病已反，逼予到扬。予至谢府先晤四少君，问："病何故忽反？"少君曰："此张先生之害也。家君本时访丸方为何药？总对以冠仙先生不知在何处合来，实在不知。乃张先生来，家君再三盘问，伊即言略知一二，大抵朱砂、琥珀之类。家君即将予唤进，大声呼斥。谓予明知不言，朱砂如何吃得。从此以后不吃丸药，仍间日不寐，诸病业生。"张先生无法可施，只得又来奉请。予闻之亦着急之至，进见蕉石，即恳予曰："先生救我。"予曰："予前本救大人病已愈，廿日予始辞归。予本嘱大人不问药始有效，奈大人多疑必访何药，张医不知医理告知大人，因此不服丸药，除此之外更有何法耶？"大人曰："吾今再吃丸药何如？"予曰："再吃亦断无效也。"是夜正当不寐，大人嘱煎药入加丸药三钱，在内临卧服之，依然不寐。次日难过异常，吃饭时忽请予进内。谓予曰："先生看我何如？"时二月初，春寒不减，大人重裘，皆大毛也。乃忽皆脱去，止穿丝绵小袄，而大汗如雨将小袄湿透，胸膛坦开，热气腾腾。据云："近日每饭必然大汗，今日仅吃饭一口而汗即如此，直截不能吃饭，奈何？先生务要救我。"予想三尸虫因知昨晚药内有制它之药，故更幻出此象也。予因此转得灵机，因慰之曰："不必过急，容予思之。"盖汗虽心之液，而饮食多出于胃。蕉石性多偏好，其饮食非极热者不吃，其胃本有积热，三尸故得借此作祟，今借治胃热暗加一治三尸之药，假设其词，使病人知其药而不知其用，三尸虽灵同二竖，亦不知所避也。少间谓之曰："大人不寐之证尚可缓治，而此大汗倒甚可畏，急须挽救，不然恐汗脱也。"伊本心虚胆怯，闻此急求治汗。予曰："大人果然欲命，从此饮食不可过热，而胃中积热，热已多必须重用芦根，带凉带通，汗可渐少。但芦根必须常服，而其性过凉，恐服之又生泄泻，须更得一药可制芦根不至泄泻，如二术健脾而未免过燥，与芦根一合。再四思维，止有黄精一味脾肾两补，可与芦根合用，不改其清凉之性，而又可不至泄泻也。"蕉石即要《本草》来看，予即将《本草》赞黄精功用处指点与看。而内有杀三尸虫一语，伊本不留意，而予不等看完即令拿去。伊怕出汗即令速买二味，芦根二两，黄精三钱，当晚与服。是晚吃饭亦即无汗，是日本当寐之期，夜固安静。明日当不寐之期，仍服二味，汗既不出，夜得安眠。从此煎方以二味为引，夜夜安眠，诸病皆无。予屡告归，伊家款留不放，一月后始得旋里。四少君问予："前方何以不用黄精？"予告之曰："此用药之道也。此等怪证实不经见，予精思而得之。

所用丸药十数味，多方以治之，以为当可有效，尚留一二以为后图，设使竟用完之后，被张医说破，岂不束手无策耶？"此道光十六年事也。越十五年咸丰元年，又有戴六兄之证。

戴六兄，字槐卿。素亦心虚胆怯，偶住场下空房独宿，颇生疑惧。忽觉背心微寒，渐觉周身怯寒，因而睡去，似入黑暗地狱中，绳捆索绑，难过异常，欲喊不能出声，欲动如石压住，恶境多端不能细述。必待有人来带推带喊，得以醒来，如出苦海，次日另移卧地而恶梦依然。从此神情恍惚，饮食不甘，睡则恶梦难受，或炎热时盖薄被犹嫌凉，或夜回凉不盖被犹兼热，或夜间大笑，或白日大笑，不笑时问之彼并不知。由场下回扬，觅一汪医诊视，与以归脾汤，宜乎合式，乃二三剂后觉心忽然落下，自觉有声。以此五日不寐，全非归脾汤之过，只得过江觅医。先就蒋医某诊，蒋以为阳虚用桂附等药，正值长夏炎热非常，伊不敢服，转就予诊。予诊其脉大小疏数不一，知是三尸虫，因疑惧而生祟，与蕉石先生同因。告之此证非寒非热，奇幻百出，医家鲜能知之者。兄既遇我，可保必愈，但必不看药方，如看药方，予断不治。伊素知予，深信不疑，予见面即以补胆养心药中加以黄精，嘱临卧服，即得安眠不做恶梦。然其所现之症大有祟气，恐其所住空房本有阴邪之气，以致三尸借此作威。又另加丸方用黄精为君，佐以犀角、羚羊、龙骨、龙齿、鹿霜、虎骨、龟板、雷丸、朱砂、琥珀诸多宝贵灵通之品，壮心胆而通灵明，制伏三尸。又加箭羽、桃奴兼制邪魅之气，又嘱用上等朱砂大块包藏发内。廿日来，不独恶梦永绝而诸恙全无。固由予看出睡梦颠倒皆三尸为之理。亦由书称药有不与病人知者，真不我欺也。《内经》诊梦甚详，亦各有因，如阴甚则梦大水，阳盛则梦大火，上盛则梦飞，下盛则梦堕，甚饥则梦取，甚饱则梦与，皆有至理。夫人寐则心如死矣，神尽藏矣。梦又谁为之主，非三尸为之，而谁为之哉？予殆亦开千古不传之秘也欤！

邹姓传尸痨治已得效被人打破一证

西门外打索街，邹宅有寡居，八房次子吐红，请某医诊治不愈，转请王九峰先生诊视。一次亦未见效，转嘱请予。予见其子年将二十，生而肥白，病虽久并不消瘦，吐红不多已止。惟食入必吐，多日不纳谷食，神情疲惫，脉来不甚细数，而大小疏数不一。予细询其家曾有此证而死者否，则其父死于瘵，长子亦然，今及次子。本在中堂开方，即病者所住房外，其家房屋甚多，予拉某医及其陪医者另至一厅，去病者住房甚远。因告之曰："此非寻常性证，乃传尸证也，此证内有瘵虫，历代相传，由长及幼可以灭门。其虫之灵甚于二竖，男子由肾传心，心传肝，肝传脾。至传脾则修炼已成，其先尚容人进食，彼亦资其精气，至修炼成则不容人进食矣，今食入必吐，无法可治，奈何？"某医问："古人岂无治法否？"予曰："治法虽有，大概无效，惟仲景先师有獭肝丸一方最妙。予曾治过一泰州人，果然有效，系加獭肝于都六味中，三料而愈，共用好獭肝三个。然其病未久，虫尚未成，故可得效。后遇此证甚多，虫或将成，或已成，虽有獭肝亦不能治，今证已传脾不可为也。且獭肝一月生一叶，必至腊月十二叶变化始全，功用乃大。现在初秋其肝不过七叶，以变化未全之獭肝，治修炼已成之痨虫，有何益乎？论此证本无治法，果能纳谷不吐尚有生机。今再四思维，止有鳗鱼汤一法。予见《东医宝鉴》载人家染传尸痨相继死者，不一而足，后传一女，虑其复传，竟将此女抛入水中，渔人网得，见其尚生。适值鳗鱼旺产，船上以鳗代饭，即以汤饮之，其女渐苏，后日以鳗首为食，其女获生，即为渔家妇。《本草》亦有载鳗鱼能杀痨虫者。今若觅鳗首一条煎汤与吃，但不可说是鳗鱼，只说是脚鱼。汤用以滋阴，或可不吐。但得一日不吐，即日日以此汤饮之，连粥食亦可不吐矣。以此调理可望杀虫活命。俟至冬间再觅全獭肝合丸与服，可以除根。但制虫之品万不可与病人知，即传尸二字亦不可与病人说，二竖子之利害真可怕也。故今与诸君说话，必远隔病者卧房，稍走风声，仙丹无用矣。"其家依言，觅有小鳗一条，煎汤作脚鱼汤进，居然不吐。另有煎方亦不吐，明日如法亦不吐，且能进粥。十数日来药食与鳗鱼汤杂进，全然不吐，纳谷渐多，居然望好。予适欲赴苏，特嘱其及某医药方不过敷衍，病人全靠鳗鱼，但不可与病人知一言，须牢牢切记，不可视为间话也。予赴苏一月，中秋始回至家，则邹姓日日着人请予。至其家则吐病已反几十日矣，问何以故？则九峰先生到镇，某医欲恭维先生，逼伊家请诊，伊家不得已，听其代请。九峰到房中诊视后至中堂坐下，与卧房仅隔一板。而先生年老恍惚，忽大声曰："此传尸证也。有虫为患，必得大鳗鱼一条，用老僧尿壶同陈仓米煨烂，合捣为丸，服尽则其病可愈，但不可与病人知。"九峰本重听耳聋之人，言语声高，病人朗朗听见。九峰去后，伊家如法合药，急与病者服，到口即吐。再以鳗鱼汤与服，亦到口即吐，病者亦知非甲鱼矣。伊家尚向予求救，予实无法只得告辞。后闻诸医杂进，日见其坏，即于八月内死矣。病者尚有一弟，予嘱其速速过江躲避，不可见兄之面，盖尸虫之传人往往即在人死之时也。今闻其弟尚未接此证，可谓幸矣。予思鳗鱼竟能治痨虫，只要于未成势时尚少知觉，未具神通，日食鳗鱼竟可治之，保人性命。所望人家有此害者早为防备耳。

缸瓦厂张大兄鼻渊治效

张瑞郊大兄，予世交也。忽得鼻渊证，伊家常延徐医，因请调治两月有余，浊涕鼻秽不减，更增鼻塞不通，头昏而痛。徐医自称所用之药皆古人鼻渊治法，查书可证，奈此证难治耳。张大兄不得已来就予诊。情形恍惚，予诊毕云："证非难治，但治不得法耳。"初诊立方，服药三帖鼻涕大减，鼻全不塞，头不昏痛。再诊原方加减令服七帖竟痊愈矣。照方令加二十倍熬膏常服，以杜后患。有伊友问予曰："他人医两月余无效而加病，君一见以为无难，一二诊而果然痊愈，何其神也。"予笑应之曰："此非足下所知也，行医必知古方，不知古方有合用者，有不合用者，全在医有灵机，可泥古欤？况鼻渊古方全不合用。予向遇浒关适有总办张姓正患鼻渊，诸医不效，乃延予诊治。予阅所服之方，无非泥古法者。盖古方治此证大抵用辛夷、苍耳辈通脑之药，殊不思《内经》云：'胆移热于脑则辛颏鼻渊。'今不知热之来路，惟用辛热之药上通于脑，脑愈热而鼻涕愈多，日久脑虚，头昏头痛所由来也，治不得效，甚有谓之脑寒者。经明云胆移热于脑，何得谓之寒？夫鼻渊由脑热而来，脑热由胆热所致，只须凉胆使无热可移于脑。脑虽有余热，自由浊涕而去，何愁病之不愈哉！予竟将此理开于脉案，方用犀角地黄汤，以羚羊易犀角清补肝胆。盖胆在肝短叶之下，相为表里，清胆必先清肝，甲乙皆得所养，则不生火而热自清。再合温胆汤，重用竹茹兼清肺胃以化痰，药煎成后入猪胆汁少许以为引，一药得效，数服痊愈。今治张先生之病，予若不思而得者，盖有成竹在胸也。"其友闻之称拜服而去。

郭秉和戒烟治效

郭秉和嗜鸦片烟，其瘾甚大。诣予求戒，予思烟引甚怪，书称诸怪病皆属之痰，痰病求之不得则属于虫，五脏之中为虫所据，则精神血气皆不能自主而听虫所为，烟引之怪虫为之也。诸病从虚而入，诸虫亦以虚而生。五脏之中，何脏为虚，则烟毒先入，而虫亦先生。故同此吃烟而瘾之来也迥不相同，或神疲呵欠，或腹痛异常，或时欲大解，或精泄如溺，种种不一。大抵何脏生虫则现何脏之病，至其时虫欲得烟，其瘾乃至。今欲戒烟非治虫不可，而欲治虫非补其虚不可。郭兄之瘾来时即欲大解，中气、肾气皆虚，于是以补中益气合补阴益气，每日作大剂与服。另制药末，用贯众、雷丸、芜荑、鹤虱、苦楝、锡灰、槟榔、榧实、粟壳之药，稍加烟灰为引，沙糖调服。命于瘾初到时仍吃烟一二口，使虫头皆已向上，即将末药调服，虫食而甘之，而不知其杀之也。伊本服烟廿四年，如法服三日即减去一半，又三日仅余每早四口。粪后逐日下碎黑虫，细小而多，十数日早上四口总不能免。复请予斟酌。予曰："此必虫根未尽，子姑待之。"又十余日，伊忽欣然来告曰："我早上四口烟亦戒矣。"问何故？曰："予昨大解后似有物堵塞肛门，极力努挣，突出而下，视之如一小胞衣，破之则皆碎虫也。"一时传闻，皆以为奇。后有小瘾者，所余末药如法服之。连治二人。此数年前事也。近日烟价渐贱，吃烟者更多，求戒者绝少，即郭秉和亦仍吃烟矣。嗟乎！我欲活人而人皆求死。

王九峰医案

王九峰　著

临床点评

王九峰（约 1753—1822 年），名之政，字献廷，号九峰，清代丹徒（今属江苏）人。王氏自幼学医，刻苦攻读，得家传医术。学成行医，求治者甚多，因诊务繁忙，无暇著作，所诊病例，皆由弟子书方，从其学者众且多有所成。

王九峰的医案均由其门人抄录整理。1927 年，上海中医学会发行的《中医杂志》最早将其医案公开发表，分 49 个病证，分期刊出。1928 年，医家秦伯未又把其医案收录在《清代名医医案精华》中。1936 年，王氏后裔王硕如重新编纂出版《王九峰医案》。

《王九峰医案》共分上、中、下三卷。上卷包括时邪、风火、湿热、黄疸、肿胀、痰饮、哮喘、咳嗽等病证；中卷有关格、积聚、反胃、诸虫、心腹痛、三消、遗精、便血等病证；下卷为头痛、耳聋、目疾、中风、癫狂、惊悸、虚损、崩带等病证。王氏"为人治病，决死生多效"，其有以下几点临证经验值得我们借鉴与学习。

一、强于补肾，灵活多变

王氏临证经验丰富，尤其对补肾法运用灵活多变，治疗了不少难治之证。其补肾法主要有以下 5 个方面。

（1）温补命门法，即着眼于温补肾阳以恢复脾胃运化功能的方法。常用药物有熟地、山药、附子、西洋参、肉桂、肉豆蔻、五味子、补骨脂、吴茱萸等。《内经》云："阳气者，若天与日，失其所则折寿而不彰，故天运当以日光明。"故王氏提出："人与天地相参，与日月相应。膻中为阳气之海，生化著于神明，命门为阳气之根，长养由于中土，故曰君火以明，相火以位。明即位之光，位即明之质。"人需适应天地自然。膻中为阳气之海，命门为阳气之根，膻中与命门息息相关。因此，对于因"相火之亏，不能生土，土虚无以生金。肺司百脉之气，脾乃生化之本，肾开窍于二阴，相火不振，膻中阴瞑，脾失斡旋，肺失治节，中土困于阴湿，乌能敷布诸经。湿甚则濡泄，注于二阴"而出现的大便泄泻、小便频数的病证，治宜益火之源，以消阴翳。投以"熟地，洋参，冬术，鹿角胶，附子，肉豆蔻，补骨脂，白芍，吴萸，小茴香，白龙骨，诃子皮，蜜丸"，温补命门之火，使阴翳得散，恢复脾胃运化水谷精微的功能。

（2）滋养肝肾法，即滋肾阴以润养肝阴。常用药物有熟地、吴茱萸、山药、枸杞子、菟丝子、何首乌等。如治疗患者目疾，"曾经目赤，因循未愈，近乃白睛赤缕参差，浮红成片，时多泪出，内眦凝眵，而瞳子黑睛无恙"，病机为肾水亏虚，不能滋养肝木，木燥生火，火盛生风，风火相搏，制约肺金。王氏遵《内经》"上病下取"之旨，"治宜壮水生木，升阳散火，不可泛服去风涤热之剂"，拟方明目养肝丸加减治之。补肾以养肝阴，肝阳上亢得以抑制，肝火自泻，起到滋阴明目的效果。

（3）交通心肾法，即通过滋阴潜阳、沟通心肾，以起到心肾相交、阴平阳秘之效，是治疗心肾不交的方法。常用药物有洋参、当归、菟丝子、白芍、茯苓、五味子、枸杞子、山萸肉、麦冬、龟胶等。如治疗咳血病证，患者"失血后咳不止，气微促，食减，脉细数"，此乃盛怒伤及肾阴，心肾不交，血随火上溢而失血；木火刑金故咳嗽；肾不纳气，肺不降气，故呼吸急促。药用云苓、法夏、归身、炙草，共为细末，水泛为丸。

（4）补肾纳气法，即以补肾来治疗肾虚不能纳气的方法。常用药物有熟地、山萸肉、党参、五味子、远志、补骨脂等。如治疗哮喘病，"肾司五脏之精，肺司百脉之气。肺气不降，肾气不纳，中气不能树定中枢，肺虚不能主扬诸气"，治宜调中养肾，纳气归肾，金水相生。给药"蜜炙麻黄，蜜炙苏梗，党参，茯苓，半夏，海参连土瓦上炙枯，姜，枣"。

（5）引火归原法，即治元阳虚损、肾火上浮的方法。常用药物有肉桂、附子、熟地、鳖甲、龟板、五味子等。王氏认为："肾不纳，则诸气浮；脾不健，则诸湿聚。湿聚痰生，气浮肺举。"患者平素身体劳累，容易饥饿，精神不振易疲惫，由此引发哮喘。每次发病，巅顶疼痛，眠寐不安，此为阴虚。喉间闻及水鸡声，左胸部高起，痛作时发，至今未愈，此乃老痰凝结于肺络，即湿痰流注之类。正气虚弱，气血不足，推动营运无力，导致喉部旁生结核；牙齿经常出血，此乃阴亏不能制约阳火，血少不能荣养筋脉所致。"金匮肾气引火归原，纳气归窟，是其大法。桂无佳者，反助其热。病真药假，为之奈何？勉拟一方，多酌高明"，拟方用金匮肾气丸引火归原，纳气归肾，此为治疗大法。

二、养生保精，药养兼济

王氏医案中，始终贯穿着养生保精、怡情悦性、药养兼济的观点。他曾提出养心、寡欲、保精等养生思想，特别是对咳血、遗精、中风、惊悸、不寐等病证，更是将养生保精列为首要。如某患者在服用固肾温脾之剂后，泄泻已经痊愈，但是最近复发。病乃真阳不足，火亏于下，脾土被困，不能运化精微，从而升降不利，胃关不固。复发的病因是患者情志失调，"怒则伤肝，木能克土，肾欲固而肝泄之，脾欲健而木克之，是以反复相因，绵延二载，非药不对证，盖草木功能，难与性情争胜"。故宜养心制怒，淡泊清静，无所营求，再辅助以药物，即可防止复发。遂给药"熟地，冬术，诃子肉，肉豆蔻，罂粟壳，赤石脂，木香，洋参，五味子，附子，干姜，吴萸，石榴皮，煎水泛丸"，自制水丸治之。

三、剂型多样，随机应变

王氏医案中，用药剂型多种多样，凡"丸、散、膏、丹"皆备，可谓集大成者。临证运用，随机应变，除了煎剂及现成的丹、丸剂外，另有自制的丸、散、膏、胶等，其中水泛丸和蜜丸更是扩大了临床应用范围。如治疗某患者咳嗽愈后头晕，夜寐易醒，拟方"熟地黄丸加贝母、北沙参、五味子、麦冬，共为末，炼蜜丸"。药用熟地黄丸加益气养阴、润肺化痰之品，炼蜜为丸，慢慢图之。又如王氏治疗患者遗精病，给药"熟地，洋参，白术，茯苓，甘草，归身，黄芪，远志，枣仁，水泛为丸"，以四君子加味以健脾土。

王氏临证用药简练明达，尤其是对各种药剂的灵活运用，在临床实践中具有很大的指导价值，值得后辈参习。

目录

上卷

时　邪

寒伤营分，发热头重，骨疼，咳嗽，腹胀便泄。邪伤中表，散寒导滞。

　　柴胡　葛根　薄荷　荆防风　前胡　苏梗　杏仁　黄芩　淡竹茹
　　青陈皮　姜

中脘痛连少腹，气滞寒停，寒热时作，感冒温邪，左脉弦数，右脉迟细。宜疏散畅中。

　　柴胡　苏梗　薄荷　佩兰叶　荷叶　砂仁　半夏　青皮　延胡索

表邪渐达，里邪渐清，仍然骨痛发热，腰背酸痛。皆缘平素肝肾两亏，刻当扶正祛邪为法。

　　当归　茯苓　青皮　车前　荷梗

温邪旬余不解，耳聋溺赤，中脘按之觉膨，便闭旬日。腑气不通，表邪未撤，解肌导滞。

　　柴胡　葛根　枳壳　黄芩　杏仁　枣仁　半夏　木香　雪羹

温邪三日，头重骨疼，舌苔厚腻尖红，脉来弦大，按之微数。少阴阳明合病，柴葛解肌加白虎汤。

　　柴胡　葛根　石膏　豆豉　苍术　竹茹　茯苓　蒌皮　甘草　半夏

时感九朝，胸闷寒热，口渴腹痛，舌白脉伏，有内陷之虑。

　　桂枝　柴胡　葛根　黄芩　赤芍　当归　陈皮　甘草

时邪夹有湿热，恙防内陷，得汗方解，囊大如斗，湿热下注，小便通利为佳。

　　四苓加葛根、生地、苡仁、车前、半夏、通草、川柏、桑叶。

斑疹隐隐，发而未透，喉疼，手足麻，头身皆痛而喘，脉伏邪闭，肺胃皆病，防其呃喘之患。服方是理，仍依法治。

　　升麻　羌活　防风　葛根　甘草　大力子　桔梗　蝉衣　茅根　芦尖
　　胡荽　陈皮

时邪八日，身发白痦，舌苔厚黄而润，口干不渴，脉息沉数，有化热之势。热在血分，所以不渴。拟方候诸高明酌之。

瓜蒌　生地　赤芍　山栀　枳壳　归身　丹皮　川贝　熟军　牛蒡

连翘　竹茹　观音柳

昨已更衣，通身有汗，热未退尽，舌强，舌心渐干，脉数少力。饮茶较多，邪势难解，仍防陷变。

生地　竹茹　麦冬　枳壳　当归　甘草　柴胡　黄芩　胆星　贝母

瓜蒌

时疫四朝，壮热无汗，胸闷舌白，身痛腹泻，呕恶，神烦口渴，脉来浮数，妊娠两月，斑尚未透。

苏梗　薄荷　芦尖　陈皮　升麻　柴胡　干葛　荆芥　桔梗　赤芍

黄芩　甘草　观音柳

春温九朝，头晕身疼，发热不退，口干鼻衄。邪干血络，最怕神昏谵语，内陷之变。

赤芍　丹皮　小生地　葛根　柴胡　当归　甘草　麦冬　茅根

妊娠足月，感冒时邪，身疼烦躁，壮热口渴，脉数舌绛。邪郁阳明，谨防热甚伤胎，气急谵语之变。

当归　葛根　川贝　知母　苏梗　甘草　黄芩　白术

风温不可发汗，而亦宜微汗，否则邪从何出。大抵风温之邪从上有，风从阳，温化热，上焦近肺，肺先受邪，肺为娇脏，两阳熏灼，津液受劫。古方有葳蕤汤，以玉竹之甘润滋柔之品，以保胃液。俗医辄投羌活柴葛，以发汗劫津，失其旨矣。当与辛凉轻剂，清解为先，拟栀豉合凉膈方法。

黑栀　豆豉　蒌皮　薄荷　连翘　黄芩　象贝　橘红　杏仁　桑叶　梨

春温十一朝，头痛骨疼，胸中胀闷，恶寒发热，入夜谵语。表里合证，谨防内陷。

柴胡　葛根　豆豉　独活　秦艽　当归　赤芍　陈皮　枳壳　车前

秋邪壮热，大汗渴饮，背微恶寒，桂枝白虎汤。

桂枝　知母　石膏　生草　竹叶

肝肾阴亏，中虚湿痰不化，左肋痞硬年余，前日触不正之邪，寒热叠作，旋即自汗肢冷。前师投以参附，汗止阳回。讵知邪乘虚陷于阳明，与浊痰交并胃中，内热神识，明昧不清，溲赤，便闭，胸痞，舌苔灰黑，四肢指节蠕动。阴伤热炽，风木鸱张，虑其转入心包，有神昏痉厥之变。议用苦降辛开，兼育阴以回护心包，速退乃佳。当延高明酌裁。

黄连　干姜　半夏　黄芩　郁金　北沙参　麦冬　蒌仁　青皮　枳实

竹茹

复诊 昨用苦降合清营之法，内热稍缓，苔亦较化，脉亦较和，惟脘痞格拒，腑气不通，日晡热甚，阳明之滞未下，火邪劫烁阴津，虑阴津消亡，发为陷证。议甘寒泄热，佐和中润下治之。

北沙参　麦冬　郁金　青皮　蒌皮　半夏　鲜石斛　丹皮　川贝　茯苓
海蜇　荸荠

三诊 神识渐清，胸痞渐解，舌苔虽化，惟中脘觉燥，心烦时动，虑风火相煽，痉厥再至，则为患非浅。拟以甘寒润导，兼泄汗热。

生地　蒌皮　青皮　川贝　柏子仁　茯苓　麻仁　鲜斛　天麦冬　海蜇
荸荠

四诊 恙势较退，滞气已出胃腑，是属佳兆。惟脉来细数，脏阴、营液俱亏。若得腑气宣通，阴气来复，方保无虞。

前方去海蜇、荸荠，加鲜梨、阿胶。

吴 神迷不能语，牙关紧闭，发热面红，口甜，痰沫黏腻，小溲自遗，四肢不举，脉浮洪，舌苔滑腻。据述在军前甫回，旋即寒热，复食生冷。窃思病情，始因惊恐，复感秋邪，痰热蒙闭，先用至宝丹、石菖蒲、竹油汁汤下，一时许，神即清爽，再用煎方。

葛根　连翘　川贝　蒌皮　枳实　丹参　玉竹　半夏　竹沥　菖蒲

病后复劳感邪，虚邪袭入，始发寒热，今则寒去而热蒸蒸，蕴于脾肺两经，舌苔白厚，有汗而热不清，溺赤似痛，脉数而濡，腠理空疏，是以多汗，阴虚夹痰，蕴恋于络。议景岳服蛮煎加竹叶石膏汤主之。

生地　橘白　木通　半夏　知母　丹皮　麦冬　竹叶　石膏　泽泻
茯苓　蔗皮　荸荠

斑出而神昏谵妄如故，温邪内陷，犹未解也。反以为斑已发出，可以无虑，此语大谬。勉拟叶氏之法，轻清凉血以透斑，芳香逐秽以开窍，必得汗出神清，庶可勿药有喜。

犀角　玄参　连翘　鲜石斛　牛黄清心丸　银花　金汁

邪入血分则不渴饮，舌苔变黑，神昏谵语。犀角地黄汤加味主之。

犀角　地黄　天竺黄　连翘　玄参　赤芍　丹皮　竹叶　甘草

秋邪伏热，月余不解，汗淋之后，热退不清，口干舌燥，渴不欲饮，不思饮食。伏邪伤阴耗气，少阳阳明不和。所服之方，俱在理路，显然邪陷于阴，不能外达。拟黑逍遥散加减。

柴胡　青蒿　生地　当归　丹皮　甘草　泽泻　山药　茯苓　陈皮

谷芽

疫邪两候，阴分已虚，热糊不清，口渴多饮，舌黑底绛，谵语不宁，痰咯不爽，脉象弦滑。伏邪化热，热郁不达，伤阴损精，正虚邪实。暂拟养阴化痰，兼开太阴。

鲜地　羚羊　赤芍　丹皮　赤苓　知母　黄芩　玄参　半夏　车前

莩荸　陈米

时感十朝，日前寒热如疟，目今已止，惟胸胃不开，精神委顿，五更作呕，溲黄内热，脉来弦滑，且不宁静。伏邪未化，少阳阳明皆不清楚，未可言愈，不生风波即吉。

柴胡　葛根　半夏　陈皮　川朴　甘草　炒荆芥　赤苓　神曲

时感六朝，胸中闷结，口吐白沫，有汗热仍不解。邪滞阳明为患，谨防内陷。

柴胡　川朴　半夏　藿香　枳实　甘草　葛根　神曲　瓜蒌　生姜

风　火

脉来沉弦而数。沉者，郁也。肝郁不畅，气化为火，少阳不宁。右脉滑疾，湿热生痰，心肾两亏，厥阴之气鼓动火炎于上，上盛则下耗，养心肾以和厥阴。

生地　麦冬　丹皮　茯苓　柴胡　灯心　泽泻　苁肉　菊花　蒺藜

心肝之气郁结，化火刑金，阴不化气，喉痛生疳，颈项结核，两耳闭气，少阳厥阴用事，风火相煽。清心凉肝，兼解郁结。

生地　石决　当归　菊花　柴胡　木通　薄荷　麦冬　甘草　赤芍

茯苓

湿　热

经以风胜则动，热胜则纵，燥胜则干，湿胜则溏泄，左顾右盼，尚未自如，深秋入腊，湿热作祟，暂和阳明，兼化脾湿。

补中益气去姜，加葛根、木瓜、车前。

湿热生痰，近入初冬，两尺滑数不静，以三补三泻法。

生地黄汤加橘红、苡米。

少壮年华，湿热久郁，今夏大腿曾患湿痰溃脓之证，虽已愈合，而湿热伤阴，脉尚未静。以补其不足，泻其有余。

原方加车前、料豆、归身，用芝麻油熬膏为丸。

精不化气，气不生阴，脉不安静，阴中之阳不运，阳腑之气不调，舌有裂纹，气分有热，阴中有湿。所服之方，俱在理路，轻可去实。每朝服猪胆丸三钱。

洋参　料豆衣　通草　橘皮

湿热伤阴，气化无权，利湿伤阴，清热耗气，无形幻出有质。补则气聚，破则气满，轻可去实，涩以固脱。肝肾内亏，心肾不交，每朝服六味地黄丸，合十四味资生丸。一助坤顺，一法乾健。午后服猪胆丸三钱，化脾肾湿热。

　　料豆　茯苓　沙苑　连翘　苡米　车前　夜交藤　枳壳　冬瓜子
　　北沙参

脉沉而滑，湿热郁肺，肺气受伤，肾气不纳，湿热上冲，喘咳不止。清火化痰，防其气冲厥逆之患。

　　苏杏二陈合百合花、桔梗、炒芩。

黄　疸

黄为土色，脾为土脏。脾为湿热熏蒸，则中央正色发越于外。脾虚不能统血，肺与大肠相为表里，火盛灼金，迫血妄行，血去阴伤，宗气上浮，虚里穴动。疾因酒后湿热内生，血在便后，腹中膜胀，是血离营位，脾失统摄之司。黄如草木将凋，非黄之正色，乃中土久亏，无以奉秋收之令，脉来滑数无神。当从蓄血发黄论治。

　　熟地　云苓　泽泻　冬术　川断　地榆　归身　荆芥炭　黄芩　车前子
　　乌梅肉　蜜丸。

肿　胀

肾为水之下源，肺为水之上源，膀胱为水之导引，脾土为水之堤防。胎前水肿，气化无权，治水之法，禹功疏凿虽善，然非羸弱所宜。虚则崇土，一定成法。如甘遂、大戟、芫花、商陆等，行水虽速，堤防不固，正气不支，终属不济。现在腹大如箕，腰围倍昔，脉渺如丝，喘鸣肩息，生气残矣。

　　人参　冬术　茯苓　炙草　广皮　猪苓　泽泻　油桂

肿为水溢，胀为气凝。肾主藏水，肺行诸气，肺肾双亏，气不运行，溢于皮肤则肿，留于脏腑则胀。夫水非气不行，非土莫制。证本脾元先亏，不能制水，肺失所主，不能行水，气水相搏，不归正化。然脾虚必由肾火不足，是以古法补脾必先补火，以火能生土，补肾宜兼补脾，以脾为生化之源。治水必先治气，以气化水亦化，治气宜兼治水，以水行气亦行。此脾肾气水之不可分，而治当兼顾，必复其所主，先其所因，此肿胀之所以不易治也。公议严氏实脾饮主之。

　　制附子　川朴　冬术　炮姜　煨木香　草豆蔻　大腹皮　木瓜　云苓
　　炙草　每晚服金匮肾气丸。

肾统诸经之水，肺司百脉之气，脾为中土之脏。脾虚不能制水，肾虚不能纳水，肺虚不能行水，泛滥皮肤则肿，流注脏腑则胀，脉来沉数无神，证势危如朝露。勉拟金匮肾气丸法，宗经旨"塞因塞用"之例。

金匮肾气丸作煎。

湿热为病，非是一端，肿胀不越肺、脾、肾三经，其治不一。脾司清阳，胃行浊气。东垣论"塞因塞用"，纳气归窟，最为详细。仲景欲升阳气，必降浊气，欲降浊阴，必升清阳。高年之恙，实难着手，偏寒偏热，皆有太过之弊。

补中益气加黄芪皮、甘草皮、干蟾皮。

脏寒生满病，脾虚生气胀，湿热不行，肿满见矣。左胁胀甚，脾肾俱亏，清浊混淆，升清降浊，补阴益气，开太阳以走湿邪诸法，服之皆不应验。鄙见浅陋，当访诸高明。晚服肾气丸三钱，早服资生丸三钱，一助坤顺，一助乾健。

五苓散加干蟾皮、羌活。

复诊 开太阳以走湿邪，调气血。已服二剂，尚属平平，右边气逆，肿胀隐痛，脐上下肿胀，动劳则喘，左右能卧，俯仰不能，阴阳皆病，气血不化也。小溲已行，气血未畅，气属无定，左右上下不一，升降无常，气血不足，虽曰虚象，不能再补，汤药难投，肿胀中满，尚有开通阳气之法。

茯苓 赤豆 猪苓 苏子 椒目 通草 蜜楂 生熟莱菔子

三诊 细思肿胀无非水、湿、气病，肝、脾、肾三经次之。治肿治胀，不外着眼气、血、水、湿。金匮肾气、济生肾气，气血湿热，无不统治，毫无一效，危危待毙，《内经》鸡矢醴，尚未用过，又思一法，尽人事而已。

五灵脂 生蒲黄 榧子 白果 芜荑 雷丸 使君子 坚槟榔 宣木瓜

冬术 川椒 锡灰 鹤虱 莱菔子 白薇

四诊 男怕着靴，女怕戴帽，着靴者腿先肿也，戴帽者头面先肿也。药医病不能医命，命由天定，非人力所能挽也。久已言明，拟方尽人事。

麻黄 赤小豆 椒目 茯苓 大腹皮 防己 车前草 猪苓 泽泻

冬瓜仁

金匮肾气不效，肾为水之本，膀胱为水之标，肺为水之上源，水湿侵脾，脾虚困耗，又值肝木司春，侮其所不胜，殊属堪虑。以胃苓加减。

冬术 川朴 猪苓 陈皮 泽泻 车前 苡仁 麦冬

左边能卧，觉气升胀疼较舒，肿胀未消，肿自下起，上至缺盆，难疗之疾，尽人事以待天时，不能早更暮改，肿胀系脾肺肾病，不能一例调治，见貌辨色，随机变化而已，开太阳以走湿邪，通霜气而消阴翳。

郁李仁 火麻仁 茯苓 生熟莱菔子 千里驹

气满中虚，腹大如鼓，内外皆胀，古方甚多，得效者少，金匮肾气、济生肾气、败鼓之皮、琥珀安神、木香化气、牛溲马勃、分清等饮，皆不能用。液化为气，气化为火，惟有调五脏、安六腑。除此之外，更无良方。每服小温中丸五钱。

西瓜皮三钱　冬瓜皮三钱　砂仁一钱　赤小豆三钱　茯苓三钱　冬葵子三钱

香橼皮钱半　琥珀五分

又用千里马右腿一只，火麻仁、郁李仁煎服。

诸湿肿满，皆属于脾。脾土亏残，湿邪深入，肾气因伤，脾肾交亏，精华日败，湿势益彰。譬如土为水侵，物何以立，势已危笃，拟方挽之。

东洋参　熟地　云苓　泽泻　怀膝　炮姜　制附子　车前

脾胃为中土之脏，仓廪之官。容受水谷，则有坤顺之德，化生气血，则有乾健之功。素饮涧水沉寒，水流湿而就下，肾气先伤，传之于脾，渍之于肺。肾虚则真阳不足以煦和，真阴不以濡润，脾伤健运失常，肺伤无以行水，致令精华腐败于中，乃至气虚中满。前服脾肾双培、崇土生金等剂，病似退而复进。近则秋感缠绵，脾、肺、肾三经益病。是以中满益甚，辗转沉疴，岁月弥深，殊难奏效，使非屏除尘绊，恬淡虚无，终无济也。

附桂八味汤去泽泻，加沉香、冬白术、甘草、陈皮、肉果、炮姜、牛膝。

始因疟邪留肝，致成痞块，延今多载，加之气郁伤中，肝脾两伤，胸腹痞胀，两腿浮肿，二便不畅，饮食日减，精神日羸，脉见两弦。木来乘土，清浊混淆，势成中满，不可轻视。每服小温中丸钱半，拟东垣先生升清降浊法，不致中满则吉。

党参　冬术　甘草　苡仁　陈皮　当归　木香　木瓜　柴胡　升麻

川朴

木乘土位，健运失常，清阳无展舒，阴霾上翳，以故食入反吐，肿胀频仍，脉来弦数无神，久延有三阳结病之虑。治病必求其本，《金匮要略》曰：见肝脉之病，当先实脾。爰以归脾、六君加减，资坤顺之德，助乾健之功，仍宣抑郁以舒神志，否则徒恃药饵之能，一曝十寒无益。

洋参　焦白术　云苓　炙草　姜夏　陈皮　归身　生木香　柴胡根

升麻　泽兰　水叠丸。

疟后风邪为弊，湿热归囊，肚脐突，青筋暴露，形如抱瓮，小便点滴。经云：诸腹肿大，皆属于热。已成臌胀，难以挽回。服滋肾丸三钱。

大橘皮汤加柴胡、木通、条芩。

脾为生痰之源，肺为贮痰之器。年逾七一，阴阳就衰，肺脾肾三经皆病，肿自下起，蔓延于上，腰大如围，下体重着，二便不利，湿不运行，少食则胀，清浊混淆，气化无权，势入老境。金匮肾气固是正理，脉见滑数，脾虚生湿，渍之于肺，有喘满之虑。暂以苏杏轻通，化湿化热，再进肾气可也。

蜜苏梗　杏仁　槟榔　于术　茯苓　猪苓　益元散　香橼皮

服数帖后去杏仁加人参、橘红、冬瓜子。

痰 饮

子后清水泛滥，浊饮冲逆欲呕，饮邪为患也。痰饮阻塞则不寐不便。洁古治法，通阳始能逐饮。

苓桂术甘合大半夏汤。

暮夜浊饮冲逆，交子后清水泛滥，议真武法，以逐饮邪。

熟附子　白术　炙草　茯苓　白芍　姜汁

痰饮之作，必由元气亏乏，及阴盛阳衰两起，以致津液凝结，不能输布，留于胸中，水之清者悉变为浊。水积阴，即为饮，饮凝阳，则为痰。若果真元充足，胃强脾健，则饮食不失其度，运行不停其机，何痰之有。《金匮》曰：外饮治脾，内饮治肾。临证权变。痰饮忡悸欠寐，呕吐胶痰色红，投温胆法，虽能安寐，而胶痰不尽，或欠寐心烦，后加黑山栀，服一剂，烦定寐安，去山栀。惟气逆作吐，改用旋覆代赭汤。服两剂，气逆遂减，而痰仍未尽，仍用二陈加白芥子、海浮石。三剂，胶痰已清，饮食不多，改用理脾法。

二陈汤加山药、北沙参、归身、蔻衣。

一剂觉烦扰不安，食入于胃，带饮呕吐，吐尽方安，改用大半夏汤早服，烦少定，呕仍未止，原方加当归、茯苓。又一剂，仍复烦躁气逆不纳，或寒或热，脉躁指黑，鼻生烟煤，改用四君子加附子粳米汤。一剂，呕未尽止，稍能纳谷，脉静肢和，黑气已退，似觉胸膺痹窒。此虚气上逆，浊饮上升，原方加芍药、桂枝以敛虚气，以开脾郁。

胃之大络，名曰虚里。宗气跳跃，趸嗽有年，肺肾交伤，气足似喘，常吐清痰，气虚夹饮，发则喉疼。肝阳扰动心火，水亏不能制阳。五脏诸饮，大旨温肾调脾，熟腐五谷，淡渗以运三焦，薛立斋有人参二陈为主药。仲圣内饮治肾，外饮治脾。六君子、《金匮》、《外台》三方，初效后不效，皆是中虚气不宣化，痰郁生饮，二天不振，补后天以培先天，观其进退。

六君子汤加苏梗、沙苑、胡桃肉。

脾为生痰之源，肺为贮痰之器。痰之标在脾，痰之本在肾。年逾六旬，肾水不升，肺阴不降。七情伤其内，六淫感其外。咳痰如胶，五更多汗，口如麻布，食不甘味，肺胃亦伤，恐成劳象。先为苏杏六君，补土生金，再培胃元。

苏杏六君加南沙参。

外强中干，气火并于上。病因前年受寒咳嗽，曾服麻黄数剂，未经得汗。又服杷叶、款冬，似觉稍轻。素来善茶，故成茶饮，发则咳嗽痰多，呕吐清水，背脊发寒，手足发烧，服金匮肾气，口鼻出血无休时。服半夏饮，两耳鸣不寐。继又考试，操劳郁闷，且相火素旺，木火易兴，大便燥结，右手伸而难屈。相火内寄于肝，听命于心，心为一身之主宰，肾为十二脉之根本。操劳不寐，心肾不交，阴不敛阳，不能和气，气有升无降，所以耳闭不聪也。肺为相傅之官，秉清肃之令。六叶两耳，二十四节，按二十四气。风寒内伏，清肃不行，上输之津不能敷于五脏，而痰饮生焉。且茶饮苦寒，最能伤胃，脾虚生湿，水积不行，辗转相因，遂成痼癖。化热伤阴，苦寒败胃，外强中干，恐伤生发之气。拟归脾、二地、二术，以养心脾，兼和肝调中，化痰治饮。

党参　茯苓　枣仁　木香　杏仁　半夏　橘红　于术　当归　麦冬

远志　豆豉　神曲　羚羊　竹茹　枳实　生地　熟地　枇杷叶

茅术玄参拌蒸五次

脉弦兼滑，偶感暴寒，咳嗽，手足发烧，服神曲汤已解。咳嗽未已，痰饮举发，水停心下为饮。风寒伤于外，七情伤于内，茶饮伤气耗阴，思虑伤其肝脾，惊恐伤其心肾。治饮兼解七情，现在感冒未清，治宜先标后本。

苏梗　杏仁　车前　茯苓　半夏　豆豉　生姜

左脉弦涩，右来濡滑，按不应指。寒能生湿，湿能生饮，内饮治肾，外饮治脾。腹为太阴，太阴者脾也；脐属少阴，少阴者肾也；少腹属厥阴，厥阴者肝也。肾病带动肝胃，胸乡气满胀痛，扬扬有声。上焦如雾，中焦如沤，下焦如渎。清浊混淆，脏病带动六腑。所服之方，井井有条，无庸他歧，仍请一手调治。

安桂　茯苓　于术　甘草

哮 喘

肺为娇脏，内配胸中，为五脏之华盖。清虚之所，不耐邪侵，外司皮毛，下荫于肾。哮喘十载，脉来滑疾，两尺不静。郁湿、郁热、郁痰、伏风为患，极难脱体。

苏子　杏仁　橘红　茯苓　豆豉　儿参　白前　白果　半夏曲

前因咳甚，哮证复萌，痰多气阻，额上有汗。肾司五脏之精，肺司百脉之气。肺气不降，肾气不纳，中气不能树定中枢，肺虚不能主扬诸气。调中养肾，纳气归窟，子母相生。

蜜炙麻黄　蜜炙苏梗　党参　茯苓　半夏　海参连土瓦上炙枯　姜　枣

痰喘不时举发，邪恋肺俞，胸结窠囊，每遇劳碌，触邪即咳。温肺化痰。

三子养亲汤合温肺饮去桂枝，加半夏、橘红、前胡、生姜、金沸草。

肾不纳，则诸气浮；脾不健，则诸湿聚。湿聚痰生，气浮肺举。素本操劳易饥，精神疲倦，哮喘即发，发则巅疼不寐，阴虚可知。喉间水鸡声，胸左高起一块，有时作痛，至今未平，乃老痰凝结于肺络，即湿痰流注之属。总由正气不能营运，结喉旁生结核，齿龂数日一发，阴亏不能制火，血少无以荣筋。金匮肾气引火归原，纳气归窟，是其大法。桂无佳者，反助其热。病真药假，为之奈何？勉拟一方，多酌高明。

  熟地　茯苓　杏仁　山药　半夏　陈皮　枇杷叶　白芥子　于术　五味
  炙草

鬓年咳嗽，冬秋举发，延今廿余载。胸次痞闷，寒束肺俞之外，火郁肺络之中，寒包热蕴则金伤，痰凝饮聚为患。

  杏仁　茯苓　冬术　姜夏　前胡　广皮　白芥子　甘草

鬓年宿哮，秋冬举发。发则不能安卧，豁痰乃平，于兹廿余载。现在举发，气促痰鸣不得卧，痰未豁，食不甘，脉弦兼滑。肺有伏风，为外风所引，液败为痰，痰成窠臼，虑难脱体。先小青龙加减。

  麻黄　桂枝　细辛　半夏　五味　干姜　赤芍　炙草　杏仁　豆豉

鬓年哮喘，起自风寒，风入于肺，液变为痰，风痰蟠踞清空，每遇秋冬即发，喘兼咳嗽，痰带涎沫红丝，竟夕无寐，齁䶎声闻四近，形丰脉软，外强中干，补则风痰愈结，散则正气不支，邪正既不两立，攻补又属两难，少壮若此，年衰何堪。暂以崇土生金，是否观其进退。

  孩儿参　冬术　茯苓　炙草　半夏　橘红　苏梗　杏仁　桔梗　胡桃

哮喘起自鬓年，延今廿余载，六味、六君、三子、八仙、小青龙等，遍尝无效者，伏风痰饮回搏，肺胃曲折之处为窠为臼也。必待真火以煦和，真水以濡润，中气为之斡旋，以渐消磨，方克有济。以金匮肾气、严氏归脾，更益宣风豁痰之品，候酌贵邑高明。

  金匮肾气加归身、黄芪、远志、木香、枣仁、车前、牛膝、洋参、冬术、
  炙草、海浮石、防风、醉鱼草花。

  服十余剂，更以十剂或廿剂为末，以桂圆肉煎水泛丸。

  脉滑而数，肺蕴风痰郁热，清肃不行，哮喘痰鸣，舌燥唇干溲混，巅疼食减，宜先清燥救肺。所服之方，井井有条，仍请原手调治，何必远涉就诊。第肺为娇脏，恶寒恶热，苦寒虽效，未宜常服，恐戕生发之气。

  羚羊角　炙草　儿参　半夏　苏梗　橘红　苦杏仁　地骨皮　桔梗
  芦根

  清上源之水，导州都之热，服后溲色已清，诸恙悉退，形神复振，眠食俱安。哮喘既平，自宜补正，现交秋令，燥气加临。虽曰肺旺于秋，自得其位而起，然有无制之弊，仍加清上之品。

  生地　丹皮　茯苓　山药　泽泻　麦冬　羚羊角　杏仁　骨皮　砂仁
  陈皮　沉香　芦根　煎水泛丸。

阴阳两伤，脾肾双亏，以致风伏肺经，哮喘屡发，不扶其土，无以生金，不固其下，无以清上，治宜固肾扶土，清上实下辅之。爰以六味六君加减，守常调治，或可图功。质之高明，未知当否！

六味六君去萸肉，参用洋参，水泛丸。

素来善饮善怒，土为木侮，脾为湿侵，渍之于肺，动劳则哮喘，不能安卧，痰豁乃平，不时举发，不宜烦劳动怒，怒则气上，所谓气升则痰升也。

熟地　当归　半夏　橘红　苏梗　葶苈　炙草　南枣

肺司百脉之气，为至娇之脏，不耐邪侵，邪侵毫毛必咳，庚辰寒客肺俞，宜服小青龙化邪外达。因循怠治，致令邪郁肺络，变生哮喘，发则不能安卧，延今四载，终身之累也。

蜜炙麻黄　熟地　半夏　桂枝　白芥子　五味子　炮姜　杏仁

脉来沉滑而疾，童年哮喘，风伏肺络，延今廿余载，正气肾气俱亏，不能化邪外达。前进补土生金法，久病宜和养肺胃。至于三子养亲、苏子降气、小青龙等，取效一时，非常服之品。太阴湿土司令，湿侵渍肺，又当一论。现在大气发泄，用药尤难，多酌高明。

儿参　冬术　茯苓　炙草　半夏　陈皮　苏梗　牡蛎　胡桃肉
冬虫夏草

哮喘遇冷则发。东垣参苏温肺汤。

党参　苏梗　白术　半夏　陈皮　茯苓　桂枝　桑皮　杏仁　炙草
姜汁

实喘治肺，虚喘治肾。肺主出气，肾主纳气。衰年下元虚乏，动则气喘，宜用填补。所谓上实下虚，上病则下治也。

炙熟地　萸肉　茯苓　山药　龟板　五味　磁石　车前

便溏浮肿，喘咳不得卧，脾肺虚也。脾为气母，肺为气龠，土旺自能生金，补脾可以宁肺。

西潞党　霞天曲　冬术　茯苓　半夏　大腹皮　炙甘草　橘皮　苡米
建莲

产后下虚最多，痰饮易于上泛，喘咳食减，有浮肿胀满不得卧之虞，不可小视。

茯苓　白芍　干姜　五味

脉沉，喘咳浮肿，鼻窍黑，唇舌赤，渴饮，少腹胀急，大便解而不爽，此秋风化燥，上伤肺气，气壅不降，水谷汤饮之湿，痹阻经隧，化为痰涎，最多坐不得卧之虑。法宜开太阳之里，用仲景越婢、小青龙合方。若畏产后久虚，补以温燥，客气散漫，三焦闭塞则危矣。

　　　　桂枝　杏仁　生白芍　干姜　五味　云苓　炙草　熟石膏

　　肾纳五内之精，肺司百脉之气。证本肾水下亏，子窃母气，致令肺虚于下。经以邪之所凑，其气必虚。肺合毛皮，风邪易袭，皮毛先受风邪，邪气以从其合。肺中津液，不归正化，凝结为痰。屡有伤风咳嗽气促之患，喉间作痒，金水枯燥，可以知而无疑。发时宜宣风豁痰，暂治肺咳之标，平复后宜温养真阴，常服补肾精之本。

　　　　熟地　归身　茯苓　炙草　杏仁　半夏　橘皮　苏梗　常服肾气丸。

　　又　补养方：

　　　　熟地　山药　萸肉　归身　菟丝　枸杞　冬术　龟板_{牡蛎炒}　鹿角_{牡蛎炒}

　　肾虚精不化气，肺损气不归精，气息短促，不能相续，提之若不能升，咽之若不能下，呼吸之间，浑如欲断，下损于上，元海无根，子午不交，孤阳上越，虑难奏功，多酌明哲。

　　　　熟地　归身　炙草　人参　肉桂

　　脾肺气虚，上焦微热，作咳作喘。

　　　　洋参　麦冬　五味

　　诸逆冲上，皆属于火，自觉气从少腹上冲则喘，乃水虚不能制火。火性炎上，肺失清降，法当壮水之主，以镇阳光。

　　　　六味地黄汤加黄柏、炙龟板。

　　肺为气之主，肾乃气之根。肾虚则气不归根，肺损则气无所附。致使孤阳浮泛，无所依从，喘鸣肩息，动劳益甚，脉来细数兼弦，诚为剥极之候。

　　　　附桂八味加沉香。

　　火燥金伤，上焦热甚，烦渴多饮，肺虚则喘。

　　　　生石膏　肥知母　甘草　生地　怀膝　麦冬　沙参

　　食少饮多，水停心下，喘呼形肿不得卧，卧则喘甚。此肾邪乘肺，肺气不布，滞涩不行，子病及母。经云：不得卧，卧则喘者，是水气之客也。夫水者循津液而流也。肾者水脏，主津液，主卧与喘也。拟《直指》神秘汤加减。

　　　　陈皮　半夏　茯苓　炙甘草　洋参　苏梗　桔梗　桑皮　煨姜

　　诸气膹郁，皆属于肺。肺合皮毛，为气之主。风寒外束，肺卫不舒，气壅作喘。经以虚邪阳受之，阳受之则入六腑，入六腑则身热不得卧，上为喘呼是也。当以清剂扬之。

　　　　麻黄　桂枝　干姜　细辛　五味　赤芍　半夏　杏仁　茯苓　炙草

　　痰火内郁，脏腑受伤，喘促，脉洪而滑，法当清肃上焦。

　　　　麻黄　黄芩　半夏　杏仁　桔梗　生姜　枳壳　炙草

　　外受风寒郁遏，内因胃火上升，寒热相搏，肺脏失其清肃，气机壅滞作喘。治宜凉散。

　　　　蜜炙麻黄　生石膏　桂枝　杏仁　甘草　姜

　　血随气行，气赖血辅，产后亡血过多，气无依附则喘，谨防汗脱。

　　　　附桂八味加洋参。

　　水不配火，肾不纳气，气不归原，气有余便是火。右肾热气上漫，常多走泄，精神不振。肾属水，虚则热，补阴不易，补阳尤难。脉象六阴按之虚数不静，两尺尤甚，心肾两亏。今拟斑龙、归脾、起元、两仪合为偶方，培补命肾之阴阳，冀其水火既济，自然纳气归窟。

　　　　人参　黄芪　远志　枣仁　冬术　麦冬　归身　熟地　木香　茯苓
　　　　杞子　菟丝　鹿茸　鹿角胶　龟板胶　柏子霜　橘皮　蜜丸。

咳　嗽

　　肺主咳属金，金空则鸣，金实则哑，金破则嘶。素本操劳过度，肺虚招风，气机不展，音声不扬，已延一载，上损于下，防成肺痿。

　　　　太子参　杏仁　牛蒡　苏梗　桔梗　半夏　广陈皮　云苓　炙草

　　复诊　服药四剂，音声渐扬，痰咳渐减，肺之治节已行。现在溽暑流行，宜加养阴益气之品，以行清肃之令。

　　　　太子参　五味子　麦冬　生地　银花　甘草　半夏　苏梗　桔梗
　　　　山药　扁豆

　　肝阴素弱，肺有伏风，肺为娇脏，不耐邪侵。肺不和则鼻不闻香臭，冒风则咳，咳甚难卧，喉中水鸡声。肺虚治节不行，肝虚气不条达，先以清疏为主。

　　　　苏梗　杏仁　葶苈　姜夏　陈皮　赤苓　炙草　蜂蜜　姜汁　北枣

　　实火宜泻，虚火宜补。风火宜清宜散，郁火宜开宜发。格阳之火，宜衰之以属，所谓同气相求也。水亏于下，火越于上，厥阴绕咽，少阴循喉，久咳音哑喉痛，口干不欲饮冷，脉洪豁，按之不鼓，格阳形证已著。清火清热取一时之快，药入则减，药过依然，所谓扬汤止沸，终归不济，导龙入海，引火归原，前哲良谋无效者，鄙识浅陋也。小徒暂清肺热之法，尚属平稳可服，再拟金匮肾气，竭其所思，未知当否？多酌明哲。

　　　　金匮肾气丸

　　久咳音哑，每咳痰涎盈碗，食减神羸，苔白厚，脉双弦，中虚积饮，土败金伤，水湿浸淫，溃之于肺，传之于脾，注之于肾，三焦不治，殊属非宜。

真武汤

复诊 连服真武虽效，亦非常法。第三焦不治，肺肾俱伤，当宗经旨，治病必求其本，从乎中治，崇土既能抑木，亦可生金，脾为生化之源，补脾即能补肾。爰以归脾六君加减，徐徐调治。

六君子汤加远志、木香、枣仁。

脉来细数兼弦，证本脏阴营液俱亏。木击金鸣，下损于上，精血膏脂不归正化，悉变为痰，咳嗽痰多，喉痛音哑，乍寒乍热，自汗盗汗，气促似喘，腹鸣便泄，二气不相接续，藩篱不固，转瞬春动阳升，有痰涌喘汗暴脱之虑。姑以从阴引阳，从阳引阴，质之明哲。

熟地黄汤加鹿角霜、五味、胡桃肉。

咳嗽已历多年，去春失血之后，痰嗽延今益甚，干呕噫气不除，颜色憔悴，形容枯槁，左胁作痛，不能左卧，左卧咳甚。左右者，阴阳之路。肝气左升，肺气右降。阴亏木火击金，清肃不行，二气偏乘，难于奏捷。

六君子汤加川贝、桔梗、茅根。

症缘秋燥伤肺，痰嗽不舒，继又失血。入春以来，痰嗽益甚，气促似喘，内热便泻，形神日羸，饮食日少。肾损于下，肺损于上，上损从阳，下损从阴，上下交损，从乎中治。脉来细数无神，虚损之势已著。谨防喉痛音哑，吐食大汗。

东洋参　冬虫夏草　生地　白术　山药　陈皮　甘草

肺为水母，肾为水源。补土则金生，金生则音展，壮水则火静，火静则咳平。壮水济火，崇土生金，颇合机宜。原方加减为丸，缓缓图治。

生地黄汤加洋参、白术、陈皮、半夏、甘草、阿胶，共为末，以百合煎水泛丸。

鸡鸣咳嗽，痰多食少，病历多年，五日前吐血，动作气促。肺肾两亏，三焦俱伤，脉数形羸，虚劳已著。

生地　阿胶　茯苓　萸肉　姜夏　归身　麦冬　鲜藕　炙草

清金保肾，乙癸同源，已服六剂，结喉肿痛全消，弦数之脉已缓，每朝咳嗽痰多，声音不振，午后心烦，总属阴亏水不济火，原方加减。

北沙参　麦冬　大贝　杏仁　茯苓　苡米　牛蒡子　桔梗　甘草

暑湿司令，厥少阴液益伤。厥阴绕咽，少阴循喉，以致结喉肿痛复萌，逆气上冲则咳，午后口渴心烦，阴亏不能制火也。昨议清养肺胃，以御暑湿，但能清上。今拟实下为主，清上辅之。

熟地黄汤加儿参、麦冬、桔梗、炙草、芦根。

清上则肺不畏火之炎，实下则肾有生水之渐。肾水承制五火，肺金运行诸气，金水相生，喉之肿痛全消，胸中逆气已平，饮食亦进，夜来安寐。惟平明痰嗽犹存，脉仍微数，肺胃伤而未复，仍顾其本。

前方去甘草。

肺胃伤而未复，又缘心动神驰。阴精下泄，虚火上升，子水窃气于金，不能承制五火。神伤必移枯于肺，无以运行诸气，致令诸证复萌，仍以前日获效之方，更益填精之品为丸，缓图为是。

熟地黄汤加洋参、麦冬、龟板、鹿胶，蜜水叠丸。

肾主纳气，肺主出气。咳为肺病，喘为肾病。恙缘先天亏弱，后天生气不振，母令子虚，金水两伤。肝脏之虚阳上僭，是以咳呛咽痛，动劳则喘。拟金水六君加味。

炙生地　洋参　麦冬　陈皮　半夏　沙苑　茯苓　紫菀

肺主气，为水之上源，膀胱为津液之府，气化乃能出焉。久咳肺虚，清肃之令不降。日中溲短，卧则清长。夫人卧则气归于肾，肾司二便故也。议培土生金，兼滋肾水，俾天气得以下降，两阴浊自化矣。

沙参　料豆　沙苑　杏仁　橘红　夜合花　枇杷叶　女贞　山药　百合

茯苓　车前　莲子

脉滑而数，风伤肺。痰郁肺胃，夏令脉洪数。前月初诊，脉沉滑而数。沉者，阴也，郁也；滑者，阳也，痰也；数者，火也。邪伏化热生痰，所以用苏、杏、甘、桔开提，蒌、夏理肺胃，不治咳嗽而咳嗽自解，不治痰而痰自出。用梨汁、莱菔汁以调肺胃，展其气化，清肃渐行，咳少缓矣。

蜜苏梗　杏仁　桔梗　甘草　前胡　牛蒡　梨汁

言乃心之声，赖肺金以宣扬。肺如悬钟，配胸中为五脏之华盖，空则鸣，实则咳，破则哑。肺为仰脏，出而不纳，二十四节，按二十四气。最娇之脏，不耐邪侵，邪侵毫毛必咳。肺主气，为水之上源，受邪入络，必顺归于肾，为痿、为咳、为哑。凡如此者，人皆不知，总曰痨证。六淫之邪不去，皆可成痨。病延载余，音声不出，金已破矣。病者不知，医须揣其本情，以木火通明。经以营出中焦，资生于胃，下益肾水，来济五火。火不灼金，金不泄气，燥不耗水为妙。今日喉痛已止，咳减痰少，声音稍开，仍原方加减候酌。

孩儿参　甘草　山药　马兜铃　桔梗　杏仁　茯苓　大力子_{元米炒}　苏梗

花粉　南沙参　猪肤　鸡子清　瓜子壳　霉干菜

病原前方叠次申明，不复多赘。金水难调之候，全在静养工夫。天命为主，非人力所为，叨属亲谊，敢不尽言。病由外感内伤，必由中而外达。郁久不达，非升麻不可。病将一载，声音不出，水源不生，邪不去也。权用补中益气加减，候酌。

补中益气汤去芪，加山药、陈干菜，服三剂，加儿参，又服三剂，加参须。

脉细如丝，按之如无，中伤肺损。不能言语，语则喘咳不宁，足肿身热。谨防大汗阴阳脱离之变。

党参　南沙参　山药　茯苓　款冬　百合　杏仁　新会皮　胡桃肉　苏梗

脉来沉滑而疾，湿痰蕴结肺胃之间。痰嗽气促，胸次不爽，面色戴阳，肾亏子盗母气。暂以《外台》茯苓饮加减。

党参　杏仁　姜夏　苏梗　冬术　枳实　茯苓　橘皮　炙草　姜

进《外台》茯苓饮，喘促已平，痰嗽较减，气机已展，湿痰已运。第恙久肾亏，子盗母气。拟清上实下，培土生金。

熟地　归身　姜夏　枳实　广皮　党参　冬术　茯苓

素有疝气，不受温补。肺为娇脏，不耐邪侵，去秋疟后中伤，湿痰上僭，余风未清，乘虚犯肺，痰嗽不舒，日以益甚。冬来齿痛，虚火上升，肺金益损。入春以来，胸胁隐痛，面色戴阳，显系肾虚，子盗母气，非其所宜。

生地　白芍　麦冬　苡米　苏梗　杏仁　桃仁

脉来沉涩，推之则移，痰郁阴亏。肺气不展，久嗽不已，三焦俱伤，慎勿轻视。舒肺胃以展气机，现在火令司权，慎防音哑。

沙参　杏仁　茯苓　麦冬　地骨　桑皮　炙草　冬花　桔梗

脉来滑数，肺有郁痰。喘咳不安，口干神倦食减，恙久体虚不受补，极难奏效。

杏仁　赤芍　姜夏　葶苈　酒芩　广皮　桔梗　炙草

病原已具前方。服药以来，喘虽减，饮食未增，便泄未止，土败金残已著，殊难奏捷。

党参　冬术　茯苓　甘草　姜夏　广皮　百合　款冬

咳嗽痰多，脉象濡弱，气虚痰郁，脾受湿侵，溃之于肺。

茯苓　姜夏　橘红　炙草　白术　杏仁　桔梗　款冬

营卫不和，往来寒热。热后咳呛无痰，四肢甲错无汗，形神疲倦，食少无味，土弱金伤，肺胃俱困，虚势渐著。勉拟东垣法。

孩儿参　冬术　茯苓　广皮　炙草　杏仁　苏梗　白归身　柴胡　升麻

复诊　服三剂，诸恙悉退，惟咳呛尚未全止。照方去儿参加阿胶、麦冬。未久咳呛复萌，左胁作痛，暑伤气，清肃之令不行也。

孩儿参　杏仁　桑皮　桔梗　芦根　阿胶　麦冬　白芍　炙草

进清燥救肺，咳呛未平，胁下忽痛忽止，肺气不展，清肃不降，舒肺胃以展气机。

象贝　杏仁　紫菀　桔梗　炙草　白蜜　芦根　牛蒡　苏梗

服药四剂，痰嗽已平，胁痛亦止。证本土不生金，金令不肃，木无所畏，扣金为咳。胁痛者，木横之征也。崇土生金，亦可抑木，前方加减，为丸缓治。

六君子汤加归身、怀药、升麻、柴胡，蜜水泛丸。

久咳痰多，喉肿且痛而痒，耳鸣头眩，寤而不寐，饮食少进，脉来弦数。阴亏已极，水不上升，心火刑金，清肃不降，虑难奏捷。

生地　麦冬　象贝　玄参　桔梗　牛蒡　桑皮　乌梅　猪肤　榧子肉

服药三剂，痰嗽、耳鸣、头眩俱减，夜寐稍安，喉间痛痒亦缓，惟食少神倦依然。病本火灼金伤，益水之亏，制火之炎。

生地黄汤加牛蒡、阿胶、麦冬、猪肤、乌梅肉。

服地黄汤加味六剂，诸恙亦安，头目尚觉不清，夜来寐则易醒，喉间痛止痒存，微咳，饮食尚少，脉沉弦数。

原方加川贝。

痰嗽已止，诸恙亦平，惟头眩未愈，夜寐易醒。病延三载之久，三阴亏损已极，岂能一旦豁然，阴难骤补，以叠效煎方加味为丸。

熟地黄丸加贝母、北沙参、五味子、麦冬，共为末，炼蜜丸。

久嗽不已，虚里穴动，动则应衣。宗气无根，孤浮于上，乃金残水涸之危证也。

六味地黄萸肉减半，加川贝、麦冬、五味。

脾虚湿郁，大便濡泄，痰嗽食减，行动气促，脾伤传肺。

六君加泽泻、木香、生姜、南枣。

脉沉而小，按之颇不流利。外寒内热，久嗽不已，喉间淫淫作痒即咳，夜来少寐，胸满食减。

二陈汤加东洋参、冬术、阿胶、生地、归身、苏梗、百部。

肺合皮毛，主咳。经言：皮毛受邪，邪气以从其合也。其饮食入胃，从脾脉上至于肺，则肺寒，肺寒则内外合，邪因而客之，则为肺咳。乘春则肝先受之。盖肺咳不已，传于他脏，际此发陈之令，则必先传于肝，当以和解法中佐以肃降之品。

二陈加前胡、杏仁、菱皮、泽泻、蛤粉、姜。

素有咳呛，冬令即发。自秋季咳嗽，延今不已，动则气逆，痰不易出，上热下寒，兼食洋烟，胃阴销铄，下耗肾水，引动肝木，气有上而无下。故上热下寒，肾虚则喘，肺虚则咳，气耗阴伤，故痰不爽。议养阴肃肺，兼柔肝纳肾之治。

沙苑　麦冬　牛膝　毛燕　橘红　川贝　桑皮　紫菀　蛤粉　夜合花
枇杷叶

先天薄弱，水不养肝，肝火易动，心相不宁。三阴内亏，火冲血上，下有痔漏，常多梦泄。失血后干呛作嗽，喉痛声哑之患，草木之功，不能补有情之精血，必得撤去尘情如铁石，静摄天真，精血复得下，病可减去三分，此机宜从。否则有仙丹亦属无济。拟丸代煎，徐徐调治。

河车一具，洗去血丝　北沙参八两　川贝四两　白及八两　鳗鱼一条

怀药八两　燕根四两　茯神四两　牡蛎八两　蛤粉八两　芡实八两

老尿壶一具，以长流水浸三日夜，去臊味。将牡蛎、鳗鱼投入壶内，童便灌满，以黄泥封固，以文火烧一日夜。次日取出鳗鱼骨，用麻油炙研，再入群药，和匀捣作饼，晒干烘脆，研细末，用两仪胶作丸和服，无两仪胶即用玉竹胶。

脾湿生痰，渍之于肺，清晨咳嗽，得黄痰即平宁，否则不已。两胁微痛，背心隐酸，肝胃之气不展，得嗳方舒。手足无汗，或时手足发冷，脾肾不足，不易骤复。

于术　米仁　菟丝子　茯苓　橘红　半夏　炙草　白蔻

咳　血

肝藏诸经之血，肺司百脉之气。水弱肝虚，火载血上。肺虚不能下荫于肾，肾虚子窃母气，下损于上，痰嗽带血。相火内寄于肝，君火动则相火随之，心有所思，神有所归，则梦遗之病见矣。有情精血易损，接以草木，声势必难相应，宜速屏除尘绊，恬淡虚无，水升火降，方克有济。

熟地黄汤去萸肉加白芍、麦冬、川贝、血余。

金水亏残，龙雷震荡，载血妄行，上溢清窍。木扣金鸣为咳，肾虚水泛为痰。营卫乖违，往来寒热，脉来细数无神。数载屡发不已，虚劳之势已著。勉拟甘温壮水，以制阳光，不可过服沉寒，致戕生气。蓄瘀虽为阴类，运之者，其惟阳乎！

熟地黄汤加归身、白芍、麦冬。

年近四旬，幼年失血。今春举发，血虽止，痰嗽不已，平明尤甚，脉来滑数，痰多食少，阴伤子盗母气。现在溽暑流行，谨防狂吐。

生地　丹皮　茯苓　泽泻　当归　白芍　阿胶　川贝　紫菀　百部

失血多年，早暮咳呛，交节尤甚。现在三四日一发，血发甚涌，胸次作胀，食少运迟。巅疼身热，脉来弦数，阴虚火载血上，木击金鸣为咳，不宜思虑劳心，当思静则生阴之理。

生地　牛膝　陈皮　旱莲　丹皮　白芍　茯苓　炙草　女贞子

经以大怒则形气绝，而血菀于上。郁结化火，火载血上，狂吐之后，咳嗽延今不已。十余日必遗泄，脉来弦数，水不养肝，木击金鸣，肝虚侮胃，久延非宜。

熟地黄汤加二至丸。

服药三剂，形神稍振，饮食渐增，咳仍未止，痰色黄白不一，昨日无梦而遗，肾虚肝损，仍以乙癸同源主治。

前方加麦冬、胡桃。

乙癸同源，颇合机宜。复感暑湿，脾伤泄泻，痰嗽较甚。急则从标，暂以清暑益气。

孩儿参　泽泻　杏仁　白术　陈皮　神曲　茯苓　女贞　炙草　当归

加减清暑益气，治标治泻。泻止，痰嗽亦减。证本阴亏，从乙癸同源例治，颇合机宜。第暑湿新瘥，未便滋补。

孩儿参　升麻　麦冬　甘草　石斛　桔梗　茯苓　淮山药

痰嗽带血，起自夏初，日以益甚，延今半载，食少喉干，平明咳甚。气随血耗神虚，血由忧煎，气随怒减，吐血时言语错乱。胸喉之间，若烟障雾迷，懊侬莫能名状。七情之火，酒湿之热，灼阴耗液，积损为颓，谨防大汗。

熟地　杏仁　桃仁　三七　牛膝　芦根　藕汁　童便

年逾六旬，二气就衰，冬客风冷，咳嗽绵延不已。今春痰带红紫，夜不能寐，身痛气急，动劳尤甚，饮食少思，足跗浮肿，蔓延于上，阴分大亏，兼有湿热，脉来停止，土败金残，生气大损，虑难奏捷。拟补肾开胃法，胃开则吉。

生地　山药　茯苓　杞子　归身　白术　胡桃

失血之脉，缓静为顺，洪大为逆。半产之后，二气素乱，血随气上，痰嗽带血，痰少血多，脉来弦洪，且大且数，血不养肝，肝不藏血，气冲血逆，致有妄行之患。所服之方甚可，奈时令肝木用事，气火上腾，慎防喘汗血脱，金残肺痿。

生地　三七　牛膝　犀角　丹皮　血余炭　牡蛎　麦冬　童便

先天不足，知识早开，水不养肝，肝虚易怒，怒则气升，有升无降，火载血上，红紫相间，形神不振。木扣金鸣为咳，肾水上泛为痰。始则痰少血多，延今则血少痰甚。阴亏水不制火，中伤气不接续，壮水滋肝，兼和肺胃。

熟地黄汤去萸肉，加女贞子、旱莲草、沙参、麦冬。

素有失血之患，心营肺卫俱伤，近乃复感寒邪，已经表散未解，身热憎寒，短气自汗，痰嗽带血，声嘶脉软，正虚邪实，殊为棘手。

柴胡　孩儿参　黄芩　甘草　半夏　陈皮　当归　白芍

昨服小柴胡汤加减，表邪已解。本证阴虚，曾经咳血，龙雷内炽，五液交枯，虚热往来，渴不欲饮，自汗不收，痰嗽带血，面色戴阳，声嘶脉软。所幸胃气尚存，犹虑复感寒邪，变生难治。用药大旨，迎夏至一阴来复，以滋金水之源。

六味去萸肉，加麦冬、阿胶、小麦。

进补金水之剂，诸症悉退，惟喉痒咳频仍然，夫肺属金而主咳，金之所畏者火也，金之化邪者燥也。燥甚则痒，痒甚则必咳。证本阴亏，水不制火，火灼金伤，精不化气，则肺病燥。法当润补为宜。

六味去萸肉，加五味、麦冬、杏仁、胡桃肉。

肝藏诸经之血，肺司百脉之气，肾为藏水之脏，水亏不能生木，木燥生火，载血上行。木击金鸣为咳，肾水上泛为痰。阴偏不足，阳往乘之，舌绛咽干，蒸热夜甚，脉来细数无神，虚劳已著。勉以壮水之主，以镇阳光。现在木火上升之令，慎防狂吐。

六味去萸肉，加白芍、麦冬、牛膝、山栀。

思为脾志，心主藏神，神思过用，病所出来。心为君主之官，脾为后天之本，二经受病，五内心虚。水虚不能生木，木火载血上行，木击金鸣为咳。木乘土位，津液凝滞成痰，阴液不足以滋脏腑，二阳之病发自心脾。心烦意乱，形容枯槁，病魔不去，精神不生。辗转沉痼，岁月弥深，所服之方，却是法程。胃者卫之源，脾乃营之本，卫外失司则寒，营内失守则热。失位之血，离经远来则紫，吐后色红者，近血也，渐淡为痰，合而为一者，血迫近而未及化也。痰血本为同类，脏气盛则痰即化红，脏气衰则血即化痰。前论痰为精血所化，譬如乱世之贼盗，即治世之良民。舌上白苔，丹田有热也。足得血而能步，血少故难行。中州不运，食欲少思，内宫运动，心有循持。未吐血前，脉强而硬，既吐血后，脉弦而软，显系血从肝来，营弱心虚则口难言。血化为痰，吐出方快，时或思卧，土困于中，心肾不交，竟夕不寐。脉来时弦细而急，或凝滞若不能自还，此三五不调，近乎涩革，两关尤甚，又似劲脉。总之脉缓则平，脉急则甚。左右者，阴阳之道路。阴阳互相克制，脉亦左右偏强。脾属坤土，主治中央，最宜服食，土不制水，水溢高源，涎吐不禁，清气在下，则生飧泄。昔黄帝问于岐伯曰：形弊血尽而功不立者，神不使也。精神不振，志意不治，精坏神去，营卫不可复收。何者？嗜欲无功，而忧患不止。诚能屏除尘绊，恬淡虚无，补以药饵，何忧不已。

熟地　洋参　茯苓　白术　甘草　归身　枣仁　远志　枸杞

血富于冲，所在皆是。赖络脉之堤防，从隧道以流注。久咳肺络受伤，血随咳上，鲜瘀不一，脉来浮数兼弦，证本阴亏，水不济火，火灼金伤，木击金鸣，清气不降，络有停瘀，未宜骤补。昔肯堂治失血之证，必先荡尽停瘀，然后培养。余宗其法，多酌高明。

当归　白芍　丹参　侧柏　三七　牛膝　糖楂　桔梗　茜根

桃仁　藕节

伤风致损，必是肾虚，咳嗽痰多，微带鲜血，耳鸣盗汗，脱肛不收，脉来虚数，下损于上，肺肾两亏。速远房帏，独居静养，真阴来复，方能有济。

生地　茯苓　生牡蛎　淮药　百合　冬虫草　桃肉

肺无因而不咳，络不伤血不出，客秋感冒，痰嗽食减，甚则呕吐，至今吐血甚多，鲜红可畏。今春又吐，较前略少，痰嗽益甚，夜不能寐，身痛肢木，血不荣筋，面色带黄，阳盛水不济火，肾虚窃气于金，精损移枯于肺，脉带数象，尤非所宜。

犀角　白芍　茅根　生地　丹皮　甘草　怀膝　童便

三阴不足，酒湿内伤，下有漏疡，火载血上，痰嗽食少，便溏，舌绛中有槽，左胁有动气，脉来虚弦。法宜清补，仍防狂吐。

大生地　怀药　白术　芡实　蛤粉炒阿胶

去年咳血，调治已痊，近乃五心蒸热，痰嗽在夜，痰色多黄。阴亏脾湿生痰，渍之于肺，慎防血溢。

孩儿参　杏仁　生地　赤苓　陈皮　冬术　苡米

暴怒伤阴，肝阳化火，载血上行，咳喘带红，脉来弦劲，法当清以降之。

大生地　白芍　丹皮　泽泻　黑栀　青皮　川连

肝藏诸经之血，肺司百脉之气。失血后咳不止，气微促，食减，脉细数，由盛怒伤肾，水不济火，火载血上，木击金鸣。肾不纳，肺不降，故气促。前贤以诸端皆为危证，殊属不宜。拟方多酌高明。

云苓　法夏　归身　炙草　共为末，水泛丸。

失　血

右脉弦而洪，左脉弦大而芤。水不养肝，肝不藏血，气逆血上，血不归络，冲犯阳明，致有狂吐之患。天下无逆流之水，水由乎风；人身无逆行之血，血由乎气。脉不安静，波涛不定，防其壅逆，慎之。

犀角地黄汤加青铅、青麟丸、还魂草、赤芍、糖楂、茜草炭、牛膝、荆

芥炭、柴胡、童便。

上年失血，得于醉饱之后，全属胃病。今次失血，因嗽而起。夫咳血与呕血不同，咳因嗽起，呕是逆来。脉象左关右尺洪而有力，余部细数。阴分素亏，交春生之气，龙雷鼓动，故不时头烘面热，耳鸣咳呛，误视头风，竟以辛温升散，致阳火独狂，冲破血脉，咳吐两昼夜未宁止。用犀角地黄，清心解热，未能制及龙雷。鄙意大剂育阴，兼以苦降之法，必得龙藏泽中，雷潜海底，方可向安。

细生地　黄柏　洋参　天麦冬　肥知母　丹皮　木通　玄参　玄武板

女子以肝为先天，盖肝藏血，且为血海，又当冲脉，此汪切庵创论，实千古之确论也。肝藏血，情怀不遂，气动于中。人身气血，譬如权衡，一胜则一负，气旺则阴愈伤，阴伤而络血不注冲脉，此月事稀少所由来也。既肝无血养，而肝木愈燥，则化气化火。气火妄动，则血络不安，两胁或胀或痛。离经之血，必赖雷火以上升，由肺胃而出，咯呕夹红，止后觉头眩心悸，津津汗出。心主血，汗为心液，液耗阴伤，故精神委顿，肢面虚浮，下体气坠，眼皮倦于开阖。木旺则土衰，脾失转输，清阳下陷，

不能达于肢腠，故见症若此。刻当先养心脾，兼柔肝木，后议乙癸同源之法。鄙见如斯，敢质明眼。

山药　当归　丹参　白芍　龙齿　柏子仁　茯苓　沙苑　洋参　莲子
料豆　夜合花

先是腹痛䐜胀，卒然吐血盈碗，血去胀消，精神饮食俱减，由思虑伤脾，抑郁伤肝所致。肝为血海，脾为血源，胀本肝脾之病，肝虚不能藏血，脾虚不能统血，血无所依，致有妄行之患。以养肝脾为主，佐以引血归经，从血脱益气例主治。

熟地黄汤去萸肉，加洋参、于术、牛膝、当归、三七、车前。

经以中焦取汁，变化而赤，是为血。积劳积损，中气大伤，化机不健，致败精华。所吐黑瘀，即经中败血，继吐血涎，即未化之血也。《灵枢》谓白血出者，不治也。勉拟理中汤，从胃论治，多酌高明。

理中汤

血吐如倾，气随以脱，危急之秋，当先从其急，固气为主。盖有形之血，不能即生，无形之气，所当急固。使气不尽脱，则血可渐生，所谓血脱益气，阳生阴长是也。公议十全大补去川芎、肉桂，加杞子、麦冬。

阴液不足，木火有余，载血上行，每吐盈碗，服壮水潜阳等法，病势平复，年余不发。近因起居饮食失宜，加以调治之心懈怠，遂致前症复萌，仍以壮水潜阳主治。

生地　归身　龟板　丹参　丹皮　地骨皮　白芍　五味　麦冬　鳖甲胶
煎胶服之。

长夏失血，肺肾两伤，金水交亏，龙雷震荡，五液神魄之病生焉。神情恍惚，语言错乱，阴络内伤，云门卒痛，阳跷脉盛，竟夕无眠。脉象虚弦，殊难奏捷。壮水之主，以制阳光，是其大法。仍请原手调治，何必多歧。现在火令司权，远涉就诊，非其所宜。

大熟地　怀药　阿胶　知母　百合　麦冬　五味子　北沙参　归身

暮春风温上受，发热三日，吐血鲜红，四月中旬，血又涌来，至今不止，胸胁相引而痛，是系肝胃不和。胃为多血之腑，肝为藏血之脏，肝阴少藏，胃血上涌，脉来洪滑，非其所宜。

犀角　大生地　白芍　丹皮　炙草　黑栀　怀膝　鲜藕汁　童便　红糖

肝为血海，阳明乃气血之纲维。因失血寒凉逼伏，气郁阴伤，滋补则酸水上泛，中脘作痛，温剂则血又上溢，鲜瘀不一，肾虚中胃不健，饮聚痰生为患。

冬术　白芍　茯苓　香附　生姜

三进真武汤，血上痛除，惟夹脊脊筋酸楚，左手大拇指乍寒乍热，督脉少运，仍防血逆上涌。

人参　白芍　冬术　茯苓　木香　枳实

衄　血

水不制火，火旺阳经，血溢于上，名曰鼻衄。

生地　丹皮　泽泻　茯苓　白芍　麦冬　甘草　黄芩　牛膝　茅根

身怀六甲，火犯阳明，络伤血溢，病名外衄。

生地　麦冬　黄芩　白芍　犀角　甘草　丹皮　茅根

足阳明脉，起于鼻，挟口环唇。盖鼻准属脾土，鼻孔属肺金，而胃统之。产后口鼻起黑色而衄，乃瘀血入肺，肺绝胃败之候也。急拟二味参苏加附子治之。

党参　苏木　附片

操劳过度，真阴不足，水不制火，冲任血动，上溢于鼻，名曰外衄。脉来细弱无神，自述素耽酒色，法当培补真阴，未可作火热论治。

生地黄汤去萸肉，加白芍、归身、牛膝。

阳明燥热，内扰冲任，逼血妄行为衄。治宜清降为主。

生地　丹皮　犀角　白芍　山萸　牛膝　槐花蕊

素本阴精不足，疟后阴液大伤，阴亏阳亢，水不济火，逼血妄行，出于肺窍。肺主百脉之气，肝藏诸经之血，肾使一身之精。水虚无以制火，精虚不能化气，火性炎上，血随气行，是以血溢于肺窍，有喘促痉厥之虑。脉来软数无神。治宜壮水之主，与六淫在经邪热壅盛有间。

生地　丹皮　泽泻　丹参　白芍　知母　甘草　牛膝

阴虚火动，齿衄消渴，脉来浮滑，神倦气怯，大便坚，小便数。当从阳明有余，少阴不足论治。

牛膝　生地　知母　麦冬　甘草　丹皮　泽泻　茯苓

齿者，骨之所络也，齿衄动摇，并无火证火脉可据。乃肾阴不固，虚火上升，宜壮水以制之。

生地黄汤加牛膝。

经曰：中焦受气取汁，变化而赤，谓之血。出于中焦，而主于心，故五脏各有守经之血，而六腑则无矣。其散于脉内者，随冲任二经遍行经络，散在脉外者，充溢于肌腠皮肤之间。凡吐血衄血、牙龈齿缝出血，散在经络之血，涌而上决者也。近人谓巨口失红，及牙龈缝出血者为胃血，此说误人不浅。盖胃为外腑，职司出纳，为水谷蓄泄之区，其中并无一点一丝之血，夹杂内中，即牙宣出血一证，亦不过胃热炽甚，肉不附骨，故血热而上涌。其牙不宣而出血者，乃阴竭于下，阳亢于上，龙雷之火冲激胃络，钱氏所谓骨漏是也。羔起于一月之前，齿缝出血，牙并不宣，多则血流盈盏，昼夜十余作，发时面赤目赤，烦扰不安，近虽小愈，而漏不已。脉本六阳，刻下见症在胃，而所以致病，实由肝肾。急宜珍珠母丸合玉女煎加减，俾龙得下潜，然后阳明方有宁宇。

珍珠母　石膏　洋参　羚羊角　花粉　龟板　石斛　龙齿　丹皮　白芍
槐花　藕汁　珍珠母丸

中卷

关 格

饮食不入谓之格，二便不出谓之关。阴阳有所偏乘，尺寸为之复溢，气口脉浮大，上引结喉之人迎。吐逆不能食，大便兼旬不解，小便如癃闭，阳明胃液就枯。化火金伤，治节不行，阴阳不相营运，幽门失其启闭，气化不及州都，关津不利，乃三阳将结之危痾也。

生脉散加生地、山药、萸肉、牛乳。

气痰作阻，食不能下，关津不利，便不能解，中州失运，升降失司，乃高年之逆候也。

生脉散加生地、怀药、制半夏、广皮、白蜜。

食入则噎，气痰作阻，痛彻心背，已经三载。现在米粥难下，三阳结病已著。所服之方，都是法程。请原手调治，何用多歧。勉拟补阴益气煎。

生地　党参　山药　当归　陈皮　甘草　柴胡　升麻

病原已载前方，服补阴益气煎大剂，噎塞虽开，势必旋闭。经以三阳结谓之隔。隔者，格也。阳格于外，不与阴气相荣，阴阳离决之候也。人迎一盛，病在少阳，二盛病在太阳，三盛病在阳明。胃为水谷之海，胆为中正之官，膀胱为津液之府。忧思抑郁，损伤甲木，春升之气，不能化液，灌溉州都，膀胱津液虚少，无以濡润阳明。阳明之火，离出三阳本位，胃津就枯，譬如釜底无火，火在釜盖之上，安能腐熟水谷精微，势必吐逆，食不得入，故罹此病。多方寡效者，盖未思及助甲木春和之气，化生气液，如天雨下降，流注膀胱，承制阳明，倒吸离出三阳之火，化作釜底之薪，使胃来潮，水火既济，氤氲彻顶，生气勃然，其病自已也。今缘就诊心诚，化裁泄法，尚候贵邑明哲政之。

地黄　党参　茯苓　甘草　陈皮　半夏　远志　苁蓉　当归　黄粟米
柴胡　升麻　川芎　淡竹叶　煎水泛丸。

容纳主胃，运化属脾，脾升则健，胃降则和，抑郁伤肝，木乘土位，清阳无以展舒，浊阴上僭，致生痞象。津液不归正化，凝渍生痰，蔽障清空之所，以致膈咽不通，饮食不下。年逾六旬，五液先亏，大便结燥，肺胃干枯，乙癸同源，金水相生，未有肝病而肾不病者。勉拟斡旋中枢，以畅清阳为主，清上实下辅之。冀其土德融合，金令清肃，三阳结解。

六味地黄汤去萸肉，加东洋参、归身、麦冬、白术、橘红、甘草、柴胡、升麻。

斡旋中枢，清上实下，共服八剂，咽膈渐利，饮食渐受，中州颇有复振之机，咽膈之间，部位最高，清虚之所，旷然无外。苍天贵清静，阳气恶烦劳。证本劳烦抑郁损伤，致令三阳结病。宣中则清阳畅而春和之气升，清上则清肃降而膀胱之液化，实下则五液充而三阳之结解。前方既获效机，略加减为丸缓治。

地黄汤加使君子、当归、柴胡、升麻、橘红、麦冬、苁蓉，为末泛丸。

天气通于肺，肺主喉，喉者候气也；地气通于咽，咽属胃，咽者，咽气也。情志抑郁，气痞于中，会厌开阖失常，咽喉气阻，饮食不下，肺胃干槁。三阳结病已著。年逾六旬，尤属不宜。勉拟归脾六君加减，从乎中治，多酌高明。

东洋参　枣仁　远志　罂粟壳　半夏　白蜜

酒入于胃，肝浮胆横。暴怒伤阴，暴喜伤阳。木乘土位，火灼金伤，金令不肃，州都气化失常，治节不行，传道之官失职，大便结如羊粪，小便不利如淋。诸逆冲上，皆属于火，体战心惊，火之象也。食不能下，人迎脉盛，病在阳明，阳明腑火上炎，少阴脏水耗竭，无以濡润诸经，一任三阳转结，经以一阳发病，其传为隔是也。虑难奏捷，勉拟清上实下法挽之。

六味地黄汤去萸肉加牛膝、车前、花粉、葛花、橘红、青皮、昆布。

归脾六君，助坤顺，法乾健，理阴神，益肾命，畅中阳。共服十有三剂，食入阻碍已平，呕吐痰涎亦止，胸次之痛大减，弦数之脉亦缓。证本火亏于下，土困于中，津液凝结成痰，蕴结不行，气为之阻，遂致三阳将结。前方既获效机，略为加减为丸缓治。第胸次云门穴痛未除，乃营液欲竭，终属不宜。

熟地　茯苓　橘红　远志　归身　白术　半夏　炮姜　洋参　甘草

枣仁　木香　为丸，每早晚服三钱。

脉来洪数，气郁填胸，汩汩有声，隐隐作痛，食不能入，二便俱阻。长沙以小便不出谓之关，饮食不入谓之格，阴阳偏胜谓之逆。虑难奏捷。

熟地黄汤去萸肉，加冬葵子、郁李仁、冬瓜仁、火麻仁、柏子仁、姜半夏、车前子。

噎膈

郁怒伤肝，忧思伤脾，肝脾荣损，气亘于中，贲门不利，食入作梗，痰多，干物难下，脉弦，左关沉涩，中枯证也。拟养胃和中，兼柔肝木。

于术　茯苓　半夏_{梨汁炒}　橘红　郁金　佩兰　蔻壳　沙苑　谷芽　当归
瓦楞子

夫张机峰之论噎膈也，其言曰：此病是神思之病，法当内观静养，方为得旨。盖百病之因，多兼六淫而成，噎膈则以七情所致。由于饮食者，亦间有之。治证之法，无非开胃止吐，养阴润燥之方。然病在神思，所谓心病还须心药。内者，外之对。此证向来事外忘内，未尝收拾此心，或为利锁名缰，或为酒沉色困，以致五脏空虚，气无所主，食不能进，人亦反出。若不垂帘反照，及忙里偷闲，浓中着淡，何由屏绝诸魔？夫是之谓内观。静者，动之对。此证向来多动少静，未能恬逸此心，微是诱于大喜大怒，而致伤神伤肝，即被牵于劳思过扰，而致伤脾伤肾，致五火丛起，血无由生，胃脘干枯，大肠结燥。务须安养休息，即僻山深林，只称隐逸，宁静有志，虽车轰马骤，亦是心清。夫是之谓静。守此二者，则噎膈可通，即饮食可进，逆自平而呕吐可止，燥自润而血自可生，结自开而二便自利。左脉结涩，右脉弦小，中伤肺损，扰内无权，阴阳两败，药难为力。回府当以血肉有情之品，养生生之气，每日服人乳、牛乳皆可。

半夏　秫米　苁蓉　五味　白蜜　长流水　扬三百六十五遍。

怒则气上，思则气结，脉沉弦而滑，肝郁中伤，胃失冲和，气血作阻，机关不利之象。呃逆不容饮食，三阳结也。怡情开怀为妙。

补中益气合雪羹汤，用孩儿参加五味。

接展恙原，敬悉尊体由服方以来，稀粥渐增。因操劳烦心，清痰复多，饮食日减。症缘劳心耗肾，肾不吸胃，胃不冲和，思则气结，忧则气耗。肾气通于胃，脾络布于胸，静养太和，则真气洋溢。喜则气和志达，心畅胃开，庶臻康泰。胶方虽好，必得补中益气，若过补，则壅塞气机。

黄精　党参　福橘　玉竹　杞子　生地　于术　苁蓉　茯苓　桂圆
沙苑　鹿胶
用桑柴煎，加花粉收胶。
又　煎方：
黑归脾汤去黄芪加谷芽，煎汤代水。
食入格拒，胸脘隐痛，气冲涌涎，二便交阻。阳结于上，阴枯于下，为关格之渐。
西党参　郁李仁　茯苓　附子　干姜　川连　半夏　通脱木　姜汁

太阴湿土，得阳始运；阳明燥土，得阴自安。胃以降为和，脾以升为健。食入上逆，胃已病矣；大便频溏，脾亦病矣。能粥而不能饭，虑成噎膈。凡九窍失和，都属胃病。治宜刚柔并济，令其升降为要。

麦冬　石斛　茯苓　泽泻　橘白　半夏　益智　厚朴　秫米　木香
枳实

老年血气渐衰，津液枯槁，胃管窄隘，汤饮可行，食物难入。急宜滋润，以甘酸化阴，勿进温燥之剂。

沙参　杏仁　乌梅肉　麦冬　花粉　炙草　石斛　玫瑰花　木瓜　梨汁
蔗汁

脉来两关弦细，肝气犯胃，胸咽梗痛，有如刀割，势成隔疾。

当归　丹皮　郁金　远志　柏子仁　砂仁　佩兰　沉香　半夏　茯苓
金橘饼

积　聚

肝之积名曰肥气，脾之积名曰痞气。左胁心下俱有，形大如覆杯，按之则痛，弹之有声，中虚木旺，健运失常，升降失司，血凝痰阻。枳术治中加减，资坤顺之德，益乾健之功。

枳壳　冬术　人参　甘草　炮姜　青皮　生木香　水红花子　泽泻
为丸，晚服三钱。

五味失宜，七情不节，二气失其和顺之机，致令水谷精华之气，不归正化，凝于肠胃之外，膜原之间，为五积之沉疴也。

木香　丁香　陈皮　青皮　半夏　黄连　三棱　莪术　乌梅　巴豆
姜汁和水泛丸。

《难经》云：积者，阴气也。阴沉而伏，血之所结曰积。故积者，五脏所生，心下有形，大如覆碗，按之痛而不移，为痞积。当以攻剂伐之，宜局方温中丸。

《难经》云：聚者，阳气也。阳浮而动，气之所钟曰聚。故聚者，六腑所成，按之则移，寻之无迹，此为气聚。宜以宣剂扬之。

麸炒枳实　青皮　白术　香附　乌药　藿香　木香　橘红

五志违和，六淫外袭，脾胃失其健运之机，致令水谷精华之气，不归正化，结于虚里，大如覆碗，按之不移，上连膻中，不时攻痛。膻中为阳气之海，虚里乃胃之大络。证结盘踞其间，阳气为之闭塞，前人虽有养正除积之法，效者甚鲜。经云：坚者削之，留者攻之，结者散之，客者除之。盖有形之积，以攻为是。

东洋参　吴萸　川连　柴胡　巴豆　桔梗　菖蒲　肉桂　炮姜　皂角

椒目　香附　三棱　莪术　川芎　紫菀　茯苓　水泛丸。

清阳不升，浊阴不降，左胁盘踞，此肝积名曰肥气。肝属木，木克土，故肥气久而脾土必亏。脾为生化之源，源竭而肝木愈旺，上刑肺金，致有咳呛咯血之患。热移于脑，则鼻流浊涕。东垣云：痞满皆血证也，谓脾胃水谷之阴伤也。心主血，心虚则嘈杂似饥，故得食则安；肝藏血，肝虚则阴伏于阳，皆气血不运而成，即虚转实也。若用气药破之，虽取快一时，贻忧日后，痞气坚而阴愈伤矣。攻之愈急，必变中满，脉象虚数，而脾胃之阴宜养，营分宜调。参以乙癸同源，为法中之法。正气足，积自除，不治痞，而痞自消矣。

洋参　川贝　沙参　太子参　茯苓　山药　半夏　麦冬　归身　白芍

橘红　石斛　苡仁、麦芽二味煎汤代水

肝积曰肥气，在左胁下，恙起前年，疟后肝邪未尽，口腹未谨，邪与痰滞，互结络中。春夏以来，渐觉硬大，客秋时感病后，脾胃虽强，而脾阳困顿，土衰木旺，肝邪愈强，积益散大，硬及腹右，食后觉饱，虑成蛊病。脉象左部细弦，右部兼滑，每遇烦劳，气逆耳鸣，心肾荣亏，肝阳上僭。法当扶土抑木，兼和荣泄浊之法。候裁。

土炒于术　枳实　当归　青皮　鳖甲　木香　姜汁炒党参　冬瓜子

陈皮　椒目　煨姜

经云：积之始生，得寒乃成。肥气为肝积，脏病也。脏难而腑易，久病脾土必伤，故肚腹胀满。连投健运分消之法，撑胀稍舒，而坚积未见松软，不宜速攻，仍固本之中兼以温化。

党参　于术　干姜　川朴　枳实　砂仁　青皮　茯苓　当归　瓦楞

白芥子　水红花子

郁怒伤肝，肝营亏虚，气从中逆，阳之浊痰，藉以上升，始则胸胁痛胀，走窜无定；继则脐下关元气海梗痛，二便不爽。此肝木横逆，始则上行，继则下克脾脏，于是清不能升，浊不能降，常似喘促，喉间有痰，或上或下。舌白中致滑腻，脉来沉涩软弱，正气已伤。拟养血柔肝，兼和中化浊之法。

当归　丹参　茯苓　半夏　青皮　杏仁　福曲　郁金　佛手　龙齿

冬葵子

一剂二便较爽，喘促已平，胃脘较舒，少腹疼痛亦减，舌白亦退。

原方加生首乌、谷芽。

晚诊背愈觉热，浊痰化热，郁于气分。

原方去半夏，加通草、芝麻秸。

左脉沉弦不静，右脉滑数，肝郁不畅，气不条达，气聚为痕，任脉为病，肝脉为患。肝脾皆伤，不宜忧虑郁结。月事不调，常多白带。议养心脾，和肝胃。

归脾汤去芪，加金橘皮。

水停心下为饮，水积胁下为痞。肾纳无权，中虚积饮，清浊混逆，湿热为患。先以东垣补中益气汤去芪。

二天不振，寒湿不化，饮积中焦，积聚为患。脏寒生满病，脾虚生湿胀。攻痞成满，破气成鼓。脾虚运化无权，肾虚真阳不旺。气主煦之，血主濡之。补命肾以健中阳，调脾胃以化痞气。

　　党参　冬术　当归　莪术　桃仁　内金　冬瓜子　糖楂　红花

早服温中丸，以化癥瘕；午后服资生丸，以理脾胃。胀势稍平，心仍嘈甚，食仍作胀兼呕。

　　原方加五谷虫。

服养正化邪之剂，瘕块渐软。养肝肾以化之，以丸代煎。

　　党参　冬术　当归　白芍　莪术　青皮　陈皮　砂仁　糖楂　五谷
　　蟾皮　鸡金　水红花子　推车汉去壳，五对，研　北麦面加麦穗火煨

上为末，用红糖、神曲打糊为丸。

郁损心阳，寒凝中脘。经以阳气者，若天与日，失其所则折寿而不彰，故天运当以日光明。膻中之阳，犹天之日，云雾不清，太虚蒙蔽，生阳不布，膻中阳暝，犹云雾之蔽日也。胸次痞塞不开，似胀非胀，不饥不食，病名虚痞。法当益火之源，以消阴翳。

　　人参　冬术　归身　炙草　附子　油桂　炮姜

胃阳衰微，阴寒凝结，嗳噫吞酸，胸痞不饥不食，脉来细数，非食停中脘，乃阳气不升作滞，是阴翳也。议理中主治。

　　理中汤加陈皮、归身。

思虑伤脾，脾虚不运，痞塞不开，不饥不食，脉体弦多胃少，法当补肾温脾。经有塞因塞用之例。

　　归脾汤用东洋参、云苓。

饮食有节，起居有常。饮食起居，均失其宜，脾胃伤而不运。一月以来，不饥不食，胸次痞满，脉形缓弱，升降失司，否而不泰。法当补脾肾，运中州，以展清阳为主。

　　熟地　东洋参　归身　枣仁　远志　煨木香　云苓　淮山药　陈皮
　　炙草　升麻　银柴胡

中土素虚，过服克伐之药，重伤脾胃，传化失常，饮食少进，胸腹如胀，病名虚痞。宜资化源之法。

　　东洋参　冬术　茯苓　炙草　陈皮　归身　木香　煨姜

嗳腐吞酸，胸痞不食，寒滞中焦，脾阳不运，脉来小驶于迟，法当温暖中土。

治中汤

塞而不开谓之痞，胀而不行谓之满，有邪滞为实，无邪滞为虚。今胸脘无胀痛邪滞等症，但不饥不食，而自疑若满。脉来缓弱，容色萧然，气痞于中，中阳不健，非消导所宜。拟塞因塞用法。

东洋参　冬术　茯苓　炙草　姜夏　归身　远志　煨木香

前哲以塞而不开谓之痞，有邪滞为实，无邪滞为虚。湿土司令，气滞中州，邪著于心，按之有形，大如覆杯，饮食不进，邪滞作痞。拟平胃散加味。

陈皮　苍术　川朴　甘草　茯苓　木香　枳实　生姜

浊气在上，则生䐜胀，操劳过度，中土受伤，无以运化精微。饮食少进，胸中痞满，按之不痛，非停瘀可比。乃升降失常，变生痞象。法当苦以泄之，辛以散之，甘温以补之，咸淡以渗之。偏消偏补，均非正治。

川连　川朴　人参　冬术　茯苓　姜夏　炮姜　枳实　泽泻

服调气药，痞反甚，痞不在气分无疑。东垣谓痞从血中来，长沙言病发于阴，而反下之，因作痞。盖皆营分受伤，血属有形，当治以有形之药。

人参　归身　炙草　川连　干姜

三经受感，病后绝不思食，时或知饥，食入则痞，调治半年方瘥。近因忧劳太过，复不能食，脾胃为中土之脏，仓廪之官，赖肾火以生，火素不足，中州不振，胃虚卫不外护则寒，脾虚营失内守则热，非外感可比。脉来胃少弦多，原当益火生土，现在春木上升，宜先培土崇木。拟治中汤加附子。

服附子治中汤四十余剂，化机复健，饮食日增，中土已得平调。第胃火久亏，治中虽然益火，未能达下，益火之本，以消阴翳，中病下取，古之成法。每早服附子治中汤。

六味丸加杞子、制附子、东洋参、白术、归身，蜜丸。

胸腹乃脏腑之部，膻中为阳气之海。胸次痞塞不开，按之有形，如心积伏梁之状。饮食减少，脉来细数，素来木不条达，中虚清气不展，离光不振，阴霾上翳，审以高年，非佳兆也。

六君子汤加青皮、木香、枣仁、远志、藿梗，蜜丸。

年甫十五，经水未通，小腹右角有形，大如覆杯，痛如针刺，痛时其形反隐伏不见。盖积居膜原之间，如气血源流冲击，暂离窠臼，潜行于里。小便不利，且痛如淋证之状，积瘀壅塞膀胱。经以膀胱为州都之官，津液藏焉，气化则能出矣。州都气化失常，故小便如淋证之状，非淋证也。胸次气血，往来不畅，肺司百脉之气，为水之上源，下流不通，上流壅塞，气不化液，无水通调，水道郁而不伸，非喘促可比。扁鹊云：积者五脏所生，聚者六腑所成。脉来细数兼弦，证本先天元阴不足，水不涵木，木乘土位，健运失常，致令血液精华，不归正化，凝结于脏腑之外，隔膜之间，少腹厥阴肝木之部，证名肥气。当从养正除积论治，暂拟交加散加味，观其进退。

> 生地、生姜二味同捣汁，丁香、蔻仁、洋参、青陈皮、木香、红花，为丸。

先哲言养正除积，盖为虚弱之辈，非经正治，乃权宜耳。五积之候，使非悍利之品，岂能推逐顽积，体虚绵弱，积劳则甚，痛而不已，结于虚里。饮食不节，起居不时，致伤胃气，与停滞相搏结而成积。暂以和脾胃以潜消，资化源而融化。

> 异功散加枳实、木香。

反　胃

食入反吐，脾胃失其健运之机，清阳无以展舒，浊阴上僭，升降失司，否象已见。勉拟东垣治法，行春令，苏中土。不致三阳转结为吉。

> 东洋参　炙草　陈皮　柴胡　炙黄芪　老生姜　葛根　木香　当归
> 大枣

中胃如釜，命火如薪，朝食午化，午食暮化，胃中之热，何异大烹之鼎。食入呕吐，火力不足可知，益火之源，以消阴翳。前贤大法，仿以为治。

> 金匮肾气丸煎剂

胃虚中阳不运，脾虚传化失常，食入停中不运，朝食暮吐，午后脘痛气响，转矢则舒。由七情郁结，思虑损伤。补中益气，升健中阳虽好，不若归脾加减，兼养心脾为妙。早服金匮肾气丸三钱。

> 归脾汤

归脾汤养心脾以舒郁，肾气丸益肾火以升阳，服后颇合机宜。脘痛渐平，食入不吐。经以忧惧则伤心，思虑劳倦则伤脾。心不受病，患移相火，脾为中土，非火不生，脾伤不运，郁壅脘痛，郁火与阴霾搏击有声，故贲响腹胀。益火之源，以消阴翳，斡旋中土，以畅诸经。仍宜恬淡无为，以舒神志。仍服肾气丸三钱。

> 人参　冬术　炙草　当归　枣仁　远志　炮姜　肉豆蔻　青皮　木香
> 南枣　煎水叠丸。

纳食主胃，运化主脾，脾升则健，胃降则和。胃阳不足，不能纳食，脾阴不足，不能运食。阳赖肾火以煦和，阴赖肾水以濡润，皆真气为之斡旋。丙虚不能生戊土，丁虚不能生己土。壬虚盗气于庚金，癸虚窃气于辛金。金伤则治节传送失常，土困则升降转输失职，以故食入反出，补中益气，助春生之气，以苏中土，可谓详而细矣。第三阳从地而起，方能渐入春和，相火从肾而升，庶可以消阴翳。是宜益火之源，以求其本，使阳升于下，令阴精上蒸，则融和之气充满中州，脾胃自然强健，每朝仍服补中益气丸。

附桂八味加菟丝子、枸杞子、鹿角胶、苁蓉，蜜丸，早晚服四钱。

食入反吐，脾胃失其健运之机，清阳无以展舒，浊阴上僭，升降失司，否象已见。拟归脾、理中，一助坤顺，一法乾健。

人参　冬术　炙草　炮姜　归身　黄芪　木香　茯苓　枣仁　远志

玉太仆曰：内格呕逆，食不能入，是有火也。食入反出，是无火也。肾火不宣，胃之阴阳不健，传化失常，食入则吐。食入于胃，赖肾火中阳腐也，丙虚不能生戊土，丁虚不能生己土，脾虚不运，胃腑津液为浊，胸中泛泛不安，饮食进而反出，因循怠治，冀望自瘥，反复相仍，病情转剧，将近半载。前哲以朝食暮吐，属相火下亏，食入随吐，属胃阳中弱。至于竟夕无寐，小便频数，乃胃不和则卧不安，中气不足，溲便为之变。今食入随吐，当先理胃阳为急。拟治中汤合神香散，建中宣火，是否候酌。

人参　炙草　泽泻　青皮　白蔻　白术　干姜　橘红　丁香

复诊　饮食较进，呕吐亦退，腹内知饥，饥不欲食，食入即胀，得后与气，则快然如衰。此胃阳未复，脾阴亦亏，脉来胃少弦多，爰以归脾汤加减。

归脾汤去黄芪，加半夏。

三诊　《上古天真论》曰：饮食有节，起居有常。李东垣曰：饮食不节，起居不时，脾胃受伤。王节斋曰：胃阳主气，脾阴主血，胃司受纳，脾司运化，一纳一运，化生精气，津液上升，糟粕下降，斯无疾矣。证本辛苦劳烦过度，起居饮食失宜，五志违和，七情不节，致伤脾胃，传化失常。脾胃为中土之脏，仓廪之官，容受水谷，有坤顺之德，化生气血，有乾健之功。若使胃强脾健，何反胃呕吐之有。中土既伤，化机失职，饮食少思，食入反出，延绵数月，反复相因，病势益甚，竟成反胃。胃者卫之源，脾乃营之本。胃虚，卫失外护则寒；脾虚，营失中守则热。故寒热往来如疟，与外感六淫有间。前服崔氏八味汤，益火生土不效，盖非相火衰微，乃抑郁不舒，致火不宣扬，不能温土，非相火亏虚，不能生土可比。且南方卑湿，中土常亏。现在湿土司令，中阳亦困，湿郁生痰，痰饮不化。四进治中汤合神香散，理胃阳以开郁而生火，食入不吐，四肢微热，乃胃阳来复之征。三投归脾法，益脾阴以渗湿而祛痰，腹内知饥，食入不胀，乃脾阴渐生之兆。岐伯曰：治病必求其本。证本戊己受伤，法当专培中土。胃强则食进而呕吐自止，脾健则痰清而化机守职，诸恙不治而自除矣。拟早服胃爱散，晚服健脾丸，一助坤顺，一法乾健，胃爱散去黄芪加陈皮。

人参　茯苓　于术　甘草　陈皮　丁香　豆蔻　干姜　为极细末，早服三钱，以冰糖一钱，和开水调下。

《医统》大健脾丸去黄连、枳实，加当归、远志、枣仁。

　　人参　白术　茯苓　半夏　远生稻　蔻仁　木香　当归　远志　枣仁

　　青皮　陈皮　山楂　荷叶　陈米　煎水泛丸。

　　王冰曰：病呕而吐，食入反出，是无火也。相火不足，中土受亏，土虚不能载木，肝病传脾。值春木上升之令，复食生冷伤胃，脾阳愈亏，不能运化精微，胁痛吞酸，食入反吐。前哲谓朝食午化，午食暮化，胃中阳热，无异大烹之鼎。食不能化，火力不足可知。益火之源，以消阴翳，上病下取，最是良谋。仍以益火之本。

　　附子　炮姜　冬术　人参　炙草　茯苓　当归　生地　杞子　苁蓉

　　肾乃先天纳气藏精之穴，脾属后天资生化育之枢。先天精亏，频年产育过多，水枯木燥，肝木转取汲于胃，胃取汲于脾，脾胃输津液于肝，久则不能相继，而反为木克矣。滋水清肝，补精纳气，实为正治。故滋阴清降，似乎有效，后天薄弱者，滋降岂能久服。今拟欲求稳当，莫如滋水涵木，扶土柔肝，则先天后天，皆得其治，土气不为木制矣。据愚见，治病用药，须要中正和平，方能胃气无损，倘胃气一虚，则五脏无养，诸病蜂起。故曰：胃气治，则诸病不生；胃气弱，则诸邪辐凑是也。苦辛降逆，只可暂制肝气之怒盛，呕止痛平，即宜补肾和胃，方无掣肘之弊。脉来沉弦涩兼，由肝郁不舒，少腹痛，气逆直冲于胃，气不下趋，反胃之证，宜和中抑木法。

　　冬术土炒　半夏　炙草　茯苓　白芍　陈皮　当归　蔻仁　木香

　　荔枝核

　　经云：曲直作酸。酸者，肝之味也。肝气怫郁，上升扰胃，致胸痞气逆，吞酸呕吐。昨进泄肝和胃，似合机宜。原方进治。

　　原方加煨姜、益智仁。

　　肝邪横逆，经络胀痛不堪，呕吐酸苦，兼蛔上溢，缘痛久胃气空虚，求嗜而出。理中安蛔，合左金疏肝法。

　　左金丸加茯苓、延胡、白术、石决、砂仁、半夏、陈皮、青皮、蒌皮。

　　无故嗳气不止，仿旋覆代赭法。

　　党参　熟地　赭石　一剂而愈。

　　抑郁不舒，土衰木团，食入即呕，脉左寸关数，肝木乘土。急宜清降。

　　左金丸加苡米、半夏、代赭石、山栀、姜、竹茹。

　　脉来六部弦劲，朝食暮吐，完谷不化。

　　首乌　益智仁　灶心土　火麻仁　代赭石　半夏　牛膝　车前　桂心

　　茯苓　茅术

诸　虫

　　胃虚肝乘，纳谷则呕，甚则吐蛔，通补阳明，开泄厥阴。

党参　吴萸　乌梅　半夏　茯苓　黄连_{姜汁炒}　姜汁冲入。

蛔厥作痛，呕泻俱出，皆缘平素劳郁，多怒伤肝，思虑伤脾，脾气日损，胃气日亏，饮食少进，遂致湿蒸热郁生虫。脉来弦数。乌梅汤加味。

乌梅　半夏　细青皮　枳壳　白术　川楝子　茅术　川朴　楝树根

吴萸　煨姜

又甘草粉一两，铅粉炒黄五钱，白蜜汤调服。早服粉蜜汤，晚服乌梅汤。

脉来弦细少神，气血已衰，食少胸腹作痛，有时呕涩，脾胃两败，和中合养营治法。

冬术　干姜　益智　砂仁　陈皮　香附　丹参　当归　吴萸　半夏　枣

虫以湿土为窠，旧法燥湿健脾以化之，乃治虫通套法也。然有五脏形状之异，寸白与扁虫不同，寸白无妨，扁虫则类马蝗，能大能小，尖嘴秃尾，接续可长数尺，与寸白类害人甚速。惟养肾元，先杜其布子之患。每早服黑锡灰丸三钱。

熟地　黄精　茯苓　白术　黄柏　川楝子　附片　乌梅　榧子　萹蓄

茴香　净黄土_{煎汤代水}

脏气实者，虫无以生，虫之生者，脏气虚也。证本肾虚于下，木失敷荣，木乘土位，脾困于中，湿蕴生热，化生蛔虫，虫食脂膏，痛如锥刺，时作时止，脉反浮洪，痛甚颜青唇赤，是虫之明验也。治宜固肾扶土为主，追虫渗湿佐之。

生地　东洋参　冬术　当归　茯苓　川椒仁　黄柏　荔枝核　木香

使君子　山药　白芜荑　水泛丸。

肝邪横逆，胸膺胀痛，呕吐苦酸，兼吐蛔虫。病缘胃虚趁嗜而出，理中安蛔，参入左金疏肝。前年经治已愈，今因半产早劳，兼之平素多郁，最伤脾胃，胃虚肝乘，纳食则呕，脘中板硬如拳，是中虚气滞凝结。诊脉沉细，形神皆衰，棘手重证，勉方候酌。

桂心　干姜　砂仁　白芥　白术　陈皮　半夏　白芍　木香　海蜇皮

荸荠

服药以来，痛胀未发，不发则已，发则霎时令人不可受，痛止则如平人一样。经以五行之速，莫逾风火，郁火郁风，气滞湿滞生虫。此虫不杀，此风不可散，此火不可凉，郁自不可补，亦不可破。调冲任，利阳明，气血融和，不治痛而痛自解，不调经而经自调。玩味诸家化裁之妙，全在圆机活泼，不可拘泥成方，徒事止痛，愈吃愈虚。拟方质之明哲。

七制香附　茯苓　归身　会皮　生广木香　金铃子　酒炒白芍

醋炒柴胡　冬瓜子　苦胡芦巴　甘草

心腹痛

疟后脾肾两伤，腹痛心慌，神疲食减，呕恶酸水，平明虚热，溲色清澄，头中一钱痛至尾闾，目中眩花。三阴不足，阴湿凝结。拟桂附八味加减。

  附子 油桂 炮姜 姜夏 广皮 淮药 熟地 萸肉 泽泻 丹皮
 茯苓

脉象沉弦，气郁肝伤，土为木侮。肝病善痛，已历多年，不耐烦劳，形容憔悴，血不华色，心脾营损。养心脾以和肝胃。

  东洋参 归身 白芍 枣仁 炙草 焦冬术 广皮 茯苓 远志 木香

进养心脾以和肝胃，痛稍安，容色渐转，既获效机，依方进步。

  前方加熟地、油桂、桂圆肉。

腹痛已平，饮食已进，夜来安寐，脉形神色俱起，不宜烦劳动怒，原方加减。

  熟地 东洋参 白芍 远志 杞子 炙草 冬术 归身 茯苓 木香
 枣仁

寒滞互结中焦，胃脘当心而痛。

  藿香 附片 香附 广皮 炮姜 川朴 木香 枳实

忧悲不解，二气潜消，血由忧煎，气随悲减，不能营养心脾，胸腹痛无定止。

  熟地 归身 五灵脂 蒲黄 炮姜 炙草

积劳积损，五内受伤，气血虚寒，心脾失养，胸胁隐痛，痛甚心慌，按之痛缓。法当温养。

  东洋参 枣仁 远志 茯苓 炮姜 煨木香 冬术 归身 炙甘草

拒按为实，可按为虚。脘痛按之稍缓，由忧思不遂所致，乃气血双亏，不能营养心脾。法当温补。

  东洋参 冬术 煨木香 茯苓 陈皮 归身 远志 炙草 枣仁
 姜 枣

痛不拒按，得食即缓，因多劳伤力，饥饱失时所致。营络胃阳俱虚。宜温通甘缓。

  党参 桂枝 生姜 云苓 炙草 大枣

肝郁乘脾，中伤气痛，饮食少进，食入则吐，脉来细数无神，久延有虚劳之虑。经以怒为肝志，木郁达之。然草木功能，难与性情争胜，使悲怒不戒，终无济也。

  孩儿参 冬术 炙草 橘皮 归身 白芍 茯苓 佩兰 郁金 蜜水
 为丸。

病原已载前方。第脘痛甚则发寒，肢尖面目不可以当风，此属气闭不能营敷四末，上走清空，非真虚也。服理气之剂，佐以山栀清气郁之火，病势随愈，呕吐亦平，饮食亦进，脉数亦缓。证本木乘土位，中伤气郁，化火伤阴。不宜烦劳动怒。肝病治脾，前医良法。拟六君加减。运中枢以畅清阳为主。

孩儿参　茯苓　白术　炙草　橘红　青皮　木香　沉香　佩兰　当归
白芍　远志　蜜水为丸。

肝郁气痛，痰多作嗽。肺有伏风，值秋燥行令，自得其位，乌足虑也。

茯苓　苏梗　半夏　广皮　杏仁　甘草　当归　白芍

气痛竟止，痰嗽未平，咽痛似伤，非喉痹也。乃阴亏火燥，肺有伏风。仍以清肃肺胃。

前方去白芍加牛蒡子、蛤粉炒阿胶。

痰嗽稍平，脘痛复作，按之则痛缓，可按为虚也。经以脾络布于胸中，肺脉还循胃口。证本木旺中虚，土不生金，风伏于肺，气机不展，痛则不通，不可拘肝无补法之说。通则不痛，通者，宣和也，非必通利也，补亦可通也。益水生木，培土生金，展气化，宣伏风主治。

熟地　人参　霞天曲　广皮　枣仁　炙草　茯苓　于术　当归　炒白芍
半夏　远志　桂枝　蛤粉炒阿胶　陈米煎汤代水　泛丸（甲子拟方）。

服丸徐治，入冬以来，脘痛时作时止，痰嗽或减或增，饮食较进，细数之脉未起。肺胃双亏，伏风未尽，肾病当愈于冬，自得其位而起，不愈者，以水旺于冬，而冬水反涸，得润下之金体，而少升生之气故也。水冷金寒，肺有伏风，外风易感，同气相求也。必使里气融和，方克有济，暂从温散。

熟地　当归　蜜炙麻黄　杏仁　半夏　炮姜　细辛　五味　桔梗　苏梗
茯苓　甘草

乙丑五月，诊脉仍细数，素本阴亏，木不条达，克制中胃。中伤络损，气失冲和，肝郁则痛，胃伤则呕。阳明之气，下行为顺，太阴之气，上升则和。经以六经为川，肠胃为海，以通为主。五六日一更衣，阴液不濡，肠胃燥结可知。香燥开胃，非所宜也。当润燥生阴，佐和中胃。

熟地　人参　苁蓉　当归　阿胶　牛膝　橘红　白蜜

润燥生阴，佐和中胃，服后痛呕俱平，惟胸次不畅，大便未解。阳明传送失职，太阴滞结不行，皆缘阴液有亏也。不必强行伤气，照原方加郁李仁五钱。

大便已解，腑气已通，证本阴亏。当从缓治。盖阴无骤补之法，仍以甲子所拟丸方调治。逢节气以人参汤送下。

丙寅二月，诊脉细数如初，饮食较前略进，形神渐振，痛呕并作，举发渐稀。证本阴亏不敛，克制中胃，胃不冲和，传化失职，津凝为饮，液结成痰。肝为起痛之源，胃为传病之所。脾络布于胸中，肺脉还循胃口。中虚清气不展，阴霾上翳，否象呈焉。

七方中甘缓最为妥协，服三五剂后，仍以甲子所拟丸方调治。

归脾汤去桂圆加姜、枣。

肝阴不敛，肾阴不滋，健运失常，中伤饮聚，痛呕并见，屡发不瘳。肾伤窃气于肺，肝病必传于脾，肾气通于胃脾，络布于胸，络脉通调则不痛，胃气强健则无痰。治病必求其本，滋苗必灌其根。如不培养真元，徒以痛无补法，执定呆理，安望成功？数载以来，病势退而复进，脉体和而又否者，病势深而少静定之力也。盖阴无骤补之法，且草木功能，难与性情争胜。金为水母，水出高源，谨拟补肾生阴为主，清金益肺辅之。俾金水相生，从虚则补母之法，乃经旨化裁之妙，非杜撰也。

熟地黄汤加阿胶、天麦冬、苁蓉、沙参、霞天曲，为末，水泛丸，逢节参汤下。

肝气逆行犯胃，痛呕不能纳谷，议归芍二陈，两和肝胃。

当归　白芍　广皮　半夏　茯苓　甘草　姜　枣

痛呕未平，大便且闭，木反侮金，胃病传肺，肺与大肠相为表里，肺气下行，传送守职，大便自解。通则不痛，得大便宣通，痛呕方能平复。仍以二陈加味。

二陈汤加杏仁、郁李仁、柏子仁、当归、牛膝、蜜。

气虚不能传送，液耗不能濡润。气主煦之，血主濡之。肾司二阴，胃司九窍，肾水承制五火，肺金运行诸气。气液不足濡润。肝阳木旺，中伤转输失职，血燥液干，故大便不解，痛呕不舒，通夕不寐。拟生脉散，行肺金之治节，滋肾水之源流，冀其清肃令行，肝胃自治。证不拘方，因人而使，运用之妙，存乎一心。公议如是，敬呈钧鉴。

生脉散加白蜜。

昨进生脉散，夜得少寐。今仍痛呕。虽体气素旺，然病将三月之久，脾胃已困，肝阳独旺。肝在声为呼，胃气愈逆，不能饮食，转输愈钝，大便不行。肝为刚脏，非柔不和，胃为仓廪，非谷不养。肝气郁极化火，火灼阴液为痰，痰凝气结，幻生实象，非食积壅滞可下也。公议仍以生脉散合大半夏汤。

痛呕不止，饮食不进，大便不解，总由水不济火，火灼液耗，两阳合明之气，未能和洽，故上不入，下不出，中脘呕不舒也。此时惟宜壮水清金，两和肝胃。木欲实，金以平之，肝苦急，甘以缓之。水能生木，土能安木，肝和则胃开纳谷，胃开则安寐便解，此不治痛，不通便，而通便止痛之法在其中矣。仍以生脉散合《金匮》大半夏汤，加甘麦大枣法。

人参　麦冬　五味　半夏　小麦　甘草　大枣　甘澜水煎。

腑气虽通未畅，脏气未和，痛尚未止，总由肝气横逆。夫肝属木，赖肾水滋营，不思食者，胃阳不展，土受木制故也。胃为阳土，得阴始和，究其原委，皆由平昔肝阳灼炽，耗损肾阴，以致水亏于下，莫能制火，火性上炎，与诸阳相牵为患。王道之法，惟有壮水之主，以镇阳光。俾水能济火，则肝自平，胃自和，痛自止矣。

六味合生脉散加黑枣、黄粟米、蜜，甘澜水煎。

木喜条达，郁则侮土，性藉水济，涸则躁急。心烦口燥，母病及子，胃气由心阳而开，肝木得肾阴而养。中阳贵健旺，金令宜清肃，大便通，大肠之气已顺，痛呕止，阳明之气已和。惟是胃气不开，尚不思食，乃病久气馁中伤，胃不清和，阴液未能遽复。养肝和胃，益气生津，俾二气各守其乡，庶免变生之患。

六味合生脉散加牛膝。

肝制中胃，不能纳谷，大便复闭。稽核各家，并无攻下成法。据《医通》中或问大便不通，暂服通剂可否？乃曰：病非伤寒痢疾证，岂可下乎！虽然取快一时，来日闭结更甚。致令阴亏于下，阳结于上，燥槁日甚，三阳结病，势在必然。经以北方黑色，入通于肾，开窍于二阴，肾恶燥，喜辛润，为五液之长，阴液足，则大便如常，阴液衰，则大便燥结。高年血燥阴亏，每有是疾。经云：肝木太过，则令人善怒，不及则令人胸痛引背，下则两胁胀痛，痛久伤气，气伤阴亏，火燥便结，肠胃气滞，外似实象，内系枯燥。所谓大虚似实，虚极反似实象也。转瞬木令司权，中枢益困，急宜养阴涵木，子母相生，俾春生之气，萃于一身，自能勿药有喜。

六味去丹皮、泽泻，加人参、麦冬、五味、当归、牛膝、枸杞，蜜水为丸，朝晚服三钱。

昔肥今瘦，神疲食减，胸痞作痛，曲直作酸，痰饮作呕。中虚木侮，传化失常。宜治中宣补。

洋参　于术　炙草　炮姜　橘红　青皮　豆蔻　木香　半夏

冲任并损，脾肾两亏，壮年产育过多，精血不足营养心脾，心脉循胸出胁，肝虚不能为胃行其津液，凝滞成痰，随气流行，乘虚而进，先犯心脾之络，是以胃脘当心而痛，横侵胁肋，攻冲背脊，膨胀有声，时作时止，乃痰饮之征。夫气血犹源泉也，盛则流畅，畅则流通，少则凝涩则不通，不通则痛。无急暴之势，惟连绵不已，虚病不卜可知。用药大旨，培补脾肾，以资冲任精血之本，宣通脉络，以治痰饮之标。拟丹溪白螺丸，合景岳大营煎加减。

熟地　当归　茯苓　白术　杞子　白螺壳　胆星　橘红　半夏　草蔻
五灵脂　没药　水泛为丸。

大营煎以养血，白螺丸之祛痰。营血渐生，宿痰渐化，脉络通调，病何由作？精血充满，痰无以生。痛止年余，近又复作，此精血未能充满，痰饮犹存，蔽障经中，气为之阻。自述痛时小溲如淋，乃痰隔中州，升降失司之据。养阴宣络，古之成法，药合机宜，原方增减。

　　　　熟地　当归　洋参　益智　陈皮　半夏　草果　山栀　姜黄　延胡

　　　　白螺壳　甘草　姜　枣　煎汤泛丸。

积食停寒，脘痛如刺。

　　　　藿香　木香　陈皮　枳壳　乌药　厚朴　香附　炮姜

　　胃脘当心而痛，痛则水泻，脉滑而弦，舌有黄苔，胸次不舒，不思饮食，积食停饮阻隔，阴阳升降失司。和气平胃，以展清阳主治。

　　　　干姜　冬术　木香　茯苓　草蔻　延胡　枳实　厚朴　泽泻

　　客秋脘痛，心中愦愦莫能自主，服黄连二剂稍好。现在大痛不止，痛时胸次气郁如焚，贯膈冲咽，痰塞咽喉，咯咽不去，午后尤甚。头眩形神不振，饮食少进，脉来弦数，五志不伸，肝火犯中，土为木侮，以苦泄辛开法调之。左金戊己本好，先以泻心法，服后再议。

　　　　川连　黄芩　半夏　甘草　炮姜　人参　大枣

　　年甫廿三，胃痛八载，呕吐吞酸，脉象沉潜无力。中阳不健，胃寒积饮，拟苓桂术甘汤加味。

　　　　茯苓　冬术　桂枝　白蔻　半夏　姜

　　当脐作痛，痛时作呕作胀，已历多年。肾火不足，积寒为患。每朝服金匮肾气丸。

　　积食停寒，脘痛如刺，上焦不行，下脘不通，俗名心痛，吐之则愈。经云：在高者，引而越之。病在胸膈之上为高，越之为吐。拟二陈汤加莱菔子探吐。

　　胸次胀痛如锥，心烦消渴饮冷，热郁上焦。宜先清降。

　　　　二陈汤加黄芩、山栀。

　　脉滑数，小腹痛如针刺，大便坚，溲混赤，火郁下焦。法宜清利。

　　　　赤苓　猪苓　泽泻　车前　滑石　木通　白术　甘草　山栀

　　脉滑数，脘痛横连胁肋，昼轻夜重，此为痰郁，宜苦泄之。第经日不食，气馁于中，不胜涌吐。暂以失笑散加味。

　　　　五灵脂　蒲黄　没药　无灰酒—杯　煎服。

　　证延二载，曾以盛寒之令，手浸水中，因而心痛，已而复作，日以益甚。四肢者，诸阳之本，足阳明胃亦主四肢，冬时阳气在内，胃中烦热，为寒所束，化机失职，而精华津液，不归正化，互结于中，是以痛无休止。法当理气为先。

　　　　乌药　沉香　木香　人参　冬术　陈皮　炮姜　藿香　蜜水为丸。

　　水湿之气，直犯阳明，饮食之滞，停留中脘。邪滞搏结于中，势不两立，是以心腹撑痛，欲吐不吐，欲利不利，挥霍撩乱，莫能自主。乃干霍乱之危证。先以淡盐汤探吐，后服金不换正气散。

　　　　广皮　苍术　川朴　甘草　藿香　半夏　槟榔　草果

脉来洪数而弦，少腹痛连胸背，虚烦自汗，食入作吐，溲赤不利，便黄有沫。《内经》"痛论"十三条，寒居十一，惟二便不爽属热。今上则呕吐不安，下则二便不利，此二阳之火，蕴结不开，值经血适来，血为热所搏结，厥阴脉络愈壅，诸逆冲上，皆属于火，故食不得入。诸汗属阳明，心烦由血热。法当清理肠胃之火，直行下焦瘀血。

　　茯苓　泽泻　猪苓　山栀　枳壳　车前　青皮　当归

　　昨投药后，诸症轻减。惟少腹胀痛不舒，夜来无寐，水不制火，阳跷脉盛，阴不上承，心阳独旺，血为热所搏结不行，经水适来，热入血室。议壮水补阴为急，行血逐瘀为缓。

　　　生地黄汤去萸肉，加当归、白芍、半夏、黄米，甘澜水煎。

　　血积下焦，少腹胀痛拒按，时觉上攻胸背，食饮少思，自汗心烦不寐，二便不利，证属有余。然久恙二气俱亏，不胜攻伐，先进扶正之剂，二气渐振，证势渐解，今渐进行瘀之剂。

　　当归　牛膝　生楂　香附　红花　桃仁　木香　青皮

　　少腹胀痛拒按，上攻胸背，便黑不爽，溲赤而浑，血蓄下焦已著。昨进通瘀之剂，胀痛反甚，非药不对证，乃药浅病深。况痛久正气已虚，无能斡旋药力，正治之法从缓。暂以养阴宣络主之。

　　当归　牛膝　茯苓　泽泻　没药　乳香　青陈皮

　　瘀停少腹，胀痛不舒，火在二阳，自汗不寐，血为热搏，滞涩难行，呕吐心嘈，二便不爽，证延日久，二气交亏。屡进补正通瘀之剂，证势退而复进，瘀血行而又止。盖血为热搏，干涩于中，有非气复津回，不能融化之势。今拟清轻之品，以彻二阳之火，俾胃肠清和，再议行瘀可也。

　　　生地黄汤去萸肉、山药，加车前、牛膝、山栀、当归。

　　两进清轻撤火之剂，诸恙俱减。少腹胀痛，然心下反觉不快，按之则痛，时呕痰涎。恙久脾胃两亏，转输失职，不能运化精微，以致中宫不快。脾伤不能为胃行其津液，瘀结成痰作呕，胃虚不能斡其药力，流畅诸经，停瘀不散作痛。欲培脾胃，守补之剂非宜，欲散停瘀，胃弱攻剂不胜。暂以通彻阳明主之。

　　熟地　孩儿参　茯苓　甘草　枣仁　半夏　白归身　远志

　　木乘土位，转化失常，清阳不升，浊阴不降，升降失司，否而不泰。脘痛如刺，呕吐痰涎，不思食物，脉来软数，已历多年，正气已亏，殊难奏效。拟补气法加补正品。

　　太子参　冬术　炙草　青皮　橘红　当归　白芍　草豆蔻　木香　沉香

　　枣仁　远志　蜜水泛丸，朝晚服三钱。

　　阴虚于下，肾不养肝，木乘土位，健运失常，不能营运精微，二气源流不畅，痛则不通，是以痛呕不能纳谷。延今四载有余，春末夏初举发。今年发生在冬时，脘痛如刺，呕吐不食，呻吟不绝，几致汗脱，延绵四十余日，服药痛呕虽平，饮食难进，脉仍未起，虑其来复。以丸代煎，徐徐培养。

熟地　当归　洋参　肉桂　山药　黄肉　白芍　木香　枣仁　半夏

远志　橘红　茯苓　蜜水泛丸。

胁　痛

胁痛本属肝胆，二经之脉，皆循胁肋。素本忧劳，忧伤肺志，劳动心阳，心肺伤而肝郁。法当宜补，未可以东方气实，宜疏散治。

洋参　茯苓　冬术　当归　远志　木香　陈皮　炙草　姜　枣

肝胆气滞不舒，胁肋痛如锥刺。宜济川推气饮。

肉桂　姜黄　枳壳　甘草　姜　枣

抑郁伤肝，木乘土位，木性条达，不扬则抑，土德敦厚，不运则壅。气道不宣，中脘不快，两胁作痛。

香附　陈皮　半夏　甘草　姜　枣

暴怒伤肝，木火载血妄行清窍，胁肋胀痛，烦热脉洪。宜先泻东方之实，兼助中央之土，以杜传脾之患。

当归　青皮　陈皮　茯苓　白术　白芍　丹皮　山栀　泽泻　象贝

胁痛多年，屡发不已，延今益甚，寒热、攻补、调气、养血等剂，遍尝无效。第痛时有一条杠起，乃食积之征也。暂以丹溪保和丸主治。

保和丸　每朝晚服三钱。

肝火内郁，胁痛，二便不爽。

川连　吴萸　山栀　青黛　当归　芦荟　木香　龙胆草

肝藏诸经之血，肾司五内之精。缘少年嗜欲无度，损伤肝肾，精血两亏。精虚不能化气，血虚无以涵肝。气血犹泉流也，虚则不能流畅，凝滞不通，不致胸胁作痛，延绵不止，虚痛奚疑。法当培补气血，治其致病之本，不可泛服行气通经之品。

熟地　当归　肉桂　杜仲　牛膝　枸杞　甘草

肝胆之脉，循乎胁肋。忧思过度，致伤心脾，气血不能流贯，致令厥、少二经不利，心脉亦循胸出胁。脾伤故木不安，是以胁肋隐痛。宜先培补心脾，治其致病之源。

洋参　冬术　熟地　炙草　柏子仁　茯苓　当归　远志　木香　酸枣仁

腰　痛

腰者，肾之府。腰间空痛，按之稍缓，能直不能曲，病在骨也。

熟地　洋参　鹿角　当归　龟板　自然铜　杜仲　补骨　羊肾　胡桃
青盐　茯苓

腰为肾府，痛属肾虚，与膀胱相为表里。太阳挟脊抵腰，督、带、冲、任，皆会于此。素沉酒色，肾阴本亏，恬不知养，僭伤血脉。痛起于渐，屡发不瘳，辗转沉痼，岁月弥深，行立不支，卧息稍缓。暴病为实，久病为虚，在经属腑，在脏属肾。每晚服青娥丸三钱。

当归　洋参　苁蓉　鹿角　杜仲　补骨脂　巴戟天　淡秋石

腰乃身之大关节也，腰痛屡发不瘳，痛则伤胃，肾乃胃之开关，关津不利，皆缘肾胃两亏，气血源流不畅。目得血而能视，足得血而能步。血失营养，以致头倾视深，步履欹斜。服健步虎潜丸寡效者，胃气不能敷布也。拟六味、二妙，肾胃兼治，以渐图功。第以高年，慎防倾跌。

六味加黄柏、苍术、蜜。

七　疝

经以任脉为病，男子内结七疝。冲任同源，为十二经脉之海，起于肾下，出于气街，并足阳明经，夹脐上行，至胸中而散。证因思虑烦劳，损伤中气，亏及奇经。任虚则失其担任之职，冲虚则血少不能营筋。肝主一身之筋，与肾同归一体，前阴为宗筋之会，会于气街，以故睾丸下坠，不知痛痒，名曰癫疝。前哲之法颇多，效者甚鲜。暂从中治。

补中益气去黄芪，加熟地、山药、茯苓、半夏、川芎，炼蜜为丸。

二天不振，八脉有亏，任脉不足，睾丸下坠。偏于左者，肝位也。肾气通于耳，水不济火则耳鸣，火炽阴削则精泄。脉来虚数少神，脾肾双培为主。

熟地　洋参　山药　萸肉　茯苓　橘皮　炙草　当归　木香　远志
枣仁　蜜水为丸。

冲为血海，任司胞胎，下司肝肾，上隶阳明。气血凝结，湿气郁之。服药以来，热势虽减，癥瘕未消，扶正气徐徐消化。

归尾　山栀　牛膝　楂　延胡　杏仁　茯苓　陈皮　茜根　苏木
千里马

心之所藏者神，肾之所藏者精。精神生于坎府，运用出于离宫。心肾两亏，小腹小块，按之不痛不移，气往上冲，每朝溏泄，精神散乱，无梦而遗。清阳在下，则生飧泄，阴不敛阳，坎离不济，火升不降，当先治心脾。冀水火有济，清升浊降，饮食如常，乃为妙也。每朝服资生丸，以助坤顺，午后服济生肾气，以法乾健。

归脾汤去黄芪，加神曲。

少腹左右有块，腹大膨胀，形削食少，乃单腹之胀。客秋产后，气血凝结，癥瘕为患。肝脾为病，病延已久，其势已深。

四制香附　青皮　肉桂　莪术　冬术　川芎　糖楂　归身　桃仁

冬瓜子

暴病在经，久病入络。通则不痛，非通利也，乃和利也。

乌药　牡蛎　干葛　甘草　当归　白芍　肉桂　陈皮

疝气九年，大如鸡卵，常发不已，发则胀大，不耐饥寒劳碌。

补中益气加金铃子、橘核、枸杞、姜、枣。

丸方：

金铃子　杞子　橘核　防风　青陈皮　赤芍　肉桂　茯苓　泽泻　海藻

猪苓　红糖　为丸。

疝气三载，脉弦兼滑。经以任脉为病，内结七疝，大如鸡卵，囊大如瓜，满腹攻痛，劳则胀大作坠，肝肾不足，中气亦虚。劳者温之，损者益之。

补中益气合六味加延胡、荔枝核、橘核、金铃子。

痿躄

久嗽不已，脉弱形瘰，两足环跳穴按之则痛，不能步履。经曰：肺热叶焦，则生痿躄。肺为华盖，司气化而主皮毛，譬如天之雨露不施，则万物不生，树之剥肤亡液，则枝叶必槁也。若惟知壮筋骨而治腰膝，失其旨矣。下病治上，则宜滋养肺金。

炙黄芪　北沙参　玉竹　麦冬　毛燕根　扁豆　甜杏仁　茯苓

腰为肾府，膝为筋府。盖肾脏藏精，肝脏藏血。肝肾两亏，后天生化之气，又不能充旺，血枯髓涸，以致大筋软短，小筋弛长。短则为拘，弛则为痿。腰痛脊突，足膝难行，形体日渐消瘦，证势非轻。宜乙癸同源，以充筋髓。

当归　熟地　白芍　牛膝　山药　东洋参　茯苓　杜仲　毛脊　胡桃

玉竹　于术　猪脊筋

正在壮年，三阴不足，阴寒湿邪，乘虚陷入下焦，两足胫骨肿胀，腿膝酸疼，大肉渐瘦，脉象弦细微数，神疲食少，面目萎黄，气血俱亏，虑成残废。宜平补三阴，兼利湿舒络之品，缓缓调治。

炙生地　当归　山药　牛膝　龟板　苡仁　冬术　独活　茯苓　木瓜

萆薢　桑枝　红枣

足三阴之络，自足过膝而入腹。肝肾血液内亏，湿邪乘虚而入，腿足酸疼有年，夏令为甚。下午则酸痛益剧，阴虚邪恋经髓。当固本治标。

丹参　独活　萆薢　秦艽　当归　炙地　龟板　牛膝　苡仁　木瓜

桑枝　枣

迭进甘寒舒络，兼培气血，股腿外廉痛已渐减，而内廉大筋伸则痛，经云：湿热不攘，则大筋软短，短则拘挛。且汗孔不透，究系营卫不充，湿邪逗留不解。仍用前法，少佐辛温之品，直达下焦，以冀全可。

大熟地　全当归　牛膝　川断　甜瓜子　白芍　丝瓜络　黄柏　独活

萆薢　熟附　木瓜　桑枝

脉象比昨较静，惟是弦细，细为阴亏，弦为血少。肝肾血液不足，莫能流贯络中，腿足酸痛乏力，或轻或剧者，虚则善变也。拟以三阴进治。

生熟地　当归　党参　毛脊　冬术　川断　丝瓜络　菟丝子　杜仲

杞子　川膝　枣仁　萆薢　桑枝

腿有六经，内前廉属肝脾之络。筋脉扎起，屈伸则痛，酸楚乏力，筋无血养，络湿不清，即系夏令，犹须棉护，显属虚寒。法当温养。

熟地　党参　当归　杜仲　巴戟　柏子霜　丝瓜络　狗脊　虎骨　牛膝

冬术　萆薢　五加皮　木瓜　桑枝

胃为水谷之海，脾为生化之源。脾气散精，上归于肺。肺失降令，脾失转输，水谷之湿邪，聚而为痰，停蓄于中，以致中脘不舒，食少作胀。痰气上升，肺之治节无权，于是二便不畅，两足软弱难行。痿躄大证，以经旨治痿躄独取阳明。盖阳明主润宗筋，束骨而利机关也。当先理脾胃，佐清痰气。

半夏　茯苓　苡仁　牛膝　当归　冬瓜子　厚朴　杏仁　陈皮　款冬

四剂后，咳减胀消，二便亦畅。原方法厚朴、冬瓜子、冬花，加冬术、独活、川断。服四帖，足渐有力。惟脾肺湿痰，未能尽净，前方去杏仁、苡仁加料豆。

三　消

阴虚有二，有阴中之火虚，有阴中之水虚。水火同居一窟，肾脏主之。阳不化气，水精不布，水不得火，有降无升，直入膀胱，饮一溲二，名曰肾消。经载不治，拟方挽之。是否候酌。

附桂八味加巴戟、苁蓉、石斛、远志、菖蒲、五味子、麦冬。

经以二阳结，谓之消。谓手足阳明，胃与大肠经也。胃乃水谷之海，大肠为传送之官，二经热结，则运纳倍常，传送失度。故善消水谷，不为肌肤，名曰中消，诚危证也。谨防疽发。

生地　生石膏　木通　牛膝　知母　麦冬　生草　滑石

岐伯曰：五气上溢，名曰脾瘅。夫五味入口，藏于胃，脾为之行其精气。津液在脾，故令人口甘也。此肥美之所发也。肥者令人内热，甘者令人中满，故其气上溢，转为消渴。治之以兰，除陈气也。

> 佩兰　知母　黄柏　天花粉　西洋参　麦冬　五味　升麻　生地汁
> 生藕汁

善食而瘦，名曰食消，亦名中消。热结阳明胃轻，防其疽发。拟知柏八味加减主之。

> 知柏八味丸去萸肉，加萆薢。

大渴引饮，舌裂唇焦，火灼金伤，津液枯涸，能食脉软，此属上消，亦名膈消。谨防发背。白虎加人参汤。

> 知母　生石膏　甘草　人参　粳米

善渴为上消，属肺；善饥为中消，属胃。饥渴交加，肺胃俱病。肺主上焦，胃主中焦，此由中焦胃火上炎，上焦肺金失其清肃，津液为之枯槁，欲得外水相救，故大渴引饮。阳明主肌肉，多食而瘦削日加，乃水谷精华，不归正化，故善食而瘦，阳明证也。经言亢则害，承乃制。拟白虎汤主之。

经以二阳结，谓之消，有上、中、下之别也。下消者，小溲如膏如淋，浑浊者是也。良由过用神思，扰动五志之火，消灼真阴，精血脂膏津液，假道膀胱溺器而出，故小溲如膏如淋。五内失其营养，一身失其灌溉，日消月缩，殊为可虑。拟两仪加味，以滋肺肾之源，取金水相生之意。第草木功能，难与性情争胜，更宜屏除尖绊，恬淡虚无，俾太和之气，聚于一身，自能勿药有喜。

> 生地　东洋参　天冬　麦冬　南沙参　牛膝　归身　羚羊角　秋石
> 熬膏。

消渴已止，眠食俱安。痰嗽未平，胸腹仍胀，乃木火余威，木击金鸣，火灼金伤故也。曾经产后，经前作痛，于兹七载，尚未妊育，女子八脉有亏。现在经闭二月有余，脉象细数无力，非胎候也，有虚劳之虑。宜静补其阴。

> 天麦冬　生熟地　冬术　龟板　儿参　女贞　玉竹　熬膏。

脉来软数无力，证本阴液有亏，五志过极，俱从火化，万物遇火则消，必先荡涤积热，然后补阴，否则得补而愈炽。服泻心汤五剂，火势已杀，宜补真阴。

> 知柏八味去萸肉，加山栀、龟板，为丸。

阴痿

精也者，神依之如鱼得水，气依之如雾覆渊。先天氤氲而无形，后天有形而可见。男女媾精，万物化生，得自然之气，生子必寿。养先天，炼后天，水升火降，则为和会，见欣欣之举，自然入彀。不可徒事助阳，燥热竭阴，致有偏亢之弊。非徒无益，而反害之。

鲤鱼子　洋参　枸杞　鹿角胶　熟地　山药　胡桃　黄鱼胶　于术

苁蓉　覆盆子　萸肉　芡实　菟丝　巴戟　益智　茯神　桑椹　车前

橘皮　水泛丸。

思为脾志，心主藏神，神思过用，病所由生。心为君主之官，端拱无为，相火代心司职，曲运神机，摇动相火，载血上行，下为遗泄。因循怠治，病势转深，更增虚阳上越，眩晕等证。诸风掉眩，皆属于肝，面色戴阳，肾虚故也。不能久立久坐者，肝主筋，肾主骨，不足以滋养筋骨也。眼花耳鸣者，肾气通于耳，肝开窍于目，水弱不能上升于耳，血少不能归明于目也。胸背间隐痛如裂者，二气无能流贯，脉络不通也。呕吐黄绿水者，肝色青，脾色黄，青黄合色则绿，乃木乘土位之征也。前阴为宗筋之会，会于气街，而阳明为之长，心脾不足，冲脉不充，宗筋不振，阴缩不兴。滋阴降火，苦坚之法，最是良谋。惜少以通济塞之品，以故无效。不受温补热塞之剂者，盖壮年非相火真衰，乃抑郁致火不宣扬。膻中阴瞑，离火不振也。相火不足，治宜益火之源，以消阴翳。相火不宣，则宜斡旋中气，以畅诸经。譬如盛火蔽障，微透风，则翕然而起矣。

生地　东洋参　冬术　甘草　木香　沉香　琥珀　归身　枣仁　远志

茯苓　玄参　黄柏　蜜为丸。

阳事不举，举而不坚，精不充实，心有余而力不足。养阴中之阳，清神中之气，气来生阴，自能入彀。

菟丝子　熟地　苁蓉　芡实　燕根　鹿尾　鳇鱼胶　桂圆　柏子仁

远志　茯苓　车前　牡蛎　桑椹　枸杞　玉竹

以上十四味研末，以桂圆、鳇鱼胶煎水泛丸。淡菜汤下。

九九方：

蛇床子　覆盆子　枸杞子　五味子　桑椹子　淫羊藿　远志肉　桑螵蛸

大活虾　如无活虾，用雄鸡肝亦可。

遗　精

心旌上摇，火下应，意淫于外，精滑于内。精伤无以化气，气虚无以化神，形神慵倦，肢体无力，阴不敛阳，浮火时升，寐来口燥，间有妄梦，证属阴亏。

熟地黄汤加石莲子、女贞子、旱莲草。

心主藏神，肾主藏精，神伤于上，精滑于下，五日一遗者，非独心肾不交，中土大亏之明验也。五为土之生数，生气不固，殊属不宜。

熟地　洋参　白术　茯苓　甘草　归身　黄芪　远志　枣仁　水泛为丸。

肝主疏泄，肾主封藏。二经俱有相火，其系上属于心。心为君火，心有所动，则相火翕然而起，此遗泄之所由来也。宜先服妙香散，安神秘精。

龙骨　赤苓　丹砂　洋参　茯神　远志　益智　甘草　为末，服二钱，

温酒调下。

病源已载前方。惟心肾不交，缘少年阴精不固，真阳失守，目有所睹，心有所慕，意有所乐，欲想方兴，不遂其求所致。盖心有所爱，则神不归，意有所想，则志不定。心藏神，肾藏志，脾藏意，志意不和，遂致三阳否隔，此心肾不交之本末也。二十余年，病多变态，近服归脾获效，是求末之功，岂泛治所能瘳也。心肾不能自交，必谋中土。拟媒合黄婆，以交婴姹法。

东洋参　黄芪　于术　炙草　木香　枣仁　归身　远志　益智　桂圆肉

煎水泛丸。

精之藏制在肾，精之主宰则在心，肾精之蓄泄，听命于心君，心为君火，肾为相火。君火上摇，相火下应，二火相煽，销铄真阴，情动于中，莫能自主。肾欲静而心不宁，心欲清而火不息，致令婴姹不交，夜多妄梦，精关不固，随感而遗，反复相仍，二十余年。前进媒合黄婆，以交婴姹。数月以来，颇为获效。第病深药浅，犹虑难复，仍加意调养，通志意以御精神，宣抑郁以舒魂魄，方克全济。

熟地　东洋参　茯苓　菟丝子　山药　石莲子　黄芪　白芍　远志

枣仁　粉糊丸。

思为脾志，实系于心，神思妄动，暗吸肾阴。肾之阴亏，则精不藏，肝之阳强，则气不固。心思不静，遗泄频仍。古云：有梦治心，无梦治肾。治肾宜固，治心宜清，持心息虑，扫去尘情。每朝仍服水陆二仙丹。

熟地　东洋参　茯苓　五味　柏子仁　枣仁　远志　桑螵蛸　当归

玄参　丹参　菖蒲

经云：肾主藏精，受五脏六腑之精而藏之，不独专主于肾也，当察四属，以求其旨。吟诵不倦，深霄不寐，寐则梦遗，形神日羸，饮食少思，脉来细数。此属血耗心虚，神不摄精，水不济火，肾不交心，非郁思不遂者可比。心不受病，当从厥阴胞络论治。

生地　辰砂　枣仁　茯苓　远志　归身　洋参　犀角　胡连　川连

肾受五脏六腑之精而藏之，源源而来，用宜有节。精固则生化出于自然，脏腑皆赖其营养，精亏则五内互相克制，诸病之所由生。素体先天不足，中年后复为遗泄所戕，继之心虚白浊，加以过劳神思，以致心肾乖违，精关不固，精不化气，气不归精，渐成羸疾。经以精食气，形食味，味归气，气归精，精归化。欲补无形之气，须益有形之精；欲补有形之精，须益无形之气。此形气有无之象也。今拟气味俱厚之品，味厚补坎，气厚填离，冀其坎离相济，心肾交通，方克有济。

熟地　麦冬　枸杞　黄精　五味　河车　冬术　覆盆子　菟丝子

东洋参　黄鱼胶　枣仁　沉香　鹿胶　龟胶　丹参　蜜丸。

年甫廿四，两天皆虚，纳谷不丰。去冬劳感咳嗽愈后，频频走泄，或有梦，或无梦，有梦治心，无梦治肾。有时心悸，体倦食少，劳心耗肾，心肾两亏，脉不宁静，心相火旺。阴虚精遗于下，阳虚热冒于上，心肾不交，水不济火。暂宜变化地黄汤。

地黄汤加蜜楂、夜交藤、淡菜。

走泄频频，精关不固，俗曰漏精。经曰下消。阴精上蒸者寿，阳虚下陷者危。虚阳无根，真元失守，血不化精，精不化气，阴无气化，阳无阴敛，浮火时升。人身之阴，难成而易亏，补阴不易，补阳尤难。天地造化之机，无非静养。《文选》云：石韫玉而山辉，水含珠而川媚。悟得保精之道，亦可却病延年。三十封髓，水陆二仙，皆是妙方。树皮草根，无非领袖补偏救弊之意。全服补气，未必尽善。未尝无药，益水之源，固肾之关，亦是良法。

三才封髓合水陆二仙去人参，加海螵蛸、生地、洋参、猪溺器。

心为主宰，肾为根本，精神生于坎府，运动应乎离宫。曲运神机，劳伤乎心，心肾过用，暗吸真阴。劳心倍于劳肾，不拘乎酒色也。况先天薄弱，加之操劳，有未老先衰之象。不可不早为培养，冀生生之妙。

酒蒸熟地　鳇鱼胶　党参　于术　木香　茯苓　炙黄芪　菟丝子　归身

山药　枣仁　炙草　远志

如法为末，熟地杵饼，晒干研细和匀，用桂圆肉、枸杞熬膏为丸。每朝开水下二钱。夏用盐汤下。

脉象虚数，两天不足，水亏于下，火炎于上，午后渴饮，肺胃阴伤，大便结，小便频，常多梦泄，能食不能充养形骸，壮其气血，水不济火，谨防消渴而变三阳结病。速当息虑宁神，撇去尘绊，静养调摄，水升火降，心得太和之气，服药方克有济。

生熟地　天麦冬　山药　鲜莲子　钗石斛　北沙参　茯神　藕

肺司百脉之气，肾纳五内之精。肺肾俱亏，精气不相营运，精不化气，气不归精，无故精滑，自不能禁。脉来软数无力，法当温固三阴。议丹溪九龙丸加参术。

熟地　黄肉　杞子　归身　茯苓　芡实　金樱子　石莲肉　人参　于术

为末，山药糊丸。

操劳过度，致损肝脾。脾主中州，肝司疏泄。中气不足，溲便为之变。肝为罢极之本，每值劳动，辄觉筋力有所不胜，木土气弱何疑。拟归脾汤，先为实脾。

归脾汤

禀赋不足，生阳不固，阴精失守，梦泄频仍。自述实无思虑，乃先天元气薄弱，法宜温固命门。议经验秘真丹主治。

菟丝子　覆盆子　赤石脂　牡蛎　杜仲　萸肉　补骨脂　金樱子　山药

龙骨　远志　杞子　巴戟天　鹿角胶　家韭子　黄柏　柏子仁　炮姜

蜜丸。

司疏泄者，肝也；主秘藏者，肾也。二经俱有相火，火不能静，精不能藏，易于疏泄。拟经验猪肚丸，清火固精。

冬术　苦参　牡蛎

共为末，以雄猪肚洗净，煮烂为丸。

淋　浊

脉来软数无神，证本脏阴有亏。阴亏有二：有阴中之水亏，有阴中之火亏。少年真阴不固，真阳失守，肾兼水火之司。水不生木，肝病传脾，土不生金，脾伤及肺。经以中气不足，溲便为之变。肾开窍于二阴，肾虚则水反为湿，脾虚则土不制水，小水如膏如淋，非浊可比。宗气无根，虚里穴动。肾为先天，脾为后天，脾土之健运，赖肾水之充盈，肾中水火不能上蒸，中土何由健运，中虚不能交通心肾。

熟地　茯苓　当归　枣仁　远志　麦冬　五味　黄柏　芡实　附片

萆薢　金樱　柏子仁　鹿角胶　龟板胶　煎膏。

劳心耗肾，肝不藏血，血不化精，精不化气，湿热伤阴，心火下注。溺血者，则血去不痛，有痛乃赤淋也。癃闭亦能溺血，三焦为决渎之官，水道出焉，气化则能出矣。脉来涩象，气化无权，火掩精窍，血阻溺窍。所用之方，尚在理路。

犀角地黄加藕汁、炒白芍、丹皮、茜草、木通、山漆。

病势稍松，血淋已止，再用猪肾、茅苈，合小蓟、白薇、犀角法。清心保肾，清其上源，下益肾阴，以化血瘀。

小蓟　犀角　白薇　儿参　丹参　生地　白芍　茯神　山漆　甘草梢

肺为水之上源，气化不及州都，阳明湿热，下流于肾，便不能畅。湿火无从宣泄，频发作痛。血不化精，精不化气，膀胱亦不化。服药效而不效者，里气虚不能化邪也。再拟萆薢分清饮。

萆薢　茯苓　甘草梢　菖蒲　益智　乌药_{盐水炒}

年甫十三，尚未出幼，当请专科调治。去秋小便不利，出时窍痛。今春二月，溲赤痛甚。现小便淋漓，湿热伤阴，心火下注。

犀角　白芍　丹皮　生地　石斛　儿参　甘草　湖莲

水泉不止者，膀胱不藏也。小便频数，脉来虚数，心火下注，气结阑门，由癃而变淋，火掩精窍，已服多方，先效后不效。气虚阴亏，二便齐下，约束无权。宜清心保肾。

犀角地黄加孩儿参、猪溺器、童便。

血淋载余，溺管疼痛，始因苦寒伤胃，继又温补，咳嗽有痰，形神日羸，饮食日少，皮肤发热，下损于上，损及于中。脉来弦象，肾之阴亏，肝之阳强，三焦俱伤，殊属可虑。商政。

川石斛　太子参　北沙参　山药　熟地　茯神　麦冬　荷叶包　老陈米
藕　梨

湿热伤于血分则赤，伤于气分则白，赤白并见，气血两伤。时值秋燥，热甚伤气伤阴。腑以通为调，脏以藏为补。服药以来，汗以渐敛，背脊蒸热，瘟寐不宁，心肾不交，脾虚湿困。

茯苓　泽泻　川连_{酒炒}　木香　当归　益元散　藕　白芍　沙参　糖楂
老陈米　新莲子

淋属肝胆，浊由心肾。淋浊茎如刀割刺痛，时或白浊，少腹作胀，神虚心烦，食少阴亏，抑郁湿热，结闭膀胱，气虚不化所致。久延防成劳怯。

生地　茯苓　乌药　归身　车前　牛膝　萆薢　远志　益智　甘草梢

溲　血

经以胞移热于膀胱则癃。溺血痛与不痛有别也，不痛为溺血，痛则为淋血。先溲后血，有时停瘀溺管，令不得溲，窘迫痛楚，莫能名状，必得瘀血块先出，大如红豆者数枚，则便随之，已而复作，于兹十载。当从热入血室论治。

生地　木通　甘草　牛膝　犀角　丹皮　白芍　归身　地榆　黄芩
柴胡

素来善饮，湿甚中虚，五志不和，俱从火化，壮火食气，气不摄血，血不化精，湿热相乘，致有溺血之患。初服四苓导赤而愈，后又举发，服知柏八味，化阴中之湿热，理路甚好。未能获效者，情志所伤也。第情志中病，虽有五脏之分，总不外乎心肾。议六味养心二方加减。

生地黄汤去萸肉，加柏子仁、归身、枣仁、麦冬、洋参，蜜丸。

便　血

阳明多气多血，大肠本无血，肝藏诸经之血，赖脾以统之，中气摄之。气不摄血，渗入大肠而下。血不养肝，肝不藏血，不能受孕者，血海空虚也。生产之后，血不归经，气不归窟，形丰脉虚，外强中干。养心脾，以和肝胃。

洋参　生地　于术　茯神　炙草　远志　当归　白芍　枣仁　阿胶
木香

心主血，肝藏血，脾统血，气摄血。湿热肠风，血随经下，常发常止。

地黄汤加生地、槐米、白芍、芥炭。

阴络伤则便血。粪前血，近血也；粪后血，远血也。湿热伤阴，中气虚也。

补中益气加生地、卷柏。

便血骨痛，肝脾两伤。

当归　白芍　茯苓　旱莲　荆芥炭　槐米　生地　侧柏　荷叶　白术炭

络伤便血，历十余年。精神不振，肝气病痛，心虚气短，不相接续，阳事痿顿，年甫四二，未老先衰。脉来虚软，右关弦滑，中虚肾肝胃气皆虚，阴阳并损，从阳引阴，从阴引阳，大封大固，是其法程。第营出中焦，资生于胃，阳根于地，气根于肾，当从心脾进步。精血生于谷食，脾胃振作，为资生化源之本，不必寝事于阳，见血投凉。拟黑归脾汤加减。然否？明眼裁之。

人参　熟地　茯神　枣仁　黄芪　于术　甘草　远志　龙眼肉

阿胶_{藕粉研冲}

服十剂后，加鹿角胶、鹿角霜、炙龟板为末，以桂圆肉煎膏和丸。如胸攻作痛，以红糖汤送下。

便后血，乃远血也。血色鲜红，肛脱半时乃上，已十余年。头眩神倦，脉来软数，肾水不足，肝阴少藏，脾少统司，气无摄纳，从乎中治。议归脾举元。

熟地　洋参　茯苓　白术　当归　枣仁　远志　木香　升麻　桂圆

脉滑数，酒湿伤阴，肠风便血。

生地黄汤去萸肉，加荆芥炭、黄芩、槐花末、侧柏叶。

便血数年，先后不一，红紫相间，中带红块，腹中隐痛，脉来滑数，按之无力。三阴内亏，湿热不化，阴络受伤，脾不统血，气不摄血，渗入大肠而下。

生地　归身　阿胶　白芍　赤石脂　于术　枣仁　槐花　鲜地榆

衰年心脾气馁，肝肾阴亏，气馁不能摄血，阴亏无以制火。心主血，肝藏血，肾开窍于二阴。四经俱病，则营血失其统摄之司。血畏火燔，无以守静谧之职，妄行从魄门而出。拟归脾加减。

人参　冬术　茯苓　炙草　炙芪　当归_{土炒}　枣仁　远志　山漆

血因火动，凉以和之。

生地　白芍　生甘草　黄芩　川断　炒地榆　槐蕊　乌梅肉

经以中焦取汁，变化而赤，是谓血。劳损中伤，化机衰惫，注泄下行，其色如赭。脉来细数。此阳败于阴，真元几脱之象。拟回阳之法。多酌明哲。

熟地　人参　当归　炙草　炮姜　制附子　五味　山药　萸肉

便血已历多年，近乃肤胀腹大，脉沉潜无力，绝不思食，脾肾两亏，生阳不布，水溢则肿，气凝则胀。心开窍于耳，肾之所司，耳闭绝无闻者，肾气欲脱，不能上承心也。勉拟一方，以尽人力。

洋参　冬术　茯苓　炙草　熟地　归身　枣仁　远志　苡仁

脉来浮数而空，尺部独减，证本心脾气馁，脾肾阴虚，血失统司，水不制火，血注后阴，鲜瘀不定，便前便后俱有，远近之血交流，脉络不能摄固，血滑气脱，殊为棘手。

熟地　洋参　冬术　炙草　诃子肉　川断　白芍　五味　乌梅　龟板

山药　鲜地榆　归身　蜜丸。

中央生湿，湿生土，土生热，热伤血。火灼金伤，阳明胃血下注大肠。血在便后，已历多年，所服黑地黄丸、黄土汤，均是法程。第湿热盘踞中州，伤阴耗气，血随气行，气赖血辅，必得中州气足，方能煦血归经。

生地　洋参　怀药　白术　归身　白芍　枣仁　远志　炙草　升麻

桂圆肉

便　结

经以肾开窍于二阴，主五液而司开阖。饮食于胃，津液输于脾，归于肺，注于膀胱，是为糟粕。转入小肠，传送大肠，出于广肠，是为大便。其中酝酿氤氲之气，化生精微，滋润五脏，营养百骸，盖大肠传送，赖相傅为之斡旋，故肺与大肠相为表里，肺为相傅之官，治节出焉。肾之津液，赖州都为之藏蓄，故肾与膀胱相为表里，膀胱为州都之官，津液藏焉。小溲多而大便结，正与大肠泄、小肠秘，同归一体。便泻溲秘，乃清浊相混，溲多便结，乃清浊不分，过犹不及。脉来软数无神，尺部尤甚，证本阴亏，水不制火，火灼阴伤，寒热如疟，注泄之后，五液干耗，肺不清肃，无由下降，致令开阖失司，传送失职，州都津液少藏，故大便秘而小便数。所服之方极是。拟清上实下主治。清上则肺无畏火之类，实下则肾有生水之渐，冀其金水相生，肺肾相资，清归于肺，润回于肾，则大肠无燥闭之患矣。愚见云然，未识高明以为是否。

鲜首乌　牛膝　归尾　杏仁　羚羊片　南沙参　甘澜水煎，分二次服。

食入脘胀，大便兼旬不解，肠中攻痛，此名肠覃。丹溪治法在肺，肺气化则便自通，是亦腑病治脏，下病治上之法。

紫菀　郁金　桔梗　杏仁　瓜蒌仁　枳实　枇杷叶

泄　泻

暑湿痰滞，互伤脾胃，腹鸣痛泻，溲少。进平陈加减。

赤猪苓　泽泻　木香　川朴　陈皮　冬术　车前　炙草

脾喜燥而恶湿，湿蕴痰滞伤脾，腹中痛泻，进胃苓汤，痛泻已止，宜和中调胃。

赤苓　白蔻　陈皮　半夏　炙草　木香　谷芽　神曲

寒湿水气，交并中州，泄泻延今月余，绕脐作痛，腹中气堕，湿郁化热之象。精通之岁，阴未和谐，泻久伤阴，殊为可虑。每朝进六味地黄丸三钱，午后服十味资生丸三钱，再以补中益气加香连。是否？仍候高明酌正。

补中益气加木香、川连。

清气在下，则生飧泄，浊气在上，则生䐜胀，肝脉循于两胁，脾脉布于胸中，肝实胁胀，脾虚腹满，木乘土位，食少运迟，营卫不和，寒热往来，补中益气，是其法程。更兼以涩固胃关之品，冀效。

洋参　茯苓　冬术　炙草　川连　升麻　柴胡　归身　木香　陈皮
山药　补骨脂　肉豆蔻

淫雨两旬，时湿暴甚，脾肾受伤。脾属土，肾属水，水土相乱，清浊不分，大便泻，小便少。经言：谷气通于脾，雨气通于肾，湿则泄泻。拟胃苓加减，通调水道，以澄其源。

枳实　川朴　山楂　陈皮　砂仁　木香　泽泻　藿香

暴泻为实，久泻为虚。曾由饮食失调致泻，延今不已，泻色淡黄，完谷不化，火不生土，命门虚寒，脾胃俱亏，化机不振。经言：肾者，胃之关也，开窍于二阴。拟景岳胃关煎，略为加减。

熟地　山药　吴萸　炮姜　炙草　冬术　肉蔻　故纸　五味子

经以清气在下，则生飧泄。数年洞泄，脾胃久伤，清阳不升，浊阴不降，胃关不固，仓廪不藏，乃失守之兆。非其所宜。

洋参　炙芪　冬术　归身　肉豆蔻　炙草　升麻　柴胡　故纸　煨木香

少腹痛，寅泻完谷不化，此真阴不足，丹田不暖，尾闾不固，阴中火虚故也。

熟地　山药　吴萸　附子　五味　茯苓　楂肉

曾经暴怒伤肝，木乘土位，健运失常，食滞作泻。过怒则发，已历多年，病名气泻。议补脾之虚，调脾之气。

冬术　陈皮　川朴　炙草　木香　藿香　枳壳

过服克伐之剂，中胃受伤，腹中窄狭，便泻不已，脾虚气痞于中，化气不展。拟归脾六君，以助坤顺乾健。

洋参　茯苓　冬术　炙草　半夏　陈皮　木香　远志　枣仁

阳气者，若天与日，失其所则折寿而不彰，故天运当以日光明。人与天地相参，与日月相应。膻中为阳气之海，生化著于神明，命门为阳气之根，长养由于中土，故曰君火以明，相火以位。明即位之光，位即明之质。证本相火之亏，不能生土，土虚无以生金。肺司百脉之气，脾乃生化之本，肾开窍于二阴，相火不振，膻中阴瞑，脾失斡旋，肺失治节，中土困于阴湿，乌能敷布诸经。湿甚则濡泄，注于二阴，是以大便溏薄，小水频数，虚证蜂起。譬如久雨淋漓，土为水浸，防堤溃决，庶物乖违。益火之本，以消阴翳，离照当空，化生万物，阴平阳秘，精神乃治。

熟地　洋参　冬术　鹿角胶　附子　肉豆蔻　补骨脂　白芍　吴萸
小茴香　白龙骨　诃子皮　蜜丸。

曾经洞泄，又值大产，脾肾双亏，经以肾乃胃之关，清气在下，则生飧泄。脾虚则清气不升，肾虚则胃关不固，是以洞泄日增，近复完谷不化。脾主运化属土，赖火以生，火虚不能生土，土虚不能运化精微，胃能容纳，脾不健运，肾火不足可知。脉来细弱无神，有血枯经闭之虑。治当益火之源，以消阴翳。

熟地　山药　冬术　洋参　五味子　肉豆蔻　吴萸　升麻　附子
补骨脂　罂粟壳　石榴皮　煎汁泛丸。

服固肾温脾之剂，洞泄已而复作。证本火亏于下，土困于中，不能运化精微，致令升降失司，胃关不固。益火之源，以消阴翳，古之良法。反复者，必有所因。自述多因怒发，怒为肝志，乙癸同源，肾主秘藏，肝主疏泄，怒则伤肝，木能克土，肾欲固而肝泄之，脾欲健而木克之，是以反复相因，绵延二载，非药不对证，盖草木功能，难与性情争胜。是宜澄心息怒，恬淡无为，辅以药饵，何忧不已。

熟地　冬术　诃子肉　肉豆蔻　罂粟壳　赤石脂　木香　洋参
五味子　附子　干姜　吴萸　石榴皮　煎水泛丸。

脾统诸经之血，肾司五内之精。曾经三次血崩，七胎半产，脾肾双亏。脾与胃脂膜相连，为中土之藏，仓廪之官，容受水谷，有坤顺之德，化生气血，有乾健之功。中土受亏，化机失职，清不能升，浊无由降，乃生呕吐吞酸、肠鸣飧泄等证。乘肾之虚，戊邪传癸，遂成肠澼，肾气不支，澼势危殆，昼夜无度，五色相兼，呕哕大汗，绝食神迷。自服热涩之剂，正合《局方》之理，是以获愈，未能如故。脾肾双亏，肾兼水火之司，火虚不能生土，水虚盗气于金，脾土乃肺金之母，大肠与肺相为表里，辛金上虚，庚金失摄，土虚不能胜湿，肾虚胃关不固，且南方卑湿，脾土常亏，既失所生，又素不足，土弱金残，湿胜泻泄，是以每至夏令，则必泄泻。经所谓长夏善病洞泄寒中是矣。经旨为常人立论，尚且洞泄，而况脾胃久亏者乎。是以泻后诸证蜂起，自与众殊。所幸年当少壮，能受峻补，病势一退，精神如故。然峻补之剂，仅可使愈，未能杜源。近复三月，或五志不和，饮食失宜，泄泻吞酸，不寐、怔忡、惊悸等证立起，即以峻补之剂，投之立愈，已而复发，反复相仍，于兹四载。今年六月间，因忧劳病发，仍以前法治之而已。第药入则减，药过依然，洞泄日加，虚证蜂起，怔忡惊悸，莫能自主，脐响腹胀，竟夜无眠，呕吐吞酸，时时欲便，非便即泻，泻则虚不能支，欲便能忍，忍则数日方解，精神日败。盖肾主藏精，开窍于二阴，泻则阴精不固，所以精不化气，气不归精，相火不振，君火失明，宗气上浮，心神昏愦，怔忡惊悸。阴阳不交则不寐，土不制水故肠鸣，吞酸乃西金化气太过，呕吐是东方犯土有余。此皆火不归窟，气不依精，不然何以卒然颓败，倏尔神清，使非气火为病，何能迅速如此。治病必求其本，病本火亏于下，气不归精，屡服益火之剂，病势未能尽却者，以火能生土，亦能伤金。肺司百脉之气，气与火不并立，壮火食气，热剂过当，肺金受伤，元气孤浮无主，以故卒然疲败，补火固是治本之法，所失在不兼济肺标之急。今拟晨服三才，养心清金育神，以济心肺之标。晚服八味，养脾益火生土，以治受病之本。申服归脾、六君，崇土生金，以杜致病之源。疗治标本虽殊，三法同归一体。冀其肾升肺降，中土畅和，二气两协其平，水火同归一窟，精神化气，气降归精，天地交通，何恙不已。

晨服煎方：

    熟地　茯神　当归　柏子仁　枣仁　炙草　麦冬　天冬　洋参　五味子

申服煎方：

    洋参　炙芪　冬术　桂圆肉　茯苓　木香　远志　枣仁　当归　陈皮
半夏

晚服丸方：

    附桂八味加杞子、菟丝、鹿胶、杜仲，蜜水丸。

经谓：肾乃胃之关。清气在下，则生飧泄。浊气上浮，虚里穴动，胃关不固，泄泻数年不痊，气不归宗，怔忡屡发不已。脉来虚数无神，久延有二阳之病发心脾，传为风消息贲之虑。服煎剂以来，诸恙减七八，当以丸剂缓图可也。

    熟地　东洋参　茯苓　煨肉果　于术　泽泻　升麻　枣仁　煨木香

    炙草　车前　远志　水泛丸。

尊年脾胃素亏，值暑湿余氛未尽，食饮少思，便泻不禁。肾虚胃关不固，脾虚传化失常，致令水谷精微之气，不能上升，反从下降，有降无升，犹四时之有秋冬，而无春夏。拟东垣先生法，和中土，展清阳，行春令。质诸明哲。

    人参　冬术　茯苓　炙草　山药　橘皮　升麻　柴胡　煨肉果　姜　枣

脚　气

女子以肝为先天，肝为血海。经前痛胀，肝木失调，血不和畅。曾因截疟，邪留肝肾，足胫常肿，逢阴雨烦劳则痛，且发寒热，脚气类伤寒已著，甚至湿热随气冲心则厥，冲胃则吐。当治少阴阳明，调气血以化湿热。

    六味地黄汤去萸肉，加人参、于术、炙草、独活、沉香，蜜丸。

经以阳受风气，阴受湿气；伤于风者，上先受之，伤于湿者，下先受之。阴湿袭虚，病起于下，两足蒸蒸而热，肿痛至膝，蠕蠕而动，酸软无力，病名脚气。本为壅疾，然必少阴血虚，阳明气馁，湿邪得以乘之，脉来细数无神，有拘挛痿躄之虑。法当除湿通经为主，辅以宣补少阴阳明之品。昔永嘉南渡，人多此疾，湿郁明矣。

  槟榔 苍术 独活 南星 藿香 生地 牛膝 归身 桂枝 木瓜

  防己 乳香 没药 橘红 半夏 通草 为末，水泛丸，如椒子大，每早晚服三钱。

下 卷

头 痛

怒损肝阴，木邪化火，下耗肾水，上蒸巅顶。值有妊三月，奇脉亦受其戕，少阴虚，不能引巨阳府气则巅疼，阳维为病，苦寒热。拟《医垒元戎》逍遥散加川芎、香附，以条达肝邪，治其寒热巅疼之本。

  柴胡 白芍 归身 冬术 香附 生姜 川芎 云苓 炙草

头偏左痛，巅顶浮肿，痛甚流泪，身半顽麻。三阳行首面，厥少会巅顶。此属虚风上冒，真阴下亏。养肝肾之阴，开巨阳之表。

  蒺藜 羌活 川芎 熟地 羚羊 天麻 防风 茯苓 黄菊 泽泻
  丹皮

阳明胃火上炎，头中震痛如动脉之状，时作时止，脉洪而数。寒以取之。

  熟地 麦冬 石膏 知母 粳米 木通 甘草 泽泻

素本阳虚，不时巅痛，脉来细数，容色萧然，阴翳上滞精明之府。法当益火之源。

  附子 干姜 洋参 冬术 甘草

宿疾阴亏，巅顶时痛，面色戴阳，脉来软数，浮阳上扰清空。暂以壮水之主。

  地黄汤去萸，加桂。

脉象沉滑，头痛如破，痛甚作呕，胸满肋胀，湿痰盘踞中州，清气无由上达清灵之所，名曰痰厥头痛。主以温中，佐以风药取之。

  平胃散加蔓荆子、川芎、细辛。

头痛兼眩不寐，肢尖逆冷，心中愦愦如驾风云。此风痰上扰清灵，有痉厥之虑。拟半夏白术天麻汤去芪，加川芎。

  蔓荆子 川芎 半夏 干姜 泽泻 黄柏 谷芽 苍白术 天麻 陈皮
  洋参 茯苓 神曲

头为诸阳之会，痛属上实下虚。上实为阳明有余，下虚乃少阴不足。拟玉女煎加味。

熟地　石膏　麦冬　知母　牛膝　升麻

耳聋

左脉虚弦，右脉滑疾，心、肝、肾之阴不足，中虚湿痰不运，两耳失聪，如风雨声，间或蝉鸣。肝虚生风，心阴、肾阴不足，脾虚生湿，肾虚不能纳气。

生地　萸肉　菖蒲　泽泻　茯苓　山药　柴胡　苡米　半夏　木通
远志　故纸　胡桃

心开窍于耳，肾之所司也。耳闭之证，不宜劳神动火，厥、少不和，夹有湿热生痰。利湿伤阴，清热耗气，清心保肾，佐以宁心柔肝，兼化湿痰。

生地　丹皮　山药　萸肉　茯苓　泽泻　菖蒲　磁石　黄芩　柴胡
木通

去秋右耳或闭，或作蝉鸣，或如风雨声。冬月患痔，时痛时痒，水流不止，遂服补中益气。痔患虽愈，右耳仍闭，昼夜常鸣，二目迎亮处，无限小黑点闪烁不定。右脉滑疾无力，左脉虚弦，气虚有痰，肝虚生风，脾虚生湿。每日服天王补心丹一钱，以养其气，午后服资生丸以助坤顺。

黑归脾汤去阿胶。

耳肿胀作痒作痛，兼有黏臭黄水，心火肝阳不宁，少阳湿热为患。先宜小柴胡合导赤散。

生地　木通　炒芩　茯苓　党参　柴胡　蝉衣　甘草　石斛　荆芥

童年患耳，延今不已，现在耳轰不聪。湿热阻于气分，少阳不和。已近精通之岁，心火肝阳不宁。脉来滑数，厥、少不和，防其失聪。

柴胡　木通　黄芩　半夏　茯苓　甘草　萸肉　菖蒲　菊花

壮水则火静，火静则痰消，毋拘拘乎化气，勿汲汲乎清心。年甫十七，厥、少不和，心相不宁，非老年重听可比。引北方以济南方，乙癸同源，兼和厥、少，水源生则龙相宁，必得静养为妙。

知柏地黄加木通、柴胡、橘红、茯苓，为末，加菊花、麦冬，熬膏和丸。
服二料后，加活磁石醋煅，童便飞为衣。

因于湿，首如裹。耳目如蒙，热蒸湿腾，鼓郁阳明湿痰，少阳不透，致有耳鸣之患。

小柴胡合温胆加蒺藜、菊花、羚羊。

左脉虚数，右脉虚细，先天固属不足。气分有湿，阻蔽清窍，升降失常，湿蒸热腾，少阳不和，清窍不灵，致有耳蔽之患。

逍遥散加生地，三剂后加蚕茧。

服逍遥后，右耳作响，响后听语稍清，左耳如故，前方加菊花。

脉弦右滑，按之大疾，气分有湿有痰，耳闭不聪，精通之时，清心相以化湿热，午后服资生丸。

生地黄汤加柴胡、木通、川柏、茯苓、蚕茧。

两耳不聪，气火交并于上，清心相以和肝肾。风热平静，清上实下，是其王道。多酌明哲。

原方加磁石、黄芩、羚羊。

经以十二经脉，三百六十五络，其气血皆上注于目，而走空窍。其别气走于耳而为听，心开窍于耳，肾之所司也。肾为藏水之脏，肾虚则水不能上升，心火无由下降，壮火食气，二气不能别走清空。阴液下亏，脉络干涸，气血源流不畅，是以耳内常鸣。素多抑郁，五志不伸，水虚不能生木，肝燥生脾，土虚不能生金，肺病及肾，二气不平，五内互克，辗转沉痼，岁月弥深。壮年固不足虑，恐衰年百病相侵，未必不由乎此，岂仅耳闭而已哉！是以澄心静养，遣抱舒怀，辅以药饵，方克有济。拟《局方》平补镇心丹加减，以上病下取之意。

　　熟地　洋参　茯苓　麦冬　菖蒲　枣仁　远志　龙齿　龟板　玄参
　　山栀　白术　丹皮　当归　五味　蜜丸。

目　疾

心开窍于耳，肝开窍于目，赖肾水光明。耳内蝉鸣，睛红生眵，太阳涨痛，手足无汗。肾虚不能养肝，肝虚生风，肾虚生热，脾虚生湿。三阴内亏，脉来虚数而空。酒色宜戒，防上盛下虚之脱。自保生命为要。

　　沙参　蕤仁　芡实　生地　熟地　石决　牡蛎　桑叶　谷精　芝麻

六脉俱沉，按之细数。沉者，郁也，气也；弦者，肝也；细者，肝阴不足。气火掩闭神光，左目失明。宜以明目地黄合扶桑法，以保右目。

天阴则日月不明，邪害空窍，阳气闭塞，地气冒明。目为五脏六腑之精华所聚，赖肾水以滋养。劳心耗肾，水不养肝，肝虚生风，肝风上扰，以致瞳神缩小，而左目散大，视物不明，服药虽多，真阴未复。经以肝开窍于目，理当养肾滋水，而木自敷荣矣。不可着意耳目，见病治病，明哲以为何如。

　　天冬　麦冬　甘草　北沙　儿参　枸杞　菊花　山药　沙苑　女贞
　　石斛　茯苓　桑叶　菟丝　生熟地　黑芝麻

上药用桑柴火熬膏，每朝开水化服三钱。

目疾六载，不时举发，迎风流泪，惧日羞明，交午尤甚，申刻方好。目内红丝，起自童年，肝开窍于目，肾之所司也。脉来弦数，肝肺伏热化风。清心凉肝，兼清肺热。

> 石决　蕤仁　生地　麦冬　谷精草　冬瓜子　赤芍　车前　黄芩　桑叶
> 白蒺藜

服药以来，目疾较平。目乃五脏六腑精华所聚，赖肾水以光明，真气以煦之，真水以涵之。光华少照，起自童年，风伏肝肺，热亦内蕴。清心凉肝，兼清肺热。

> 生地　羚羊　石决　蕤仁　麦冬　白蒺藜　桑叶　赤芍　黄芩　车前
> 冬瓜子　芝麻　黑羊肝 用桑叶捣烂，捶糊成丸

肝开窍于目，为风木之藏，郁久化火，上蒙清窍，以丸代煎，不可再动肝怒。

> 生地　黄芩　归身　赤芍　麦冬　蕤仁　夜明砂　木贼　桑叶　决明
> 蝉衣　谷精　车前　冬瓜子

共研细末，加甘菊、石斛，煎汁泛丸。

心火、肝火，扰动阳明之火，眼边红烂，食不甘味，清心和肝，兼和阳明。肾虚不能养肝，心肝不宁，目疾之候。目干、舌干，常时梦泄，目疾时发时愈，目珠作痛，视物模糊。壮水以镇阳光。

> 生熟地　车前　谷精草　茯苓　蕤仁　黑芝麻　桑叶　冬瓜仁　石决
> 川柏

共为末，加石斛、玉竹、麦冬，熬膏为丸。

目虽肝窍，经以五脏六腑之精气，皆上注于目，而为之精。精之窠为眼，骨之精为瞳子，筋之精为黑眼，血之精为络，气之精为白眼，肌肉之精为约束。曾经目赤，因循未愈，近乃白睛赤缕参差，浮红成片，时多泪出，内眦凝眵，而瞳子黑睛无恙。此肾水下亏，不能涵木，木燥生火，火甚生风，风火相搏，肺金受制。白睛属肺，肺热故白睛发赤，时多泪出，譬如热极生风乃能雨，热耗津液故多眵。脉来软数，而且有赤脉贯瞳之虑。治宜壮水生木，升阳散火，不可泛服去风涤热之剂。经有上病下取之旨，拟明目养肝丸加减。

> 熟地　当归　麦冬　黄菊　桑叶　杞子　石决　洋参　柴胡　黄柏
> 牛膝　羊肝

上药共研细末，以羊肝一具，煮烂，打和蜜丸，如梧子大。每朝晚服三钱。

肝有风热，翳膜遮睛，曾经红肿，失于调治，致令水不济火，木燥生风，风火相搏，髓液潜消，经以诸髓皆属于脑。髓热则脂下流为翳。宜先清髓退翳为主。

> 当归　蒺藜　甘草　山栀　青葙子　草决明　柴胡　菊花　蝉衣　羚羊
> 蔓荆子　川芎　蜜丸。

水亏于下，火升于上，水不制火，阴不胜阳。缘少年嗜欲太过，水失所养，不能生木，木燥生风，风火交并于上，阴液消耗于下，致令瞳睛暗淡，瞳子无光，色兼蓝

碧，此为内障。经以五脏六腑之精气，皆交受于脾，上明于目。脾为诸经之长，目为血脉之宗。肾为先天之源，脾为后天之本。脾土之强健，赖肾水之充盈，肾水虚，脾亦虚。脾虚，则脏腑之精，皆失所司，不能归明于目。肝虚，则血不归原。肾虚，则水不济火，是故暗淡无光。治宜壮水济火，补阴潜阳，冀其水升火降。

  熟地 苁蓉 白术 山药 萸肉 当归 杞子 五味 天冬 麦冬

  洋参 丹皮 甘草 龟板 茯苓 橘红 菟丝子 柏子仁 熬膏。

  服膏以来，脾肾尚未充足，精光颇有聚敛之机。黑睛外一条蓝围，如月晕之状，夫月之有晕，乃太阴之精不振，而阴霾之气蔽之。阴霾蒙蔽，月为之晕，阴精尚在，无精则无晕矣。神光黑水蕴于中，光射四维于外，虽失明无睹，为根本尚未颓残，犹可治也。舌者，心之官也。服补阴潜阳之剂，舌反干燥者，乃肾水枯涸之征，不能上济心火。心为君火，肾为相火，君火以明，相火以位，君火上摇，相火下应。肾欲静而心不安，心欲清而火不息，肾水何由而升，心火何由而降，殊为可虑。是宜休心静养，恬淡无为，假以岁月，助以药饵，方能有济。

  熟地 山药 萸肉 洋参 天麦冬 五味 石斛 当归 杞子 冬术

  菟丝 覆盆子 龟板 苁蓉 黄精

熬膏，早晚开水和服。

  思为脾志，心主藏神。曲运神机，心脾受困。脾为诸经之长，心为君主之官。心君端拱无为，相火代君行事。相火内炽，阴液潜消，无以上奉清空，黑水神光暗淡。伐下者必枯其上，滋苗者必灌其根。治宜壮水之主，兼补心脾，冀其天地交通，水火既济。

  熟地 牛膝 萸肉 茯苓 枣仁 冬术 当归 山药 菟丝

  经以五脏六腑之精气，上注于目。目系属心，目属脾，白珠属肺，黑珠属肝，瞳子属肾。证本肾水不足，肝木失荣，木燥生风，上扰心宫。肾乃肝之母，心乃肝之子，母子并违，精华难聚。心火上扰则神外驰，肾水下亏则志不定，肝木枯燥则血少藏。是以目失澄明，神光不敛，名曰内障。故曰：目者，心之使也，神所寓焉，肝之外候也，精彩营焉。治宜壮水生木，固肾清心，子母相资，方能有济。

  熟地 洋参 黄精 覆盆子 当归 麦冬 五味 萸肉 山药 菟丝

  石斛 水泛丸。

  服壮水潜阳之品，瞳仁昏暗反增，白珠亦赤。素本经营过度，肾水潜消，曲运神机，心阳内炽，心肾不交，水火不济。壮水之主，以镇阳光，上病下取，《内经》之旨。不能奏捷者，未伐木火之盛也。肝为东方实脏，主目，属木，生火，况五志过极，俱从火化，火灼金伤。白珠属肺，肺耗水亏，瞳仁昏暗。水亏为虚，火盛为实。前方直补金水之不足，未泻木火之有余，前哲有十补一清之例，用药如用兵，任医犹任将，兵贵圆通，药宜瞑眩。疾病加身，譬如寇兵临境，全战全守，未免执泥，偏攻偏补，均非实际。十补一清，可寓养精蓄锐，突然一战，足以振兵威，补养日久，暂以一清，未必大伤元气，务得攻补之宜，方能奏捷。拟薛立斋龙胆泻肝汤。

  生地 龙胆草 黄芩 山栀 当归 柴胡 车前子 泽泻 木通 甘草

  白珠属肺，黑珠属肝，瞳仁属肾，目窠属脾，目外属心。精滑四载有余，肾水阴阳交损，不能上注于目，卒然瞳子背明，肾室精空。尾闾穴痛，形神颓败，食入多眠。服药以来，饮食稍加，精神渐振，遗泄渐稀，能间二三日，目中如电，神光不敛可知。黑白分明，瞳仁之中，并无烟障之气、混蒙之色，非内障可比。仍以固精填肾，敛阴化液之品，为丸徐治。第少壮年华，服药寡效，非其所宜。

  洋参 首乌 羚羊角 紫河车 牡蛎 五味子 芡实 冬术 菟丝子
  煅磁石 丹砂

  上药为末，以大生地、天麦冬、归身熬膏。再入金樱子膏，和药末为丸，如桐子大。

  经以五脏六腑之精气，皆上注于目，不独专主乎肺气也。水之精为志，火之精为神，目者，神之使也。视物不甚分明，脉体虚弦无力，素多带下，奇经有亏，水火不济，神光不敛，宜纯补真阴。

  熟地 山药 黄精 芡实 牡蛎 当归 枣仁 龟板 菟丝 茯苓
  枸杞 为丸。

  目为心使，故用五泻心；血瘀生胬肉，故用逐瘀之剂；肝胆龙雷震荡，故用金匮肾气。三法加减，共卅余剂，胬肉已消，龙雷已散，唯视物不明，泪热生眵，乃脑脂下流，肝风冲上。先拟谦甫还睛散，待秋令木落，再以黄连羊肝丸调之可也。

  龙胆草 草决明 黄菊 石决 川芎 川椒 茯苓 楮实子 木贼草
  蒺藜 芥炭 茺蔚 炙草 水泛丸。

鼻 渊

  脑为髓海，鼻为肺窍，脑渗为涕，胆移热于脑，则辛頞鼻渊。每交秋令，鼻流腥涕，不闻香臭，肺有伏风，延今七载，难于奏捷。

  孩儿参 苍耳子 辛夷 杏仁 菊花 白蒺藜 地骨皮 黄芩 桑皮
  甘草

  经以胆移热于脑，则辛頞鼻渊。胆为甲木，脑为髓海，鼻为肺窍。素本酒体，肥甘过度，或为外感所乘，甲木之火，由寒抑郁，致生湿热，上熏于顶，津液溶溢而下，腥涕常流，为鼻渊之候，有似比之天暑，湿蒸热乃能雨，此之类也。源源不竭，髓海空虚，气随津去，转热为寒，亦犹雨后炎威自却，匝地清阴，而阳虚眩晕等证，所由生也。早宜调治，久则液道不能肩固，甚难为力也。

苍耳子　辛夷　薄荷　川芎　白芷　蒺藜　防风根　甘草

口齿音声

齿痛上引太阳，因眩晕、左肢麻痹而起。金水二脏素亏，眩晕乃肝邪所致，金虚不能平木，水虚不能制火，故肝阳内扰，阴水不升，肝位居左，气虚则麻。兼以酒体肥甘过度，湿热蓄于肠胃，上壅于经，故见手阳明、足阳明、手太阴、足少阴四经之证。夫齿痛，属阳明之有余，眩晕、麻痹，属太、少之不足。按《灵枢·经脉》篇：手阳明之脉，其支者从缺盆上颈贯颊，入下齿中；足阳明之脉，下循鼻外，入上齿中，齿痛之由本此。第久延岁月，病势已深，调治非易。爰以清胃、玉女煎加鹿衔草，从阳明有余，少阴不足论治。

熟地　丹皮　泽泻　当归　升麻　生石膏　川连　知母　麦冬　牛膝
鹿衔草

经以齿乃骨之所终。手足阳明之脉，上循于齿。天癸主于冲脉，冲为血海，并足阳明经而行。阴虚无以配阳，水虚不能济火，是以经事先期，不时齿痛。当从阳明有余，少阴不足论治。

熟地　丹皮　泽泻　知母　牛膝　佩兰

经以南方赤色，入通于心，开窍于耳，外候于舌。七情不适，伤乎心也。盛怒不解，伤于肾也。肾虚不能济火，心火上炽，舌为之糜。法宜壮水之主，加以介类潜阳之品。

熟地黄汤去萸肉，加鳖甲、龟板、五味。

二气素虚，五志过极，心火暴甚，肾水虚衰，水不制火，舌为之黑。治宜壮水之主，以制阳光。

知柏八味去萸肉。

形丰脉软，外实内虚。舌为心苗，黑为肾色，舌边带黑，乃肾色见于心部，非其所宜。肾司五内之精，脾统诸经之血。脾肾强健，则精血各守其乡，肾色上僭，脾肾必虚。心属火，肾属水，肾水不能上升，心火无由下降，火炎物焦，理应如是。治病求本，滋苗灌根，培补其阳，徐徐调治。

熟地黄汤去丹皮，加旱莲、女贞、牛膝，蜜丸。

肾水不足，心火有余。舌为心苗，火性炎上，水不济火，舌为之糜。脉来软数无神，缘五志乖逆所致。上病下取，滋苗灌根，法当壮水之主，以制阳光。

熟地黄汤去萸肉，加牛膝、龟板、地骨、麦冬，水泛丸。

肾水不足，肝木失荣，木燥生火，火盛生风，风火相并，上冒清空，声哑舌强，视听不聪，脉来软数无力。治宜益气壮水，冀其水火既济，天地交通。

　　　　熟地黄汤去茯苓，加广皮、甘草、半夏、冬术。

　　音声本于脏气，气盛则声扬，气虚则声哑。肾为音声之根，肺为音声之本，舌乃发声之机，唇为声音之户。肾主藏精，精化为气，脉司气化，气主发音。证因诵读太过，损于脏气。河间云：五志过极，俱从火化，火盛刑金，金溶不鸣。舌为心苗，肾为水脏，火性炎上，火旺水亏，伤其本而失其机，是以声哑语难，脉来滑数而空。爰以铁笛丸加减。

　　　　熟地　天麦冬　五味　贝母　桑皮　桔梗　炙草　薄荷　诃子肉　紫菀
　　　　连翘　为末，以竹沥和水泛丸。

　　诵读劳心，心火刑金，金溶不鸣，声嘶语难。当以壮水清金，行其清肃之令。

　　　　熟地　沙参　玄参　丹参　麦冬　五味　茯苓　当归　远志　柏子仁
　　　　枣仁

咽　喉

　　肺气郁而音不开，会厌作梗，喉痛食难，肺胃干槁，阴不上承。舌苔干白，心境不畅，郁结化火，老年所忌。

　　　　苏子　杏仁　桔梗　牛蒡　孩儿参　茯苓　橘饼　淡干菜　鸡子清
　　恙源前方已着。喉疼会厌作干，汤水不下，药难为力。

　　　　前方去苏子、杏仁、鸡子清、橘饼，加猪肤、桃肉、腻粉团。

　　阴损于阳，液化为痰，精不化气，气不生阴，金水交伤，脉来细数，脏阴津液俱耗。无阳则阴不生，无阴则阳不化。阴耗阳竭，饮食入于阴，长气于阳，喉疼音哑，咳嗽痰多，肾水不升，肺阴不降，阳气不敛，阴气不收，生气伤残。

　　　　陈米团　猪肤　党参　熟地　甘草　陈皮　桔梗　天花粉　象贝母

　　三年前蒂丁下垂，愈后喉痛不能食盐，不耐烦劳，脉来虚数，心、肝、肾三阴皆亏。厥阴循咽，少阴绕喉，湿热痰火，郁而不达。拟清上实下，久防喉痛。

　　　　孩儿参　南沙参　北沙参　生地　白芍　茯苓　桔梗　苏梗　大力子
　　　　甘草

　　小产多次，喉肿溃烂不疼，蒂丁烂去半边，医治未痊。去岁小产后，咳嗽缠绵，耳底疼痛，行生白颗，食入作噎。厥阴循咽，少阴绕喉，火毒内郁，金水两伤。

　　　　孩儿参　绿豆花　野菊花　桔梗　川贝　丹皮　黑豆皮　水中金

　　咳嗽大减，唯觉痰多，蒂丁之烂，不能完固，火毒内郁，行经腹痛，气血不调，虑难奏捷，以膏代煎，徐徐调治。

　　　　孩儿参　生地　甘草　桔梗　川柏　玉竹　归身　黑豆皮　白芍

绿豆皮　野菊花根

上药熬膏，少加芝麻油胶。每早开水服五钱。

中　风

风湿夹痰，扰犯阳明之络，外风鼓动内风，口开左歪，左腮无力，语言謇涩，谨防类中。

秦艽　独活　钩钩　茯苓　橘红　僵蚕　甘草　蒺藜

顷接恙源，敬稔老太太服童便藕汁，血止四日，近日痰多，不易吐出，肋痛如故，气壅胀闭。今午后醒来，语言謇涩，口角流涎，目睛痴呆，咳嗽喉痛。此肝阳化风，痰火上扰，气不升降，似有类中之象。老人无可暂停，以二陈汤加减。

半夏　橘红　茯苓　甘草　麦冬　竹茹

邪风鼓动肝风，扰动阳明，口歪眼㖞，视听不明，言语不清，食入流涎，眼㖞流泪，小便黄赤，内火招风，阴不化阳，类中风也。

羚羊角　钩钩　蒺藜　甘菊　薄荷　半夏　橘红　茯苓

邪风鼓动肝热，服和肝化痰之剂，诸证渐退，以丸代煎，徐徐调治。

原方加于术、神曲、防风、桑叶、芝麻、红糖为丸。

经行腹痛之后，两胁少腹作胀，口开左歪，肝脾郁湿，化热生风，扰犯阳明。

胡麻　秦艽　蒺藜　僵蚕　羚羊　橘红　半夏　茯苓　钩钩　独活

当归　甘草

服药四剂，口歪未正，阳明未和，风湿未化，心中懊憹，难以名状。防类中风。

前方去秦艽、独活，加玉竹、芝麻。

类中于右，三阳发病，神烦言謇，肢搐口歪，气冲呃逆。外风勾动内风，湿痰上攻清窍，脉来大小不均。年近古稀，风烛堪虑。

钩钩　橘红　茯苓　远志　竹沥　枳实　白芍　甘草

势虽平宁，神识暝昧。议加洋参、当归、姜汁。

顷接吴甥持来严兄之信，等人亲家，于十四日晚，因濯足致右手右腿不能伸舒，小便甚多，舌强言謇。右手足虽属三阳，肾不养肝，虚风上冒，母令子虚，王五所用之方尚妥。余见字即欲来圩看视，奈因十二日夜，偶然肝气痛，失血数口，精神不振，稍迟数日，当买棹渡江诊视，再造丸断不可服。今拟一方，嘱其安心静养，自有神明庇佑。克昌王五诸门生，禀笔请安。

蒺藜　秦艽　钩钩　归身　茯神　半夏　橘红　甘草

神识稍清，诸恙稍减。唯舌中红燥，阴分大亏，议加洋参、麦冬。

类中四朝，偏枯于右，服药以来，神清语正，诸恙减退，尤当静养，不致痰火上升为吉。议宗前法加减，候酌。

  法半夏　薄橘红　茯神　甘草　归身　白芍　西洋参　麦冬　白蒺藜
  秦艽　钩钩

昨烦心过度，夜又错语，痰火上冒，速宜静养。原方加远志、姜汁、竹沥。

类中偏枯，已延六朝，神清寐安，言尚謇涩，舌苔尚腻。腑气未通，湿痰未化，宁神静养。

  半夏　橘红　远志　茯神　当归　夜交藤　洋参　麦冬　炙草　蒺藜
  秦艽　竹茹

右手稍能举动，自属效机。原方议加通畅阳明。加生谷芽三钱。

类中于右七朝，扶正化痰，通调气分，神识虽清，舌窍未灵，仍有错语，舌黄未化，大便未行。腑气未通，阳明未畅，湿热痰滞，随心火肝阳上升，年近七旬，二气已衰，腻补从缓。

  洋参　橘红　半夏　远志　麦冬　茯神　蒺藜　秦艽　竹茹　枳实
  谷芽　甘草

恙势虽退，惟大便未行，佐以润之。前方加生首乌、黑芝麻、向日嫩桑头。

类中偏枯，行经十二日，扶正育阴，息肝风，化痰火，虽臻效机。舌苔渐消，大便未行，腑气未通。谷雨节令，前三后四，尤当静养，议以原方加减。

  洋参　石斛　麦冬　梨汁　甘草　当归　茯苓神　半夏　橘红　远志
  蒺藜　枳实　谷芽　炒竹茹

服药之后，寐安神宁。原方加柏子仁、夜交藤、生地。

类中十六朝。滋肝息风，清火化痰，虽日有效机，神识尚未清明，手肢动甚，大便未通，腑气未和，脏气未协。原方加减。

  当归　蒺藜　茯神　丹参　洋参　半夏　橘红　远志　生地　天麦冬
  竹茹　枳实　生熟谷芽

类中念五日，壮水滋肝，息风化痰清火，佐以益气润肠，更衣已行数次。腑气渐通，脏阴渐和，手足渐动，精神渐起。立夏节令在迩，不致变更乃吉。

  半夏　橘红　远志　茯神　当归　杞子　生地　麦冬　甘草　桑枝

年逾六旬，二气就衰，阴阳并损，将息失宜，心火暴甚，四肢麻木，牙紧口强，时许方定，愈后复发。心肾两亏，肝虚生风，已成类中。养心脾，和肝胃。

  黑归脾去阿胶，加花粉、蒺藜、鸡子清。

曲运神机，劳伤乎心，心劳肾耗，水不涵木，肝阳内扰，奔走风尘，有劳无逸，内风化火，火动痰升，上冲多汗，精神昏愦，恍惚不宁，语言错乱，类中之象。今口角歪斜，精神清爽，脉象弦滑，惟宜静养为妙。

西洋参　麦冬　鲜生地　煅牡蛎　朱茯神　柏子仁　钩藤　姜半夏

城头菊　薄橘红

心脉系舌本，脾脉络舌本，少阴循喉咙，挟舌本。心脾郁湿，生风生痰，舌破流涎，类中风也。

钩钩　蒺藜　防风　僵蚕　麦冬　半夏　橘红　竹茹　茯苓

复诊加枳实、羚羊。

卒然晕倒，手足厥逆，六脉皆伏，而气口犹是。此因饮食填塞胸中，胃气不行，阴阳阻隔，升降不通，类中风而非真中风也。先宜盐汤探吐，再服煎方。

白茅术　厚朴　制半夏　藿梗　蔻仁　广皮　生姜　神曲　炙草

右半偏枯，已延二月，逾时虽可言语，吐字音未能清爽，手足未能运动，脉象左部细弦，右部气口脉虚濡，关部沉滑。经谓三阳之病发于右，右属痰与气虚。肝肾之阴亦损，而络中痰湿未能尽净。当从气血两培，兼化痰利节之法。

生地　当归　党参　怀山药　料豆　法半夏　独活　远志　红枣　川断

甜瓜子　寄生　柏子仁

一水以济五火，肾是也。肾水不足，不能养肝木，风阳鼓动，心火随之，以致心胸不安，头眩肢麻，肤腠刺痛，腹肋气喘作胀。脉来左部弦数，右部兼滑，风阳不降，夹有湿痰，延防类中。当滋水柔肝，兼养心脾，以化痰湿。

蛤粉炒生地　北沙参　当归　茯神　夜合花　沙苑蒺藜　牡蛎　柏子仁

泽泻　广皮　金橘饼

眩　晕

水亏于下，火炎于上，壮火食气，上虚则眩，头眩足软，如立舟中，咽干口燥，梦泄频频。少阴肾脉上循喉，有梦而泄主于心。精不化气，水不上承，明验也。清上实下，是其大法。肾水亏，必盗气于金，金衰不能平木，水虚不能涵木，木燥生火，煎熬津液变痰。丹溪所谓无痰不作眩是也。脉来软数兼弦，值春令阳升，防其痉厥。乙癸同源，法宜壮水。

地黄汤加半夏、沙苑。

经以上气不足，脑为之不满，耳为之苦鸣，头为之旋，目为之眩。素本脾肾不足，抑郁不宜，气郁化火，土郁生痰，上扰精明之府，颠眩如驾风云，卒然愦乱，倏尔神清，非类中之比。脉来软数无神，原当壮水之主，上病下取，滋苗灌根。第痰伏中州，清气无由上达，下气无以上承。姑拟治痰为主，以半夏白术天麻丸加减。

半夏　冬术　天麻　南星　橘红　洋参　当归　川芎　柴胡　升麻

五倍子

共为末，用竹沥三两，姜汁和水为丸。

上实则头痛，下虚则头眩，邪气盛则实，精气夺则虚。诸风掉眩，皆属于肝，头痛颠疾，下虚上实。河间云：风主动故也。风气甚，则头目旋转，风木旺，必是金衰。金衰不能平木，木复生火，风火皆属阳，阳主乎动，两阳相搏，则头为之眩，故火本动也。火焰得风则自然旋转。上实为太阳有余，下虚乃少阴不足。少阴虚，不能引巨阳之气则颠痛，肾精虚，不能充盈髓海则颠眩。润血息风，肃金平木，固是良谋。然上病下取，滋苗灌根，又当补肾。

熟地黄　鹿胶　枸杞子　炙龟板　牡蛎　怀山药　当归　山萸肉
菟丝子

血虚肝风上扰，头眩肢酸，腰脊时痛，当归养荣加味。

四物加蒺藜、丹参、柏子仁、杜仲、桑枝、香附、炙草、芝麻、大枣。

脉弦细，按之稍滑，营卫两亏，痰气结中，中脘板闷，嗳气不舒，内热食少，有时肢抽肉瞤，所谓血虚肝风扰络，延久须防晕厥。拟进化痰镇逆法。

代赭石　橘络　苏梗　香附　茯苓　枣　金沸草　蒺藜　党参　沉香
当归　藕

肝　风

暴怒伤肝，肝之变动为热。右手掉摇，膻中隐痛，客冬进补中益气而愈，现又举发。拟补阴益气煎治之。

人参　当归　山药酒炒　熟地　陈皮　甘草　升麻　柴胡

进补阴益气煎，掉摇已止，膻中隐痛亦平。诸风掉眩，皆属于肝，战栗摇动，火之象也。良由水不涵木，肝火化风，壮水济火，乙癸同源主治。

六味加银柴胡、白芍、陈皮，蜜水叠丸，早服三钱。

月之初日，颈痛气促，自服疏散无效，更增心悸，手臂掉摇。肝之变动为热，心之动为悸，肾之动为栗，气却动肝，肾不养肝，肝火上僭，战栗之病生焉。

太子参　于术　茯苓　炙草　熟地　当归　酸枣仁　远志　为丸。

肝　郁

忧思郁怒，最损肝脾，木性条达，不扬则抑，土德敦厚，不运则壅，二气无能流贯诸经，营卫循环道阻。肝乃肾之子，子伤则盗母气以自养，致令水亏于下，水不济火，灼阴耗血，筋失荣养，累累然结于项侧之右。脉来细数无神，溃久脓清不敛，法当壮水生木，益气养营。仍需恬淡无为，以舒神志，方克有济。

生地　洋参　当归　川芎　香附　贝母　冬术　桔梗　黄芪　玄参

海藻　长流水、桑柴火熬膏。

木性条达，不扬则抑。土德敦厚，不运则壅。忧思抑郁，不解则伤神。肝病必传脾，精虚由神怯，情志乖违，气血交错。夫心藏神，脾藏意，二经俱病，五内交亏。心为君主之官，脾乃后天之本。精涸神怯而无依，是以神扰意乱，不知所从，动作云为，倏然非昔。宜甘温之品培之。

熟地　党参　当归　白术　枸杞　菟丝　远志　枣仁　炙草

肝郁中伤，气血失于条畅，月事愆期，肢节酸楚，气坠少腹，胀痛不舒，兼有带下。脐左右筋，按之牵痛，如动气之状，按摩渐舒。先宜调中和气。

异功散加香附、砂仁、当归、赤芍。

病原已载前方，进异功散加味，调气和中，诸症渐减，既获效机，依方进步为丸缓治。

当归　白芍　太子参　香附　茯苓　于术　陈皮　炙草　沉香　木香

姜　枣　煎汁泛丸。

情　志

心为一身之主宰，所藏者神。曲运神机，劳伤乎心，心神过用，暗吸肾阴，木失敷荣，肝胆自怯，神不安舍，舍空则痰居之，心悸多疑，情志不适，腹中澎湃如潮，嚏则稍爽，心病波及肝胆，天王补心丹、酸枣仁汤，皆是法程。拟阿胶鸡子黄汤加味。然否清政。

阿胶　姜夏　橘红　枳实　鸡子黄　竹茹　茯苓　炙草

忧思抑郁，最损心脾。神不安舍，惊悸多疑少寐，肢战食减，容色萧然，脉见双弦，殊为可虑。

归脾汤去芪加熟地。

情怀屈抑不伸，肝木横乘脾胃，脾肺两伤。脾为生痰之源，肺为贮痰之器。脾虚不能运化水谷之精微，津液凝结成痰，上注于肺，喉为肺系，是以痰塞喉间，咯不能上，咽不能下，胸次不舒，饮食减少。痰随气以流行，痰自脾经入肺，经过胞络，神形外驰，莫能自主，悲不能止，涕泣沾襟，非癫狂可比。脉来弦数无神，有三阳结病之虑。法当宁中州为主。

六君子汤加当归、广木香、淮小麦、南枣。

妇人无故悲泪，肺脏燥则肝系急也。淮麦大枣汤。

淮小麦　大枣

癫 狂

肝志为怒，暴怒伤阴，怒动肝火，木反侮金，清肃不行，气不下降。气有余，便是火。火郁痰生，上扰心包之络，言语不禁，呢喃不止，气高不寐，嗳噫不舒。先拟泻心汤。

川连　姜夏　枳实　山栀　龙胆草　橘红　黄芩　竹茹　茯神　甘草

语出于肾，机发于心，语言不经，机变不灵，精神不振，心肾交亏，七情伤于惊恐。早服天王补心丹。

生地　麦冬　沙苑　远志　茯神　玄武板　菖蒲　龙齿

忧思抑郁，最伤心脾。心为君主之官，神明出焉，脾为谏议之官，智意出焉。二经受病，五内乖违，肾水下亏，不能上济，火盛灼金，肺金亏虚，不能平木，木复生火，二火交并，清肃不行，同气相求，必归于心。东垣以火盛必乘土位，煎熬津液成痰，痰随炎上之性，蔽障神明，心神外驰，莫能自主，故心烦意乱，不知所从，动作行为，倏然非昔。前议镇木清金，泻南补北，诸症悉退，脉亦调平。第火起于妄，变幻不定，宜济补真阴，济君相而行肺金清肃之令。清痰之本，调和智意，不容上扰心君，更益以镇重之品，定其气血，各守其乡，庶免来复之患。拟《惠民和剂局方》归神丹加味主之。

乌犀尖　川连　龙胆草　南星　川芎　玄武板　天竺黄　麦冬　知母

姜半夏　黄芩　羚羊角　龙齿　琥珀　芦荟　青黛　菖蒲　磁石　归身

天冬　金箔　蜂房

共研末，将铁落用长流水煎汁，入竹沥姜汁。另以全蝎十个，煎汁，和入叠丸。每早服三钱。

七情不适，气失冲和，举动不经，言语错乱。自服景岳服蛮煎不效，非癫可知。木性条达，不扬则抑，肝主谋虑，胆主决断，谋决不遂，屈无所伸，莫能自主，故动作行为，异乎平昔，病名阳厥。拟清镇法主之。

熟地　归身　茯神　萎仁　姜夏　南星　川连　青黛　龙齿　朱砂

姜汁　竹沥　铁落 煎汤代水

服四剂后，以十剂为末。生铁落煎水，入竹沥姜汁泛丸。

思为脾志，肝主谋虑。曲运神思，谋虑不遂，思则气结，谋深木屈，木郁生火，土郁生痰。痰火扰乱神魂，故动作不经，语言无次，阴不胜阳，脉来搏疾。法当寻火寻痰，加以清镇之品。每朝服牛黄丸一钱。

川连　制半夏　萎仁　归身　龙齿　南星　竹沥　龙胆草　枯芩　青黛

铁落　姜汁

思则气结，忧则气耗，悲哀动中，形神错乱，肝胆自怯，心肾不交，多寤寡寐，神不安舍，舍空则痰火居之。多饮膏粱伏酒，兴而后寐，胆虚不寐，阳跷脉空，心神不敛，肝阳不宁，有狂乱之患。

生地　川连　阿胶　半夏　秫米　枳实　竹茹　孩儿参　鸡子清

情怀抑郁，气动于中，五志过极，皆从火化，心胆自怯。惊则气乱，伤于心也；恐则气下，伤于肾也。肝风痰火上扰，神志不藏，风火相煽，阳明内实，致有狂乱之患。清心化痰，解郁疏肝。

羚羊角　枳实　竹茹　半夏　川连　条芩　干姜　孩儿参　茯苓　钩藤
青果汁

暴怒伤阴，暴喜伤阳。包络者，臣使之官，喜乐出焉。肝为风木之脏，虚则生风，郁则化火。肾为少阴之水，水不养肝，心肾不交，神不安舍，痰火居之。心、肝、肾三阴内亏，加之郁结，化火生痰，上扰心包，阳明内实，虚风、虚火、虚痰，难免狂乱逾垣之患。风痰之药，遍尝寡效，肝为刚藏，济之以柔，亦法程也。

十味温胆汤用生地、孩儿参，加天麦冬、羚羊、夜交藤、青果汁、童便。

肝不藏魂，肺不藏魄，神不归舍。风火痰扰乱不宁，癫狂咬牙，日夜无寐，身强有力，有逾垣上屋之势。阳明内实，难以奏效。

犀角　羚羊　茯苓　麦冬　生熟地　黄芩　川连　赤芍　丹皮　枳实
半夏　橘红　天冬　远志　黄柏　玄参　竹茹　青果汁

经以重阳为狂，重阴为癫。胎产之后，恶露不行。因于卧，卒败血上冲，扰乱心包，瘀凝作胀，人事不省，如醉如疯。鼓动肝风，多笑多语，心神不安。胞络者，臣使之官，喜乐出焉。化郁是理。脉来沉，沉者，郁也。气血不得和畅，气化风火，败血随之，癫狂见矣。仍宜化瘀。

归身　桃仁　杏仁　丹参　郁金　石决　赤芍　童便

言发于心，语发于肾。水火气偏，神志不藏，肝风痰火，扰乱心包，思想无穷，所愿不得，郁结化火生痰。壮水之主，以镇阳光，亦是一法。现在午火司权，少阴用事，拟清心宁肝一法。是否候酌。

温胆泻心用孩儿参，加青果汁。

疟后失调，加之气懊郁结，酒客中虚，郁结生痰，心肾不交，肾虚不能养肝，肝虚生风，风痰上扰清空，神志如迷，神情恍惚。息怒安神戒酒为妙。

半夏　橘红　竹茹　枳实　茯苓　黄芩　孩儿参　羚羊角　远志　枣仁

心火肝火上亢，神不安舍，舍空痰火居之。月事不调，而有带证，头常作痛，遍身骨节俱疼，近来肌肤作痒，两目呆瞪，项颈气胀，牙缝出血，右鼻作腥，语言错乱，脉来滑数，肝风痰火不宁，扰乱心包为患。

川连　鸡子清　半夏　橘红　竹茹　生地　钩藤　阿胶　羚羊角
白蒺藜

痫　厥

水亏于下，木失敷荣，土为木侮，中枢少运，致令水谷精微，不归正化，凝结成痰，蔽障中土，络脉为之间断。人之气血流贯，如环无端。痰伏于中，则周流气血失其常度，是以卒然仆地，神魂如醉，痰涎上溢，四肢瘛疭，良久方醒，间断来发，病名曰痫。补正则伏痰愈结，攻痰则正气益虚，偏补偏攻，均非所宜，证本虚中之实，法当补泻兼施。拟《集验》安神丸加减。

紫河车　东洋参　石菖蒲　熟地　茯神　当归身　制半夏　麦冬　炙草
广皮　檀香　蜜水为丸。

痫证有五，其原不离脏虚痰阻，其治不越补泻兼施。面色戴阳，肾虚可知。前《集验》安神丸加减，病发渐稀。

原方加真降香、制南星。

卒然跌仆，流涎时醒者，号曰癫痫。忽然寒热，热甚昏冒者，名为尸厥。脉来弦大，心火肝阳上升化风，夹痰上达心包，证延二载有余，积劳、积郁、积痰为患，治之甚难。

茯神　天竺黄　钩藤　蒺藜　羚羊　麦冬　半夏　橘红　僵蚕　青果

经以诸风掉眩，皆属于肝，战栗震动，火之象也。身战、口噤、背张，至夏则发，逾时而已。脉来软数，水不济火，血热化风，病名曰风痉。法宜养肝息风，壮水制火。

大生地　白芍　归身　沙参　麦冬　五味　煅磁石　黄柏　龟板　蜜水
叠丸。

厥阴绕咽，少阴循喉咙，挟舌本，手足阳明之脉，入上下齿中。咽疼舌短，卒然口噤背张，手足掉摇，气从少腹冲逆于上，阴亏水不涵木，冲虚血不荣筋，中虚湿痰生热，血燥化风，风扰阳明，龙雷上僭，所服之方甚妥。拟归芍异功加减，从厥阴、阳明主治。

归芍异功散去白术，加黄柏、知母、白芷、冬瓜皮。

瘛疭已缓，入夜虚烦，口干作渴，心悸如人将捕之之状。腹中似胀，时有气升，舌难伸，项背强，牙关紧，六日不更衣，脉虚弦而数，湿痰化热，血燥生风，风扰阳明，九窍不和，都从胃治。原方加减。

前方加郁李仁。

惊 悸

惊则气乱伤心，恐则气怯伤肾，伤则二气致偏，偏久致损，损不能复，病势益甚。现在气不生阴，阴不化气，木乘春旺，中土受损，水精不布，揆度失常，面色如妆，玉山已倒，生机残矣。今拟一方候酌。

　　熟地　人参　淮药　归身　茯神　枣仁　远志　广皮　牡蛎

心血不足，肝火有余，火伏营中，肝阴不静，致多惊恐。经以东方色青，入通于肝。其病发惊骇是矣。

　　生地　川连　丹砂　甘草

大惊卒恐，心神肾志交伤。肾藏精，恐则精怯，精化气，怯则精无以化。心藏神，惊则神乱，化生精，乱则精无以生。是以心神震动，惶惶惕惕，莫能自主。阳统乎阴，精本乎气，上不安者，必由乎下，心气虚者，必因于精。证以精气互根之宜，君相所资之道。法当峻补心肾，仍须尽释疑怀，使气归精，精化气，则神志安定，病自已矣。

　　熟地　洋参　上芪　冬术　归身　云苓　枣仁　远志　炙草

心脾气血素虚，因惊恐致伤神志，胸中震动不安，时多恐畏，甚则心烦意乱，不知所从。经曰：胃之大络，名曰虚里，出于左乳之下，其动应衣，宗气泄也。心藏神，肾藏志，肾虚心脾失养，神不安舍，宗气无根，心肾乖离，危证也。

　　熟地　洋参　冬术　归身　枣仁　远志　九节菖　淮药　磁石　飞丹砂
　　炙草

心怯神伤，兼有痰火，恐惧不安。

　　东洋参　茯神　冬术　麦冬　九节菖　远志　磁石　丹砂

肝有风热，脾蕴湿痰，痰热上乘胸膈，致生惊恐。

　　温胆汤加白石英、丹砂、金钗一股，煮水煎服。

火盛水亏，烦热消渴，胸中震动，畏恐不安，法宜壮水。

　　生地黄汤

胃弱脾虚，湿痰中蕴，上迷心窍，惊悸不安。

　　温胆汤加冬术、制南星、沉香、飞丹砂。

因惊恐而致病者，主于肝胆；因病而致惊恐者，属乎心肾。心为君主之官，端拱无为，相火代君行事，相火藏于两肾之间。经言：七节之旁，中有小心。即其处也。肾为作强之官，伎巧出焉。盖人之动作行为，皆赖肾中之火，此火一衰，则情志昏愦，形神颓残，而风痹痿厥等证，所由来也。今脐下卒然震动，惊惕莫能自主，旋竟上攻，两臂痿厥不收，逾时而已。脉数无力，面色戴阳，证势颇类无根之火。盖非相火衰微，乃忧思抑郁，致火不宣扬，不能生土，且南方卑湿，脾土常亏。既失所生，又素不足，脾湿郁而生痰，流注诸经，变幻不一。左关属肾，肾火不安，肾志为恐，而蔽障于痰则悸，譬如水滴火中，炎焰勃然而起，故气自脐下而上升于两臂，正合七节之旁之旨。两臂亦中土太阴、阳明之部，横走于肝则木不安，肝主谋虑，胆附于肝，胆主决断，为痰所扰则怯。诸恙虽见于目前，而致病之原已萌于曩昔。人年至半百而衰，必少壮有恃强之弊，非一朝一夕之故，其所由来者渐矣。公议补肝肾，运中枢，以杜痰源；省思虑，益精神，以舒志意，方克有济。张景岳云：此为不慎其初，所以致病于后，今病已及身，而又不知慎，则未有能善其后者矣。此言最切，故幸留意焉。

六味合六君加沉香，蜜丸。

怔 忡

经以喜怒伤气，寒暑伤形，冲脉起于肾下，出于气街，挟脐上行，至胸而散。冲脉动，则诸脉皆动。少腹属厥阴，厥阴肝也。气从少腹蠕动，逆冲于上。心慌意乱，虚里穴跳如跃梭。肾不养肝，气失摄纳，皆根蒂之亏。寡欲固是良谋，更宜恬淡虚无为妙，否则尽恃草木功能，一曝十寒，亦无益也。

六味地黄丸加牡蛎、沙苑子。

年甫廿三，脉来软数，二天不振，心肾交亏，瘰疬虽痊，二气伤而未复，虚里穴动，中虚作呕。先养心脾，兼滋肝肾。

熟地　茯苓　枣仁　远志　冬术　归身　木香　炙草　洋参

阴亏于下，宗气上浮，气不归原，撼于胸膛，虚里穴动，病名怔忡。拟《医统》养心汤。

洋参　麦冬　五味　熟地　枣仁　茯神　柏子仁　炙草

肾虚精不化气，肺虚气不归精，宗气上浮，动于脐左，殆越人、仲景所谓动气之类耳。

六味地黄丸汤加归身。

真阴不足，五液下亏，阴不敛阳，宗气上僭，虚里振动，头眩汗出。气为汗衰，阳蒸阴分，议进当归六黄法。待血热清平，再议补阴可也。

当归六黄汤加洋参、赤苓。

真阴不足，心肾不交，宗气上浮，虚里穴动，心烦意乱，莫能自主，脉数无神，当培其下。

六味地黄丸加五味。

脉体渐平，证势渐减，水火渐有相济之机。第久恙阴亏阳亢，心肾不交，宜服养心之剂。

熟地　洋参　归身　麦冬　五味　远志　枣仁　丹参　茯苓　炙草

柏子仁

五液下亏，二火上炽，水不济火，阴不配阳。缘昔过服克伐之剂，肾阴受伤，致见怔忡惊悸等证，自服养心之剂，虽获机效，然治上者必求其下，滋苗者必灌其本。心为致病之标，肾为致病之本，不必治心，当专补肾。

熟地　淮药　洋参　五味　菟丝子　枸杞子　苁蓉　玄武板　鹿角胶
蜜水叠丸。

肾水下亏，心火上炽，水火不济，神志不安，宗气上浮，虚里穴动。前进都气丸，壮肾水以制阳光；继服养心法，抑心阳以清君热，怔忡较减。然治上者，必求其本，滋苗者，必灌其根，仍主壮水之主。

都气丸加龙齿、紫石英。

心为君火之乡，肾为藏水之脏，火性炎上，水体润下，水欲上升，火欲下降。水虚无以上升，心火何由下降，水火不济，心肾不交，是以心烦意乱，不知所从，宗气上浮，虚里穴动。脉来软数无神，有惊悸健忘之虑。法宜壮水潜阳为主。

洋参　归身　五味　菟丝　怀药　茯苓　杞子　黄肉

上为末，另以大生地、麦冬、冬术、长流水熬膏。溶入龟胶、鹿胶，和末为丸，如桐子大，早晚服。

木郁不伸，克制中土，传化失常，津液凝渍成痰，内扰肝胆心包之络，致有怔忡之患。甚则惊悸，莫能自主。服培养心脾，条达肝木之剂，诸恙虽平，未能如故。今远涉江汉，志意多违，饮食起居，异于故土，防微杜渐，恐有来复之虑。安不忘危，必以寡欲澄心为主，土能培木，水能生木，必得水土平调，方无抑郁动扰之患。拟归脾二陈加减。

熟地　洋参　冬术　茯神　枣仁　远志　归身　女贞　旱莲　姜夏
炙草　蜜水为丸。

不 寐

真阴下亏，虚阳上越，水不济火，心肾乖违，五志过极，俱从火化。火愈炽，水愈亏。水不涵木，曲直作酸，阴不敛阳，竟夜无寐，甚至心烦虑乱，莫能自主，心气必困于精，脉来弦数而软。授以三才、六味，加以介类潜阳之品，专培五内之阴，冀其精化气，气归精，阴平阳秘，精神乃治。

熟地黄汤加洋参、黄精、龟板、炙鳖甲、煅牡蛎、天麦冬，蜜水叠丸。

心肾两虚，自汗不寐，服药虽效，未能杜源。汗为心液，外出三阳，肾水不升，心火不降，心肾多疑多虑。法当补坎补离，冀其水火既济。

六味加枣仁、阿胶、鸡子黄。

脉来动数，按之则弦。默默不知喜怒，时多疑虑，幻生惊恐，心胆自怯，怯则气乱，伤乎心也；恐则精怯，伤乎肾也。心为君主之官，胆司中正之职，附于肝之短叶下，胆汁不满，胆冷无眠。所服之方，理路甚是，仍清一手调治，暂与十味温胆汤。

十味温胆汤

卫气昼行于阳，夜行于阴，行阳则寤，行阴则寐。泄泻后寤而不寐，呕吐痰涎，阴伤胃不和也。拟《灵枢》半夏秫米汤。

制半夏　北秫米

精血素亏，龙雷振动，心神不安，竟夜无寐。

朱砂安神丸夜服　半夏秫米汤

心肾素亏，七情不节，骤加惊恐，二气潜消。惊则神伤，恐则精怯，神因精怯以无依，精因肾伤而不化，是以神摇于上，精陷于下，阴阳不交，竟夜不寐。

生地黄　冬术　洋参　归身　枣仁　远志　炙草　半夏　黄粟米

金不平木，木复生水，火性炎上，上扰心君，心烦意乱，不知所从，竟夕无眠，悔怒数起，虚里动穴，食减神疲。前进壮水济火，补阴潜阳，诸恙渐退，依方进步，为丸缓治。

郁气丸去萸肉，加麦冬、沙参、龟板，为丸。

忧思抑郁，最损心脾。心主藏神，脾司志意。二经俱病，五内乖违。心为君主之官，脾乃后天之本，精因神怯以内陷，神因精怯而无依。以故神扰意乱，竟夕无寐，无故多思，怔忡惊悸。

洋参　归身　赤苓　炙草　枣仁　远志　黄芪　白术　广皮

思虑耗伤精血，痰火扰动神魂，夜卧不安，倏寐倏醒，怔忡惊悸，莫能自主。法当专培精血，不可寻火寻痰，未识高明，以为然否。

洋参　黄芪　茯苓　归身　茯神　远志　枣仁　炙草　湘莲肉

服秘传酸枣仁汤，竟得酣寐，连宵达旦。前议专补精血，不寻痰火，已合病机。第病两月之久，阴已亏耗，以致惊悸、怔忡等，未能悉退，宜加补三阴之品。

洋参　冬术　熟地　玄参　萸肉　黄芪　归身　淮药　远志　枣仁
炙草　茯苓神

心火妄动，心血耗伤，口渴咽干，虚烦不寐，由思虑焦劳所致。

熟地　洋参　天麦冬　五味　玄参　丹参　桔梗　归身　柏子仁
远志　茯神

痰火扰乱，心神不寐。

温胆汤加黄芩、姜汁。

肾水不足，阴不上承，心阳上亢，竟夕无寐。

六味地黄汤加半夏、秫米。

大产后气血交亏，心脾并损，素多痰火，乘虚内扰心神，不安不寐。

温胆汤加东洋参、熟地、枣仁、远志、丹砂、粟米。

夏季坐褥，秋月病热，半年来不寐，大便不行，痰饮阻气也。议宁肺以通大肠。

紫菀　杏仁　枳实　桔梗　川郁金　姜汁

思为脾志，心主藏神。神思过用，心脾受困。心君无为，相火代君司职。相火不静，肾水潜消，水不济火，心阳独亢。脾之与胃，以膜相连。胃者卫之源，脾乃营之本。胃气旋于营，脾气还于胃。脾伤则不能为胃行其津液，营气不谧，则胃气独行其外，行于阳不得入于阴，阴虚故目不瞑。拟七福归脾，从乎中治。

七福饮合归脾汤。

不寐之因共十六条，从无间日轻重，互为起伏之事。惟少阳受病，半表半里，乃间日举发。然少阳尚在阳分，未入太阴，纵或受病，不能久踞。今绵延数载，未能霍然。盖因肝经积有肥气，与少阳互相勾结，少阳为三阳之终，厥阴为三阴之尽。甲乙同宫，又得少腹极阴之所，为藏身之地，而根蒂深矣。经曰：凡内伤者，时作时止。言正胜邪伏而暂止，邪胜则复作而剧也。阳明不和，时作呃逆，太阴不运，中脘气急，皆被肝胆之所累，非脾胃之本病，若非拔本塞源，则时作时止，安有已时。惟受病已深，其势实足以胜正气而抗药力，非可旦夕奏功。拟煎丸并投，寓荡涤于调养之中。俾无形之气，自前阴而出；有形之浊，自后阴而出。然后再为调摄，庶可安痊。鄙见如斯，敢质明眼。

生熟地　潼白蒺藜　川连　龙齿骨　黑绿豆衣　赤白芍　生熟苡仁

桂心　天麦冬　川钗石斛　赤白苓　生熟甘草　鲜百合　河井水煎。

高年气血两亏，平素思虑过度，耗损心脾，以致寤不成寐，连投归脾汤三剂，不效。偶遇名医张见，谈及此证，曰：若要成功，原方须加酒炒黄连一份。继与一剂，果效。

胆经湿邪护心，以致寐而长笑，面红。治以四妙。

桂枝　薄荷　钩钩　姜　枣

不寐、怔忡之证，得于思虑惊恐。夫惊气伤胆，恐气伤肾，五志不伸，必生痰聚饮，聚饮气阻，则胆气不洁。胆寒肝热，热升于胃，则心胸懊恼，得汤饮稍安，不涌吐清涎。适阅前方，均调养心脾之法，未获效者，俱未论及胆胃二经，况悸在胃脘心下，脉来两关弦强搏指，岂非明证。书云：水停心下则悸。又曰：胃不和则卧不安。正合经旨。拟苓术半夏汤，和其阴阳。兼用猪胆汁为足少阳之先导，谅该有益。

猪胆汁炒半夏　茯苓　陈皮　甘草　秫米

三剂已愈大半，原方加丹参、竹茹、枳壳。

又四剂，症已大减，觉遍体有痰流动，摩捺则从口溢出。

原方加瓦楞子去猪胆。

暴怒伤阴，心境不畅。肝失条达，两胁痛如刀刺，胸闷嗳气，口内作甜，夜不成寐，七情郁结化火，老年殊属不宜。

远志　延胡　柏子　炒川连　冬瓜子　桂圆　枣仁　茯神　石斛
益智仁　川楝子

虚　损

八年前曾经失血。经云：阳外泄则自汗，阴内泄则遗精。自汗阳虚，盗汗阴弱。加之受室后复又失血，手足心烧，神疲无力，夜来频频盗汗，饮食日少，形神日羸。表里阴阳两伤，亏损已极，殊难奏效。

八仙长寿丸加龙骨、牡蛎、浮小麦。

食少呕酸，夜间仍咳，盗汗仍来，阳气未敛，阴阳两虚。养心脾以固脱。

六君子加孩儿参、龙骨、牡蛎、茯神、浮小麦。

服药三剂，诸恙平平，脉来形色未起，殊非佳兆。现感风寒，暂以二陈汤加减。

苏梗　杏仁　陈皮　半夏　桔梗　款冬花　孩儿参　糯稻根　浮小麦

水亏火旺，阴不敛阳，阳升莫制，云雾不下，则枯槁不荣，亢龙有晦，悔子之热也。亢则害，承乃制。拟三才法。

孩儿参　北沙参　玄参　天麦冬　生熟地　童便

脉来细涩，脏阴营液俱耗。肾虚则胃关不健，肾不吸胃，食入即吐，小便红赤，夜不能寐，心神不交，酒色伤阴耗气，防其涣散。多酌明哲。

党参　熟地　附子　归身　炮姜　甘草　茯神　秫米

包络者，臣使之官，喜乐出焉。三焦无状，空有其名，胸中膈拒。三焦为决渎之官，水道出焉。心为主宰，胆为中正。心动神驰，意握万物，劳心耗肾，水耗于下，龙雷不藏，坎离不济，云雾不下，白露不降，土中无水，亢龙有晦，必得水以济之。少阳相火司天，厥阴风木在泉，于术、龙齿暂停。清神中之火，调气分之阳。

六味去茯苓，加茯神、孩儿参、沙参、料豆、淡菜、燕根、糖楂、谷芽、
女贞、旱莲、麦冬、福橘、藕，熬汁为丸。

左脉涩，右脉弦滑。肝肾两亏，肾虚则胃关不健，脾积则饮食作酸，胃不冲和，运纳失常。脉犯五行之克，少年更属不宜，延四月有余，正气肾气皆耗，虚不受补，证属棘手。补阴益气煎加沉香三分。服四剂，吞酸已减，脉象稍清，盗汗仍多，原方加神曲。以保固真元，诚有益耳。

菟丝　熟地　杜仲　党参　山药　归身　神曲　沉香　橘红

汗 证

经以阳之汗，犹天地之雨。汗为心液，液泄阴亏，肝失滋荣，木乘土位，化机不足斡旋水谷之精微，是以饮食少思，寐来盗汗。在内为血，发外为汗，汗出太多，血液潜消，久延有经闭血枯之虑。法宜益气养荣为主。

熟地　洋参　冬术　茯苓　牡蛎　女贞　归身　白芍　炙草　蜜丸。

经以阳之汗，以天地之雨名之。汗即血也。素昔经来甚涌，近乃汗出不收，面色戴阳，虚里穴动，脉象软数无神。证属阴亏，水不济火，阴不敛阳，腠理疏开，心液外泄。前进壮水潜阳之剂，虽获效机，第汗血同归一体，使无崩漏之虑，宜加固血之品。

生熟地　天麦冬　玄武板　洋参　玄参　五味　归身　白芍　丹参
枣仁　乌梅　侧柏　莲房　长流水熬膏。

经 脉

经以女子二七天癸至，任脉通，太冲脉盛，月事以时下。又二阳之病发心脾，有不得隐曲，女子不月，其传为风消，为息贲者危。经闭年余，饮食日少，形体日羸，脉来弦劲，乃郁损心脾，木乘土位所致。心为生血之源，肝为藏血之脏，脾为统血之经。心境不畅，肝不条达，脾失斡旋，气阻血滞，痞满生焉。五志不和，俱从火化，火烁真阴，血海渐涸，故月事不以时下，必至血枯经闭而后已。将治心乎？有形之血难培；苟治脾乎？守补中州易钝；抑治肝乎？条达滋柔均皆不受。当以斡运中枢为主，使脾胃渐开，将逍遥养肝郁，再以归芍地补阴养血，调和冲任，冀其经通为吉。

人参　茯神　枣仁　远志　于术　归身　广皮　木香　桂圆　阿胶

左脉弦出寸口，志意隐曲不伸，郁损心阴，阴虚血少，血不养脾，脾伤不能为胃行其津液，胃病不能容受水谷而化精微，精血日以益衰，脉络为之枯涩，经闭半载有余，腹中虚胀作痛，容色憔悴，饮食减少。经言：二阳之病发心脾，有不得隐曲，女子不月是也。其传为风消，再传为息贲，则不治。

四君子汤加归身、远志、枣仁、木香、阿胶、泽泻、柏子仁、桂圆。

曾经服药五剂，病势似有退机，因循怠治，停药月余，遂致䐃肉渐消，喘鸣肩息。证本隐情曲意，郁损心脾，病传于胃，所谓二阳之病发心脾是也。心为生血之源，胃为水谷之海，脾为生化之本。海竭源枯，化机衰惫，血枯经闭，气郁化火，火疾风生，消灼脱肉，故削瘦如暴风之驰速。金伤火灼，气无依附，故喘息如流水之奔逝。犯经旨风消息贲之忌，虽仓扁复生，无如之何！勉拟一方，以副远涉就医之望。

生地　洋参　麦冬　泽泻　柏子仁　归身　茯苓　阿胶

腹中素有血癥，大如覆杯，脉络阻碍，经血循环，失其常度。经不及期，经前作痛，气郁伤肝，木乘土位，饮食减少，悲哀伤肺，治节不行，胸次不畅，腰如束带，带脉亦伤，年逾三旬，尚未妊子，必得经候平调，方能孕育。

八珍汤加陈皮、木香、枣仁、远志、艾叶。

动则为瘕，瘕者假也，气也。不动为癥，癥者征也，血也。血踞于中，经血因循道阻，月不及期，期前作痛。素多抑郁悲伤，生生之气不振，年逾三旬未能有妊。调肝脾以畅奇经，宣抑郁以舒神志。久延非宜。

异功散加归身、砂仁、肉桂、枣仁、远志、姜、枣，煎水泛丸。

经乃水谷之精气，和调于五脏，洒陈于六腑，源源而来，生化于心，统摄于脾，藏受于肝，宣布于肺，施泄于肾，上为乳汁，下为月水。经闭五载有余，饮食起居如故，无骨蒸、痰嗽等症，乃任脉经隧滞塞，非血枯可比。手指肿胀色紫，不时鼻衄，经血错行，可知营气不从，逆于肉里，遍身疮疡，脉来滑数而长，有痛疽肿满之虑。拟子和玉烛散行之，冀其经通为吉。病势深远，药性暴悍，多酌明哲，再服可也。

生地　当归　赤芍　川芎　生军　玄明粉　炙草

经以应月，月以三十日而一盈，经以三旬而一至，像月满则亏也。亏极则病，阴亏则火盛，火盛则逼血妄行。经以阴亏阳搏谓之崩是也。服药以来，崩漏虽止，巅顶犹疼，腹中膜胀。厥阴之脉，上出于额，与督脉会于巅顶，下络少腹，水不涵木，阴不敛阳，巅疼腹胀，脉软数无神。仍以壮水潜阳为主，冀其气血各守其乡，方无来复之虑。

生地　洋参　麦冬　五味　当归　白芍　茜草　乌贼骨　生牡蛎　玉竹

枣仁　蜜水为丸。

气不外卫则寒，血失中营则热，经无约束则愆期，二气素虚，奇经复梗，督行一身之阳，任行一身之阴，任督犹天之子午，冲脉从中直上，合地之云升。法当静补真阴，以充八脉。

洋参　熟地　黄鱼鳔　萸肉　五味　山药　麦冬　当归　牡蛎　白莲花

长流水、桑柴火熬膏。

脉来滑数，无神而空，似有胎而不果，腹无坚硬之处，非停瘀可比。素本月事不调，晡热巅疼，时作时止，阴亏血少，病在肝脾，木不条达，土运郁抑。崇土培木，宜补中州，观其动静。

于术　砂仁　陈皮　茯苓　香附　归身　川芎　黄芩

经候愆期，胸腹相引而痛，痛时手足厥冷，过食生冷、寒冻即发，腹中雷鸣，脉来沉细，显是命火中伤，不足以煦和五内而敷四末。皆由产后气血双亏，虚寒为祟。治宜益火之源，以消阴翳。

附桂八味加归身、川芎。

坤道重在调经，经调方可受孕。经本失期，少腹胀痛，不时呕哕，脉象双弦无力，少腹主于肝，肝病善痛；肝传脾，脾病善胀；脾及胃，胃病善呕，饮食不甘。肝、脾、胃并病，有妨孕育。

八珍汤去白芍，加木香、艾绒，益母花，煎水泛丸。

经闭半载，肝郁气滞，气滞血凝，血结成癥，下离天枢寸许，正当冲脉之道，是以跳跃如梭，攻痛如咬，按有头足，疑生血鳖。肝乘土位食减，木击金鸣为咳。中虚营卫不和，寒热往来如疟，从日午至寅初，汗出而退。脾伤血不化赤，白带淋漓，脉象空弦，虚劳已著。第情志郁结之病，必得心境开舒，服药方克有济。

四物汤加五灵脂、生蒲黄、茜草根、牛膝。

昨暮进药，三更腹痛，四更经行，淡红而少，五更紫黑而多，少腹胀坠而痛，停瘀未尽。

前方加青皮、延胡索。

年逾四旬，产育过多，气血双亏，形丰脉软，饮食不甘，精神慵倦，夜来少寐，清晨坐起必呕，胃有留饮，经失期色紫，腹右有癥，由气郁伤肝，怒哀动中所致，有血崩之虑。先以解郁舒肝，以畅心脾主治。

　洋参　于术　归身　白芍　柴胡　香附　木香　远志　枣仁　茯苓
　炙草　佩兰

崩　带

带下赤白如漏厄，脉虚弦，舌绛中有红巢，大便坚结难解，小腹左角作痛，遍体关节酸痛，咳嗽震动，按摩其痛不止，甚至呼吸往来俱觉牵引痛处。此皆血液脂膏耗损，不能荣养一身，经隧滞涩，络脉乖分，二气无能流贯连络交经之处。前哲谓久漏久崩，非堵塞可止，升提可愈。法当协和二气，调护双维，宣补中寓以收涩之意。

　生地　洋参　阿胶　海螵蛸　鲍鱼肉　白薇　金樱子　橘红　杜仲

宣补之中，寓以收涩之法，取通以济塞之意。盖带下日久，液道虚滑，卒然堵塞，陡障狂澜，其势必溃。故以宣通之品，为之向导，同气相求也。服后带下较减，痛楚渐舒，大便仍结，舌心无苔，一条红滑，乃真阴亏损之征也。脉来弦数无神。原方加减。

　生地　洋参　杜仲　海螵蛸　川断　阿胶　黄芪　白薇　鲍鱼肉

连进通以济塞，带下十减二三，小腹关节酸痛俱缓，大便燥结未润，弦数之脉未静，舌心红滑如故。证本血液脂膏耗损，复延奇经，任行身前，督行身后，冲脉从中直上，带脉环周一身，如束带然，阴维阳维，阴阳相维，阴跷阳跷，阴阳相交，八脉俱亏，百骸俱损，岂铢两之丸散，所能窥其藩牖乎。爰以一通一塞，大封大固之品，共煎浓汁，如膏如饴，每以二两，开水和服，下咽之后，入胃输脾，融化营卫，濡枯泽槁，则欣欣向荣，营气充满一身，庶乎二气协和，奇经复振。

生熟地　洋参　砂仁　杜仲　川断　阿胶　龟板　鳖甲　白薇　黄柏

鲍鱼肉　海桑螵蛸　黄鱼鳔　长流水、桑柴火熬膏，再入胶熔化为膏。

经以阴虚阳搏谓之崩。血得热则宣流，气与火不两立，壮火食气，气无以帅，血不归经，致令经水妄行，遂成崩证。防其汗脱，先取化源。

熟地　冬术　洋参　炙草　乌贼骨　茜草　三七　血余炭

脾肾两亏，湿热下注，阴虚发热，腰痛带下，年逾五旬，真阴久衰。宜培补脾肾，补益真阴，佐利湿热，以冀缓效。

熟地　黄芪　归身　泽泻　草薢　茯苓　苡仁　杜仲　石斛　扁豆

带下不止，所有皆淡黄色，腹痛筋如抽掣，此精血内枯，脂液尽涸，冲任交病，非肝木乘脾也。从奇经八脉主治。

紫石英醋煅　桂心　龟板　归身　菟丝　小茴香　杜仲　杞子　苁蓉

经漏成带，医疗无功，乃冲、任、督、带交病，所与归脾等剂，未尝齿及奇经。议通阳补阴，从奇经八脉主治。

鹿角霜　紫石英醋煅　阿胶　牡蛎　杜仲　杞子　柏子霜　桑螵蛸　蒲黄

龟板　建莲

崩漏日久，经云：暴崩当温涩，久漏宜宣通。因久则血去阴虚，而生内热，必有瘀滞停积。若用芪术保守，归艾辛温，守则气壅，辛则阳动，失其旨矣。

乌贼骨　茜草　生地　阿胶蛤粉炒　白芍　水泛丸。

每朝服三钱，先饮淡鲍鱼肉一小杯为引导。

奇经之脉，隶于肝肾，冲任不足，血复虚寒，经来色淡且少，带下腰痛，骨节酸痛。当乙癸同源主治。

当归　白芍桂枝炒　川芎　生地炭　杜仲　寄生　黄芪　香附　茯苓

乌贼骨　秦艽　枣

宜　男

天地氤氲，万物化醇，男女媾精，万物化生，故受胎必得醇正之气。肝木乃东方生发之本，性喜条达，怒恶抑郁，则生发之气不振，脏腑皆失冲和。况坤道偏阴，阴性偏执，每不可解，皆缘木不条达，素来沉默寡言，脉象虚弦无力，肝木郁结可知。拟逍遥、归脾、八珍加减，冀其肝木畅和，方有兰征之庆。

乌贼骨　鲤鱼子　生地　洋参　冬术　归身　白芍　枣仁　木香

川芎　远志　炙草　茯苓　柴胡　紫河车　蜜丸。

阴不维阳，阳不维阴，卫失外护，营不中守。寒热往来七载，经候不能应月盈亏，是以未能孕育。肝木乃东方生发之本，郁则失其化育之机。法当条畅肝脾，以充营卫；补阴益气，以护两维。期其二气两协其平，方有兰征之庆。

生地　当归　川芎　洋参　山药　甘草　柴胡　青蒿　佩兰　丹参

杜仲　乌贼骨　升麻　蜜丸。

胎　产

服壮水潜阳之剂，胎元竟过离宫，半载以来，阴平阳秘，脉象和调。曾经受孕，即觉体倦神疲，由渐而甚，至产育后方平。现在形神拘倦，甚于畴昔，皆缘火甚阴亏，仍以壮水潜阳为主。

大生地　归身　冬术　黄芩　枣仁　杜仲　黄柏　益母草　龟板

长流水、桑柴火熬膏。

胎元本于气血，盛则胎旺，虚则胎怯。气主生胎，血主成胎，气血平调则胎固，气血偏盛则胎坠。曾经半产五次，俱在三月之间。三月手心主胞络司胎，心主一名膻中，为阳气之海。阳气者，若天与日，离照当空，化生万物，故生化著于神明，长养由于阳土，君火以明，相火以位，天非此火，不能生长万物，人非此火，不能生长胎元。人与天地同参，日月相应，天一生理也。但此火平则为恩，亢则为害。胎三月则坠，正属离火暴甚，阴液耗虚，木失滋营，势必憔悴，譬如久旱，赤日凭空，泉源干涸，林木枯槁，安能不坠。脉来滑数无神，证见咽干舌绛。法当壮水之主，以制阳光。

生地　冬术　黄芩　龟板　甘草　归身　白芍　川断　杜仲　玄参

知母　沙参　熬膏。

素本阴虚火盛，近则有妊三月有奇。三月手厥阴胞络离火司胎，离火暴甚，阴液潜消，无以灌溉胎元，殊为可虑。非独子在胞中受制，即异日之强弱，未必不由乎此。血为热迫，吐血一次，胎欠荣养。可知伐下者必枯其上，滋苗者必灌其根。法当峻补真阴，以培其本。

生熟地　山药　茯苓　冬术　杜仲　龟板　归身　牡蛎　白芍　白薇

黄芩　蜜水为丸。

产后百脉空虚，气血俱伤，冲任不振，半月血来甚涌，所谓冲伤血崩是也。斯时宜宗前哲暴崩暴漏，温之补之之法。蔓延不已，奇经大损，营卫乃伤，任虚不能外卫，冲虚无以内营，致寒热如感，冲脉并足阳明经而行，阳明不和，乳房作痛，上气不足，头为之眩，水不济火，五心燔热，诸虚叠见，日以益甚。脉来弦数无神。先从太阴、阳明进步，冀其胃开进食，诸虚可复。

人参　黄芪　冬术　茯苓　炙草　归身　枣仁　远志　杞子　熟地
龙眼肉

大产后阴伤未复，内热目涩羞明，形神慵倦，脉象虚弦。水不涵木，火灼金伤，清肃不降，咳吐痰腥，有肺痈之虑。清上实下主之。

生地　茯苓　泽泻　丹皮　天冬　麦冬　儿参　五味　归身　阿胶
石决　蜜为丸。

有妊至三月则坠。三月手厥阴胞络离火司胎，素本阴亏，水不济火，离火暴甚，阴液消耗，无以灌溉胎元。譬如草木萌芽，无雨露滋营，被阳光消灼，安能不坠。经今二次，任失偏固，虑胎至离宫，永为滑例。拟《局方》磐石散，取补阴制火，益气养营之意。

熟地　当归　川芎　白芍　洋参　冬术　茯苓　炙草　川断　黄芩
砂仁　粳米　蜜丸。

有妊至七月则坠。七月手太阴肺脉司胎，肺司百脉之气，气与火不两立，壮火食气，肺脏乃伤，无以奉秋收之令。金水同源，肺与大肠相为表里，肾开窍于二阴，大便坚结难解，阴亏火盛可知。治宜壮水潜阳为主，辅以清肃上焦之意。

洋参　麦冬　生地　知母　归身　冬术　龟板　杜仲　川断　黄芩　蜜丸。

半产后亡血过多，木失敷荣，素多抑郁，中枢少运。胃者卫之源，脾乃营之本。胃虚，卫不外护则寒，脾虚，营失中守则热。脾为统血之经，肝为藏血之脏，肝脾俱困，经候愆期，宗气上浮，虚里穴动，脉来弦数无神。治宜滋肾补肝为主，解郁崇土辅之。

八珍汤加远志、枣仁、萸肉、山药，蜜丸。

杏 轩 医 案

程杏轩 著

临床点评

　　程杏轩（约 1761—?），名文囿，字观泉，号杏轩，安徽歙县人，清代嘉庆、道光年间著名新安医家。杏轩学验俱丰，选方用药灵活变通。从医 50 余载，擅长内外妇儿各科。除《杏轩医案》以外，另著有《医述》十六卷。

　　《杏轩医案》涉及内外妇儿诸科，以内科医案最多，论述详实，选案精准，从中可初步探讨程氏治病经验。

　　一、善用经方

　　程氏善用经方，推崇仲景，但尊古而不泥古，强调立论辨证，运用仲景经方当凭证用方，只有当"病皆与方相应者，乃服之"，运用经方才能效如桴鼓。如"曹近轩翁感后食复"案，患者夏日患病，服用白虎汤治愈，此为阳明热盛、热入气分之实证，热盛耗气伤阴，应慎食。但后因为饮食不节，再次复发，发热、腹胀，服用消导药物无效，再服白虎汤亦无效。现热盛、口渴、舌黄、大便秘结。"予曰：'此食复也。'投以枳实栀豉汤加大黄，一剂和，二剂已"，用枳实栀豉汤清热除烦、宽中行气，枳实、大黄以轻下之，除肠胃结热，两剂即痊愈。程氏不禁感慨："仲景祖方，用之对证，无不桴鼓相应。"

　　程氏在运用经方时，特别注重剖析临证思辨过程，用方无效也会真实记录。对无效病例加以分析，意在启示后人，对开拓临床思路颇有教益。如"庄炳南兄素禀火体，病治与众不同"。患者"禀质多火"，故平时"喜凉恶热，夏月常以冷水灌汗，露卧石地为快"。患阴暑证后法当温散，但服用附子理中汤后，病反加重，最后竟然得汗而解。程氏详细记述，感叹曰："人病体质之殊若此，则南北地土不同，风气各异，其人其病，又何如耶？《素问·异法方宜论》不可不玩索也。"认为治病应注意患者的体质差异，地理的南北不同、风气各异，选用经方亦当随机应变，异法方宜。

　　二、重视舌诊

　　程氏诊疗经验的另一特点是治时病之法宗叶天士，按照叶天士《外感温热论》之意，把舌诊作为诊治时病的一个重要手段。其多则医案皆记录患者的舌质与舌苔，并根据舌象的变化了解病情发展，确定处方用药。程氏对舌象与病证一致，即舌证相符者，从舌论治；若舌证不一致，则又结合综合症状进行分析，知常达变。如"李某患伤寒，畏寒发热，下体如冰，脉息沉细，饮沸汤犹不知热"。此为阴寒证，脉证相符，当用温药无疑。但是程氏诊察其舌色朱红，古人讲舌见纯红为热蓄于里，"舌色如朱"，但"下体如冰"，与证候不符。程氏决定"舍舌从证"，根据"脉息沉细"，认为其舌色朱红是"心阳外越"的表现，并且判断其病为"肾水凌心"，故凭脉用药，先与小剂理中汤，"探之无碍"，随用重剂六味回阳饮，数剂后病获痊愈。

三、善于温补

在程氏全部医案的治法中，受景岳"温补"思想的影响，其用温补治法有80余则，占了全书近一半的分量。涉及的温补之方，有归脾汤、两仪煎、理阴煎、附子理阴煎、镇阴煎、麦易地黄汤、补中益气汤、大补元煎、补阴益气煎、附子理中汤、左归饮、右归饮、八味丸、地黄饮子、暖肝煎、六君子汤、六味回阳饮、参附汤、大营煎、生生子壮原汤等。如治疗"洪临川兄幼女偏废"案，三岁幼女，右下肢痿软无力，他医按风病论治。"予曰：'此偏废证也。病由先天不足，肝肾内亏，药当温补，若作风治误矣。'"家属问小儿怎么会患偏废，"予曰：'肝主筋，肾主骨，肝充则筋健，肾充则骨强。老人肾气已衰，小儿肾气未足，其理一也。'"故治以右归饮温补肾阳，再加参、芪益气养血，鹿角胶温补肝肾，服药几十剂后痊愈。

总之，《杏轩医案》较全面地记载了程氏的治疗经验，真确实用，对后世临证多有借鉴价值，值得我们进一步探讨研究。

目录

初刻原序一

新安程子杏轩，深于医，著有《医案》一书，发明其理甚悉。予因思医书惟《灵枢》《素问》最古，虽未敢必为神农氏以后之书，然其为战国时神，于是术者之所为无疑也。由是推之《春秋左氏传》医和、医缓诸论说，更推之《周官·医师》食医、疡医诸职守，所云阴阳风雨晦明之生疾，九窍九藏之变动，辞约义备，医之理尽矣。后世著书者代作，短长往往互见。程子去其短，集其长，盖尤有心得。《医案》一书，谓与《灵枢》《素问》并传可也。

嘉庆十年孟夏月长沙刘权之

初刻原序二

　　子华子有言：医者，理也，意也。盖理明则意得，意得则审脉处方，无所施而不中，于以称国工不难，吾家杏轩先生其人也。先生性颖悟，工诗，隐于医，为人疗疾，应手辄奏效。余同年鲍觉生尝遘危疾，赖先生起之，每称道不去口，一日出先生所著医案，属余弁言。余受而读之，见其审脉处方，深得古人四然二反之理，而神明其意，以是叹先生之艺之精，非寻常执经方习针石者所能望其项背也。然则是书其桐君之别录，越人之逸篇也夫！

　　　　　　　　　　　　嘉庆十年岁在旃蒙赤奋若余月中浣鹤樵国仁拜书

初刻原序三

　　轩埃绵藐，岐风阒寥，《素》《灵》之书，辽乎远矣。杏轩程子高悟绝世，精思迈伦，擅潘陆之诗名，工俞扁之道术。平生疗疾，多著奇效，或蹈背而出血，或举水而灌头，瞩垣一方，腾誉千里。仆尝遘危候，赖君获全。爰契洽夫兰金，实感深于肉骨。暇日造膝，示我成编。紧要则象罔之挈元珠，钩沉则纪昌之贯轮虱。生枯起朽，能事匪一；视色察毫，殊绩累奏。虽葛仙金匮之作，孙氏龙宫之秘，隐居本草之录，宣公集验之书，方兹蔑矣。懑然心服，退而弁言，洵堪拯夫膏肓，请以授之剞劂。

嘉庆庚申长夏愚弟鲍桂星

初刻自序

　　医之有案也，昉于汉之仓公。继仓公而作者，代有其人。若明之薛氏立斋，喻氏嘉言，其尤著矣。余自惭颛陋，安敢步诸贤之后尘？虽然，庄生不云乎，轮扁之斫轮也，得之于心，而应之于手。余亦自道其得心应手者而已矣。且夫医之为术也，蔑古则失之纵，泥古又失之拘。余自业医以来，以古为师，亦或间出新意，以济古法所未及。虽未能发皆中鹄，而郑重不苟之心，固有可自信者。故凡应手之处，往往录而存之，以自验学力之浅深。太史鲍君觉生，见之称善，劝付剞劂，余迟疑者久之；迄今所存之案日益多，友人江君晋三，复促梓行，窃不自揆，竟徇其请，因即其信于心而应于手者，聊录一二，尚乞海内高明君子，进而教之。

岁在阏逢困敦嘉平月既望程文囿自序

初刻医案二集序一

曩余在都门，知鲍觉生侍读，少遘奇疾，赖程君杏轩获全。越二十年，觉生视学中州，复病如前，杏轩又起之。心奇其人，以不得一见为恨。嘉庆丁卯春，余撄疾南归，遇杏轩于大梁使院，乞刀圭焉，十数年来，殆不知其疾之在体也。丁丑夏，余再至新安，杏轩亦倦游归，相见甚喜。晤语浃旬，尽出其所著书数种示余，上溯轩岐，旁及越人、仲景，下逮河间、东垣、丹溪诸家，靡不究其精微，扩其旨趣。就中《医案续录》一编，说理精当，视前刻《初集》尤佳。余劝其付梓，杏轩让未遑。余曰："子无然也。余见世所为医者多矣，读《汤头歌括》一册，诵《药性赋》一篇，遂榜于门曰医室，号于人曰医师。病者不察，从而求诊乞方焉。幸而得赀财，愈益肆其欺谩，乘坚车，策怒马，驰骋以耀于衢人。尊信之者日益众，杀人日益多。其不忍为此态者，又或达心而懦，讷于言语，拙于文词，为世所轻，而医理卒以不明于天下。今先生立卢扁之帜，人孙葛之垒，使是书不胫而走，风行海内，天下望而争趋，登苍生于仁寿，甚盛事也。纵山川修阻，针砭莫及，世医即可奉为准绳，以奏效于旦夕。其善养生者，得领绪余，亦足以却病驻年，所全不已多乎？夫士君子之托业，国家之设官，皆为养人计也。先生少业儒术，长习方书，常自恨不得用于世，以竟其学。余观所载斯编，审是非于毫厘，察虚实于微渺，其良有司之谨慎以折狱乎！补养以培元气，和解使无郁滞，其良有司之和煦以爱民乎！法当攻伐，如厉鹰鹯以逐鸟雀；法当清凉，如沃渊泉以救燎原，其良有司之除暴安良，不事姑息乎！吾愿与先生同业者，皆以先生之学为学；其不与先生同业者，皆以先生之心为心，则郡邑之呻吟皆起矣。先生斯编，顾可秘而不宣乎哉？"杏轩曰："唯唯。"然犹藏之箧笥，自是又增入数十条。今年春邮寄是书，问序于余，披阅之下，犹记曩在新安，与吾杏轩晤言一室时也，爰追述之以为序。

道光四年岁次甲申季春月桐城吴庚枚

初刻医案二集序二

　　家弟瑞生，昔游新安，适遘痁疟，观泉先生为之蠲疴，归述盛名。越数年，予始得见，丰颐蔼度，信为有道者。既乃读所刻古近体稿，多隐居冲澹及壮游奇丽之作，既又读所著医案，益肃然于先生之为通儒也。夫医者意也，必有与天地同流之意，而后能诵古人方药之书；又必一空胶窒方药之言，而后能伸其用当通神之意。医果可以意为，案果可以臆说哉！先生尚有未刻之书，曰《医述》，盖博览《灵》《素》以后历代诸家之论，采其精当者，萃为一集，卷帙盈尺，其精勤过于海录。他日刊布，读者参考互证，当益知通儒之所阐扬，不仅功侔良相也。

道光六年子月上浣白下侯云松拜识

初刻医案二集序三

　　内传称良医者再。医缓视晋侯疾曰："在肓之上，膏之下，攻之不可，达之不及。"数语即案也。又医和视晋侯疾曰："是谓近女室，疾如蛊。非鬼非食，惑以丧志。"后及六气六淫，不节不时，并括《内经》运气诸篇精义，所言亦案也。医案如谳案，根源洞彻，治法精严，均系乎此。顾非博物君子，深于医理，未足语此。

　　杏轩先生于嘉庆九年刊有《医案初集》，随证处方，灵心独运，足度后学金针矣。嗣后所闻见益扩，所全活益众，又汇记治验若干条，定为《二集》，出以示钟，反复读之，弥叹先生之才大心细，师古而不泥于古也。虚实判之病，寒燠审之时，南北燥湿因乎地，弱壮贫富视乎人，批郤导窾，有指于物化，而不以心稽之妙，因亟请付梓以善世。其《初集》藏版，不戒于火，今乃一并补刊，以著双玉为珏。钟盖于道光丁亥冬日，访道至岩镇，亲见先生勤求医奥，手不释卷，积数十年博览之功，年弥高而学弥笃，真所谓博物君子，深于医理者也。吾愿先生自今以往，日记所治，由周甲而晋期颐，灵丹救世无尽，而新编传世亦无尽。三刻、四刻，钟且不揣梼昧，自订续为序言，以期附名于骥尾也。

虹桥朱钟谨序

医案三集序

　　嘉庆九年，岁在阏逢困敦。先生既成《医案初集》一编，寿诸世矣。原版不戒于火，其续录尚藏巾笥中。今年春，又成《医述》十六卷，集诸家之大成，垂不刊之定论，诚医宗之盛轨也。既乃合《医案》前后集，付剞劂氏。而先生行踪所至，与凡所施治，随笔札记，及榜等录存者，历时既久，积而盈帙。先生以出于一时论列，详略或殊，始末未备，不欲付梓。榜等窃以近世叶氏一家，亦临证笔记，然惜其辞多简括，而义少发明。若先生斯编，证必求其本，治必折其衷，发聋觉聩，引示迷津，实有前贤展齿所未及者。昔史迁传太仓公，论证论治，辞繁不杀，几及三十条，岂不以活人指南，端在是乎？乃敦请于先生，排次而梓行之。因并附记数语于其后云。

时道光九年岁在屠维赤奋若阳月上浣门人倪榜、许朴

小门人许俊、洪鼎彝、汪有容、叶光煦、郑立传等谨识

二刻本跋

　　吾宗观泉先生，博学工诗，而尤精于医。著声嘉道间，求诊者踵相接，名公巨卿咸相倾仰，盖先生每治一病必详审立案，穷其病所由来，察其病所由伏。间有疑难之证，征引博洽，动中肯綮，举《灵枢》《素问》以后诸名家融会贯通，师古而不泥，随证以立方，著手辄应，全活甚众。余昔年犹及接颜色，聆绪论，丰颐蔼度，仿佛如在目也。著有《医述》一书，最为详备，其余医案各种，亦经刊布行世。惜兵燹后多遭灰烬，顷哲嗣北垣司马来鄂，述其先人手泽尚有存本，第囊无余资，未克全付剞劂，拟先将《医案》三种重为校刊，以桓习闻世德，嘱缀数言用志颠末。余既敬其孝思，且冀先生全书将复接续付梓，俾广流传，则利人济世之功，岂浅鲜哉！爰不辞而为之跋。

光绪六年岁次庚辰秋九月后学桓生拜撰于汉皋醮次

医案初集

许静亭翁夫人产后感邪，重用清下治验

丹溪云：产后当以大补气血为主，他证从末治之。言固善矣，然事竟有不可执者。乾隆乙巳仲夏，岩镇许静亭翁夫人病，延诊。据述产后十二朝，初起洒淅寒热，医投温散不解，即进温补，病渐加重，热发不退，口渴心烦，胸闷便闭。时值溽暑，病人楼居，闭户塞牖。诊脉弦数，视舌苔黄。告静翁曰："夫人病候，乃产后感邪，医药姑息，邪无出路，郁而为热。今日本欲即用重剂清解，恐生疑畏，且与一柴胡饮试之，但病重药轻，不能见效，明早再为进步。"并令移榻下楼，免暑气蒸逼。诘朝视之，脉证如故，舌苔转黑，众犹疑是阴证。予曰："不然。阴阳二证，舌苔皆黑。阴证舌黑，黑而润滑，病初即见，肾水凌心也；阳证舌黑，黑而焦干，热久才见，薪化为炭也。"前方力薄，不能胜任，议用白虎汤加芩连。饮药周时，家人报曰："热退手足微冷。"少顷，又曰："周身冷甚。"静翁骇然，亦谓恐系阴证，服此药必殆。予曰："无忧。果系阴证，前服温补药效矣，否则昨服柴胡饮死矣，安能延至此刻？此即仲景所谓热深厥亦深也。姑待之。"薄暮厥回复热，烦渴欲饮冷水。令取井水一碗与饮，甚快。予曰："扬汤止沸，不若釜底抽薪。"竟与玉烛散下之。初服不动，再剂便解黑矢五六枚，热势稍轻，改用玉女煎数剂，诸候悉平，调养经月而愈。众尚虑其产后凉药服多，不能生育。予曰："无伤。经曰有故无殒。"至今廿载，数生子女矣。壬戌岁，与订朱陈焉。予来岩镇谭医，自静翁始。

刘明府少君先天不足，心脾内亏治法

刘少君年近三旬，春间由都来徽，抱疾数月，食减形倦，心悸少寐，浮火上升，间或见血。医云：肝肺火盛。药投清降，屡治不效。金文舫中翰，荐延予诊。谓曰："病由先天不足，心脾内亏所致。"丹溪云：虚火可补，实火可泻。虚以实治，宜乎无功。拟黑归脾汤合生脉散，数服稍应。复诊令照原方再进，诸恙渐平，接服丸药。次春北上，秋归晤之，状貌丰腴，前病如失。

鲍觉生宫詹郁伤心脾，证类噎膈，殆而复生

鲍宫詹未第时，游昆陵幕，抱疴半载，百治不痊。因买舟回里，延予治之。望色颊赤面青，诊脉虚弦细急。自述数月来通宵不寐，闻声即惊，畏见亲朋，胸膈嘈痛，食粥一盂，且呕其半，粪如羊矢，色绿而坚，平时作文颇敏，今则只字难书，得无已成膈证耶？予曰："君质本弱，兼多抑郁，心脾受伤。脾不能为胃行其津液，故食阻；二肠无所禀接，故便干。若在高年，即虑成隔，今方少壮，犹可无虞。"方仿逍遥、归脾出入，服至数十剂，病尚未减，众忧之。予曰："内伤日久，原无速效，况病关情志，当内观静养，未可徒恃药力。"续得弄璋之喜，予曰："喜能胜忧，病可却矣。"半月后，果渐瘥，仍劝往僧斋静养。共服煎药百剂，丸药数斤乃瘳。因更号觉生，盖幸其殆而复生也。

洪楚峰孝廉中脏殆证，再生奇验

洪楚峰孝廉病，遣使延诊。问其使曰："何疾？"曰："中风。"问："年几何？"曰："耋矣。"予曰："殆证也。"辞不往。使者强之，将及门，闻邻人语云："病将就木，医来何为，若能起之，其卢扁乎。"入视，身僵若尸，神昏不语，目阖口张，声齁痰鸣，遗尿手撒，切脉虚大歇至。予曰："此中脏也。高年脏真已亏，况见五绝之候，不可为矣。"其弟曰："固知病不可为，然尚有一息之存，安忍坐视，求惠一方，姑冀万一。"勉处地黄饮子，合大补元煎，以为聊尽人事而已，讵意服药后，痰平齁定，目开能言。再剂神清食进。复诊更加河车、鹿茸，脉证大转。续订丸方付之，半载后，因视他病，过其家，见翁矍铄如常矣。

方萃岩翁公郎滑精证治

萃翁公郎，禀质向亏，诵读烦劳，心神伤耗。初病浮火上升，继则阳强不密，精时自下，诊脉虚细无力。方定六味地黄汤，除茯苓、泽泻，加麦冬、五味、远志、枣仁、牡蛎、芡实。期以功成，百日服药数剂未应，更医病状依然。复召诊视，予曰："此水火失济象也，岂能速效。"仍用前方，再加龙骨、蒺藜、桑螵蛸、莲蕊须，合乎滑者涩之之意。守服两旬，虚阳渐敛，精下日减，但病久形羸食少，究由脾胃有亏。经云：肾者主水，受五脏六腑之精而藏之。是精藏于肾，非生于肾也。譬诸钱粮虽贮库中，然非库中自出。须补脾胃化源，欲于前方内参入脾药，嫌其杂而不专，乃从脾肾分治之法。早用参苓白术散，晚间仍进前药，服之益效。续拟丸方，调养而瘳。

余氏子疟后变证

余氏子八龄，形瘦阴虚，夏患瘅疟，愈后失调。值秋燥时，偶作寒热，幼科泛投疏散之剂，转致躁扰搐搦，危证百出。余翁求视，以决死生。予视其儿，肢掣痰鸣，身热烦躁，势颇危笃。诊脉神根未败。予曰："疾固剧矣，然尚可生。"翁喜叩其说。予曰："惊风一证，时世无传，小儿受害，不可胜数。喻氏虽辟其谬，特重外感轻内伤。经曰东方青色，入通于肝，其病发惊骇。医昧病因，用方通套，偶遇强实而应者有之。特此儿所患，本非外因，良由肾水下虚，肝失所养，木逢金制，故作寒热，状似外感，误投疏散，津液更伤，因而肝风鼓动，变幻若此。予尚望其生者，因其脉犹未败耳。方拟六味地黄汤，滋水生木，更加归、芍、甘草、钩藤之属，和阳息风，风息而惊自定矣。"翁闻言甚悦。服药痰平热退，不搐不烦，另制膏子药与服痊愈。

汪典扬翁外孙女体弱感邪，证变抽掣

典翁外孙女，年三岁，病经旬日，发热便泻。初服疏导药不应，忽作抽掣，复请前医视之，云系动惊，更加金药琥珀。典翁邀予商酌。望其儿，色白神疲，头身虽热，四肢冰冷，按脉沉细无力。谓曰："病乃质亏感邪，便泻多日，脾元受伤，以致肝风内动，金石之品，不可用也。"拟六君子汤加炮姜、桂枝。服药热退泻稀，再服肢温泻止，惊亦不作。

方玉堂翁孙女暑风惊证，详论病机治法

玉翁孙女年四龄，夏间感受暑风，热发不退，肢搐体僵，目斜口啮。予曰："此暑风急惊也。暑喜伤心，风喜伤肝，心肝为脏，脏者藏也，邪难入亦复难出，证虽可治，然非旦晚能愈，且内服煎药，仍须参以外治之法。"令挑黄土一石，捶细摊于凉地，上铺荷叶，再用蒲席与儿垫卧，慎勿姑息，俟热退惊定，方可抱起。药用防风、香薷、柴胡、钩藤、连翘、川连、石膏、木通、生甘草，引加鲜菖蒲、扁荚叶，清暑疏风，一切金石之类，概置不用。盖病因暑风生热，热生惊，金石镇坠锢邪，最为害事。依法服药，守至七朝，热退惊定。渠家以为病愈，恐久卧凉地不宜，将儿抱置床上，当晚热复发。予令仍放土上，热即退。尚不之信，次晚复抱起，热又发，乃问所由。予曰："邪未净也。"又问："邪何日可净？"予曰："伤寒以十二朝为经尽。大概亦需此期。"届期上床安卧，不复热矣。药换养阴调和肝胃，诸恙皆平。惟喑哑不能言，其母忧甚。予曰："无伤，将自复。"阅三月，果能言。予按此证，小儿夏间患者甚多，治不如法，往往不救，较之寻常惊证特异。考诸古训，鲜有发明。惟近时吾郡许宣治先生，叙有十则，辨论颇详。至若卧置土上，垫用荷叶一法，犹未言及。予治此证，每

用此法获验，盖土能吸热，荷叶清暑故耳。特其惊之作，必由热盛而成。然有一热即作者，有热二三日而作者，其状悉皆昏迷搐搦，肢厥咬牙，轻者时昏时醒，重者七日方苏，极重者至十二朝始转。若由吐泻而起，脉细质亏，不能受清凉者，多不可治。倘不因吐泻，一热即惊，脉洪质实，能受清凉者，十中可救七八，勿视其危而弃之也。再按惊后喑哑一证，诸书亦未论及，每见证轻者，病后多无此患，重者有之。然有喑至一两月愈者，有三四月愈者，有终身不愈者。予堂侄女，惊后数载始能言。又见保村族人子，惊后喑哑，至今十余年，竟不能愈，其故总因多服金石之药所致。若未服此等药，虽包络暂闭，当自开耳。

方宅揆翁幼孙暑风惊证，病愈之奇

宅翁幼孙，夏月患暑风惊证，热盛神迷，肢瘛齿龄口斜。予照治玉翁孙女法，数日证犹不转，不啼不食，气息奄奄，俨如就毙，翁以为殆。子曰："病诚可畏，若在他候，则无生理，惟此证乃暑邪内闭心窍，幸得窍开，尚可挽回。"仍令守视勿懈。一夕迅雷骤至，儿卧地上，忽然作声，如梦初觉。此后神明渐苏，热平惊定。斯证予虽为治愈，然理殊不可测。岂雷气通于心，雷动则蛰启，心为邪闭，得雷声而启耶？

洪荔原翁尊堂大头时疫，真热假寒之证

荔翁尊堂，年届六旬，初发寒热，疏散不解，越日头颅红肿，渐及面目颐颊，舌焦口渴，发热脉数。予视之曰："此大头时疫证也。东垣普济消毒饮最妙。"翁云："家慈向患肠风，体质素弱，苦寒之剂，恐难胜耳。"予曰："有病当之不害，若恐药峻，方内不用黄连亦可。"市药煎熟，仅饮一杯，旋复吐出，病人自觉喉冷，吸气如冰，以袖掩口始快。众见其拒药喉冷，疑药有误，促予复诊，商欲更方。细审脉证，复告翁曰："此正丹溪所谓病人自觉冷者，非真冷也，因热郁于内，而外反见寒象耳。其饮药旋吐者，此诸逆冲上，皆属于火也。如盈炉之炭，有热无焰，试以杯水沃之，自必烟焰上腾。前治不谬，毋庸迟疑。"令将前药饮毕，喉冷渐除，随服复煎，干渴更甚，头肿舌焦如前。荔翁着急，无所适从。予曰："无他，病重药轻耳。再加黄连，多服自效。"如言服至匝旬，热退肿消，诸恙尽释。可见寒热真假之间，最易惑人。若非细心审察，能不为所误耶。

又夫人子嗽

荔翁夫人，怀孕数月，嗽喘胸痹，夜不安卧，食少形羸。予曰："此子嗽也。病由胎火上冲，肺金被制，相傅失职，治节不行。经云咳嗽上气，厥在胸中，过在手阳明太阴。夫嗽则周身百脉震动，久嗽不已，必致动胎。古治子嗽，有紫菀散、百合汤，

法犹未善，鄙见惟补肺阿胶汤，内有甘草、兜铃、杏仁、牛蒡，清金降火，糯米、阿胶，润肺安胎。一方而胎病两调，至稳至当。"服药两日，咳嗽虽减，喘痹未舒。方内加葶荃一味，取其色白中空，轻清宣痹。再服数剂，胸宽喘定，逾月分娩无恙。

族兄奏韩挟虚伤寒，因循贻误，救治原委

族兄奏韩，年逾四旬，外腴内亏，邪乘虚入，寒热咳嗽，头身疼痛，脉大无力。予初投温散不解，转用补中益气汤，加姜枣辅正托邪，语其侄曰："令叔病候不轻，慎勿泛视。"旁人以为病轻药重更医，漫不为意，迁延数日，势渐鸱张。延同道余朗亭先生诊治，不肯立方。既而曰："程某现在比邻，胡不邀来同议。"乃复相招。观其病状增剧，面红目赤，舌黑唇焦，神识昏乱，脉息豁大空虚，势欲内陷。因与余君商以壮中温托，仿六味回阳饮方法。无如渠家皆系女流，其侄少，不谙医理，或谓烦热若此，再投姜附，必致逾墙上屋。故此迟疑，药不敢服。又复因循，病势更剧。再请余君不至，阖家张皇。其侄偕鲍履平兄来舍恳治，并乞札邀余君。予为作书，余君始至。宾朋交集，时金融若兄在座，私谓予曰："子可尽力举方，服药之事，吾能任之。"复与余君斟酌，仍用前方。融兄俟药煎熟，面督服下。次日神采稍回，脉象渐敛。方除炮姜，加枸杞、山萸，又服一剂，热退舌润。再将附子分两减半，加杜仲、山药。继进大补元煎，两月始康。

方牧夫兄尊堂寒湿内伏，加感外邪

嘉庆甲子初秋，牧兄邀视伊母恙。云："家慈年逾五旬，外腴内亏，病经八日，上热下冷，痰多汗少，咳嗽作呕。昔患淋痛，兹亦带发。医为散风清暑，治俱不应，又以为肝火，拟用龙胆泻肝汤。"求为决之。予曰："淋证为本，感证为标，从本从标，当观病之缓急，未可臆断也。"比往诊视，脉细面青，身热足冷。时止酷热，病人犹盖毡被，舌苔白滑，胸腹胀闷，不渴不饥。谓牧兄曰："尊堂之病，乃寒湿内伏，加感外邪，治宜温中逐邪，淋痛无暇兼顾。"方用苍白二陈汤，加姜、附、白蔻以温中燥湿，桂枝、秦艽以彻其表。牧兄问："服药以何为验？何期可愈？"予曰："伤寒以舌为凭，舌苔退净，病邪自清，计非二候不可。"初服舌苔稍退，再剂已退其半，服至四剂，寒热全解，舌苔退净，淋痛亦止。惟腹闷食少，大便未行。次日忽便泻数次，金以伤寒漏底为虑。予曰："无妨。仲圣云：胃家实，秽腐当去也。"方易六君子汤，加谷芽、苡仁、泽泻、神曲，健脾渗湿。三日内共泻廿余行，始得胸宽食进。越日忽又发热，诊脉浮大。予曰："此复感也。"牧兄曰："病人日来，俱卧帐中，邪何由入？"予曰："想因日前便泻，夜间下床，恙久体虚，易于感耳。"仍用六君子汤，加姜、附、秦艽，一服即平。

曹近轩翁感后食复

近翁同道友电，夏月患感证，自用白虎汤治愈。后因饮食不节，病复发热腹胀，服消导药不效，再服白虎汤亦不效。热盛口渴，舌黄便闭。予曰："此食复也。"投以枳实栀豉汤加大黄，一剂和，二剂已。仲景祖方，用之对证，无不桴鼓相应。

曹肖岩翁春温两感危证

道友曹肖岩翁，故居杨村，侨寓岩镇。乾隆甲寅春，初病寒热头痛，自服温散不解，又因胸膈胀闷，疑夹食滞，加用消导药亦不效。直至七朝，热发不退，精神恍惚。子视之曰："病由冬不藏精，又伤于寒，邪伏少阴，乘时触发，即春温两感证也。"渠虑客中不便，乃归。诘朝延诊，势渐加重，神昏脉大，面赤舌黑。方仿理阴煎，补中托邪。渠师仇心谷先生，见方称善。次早复诊，子告仇公曰："此病全是真元内亏，邪伏于里，猝难驱逐。吾料其热须过二候，始能退去，热退神自清耳。"复订六味回阳饮与之。越日再视，热盛舌干，烦躁脉数，因易左归饮，令服两剂，期届二候，果汗出热退。守至两旬，饮食大进，日啜糜粥十余碗，便犹未圊。其昆季问故。予曰："胃中常留水谷三斗五升，每日入五升，出五升。缘病中全不能食，胃中水谷，久经告竭，今虽日啜糜粥，不足弥缝其阙，并未有余，焉能骤便。予阅方书，案载一人病后纳食颇多，并不欲便，亦无胀楚，众疑之。医曰：胃津亏耗，燥火用事，所进之食即销熔，其渣滓须待津回燥润，方能便利如常，阅月余便始通。今才两旬，何虑为？"后至三十余日便通，病亦全却。

又三郎麻闭急证

肖翁三郎心成兄，幼时出麻，冒风隐闭，喘促烦躁，鼻扇目䀮，肌肤枯涩，不啼不食，投药莫应。翁商于予，见其势已濒危，谓曰："此麻闭急证，药非精锐，蔑能挽救。"方疏麻杏石甘汤与之。一服肤润，麻渐发出。再服周身麻出如痱，神爽躁安，目开喘定。继用泻白散，清肺解毒。复用养阴退阳之剂而愈。予治麻闭危候，每用此方获验。盖麻出于肺闭，则火毒内攻，多致喘闷而殂。此方麻黄发肺邪，杏仁下肺气，甘草缓肺急，石膏清肺热。药简功专，所以效速。可见仲景方，不独专治伤寒，并能通治杂病也。

吴芳崖兄幼孙胎疟

芳兄乃孙，甫生两月，即患胎疟。幼科金用疏导和解，不愈，面色黄滞，口鼻手足俱冷。予疏六君子汤，加炮姜。芳兄曰："襁褓即可服参耶？"予曰："小儿如初生萌芽，不惯风日，攻伐宜少，补益宜多，况疟久脾伤，温补脾元，重扶生气，不易法也。"服药色泽肢温，疟止无恙。

方理丰翁中寒脱阳，殆证救苏

理翁年逾五旬，耽于酒色，时值寒夜，邻家邀饮，起身小解，昏眩仆地。促余往视，面白肢厥，口鼻气冷，神昏遗溺，脉细如丝。予曰："阳脱矣，奈何！"渠子弟泣求拯治，仓卒市药不及，令先取艾火灸气海、关元数壮，并煎姜汤灌之，少顷呻吟出声。方订参附汤，因其力难办参，姑用党参二两，附子一两，浓煎服讫，四肢渐温，目开能言，异归。诘朝脉色略回，惟呕恶畏寒，不思饮食。将前方分两减半，参合理中法，与服二日。转用右归饮，温补肾元，月余方能起簣。

方晋偕翁乃媳咳嗽成瘵，预决不治

晋翁乃媳，秋间咳嗽，不以为意。交冬渐甚，午后寒热。医云外感，服药不效，遂致形倦肌瘦，食少便溏。子视其行动气促，诊脉弦劲无胃，询其经期，三月未至。私谓晋翁曰："此殆证也，危期速矣。"翁惊曰："是病不过咳嗽寒热，何以至此。"予曰："经云二阳之病发心脾，有不得隐曲，女子不月，传为风消息贲者，死不治。刿脉弦劲无胃，乃真脏也。经又云：形瘦脉大，胸中多气者死。脉证如此，何以得生。"辞不举方，逾旬而殁。

潘氏室女经闭成瘵，不治之证

潘氏室女，年十五岁，初患腹痛，驯至咳嗽寒热，形瘦食少，诊脉细数，询经事愆期三月。予曰："瘵证也。"辞不治，未百日而殁。历见妇人咳嗽寒热，脉数经闭者，多不可治，若室女更无一生。任用补虚清热、解郁调经诸法，总无灵效。求诸古训，鲜有良法，惟《金匮》载有大黄䗪虫丸及百劳丸二方，喻氏阐发其义。窃思此证，当其初起血痹不行、痨瘵将成未成之际，即以此药投之，祛旧生新，或能图功，亦未可料。倘迁延时日，元气已衰，则无及矣。识此质诸明哲。

方灿侣翁腹痛蓄瘀脱血治愈，并商善后法

灿翁年近七旬，向患腹痛，一夕忽吐下紫瘀血块数碗，头晕自汗，目眶神疲，诊脉芤虚。谓其子曰："此血脱证也。"书云：久痛多蓄瘀。盖腹痛数年，瘀蓄已久，一旦倾囊而出，夫气为血之帅，高年气虚，切虑晕脱。古人治血脱，每用独参汤以益其气，但目下参价甚昂，恐难措办，乃订大剂黑归脾汤，资其化源，固其统摄，未几获痊。次年病复，虽不若前之剧，亦觉困倦莫支，仍守前法治愈。其子忧甚，恐其再发，

商图善后之策。予思血蓄之故，必有窠囊，如水之盈科而进。按胃为生血之源，脾为统血之脏，苟脾健胃强，则气血周流，何蓄之有？经以六经为川，肠胃为海，譬诸洪水泛滥，究缘江河失疏。为订二方，早用归脾丸，晚用参苓白术散，每方俱加丹参、干漆二味，冀其去瘀生新。服药经年，其病遂绝。

农人某攻痞动血，昏晕急证

农人某，久患痞积，腹如抱瓮。偶遇方士，教以外用灸法，内服末药，即可刈根。某信之。数日后忽觉心嘈如饥，吐下紫瘀成碗成盆，头晕不能起坐，无力延医。舁至镇中戚家，招予往视。病者踡卧榻上，闭目呻吟。方欲诊脉，血又涌出，状如豚肝，遍地皆污，昏晕手战咬牙。戚家恐其脱去，急欲扛回。予按脉虽虚细，尚未散乱，戒勿惊扰，姑俟之。少顷晕定，令先灌米饮，以安其胃。续党参汤，以益其气。再予八珍汤一剂，嘱尽今晚服尽，明日再商。诘朝来人请云：昨服药，血幸止，惟心慌气坠，睡卧不安。思血脱之后，心脾必亏，乃易归脾汤加黑姜，令其扛归，多服自效。后果如言。

王以仁翁乃郎暑病，热久伤阴

以翁乃郎年五岁，夏月病逾两旬，诸药罔效，发热不退，汗多口渴，色白肌瘦，切脉虚数无力。阅前方悉皆清散之属。翁问："病势何如？"答曰："极重。"又问："此为何病？"予曰："暑病也。初治甚易，医不如法，热久伤阴，元气被伐。犹幸肝风未动，急宜养阴保金生水，尚有生机。"方用首乌、料豆皮、扁豆、沙参、玉竹、麦冬、五味、石斛、茯苓、丹皮，令取稻露煎药，守服四剂，汗止热退。更进麦易地黄汤，神采渐转，惟饮食欠旺，参用六神散，餐加元复。

又翁自病肝郁，证似外感

以翁自病，寒热胁痛，口苦食少，呻吟不寐，已经月余。服药不应，自以为殆。诊脉弦急，知其平日情志抑郁，肝木不舒，病似外感，因系内伤。与加味逍遥散，一服而效，数服而安。

吴秀森翁干脚气

秀翁年将五十，体虚多劳，初病足痹，医治数月不效。诊脉虚濡无力，视其腓肉枯瘪，膝盖肿大。谓曰："此干脚气也，又名鹤膝风。病由肝肾下亏，邪乘虚伏。医者不知，温补托邪，泛从标治，转致血气耗伤，无性命之虞，有终身之患。"治仿大营煎，加附子、党参、河车、鹿角胶，初服十剂，其痛已减，再服十剂，足能履地。续服丸药，枯回槁泽，行动如常。

洪临川兄幼女偏废

临兄女三岁，右肢痿软，不能举动，医作风治。予曰："此偏废证也。病由先天不足，肝肾内亏，药当温补，若作风治误矣。"临兄曰："偏废乃老人病，孩提安得患此？"予曰："肝主筋，肾主骨，肝充则筋健，肾充则骨强。老人肾气已衰，小儿肾气未足，其理一也。"与右归饮，加参、芪、鹿角胶，数十服乃愈。

吴礼庭兄时感肿腮消后，睾丸肿痛

礼兄平素体虚，时感寒热，耳旁肿痛。维时此证盛行，俗称猪头瘟。医与清散药两剂，耳旁肿消，睾丸旋肿，痛不可耐，寒热更甚。予思耳旁部位属少阳，睾丸属厥阴，肝胆相为表里，料由少阳之邪，不从表解，内传厥阴故耳。仿暖肝煎加吴萸，一剂而效。同时族人泽瞻兄病此，予诊之曰："得无耳旁肿消，睾丸肿痛乎？"泽兄惊曰："子何神耶！"亦用前法治愈。后阅《会心录》，载有肿腮一证云：医不知治，混投表散，邪乘虚临，传入厥阴，睾丸肿痛，耳后全消。昔贤之言，洵不诬也。

庄炳南兄素禀火体，病治与众不同

炳兄禀质多火，喜凉恶热，夏月常以冷水灌汗，露卧石地为快。素患痰火，方用生地、丹皮、麦冬、山栀、瓜蒌、黄芩、知母等味，发时服之即安，乃至他病亦服此方，并食肚肺馄饨汤，汗出即解。暇时向予道及。予曰："痰火药应用凉，若凡病守服一方，似无其理，倘属伤寒阴证，恐其误事，后当慎之。"一月果患阴暑感证，寒热身痛，脉细肢冷。予投以附子理中汤不应，再强服之，病反加重，坚不服药。索食馄饨肚肺汤。予谓："荤油腻邪，戒勿与食。"不听，食后得汗反安。欲服常治痰火方，家人劝阻不可，竟服之，病却，后亦无损。予思咫尺间，人病体质之殊若此，则南北地土不同，风气各异，其人其病，又何如耶？《素问·异法方宜论》不可不玩索也。

柳荫千兄令爱无故发斑

嘉庆甲子秋，予在邻村，偶值余朗亭先生云："日前往富堨视一女子病甚奇。初起无故发斑，医言是火，多投凉药，渐变损怯。今脉证俱败，此何故也？"予曰："无故发斑，事属罕闻。若云变怯，大都清凉过剂，元气被戕耳。"越日荫兄令爱，两胫斑出密密，形如锦纹，诊脉和平，询其寝食如常，别无他疾。予曰："勿药。"荫兄曰："斑乃重候，安可勿药？"因以余公所云告之，竟听予言，后斑退无恙。设当时杂投汤药，不几蹈富堨女子之覆辙乎。

柳闻莺兄夹虚伤寒，并后患阴疟，误截致变，拯治始末

闻兄体虚感邪，兼夹内伤，病起寒热肢厥，诊脉沉细。初投当归四逆汤，肢厥虽回，身热未退，审属少阴下亏，邪乘虚陷，更进理阴煎两剂。复诊脉转浮大，舌黑面红，奄奄欲脱。贫士无力服参，姑以党参、熟地各四两，熬成浓汁，昼夜与浆粥间进，神稍回，脉稍敛，尚觉心烦内热，舌枯津涸。嘱煮团鱼汤煎药，诸候渐平。又转为疟，发时甚剧，多方图治，百日始痊。后数年因夏伤于暑，秋发痎疟，邪伏于阴，寒热夜作。予用补中益气汤，参香薷饮，数剂未止，自求速愈，杂服截疟诸方，气血大伤，面青形倦，寝食俱废，目中时见红光，溲溺淋漓。复迓予治，悉屏疟门套药，仿四明治久疟不愈，用养营汤，送八味丸法，十剂而止。

方绣文兄夫人怀孕，日吐清涎数碗

绣兄夫人，旧冬曾患弱证，今春又病肝风，俱予治愈。续复得一奇证，口吐清涎，日计数碗。《道经》云：涕、唾、精、津、汗、血、液，七般灵物总属阴。涎亦液属，久吐真阴必伤，然百计治之不止。语其妇曰："古有咽华池真水之法，咽之不吐何如？"妇曰："若强咽下，即愦愦欲呕。"诊手少阴脉微动，问经事两月未行。告绣兄曰："脉象似属妊娠，不卜昔年怀孕有此证否？"曰："拙荆往年受孕，原有吐证，但所吐者食耳，此番证绝不类。况旧病体虚未复，焉能受孕？"予曰："据脉多属重身，不然断无此等奇证。今不论其孕否，专意补养肝肾，兼益脾胃，以俟消息。"交夏后腹中跃动，孕形渐露，复邀诊视。绣兄笑曰："拙荆果孕矣。但吐涎如故，奈何？"予曰："无伤，产后当自止。"分娩后涎竟止。计自春徂冬，十月之间，所吐涎沫无算，而津液竟无所损，且胎前诸治不应，产后不治自痊，亦异事也。

曹德醉兄乃郎水肿

德兄乃郎，年十四岁，证患水肿，医投利水诸药无效，转致腹大如鼓，足冷如冰，头身俱肿，阴囊光亮欲裂，行动喘促，势甚危急，诊脉沉细无力。谓曰："此脾肺肾三脏内亏之病也。肺虚则气不化精而化水，脾虚则水无所制而反克，肾虚则水无所主而妄行。仲师金匮肾气丸，如禹之治水，行所无事，实为至当不易之方，无如病久形羸，消耗药多，真元败坏，恐难挽矣。"德兄固请救治，仍用本方，旬日而验，不月而痊。

方咏葭兄伤寒转疟，并论胎疟病因

咏兄先天不足，形瘦质弱，夏夜贪凉，醉而使内，邪乘虚伏，交秋病发。初诊脉细肢冷，舌白面青，畏寒不热，腰痛无汗。方订附子理阴煎，服后夜发壮热。次日复

视，谓其尊人曰："令郎病候，乃夹阴伤寒，势防内陷，药当温中托邪，冀其云蒸雨化。"令守原方，服至六日，病犹未减，举家忧甚。予曰："正亏邪重，未易驱除，日来证未变幻，即为见效，须过二候，方望转机。"方内加人参、芪、枸杞、杜仲，一意照顾真元，毫不杂投标药，届期得汗热退，渠家以为病愈，是晚复发寒热。诘朝往视，予曰："疟作矣。"咏兄曰："疟疾吾生平未曾患过，恐其缠绵，恳为截之。"予曰："子病乃极重伤寒，赖温补诸剂，守住三阴门户，不使内陷。经言：少阳为枢。今未净之邪，得从少阳转枢而出，乃佳兆也，乌可言截。"于是早进八味丸，晚服补中益气汤，十数发才止。予曰："慎之，防复。"旬日后，疟果复，更用养营汤吞八味丸乃愈。按胎疟一证，诸书鲜有言及，患者多至淹缠，轻则月余，重则数月，治不如法，或成虚劳，或变肿胀，即质实之人，亦累成疟母，为终身之患。且常疟有不入阴，胎疟每多入阴，常疟愈后少复，胎疟愈后多复。又究此病淹缠之故，想由经隧路径生疏，故邪不易出耳。续阅《会心录》云：常发疟者，邪从毛窍熟径而出，其愈易。若胎疟，则隧道少疏通之机，毛窍非熟由之路，其愈难。乃知昔贤之言，先得我心矣。再按其证，似与痘疹相类，人生皆不能免。夫人禀父母之精血以成形，其所以必患痘疹者，盖因淫火种于有形之先，发于有生之后，不识胎疟之因，果何所本耶？录中惜未详及，或谓此乃胎中感受风邪，故名胎疟，是说予未之信。

闵方田兄初患少阴伤寒喉痹，治愈后，患脚气，杂治成痿

方兄体素清癯，证见身热足冷，喉红肿痛，脉息沉细无力。诊毕谓予曰："贱恙似属风热，烦君为我散之。不卜喉痛可吹冰硼散否？"予曰："不然。君病乃少阴伤寒，少阴之脉循喉咙，良由肾元下虚，寒邪客之，雷龙不安其宅，是以上热下寒，其喉为痹。治当温补下元，引火归根。若泛视为风热，而清散之殆矣。"方仿镇阴煎，一服喉痹愈，再服寒热退。是日有何生者，从本里吴谵泉先生游，证候相类。向与喉科某善，因便道托诊，某与清散药一剂，服后彻夜烦躁不安。比晓吴公迓予，至已逝矣，归告闵君，骇为吐舌。后数年，渠又患脚气肿痛，予初为祛风渗湿，因其下元素亏，兼益肝肾，诊视数次，病犹未减。更医消散过剂，血气耗伤，腿膝枯瘪，致成痿废，足不任地，阅十余年，始能出户。

汪心涤兄夫人半产血晕危证

汪心涤兄夫人，体屡多病，怀孕三月，腹痛见血，势欲小产，延予至时，胎已下矣。血来如崩，昏晕汗淋，面白如纸，身冷脉伏。予曰："事急矣，非参附汤莫挽。"金谓："用参恐阻恶露。"予曰："人将死矣，何远虑为。"亟煎参附汤灌之，少苏，旋复晕去，随晕随灌，终夕渐定。续用参、术、芪、草、归、地、枸杞，大剂浓煎，与

粥饮肉汁间服，旬日始安。再投归脾汤数十剂乃愈。后张效伊翁夫人证同，亦照此法治验。乾隆甲寅秋，予室人叶孕三月，胎堕血晕，日进参芪十数两乃定。后仍半产数次，势皆危险，均赖补剂挽回，倘惑于浮议，并殆矣。

吴立亭翁幼孙伤暑危证治验

嘉庆辛酉夏，立翁幼孙，伤暑发热，吐泻不止，神烦体躁，唇赤舌黄，口渴欲饮，饮后即吐。诊脉沉伏，手冷过肘，足冷过膝。料非寒厥，欲投凉剂，恐其吐泻，脾胃受伤。拟用六君子汤，除白术，加川连、木瓜、黄土、稻花，安脾胃，祛暑邪。服药不效。维时赤日当空，暑气正酷，偶见庭前花卉枝叶枯萎，童子汲水溉之，因悟病机，乃与生脉地黄汤，一服吐泻即止，再服脉出肢温，未及旬而愈。思前脉伏肢厥者，乃童真未充，吐泻日频，津液顿伤。脉乃血派，脾主四肢，脾不能为胃行其津液，四肢不得禀水谷之气故也。六味大培真阴，生脉保金化液，小儿脏气，易为虚实，是以效速。

梅文彩兄令堂病类噎膈奇证

噎膈一病，古人论之甚详，尚有似膈非膈之证，犹未言及。文兄令堂，年届四旬，病经数月。初时不能食饭，后并米饮俱不能咽，强之即吐，膈证无疑。然每日尚可啖干面粿数枚。思古人论膈证，不出"胃脘枯槁"四字，又称阳气结于上，阴液衰于下。今既不能食饭，何独能食面，且饮汤即吐，干食反安，理殊不解。与逍遥散，数服不应。考《张氏医通》有饮鹅血法，行之又不验，更医多方图治，亦不效，因劝勿药。两载后可食面汤，并精猪肉。今十余年，肌肉不瘦，起居如常，亦奇证也。

郑鹤鸣夹阴伤寒

郑鹤鸣君平之流，冬月适患伤寒，初起寒热身痛，不以为意。延挨数日，陡然肢冷脉伏，肌肉青紫，面赤烦躁，呃逆频频。请同道曹肖岩翁诊视，询知系欲事后起病，以为少阴下亏，寒邪乘之，逼其真阳外越，与六味回阳饮，服之不应。势已濒危，邀予商酌。予曰："景岳回阳二方，皆能救急，其中尚有分别。夫寒中阴经，审其阴阳俱伤，而病尚缓者，则从阴阳两回之法。苟真阳飞越，重阴用事，须取单骑突入重围，搴旗树帜，使既散之阳，望帜争趋。若加合阴药，反牵制其雄入之势。"定方单用姜、附、参、草四味，煎令冷服。外用葱艾炒热熨脐，老姜、附子皮煮汁蒸洗手足，于是一昼夜厥始回，脉始出。惟呃未止，每呃必至百声，知为肾气上冲，于前药中参以熟地、枸杞、五味、丁香，摄纳真元，诸羔渐减。改用右归饮，与服二日，口辣舌燥。投六味地黄汤，浮阳顿平。复为调理脾胃，及脾肾双补而起。

郑媪便闭

郑媪年逾古稀，证患便闭，腹痛肛胀，寝食俱废，已经两旬，诸治不应。延诊以下为嘱，切脉虚细而涩。谓曰："此虚闭也。一补中益气汤足矣，何下为。"服药两日，便仍不通。自言胀痛欲死，刻不可耐，必欲下之。予曰："下法吾非不知，但年高病久，正气亏虚，下后恐其脱耳。"媪曰："与其胀闭而死，莫若脱之为快。"因忆《心悟篇》云：病有不可下，而又不可以不下，下之不得其法，多致误人。沉思良久，于前汤内加入制大黄三钱，仿古人寓攻于补之意。饮后肠鸣矢气，当晚便解结粪数枚，略能安卧。次日少腹尚痛，知其燥矢未净，仍用前方，大黄分两减半，再剂便行。两次先硬后溏，痛止食进而愈。夫补中益气汤，原无加大黄之法，此虽予之创见，然医贵变通，固不容胶柱鼓瑟也。

吴光先翁偏中便闭

先翁年逾七旬，偏中卧床不起，治用地黄饮子，参左右二归饮。服药半月，证已守住。惟大便两旬未圊，腹痛肛胀。盖由气血俱亏，不能传送。方如通幽汤、补中益气汤、五仁汤、济川煎，屡投不验，思用猪胆汁蜜煎导法。无如燥粪已抵肛门，阻不能入，每一努挣，魄汗淋漓，头晕欲脱，无可如何。偶记叶氏案中，载治便闭，有用挖法，令病人自用中指染油探入肛内，将燥粪挖碎而出。奈病者肢废，自难掉动，嘱其孙依法行之，当即挖出燥粪数块，随后自解秽腐甚多，不劳余力，病者称快，洵治便闭捷法也。

董千云伤寒格阳证

董千云卖花为业，年逾四旬，外状丰腴。冬月患伤寒，诊脉沉细无力，证见寒热烦躁，头身疼痛，面红目赤，舌吐唇外数寸，病来势暴。询因房劳感受寒邪，逼其虚阳外露，即格阳证也。方定六味回阳饮，令其煎成冷服。无如饮药旋呕，并吐蛔虫，躁扰如故，甚为踌躇。其母跪求救治。勉取前药半盏，冲入猪胆汁数匙，试服不呕。良久又与半盏，夜间尽剂。晨诊躁象略安，舌收吐止，仍照原方再进。次易八味地黄汤。时届九朝，忽口噤不语。十一二日，又寒热如疟。有从外感起见者，予曰："温中即可以散邪，强主正所以逐寇。"力排众议，坚持数日，稍见转机。此后尚多枝节，极力扶住正气。守至两旬，寝食虽安，神采欠爽。因思前病重时，只图固正，未暇驱邪，温补药多，未免留邪闭窍。曾记方书论伤寒时疫，愈后神识不清，有属邪滞心包之语。与服蛮煎两剂，神明顿清，续为调理而痊。

许妪伤寒，疑难证治

许妪冬月病伤寒，寒热头痛。医投疏表和解不应，渐致昏谵口渴，更进芩连清之亦不应，便秘经旬，用大黄亦不下。予初望其面赤烦躁，意属阳证。及切脉细涩，又疑阳证阴脉，思维未决。因问其汗，自病起至今未出，扪之肤燥而枯。予曰："是矣。"且不立方，姑先与药一剂，有验再商。幸彼农家，不谙药性，与药即服。次日往视，面红稍退，烦躁略平，肤腠微润，予曰："生矣。"疏方付之，乃大青龙汤也。又服一剂，更见起色，转为调理而安。渠族人佩之兄与予善，亦知医理。问曰："君治此病，殆有神助，不然如斯重候，何药之奇效之速也。"予曰："仲圣云，太阳病不罢，面色缘缘正赤者，此阳气怫郁在表，其人躁烦，不知痛处，但坐以汗出不彻，更发汗则愈。何以知之？脉涩故也。"子能参悟此篇，自知此病之治法矣。

吴某时疟变证

吴某尝富后贫，体虚多郁，病患时疟，坚不服药，已半月矣。一夕忽发热不退，胸闷干呕。医投小柴胡汤不应。热盛汗多，神昏体倦，脉细无力，呓语音低。急延予诊。按仲师云：谵语有虚实，实则谵语，虚则郑声。《素问》云：言而微，终日乃复言者，此夺气也。用补元煎合生脉散，两服霍然。

族叔晓堂失志狂妄

族叔晓堂，向在吴地贸易，情志不舒，抑郁成病，神迷谵妄，诸医无效。同人虑有不测，送回里中。诊脉弦急搏指，知其因郁生火，因火生痰，痰火扰其神明，蒙其心窍，是以语言不正，举动异常，与阳明胃实狂乱之候不同，故前医用下药不应。病久正气固虚，补之又恐助其痰火。爰仿服蛮煎，加犁尖铁、琥珀、辰砂为引。初服谵妄稍定，再服寝食渐安。共服十二剂，神清语正，举止如常。盖此方能清心肝之热，而通神明，故效速如此。

族人联升休息痢，证治奇验

族人联升，患休息痢，淹缠两载。药如清火、固涩、补中、升提，遍尝无效，偶遇诸涂，望其色萎气怯，知为脱血之候。谓曰："尔病已深，不治将殆。"渠告其故，予曰："吾寓有药，能愈尔病，盍往取之。"比随至寓付药，再服即愈。渠以两年之疾，百治不瘳，此药效速如此，称为神丹。方用鸦胆子一味，去壳取仁，外包桂圆肉捻丸，每早米汤送下三十粒，旋以食压之。此方初得之人传，专治休息痢，并治肠风便血，少则一二服，多则三四服，无不应验。然其物不载《本草》，无从稽考，其味极苦，似属性寒。后阅《幼幼集成》书云：痢久邪附大肠屈曲之处，药力所不能到，用此奇效。思治虚怯沉疴，参芪归地有用数斤愈者；治伤寒热病，姜、附、硝、黄有用数两愈者，何此物每用不过二三分，治积年之病，其效如神，物理真不可测。先哲云：千方易得，一效难求。信矣。

堂妹感冒暑风证治

堂妹适邻村许姓。夏日浴罢，忽头晕仆地，家人扶起，旋即发热。夜间热盛，烦渴呕吐，谵妄不安，手指掣动，医药无效。予诊脉息弦数，视舌尖绛苔黄。谓其翁曰："病由暑风相搏，邪热燔炽，亟宜清解，以杜痉厥之患。"方用川连、香薷、甘草、半夏、茯苓、钩藤、防风、青蒿、羚羊角、荷叶、扁豆荚叶。服药两剂，热缓神清，呕渴亦止。方内除川连、香薷、钩藤、防风、半夏，加沙参、麦冬、石斛、稻露，又服两日，证减七八。再除青蒿、羚羊角、荷叶、扁豆荚叶，加玉竹、生扁豆、女贞子、当归、白芍，调养而愈。

家炳然兄女肝郁气厥，实有羸状

炳兄女在室，年已及笄，性躁多郁。初春曾患吐血，夏间陡然发厥，厥回呕吐不止，汗冷肢麻，其言微气短，胸膈胀闷，脉息细涩，状似虚象。医投补剂益剧。予诊之曰："此郁病也。"经云：大怒则形气绝，而血菀于上，使人薄厥。又云：血之与气并走于上，乃为大厥。议与越鞠丸，加郁金、枳壳、茯苓、陈皮、半夏。兄曰："女病卧床数日，粒米不入，脉细言微，恐其虚脱奈何？"予曰："依吾用药则生，否则难救。此脉乃郁而不流，非真细弱，欲言而讷，乃气机阻闭故也。观其以手频捶胸臆，全属中焦郁而不舒，且叫喊声彻户外，岂脱证所有耶？请速备药，吾守此，勿迟疑也。"取药煎服。少顷，膈间辘辘有声，嗳气数口，胸次略宽。再服呕止，寝食俱安。转用八味逍遥散，除白术，加香附、郁金、陈皮，病愈，血证亦泯。

陈某子感证，体脉俱厥

陈某子年十六岁，夏月患感证，壮热神昏，面赤烦渴，唇燥舌焦，口鼻牙根出血，俱属热象。惟脉息沉细，四肢厥冷，诸医不效。时届九朝，延予商之。予曰："此非阴证，乃阳证也。今日本应重用凉药，恐汝家畏而不服，姑以小柴胡汤，去半夏、人参，加生地、花粉、山栀、丹皮试之。"无如歙俗以为吃坏热药有救，凉药无救。因见方有凉药，果畏不服。三日后势更剧，复来迓予，予辞不往，乃浼友人胡君景三代请。予曰："救病如救焚，彼病已重，况复迁延，恐难治矣。"胡君曰："试往一决，可治则治之。"至诊其脉，前之沉细者，今竟绝无。扪其肢，则冷过肘膝，更加腹痛拒按，欲便不解，惊狂不定。予曰："疾急矣，非承气汤下之不可。"疏方讫，胡君私叩予曰："从来伤寒，阴阳二证，凭脉用药，不拘浮沉大小，总以有力无力分之。有力为阳，无力为阴，今按脉全无，四肢冷甚，恐属阴证，奈何！"予曰："此乃阳极似阴，证载吴又可《瘟疫论》中，所谓体脉二厥也。"归检书与阅，胡君以为然，竟服下剂，夜间便行二次，比晓厥回脉出。改用甘露饮，后易生脉地黄汤，匝月而痊。

又妇忧劳传染，药误致变

陈某子病愈后，其妇忧劳传染。初起头疼寒热。予与香苏饮，一服汗解。旋又劳复发热，口苦耳聋，兼值经期，恐其热入血室，酌以柴芩煎，加生地、赤芍、丹皮，热犹不退，更加面赤舌黄，谵语脉数。予曰："邪犯少阳阳明也。"仿生生子小白汤，炒黄芩换生黄芩，加竹叶、灯心为引，并语某曰："予适有事他出，倘明日到迟，可请胡君商之，或照原方先服一渣亦可。"次日午刻予归，渠已着人相促数次。急造其庐，其泣曰："病大变矣。"问其何状，曰："昨日服尊剂，夜来烦热不眠，今早忽咬牙闭目，昏厥遗尿。已请胡君斟酌，并照原方，煎服一渣，迄今不转奈何？"予曰："昨病虽重，然已加增药味，即不应验，亦不至此，岂更服他医药欤？"某曰："小儿病承救活，深为感佩。今且专心倚仗，曷敢易医。"胡君恍然曰："往日市药，吾未之阅，今早阅剂内生黄芩，药店错发生黄芪，比令换去，得无昨剂中误服黄芪耶？"因验昨倾之药渣，果然。予曰："此病受邪本重，前药悉力驱之，尚不能解，误服黄芪，将邪热补住，内攻心包，迷塞窍隧，故致变若此。惟有急泻心包之热，通窍辟邪，庶有生机。"拟导赤各半汤，除人参，加银花、金汁，外用紫雪点舌。饮药至暮，神采略回，连投四剂，浸有起色。惟神呆耳聋，时多妄语，易以服蛮煎，两服神明稍清。后用养阴定志之品，月余始平。是役也，使非胡君验明药误，在病家必归咎于医，而医亦不自知其故矣。识此，凡治重病，所市药剂，医须亲验，不可忽也。

许生母伤食腹痛

许生咏堂母病请治，据云因食豚肝面饼，后偶触怫郁，致患腹痛，自用麦芽、楂曲、香砂、二陈不应。因其痛在少腹，以为寒凝厥阴，加吴萸、炮姜，服之益剧。予问："痛处可按乎？"曰："拒按。"又问："日来便乎？"曰："未也。"切脉沉细，视舌苔黄，中心焦躁。顾谓生曰："此下证也"。生曰："连服温消，诸剂不验，思亦及此。因家母平素质亏，且脉沉细，故未敢下。"予曰："痛剧脉伏，此理之常，质虽虚而病则实，书称腑病以通为补。仲师云：腹满不减，减不足言，当下之。又云：舌黄未下者，下之黄自去。今痛满拒按，舌黄焦燥，下证悉具，夫复何疑！"方定大承气汤，用玄明粉代芒硝，仍加香砂、楂曲，兼行气滞。服头煎后，便行一次，其痛略定。

随服复煎，夜半连下三次，痛势大减，舌干转润。易以调中和胃，旬后起居如常。

叶习方甥麻疳

予甥习方，稚年出麻，麻后热久不退，干咳无痰，肌瘠食少，粪如羊矢，神形疲困，诸医束手，姊氏忧惶，抱负来舍。予曰："此麻疳也，病属难疗。"姊嘱拯治。思麻后热久，阴血必伤，咳于便难，津液必涸。计惟养阴保液，清肺润肠，庶可望效。方定麦易地黄汤，加石斛、沙参、玉竹、芝麻、阿胶、梨汁、白蜜，并令饮人乳，食猪肚汤。姊言："前医以嗽热未清，戒勿食荤。"予曰："谷肉果菜，食养尽之。今病久肠胃干枯，须假物类脂膏，以补人身血液。古有猪肤汤、猪肚丸可法也。"于是药食并进，热嗽渐减，便润食加，调治一月，诸候均愈，肌肉复生，乃送归焉。

族兄女痘证，并妇感证，濒危救回大略

族兄女三岁，出痘如蚕种，医初认为麻，越日始识为痘，骇甚辞去。更医泛投清解套药。延至九朝，色白顶陷，势欲痒塌。兄商于予。予曰："毒盛气虚，船轻载重，本属险逆，初起按法图治，尚望生机，今无及矣。"兄恳救治，勉订保元汤，用糯米、鲫鱼、羊肉煮汁煎药，昼夜频灌，喜得浆行陷起。再加熟地、当归、枸杞、鹿茸温补之品，侥幸收功。无何，妇病感证，两进逍遥散不应，热盛脉数，口渴舌黄。照方加生地、黄芩。次日证仍未减，神昏舌苔干黑。予曰："疾急矣，非重剂莫挽。"乃用大剂甘露饮，令其浓煎数碗，尽今日夜服尽。诘朝复视，昏热舌黑如故，反增胸腹胀闷。旁议二冬寒凉，二地滋腻，与胀不合。予曰："古人论治感证，始终以存津液为主。今热炽舌涸如斯，舍是别无良法。"兄曰："固知药好，然腹胀药势不行奈何？"沉思良久，令市大西瓜一枚，取汁与服，汁尽少顷，忽寒战，目阖昏睡，汗出如雨，衣被皆濡，至晚始定。兄问故。予曰："此战汗也，非此则邪不能达，今无忧矣。"嗣此热退神清，知饥纳食，惟觉身轻如叶，倦怠不支。徐为培养血气而安。

菜佣某单腹胀

菜佣某，初患腹胀，二便不利。予用胃苓之属稍效。渠欲求速功，更医目为脏寒生满病，猛进桂、附、姜、萸，胀甚。腹如抱瓮，脐突口干，溲滴如墨，揣无生理。其兄同来，代为恳治。予谓某曰："尔病由湿热内蕴，致成单胀，复被狠药吃坏，似非草木可疗。吾有妙药，汝勿嫌秽可乎？"某泣曰："我今只图愈疾，焉敢嫌秽。"令取干鸡矢一升，炒研为末，分作数次，每次加大黄一钱，五更清酒煎服，有效再商。某归依法制就。初服肠鸣便泻数行，腹胀稍舒；再服腹软胀宽；又服数日，十愈六七，更用理脾末药而瘳。众以为奇，不知此本《内经》方法，何奇之有？予治此证，每用

此法，效者颇多，视禹功、神佑诸方，其功相去远矣。

胡某乃媳感证

胡某乃媳，夏月患感证，延诊时已七日矣。切脉弦数搏指，壮热谵狂，面目都赤，舌黑便秘，腹痛拒按。诊毕，令先取冷水一碗与服，某有难色。予曰："冷水即是妙药，饮之无伤。盖欲观其饮水多寡，察其热势之轻重耳。"其姑取水至，虽闻予言，心尚犹豫，勉倾半盅与饮。妇恚曰："何少乃尔。"予令尽碗与之，一饮而罄。问曰："饮此何如？"妇曰："其甘如饴，心地顿快。吾日来原欲饮水，奈诸人坚禁不与，致焦烦如此。"予曰："毋忧，今令与汝饮，但勿纵耳。"因谓某曰："汝媳病乃极重感证，邪踞阳明，已成胃实。"问所服何药，某出前方，乃小柴胡汤也。予曰："杯水能救车薪之火乎？即投白虎、泻心，尚是扬汤止沸耳。"某曰："然则当用何方？"予疏大承气汤与之。某持方不决。邻人曰："吾妇昔病此，曾服此方得效。"于是取药煎服。夜间便行两次，次早腹痛虽止，他证依然，改用白虎、泻心及甘露饮，三方出入，石膏用至四两，芩连各用数钱，佐以银花、金汁，驱秽解毒。数日间，共计用药数斤，冷水十余碗，始得热退病除。众皆服予胆大。予曰："非胆大也，此等重证，不得不用此重剂耳。"

汪氏妇热病，喜饮沸汤

汪氏妇患热病，壮热不退，目赤唇干，舌黑起刺，便闭溲赤。诊脉弦数有力，应用清剂无疑。试问："渴乎？"曰："不甚渴，惟喜饮沸汤，数口稍凉，即不思饮。"如此热证，当渴饮水，何反嗜饮沸汤？若以此一端而从阴治，似乎不可。偶忆律云，二罪俱犯，以重者论。今脉证均属阳热，乌可以喜饮沸汤一事为疑。先与小白汤，病状仿佛。知其药不胜病，乃进大剂白虎汤，石膏重用四两。因其胃热上冲，呕恶不食，更加芦根、竹茹为引。另取玄明粉蜜拌涂舌，以润其燥。如此寒凉叠进，阅十四朝，始得热退神清，便通舌润。使拘古法，以喜热从阴而投温药，不几抱薪救火乎？孟子云：尽信书，则不如无书。斯言可证矣。

蒋某阴暑

蒋某夏月病患发热，口渴头疼身痛。医云伤暑，初用香薷饮不应。因其热盛，更加青蒿连翘，服之益剧。诊脉沉细，望色舌白面青，身虽热而反近衣，口虽渴而喜热饮，谓曰："此阴暑证也，非姜附莫治。"其家人曰："病者日来热盛，连服凉剂，尚未见效，且天时酷暑，姜附恐未可用。"予曰："夏月伏阴在内，人多畏热贪凉，受寒最易，若云夏月不可服热药，则冬月不可服凉药矣。何仲景治冬月伤寒，每用石膏、芩、连耶？舍时从证，自古有之。"乃投附子理中汤，一服热退，再服病却。

汪木工感证，舌苔变易之奇

汪木工年二旬余，夏间患感证，初起寒热呕泻，自汗头痛。他医与疏表和中药，呕泻虽止，发热不退，汗多口渴，形倦懒言，望色青白不泽，舌苔微黄而润，诊脉虚细。经云：脉虚身热，得之伤暑。因拟清暑益气汤加减。服药一剂，夜热更甚，谵狂不安，次早复诊，其脉更细，疑为阳证阴脉，及视舌苔，与昨大异，色紫肉碎，凝有血痕，渴嗜冷饮。予思此必内有热邪蕴伏未透，当舍脉从证，改用白虎汤，加生地、丹皮、黑栀、黄芩、竹叶、灯心。下午人来请云："服头煎药后，周身汗出，谵狂虽定，神呆肢冷，不识何故？"予往扪其手足，果冰冷异常，按脉至骨不见，阖目不省人事，知为热厥。命再进药，旁议以为体脉如此，怕系阴证，前药恐未合宜。予曰："此非阴证，乃阳极似阴耳。若误投热剂则殆，否则今晚勿药，明日再看何如。"众然之。次日神呆略回，体脉如故。视其舌苔又与昨异，形短而厚，满舌俱起紫泡，大如葡萄，并有青黄黑绿杂色，腻苔罩于其上。予甚惊异，辞以不治。其母哀恳拯救，予悯之，揣摩再四，令取紫雪蜜调涂舌，于前方内加入犀角、黄连、玄参以清热，金汁、人中黄、银花、绿豆以解毒，另用雪水煎药。翌日再诊，厥回脉出。观其舌，泡消苔退，仅干紫耳。再剂，热净神清，舌色如常。是役也，予虽能审其阳证似阴于后，然未能察其实证类虚于前。自咎学力未到，但生平历治伤寒瘟疫诸候，曾未见此舌苔之异，且诊视五日，变幻如出五人，前贤诸书，亦鲜言及，真匪夷所思也。谚云：读尽王叔和，不如临证多。洵非妄语。

农人某伤寒，误服凉药，舌见人字纹

农人某，患伤寒数日，寒热交作，自汗如雨，就予诊治。脉虚神倦，视其舌苔白滑，分开两歧，宛如刀划，考《己任编》中有阴证误服凉药，舌见人字纹之语，阅前方果然，予辞不治。渠恳拯救，先与六味回阳饮，服之有效。继进左、右二归饮，数剂舌苔渐退，诸恙续痊。

李某阴证伤寒，见纯红舌

李某患伤寒，畏寒发热，下体如冰，脉息沉细，饮沸汤犹不知热，阴寒脉证悉具，药当从温无疑。然视其舌色如朱，方书云：舌见纯红热蓄里。与证不符。因其病初起，凭脉用药，先与小剂理中汤，探之无碍，随用重剂六味回阳饮，数服病痊，舌色亦退。为详其故，殆所谓肾水凌心，逼其心阳外越者欤。

郑氏妇肝风头痛

郑妇年近三旬，质亏多郁，证患头痛，上及巅顶，下连齿颊。医称太阳风邪，药用羌防芎芷，痛剧而厥，呕吐不食，经脉动惕。予曰："此肝风病也。经云诸风掉眩，皆属于肝。下虚上实，为厥巅疾，究由水虚不能涵木，怒木生风，勃勃欲动，误投温散，益助其威，鼓舞鸱张，渐变痉厥，诚可虑耳。"方用地黄汤，加菊花、钩藤、白芍、甘草，数服稍应。思阳但上冒，阴不下吸，息风务用咸寒，潜阳必须介类。方加阿胶、鸡子黄、牡蛎、龟板，取用磁石为引，使其吸引肝肾之气归原，服之病释。

汪某头痛，预见真脏脉

汪某冲年，质薄且多斫丧，头痛时作时止。夏间诊脉弦急而枯，嘱以脉象欠佳，速宜静养，多服补药，切勿因循。病者以疾虽时发，然寝食如常，犹不为意。逮冬至前二日，忽目花面赤，昏晕不支，延予至，势已败坏，且无力服参，因辞不治，逾日而逝。是病虽败于冬，而真脏脉早见于夏，乃枝叶未害，本实先拔故也。

方氏妇目疾，误治变证

方氏妇本体血虚，偶患目疾，眼科认为实火，初用芩连清之，更用大黄下之。饮药一盏，顷忽晕去，舌吐唇外，不能缩入，肢厥脉伏。时已薄暮，急延予诊。谓曰："寒下耗伤真阳，阳气暴脱，势属可畏，速投温补，希冀挽回。"方疏通脉四逆汤。药熟不能下咽，令取艾火灸气海、关元数壮，身始动，舌始收；忙灌药一盅，移时又厥；仍令再灸，厥回，复进前药，守至黎明始苏。续进左归饮及滋肾生肝诸剂，病痊目亦明矣。

闵某心脾虚脘痛

闵某处境艰难，向多忧虑，脘痛经岁，诸治不瘳，望色萎黄，切脉细弱，问："痛喜按乎？"曰："然。""得食痛缓乎？"曰："然。"予曰："此虚痛也。"古云痛无补法，此特为强实者言，非概论也。为订归脾汤，嘱多服乃效。如言，服廿剂有应，百剂获痊。后一丐者患同，某检方与之，服数十剂亦愈。

许细长食厥

许细长，石工也。病起少腹胀痛，坚硬如石。医用消导药，转致吐蛔，便溺俱闭。更医目为寒凝厥阴，投以姜、附、吴萸，痛剧而厥，肢冷脉伏，急来延予。予以手按其少腹，见其眉攒难忍之状，谓其妇曰："此食厥证也。"妇曰："病果因食冷面而起，然已服过消导药无效，或药力不及，亦未可知，第停食小恙，何至厥逆吐蛔便溺俱闭？"予曰："谷食下行，由少腹右角后出广肠。今食积不下，故大便不通；直肠紧张，撑迫膀胱，小溲因而不利；下既不通，气反上行，故为呕吐；呕多胃逆，蛔必上攻，是以随呕而出。务得大便一通，通则不痛，诸证自释矣。但病经多日，凝沍已坚，非精锐之品，不能奏绩。"旋进备急丸三钱，顷之腹中雷鸣，下结粪数枚，再予钱半，复泻十余行，厥回脉出，痛减腹软，观者动色，惊有神助，后畏药不服，将息而起。

商人某唇衄奇证奇治

唇衄之名，医书未载，而予则亲见之，证治之奇，理不可测。乾隆壬子秋，一商人求诊，据述上唇偶起一疮，擦破血出不止，或直射如箭，已经旬矣，求与止血之药。按唇属脾，必由脾热上蒸，以故血流不止。初用清剂不效。因血流多，恐其阴伤，更用滋水养阴之剂，亦不效。及敷外科金疮各种止血药，又不效。挨至月余，去血无算，形神羸惫，自分必死，忽梦其先亡语曰：尔病非医药能治，可用栗一枚，连壳烧灰，同硫黄等分，研末和敷自愈。醒后依法敷之，血果止。商人亲向予言，真咄咄怪事也。

汪氏妇鼻衄，止衄奇法

汪氏妇，夏月初患齿衄，衄止，旋吐血，血止，鼻又衄，大流三日，诸治不应，诊脉弦搏，知其肺胃火盛，非寒凉折之不可。乃用犀角地黄汤，取鲜地黄绞汁，和童便冲药，外用热酒洗足，独蒜捣涂足心，一昼夜衄仍不止。因忆门人许生曾言，人传止衄奇法，先用粗琴线数尺，两头各系钱百文，悬挂项下，再用手指掐定太溪穴，神验。外治之法，于病无伤，今既诸治罔效，姑一试之，衄竟止。惟神形疲困，头昏少寐，思血去过多，真阴必伤，改用麦冬地黄汤，加龟板、石斛、白芍、女贞、沙参、阿胶，旬日霍然。识此以广见闻。

某妇胎动下血

昔闻先辈云：补中益气汤，乃安胎圣药，予未深信。乾隆癸丑秋，某妇怀孕数月，腰腹俱痛，恶露行多，势欲下堕，诸药不应，投以此方，加阿胶即安，后屡用皆验。缘方中有参、芪、归、术，培补气血，妙在升、柴二味升举之力，俾胎元不至下陷，然后补药得以奏功。血热加黄芩，血虚加地黄尤妙。

吕妇产后胞衣不下，误药晕脱

吕妇年甫三旬，平时面黄体弱，因少乳求方，与八珍汤服之有验。数年后，又因胎产，胞衣不下。予诊之曰："此气虚不能传送，血虚不能濡润故也。"令服十全大补汤。众议以为新产胞衣积血，阻碍不出，补之不宜，或授以单方，用芒硝一两煎服，云下胞如神，众咸称善，一匕入喉，即时晕脱。

族媪血崩奇证

族媪年逾八旬，天癸复行，日渐淋漓，时或如崩，头昏食少，心悸不寐。予与黑归脾汤，服之不应。他医投以清补固涩诸方，亦不效，淹缠数月而殁。予历见老妇病此，皆不能治，古罕言之，亦奇疾也。

方氏女孩带下，罕见之证

邻村方氏女，年才四岁，其母抱负来舍求治。予问："何疾？"曰："带下。"问："疾何时起？"曰："女夜遗溺，常以帛垫卧，旧春晨起晒帛，乍见白物，以为偶然，后频下不已，渐觉面黄肌瘦，饮食减少。今经一载，时发时止，附近求医，皆言未见之证。"予曰："此先天禀弱，脾虚挟湿故也。"但童真未充，早泄诚非所宜，令夜服地黄丸，早服参苓白术散，匝月而效。半载后，疾复发，仍令守原方服愈，嗣后不闻消息。及阅《怡堂散记》，载一七岁幼女患此证，虽已治痊，后出室怀孕，一产即脱，亦夭之由也。方氏女孩，得无类此。

洪大登痉病

洪大登为人厮役，体虚多劳。初病夹车紧痛，服疏风药二剂，卧不能起，口不能张，日饮米泔，仅以茶瓶嘴灌入，四肢挛急，每小便须两人抬起，痛甚汗淋。诊脉细濡，两尺尤弱。有从外感起见，仍欲用风药者。予曰："此痉病也，气血大亏，服此即不救。"拟用大剂补元煎，旬余未效。病家亟请更方，予曰："毋庸，药力未到耳。"原方令守服廿剂，渐能掉动，服至两月，始出户庭。

王木工反关脉

王某木工也。向患胃痛，诸治不效。一医以草药与服，陡然便血半桶，时时晕去，闭目懒言，汗淋气怯，诊脉全无，按脉乃血派，此必血脱之故。然血脱益气，须用人参，彼木工焉能得此，辞不与治，料其旦晚必脱也。越月遇诸途，见其行动如常，心窃讶之，后因他病来视，问其前恙，如何得此。曰："先生言我病危，非参莫救，求医无益，只得日煎党参汤饮之，侥幸得活。"予曰："此亦血脱益气法也。"再诊两手，仍然无脉。思人久无脉，焉能得生，沉吟半晌，恍然悟曰："此必反关脉也。"覆候之果然。渠乃匠人，脉之如何，原不自知。予前诊时，因见其外证之危，仓卒未及细究，识此告诸诊家，务须留神详察也。

王某血证频发

老医方星岩，曾向予言：昔从上海王协中先生游，论及血证愈后，每多反复者。此由胃膜破伤，须用法补之。思之至再，订方用白及、鱼鳔、丝绵三味，烧灰等分，为丸服之，永不复发。王某患此证，莫能除根，令服此丸，果验。

族子石淋奇证

族子年方舞勺，初时小便欠利，不以为意。后每溺茎中涩痛。医作淋治，溺更点滴不通，少腹胀硬，卧床号叫，昼夜靡安。延予至家，其母手拈一物与予视之，云病者连日小便全无，昨夕努挣多时，突然溺出此物，当觉通快，喜为疾却，今又复闭，岂尿管内尚有此物塞住耶？予视其形如豆，色苍而坚，置臼中捣之不碎。考方书虽有石淋一证，即予平素目睹患此者，亦不过如盐沙之细。今此石形大如豆，从未之见。初以为妄，试取簪柄探入茎中，拨之硁然有声，方信溺之不通，竟由于此。思将此石取出，特古无是法，不敢妄出意见，辞不与治。闻后石不得出，茎根烂开一孔，溲由彼泄，迁延而殁。越数年，道出庐江，遇吕墨从先生，言彼邑昔有徐姓老医，能治此证，亲见其治愈数人。其术用刀将阴茎剖开，取出石子，敷以末药，旬日即愈。予心异之，欲求其方，其人已物故矣，因并志之，倘后有患此者，须求巧手剖之可也。

曹某忍精淋痛

淋痛一证，今人多用八正、分清等方，然有效有不效者。盖阴茎有精、溺二窍，若因湿热阻闭膀胱，病在溺窍，则前药投之是矣。倘因房劳忍精，病在精窍，乃有形败浊，阻于隧道，徒进清利无益。此证叶香岩论之甚详。言古有虎杖散，近世不识此药。治用杜牛膝根绞汁一盅，冲入麝香少许，隔汤炖服，并宗朱南阳方法，用两头尖、川楝子、韭白、归尾等味。曹某患此证，予仿前法治愈。后治数人俱验，因并识之。

王氏妇痹证

王妇周体痹痛，医作风治，卧簟月余，肢挛头晕。予见之曰："此痹证也。躯壳外疾，虽无害命之理，但病久寝食不安，神形困顿，速救根本，犹可支撑，若见病医病，则殆矣。"方定十全大补汤，加枸杞、杜仲、鹿角胶，两服未应，众疑之。予曰："缓则疗病，急则顾命。今病势败坏如斯，舍是不救。且补虚与攻实不同，非数十剂莫效。"又服十日，周身发肿，众称病变，予曰："勿忧。凡风寒客于人，壮者气行则已，怯者著而为病。本由营气不足，邪陷于里，今服补剂，托邪外出，乃佳兆也。"仍命照方多服，痛止肿消而愈。识此，为治痹恣用风燥药者戒。

自病臂痛

嘉庆癸亥岁，予因夏热，夜卧石地受凉，秋后臂痛莫能屈伸。初服温经散邪之剂不效，外贴膏药又不效。思筋骨间病，药力难到。古有暖洗一法，日洗药水，其痛如故。偶阅《韩氏医通》云：有痿痹疾者，偎卧患处于壮阴之怀，久之生气和浃，病气潜消。试仿其法，将痛臂夜令室人以热体偎之，数日而愈。按《归田录》云：人气能粉犀。则疗痹固其宜矣。

医集续录

黄敬修兄咳血

敬兄向在金华贸易，恙患咳血，医治无效，食微肌瘦，虑成损怯。予时至兰溪，友人荐延诊视。阅前诸方，偏于温补。谓曰："古人治血证，虽有此法，然须审其证属虚寒，方为合辙。"据兹脉证，责诸肺肾阴亏，肝阳上僭，咳甚火炎，血随溢出。理应滋水生木，润肺保金，得以咳稀，血当自止。服药投机，予欲辞回，敬兄固留，为治月余，咳血全好，餐加神旺，肌肉复生。

鲍宗海风寒喘嗽，误补，肺胀欲绝治验

黄敬修兄店内，有同事鲍宗海者。因感风寒，喘嗽多日。就彼地某姓老医看视，谓其证属内亏，药与地归参术。予见方劝其勿服。宗海以为伊体素虚，老医见识不谬，潜服其药，是夜喘嗽益甚。次日复往加减，医谓前药尚轻，更增黄芪、五味子。服后胸高气筑，莫能卧下，呻呀不休，闭闷欲绝。敬兄询知其故，嘱予拯治。予曰："前药吾原劝其勿服，伊不之信，况加酸敛，邪锢益坚，如何排解。"敬兄云："渠与我同事多年，不忍见其死而不救。"揣摩至再，立方用麻黄、桂枝、细辛、半夏、甘草、生姜、杏仁、葶苈子，并语之曰："此乃风寒客肺，气阻痰凝，因而喘嗽。医不开解，反投敛补，以致闭者愈闭，壅者愈壅，酿成肺胀危证。《金匮》云：咳逆倚息不得卧，小青龙汤主之。予于方中除五味、白芍之酸收，加葶苈、杏仁之苦泻者，盖肺苦气上逆，急食苦以泻之，如救眉燃，不容缓待也。"敬兄欣以为然，即令市药，煎服少顷，嗽出稠痰两盂，胸膈顿宽。再服复渣，又吐痰涎盏许，喘定能卧。宗海始悟前药之误，泣求救援。予笑曰："无妨，枉自吃几日苦耳。"次剂麻桂等味分量减轻，参入桔梗、橘红、茯苓、苏子，更为调和肺胃而痊。

胡某妇脏躁，面论证治方法

长林胡某，延诊妇病，据述证经半载，外无寒热，饭食月事如常，惟时时悲泣，

劝之不止，询其何故，伊不自知。延医多人，有云抑郁用逍遥散者，有云痰火用温胆汤者，药俱不效。又疑邪祟，禳祷无灵，咸称怪证，恳为诊治。视毕出语某曰："易治耳。"立方药用甘草、小麦、大枣。某问病名，及用药方法，予曰："病名脏躁，方乃甘麦大枣汤，详载《金匮玉函》中，未见是书，不识病名，焉知治法，宜乎目为怪证也。"某曰："适承指教，足见高明，但拙荆病久，诸治无功，尊方药只三味，且皆平淡。未卜果能去疾否？"予曰："此仲圣祖方。神化莫测，必效无疑。"服之果验。

佘振如兄幼子胎痫

振兄乃郎，出胎两月，突然肢搐目斜，逾时乃定。乳食如常，以为偶然。次日又发，幼科作胎惊治。药用疏风镇惊不应。发经数日，俱在巳午时候。予视之曰："此非胎惊，乃胎痫也。"振兄云："胎惊则尝闻之矣，胎痫之名，请问出于何典？"予曰："名出《内经》。帝曰：人生而有癫疾者，病名曰何？安所得之？岐伯曰：名为胎病，此得之在母腹中时，其母有所大惊，故令子发为癫疾也。注云：癫痫也。夫惊之搐搦无定，痫之发作有时，大人之痫疾亦然，惟其发作有时，故较惊稍轻耳。"爰用茯神、远志、麦冬、丹参、甘草、白芍、菊花、钩藤、桑寄生，以安神定志，养肝息风；少入橘红、半夏曲，以涤扰心之痰涎。盖疾由母腹受惊而得，病在心肝二脏，神安风息，其疾自平，妄行疏散，则风益动。褓褓胃气薄弱，金石镇坠，尤非所宜。服药其发渐轻，未几而定。后见数儿证同，皆照此法治愈。

柳圣依翁夫人热病战汗而解

圣翁夫人，夏间病患热盛无汗，烦渴昏谵，医治旬余不解。圣翁外贸，伊郎荫千兄，延予诊视，脉数舌黄。谓曰："此热病也，非清不可。"疏竹叶石膏汤与之。时夜将半，闻叩扉声甚急，启视，荫兄慌入而言曰："病危矣。"询其故。曰："妙剂当服头渣，至暮未见动静。再服复渣，更静，后忽寒战肢抖，少顷汗出如浆，肤冷息微，闭目不语。众以为殆，归咎药性太凉，欲投参附以救其脱，亟求复诊以决之。"予即随往，扪其肌肤果冷。细按脉虽虚软，然至数和缓，并不急疾。曰："无妨，此战汗也。因本气不足，邪气鸱张，予重用清剂驱之，邪不能留，遂与正争，是以战而汗出。邪虽从此而解，正亦由此而亏，且任其养息，切勿惊扰，元气来复，自然肤暖神苏，若骤进参附，诚恐余烬复炎，反为害矣。叶氏论温热病，战汗解后，胃气空虚，有肤冷一昼夜之说。"取书与阅，群疑始释。另立一方，用生脉散加茯神、玉竹、白芍、甘草，嘱市药煎好，俟其苏醒与服，并啜稀粥，以养胃气。次早荫兄来谢云："昨夕非子有定见，几为旁言所误，遵嘱静守，逾时汗敛神苏，忙将煎好之药服讫，复睡至晓，肌肤已温，唯形倦气怠耳。"更为辅正养阴和胃，渐次而康。

鲍子钦兄感风停食小恙，猝变虚脱，宜用急疗之法

子钦兄幼年质弱，偶因停感，发热腹痛，儿科药用荆防楂曲，服后热退痛止，以为应验。距意次日卧床不起，头重目阖，气怯懒言，不饮不食。急延予至，见其形状倦怠，切脉细软无神。维时伊舅柳荫千兄在座，予告之曰："令甥之恙，乃元气不支，切恐虚脱，亟宜峻补，迟则难救。"荫兄云："舍甥病才两日，消散又未过剂，童质固虚，何至遽脱，岂可骤投重补耶？"予曰："小儿脏气易为虚实，脉证疲惫如斯，舍此别无他策。"仿补元煎方法，与服二剂，病仍未转，伊乃堂忧甚。予曰："凡治病，补虚与攻实不同，攻实可求速效，补虚本无近功，服药病既不增，虚能受补，即为见效。古称填补如地有陷阱，方能容填，若平地填之，成敦阜矣。"仍依原方加入芪、术、茯神、枣仁合归脾汤，守服浃旬，头竖目开，饮食照常，俨如无病。

族妇眩晕，续堂弟媳所患证同，治皆无效，不药自痊

予童时见族中一妇人，头额常系一带，行动须人扶掖，云无他病，惟头目昏眩，饮食倍增，形体加胖，稍饥心内即觉难过，医治无效，只得屏药，越数年疾自愈，形体退瘦，饮食起居如常。其致病之由，及所服方药，均不可考。后堂弟媳，年二旬余，因遭回禄，忧郁成疾，见证与族妇仿佛。予知其疾由郁而起，初投逍遥达郁，继加丹栀清火，更进地黄、阿胶滋水生木，白芍、菊花平肝息风，磁石、牡蛎镇逆潜阳等法，俱不应。他医以为无痰不作眩，药用豁痰，又以为无虚不作眩，药用补虚，亦皆无验，遂不服药，四旬外，病自瘳。予生平所见眩晕之疾，未有甚于此二证者，且病中诸治不应，后皆不药自痊，事亦奇矣。细求其故，盖病关情志，是以草木无灵。由此观之，凡情志内伤致病，皆可类推。

洪荔原翁挟虚伤寒

荔翁年逾强仕，冬月重感寒邪，诊脉细紧，见证寒热无汗，头疼体痛。初投附子理阴煎，汗发不出。复诊方加人参、麻黄。翁曰："麻黄性悍，驶不能御，吾质素弱，恐不可服。"予笑谓曰："他人之麻黄或不可服，予之麻黄放心服之。盖医当论方，不当论药，若以此加入表散药中，则诚驶不能御，今合补剂，有人参、熟地监制之，虽勇过孟贲，亦难肆其强悍之性矣。古人用散法，有皮毛肌肉血脉筋骨之殊，峻散平散温散凉散之异。至于阳根于阴、汗化于液、云腾致雨之妙，独景岳先生得之。其所制理阴煎，及麻桂饮、大温中饮数方，真可称长沙之功臣，而补其所未备也，况理阴煎方后有原加麻黄之法，又何疑耶？"翁信予言，一服汗出而解。

洪召亭翁夫人胎动血晕，急救保全

召翁夫人，怀孕三月，胎动血崩发晕。促往诊视，乃告翁曰："妊娠胎下血晕，已为重险，今胎未下而晕先见，倘胎下晕脱奈何?"翁嘱立方。予曰："血脱益气，舍独参汤，别无良药。"翁问："所需若干?"予曰："数非一两不可。"翁出取参。予闻房内雇妇私语，胎产服参不宜。亟呼之出，语曰："尔何知，勿妄言以乱人意。"少顷翁持参至，予欲辞回，思适才雇妇所言，恐病人闻之疑而不服，岂不偾事，只得俟之。翁持参汤，予随入房，病人果不肯服，翁无如何。予正色言曰："性命安危，在此一举，今若不服此汤，胎下晕脱莫救。俗见胎产忌服人参，无非恐其补住恶露。在胎下后，犹或可言，今胎未下，与平常临产无异。岂平常临产可以服参，今昏晕欲脱，反不可服乎?予治此证颇多，勿为旁言所惑。"病人疑释，一饮而罄。予曰："有此砥柱中流，大势可守，尚防胎下复晕，其参柤再煎与服为妙。"诘朝复诊，翁云："昨遵谕，仍将参柤煎服。薄暮胎下，恶露无多，晕亦未作。"令多服培养气血之剂而痊。续翁媳升治兄令政半产，胎下血晕，时值寒冬，夤夜招诊，两脉已脱，面白肢冷，亟以参附汤灌苏。一家两证，势俱危险，皆仗参力保全。胎产不可服参，殊属谬语。

曹引泉翁竹筒痢

引翁年将花甲，秋季患痢，缠绵日久，清利过剂，肛如竹筒，直下无度，卧床不起。诊脉细濡，望色憔悴，知为脾肾两亏，元气下夺，所幸尚能纳谷，胃气未败。仿胃关煎，调石脂、余粮末与服。两日其痢稍减，再加桑螵蛸，晚间参服四神丸，治疗匝月始止。

王策勋先生幼孙疳疾

予弟绮兰，服贾庐江。戊辰冬，予自中州回，道经彼地，羁留信宿。有王策勋先生者，与予弟善，抱其幼孙，恳为诊治。视其体热面黄，肢细腹大，发焦目暗，颈起结核。予曰："此乃疳疾。"疳者干也。小儿肠胃柔脆，乳食失调，运化不及，停积发热，热久津干，故名曰疳。又谓之丁奚哺露。丁奚者，言奚童枯瘠如丁；哺露者，言愈哺而骨愈露。但是疾，每多生虫，虫蜃日滋，侵蚀脏腑，非寻常药饵所能去病。古方有布袋丸，治此证多验。药用人参、白术、茯苓、使君子肉各一两，芦荟、夜明砂、芜荑、甘草各五钱，共为末，蒸饼糊丸，每粒约重三钱，日用一丸，以夏布袋盛之，另切精猪肉二两，同煮汁服，肉亦可食。如法制就，服完一料而愈。

金荫陶封翁久泻滑脱之证

封翁年逾古稀，恙患泄泻，公郎迈伦兄善岐黄，屡进温补脾肾诸药，淹缠日久，泻总不止。招予诊视。谓迈兄曰："尊翁所患，乃泻久肠胃滑脱之候也。《十剂》云：补可去弱，涩可固脱，泻久元气未有不虚，但补仅可益虚，未能固脱。仲景云：理中者理中焦，此利在下焦，赤石脂禹余粮丸主之。李先知云：下焦有病人难会，须用余粮赤石脂。况肠胃之空，非此不能填，肠垢已去，非此不能复其黏着之性。喻西昌治陈彦质、浦君艺，泻利久而不愈，用此俱奏奇功。"遂于原方内加入石脂、余粮，服之果效。

洪梅渚翁肝郁犯胃，痛呕发黄，温补药误，危而复安

嘉庆辛未春，予患眩晕，不出户者累月。友人张汝功兄来，言洪梅翁病剧，述其症状，起初少腹痛呕吐，医谓寒凝厥阴，投以暖肝煎，痛呕益甚。又谓肾气上冲，更用理阴煎合六君子汤，每剂俱用人参，服之愈剧。脘痞畏食，昼夜呻吟，面目色黄，医称体亏病重，补之不应，虑其虚脱，举室忧惶。复有指为疸证，欲进茵陈蒿汤者。嘱邀予诊以决之。予辞以疾，汝兄强之，于是扶掖而往。诊毕笑谓翁曰："病可无妨，但药只须数文一剂，毋大费主人物料。"方疏加味逍遥散加郁金、陈皮、谷芽、兰叶。乃弟竝锋翁曰："家兄年将花甲，病经多日，痛呕不食，胃气空虚，轻淡之品，恐不济事。"予曰："此非虚证，药不中病，致益剧耳。经云诸痛属肝。病由肝郁不舒，气机遏抑，少腹乃厥阴部位，因而致痛。肝气上逆，冲胃为呕，温补太过，木郁则火郁，诸逆冲上，皆属于火，食不得入，是有火也。至于面目色黄，亦肝郁之所使然，非疸证也。逍遥一方，治木郁而诸郁皆解，其说出赵氏《医贯》，予辑载拙集《医述》中。"检书与阅，翁以为然。初服各症均减，服至四剂，不痛不呕，黄色尽退。共服药十二剂，眠食如常。是役也，翁病召诊，日皆汝兄代邀，语予曰："翁前服参药不应，自以为殆，予药如此之轻，见效如此之速，甚为感佩，嘱予致意，容当图谢。"予曰："医者愈病，分所当然，惟自抱疾为人疗疾，行动蹒跚，殊可笑耳。翁有盛情，拙集辑成，藉代付梓，亦善果也，胜酬多矣。"晤间，翁问："尊集成乎？"予曰："未也。"翁曰："且俟脱稿，薄助剞劂。"阅兹廿载，集成而翁已仙矣。集首阅书姓氏款中，谨登翁名，不忘其言。

又乃爱暑邪扰胃，发热吐泻，欲作惊搐

梅翁令爱，年甫两龄，仲夏时，发热吐泻。渠宅同事方心树兄知医，作暑风食滞治，热甚烦渴，吐泻益频。延予至，心兄述其病状，并用药大意。予视其儿，身热肢

冷，舌绛苔黄，烦扰不定。谓心兄曰："证属暑邪扰胃，热气上冲，以故渴饮吐泻。经云诸逆冲上，皆属于火，暴注下迫，皆属于热。但婴儿质脆，暑邪酷烈，最易激动肝风。许宣治先生论暑风惊候，由吐泻而后发搐者，谓之慢惊，治之不易。且吐甚于泻，吐多胃伤，不能宣布津液，是以诸药无验，必得生机活泼，方转灵轴。所制黄土稻花汤一方甚妙，予遇此证，每仿其法，治多应手。"于是方疏黄土、稻花、沙参、茯苓、甘草、半夏、乌梅，木瓜、扁荚叶。因其热甚，再加黄连，一剂而效。夏月小儿感受暑邪，热渴吐呕，不利于香砂术曲者，服此方而晏如。

又乃郎湿温感证

梅翁幼郎，夏间患感证，见其发热口干，舌苔白腻，知有伏邪，思膏粱稚子，提携捧负，邪何由受。询其乳媪，据云："向系楼居，近缘天暑，移住地房，霉气甚重，病因此受，亦未可知。"予曰："是矣。盖霉湿之气，从口鼻吸入，伏于膜原，酝酿为热，自里达表，不比风寒客于皮毛，可以辛温发散而治也。"初用淡豉、苏梗、鲜藿香、秦艽、广皮、桔梗、连翘、甘草、通草之属。芳香解秽，辛凉透邪。服药热甚烦渴，舌苔转黄。方除苏梗、广皮，加入黄芩、黑栀、赤苓、泽泻，热渴不止，舌色欲焦，予素手战，渠宅视恙，方俱心树兄代书，乃谓之曰："此证热势炽甚，非白虎汤不能去病。"心兄云："据证应用此方，但白虎之名，俗多恐畏，或至明日如病不减，再进如何？"予曰："拯溺救焚，急不及待，今舌欲焦，邪热燔灼，胃津已伤，倘到明日，舌若变黑，而成胃实，则非白虎所能胜任，再投承气，岂不更骇听闻？"因将病原治法，细与渠宅说明。当用石膏一两，知母一钱，并加滑石、芦根，其余栀、芩等味，分量均照前加重。次日复看，身热较轻，舌焦亦润，但病来势暴，若骤松手，恐其余烬复燃，仍守原方再服一剂，转用沙参、玉竹、麦冬、丹皮、石斛、料豆、梨汁、芝麻养阴濡液而痊。

张汝功兄乃郎嗽久伤阴，奇治验

汝兄乃郎，年方龆龀，秋间咳嗽，入冬不止。初起呛嗽痰涩，气急面红，渐次潮热脉数，食减肌瘦。药如泻白散、止嗽散、清燥救肺汤，遍尝无验。汝兄虑成童怯，嘱予筹治。令且停药，每日用甜雪梨一枚，去皮粗，雄猪肉四两同切块，清水煮汤啜之，其肉与粳米稀粥同食。儿病日久，戒食荤油，复为药苦，得此可口，食而甘之，数日而效，浃旬而痊。汝兄称谢，并问其故。予曰："斯证即喻西昌所谓秋伤于燥，冬生咳嗽之候也。夫燥者濡之，其所以服诸清润之剂而不应者，缘童质向亏，嗽久阴伤，凡药皆草木根荄，只可濡其时邪之燥，未能滋其津液之干耳。经云阴之所生，本在五味，五谷为养，五果为助，五畜为益，故用猪肉、雪梨、粳米，诸多濡液滋干之品，气味合而服之，以补精益气，岂寻常方剂可同语耶？"汝兄慨然曰："人知药能疗病，不知药反增病；人知食肉病复，不知食肉病愈。今而后益信医理渊深，不易知也。"

又令爱暑入心包，拯治无功，后见数人证同，皆不可救，并答门人四问

汝兄令爱，笄年在室。时届季夏，薄暮忽觉微寒，夜发壮热，头痛呕吐。次早迓予，其女出房就诊。脉弦急数，舌苔白腻。谓汝兄曰："证属时感暑风，来势不轻，防其生变。"方用葛根、防风以祛风，香薷、茯苓、甘草、半夏、滑石、扁荚叶以清暑。诘朝入房诊视，脉证如故，舌苔转黄，热盛口渴，目定神呆。方除葛根、防风、半夏，加入连翘、知母、花粉、鲜荷叶，四朝再视，病者扶坐榻上，昏冒不语，令其伸舌，勉伸半截、尖绛起刺。汝兄云："小女夜来热炽烦渴，呻吟不安，黎明稍定，以为病减，不意神更昏迷，肢渐厥冷，未识何故？"予曰："此暑入心包，邪陷于里，热深厥深，肝风欲萌，势属危险，可延他医酌之。"汝兄坚嘱拯治。思暑由上受，首先犯卫，渐传入营，叶氏有清络热必佐芳香，开里窍以清神识，用至宝丹一法。吾乡苦无此药，姑用生地、玄参、银花、麦冬、川连、犀角、鲜菖蒲、西瓜翠衣，令取荷露煎药。翌日复召，病势益剧。目𥅴肢掣，口噤牙咬。予曰："肝风已动，证成痉厥，不可为矣。"汝兄乞筹以希万一。揣诸病情治法，不过如此，奈服药不应，无已再想外法。令挑黄土摊地，上铺荷叶，将病人抬置其上，另用紫雪、牛黄，蜜调涂舌，方加钩藤、桑寄生、羚羊角，平肝息风。至第六朝，汝兄来云："昨晚肢掣不作，口噤已开，似有生意，再烦视之。"至见病人，眼戴口张，痰声漉漉，切脉如丝。予曰："此非掣定，乃元气内夺，无力鼓动故也。脉证俱败，危期速矣。"延至七朝而殁。未几又见鲍摹莪翁令媳之证。

莪翁邀视媳病，云："日前因热贪凉，起初头痛呕恶，旋即怯风发热，至今热犹未退，似属外感，烦为解散，免致成疟。"导予入室，诊际问其头痛乎？病者不答。转令使女询之，亦复默然。予曰："殆证也！"辞不治。莪翁云："小媳病才两日，其候不过发热头痛，何以言殆？"予曰："害虽未形，其机已露。盖此病因于冒暑，夫暑喜伤心，心者，君主之官，神明出焉。顷问病原，蔑知应对，足征邪犯心包，神明为之紊乱，按心肝为脏，脏者藏也。邪已入脏，断难驱逐，且手足厥阴相表里，肝风痉厥，蝉联而至，预期一候，恐有风波。"并将张汝兄令爱病状告之。翁虽唯唯，然未深信，续延他医疗治，诸证蜂生。果至七朝而逝，始信予言不虚。后旬日，又见许礼门翁令侄媳之证。

礼翁儒而通医。因乃侄媳病见招。晤间予告以近视张鲍两女，病均不治之故。翁蹙然云："舍侄媳病候与此仿佛，奈何？"予问："病经几日矣？"曰："五日"。问其

状。曰："身热肢凉，昏迷瘈疭。"予曰："邪已入脏，不可救矣。"其姑坚托诊视，脉证俱殆。翁求举方，予曰："适谈前视张鲍两女证，维时病人犹能行动，尚不可疗，况如是乎？"辞欲登舆，其仆乞诊妇病。询其何疾。云："病起三朝，发热不退，神渐昏冒，今早手足微掣。"予曰："此亦暑入心包之候也，可不必往。"翁强之，皆至其家，见妇昏卧于床，热盛息粗，面赤唇干，舌伸不前，抉视色绛苔黄，切脉弦数，辞不用药。仆人跪恳，勉议清解暑邪，芳香宣窍之剂，并嘱用黄土、荷叶垫卧。越日，仆来言，主母已故，妻病服药热缓掣定，神识稍清，复为加减，幸得获痊。后期年再见洪蕊春兄令媳之证。

蕊兄乃媳，长夏患病四朝，热盛神昏，舌黄口渴，肢冷脉细。予诊之曰："此暑邪内犯心包，棘手之候。"蕊兄嘱治，勉商清暑涤邪，参以芳香开窍，并语之曰："服药热减神苏，庶可图幸，若肝风一动，则难救矣。"旁议予方过凉，另延他医，以病者肢冷脉细，认为阴寒，遂用姜附，置诸阳证不问。歙俗病家服药，喜热畏凉，膏粱殆甚，维时姻娅咸集，度其少年新婚，当从阴证治法。蕊兄自不知医，因听众咻，信以为是。友人方瑞徵，病者之表兄也，予视病时，渠亦在座，见后医之方，与予相左，私叩所以。予曰："病属暑邪入脏，热极似寒，实非阴证。亟为清解，犹恐不及，再投姜附，岂不火上添油乎。"瑞兄云："家姑现在伊宅，吾往告之，勿服其药如何？"予曰："子固婆心，但予虽能决其服彼药而必死，然未能料其服予药而必生。"续闻竟服彼药，肝风大动，颠簸反张，凭空跃起数尺，爬床搔席，啮舌龂齿，未至一候而亡。予所见数证，临危俱动风抽掣，然不若此之剧，盖由姜附燥烈，以刚与刚，益助其威耳。后十余年复见吴蔚扬兄令爱之证。

蔚兄令爱，适本里洪宅，即星垣翁之乃媳也，年近二旬，形瘦质弱。星翁乃郎，向外贸易，因病遄归。媳侍汤药，忧劳交集，时值溽暑，偶作寒热，次日热发不退，头痛呕吐，逆予诊之。拟属暑风相搏，投以轻解之剂。诘朝脉证如故，神识欠慧。予谓星翁曰："令媳病势颇剧，刻防传变，可速告知令亲，切勿轻忽。"原方佐以清热辟邪。四朝再召，蔚兄在座。据言昨夕热盛烦躁，今晨人事更迷。予入房诊毕曰："邪已入脏，且晚肝风即至。病人体薄，且多忧劳，料难支撑。"并将畴昔所见诸证向说，嘱早延医斟酌。蔚兄务求画策，勉于昨剂中参入芳香开窍，以尽人工。五日黎明，星翁遣价来请，予辞不往，再四相邀，至见病者，昏卧肢掣，喉中痰鸣。予曰："内闭外脱，蔑能为力。"他医用药，亦无效灵，越日而殂。

门人问曰："暑入心包一证，古人略而不详，近叶氏案载证治数条，似非不救之候，且六淫首重伤寒，其危莫如两感，虽轩岐只有死期，而无治法，然后贤谓用药先后，发表攻里，复推出可生之机。今读先生所著，暑入心包数案，咸辞不治，或拯无功，果斯候之危，甚于两感，而竟不可救耶？"答曰："伤寒两感固危，毕竟其邪表里双传，犹或可据可疗；暑邪变幻无常，彼暴中之激烈，扁鹊不及攦指而投咀。盖缘心为君主之官，心包乃其外郭，邪犯心包，至危至急，乌可同类而语乎？"又问曰："暑入心包，危急之故，已闻命矣。然三因病候多端，岂无一二可与比类者乎？"答曰："安得无之。小儿夏月冒暑发热，陡然神昏肢搐，俗呼暑风急惊，其证仿佛，其原相同，洵可以称比类也。但暑邪感触，小儿即作惊搐者多，大人即入心包者少，小儿暑风急惊，十中可救七八，大人暑入心包，十中难拯一二。此中奥义，不可不明。盖小儿质弱，脏气未实，邪入易，故病多；大人体强，脏气已实，邪入难，故病少。惟其入之易，则其出亦易，故治易，入之难，则其出亦难，故治难。即此观之，病情思过半矣。"又问曰："夫子发蒙解惑，畅论病机，顿开茅塞，顽钝辈以为古人治病，证分寒热，药析温凉。今见数治法，悉是清暑辟邪，参以芳香通窍，不识此外尚有他法可施与？"答曰："凡治他病，证存寒热之殊，药有温凉之异，惟此一证，有热无寒。此例温病，病必有阳而无阴，药必用寒而远热。夫暴病暴死，皆属于火，若寒则凝冱稽迟，焉有如此之激烈哉！"予为子辈再伸其义。医方八法，汗、吐、下、和、温、清、补、渗是也。此证邪已入脏，汗之不宜。腑病宜通，脏无下法。温则以刚与刚，和解渗利，绝无干涉。痰食结胸则吐之，脏邪从无吐出之理。至于补法，伤寒、中风，邪陷于里，往往用之，无如此证邪入弥漫，虚灵闭塞，不涤其邪，徒补无益。故舍清法，别无可施。譬诸救焚，舍水他无可用。再按以小儿暑风惊证，质实能受清凉者可治，质虚不受清凉者不可治，此证亦然。治许礼门翁仆妇之证，得愈者，亦因其藜藿体坚，能受清凉故也，膏粱羸弱患此，欲求幸免者几希。又问曰："《伤寒论》云：太阳病头痛至七日以上自愈者，以行其经尽故也，若欲作再经者，针足阳明，使经不传则愈。此仲师验治伤寒传经之法也。夫子言暑入心包之候，危于伤寒，但寒之伤人尚少，暑之伤人甚多。暑邪之入脏，如伤寒之传经，应可预知。曷不仿仲师针法，使其不入可乎？"答曰："此未可易言也。夫寒邪未传之先，有证可据，暑邪未入之先，无证可凭。当其疾作之始，身热头痛，呕吐口渴，与寻常暑证不殊，有此慧眼，能预知其邪之欲入，而为设法堵御耶？《内经》论卒中云：急虚身中卒至，譬如堕溺，不可为期。可类推矣。虽然邪之未入，固难预知，而邪之既入，不可不识。凡诊暑证二三日间，视病者神识微呆，即是邪入之征，此语未经人道。舟子望云而知风汛，予阅历有年之一得耳。既知邪之已入，维时其入尚浅，肝风未萌，似可极力驱之，勿令入深可也。无如暑邪变幻，电掣雷奔，迅速异常，纵使驱逐，枉竭其力，罕见其功，亦非临证目击，不能知之。兹因子辈之问，一伸病机，惜未水饮上池，无浣肠涤胃之术，能起人于九死一生之中，徒自歉耳。"

叶蔚如兄胁痛便闭，一剂而效

蔚兄来诊云："病初右胁刺痛，皮肤如烙，渐致大便闭结，坐卧不安，每便努挣，痛剧难耐。理气清火，养血润肠，药皆不应。"切脉弦急欠柔。谓曰："易治耳，一剂可愈。"蔚兄云："吾病日久，请药无灵，何言易治？"予曰："此乃燥证。肺苦燥，其脉行于右，与大肠相表里。方书论胁痛，以左属肝，右属肺，今痛在右胁，而便闭结，肺病显然。但肝虽位于左，而其脉萦于两胁，《内经》言：邪在肝则两胁中痛。今痛虽在右胁，不得谓其专属肺病已也。夫金制木，忧伤肺，金失其刚，转而为柔，致令木失其柔，转而为刚，辛香益助其刚，苦寒愈资其燥，润肠养血，缓不济急。"订方用瓜蒌一枚，甘草二钱，红花五分。蔚兄见方称奇，乃询所以。予曰："方出《赤水玄珠》。夫瓜蒌柔而润下，能治插胁之痛，合之甘草，缓中濡燥。稍入红花，流通血脉，肝柔肺润，效可必矣。"服药便通痛减，能以安卧，随服复渣，微溏两次，其痛如失。

曹静川翁孙女颏脱音哑

静翁孙女，年甫三龄，夏月发热，医作暑风治，投清散药两剂，忽颏脱音哑，食莫能嚼，饮莫能啜。又以为风中会厌，仍用散药。静翁迟疑，邀予商酌。谓曰："颏属肾，颏脱肾虚之征。肾脉循喉咙，挟舌本，为声音之根。经云内夺而厥，则为暗痱。儿质本薄，暑复伤气，更服辛散，元气益漓，致变若此，倘再行疏泄，肝风一动，慢惊旋至，不可救矣。"仿左归饮，合生脉散，服之而瘥。

堂妹吐证

堂妹年二旬，因情怀忧郁，致患吐证，每餐鬲间哽硬，少顷即吐，轻则只吐数口，甚则所食之物，倾囊而出。温中调气，清火解郁，治俱不应，予用安胃制肝法，亦不验，只得停药。越十余年，疾仍如故，肌肉不瘦，产育如常。予见此证数人，药皆罔效，然亦无损。复有梅氏女一证，案载《辑录》卷中，其候更加经期阻闭，缠绵数年，咸目为殆，出室后得自愈。可见情志之病，药饵难疗。至于病久而血气无损者，良由胃为多气多血之经，腑病较脏病轻耳。若果脏真损伤，焉能久延不坏乎？

方萃岩翁乃郎跌后又患腹痛，药伤胃气治验

萃翁公郎葆晨兄，禀质素弱，曩患滑精，予为治愈，案载《初集》中。斯病之始，偶因登山跌仆伤足。吾乡专科接骨颇善，但其药狠，弱者每不能胜。葆兄缘伤重欲图速效，日服其药，已戕胃气。又患腹痛，更服温肝行气活血等方，胃气益伤。神疲倦卧，痛呕不止，药食不纳，邀予诊视，脉虚细涩，气怯言微，面青自汗。谓萃翁曰：

"公郎病候，乃药戕胃气，恐蹈脱机。人以胃气为本，安谷则昌，治先救胃，冀其呕止谷安，然后以大补气血之剂继之，不徒愈病，且足得血而能步矣。但治呕吐之药，最宜详辨气味，不独苦劣腥臊不能受，即微郁微酸亦不能受。惟人参力大，气味和平，胃伤已极，非此莫可扶持。而单味独用，分两需多，购办不易，姑以高丽参代之。"日用数钱，陈米水煎，缓缓呷之。守服数日，呕止食纳，神采略转。接服大补元煎，渐可下床，移步尚苦，筋脉牵强，行动艰难，翁虑成跛。予曰："无忧，血气未复耳。"仍服前方，半载后，步履如常。

又翁自患阴疽，复中寒阳脱，救急治法

壬午冬，萃翁患外证甚重，因往候之。翁卧于床，谓予曰："背偶生毒，已经旬矣，知子不专疡科，故请潘日章兄看视，溃脓无多，并不痛楚，惟形疲食少，烦为诊之。"切脉沉细而软，观其毒形平塌，乃告之曰："此疽也，其病在阴，治须温补内托，由阴转阳，焮肿作痛，毒化成脓，庶几无虑。"嘱邀潘日章兄同议。方订十全大补汤，加白芷、穿山甲。薄暮使来促云：刻病甚剧，祈速往。入室，见翁靠坐于地，众皆仓皇，予惊问故。乃弟子桥先生言："家兄因起身更衣，站立不住，忽然跌仆，遂作昏晕，故此不能动移。"按脉迟细欲伏，面青肢冷，呕恶频频。予曰："此中寒也，病上加病，切防脱变。计惟参附汤以济其急，呕多胃逆，更以干姜佐之，古有霹雳散之名，形其迅速也。"适日兄亦至，意见相符，于是用高丽参五钱，附子、干姜各二钱五分，令先扶掖上床，药熟倾服。予与日兄同坐室中，俟其消息。时届三鼓，渐见呕定肢温，神苏脉出。予喜曰："可无忧矣。"令煎二渣与服。次早复召。谓日兄曰："昨夕中寒急暴，幸赖参附汤挽回，今视其疽形仍平塌，尚不知痛，昨同议之方，犹恐不济。"商以大剂养荣汤加附子。再诊更增枸杞、菟丝、巴戟天及河车、鹿茸血肉之属，日渐知痛，肿起脓稠，腐化新生，治疗月余，疮口始敛。

次儿光墀单腹胀奇验

墀儿年逾弱冠，向无疾病。夏间偶患腹胀，以为湿滞，无关紧要，虽服药饵，然饮食起居，失于谨慎，纠缠两月，腹形渐大，肌瘦食减，时作呕吐。自疗不愈，就同道曹肖岩、余朗亭二公诊治，药如和渗温清消补，遍尝无验。其时尚能勉力出户，犹不介意。予思既诸药无功，谚云：不药得中医。遂令停药。迨至冬初，因事触怒，病益增剧，食入旋呕，卧即气冲，二便欠利。予忆经云：肝主怒，怒则气上。得无肝气横逆，阻胃之降，是以为呕为胀。与自拟越鞠、逍遥，及安胃制肝之法，亦不应。渐至腹大如鼓，坚硬如石，筋绽脐突，骨立形羸，行步气促。予技已穷，复邀同道诸公视之，皆称证成中满，消补两难，有进专治鼓胀丸药者，言其音如响，一下其腹即消。

予料彼药乃巴黄霸劫之品，今恙久胃虚，如何能受。即古治单胀，有用鸡矢醴一方，顾斯畏食呕吐，气味亦不相投。昼夕踌躇，无策可画。俄延至腊，忽睹梅梢蕊放，见景生情，旋摘数十枝，令以汤泡代茶，日啜数次。机关勘破，触类旁通，家有藏酿，用木瓜、橘饼各三钱，另以村醪煎熟，与藏酿对冲，晚饮两杯，以前腹胀痞塞，绝不响动。如此啜饮三日，腹中微鸣，不时矢气，坚硬稍软。迨至旬余，胀势减半，二便觉爽，食入不呕，夜能安卧。匝月后腹胀全消，当时胀甚，腹如抱瓮，疑谓何物，邪气若此之盛，及其胀消，大便并无秽恶遗出，可知即此身之元气，与此身为难首耳。儿病愈后，咸以为奇。友人问予："所用梅花治胀，出于何书？"予曰："运用之妙，存乎一心。此予之会心偶中，无古可师。大概梅占先春，花发最早，其气芳香，故能舒肝醒脾；橘皮调和诸气；肝以敛为泻，木瓜酸柔，能于土中泻木，更藉酒力，是以得效。"友人喟然曰："子良工也。公郎之疾，固虽有术起之于后，尚且无法疗之于前。此医之难也。然使此证患于不明医理之家，当其迫切之际，未有不随下药而毙者，此又医之不可不知也。"予聆斯语，不觉悚然。

巴声茂生布痘瘢闭险逆，一剂救转

巴生居近比邻，尊公秉昭翁，早子俱殇于痘。是春痘令盛行，儿多夭折。生年数龄，尚未出痘，翁以为忧。一夕急发热呕吐，卧瘰不安。比晓迓予，望其颊赤唇干，扪其身热指冷，烦渴舌黄，细验周身标点隐隐，夹有紫瘢，顾谓翁曰："此布痘瘢闭，险逆之证也。服药瘢消痘透，庶可无虞。"方定羌活散郁汤加石膏、灯心。午后复视云："服头渣药后，热盛闷乱，头摇肢掣。"予曰："此欲作惊。"令服复渣，薄暮寒热益甚，昏谵渴饮，舌吐唇外，掉弄不休，痘仍不透，瘢反增多，其势颇剧，举家仓皇。旁议剂中石膏过凉，冰伏为害。予辞焉。秉翁坚求拯治，因在邻居素契，且此子又从次儿受业，情难固却，复告之曰："方书虽有痘初宜于升发，忌用清凉，恐其冰伏之说，特此证乃心胃火毒壅遏，致成瘢闭，不清其火，瘢何由消？痘何由透？前方清药力轻，故不胜任。"于是重用石膏为君，佐以犀角、酒炒黄连、玄参、升麻、连翘、赤芍、牛蒡、紫草之属，灯心、笋尖为引，每服另冲无比散，取其去热利小便，亦釜底抽薪之意。方已写就，思舌为心苗，今舌吐弄不休，内服煎药，须外用紫雪涂之。奈此物吾乡甚罕，乞诸其邻，所与些微，亦不济事。翁云："吾有紫雪，藏之久矣。"取出称有三钱，快甚。即令蜜调涂舌，并速煎药与服，次早翁来云："昨夕遵谕服药涂舌，至半夜热缓舌收，渴止躁定，似有转机，再烦一看。"果诸证悉平，瘢消痘透。予曰："生矣。"询其紫雪，只剩三分，余皆涂去。予笑谓翁曰："此证虽仗药力挽回，然非如许紫雪，亦无此速效。"今火势既平，药当褪松，酌以十神解毒汤，仍稍用石膏、犀角清其余火，转用太乙保和汤，人参易沙参，加天虫、白芷、贝母、鲜鳞。浆成之后，补脾利水，清凉解毒，渐次收功。此等险证，幸在比邻，朝夕看视，药随病转，得以保全，使病家与医居隔远，仓卒变幻，鞭长莫及，欲图庆成，不亦难乎。

答鲍北山翁询伊郎饮澼证治始末，并商善后之策

饮证名载《内经》，特经文专论运气，司天在泉，胜复之义，仅启大端。仲圣于《金匮玉函》中，阐发病机，详辨治法，条分缕析，后世有所遵循，可称幸甚。经云：水火者，阴阳之征兆也。水为阴，火为阳，足见饮为阴类。致病之由，必其人之元气亏乏，阴盛阳衰，津液凝滞，不能输布，留于胸中，则清者悉变为浊矣。使果真气充足，饮入于胃，游溢精气，上输于脾，脾气散精，上归于肺，通调水道，下输膀胱，何患之有？经又云：阳化气，阴成形。夫气即水也，水即气也，气可化水，水可化气。今则阴翳弥漫，水精凝聚，得无阳衰气无以化之故乎。人身之阳有三：一曰膻中之阳，如离照当空，纤云不掩，膻中阳虚，则浊阴上干，窃据阳位，所谓浊气在上，则生䐜胀也。一曰肾中之阳，如釜底之火，熟腐水谷，肾中阳虚，则釜底无火，物终不熟。所谓戊癸少化火之机，命阳无蒸变之力也。一曰膀胱之阳，膀胱者，州都之官，津液藏焉，气化则能出。膻中位于膈内，膀胱位于腹内，膀胱气化，则膻中之气得以下行，膀胱阳虚则气不化，失其通调水道之职矣。童年既无色欲之戕，又鲜情志之扰，其膻中、肾命、膀胱之阳，从何而亏？饮病从何而起？得无水果生冷所伤之咎与。轩岐于病治之后，尚以谷肉果菜食养尽之。非谓水果不可食也，惟食之有节，无使过之，过则伤矣。童质禀薄，素嗜水果，胃阳受伤，致成饮澼。夫蔗性寒清胃，诗称"大官还有蔗浆寒"者此也。旧夏日啖蔗浆，致发宿疾，胸膈支满，辘辘有声，惯然无奈，呕吐冷水，成碗成盆。投以苓桂术甘、理中、六君之属，通阳涤饮。服至月余，始得获效。复订温健脾胃丸方，并嘱戒食生冷，冀杜病根。仲秋病复，召诊，询知丸药未服，复食梨菱，此则自误，非医咎也。窥其病状，较前加甚，不但呕吐水冷，并且脘中喉口，俱冷如冰，食姜不辣，溲色如泔。经云：中气不足，溲便为变。诸病水液，澄澈清冷，皆属于寒。初则胃阳之伤，继及膀胱肾命，一寒至此，诚为可畏，姜椒桂附，屡投不应，思商硫黄丸，大热纯阳，差堪有济。此药吾乡苦无市处，无已，每日方内附子加至五钱，连进十二剂，才见春回旸谷。细揣此病，定有窠囊，附于膈间，如贼寇依山傍险，结成巢穴，出没不常。窠囊之说，许叔微论之于前，喻嘉言详之于后，师古而非杜撰。前番势轻，病后只须治脾。此番势重，病后务须治肾。因仿肾气丸方法，令其上紧制服，并嘱水果不可沾唇，即菜蔬性寒之品，均不可食。讵意旁人少所见，多所怪，因见方内附子分量加重，咻为有毒，不可多服，敛令药已奏功，反生疑畏，又将所立丸方，付"未达不敢尝"之例。无如病虽暂愈，其根尤在，交春萌动，一夕吐水半桶。夫水之为物，不盈科不行，积之日久，故复倾囊而出。不明窠囊之因，

反诋温药之过。嗟呼！《周礼》冬至采毒药以供医事。凡攻疾之药，俱是有毒，不独附子为然，但有病病当，彼性攻寒不逮，何暇留连作毒。如兵者毒物也，然剿贼必须用之。若无故用兵，则受其毒矣。倘用兵以剿贼，剿贼以安民，则不惟不见其毒，而反受其益，故第论用之当不当，不必问其毒不毒。苟用之不当，即无毒亦转为大毒；用之得当，即有毒亦化为无毒。仲圣伤寒方中，如四逆汤回阳救急，生附俱用一枚。今时种附力薄，况经童便甘草制透，其力更缓，方将虑其无毒以攻疾，何至虑其有毒以伤人乎？试思一月之中，附子服过斤许，设不对证，早已祸起萧墙，何以病后毫无喉痛口疮之恙，安得视为砒鸩，执迷不悟耶？果疑温药非是，盍请他医疗之。医来案称胃寒气痛，药用吴萸、丁香，杂以枳、朴、芦根、石斛。仆因素契，不忍缄口，复实告以证属寒凝饮积，且发经数次，吐多胃伤，岂特不可寒凉，即枳朴消耗真气，亦属不合。此次病发，得以势轻，未始非仗从前温药回阳之力。观其吐后即渴，《金匮》饮证条中，以渴者为欲解也，愈期非遥，不药亦可。但窠囊不除，终为后患耳。如言停药数日即安，谕商善后之策。所云五气朝元丹，仆前原思及此，惟是此番疾作，寒象既已减轻，温药亦应稍损。纯阳刚愎，似可无需。矧窠囊之疾，非迅速可以荡扫，药性过悍，久防增气。且前仅用附子，众咸诋其有毒。今若再进硫黄，更骇听闻。莫若仍从外饮治脾，内饮治肾，不偏不倚，中正和平。禹之治水，行所无事，病去元气不伤，斯为尽善。再按治饮用温，固属无难，要知其病虽由虚而成，非同全实，可以直行攻消，然亦非同全虚，可以专行温补。酌予温药中，少加开导，俾饮邪不至逗留，合乎温而和之之旨。考诸《金匮》云：心下有痰饮，胸胁支满目眩，苓桂术甘汤主之。心下有支饮，小半夏加茯苓汤主之。原痰饮之作，不外脾胃阳虚，浊阴凝聚，而施治之法，亦不外燥土升阳，驱导饮邪。盖胃寒则痰生，胃暖则痰消，脾湿则饮留，脾燥则饮去。二方虽治支饮，然用之于诸饮，亦无不行。并考许叔微《本事方》，专用苍术一味，疗痰饮之澼囊。喻氏《寓意草》中，有华太夫人饵术方法，效验彰彰。圣域贤关，心心相印，外饮治脾，当如是也。《金匮》又云：短气有微饮，当从小便去之，苓桂术甘汤主之，肾气丸亦主之。盖治饮虽以升阳燥土为第一义，然以小便去之，尤为先务。苓桂术甘亦导水利小便之剂也，设其人肾阳不充，则难胜任，故又主之以肾气丸，以桂附加入六味，补肾药中益火之源，蒸暖中焦之阳，使胃利于消，而脾快于运，则饮邪自无伏留之患矣。况方内苓、泽，原有淡渗水邪之能，亦本温而和之之意，较他温补诸方，相去径庭。奈世无好桂，而种附力复浅薄，虽以枸、菟佐之，犹恐不逮，再假斑龙血肉，纯阳温煦奇经，以补玉堂关下之阙。方内减丹皮者，恐其清泻相火故也。内饮治肾，不亦宜乎。

许玉书翁大郎腹痛吐泻危证，拯治之奇

玉翁大郎，童年曾患头昏，诸药不愈。予作肝风治，疏归芍地黄汤。佥谓头昏是有风寒，童子不可轻服熟地。翁排众议，依方多服而瘳。次春又患腹痛，呕吐便泻。延诊，药用温中调气，两服未愈。家人着急，令更他医，日请数人，或以为虫，或以为血，或以为火，治总不验，淹缠旬余，痛甚不止，呕泻不停，寝食俱废。复邀诊视，脉细面青，呻吟疲惫。予思病势增剧，玉翁固虽相信，然旁议纷纷，难与着手，转荐同道余朗亭先生诊治。初投五苓散，续进真武汤，亦俱不应。玉翁坚嘱想法。予曰："非不欲为借筹，奈令郎病久，胃气必空，轻剂谅不济事，若背城借一，尊公爱孙如珍，见方骇然，焉肯与服。"翁沉吟云："有一善策，今早友人谈及邻村有扶鸾治病者。家人欲往求方，予呵止之，祈拟一方，予持语家人云：是乩仙所开，自必信服。"予曰："策固善矣，治法尚难，令郎之病，起初不过寒凝气滞，本无大害，因求速效，诸治庞杂，痛久伤气，吐多伤胃，泻多伤脾，故困顿若此，倘仍见病疗病，必至土败气脱，计惟扶阳益气，以拯其急。"爰议附子理中汤，米水煎饮，气固胃安，庶堪保守。诘朝玉翁来舍，喜云："曩服他药，如水投石，昨服尊方，不但病减，并可啜粥。家人信为神丹，相烦往视，恳为加减。"予曰："药已对证，勿轻易辙，今日照方仍服一剂，明日再为斟酌。"次早往诊，病势大转，因其体素阴虚，方内除去附子，又服两日，更用参苓白术散调理而痊。是役也，非玉翁平素信心，兼施权变，安能图成。志此以见医家临证，不特病情之难窥，而人情之难处尤甚也。

又次郎脾肾阳虚，伏寒凝冱，重用温补而瘳

玉翁次郎，形貌丰腴，向无疾病，丁亥季秋望后，陡作寒热，延予次儿光墀诊治，药投温解，其热即退。嗣后单寒不热，肢麻指凉，口吐冷涎，脐腹隐痛，便溏畏食。知系伏寒凝冱，方换姜附六君，附子初用八分，增至一钱，未见松动，邀予商酌，切脉迟细无力，望色面白舌润。予曰："此正仲圣所谓无热恶寒发于阴也。"前方不谬，尚恐病重药轻，附子加用二钱，更加吴萸、肉桂、砂仁、川椒。次日复诊，病状仿佛。思火为土母，阳虚生寒，温理脾阳不应，非补火生土不可，王冰所谓益火之源，以消阴翳也。仿生生子壮原汤加吴茱萸、胡芦巴、肉果、巴戟天，附子增至三钱，以为必效矣。诘朝脉证依然，玉翁问故。予曰："无他，药力未到耳。盖市中种附力薄，况经制透，其味更淡，可增四钱，再加鹿茸、枸、菟，峻补真阳，自可春回旸谷。"依法服之，证仍如旧。翁侄召成兄私询予曰："舍弟之病，先生审属阴寒，第用如许热药，毫不见功，理殊不解，且附子大毒，今已服过数两，久而增气，可无患否？"予曰："其他勿论，时下秋燥，此等纯阳之药，若不对证，一匕亦不能堪，况其多乎？夫攻病

之药，皆有毒，无毒之品，不能攻病。凡伤寒中阴等证，非附子不能驱阴回阳，有病则病受之，何有余性，遗留作毒。即使有毒而生，不胜于无毒而死乎？"仍守原方，附子加至五钱。维时旁议沸腾，幸玉翁信而不疑。予告之曰："此证确属沉寒痼冷，然煎剂温药止矣，再得硫黄丸佐之，庶有裨益。"于是煎丸并进，渐见好机，热药稍减，参入熟地、河车、杜仲。予与墀儿日为诊视，两阅月，始得痊愈。共计服过附子一斤，硫黄丸二两，干姜六两，鹿茸一架，党参三斤，高丽人参共十余两，其他肉桂、吴萸、川椒等，不可胜计。予生平治阴证，用温药，未有若斯之多，而效验亦无如此之迟也。

鲍宅京翁仆人中寒暴脱，救转之奇

宅翁令政，质亏恙久，是岁季春，病剧延诊，授以大补之剂，诸证渐减。六月初旬，病人夜卧受凉，微觉怯寒体痛。其时宅翁往淮，公郎辉远兄遣仆相招。予至视毕，谓曰："此新感阴暑，但病躯不胜表散，暂进参附汤，得以邪从寒解。"仍服本药，比用人参二钱，附子钱半，各煎和就，正待与服，恰病人睡去。少顷辉兄出告曰："家母方才睡醒，身已有汗，体痛已松，不甚怯寒。日内天暑，附子过温，或可不用，即服本药何如？"予曰："质虚偶感，邪原无多，标证既除，自应治本。"仍将旧方加减配药，其所和之参附汤，留贮盏内，置方几上。时值正午，辉兄留餐，甫将举箸，忽仆人之妇，张皇奔入，泣云伊夫病在垂危，叩求拯救。予曰："尔夫早间逛我，随同归来，并未见有病状。"妇云："陡然晕倒，不知所由。"辉兄本家莆田翁偕往，果见神昏汗冷，肢厥脉伏，初为踌躇，继而猛省，笑顾莆翁曰："证固危殆，然有一大奇事，可望生机。"翁惊问故。予曰："此证乃卒中阴寒，阳欲暴脱，而救脱必须人参，伊等焉能得此，况安危呼吸，急不可待，顷辉兄乃堂所煎之参附汤未服，人参虽贵重之物，但和有附子在内，他人无此病，断难服此药，不意盛纪突遭斯疾，适与此药吻合，岂非天造地设乎？"令妇跟至辉兄宅中，予道其详，众咸称异。当将几上参附药盏付之持去，谕其稍温与服，再看动静。下午其妇来云："服药逾时，汗敛肢温，人事渐苏。"复诊脉出神清，惟倦怠耳。方疏参芪建中汤，仍加附子，嘱向伊主人处，乞高丽参四钱，分两剂服，更见起色，续增枸杞、山萸、当归、杜仲，服之而瘳。观此可见人之死生有数，而一饮一啄，莫非前定矣。

许绵之兄齿痛

绵兄质亏多病，予为调治，所用药剂，不外归脾汤、补元煎之属。一日遣使相促，至时将薄暮，绵兄踡卧榻上，起告予曰："早晨齿牙忽痛，甚不可耐，至今不止，恐挟风热外因，故停前药，相烦诊视，暂解标邪。"切脉沉细无力，见证形寒足冷，谓曰：

"此属虚寒，非关外感，不徒用补，更须以温。"爰仿古方八味地黄汤加骨碎补，一服痛已。

鲍智原翁令孙痘后鬼肿溃久，药投温补果愈

智翁令孙三岁，痘后左手曲池穴侧，鬼肿溃经年余，外科疗治，不能收口，逆予商之。维时伊兄朗玉翁，及同事叶殿扬兄在座，二公俱知医理。予视毕告曰："毒生手足，固不害命，然溃久脓水流多，气血受伤，面黄肌瘦，神形疲倦，目无精采，天柱骨垂，一派大虚之象，最为可虑，溃口收否，无暇计也。"朗翁云："证既属虚，虚则当补。"予曰："不但用补，且须用温。"智翁云："时下炎暑如蒸，过温恐其难受。"予曰："医家治病，盛夏遇寒证用热药，隆冬遇热证用凉药，所谓舍时从证也。病若虚而不寒，单补亦可见功。今虚而兼寒，非温补莫能奏效。"爰定人参养营汤，加附子、鹿茸、枸杞、杜仲，合乎《内经》"形不足者，温之以气；精不足者，补之以味"之义。二公见方称善。初服精神略转，再服颈骨不倾，守服数十剂，气血恢复，溃口亦敛。此证获痊，虽予之执理不阿，亦赖二公赞襄之力也。

吴尚时兄春温两感危证治愈，附载郑晋康兄令弟，病同致殂之故，并诲门人

尚兄体素清癯，春月病温，延诊，金迈伦翁偕往。据述昨午先寒后热，头痛汗出，热灼不退，口渴心烦，夜不安卧，形倦莫支。就榻诊之，脉虚浮大而数，视舌无苔，抚如干版。予为之骇曰："此证乃春温两感，至危至急。"仲圣云：发热而渴，不恶寒者为温病，发汗已，身灼热者，名曰风温。《内经》云：冬伤于寒，春必病温。冬不藏精，春必病温。既伤于寒，又不藏精，同时病发，谓之两感。凡伤寒瘟疫，热盛舌干，亦须至一候之外始见，今病才一日，舌即干涸，足征肾水素亏。冬伤于寒，邪伏少阴，暗吸肾真，劫其家宝，故一见发热，涸液无以上供，舌即干矣。《热论篇》云：伤寒一日，巨阳与少阴俱病，则头痛口干而烦满，断为两感，不可救药。比类而推，殊难着手。爰用熟地一两，当归三钱，料豆五钱，玉竹五钱，甘草一钱。疏方讫，告迈翁曰："予生平治少阴先溃于里，太阳复感于表，伤寒春温两感危殆之候，初起悉宗景岳新方，理阴托邪，往往获效，无如此证津液既涸，再投姜附，则阴立亡，故但师其意，以广期前辈风温汤佐之，虽一时之权宜，亦经营之惨淡耳。"迈翁曰："善。"遂服其药，热减神安，舌稍转润，再加沙参、麦冬、女贞、石斛，更进复脉、左归，渐次而愈。

郑晋康兄，侨居潜口，设帐汪宅，予因其居停延诊。晤间云："舍弟抱恙，便托一看。"予问："恙经几日矣？"曰："昨日起病，发热至今未退。"予曰："此感证也。"汪宅去伊家不数武，即与偕行。途次谈及时下患感证者颇多，须验其舌，若初起舌苔

腻厚，则受邪深重，缠绵难愈。既至其室，病者出房就诊。令其伸舌，干涸无苔，形如镜面。予曰："殆矣！"晋兄惊问所以。予曰："适言感证轻重，须验舌苔厚薄，不意令弟舌毫无苔，光明如镜，初病见之，甚非佳兆。"晋兄云："子言感证苔薄病轻，今舌无苔，反以为殆，此曷故耶？"因将曩视吴尚时兄病情向说。即照所用治法疏方付之，并告之曰："服药应效则吉，否则难救。"渠以予言为过，另更他医，日甚一日。挨至六朝，势已沉笃，予言果验，欲复相招。恐予不至，乃扎托家芃生兄劝驾。予曰："非不肯往，奈彼病本重，即服予药，亦难必效，况复稽迟。《内经》论两感之危，在于六日，今已届期，卢扁再世，亦无能为。"芃兄曰："固难如此，但渠昆仲与吾交契，今急而相求，且屈一行，以全吾之友谊耳！"勉为呼舆。将及门，其疾已革。

门人问曰："叔和《序例》云：寒毒藏于肌肤。思肤肌浅近，岂容邪栖数月，而病始发与？"答曰："喻氏云：寒邪由肌肤而入，辛苦之人，邪藏肌肤则有之，若膏粱之辈，冬不藏精者，其寒邪且有藏于骨髓者矣。程扶生云：藏于肌肤，当云藏于骨髓。周禹载云：逆冬气，则少阴不藏，不藏寒邪得而入之，伤于肌肤，伏于骨髓。合三条而观之，谓伤于肌肤则可，谓藏于肌肤则不可。"又问曰："《序例》又云：至春变为温病。喻氏谓'变'字，下得怪诞骇人。周禹载言，'变'字大妙。未审孰是？"答曰："《内经》论伏气为病，如冬伤于寒，春必病温，春伤于风，夏生飧泄，夏伤于暑，秋必痎疟，秋伤于湿，冬生咳嗽等条，未言变也。又如夏暑汗不出者，秋成风疟，亦未言变也。其有称变者，如高粱之变，足生大疔，逆春气则少阳不生，肝气内变，逆之则伤肝，夏为寒变等条，乃谓病之由此变。彼如实证变虚、热证变寒之类，始可言变。若春温则本冬伤于寒，至春病作，流异源同，似未可言变也。经又云：秋伤于湿，上逆而咳，发为痿厥，曷不一宗经旨，曰：至春发为温病，岂不韪乎？"又问曰："经云冬不藏精，春必病温，然则室女童男，旷夫嫠妇，皆无温病乎？"答曰："经语浑融，在人之意会耳。盖冬不藏精一语，亦指天时，非专指人事也。试观天明则日月不明之句，义可见矣。夫一日之中，早明而夜晦者，即藏精也，一岁之中，春生而冬藏者，亦藏精也。使入夜不晦，入冬不藏，人物能无夭札疵疠乎。轩岐于此分定两例，曰：冬伤于寒，春必病温，冬不藏精，春必病温。但寒乃冬令之正气，人知畏避，受病尚少，冬阳开泄，天暖而雷，乃为淫气，受病殊多。此虽予之臆说，然揆其理，似当不谬。"又问曰："刘松峰谓，《内经》冬伤于寒，春必病温，《云笈七签》改作'冬伤于汗'。盖言冬时过暖，以致汗出，来春必病温，冬日严寒，来春并无瘟疫，以其应寒而寒，得时令之正故耳。以'汗'易'寒'可乎？"答曰："此创论也，似亦近理。但《内经》格言，岂容率改耶？"

家芪生兄怔忡治法

芪兄恙抱怔忡，久而不愈，每发心旌摇摇，头晕神倦，辗转不安。予诊之曰："此烦劳郁伤，心脾肝三经病也。"方定黑归脾汤去木香，加白芍、柴胡，合逍遥散，间参以麦冬、五味、柏子仁、丹参、牡蛎之属。疾发虽轻，然犹未断，芪兄忧之。予曰："神者伸也，人之神好伸而恶郁，郁则伤神。孔圣二论，首揭说乐；佛家《般若经》，首称自在；庄生著《南华》，首标逍遥游。情志中病，未可全凭药力，务须屏烦颐养，方能除根。"如言闲散半载，服煎药两百剂，至今疾不复发。

汪靖臣兄乃郎冒暑泻甚欲脱，亟挽元气一法

靖兄乃郎，年甫四龄，禀质向亏，夏冒暑邪，发热便泻。幼科佥用清散消导之品，服至匝旬，热泻如故，形疲气馁，食入作呕。医称邪滞未净，仍用前药，乃至食粥泻粥，饮药泻药。更医以为脾虚，投六君子汤不应，始来迓予。儿卧几上，阖目无神，脉细如丝。予曰："胃气告竭，慢惊欲来，不可为矣。"靖兄曰："固知病久属虚，然昨服六君补药，亦无灵效，何也？"予曰："病有倒悬之危，一缕千钧，焉能有济？考古人制六君子汤，原为平时调养脾胃而设，非为救急拯危而设也。且阅方内，并无人参，仅用钱许党参，数分白术，而市中种术，味苦性烈，与苍术等，不能补脾，而反燥脾，复有二陈消之，茯苓利之，欲求拨乱反正之功，真蚍蜉之撼大树矣。"靖兄曰："然则治当如何？"予曰："非真人参不可。盖参者参也，与元气为参赞也。鱼一刻无水即死，人一刻无气即亡，儿质本薄，泻久气伤，加以医药重戕胃气。经云食入则胃实而肠虚，食下则肠实而胃虚。今肠胃通为一家，幽门阑门洞开不固，饮食入胃，不使少留，即从肠出。仓廪之官，废弛厥职，此诚危急存亡之秋，惟仗参力，急固其气，气不夺则命不倾，然须独用，始克见功，古有独参汤可法也。"靖兄闻言大悦，即恳立方。专用人参二钱，令分两次，米水煎服，热退泻稀，次日照方再进，便泻全止，啜粥不呕，更制八仙糕与服而痊。

又幼女外感咳嗽，误药酿成肺痹急证

歙俗信神，无知之徒，将神庙签诗，混编药名，乡愚患病，辄往求之，呼为神药，贻害甚多。靖兄外贸，幼女在襁褓中。时值冬寒，感冒外邪，发热咳嗽，其妻误听人言，往求神签。药用贝母三钱。女流不谙药性，即市煎灌，咳嗽顿止，以为神验。少顷忽痰涌气促，头仰胸高，彻夜搅扰。次早迓予，视其儿身热肢冷，口张鼻扇，啼声如鸦。乃姑告其所以。予曰："此肺痹大证，危期甚速。夫肺主皮毛，皮毛受邪，肺气闭塞，因而发热咳嗽，不为疏解，反投寒敛之品，且单味重用，为害更烈。经云风寒

客于人，使人毫毛毕直，皮肤闭而为热，病入舍于肺，名曰肺痹。孩提弱质，焉能堪乎?"辞不举方。友人谭萃升翁，代恳试施一方，以图侥幸。予思病既濒危，药非精锐，料难应效。方用麻黄、桂枝、杏仁、桔梗、橘红、半夏、姜汁，并嘱服药，竖抱旋走，勿令卧倒。如此一昼夜，始得咳嗽出声，痰喘略定，知其痹象稍宽。但病势过重，药虽见效，未便骤松，麻黄昨用三分，令其减半，余照原制，再进一剂，汗出肤润，热退喘平。更用六安煎加桔梗，卧稳嗽稀。予曰："痹开病去，大局无虞。古云：小儿勿多服药，盖儿质薄弱，脏腑娇嫩，药多恐伤真气，今可停药，乳哺调之，自然恢复。"果如予言，识此为乡愚信求神药者戒。

黄曙堂翁乃郎头痛忽变痉厥，续见数证，皆不治

头痛久而不愈，名曰头风。头风多害眼，方书固已言之矣。尚有一种突变神迷肢掣，不可救治之证，前贤未经道及。曾见曙翁乃郎，年约十岁，头痛时发，予因他事过其家，见儿号泣，询之。翁告之故，出方药，皆辛散之属。予曰："此由先天不足，木失水涵，风阳上冒，辛散不宜。"翁求方，疏归芍地黄汤付之。翁惑旁言，遂置不服。仍请原医看视，以为前药尚轻，更增细辛、藁本，一夕痛剧而厥，手足瘛疭，急来延予，予曰："肝风动矣，不可为也。"翁恳拯救，勉用熟地、党参、麦冬、阿胶、炙甘草、麻仁、枣肉、茯神、白芍，合复脉汤，参入牡蛎、龟板，方诸水介潜之法，不验。辞之。更医无功，迁延数日而殁。续见仇姓稚子，及方氏女，证同，皆不治。推详病机，证属头痛巅疾，下虚上实，治当上病下取，医昧病原，恣行辛散，以致变幻，其理显然，凡诸痛厥可治者尚多，惟此证一经神迷，即莫能救，此其故，岂所谓甚则入肾，内夺而厥，则为喑痱者与!《初集》载有郑氏妇一证，予虽为治愈，然亦幸也。

家秀翘兄肝郁，痛伤胃气，详论病机治法

秀兄年逾五旬，向在维扬贸易，患病数月，延医多人，愈疗愈剧，因买舟载归。望其形容枯槁，行动艰难，诊脉弦劲欠柔。询其病原，据述旧冬少腹痛起，渐次痛连中脘，时作呕恶，彼时纳谷虽减，尚餐烂饭一盂，交春病势日增，即啜稀糜亦吐，形羸肉脱，便秘皮枯。药饵遍尝，毫无一效。迩来更加恶闻药气，入口即吐，君将何以教之。予曰："医之审病，如吏之审案，审案必得其情，审病须明其理，推详脉证，其病机已了然心目矣。按弦为肝脉，诸痛属肝，厥阴之脉循少腹，究缘平日情怀不适，木郁失条，少腹因而致痛。然肝为将军之官，脏刚性急，医投辛香温燥，希图止痛，肝阴被劫，怒木益横，冲胃为呕，此肝为受病之原，胃为传病之所，医多药杂，胃气益伤。夫胃为水谷之海，气血俱多之经，既不安谷，气血从何生化。肤无血润则枯槁，

肠无血润则干燥，阳气结于上，阴液衰于下，欲走噎途，岂区区草木所能回枯转泽耶？经云诸涩枯涸，干劲皱揭，皆属于燥。燥者濡之，治法固无难也。无如濡润之品，恒多凝滞。现今胃气空虚，呕吐恶闻药气，焉能强进？考古人治血气两伤之候，先当益气，气为血之帅也。但益气药品殊多，首推人参者，以其能回元气于无何有之乡也。再考东垣云胃中虚热，谷气久虚而为呕吐者，但得五谷之阴以和之，则呕吐自止，不必用药。谨择参米饮一方，气味冲和，谅当合辙。"于是每日用人参二钱，陈米水煎，果受不呕，服至匝旬，餐加色转，再合参乳汤，守服两月，便濡肤泽而起。如此大证，只此二方，并未别参他味，药简功专信矣。

别驾菽田何公仆妇子痫

吾郡别驾何公，续迁甘肃，眷属仍居郡城。宅中一仆妇，重身九月，偶患头痛，医作外感治，其痛益甚，呕吐汗淋，至二鼓时，忽神昏肢掣，目吊口噤，乍作乍止。何公少君六吉兄，当晚遣力相召，晓造其宅，六吉兄告以病危之故，入视搐搦形状，诊脉虚弦劲急。谓曰："此子痫证也，势虽危险，幸在初起，当不殒命。"六兄曰："昨夕仓皇，恐驾到迟，故近邀女科一看，亦言证属子痫，然服药不效奈何。"出方阅之，羚羊角散也。予曰："此乃古方，原属不谬，不知子痫疾作之由，因子在母腹，阴虚火炽，经脉空疏，精不养神，气不养筋，而如厥如痫，神魂失守，手足抽掣。其病初头痛者，即内风欲动之征也。医家误作外风，浪投疏散，致变若此。至羚羊角散方内，惟羚角入肝舒筋，当归、枣仁补肝益血，茯神安神，甘草缓急，与证相符，其余防、独、木香、杏仁，俱耗真气，苡仁下胎，多不合宜，岂可以为古人成方，漫不加察耶？"于是仍以本方除去防独等味，参入熟地、沙参、麦冬、阿胶、芝麻，养阴濡液，少佐钩藤、桑寄生，平肝息风。头煎服后，其搐渐平，随服二煎，搐定，头痛亦减。六兄喜甚。予曰："病来势暴，今虽暂息，犹恐复萌。"嘱再市药一剂，尽今晚服尽，搐不再作，方许无虞。次日复诊，痛搐俱止，神清脉静，纳食不呕。方除钩藤、寄生，加白芍、玉竹、女贞、石斛。逾月分娩，母子俱得无恙。

鲍觉生宫詹病发三次，不能复起

宫詹前于乾隆丁未冬，自昆陵抱疾归，证类噎膈，已濒于危，予为治之而愈。嘉庆乙丑，宫詹视学中州，病发召诊，又为治愈，案载《初集》及《辑录》中。道光乙酉秋，宫詹在都，前疾又作，初时尚轻，来书语状，予辄忧之，虑其年逾花甲，血气既衰，非前此少壮可比。末又云：幸得请假南归，便图就诊，深为之喜。及至腊底，伊宅报中，详述病情，较前两次发时更剧，体惫不支，势甚危笃。令侄子硕兄，亟欲邀予入都诊治。予虽老迈，谊不容辞，适迫岁暮，冰雪严凝，水陆舟车，都难进发，道阻且长，恐其病不及待。子硕兄踌躇无策，再四相商，只得酌拟一方，专足送去，冀幸得以扶持，即可回籍调治，另函致意，劝令速归。回书云：手翰再颁，感沦肌髓，妙剂服之，不似昔年之应手。盖衰惫日久之故，欲归不得，进退维谷，负我良友，何以为人，弟之心绪，不可名状，永别之戚，惨剧难言。然奄忽而徂，胜于痴狂而活也。专泐敬谢，不能多写，亦不知结草何时，南望故乡，惟有怅结。未几遂卒。悲夫！宫詹自订年谱未竟，令弟时任乾州，续成之，谱末有云：兄病中尝语人曰：吾生平患此疾，及今而三矣。丁未、乙丑，皆濒于危，皆赖程杏轩治之而愈，今无杏轩，吾病殆不可为矣。予阅及此，不禁泫然。

黄就唐表兄脘痛呕吐，危证治验

就兄体素虚寒，向患腹痛，服温药相安。年来痛移上脘，气逆呕吐，饮食渐减。丁亥之秋，病发益剧，食全不纳，自服理中、六君之属，温理脾阳未应，形羸气怯，卧床不起，遣价逆予。诊脉胃少弦多，望色青白不泽，自以为殆。予曰："无妨，治未中肯耳。尊体平素虚寒，原宜温理。据兹脉证，由于心境欠舒，木郁不达，厥阴干犯阳明，肝气逆横，胃降失职。仲圣云：厥阴为病，气上冲心，心中热疼，饥不欲食。夫肝为将军之官，脏刚性急，脾胃虽俱属土，然须分别治之，不容笼统而论。叶香岩谓胃司受纳，脾主运化，脾宜升则健，胃宜降则和，太阴湿土，得阳始运，阳明燥土，得阴自安。数语实发前人之所未发。观其食入即呕，足见其病在胃而不在脾。理中、六君皆是脾药，不能治胃，今胃空若谷，必须参力扶持，始克有济。"寒士购参不易，姑思其次，以高丽参代之，乃于六君子汤中除术甘之柔，加入川椒、乌梅、干姜、木瓜、白芍。另用陈老米水煎服。药则辛酸并投，法合制肝安胃。予辞归。越日就兄专札来云：妙方连服两剂，痛缓呕止，稍能安谷，颇见效灵，深为感佩，尚祈加减。照原法略为出入，守服而痊。次春相晤郡城饶君扬翁宅中，丰采倍胜于前。

燕云亭司马伏暑感证

戊子夏，徽郡蛟水暴涨，横流泛滥，田庐人畜，到处被湮，歙休尤甚。公奉委往勘，暑湿烦蒸，感伏膜原，交秋疾作，始而寒热似疟，继则单热不寒。吾宗思敏翁，为治两旬，大热已退，日晡微潮，拟属邪去正亏，转为养阴和胃。越日寒热又作，以为感复，辅正驱邪，病状如故，神形益疲。度其恙久，阴阳两虚，连投补剂，寒热总不能止，嘱邀予商。予进署时，公寒热正发，卧榻呻吟。诊毕，思翁适至，谓予曰："燕公祖之恙，吾看多次，愈而反复，烦子酌之。"予曰："顷诊脉象，数犹带弦，热时口犹作渴，是属秋时晚发，感证似疟之候，大局无妨。但恙久正气固虚，余波似仍未净，过补恐其腻邪，过清虑其伤正，酌以辅正剂中，微寓和解之意，邪退而正不伤，斯为美也。"思翁称善。遂令疏方，药用首乌、人参、当归、茯苓、甘草、料豆衣、扁豆壳、陈皮、半夏、糯稻根须，引加鲜姜、红枣，另以井河水各半煎，露一宿，明早温服，后旦再议。届期复召，询其家人云："昨服药后，寒热未来，夜眠安稳。"入室公起坐就诊，笑曰："疟魔已被君驱去矣。"复与思翁斟酌加减，不旬日而痊。公善画山水，有倪迂风，惜墨如金，求之不得，病痊后，亲绘一笺赠予，并序其事。

饶君扬翁公郎风温证治原委

道光戊子冬，郡城饶君扬翁公郎厚卿兄病，初起寒热头痛咳嗽，服辛散药一剂，次日单热不寒，口渴烦躁，嗽痰带血，下午突作昏晕。当晚折简逆予，黎明至郡。见其面目俱赤，舌黄耳聋，呛咳胁痛，汗出而热不衰，诊脉洪大数疾。谓君翁曰："公郎之恙，乃风温犯肺，邪在上焦，速为清解，免致蔓延中下，辛散之品，不宜用也。"方用料豆、甘草、桑叶、蒌皮、杏仁、桔梗、牛蒡子、贝母、梨皮之属。诘朝复召，问知夜来热甚烦谵，咳血甚多。望其面目仍赤，诊毕昏晕又作，额汗淋漓，翁甚彷徨。适黄就唐表兄至，予告之曰："此证确属风温为病，但质亏病重，虑难支持，昨方力薄，故不应效。"就兄曰："鄙见亦然，不识当如何用药？"予曰："噫！难言。考风温名载仲景《伤寒论》中，但只言脉证及误治之变，并未出方，叔和以下，亦皆无治法，惟朱奉议创立六方，可谓登坛树帜，然既言不可发汗，何葳蕤汤中又用麻黄、羌活等药耶？宋元迄今，名贤代出，所论风温证治，未有一言折衷，可为法守者。惟近时休邑汪广期先生，所立风温汤一方，只葳蕤、料豆、甘草三味，药简功专，颇有深意。予治此证，每宗此方范围而扩充之，往往获验。"就兄以为然。于是照方加入沙参、生地、丹皮、地骨皮、知母、贝母、黄芩，引用芦根、梨汁、白蜜，服之大效。诊视数次，热势渐退，苦寒渐减，转手养阴润肺，调理两月，幸得保全。是役也，使非君翁信而不疑，就兄推诚赞助，未见其有成功也。予常语人曰："凡起一大证，务须病家能笃信，医者有主持，旁人不妄议，三者失一，不可为矣。"

饶厚卿兄幼女因热生风之证，治愈并明其理

厚兄病愈，其女三岁，发热目赤，医谓证属因风生热，投以羌活、荆、防，目肿如李，眵流如脓，热甚搐搦。尊公君扬翁，嘱予治之。予曰："此因热生风证也，非清不可。"方用生地、丹皮、山栀、生甘草、菊花、桑叶、石决明、羚羊角，服之热退搐定，目肿亦消。君翁疑而问曰："小孙女之病，医云因风生热，子云因热生风，同一风耳。风则当散，何服散剂而病反增，服清剂而病旋愈，此曷故也？"予曰："风热二字，不可概言，须知内外标本之别。因风生热者，乃外入之风，风胜则热遏，散其风而热自解，所谓火郁发之，此风为本，热为标也。因热生风者，乃内出之风，热胜则风旋，

清热而风自息，所谓热者寒之，此热为本风为标也。医家因风热二字，义未解明，模棱施治，是以多误。"翁喟然曰："医患不明理，理明则治病视诸掌矣。"

又仆人肝风，用药大意

君翁盛纪，年将二旬，暮春之初，始觉头筋抽痛，旋见口眼歪斜，肢凉脉细。以为风寒外感，药投温散，其病益剧，肢掣头昏，心悸汗浆。君翁令舁至舍，嘱为诊治。按诸风掉眩，皆属于肝，春深时强木长，水不涵木，阳化内风，乘虚绕络。凡治风须分内外，外入之风，则可散，内出之风，散之益助其升腾鼓动之势。现在左肢瘫痪，防变痉厥神迷。议以滋水涵木，和阳息风。方用炙甘草、党参、熟地、麦冬、阿胶、芝麻、茯神、枣仁、五味子、牡蛎、小麦、南枣。初服四剂，势已减轻。更加白芍、当归、葳蕤服至廿剂病瘥。虚犹未复，令制丸药，数阅月，始得元复如初。

许兑岩兄尊堂久痢治验

兑兄尊堂，年将及耋，本质阴虚，时常头昏口干，耳鸣心悸，药服滋补相安。秋初患痢，后成休息，延至次春，昼夜或十余行、七八行之不等。每便腹痛后重，粪带鲜红，间见白垢，形疲食少，医治无效。召诊脉如平时。予曰："体素阴亏，原宜滋养，但痢久脾虚肠滑，滋药又非所宜。"方仿异功散，加首乌、白芍、山药、扁豆、莲肉、老米，剂内俱用人参，数服痢仍不止。复诊告兑兄曰："令堂证属休息痢疾，病根在大肠曲折之处，诸药力不能到，即服人参，亦皆无益。"兑兄云："然则奈何？"予曰："非鸦胆子莫能奏效，特此物《本草》未收，他书亦鲜论及，惟《幼幼集成》载其功能，名为至圣丹。予用治此证，颇多获验。"检书与阅。兑兄云："据书所言，并先生经验，自必不谬，第恐此药性猛，家慈年迈难胜耳。"予曰："所虑固是，但每用只三十粒，去壳取仁，不过二三分，且有桂圆肉包裹，兼服补剂，扶持正气，断乎无伤。盖非此莫达病所，病不能除，正反伤矣。"如法制服，三日全瘳。是秋其疾复作，家菡洲兄为治，多日未瘥，复邀同议。予曰："上春曾投鸦胆子见功，何不再用。"兑兄仍以高年质虚为忧。予曰："有病当之不害，亦三服而愈。"兑兄虑疾复萌，商用此味，研入调养丸药内，冀刈病根。予曰："善后之图固妙，然研末入丸，似不合法。"更与菡兄斟酌，仍照原制，每以五粒与丸药和吞，服之两月，至今三年，其病不发，可见此药之功效如神。

许月邻翁令爱齿衄

月翁令爱，患齿衄，药服生地、丹皮、赤芍、连翘、石膏、升麻之属，衄反甚。予于方内，除升麻加犀角，一服即止。翁问曰："古人治血证，用犀角地黄汤。云：无犀角代以升麻，盖升麻能引诸药入阳明也。今服之不效，岂古方不足信与？"予曰："朱二允有言：升麻性升，犀角性降，用犀角止血，乃借其下降之气，清心肝之火，使血下行归经耳。倘误用升麻，血随气升，不愈涌出不止乎，古方未可尽泥也。"翁又问："入阳明清胃热，药品尚多，惟犀角与齿衄相宜者，得无齿属上部，角长于头，本乎天者亲上之义耶？"予曰："不宁惟是，人之上齿属足阳明。《礼》云：戴角者无上齿。阳明之血脉，上贯于角，齿衄用之辄应者，职是故也。"

族弟羲宷血涌欲脱

予侨居岩镇，距祖居之东溪几五十里。丁亥春，族弟羲宷证患吐血，近延予弟春圃门生咏堂酌治，血涌不止，势欲晕脱。专价星夜逆予至。见病者仰靠于床，气息奄奄。自云：脐下热气上冲，血即涌出。切脉虚大不敛。顾谓弟与生曰："此水火失济之候也。经云水为阴，火为阳，夫人身之阴阳，相抱而不脱，是以百年有常，故阳欲上脱，阴下吸之，不能脱也。今阳但上越，阴不下吸，恐蹈危机，所服皆滋纳之品。药病相当，其所以不验者，病重药轻故耳。"方定大剂两仪煎合生脉散，更加龟板、怀牛膝、白芍、茯苓、山药、童便、阿胶之属。服后血虽不涌，脉犹未敛。予曰："慎之，防复吐。"上午因亲属问病，应答烦劳，血又上涌，神思飘荡，几欲脱去。忙照原方，熟地由一两增至二两，再加磁石吸引肾气归原，另煮团鱼汤煎药。盖治真阳之飞越，不以龟鳖之类引之下伏不能也。如言饮药，血旋止。日晡又因家人嘈杂，血复溢出，虽不若前之甚，亦觉难支。思血属阴喜静，动则阳化，故越出上窍，令其闭户屏烦，如此两昼夜，始得脉敛神安，血止不吐。仍守前法，调治月余而瘳。

何少君令政传尸虫异，附载历见诸证，并详治法

何别驾少君六吉兄，召视令政病。诊之曰："此瘵证也，危期甚速，可勿药。"忆别驾公如君，前亦患此疾而殁。因谓六兄曰："令政病状，显属传尸，此证五内有虫，人将殁，虫先出，迭相传染，为害最烈，慎防之。"六兄曰："吾亦疑及此。据内子云：家庶母病笃时，伊坐榻旁，见帐中一物飞出，攒入伊鼻，自此得病。"予曰："是矣。"六兄求杜患之策。令研獭肝末，每人日服钱许。思虫由鼻入，当以法御之。嘱捻纸球，外裹雄黄，入病人房，以此塞鼻，倘见虫出，即钳置火中炼之。一夕六兄入房，突有物飞集于头，似觉蜿蜒多足，惊拨堕地而没。秉烛四照，瞥见其物，潜伏几下，蠢蠢然。急呼家人持钳夹住，视形如蝶，翅翼生毛，毛色杂花，投诸火，唧唧如鼠声。六兄有妹，时又病剧，越日令政逝。有邻媪来慰，顺至伊妹房中问疾，归家脱衣，陡见一虫缀其裙，媪亦如法炼毙。伊妹殂后，患遂绝。

曩见方理丰翁宅中，始而妻死于是，继而媳死于是，后弟媳又死于是，一岁之中，

同病而死者三人。次春皆续弦，未几长子死焉。翁娶继室，质伟体坚，自以为无患，不数月而病矣。其前妻之女，年已及笄，侍继母汤药，忽见病人鼻内，有物蠕蠕而出，心异之。其物飞扑女面，倏不见，继室殂。女疾作，未百日亦殒，一岁之中又同病而死者三人。传尸之祸，可胜言哉！又许玉生翁有女四人。先是二、三女俱患此证，相继而夭。居无何，四女又病。予谓之曰："此证有虫传染，三传乃宁，符药莫制，宜设法以杜后患。"翁因将长女远送戚家，病女移于后院，家人日服獭肝。女殁患幸泯。但三病临危，俱未睹有虫出，或能变化，而人莫之见与？

　　愚按传尸，乃虚劳中另自一种，虚劳无虫，传尸有虫，虚劳不传染，传尸传染。但此病与虚劳形状仿佛，卒难识认，而治之之法，诸说不同，务将证治辨明，则临病庶有主持，亦医家之不可不讲也。请先以证言之。稽求古训，如苏游之说，《道藏》之言，不为不详。然后人谓其类于不经，流于妄诞，似难取信。夫传尸之异在于虫，但其虫须俟人之疾笃而后见，不比别病之虫，可先从吐从便而见也。紫庭方用乳香熏病人手背，有毛出者为传尸，法虽未试，然恐不验。又烧安息香烟，令病人吸之，嗽不止者为传尸，不嗽者非也，此说亦不足凭。凡虚劳多嗽，嗽最畏烟，断无吸之不嗽之理。惟喻氏谓狐惑声哑嗄，劳瘵亦声哑嗄。是则声哑者，气管为虫所蚀明矣，斯言可为此证之验。愚于此更有一得焉。如一家之中，先有患虚劳而殁，未几又一人所患证同，不问前病之见虫有无，后病之声哑与否，即可断为传尸。盖寻常虚劳，不传染也。至于治法，《肘后》有獭肝散，治冷劳鬼疰，一门相染。《青囊》有取虫用啄木鸟法。喻氏又谓虚劳热久，蒸其所瘀之血，化而为虫，遂成传尸瘵证，獭肝散非不可以杀虫，而未可以行血去瘀。仲景所制大黄䗪虫丸，及授陈大夫之百劳丸，驱旧生新，诚有一无二之圣法。愚考二方，《金匮》原文，只言治五劳七伤，内有干血，并未云治传尸。喻氏从《金匮》叙虚劳于血痹之下悟入，以为血痹则瘀，瘀则生虫，非具过人之识，不能若是。然则䗪虫丸、百劳丸，可涤虫之原；獭肝散、青囊药，可除虫之害。证有辨之之法，虫有治之之方。传尸之候，或有可生。然须及早图之，若待其势已成，噬脐何及！

汪绍由翁尊堂脱证救苏

　　戊子之春，予由旌邑至孙村汪生德辉家，伊族绍由翁尊堂，病剧延诊，比至已治木矣。人见病者，色白如盐，切脉弦劲少胃。予曰："此脱证也，何以至此？"翁述病原云："家慈年近古稀，体虚多忧，向患气痛，服辛香之品稍快。旧夏病目，眼科疗治，其目已盲。今春又因痰嗽，药如二陈、枳、桔、杏仁、苏子，服经多日，前夕忽心慌晕汗，至今不止，畏食懒言。"出所服诸方，予阅之曰："病伤犹可治，药伤最难医。今脱机甚速，驷马追之，尚恐不及，奈何？"翁恳举方。商以两仪煎合生脉散。每剂拟用人参三钱，熟地八钱。翁云："家慈因患气痛，补剂向不敢尝，分两过重，虑其不受，请小试之如何？"予曰："亦可。但大厦摇摇，一木恐难支耳。"姑用人参一钱，熟地三钱，麦冬一钱五分，五味子五分。予下榻汪生宅中。次早翁郎岷山兄来云："家祖母昨夕服妙药后，安睡片时，汗敛晕定，略啜稀粥，稍能言语，幸已获效，乞求复诊。"予曰："子归先煎人参二钱，熟地五钱备用。"往察脉证，颇有起色，仍守原方。续仿《千金》复脉汤，以救阴液，再加茯神、归、芍、牡蛎、女贞、石斛，柔肝养胃，渐次而瘳。

汪商彝翁夫人风寒袭络之证

商翁夫人，本质虚寒，常多疾病。旧春曾为诊治，药投温补有效，今春因乃郎心疾，昼夜看守辛劳，风寒之邪，乘虚袭络，比时不觉，渐致颈脊酸痛，喜暖畏寒，欲人揉打，纠缠两月，医用羌、独、防风以驱风，香砂、陈皮以理气，屡服不应。季夏予至孙村延诊，谓曰："此风寒袭络之证也。夫初痛在经，久痛在络。经主气，络主血。考督脉并于脊里，至风府入属于脑。《素问》云：痛者，寒气多也。寒则冱而不流，温则消而去之。方法"治风先治血，血行风自灭"。理当养血为君，佐以温通脉络，非驱风理气所能治也。"方定当归、枸杞、杜仲、巴戟天、附子、鹿角胶霜、狗脊、五加皮、秦艽、桑枝，四剂痊愈。

予久患腹痛，忽下瘀血而痊

予患腹痛多年，由午餐饭冷，强食而起。痛处在脐之上，痛时腹冷，掌按热熨稍瘥，虽盛暑亦必以帛护其腹，饮食渐减，喜暖畏凉，他物食尚相安，惟饭蒸煮未透，或稍冷食，则必痛。素嗜瓜果，得疾后不敢尝。向患痔红，食姜、蒜、烧酒即发，故忌之。此疾作时，食入阻滞，饮烧酒一二杯，反觉通畅，不但姜、蒜不忌，即食椒末辣酱，均与痔红无碍。经云：痛者，寒气多也。证属寒凝气滞无疑，予素畏药，痛发无何，香砂、姜、萸、陈、半、谷芽、神曲之类，服一两剂即罢去。往岁发疏尚轻，惟餐饭不能如常，年来发频且重，不拘何物，餐后必痛，须食下行，其痛方止。于是餐后不敢坐卧，乃学古人养生，食后行百步，常宜手摩腹之法，并遵释教，过午戒食，然亦无益于病，遂视食为畏途。无如疾经多载，消恐耗元，补防助壅，踌躇无策。友人谓予年近古稀，命阳衰弱，寒从内生，是以喜暖畏凉，釜底无火，物终不熟，是以谷食难化，须用八味丸补火生土。所论固是，予意终未坦然。思痛若在鬲，虑其妨食成噎，今幸在腹，当不害命，药饵乱投，恐反有伤，恪守不药得中医之诫。

己丑季夏，旌邑孙村汪宅延诊，下榻塾中，时二鼓既寝，急欲大便。灯灭，暗中摸索跌仆，莫能挣扎，大孔汨汨遗出如泻水状。呼仆持火至，扶起视地，皆污色如漆，汗淋气坠，即忙就枕。汪宅献楠、志仁二公闻之驰至，殊为着惊。予曰："无妨。此因久痛蓄瘀，刻瘀下脱，未免伤气耳。"饮党参桂圆汤。少顷气稍续，汗亦敛。次早登厕，犹有余瘀。予恐其瘀复脱，遄归。到家更衣，瘀已无矣。自此腹不再痛，餐饭如常。细求其故，究由瘀凝肠胃，阻其传导之机，以故食入则痛。夫血犹水也，血之结而为瘀，亦如水之结而为冰，所以痛处常冷，按熨饮醇，热气至，故觉稍快。至于瘀蓄年久，胶固已深，一旦倾囊自出，理殊不解，得无长夏炎蒸，奔驰烦劳，动则相化，如雪消而春水来耶？从斯悟入，书称久痛在络，络主血，不独肢体之痛为在络，即胸腹之痛，痞积之痛，皆为在络，皆宜治血，无徒从事于气。又如噎膈一证，方书虽有胃脘枯槁，及阳气结于上，阴液衰于下等语，然由瘀血阻塞胃口者恒多。进而思之，予疾将十年，固来能自知瘀蓄于先，然不药稳持，尚不失为中驷，不然补泻杂投，不殒于病，而殒于药矣。予见败坏之证，自萎者十之二三，药伤者十之七八。药本生人，而反杀人，可不惧哉！自今以往，伏愿医家，证未审明，勿轻用药，病家疾如可待，勿急求医，如此或亦可为卫生之一助耳。

医案辑录

庆敬斋方伯耳鸣

经言：肾气通于耳。故人至中年以后，肾气渐衰，每多耳鸣之患。喻氏论之甚晰。然不独肝肾之阴气上逆，必兼挟有内风乘虚上升。夫风善入孔窍，试观帘栊稍疏，风即透入。人之清窍本属空虚，是以外感风邪，其息即鸣。韩昌黎云：草木之无声，风挠之鸣，水之无声，风荡之鸣。凡物之鸣，由于不得其平，人身之阴失其平，阳失其秘，化风盘旋，上干清窍，汩汩之声，昼夜不息，其义亦然。议与潜阳息风，静以制动之治。

又公子痘证

见点九朝，成浆之期，孩提先天禀薄，痘形陷伏，根脚不齐，浆清色白，便溏食少，嗜卧无神，一派气血虚寒之象，亟亟温补内托，尚有生机。医犹以为肌热未退，火毒未消，药仍清解，误之甚矣。夫痘证发热，此其正候，盖不热则表不能透，标不能长，浆不能蒸，黡不能结，故痘证始终无不赖此热力，为之主持。若欲尽攻其热，不顾戕损其元，元气受伤，安能送毒归窠，苗而不秀，能成实者鲜矣。外科论痈疽，谓有脓则生，无脓则死，痘证亦然。又伤寒有养汗之法，痘证有养浆之法。伤寒须七朝以前，邪气未传，尚可养得汗来，痘证须七朝以前，逆证未见，尚可养得浆来。倘至七朝以外，生气已离，再思养浆，亦犹伤寒邪气已传，再思养汗，其可得乎？无脓痒塌，势所必至，十二险关，虑有风波。勉议保元汤合参、归、鹿茸一法，冀其堆沙发臭，或可侥幸图成。

齐方伯胁痛

肝者，将军之官，谋虑出焉。情志不舒，木郁为病。据谕恙起数年，左季胁下不时作痛，饮食入胃，其气常注于左，不行于右。经言：左右者，阴阳之道路也。肝位居左，其气常行于右，脾位居右，其气常行于左，左升右降，如环无端。今气偏注一隅，岂非升降失司、肝脾不和之为使然？目前虽无大患，窃恐肝病日久，土困木横，冲胃为呕，攻脾为胀，可不早为曲突徙薪之计乎。

福方伯哮嗽

哮嗽多年，原属痼疾，往岁举发尚轻。此番发剧，胸满喘促，呼吸欠利，夜卧不堪着枕。药投温通苦降，闭开喘定，吐出稠痰而后即安。思病之频发，膈间必有窠囊，痰饮日聚其中，盈科后进。肺为华盖，位处上焦，司清肃之职。痰气上逆，阻肺之降，是以喘闭不通。务将所聚之痰，倾囊吐出，膈间空旷，始得安堵。无如窠囊之痰，如蜂子之穴于房中，莲子之嵌于蓬内，生长则易，剥落则难，不刈其根，患何由杜？考《金匮》分外饮治脾，内饮治肾。且曰：饮邪当以温药和之。议以早服肾气丸，温通肾阳，使饮邪不致上泛。晚用六君，变汤为散，默健坤元，冀其土能生金，兼可制水。夫痰即津液所化，使脾肾得强，则日入之饮食，但生津液而不生痰，痰既不生，疾自不作。上工治病，须求其本，平常守服丸散，疾发间用煎剂搜逐，譬诸宵小，潜伏里闾里，乘其行动犯窃，易于拘执，剿抚并行，渐可杜患。

台静亭州尊阴阳两亏，伤及奇经

复诊寒热依然，神采更倦，前方初服，微见痰红，疑系附子温燥所致。续服五剂，红不再吐，口并不渴。仲圣云：身大热而反近衣者，热在皮肤，寒在骨髓也。且越人明以阳维为病，苦寒热为训，岂寒粟如此，经年累月，憔悴不堪，不从温补，尚有何策可施耶？王太仆云：热之不热，是无火也，益火之源，以消阴翳。旨可悟矣。虽《内经》有诸禁鼓粟，如丧神守，皆属于火之言，丹溪有治用清凉之案，然与此似乎不合。无如补虚门中，归脾、十全、补元煎、养营汤之属，均已服过，即治奇经之鹿茸、河车，亦无应验，殊为棘手。但细详脉证，总不外乎阴阳精气两亏。张介宾所谓以精气分阴阳，则阴阳不可离，以寒热分阴阳，则阴阳不可混。古人复起，不易斯言。

长中堂病机治法

经云：阴阳者，万物之能始也。水为阴，火为阳。是病机虽繁，可一言以蔽之曰：阴阳而已。试观天有四时，以生寒暑燥湿风，人有五脏，以生喜怒悲忧恐。五脏所患不同，要不外乎心肾，此阴阳窟宅，水火根基。恙缘夙夜烦劳，心肾不交，水火失济。夫营卫二气，行阳则寤，行阴则寐。若卫气不得入阴，则但寤而无寐矣。医用补心丹、养心汤安神定志，未为不善，要知心为虚灵之脏，草木无情，非假物类之灵以引之，焉能望效？拟以纯甘，加入龟板、虎睛、龙齿、琥珀、珍珠，谅当有应。

马朗山制军公子中寒阳脱，急救不及

诊脉沉伏模糊，证见肢厥声鼾，口鼻气冷，人事迷惑。良由真元内戕，阴寒直中，阳气外脱，势属危殆。《内经》以阳气者，若天与日。今则冱寒凝泣，阴霾用事，使非重阳见睍，何以复其散失之元乎？夫人身之真阳，譬之鳌山走马灯，拜舞飞走，无一不具，其间惟是一点火耳。火旺则动速，火微则动缓，火熄则寂然不动，而拜舞飞走之躯壳，未尝不存也。方用参、附二味，重加分两，昼夜频进。《本草》言：人参能回元气于无何有之乡，附子为斩关夺门之将。潭底日红阴怪灭，分阳未尽则不死。但脉证败坏如斯，欲图断鳌立极之功，亦难之难矣。

温景侨制军饮伤脾胃，商善后之策

脉沉细缓，外腴内虚，饮多谷少。恙经三载，发时脘痞嗳噫，小便欠利。年来戒饮，其疾虽平，然精神起居，未能如昔，饮食稍有失调，脘中犹觉不快。虑其病根复萌，商图善后之策，此不治已病，而治未病也。夫脾胃清和，始能生化气血，酒者，熟谷之液，其气慓悍，入于胃中则胃胀，气上逆满于胸中，故致患若此。今病虽愈，而仓廪之官未得骤反清和之旧。计惟调养脾胃，以资运化。考古治病，有煎膏、丸、散之别，心肺病在上焦，宜用煎膏；肝肾病在下焦，宜用丸；脾胃病在中焦，宜用散。审其致疾之因，投药自中肯矣。

周都宪咳久医误，治用温肺涤邪

岐伯虽言，五脏六腑皆令人咳，然其所重，全在于肺。盖皮毛者，肺之合也，皮毛先受邪气，邪气以从其合，其寒饮食入胃，从胃脉上至于肺，则肺寒，肺寒则内外合邪，因而客之，则为肺咳。是咳之不离乎肺，犹疟之不离乎少阳。据谕病缘夏热晓起，感冒凉风，更兼饮冷，始而微咳，渐至咳甚，服药月余，咳仍不已。经云：形寒饮冷则伤肺。此致病之大端。医者只知天时之气热，不察人身之脏寒，频投滋润，希冀清火止咳，适燕指南，无怪药愈服而咳愈频也。盖肺为娇脏，性虽畏热，然尤畏寒，金被火刑固为咳，金寒水冷亦为咳。五行之理，生中有克，克中有生，金固生水者也，然金寒则水冷，使非火克金，则金不能生水矣。譬诸水冰地坼，犹以霜雪压之，其能堪乎？诊脉沉细，口不干渴，时当盛暑，背犹怯风，使非温中涤邪，何以春回旸谷。倘再因循贻误，寒邪不解，久咳肺伤，更难为计，拟温肺汤一法。

方耒青制军便泻溲数

经云：中气不足，溲便为变。人之二便，全藉中气为之转输，故不失其常度。肾气虚则关门不固，脾气虚则仓廪失藏，便泻溲数之病生焉，方定补中益气汤升举脾元，四神丸固摄肾气，二药合投，并行不悖。加枸、菟，佐蔻、萸之功，增莲、芡，辅参、术之力，方则脾肾分施，病则溲便并治矣。

曾宾谷中丞痢疾

痢疾古名滞下，然此"滞"字，非单指饮食停滞之谓，言其暑湿内侵，腑气阻遏而为滞耳。长夏感受暑邪，伏于肠胃，新秋患痢，腹痛后重，赤白稠黏，日夜频次。考古贤治痢，不外通涩两法。大都初痢宜通，久痢宜涩。夫暑湿邪热，客于营卫，则生疮疖；入于肠胃，则为泻痢。痢之红白，如疖之脓血。脓血不净，疖不收；红白不净，痢不止。证在初起，治贵乎通。经曰：通因通用，然此"通"字，亦非专指攻下之谓，言其气机流行而无壅滞，乃为通耳。丹溪以河间发明滞下证治，和血则便脓自愈，调气则后重自除。二语实盲者之日月，聋者之雷霆。特其方法，每用芩、连、槟、枳，苦寒攻伐，藜藿泗属合宜，膏粱恐难胜任。歙郡汪氏蕴谷书称，痢疾即时疫，浊邪中下名曰滞，亦杂气之所乘，故多传染于人。其自定黄金汤一方，药虽平淡无奇，然于逐邪解毒之义，颇为切当。谷食不减，胃气尚强，约期二候，可以奏功。

张观察如夫人经期不调

先天禀薄，情志欠舒，心脾抑郁，诊脉细涩，细为气少，涩主血虚。问寝食如常，惟月事失调，每值经期，洒淅寒热，腰膂酸疼。按冲为血海，任主胞胎，二脉交通，乃能有子。脉证若此，即无他患，恐难孕育。间进加味归脾汤，调养心脾血气之源，常服毓麟珠，补益冲任，阴阳和协，冲任调匀，则合浦珠还，蓝田玉苗，可预必也。

龚阆斋观察令媳瘵证

轩岐论五郁，首究乎肝。肝主春生之气，春气不生，则长养收藏之令息矣，而欲其无灾害者几希。夫病端虽始于肝，久则滋蔓他脏。肤浅见血投凉，因咳治肺者，固无足论，即知求本，而不审诸阴阳消长之理，依然隔膜。所谓补阴补阳，义各有二。芩、连、知、柏，有形之水也；麦、味、地黄，无形之水也。以无形之水，制无形之火，如盏中加油，其灯自明。干姜、桂、附，温烈之温也；参、芪、甘草，温存之温也。以温存之温，煦虚无之气，如炉中复灰，其火不熄。日内咳频，痰犹带血，似须先投甘寒以降火，未可骤用参芪以补阳耳。《医贯》云：凡人肺金之气，夜卧则归藏于肾水之中，肾水干枯，无可容之地，故复上逆而为患矣。病始不得隐曲，渐至不月风消，喘咳息贲，莫能正偃。所以然者，虽云火炽之相煎，实由水亏之莫济。夫火空则发，使非填实其空，炎焰何能敛纳。王太仆云：益心之阳，寒亦通行；强肾之阴，热之犹可。诚见道之论。昨论便溏多恐脾元下陷。夜来便圊数次，烦热少寐。夫土为物母，心肝肺肾，若四子焉，子虚尚可仰给母气，苟土母倾颓，中无砥柱矣。古人论脾肺两亏之证，最难措置，方欲培土强脾，恐燥剂有妨于阴液，方欲濡燥生津，恐润剂有碍于中州。惟上嗽热而下不便溏，下便溏而上不嗽热者，方好施治耳。今日用药，当以扶脾为急。昔士材先生治虚劳，尝云：今日肺病多，保肺药中兼佐扶脾，明日脾病多，扶脾药中兼佐保肺，亦因时制宜法也。但脏真损伤已极，药饵恐难图成。

吴春麓仪曹不寐眩晕

经曰：水火者，阴阳之征兆也。肾为坎卦，一阳居二阴之间，故须阴得其平，然后阳藏于密。童年知识已开，阴精早泄，此致病之大端。及壮血气方刚，尚不觉其所苦。人四十而阴气自半，起居日衰，精神不充，蝉联疾作。诊脉尺虚细涩，寸关大于平时。按尺为肾部，脉见细涩，肾虚奚疑。寸关大于平时，阴弱阳浮之象耳。夫医之治病，不以用补为难，而以分别水火气血为难。冯氏书云：小病治气血，大病治水火。盖气血者，后天有形之阴阳也；水火者，先天无形之阴阳也。太极之理，无形而生有形，是治大病，可不以水火为首重耶？请以不寐言之：人知其为心病，而不知其为肾病也，心虽为神舍，而坎离尤贵交通。越人以阳不入阴，令人不寐，岂非水火未济，坎离失交之故乎？《内经》又有头痛巅疾，下虚上实，过在足少阴、巨阳之语，形容厥晕病机最切。方书称风称火称痰，漫无定见。景岳师其意，以为无虚不作眩，治当上病疗下，滋苗灌根，精矣精矣。暂服煎剂，再订丸方，王道无近功，内观颐养为要。旧患眩晕怔忡，不寐遗泄，本属心肾两亏，水火失济，曾订煎丸，服经十载。兹诊脉候平和，精神矍铄，此亦颐养之功，非全关草木之力也。惟食多尚难运化，腰膂时痛，遗泄间或有之，药物所需，仍不可缺。考古人用药，有攻病保躬两途，攻病则或凉或热，当取其偏；保躬则适其寒温，宜用其平。盖温多恐助相火，精关不藏；润多虑伤脾阳，坤元失健。如云食蜜便即溏泻，脾虚不胜润滑之征。青娥丸固能治肾虚腰痛，但故纸、胡桃，味辛性温，久而增气，恐其助火，且常服丸药，亦须分别气候。夏令炎热，远刚近柔，以防金水之伤。冬令严寒，远柔近刚，以遂就温之意。将交夏至，一阴初复，元精不足之时，商以益阴保金，兼调脾胃，秋季再为斟酌。

又少君水火失济之证

水火之道，宜交而不宜分，水上火下名曰交。交为既济，不交为未济。由是观之，水火之切于人身者大矣。据脉与证，良由肾元下亏，水火失济，以致魄汗淋漓，玉关滑泄。腰为肾府，肾虚则腰膂多疼。心为神舍，心虚则夜卧欠逸，面赤颈热，虚阳上炎，体倦头倾，髓海不足。且金乃生水之源，肺肾为子母之脏，子虚盗窃母气，此喘咳之所由。肾开窍于二阴，心与小肠相表里，心热移于小肠，此血淋之所自。昔肥今瘦，虚里跳动，种种见证，虚象奚疑？不知持满御神，日啖草木无益。积精自刚，积气自卫，积神自旺。酸以收之，介以潜之，厚味以填之。水火交，精神治矣。

胡观察疝证

经云：任脉为病，男子内结七疝。督脉为病，不得前后为冲疝。是疝病，虽属于肝，而实冲任督三脉所主。据证睾肿，少腹形坚，痛甚攻冲腰俞，病根深远，愈发愈剧。考任脉起于中极之下，上毛际，循腹里；冲脉起于气街；督脉统督诸脉，而为奇经之长。叶氏云：大凡冲气从背而上者，系督脉主病，治在少阴；从腹而上者，系冲任主病，治在厥阴。揣诸病情，确为奇经受病无疑。医不中肯，是以药治无功。

郭松厓郡侯疟疾

疟虽小病，而《内经》论之最详，首称夏伤于暑，藏于皮肤之内，肠胃之外，因得秋气，汗出遇风，内外相薄，是以日作，可知疟病由于暑风相薄而成。然暑必兼湿，若无湿，但为干热，非暑也。即此推之，疟病虽属暑风相薄而成，又必挟有湿邪酝酿之所致矣。特六淫分配四时，暑之与湿，气虽异而因则同，有可分不可分之义也。今岁太阴司天，湿土主事，其变骤注，其灾霖溃，人在气交之中，感而即病者，为霍乱、吐泻、肿满诸候。其不即病，邪伏膜原，内趋大肠则为痢；外走少阳则为疟。故疟之寒热往来，亦犹痢之赤白胶黏耳。恙逾匝旬，疟经五发，胸腹饱闷，呕恶不渴，脉沉弦缓，显系湿郁中焦，腑阳失运，幸得从枢外达，不致滞下疳满，邪净自瘳，无须过虑。

鲍莳春部曹尊堂血枯久伤奇经

产育多胎，冲任受亏，兼之自乳，阴血更耗。恙经年远，腰脊刺痛，转侧维艰，小便血淋，痛引少腹。揣摩其故，非特血气之伤，而且奇经亦损，故归、地养阴，参芪益气，均无灵效。冲脉起于气街，任脉起于中极之下，淋痛诸候，必有所关，即寒热一端，亦阳维为病耳。病由血海空虚，损及奇经八脉，寻常药饵，谅难奏功，宗《内经》血枯，治以四乌鲗骨一蔍茹丸。

周司马非风病后，足膝软弱

前患非风，调治小愈，案牍劳形，元虚未复，腰脊虽能转侧，足膝尚觉软弱。肝肾真元下亏，八脉不司约束。参、芪、归、地，仅可益其气血，未能通及八脉。古人治奇经精髓之伤，金用血肉有情，岂诸草木根荄，可同日而语。推之腰为肾府，膝为筋府，转摇不能，行则振掉，不求自强功夫，恐难弥缝其阙。恬澹虚无，御神持满。庶几松柏之姿，老而益劲也。

王明府夫人积聚久痛

脉弱质亏，操持多劳，昔年产后，少腹起有痞块，不时作痛，迩来痛于早晨，日日如是。经云：任脉起于中极之下，循腹里。任之为病，其内若结，男子七疝，女子瘕聚。再考古人论积聚，分癥瘕两端，癥者征也，有块可征，其病在血，瘕者假也，聚则有形，散则无迹，其病在气。良由新产之后，或因寒侵，或因气滞，以致循经之血，凝结成形，胶黏牢固，长大则易，铲削则难，须待本身元气充旺，始能消磨，倘务急攻，非但积不可消，反伤正气。《内经》有大积大聚，其可犯也之戒，旨可见矣。现在痛势攻冲较甚，滋腻之补，似非所宜。思久痛在络，冲为血海，先商煎剂，调和冲任，使其脉络流通，气机条畅，痛势稍缓，再议丸药，图刈病根。

沈虹桥广文疫证

时疫十朝，正虚挟邪，证见神倦耳聋，热发不退，脉息沉细无力。凭脉用药，理应壮中温托，阅方曾服理阴煎三剂，病样日增，前法似难再进。夫阳证阴脉，原属不宜，方书有时疫邪伏于里，脉多沉细，不同伤寒，邪自外来，脉多浮大，语属可参。仿赵氏六味汤加柴胡一法。

复诊脉仍虚细，神形倦怠，唇齿干枯，舌苔黄燥变黑。夫邪热最为真阴之贼，高年肾阴本亏，热甚津液更耗。《己任编》所谓感证始终以存津液为第一义，盖阳明燥土，全赖少阴肾水以滋养之。如旱田侧有井泉，犹可供其灌溉之资，倘并井泉干涸，燥土炎蒸，则苗槁矣。宗甘露饮。

洪广文少君损过脾胃

书云：卫虚则恶寒，营虚则发热。证见日晡寒热往来，已经数月，洵为营卫二气之虚，断非客邪外感也。病既属虚，虚则当补，昨服补剂，胸膈反增滞闷，此中消息，颇难窥测。盖非药不能应病，乃胃气不行药力耳。夫上损过胃，下损过脾，越人且畏，姑遵经旨，虚痨不足，当与甘药。

两进甘药，寒热依然，惟粥食稍增，咳嗽略缓，药病尚觉相符。稽古补虚方法，千蹊万径，而其关键，总以脾胃为之主脑。夫人之一身，内而五脏六腑，外而皮肉经脉，何一非藉谷气长养之功，苟土母倾颓，既难输化饮食之精微，焉能传送药力，宜乎虚不纳补也。《难经》发明五损勿过脾胃，仲景治虚痨诸不足，出活人手眼，其所立建中方法，亦皆稼穑作甘，此古圣贤明训，内伤大病，可不以脾胃为首重耶？然病真药假，终难图功。

鲍觉生官詹精气内亏，详叙证治次第

恙经半载，脉证合参，究属质亏烦劳，以致坎离不交，水火失济，五液内涸，虚阳不藏。误服苦寒，重伐胃气，诸证蜂生，纠缠不已。揆之古训，以虚能受补者可治。虚火可补，参、芪之类；实火可泻，芩、连之类。劳伤之火，虚乎？实乎？泻之可乎？赵氏谓阴虚之火，如盏中油干，灯焰自炽，须以膏油养之，专主补阴，其说是已。然阴生于阳，血生于气。顾此食少欲呕，脘闷不快，又难强投滋腻。反复推详，计惟培养脾胃，默运坤元，以为先着。脾为土母，安谷则昌。《金匮》治虚劳，首用建中。越人言：损其脾者，调其饮食。脾元日健，饮食日增，变化精微，滋荣脏腑，不治火而火自熄，不润燥而燥自濡，充肤热肉之功，可渐见矣。然内伤之病，宜内观静养，所谓大病，须服大药。大药者，天时春夏，吾心寂然秋冬也。参透此关，以佐草木之不逮为妙。

服药旬余，脉象稍转，寝食略安，惟足膝酸软，项脊时疼，形神疲倦。考治五脏之虚，《难经》言之甚悉。曰：损其肺者益其气，损其心者调其营卫，损其脾者调其饮食、适其寒温，损其肝者缓其中，损其肾者益其精。阐发精微，了无遗蕴。再考《金匮》云：男子脉大为劳，极虚亦为劳。夫脉大为真气泄越，心脾耗伤，此归脾、建中、养营、四君等汤之所宜。极虚亦为劳，乃精血内夺，肝肾下衰，此六味、八味、天真、大造等丸之所宜也。但病证多端，治须次第。首从稼穑作甘，培补中宫，专崇其土，次当荣养心脾。盖心为离阳，补心阳以生胃土，虚则补母之义。至于皮枯肉瘁，肢懈形羸，精髓内竭，筋骨废弛，明属本实先拨，舍填纳固摄，则解㑊何由而振？枯槁何由而回？特草木无情，须假物类之脂膏，益人身之血液，煎丸并服，脾肾分施，炼石补天，而收桑榆之效矣。

调治两旬，虽未大效，然处境烦剧，犹能支撑，未始非赖药饵扶持之力。七年之病，三年之艾，原无速功。春三月，此谓发陈，恪服煎丸，春气得生，夏可得长，一阴来复，自可霍然。病机前案已详，其中奥义难测者，尚有数端，请再陈之。凡人病若劳动，反觉精神强健者，此阴火沸腾，扶助于内，不觉其元气之衰，若静养调适，反觉神疲气弱者，此阴火退，本相露故也。病情有类乎此者一也。解㑊一证，由于肝肾二经之虚。肝虚则筋软，无力以束，周身肌肉皆涣散而若解；肾虚则骨痿，不能自强，遍体骨节，皆松懈而多，故恍恍惚惚，若不知所以为人。病情有类乎此者二也。男子精未满，而早摇其精，五脏有不满之处，异日有难状之病。病情有类乎此者三也。卫气昼行于阳主寤，夜行于阴主寐。平人夜卧，则阳升阴降，阴阳交合，然后渐入睡乡。若营弱卫强，坎离失媾，神明之地，扰乱不安，万虑纷纭，却之不去。卫气刚入于阴，契合浅而脱离快，升者复升，降者复降，是以欲寐之时，忽惊而寤矣。病情有类乎此者四也。至若饮食虽能强餐，腹中常觉不畅者，胃得受纳之司，脾失健运之职也。大便燥结，数日始一更衣者，肠脂枯涩，传导艰难也。脘中时痛者，木失水涵，肝叶怒张而迫焉也。心乍怔忡，营虚之故。臂多青脉，血脱之征。更有皮肉之间，时如冰水滴溜，证状之奇，方书未载。曾治一妇，患此疾数年，投补百剂而愈，岂非血气空虚，失其温分肉、实腠理之司耶。

殷仲周先生筋挛便浊

据谕病原始末，考诸经云：肝主筋，身之所束者筋也，所以荣筋者血也。病本血不荣筋，而跗筋之血，又耗于足瘤之渗漏，加之时疫热邪，深入经络，足跗之大筋，得热而短。经又云：肝气热，肌泄口苦，筋膜干，则筋急而挛者是矣。然治挛固难，而治浊亦不易，虽津液藏于膀胱，气化能出，但肺为生水之源，金燥则水不生。诸病水液浑浊，皆属于热，义可知矣。进而求之，筋挛血涸，使非养血荣筋不可也。然徒知荣养，而不明夫辅金制木之法，亦不可也，苟以金制木，而木反荣，筋反舒矣。且金清则水生而热降，此荣筋即可以治浊也。水足则木畅而筋柔，此治浊即可以荣筋也，明见谅以为然。

张佩韦先生肝肾两亏证治

两尺细涩，肝肾下亏，必得之醉而使内也。壮时血气方刚，故无所苦，自强仕以来，渐觉目盲不能远视，耳如蝉吟蛙鼓，虚里其动应衣，阖目转盼，则身非己有，腰膝酸楚，行步不正，种种病状，就衰之征。经云：肝开窍于目，肾开窍于耳，目得血而能视，耳得血而能听。血气衰耗，不能上充，故视听失其常度。心为君主之官，血虚心无所养，故掣动不安。脑为髓海，下通命门，上气不足，头为之苦倾。腰者，肾之府，肾惫则惮于转侧；膝者，筋之府，筋惫则艰于屈伸。方用人参为君，形不足温之以气，地黄、河车、龟鹿胶为佐，精不足补之以味，更用山萸、五味，摄纳肾气归元，气旺精充，百骸司职，收视而视明，返听而听聪矣。

家近陶翁肝阳逆肺咳嗽，加感风温，标本异治

两寸关脉候俱大，左关尤急。据述前冬因情志抑郁，先见此脉，后觉心烦不安。旧春心烦稍定，咳嗽至今不止，舌苔时黄时退。此肝为受病之源，肾为传病之所。夫肝之伤脾，人所易知，肝之伤肾，人所不识。譬如折花枝安插瓶中，花枝日茂，瓶水日为吸干。肝阳吸引肾阴，此之谓也。且肺为肾母，子虚必盗母气，不特金不制木，而木反得侮金。肝阳上升，冲心为烦，冲肺为咳。脉大不敛，舌见黄苔，要皆阳亢阴

亏之所使然。所幸寝食如常，别无兼证。议以滋肾生肝，保金化液，辛温刚愎，似非所宜。

复诊脉急依然，连日嗽甚于前，夜卧欠安，头额手心俱热，是属挟有风温外因。若云阴虚之热，当发于日晡，不应发在午前，且其来也渐，何骤若此？质虚恙久，固不能正从标治，然亦未可过补。仿汪广期前辈风温汤方法。

汪舜赓翁令爱水肿

色白肤嫩，肾气不充，数月病魔，脾元又困，诸医调治，病势日增，请求其本而论治焉。经言：诸湿肿满，皆属于脾。曩服五苓、五皮，非无所据，但肾为胃关，关门不利，故聚水而从其类。仲师主用肾气丸，即此意也。若谓童年精气未泄，补之不宜，然治标不应，理应求本，所谓有者求之，无者求之是已。夫水流湿，火就燥，二阳结谓之消，三阴结谓之水。消者患其有火，水者患其无火，且水病虽出三阴，而其权尤重于肾。肾居水脏，而火寓焉，此火者真火也。天非此火，不能生物；人非此水，不能有生。即膀胱津液藏焉，亦必由命门气化而出。华元化曰：肾气壮则水还于肾，肾气虚则水散于皮。前服肾气丸颇应，日来饮食不节，病复再投不效。考诸《己任编》云：此病单用肾气丸不效，单用补中益气汤亦不效，须用补中益气汤吞《金匮》肾气丸。谨宗其旨。

方芷南茂才夫人产后心脾两亏之证

《金匮》云：妇人新产有三证，一曰痉，二曰郁冒，三曰大便难。三证所因，无非阴伤血耗之所致耳。人知四物汤能补血，此第认其面目，而未审其根源。夫血生于心，统于脾，欲求其源，舍此谁与？再按脾主肌肉，脾虚故肌肉发热；心主神明，心虚故神明失藏。计惟黑归脾汤一方，可称对证之药，泛涉他求，恐多岐也。

语云：宁医十男子，莫医一妇人。盖女科病本无难，其所难者，胎产两端而已。胎前诸病，尚须培养气血，况乎产后百脉空虚，不言可知矣。产经十朝，发热昏冒，肢掣烦躁，夜卧欠安，脉息数大无力，断非蓄瘀风邪，显属阴亏阳越。病关根本，非枝叶小恙可比。归脾汤培养心脾化源，喜其虚能受补。第补药治虚，如旱田稼穑灌溉宜频。病人畏药，昨晨至今，停药未进，心烦肢扰，痉厥欲萌。原方加胶、黄、枣、麦，守服勿懈。

鲍禹京翁夫人厥证治法节略

伤寒论厥证，分别阴阳，阴厥属寒，阳厥属热，寒宜温而热宜凉。杂病论厥证，分别虚实，夺厥、煎厥、痿厥为虚，薄厥、尸厥、食厥为实，实可消而虚可补。病由情怀不释，肝失条达，血气日偏，阴阳不相顺接，因而致厥，与全虚全实者有间，理偏就和，宜用其平，偏补偏消，乌能治情志中病？

厥证妇人常有之，其为情志郁勃致病显然，惟昼夜频发，阴阳脏气俱伤，却为可虑。若乍发乍止，疏而且轻，亦无妨碍。所嫌病关情志，难以除根，务必戒怒舒怀，惜劳静养。冬令收藏之际，加意慎持，来春草木萌动，庶可不致复发。

厥证有因痰者，有不因痰者，因痰而厥，厥时喉中必有痰声辘辘，此则厥来寂然无闻，且痰厥脉应带滑，今脉细兼弦涩，洵属气厥无疑。

持脉之道，须知人之平脉，然后察其病脉。质亏脉细，此其常也。惟细中见涩，右寸关兼带弦象，故主病耳，涩者血虚气滞，弦者胃弱肝强。细小弦涩，主病尚轻；牢大弦长，主病重矣。

诸厥属肝，女子以肝为先天。肝主怒，怒则气上。经云：血之与气，并走于上，乃为大厥。其由肝郁为病可知。考古人治郁证，多用越鞠、逍遥二方，但越鞠燥而逍遥则润矣，越鞠峻而逍遥则和矣。

治肝三法，辛散、酸收、甘缓。逍遥一方，三法俱备。木郁则火郁，加丹、栀名加味逍遥。滋水以生木，加熟地名黑逍遥。《己任编》中，一变疏肝益肾汤，再变滋肾生肝饮，前用逍遥减术者，恐其守中，用丹皮减山栀者，恐其苦泄伤胃也。

肝胃二经同病，须分别其肝阴胃液已亏未亏。如阴液未亏，气药可以暂投；若阴液已亏，治惟养阴濡液。所谓胃为阳土，宜凉宜润；肝为刚脏，宜柔宜和。

叶氏论治郁证，不重在偏攻偏补，其要在乎用苦泄热而不损胃，用辛理气而不破气，用滑润濡燥涩，而不滋腻气机，用宣通而不揠苗助长。数语深得治郁之理。

血虚治当补血，四物汤为补血之首方，然其中尚须分别阴阳。若血虚肝燥，木火沸腾，芍药微酸微寒，在所必需；地黄先应用生，凉血生血，继则用熟，补水涵木；川芎辛窜，固属不合，当归亦须蒸去辛温之性。

养血诸药，除四物外，惟丹参为胜，《本草》言其色赤入心，有去瘀生新之能，功兼四物，乃女科要药，可以备用。

木郁生火，火则宜凉。第此火非从外来，良由木失水涵，以致肝阳内炽。芩、连、知、柏，苦寒伤胃，洵非所宜，不若生地、丹皮之属，清肝凉血为稳。

五行克制，木必犯土，肝气上逆，胃当其冲。洵其厥来，脘中有块，按之则痛，食下阻滞，此肝犯胃，厥阴顺乘阳明故也。既知气逆为患，治应先理其气，无如气药，多燥肝阴，胃液已亏，如何燥得？经言：兰除陈气，并能醒胃舒肝，可加为引。桑叶轻清，能泻肝胆之郁热，叶案每与丹皮同用见功。

虚则补其母，肝肾同治，乙癸同源，乃治肝病第一要诀。然须俟其痞消厥定，以作善后之筹。若用六味汤，可加当归、白芍，或去山萸，恐其温肝故也。如用须陈者乃佳，分两减轻，并用盐水拌炒。

肢瘈名为肝风，此非外来之风，由乎身中阳气变化。故曰：诸风掉眩，皆属于肝。第肝为刚脏，须和柔济之。治用和阳息风，及养阴甘缓等法。至于钩藤、菊花、桑寄生，均有平肝息风之能，发时随宜加入。

《内经》有肝苦急，急食甘以缓之之语。《金匮》出甘麦大枣汤，只用甘草、小麦、枣肉三味。盖小麦春生，肝之谷也，最能养肝，合诸甘草、枣肉之甘，以缓其急。后贤治肝风诸病，每参此法。

木喜滋而恶燥，阴亏血燥之体，或逢天时阳气泄越，或触情志恚嗔，因而激动肝风，变幻痉厥，纠缠日久，阴液内竭，可以借用《千金》之复脉汤。盖脉乃血派，血脉既亏，藉其药力，以通营卫致津液。叶氏于方内除去姜、桂益精。

诸厥虽属肝病，然心为君主之官，主安则十二官各得其职。厥发日久，肝风内扇，震动心营。养心安神药品虽多，首推抱木茯神者，盖茯神本治心，而中抱之木又属肝，以木制木之义。其次柏子霜既能养心，更可润肾滋肝。用枣仁须猪心血拌蒸晒；用麦冬须辰砂拌染；或加琥珀、龙蛎，均有镇静之功。

肥人之病，虑虚其阳；瘦人之病，虑虚甚阴。阴亏于下，则阳越于上，下虚上实，而为厥巅之疾。是故养阴药中，必佐以潜阳者，如畜鱼千头，须置介类于池中之意。牡蛎、鳖甲、淡菜、龟板，皆介类也。方中只用牡蛎、鳖甲者，取蛎之咸能软坚，鳖之色青入肝，不独潜阳已也。

张仲簇翁息贲喘嗽

情志抑郁，原属肝病，辛散、酸收、甘缓，俱厥阴正治之方，屡投未应。窃思肝木不平，金失其刚，肺脏不能无患。肺欲收，观其胸痞喘咳不得卧，岂非肺张不收，卧则叶粘背俞，阻塞气道之故乎。经言：诸气膹郁，皆属于肺。喻氏发明秋伤于燥，冬生咳嗽之义，是知郁病可不专责于肝，而燥证则全关于肺也。盖肺主气，居相傅之官，苟治节有权，则清肃下行，克称其职。病缘木郁生火，兼挟燥邪，金受火刑，令失清肃，肺燥叶张，阻塞气机而为患矣。倘果专属肝病，而不涉肺，何至喘咳不能着枕耶？且肝病治肺，辅金制木，道犹不悖。设令肺病不救，则烦冤逆满，内闭外脱，更何如耶？拟千金苇茎汤大意。

方竹坪翁头痛

质亏烦劳，证经多日，诊脉虚弦带急，精神欠充，夜寐少逸。询其病初，并无寒热，知非外因。惟头痛乍轻乍重，推求其故，东垣云：内伤头痛，时痛时止，究缘烦劳抑郁，水不涵木，肝风上扰清空，鼓动不定。夫头痛神烦，倏然而至，迅速莫如风火。但身中阳化内风，非发散可解，寒凉可平，必须阳和，庶乎风息。经旨以下虚则上实，阴伤阳浮冒，上病疗下，滋苗灌根，语可味也。

洪竝锋翁脾阳虚，寒湿内伏，重用温补治法

夏月伏阴在内，当于寒湿中求之。议以理中汤，温理脾阳。服药泻止呕减，舌苔少退。此由脾阳向亏，卑监之土，易于酿湿，阳气不足，寒自内生，即无外邪干之，本气自能为病。今既投机，只可于方内增分两，不必于方外求他味。其所以不骤加阴药者，盖恐肥人之病，虑虚其阳耳。

经云：阳气者，若天与日，失其所则折寿而不彰，故天运当以日光明。日光不到之处，恒多湿生，土之薄也。经又云：脾苦湿，急食苦以燥之。脾阳健，可冀运矣。昨方加增分两有效，足见尚是病重药轻。然当此盛暑，参附大剂，服逾两旬，病犹未却，虚寒情状，亦可畏矣。安心稳守，功到自成。

洪庭光兄肝风眩晕，证类猝中

病起偶然眩仆，医谓急虚身中，猛进甘温峻补，转增胸胀呕吐，不饥不便。有时浮阳上腾，面赤，唇口干燥。然脉尚和平，寝尚安稳，言语尚觉明白，求其所因，良由肾元下虚，水不生木，肝风鸱张，以致发时，状如中厥。经谓：诸风掉眩，皆属于肝。温补药重，激动肝阳，其胸胀呕吐，不饥不便者，无非肝风扰胃，阻胃之降而然。使果真阳飞越，雷龙不藏，则脉必浮大无根，证必烦躁，无暂安时。且前服温补诸方，岂有不效，而反病增之理？所定制肝安胃，尚有商者。盖肝阳冲逆，非介不足潜其威，木火沸腾，舍酸无可敛其焰。拟于方内加牡蛎、乌梅二味，更觉相宜。痰涎频吐，胃液必伤，再加石斛、蔗汁，益阴保液，尤为符合。

叶振标翁证患似隔非隔

肝主怒，怒则伤肝；脾主思，思则伤脾。病缘情志不适，初患上焦痞闷嗳噫，此肝气横逆，阻其胃降而然。医者不察，浪投槟榔、枳、朴，损伤胃气，转致胸脘胀痛，泛泛欲呕，食面尚安，稍饮米汤，脘中即觉不爽。纠缠三载，似隔非隔，百计图之，总不见效。经云：肝在地为木，其谷麦。不能食谷而能食麦者，肝强胃弱之故也。盖胃弱故谷不安，肝强故麦可受耳。安胃制肝，法当不谬，但证属情志内伤，未可全凭药力。张鸡峰以为神思间病，当内观静养，惟逃禅二字甚妙。夫禅而名之曰逃，其心境为何如哉？

洪星门翁吐血

脉大不敛，阳虚体质，兼多烦劳，旧病喘汗，服温补煎丸相安。月前偶感咳嗽，续见鼻衄痰红，日来吐多不止，口苦食减，头昏气促。若论寻常吐血，不过肝肺之火，药投清降，火平其血自止。尊体精气本虚，一阳初复，形神交劳，水火不交，气随血脱，病关根本，再投清降损真，则阴阳离决矣。先哲有见血休治血之语，可味也。议从黑归脾汤，培养心脾，佐以生脉保金，摄纳肾气。

服药三剂，血止脉敛。经云：人四十而阴气自半。平素质亏多病，今复大失其血，生生不继，脏真耗伤，灌溉栽培，尤非易事。夫血虽生于心，藏于肝，实则统于脾。古人治血证，每以胃药收功，良有以也。再按痰之本水也，原于肾；痰之动湿也，由于脾。《内经》以痰多为白血，此果痰也，果精血也，岂精血之外，别有称痰者耶？故昔贤又有见痰休治痰之论。参五阴煎，水土金先天一气化源也。

龚西崖兄咳血

向患血证，发将匝月，医用血脱益气之法，未为不是，惟嫌脉数不静，肌热咽干，呛咳莫能正偃，咳甚则血来，咳止血亦止。血去阴伤，阴不恋阳，水不制火，刻值金燥秉权，肺被火刑，金水不相施化。《医贯》云：不投甘寒以降火，骤用参、芪以补阳，此非医误，不知先后着也。自述胸脘乍觉烦冤，即咳频血溢。按冲为血海，其经起于气街，挟脐上行至胸中。冲脉动，则诸脉皆动，岂非下焦阴火上逆，血随火升之故耶？火在丹田以下曰少火，出丹田以上曰壮火，少火生气，壮火食气，欲止其血，须止其嗽，欲止其嗽，须熄其火。然非寻常清火止嗽之药所能奏功。务使下焦阴火敛藏，火不上逆，金不受刑，嗽止血自止矣。

吴曜泉翁乃媳痉厥变幻，证治之奇

前议安胃制肝，呕吐稍止，脘仍痞痛，大便未圊，手抖目窜，齿龂唇干，舌黄肌热，肝风痉厥，状已显著。据述病因情怀郁勃，夹食而起。郁则伤肝，食则伤胃。木郁宜达，腑病宜通。

昨宗仲圣厥应下例，便解结粪数枚，中宫痞形稍软，饮入不呕。惟肝风未息，痉厥仍发，肌热口渴，面赤齿干，胸脘嘈杂。病由肝木抑郁，腑气阻闭，变化火风。下焦腑气虽通，上脘火犹未降。姑议平肝息风，舒郁清热。

诸厥属肝，肝为风木之脏，相火内寄，体阴用阳。肝气上逆，胃当其冲，食不得入，是有火也。古称寒热之气，相结于心下而成痞，相阻于心下而成格。又云：厥阴为郁，气上冲心，心中热疼，饥不能食。仿半夏泻心减去守中之品。

肝郁逆胃，阻胃之降，中焦痞塞，不食不便，连日肝风势平，脘热亦减。惟胸痞未宽，不思饮食。前用润下，微解结粪，昨晚两番欲便，未得解出，似有宿滞未净。胃宜通，肝宜凉，乃病治之法则。

郁抑夹食，激动肝风，神昏肢掣，烦热胸痞，不饥不便，曾投承气、泻心获效，加怒病复，连日诊治，证犹未减。自言脘中热闷，口渴唇干，头筋抽痛，有时气冲，厥晕即发，大便欲出不解。病久反复，诚难想法。然扬汤止沸，不若仍用釜底抽薪，阳明腑气一通，厥阴风木自平。但成败利钝，虽武侯之明，亦难逆睹也。

便通复闭，脘痞依然，按之尚痛，食不阻塞不行。然下法用经两次，燥粪已圊，所有热滞，亦应推荡。何至牢锢若此，迁延两旬，言微形倦，似未可以再攻。奈痞结不开，补之不纳，仍宗土郁夺之，实有羸状之义。

叶震先兄肝风眩晕

肝者，将军之官，罢极之本，其藏血，其主筋，肝病则血病，筋失所养，眩掉强直，诸证生焉。要知此乃肝家自生之风，非外中之风也，治肝之法，可不以为先着耶？但东方木，生于北方水，使无此水，何以生之？使水不足，何以涵之？虚则补母，厥有深意。平昔嗜饮，醪醴伤阴，足间常患流火，行步振掉，皮肉干瘠，春来渐有眩晕之象，肝风勃勃内动，加以阴络之血，又从痔孔内溢，淋漓不已，将何以荣筋泽肉乎？斯恙由来有自矣。目下年纪尚壮，犹可撑持，过此以往，欲求良治，不可得也。

吴双翘兄幼女目疾

目得血而能视。黑轮上戴日久，涩痒羞明，弦烂流泪。眼科苦寒消散，屡服无功，可知无形之火，原非苦寒可折。王太仆云：寒之不寒，是无水也，壮水之主，以镇阳光。小儿纯阳，从钱氏六味地黄汤治法。

曩缘血虚肝燥，目痛羞明，苦寒消散，阴气益弱。今年厥阴司天，风木气王，秋深燥气倍张。肝藏血，其荣在爪。观其爪甲，枯槁剥落，肝血内涸显然。前议壮水，以平厥阳冲逆之威，继佐芍、甘培土，酸味入阴，甘缓其急，交冬肾水主事，木得水涵，庶可冀安。

哭泣躁烦，究由脏燥。肝在窍为目，肺在声为哭。地黄滋肾生肝，二冬清肺润燥，所加黑羊胆汁引之者，盖肝位将军，胆司决断，胆附肝叶之下，肝燥胆亦燥矣。故取物类胆汁以济之，同气相求之义也。

汪式如兄阴暑感证转为痎疟，前后治法不同

证经七朝，两投温解，寒热退而复发，干呕不渴，舌腻头痛。病缘本质不足，因

热贪凉，感受阴暑之邪，怯者着而为病。方订理阴煎，冀其云蒸雨化，邪从少阳转枢，归于疟途则吉。

寒热如期，呵欠，指甲变色，似走疟途。证因阴暑逗留，非开手正疟可比，仍宜壮中温托，参以姜、枣和解。现在寒来，且看晚间热势若何，明日再议。

寒热仍来，邪犯未解，口仍不渴，体犹怕风，时当盛夏，姜、附服至四剂，并无火象，使非阴暑，安能胜任？不问是疟非疟，总属正虚邪留，辅正即所以祛邪，强主即所以逐寇。

昨发热至五更，汗出始退。今日午初又至，呕恶呵欠。前次尚有微寒，此番并无寒意，脉见弦急，由阴转阳之机。大凡阴证，得以转阳为顺。证既转阳，温药当退，中病则已，过恐伤阴。病经多日，正气受亏，辅正驱邪为是。

汗出热退，头痛稍减，脉仍弦急，舌苔转黄，疮刺俱见，寒邪化热无疑。恐其热盛伤阴，酌以补阴益气煎出入。

质亏感证，经十二朝，单热无寒，午初起势，黎明汗出退凉，确系伏暑为病，较之伤寒，其状稍缓，较之正疟，寒热又不分明。经云：少阳为枢。阴暑伏邪，得从枢转，尚属好机，不然则邪正溷淆，如白银中参入铅铜，不成银色矣。夫伤寒一汗可解，温暑数汗不除。盖暑湿之邪，伏匿膜原，所以驱之不易。今寒邪既化，似可清凉，惟嫌受病之原，终从阴分而来，甫经转阳，苦寒未便骤进。昨用养阴和解，夜热稍轻，头痛稍减，脉急稍平，窥其大局，守过二候，当可获效。

热来稍晏，势觉和平，黎明退凉，渴饮较多。汗至午时，尚未收静。夫暑汗与虚汗不同。经言：暑当与汗皆出勿止。脉急渐缓，头痛渐轻，小便渐淡，邪剩无多，今将二候，愈期不远。按纯热无寒曰瘅疟，瘅即阳亢之名，用药自应转手。

昨热作止，势犹仿佛，脉急已平，神采稍好。惟舌根尚有黄苔，口犹作渴，仍属伏暑余波，今明两日，热难骤止，好在发作有时，与瘅疟同例。《内经》以为阴气孤绝，阳气独发，参加减一阴煎。

昨热仍作，其势较轻，证属瘅疟，因系伏暑，了无遗义。喻氏论瘅疟，会《内经》《金匮》微旨，从饮食消息，调以甘药二语悟入。主用甘寒，保阴存液，《指南医案》治用梨蔗，亦此意也。推诸病状，似与秋时晚发之证相类，气候稍有不符，情形大略则一，必须两三候外，日减一日，方得全解，届期可许霍然。

又乃嫂喉痛，清药过剂变证

恙经两旬，起初喉痛，清凉叠进，喉痛虽好，变出舌强语涩，食少形疲，头昏足麻，虚里跳动，一派虚象。切防肝风变幻，若恐余烬未熄，亦当壮水养阴，断无再用苦寒之理。舌乃心苗，肾脉系舌本。当于心肾两家，求其水火既济之道。

早诊言防肝风变幻，午后突然口眼㖞斜，心悸肢瘛，此肾真下虚，水不涵木，以致内风鼓动，更怕痉厥之险。经云：肝苦急，急食甘以缓之。祖《千金》复脉方法。

连日肝风已平，食少欲呕。人以胃气为本。病久正亏，全仗饮食扶持，胃气不旺，药难奏功。究缘前患喉证，煎吹二药，清凉过度，脾胃受伤，不必虑其有火，且恐变为虚寒。脾开窍于口，脾和则口能知五味。口冷不渴，岂非脾胃虚寒之明验。与温养脾阳，仿理中、六君方意。

服药两剂，呕止胃安，虚里跳动，舌强口㖞诸证，尚未见效。虚风不息，谷少胃虚，固当扶助脾元，建其中气。第土由火生，既虚且寒，更须兼补其母。

又患伏暑危证，拯治原委

日前诊视，拟属质亏受暑，热伤胃阴。诸呕吐酸，皆属于热。商仿黄土稻花汤，养胃涤邪，服药呕减热缓，惟舌腻未退，脉急未和，寐仍欠逸，心烦体躁。正虚邪留，辅正兼理余波，治法固虽不谬，所嫌热久呕多，形倦不支，目阁少神，不独伤阴，亦复伤气。不患邪之不除，而患正之不守，未可以呕减小效，恃而不恐。

昨夜仍不安寐，今日巳刻，陡然神昏齿噤，状类痉厥，舌苔黄腻，反甚于前。证虽多朝，伏邪未透，本体向亏，况经三候之久，驱辅两难。暑喜伤心，风喜伤肝，入心则昏迷，入肝则瘛疭，其危若此。姑订甘露饮合乾一老人汤，养正涤邪，稳持不变，庶可转危为安。

夏暑内伏，秋时晚发。前见热势鸱张，不得不为清解，复虑正气不胜，兼佐养阴固本，以杜痉厥脱变。其热朝轻暮重，口渴心烦，舌黄欲黑，足征内热燔灼，若非急为徙薪，必致焦头烂额，幸得热退，方许坦途。质亏伏暑，病经多朝，邪热虽减，正气更虚。自云心中焦烦，口渴嗜冷，固知邪热未清。然形倦如此，清凉又难再进。前案所谓不患邪之不除，而患正之不守，洵非虚谬。原知邪实正虚，未敢直行荡扫，无如邪热蕴炽，舌苔欲焦，神迷欲厥，所商养阴固正，清热涤邪，睹斯证状，邪未净而正欲倾，将何图治耶？复脉、生脉合参，再望幸成。

昨订呕固真元，以拯危殆，夜来狂叫晕汗，黎明神识渐苏，脉大稍敛，面赤略退，舌苔仍黄，口仍作渴，头额手心尚有微热，倦怠依然。惟询问病原，略能应对，较昨昏沉形状稍好。质亏载邪，纠缠四候，正虚固不待言，余烬似乎未熄，苦寒虽不可投，甘寒尚可取用。

证将匝月，危而复苏，虽属伏邪黏着，迅速难驱，亦由正气不充，无力托达。凡治质亏加感之病，起初最难着手，不比壮实之躯，发表攻里，邪去病除之为易也。神明清爽，似属转机，然肌热未退，大便欲囹不解，固非实热为殃，亦缘虚焰不熄，仍议育阴固正，濡液存津，阴血下润，便自通耳。

养阴濡润，便仍未圊，热仍未净。病人自言心烦口渴，喜吃生冷，总属热久阴伤，津液被劫。虽仲景有急下存津之法，现在正气动摇，焉能商进？考诸张介宾及高鼓峰前辈所论，伤寒温暑，热甚伤阴，舌黑便闭之候，悉用左归、六味、甘露等方，以代白虎、承气。见效虽迟，稳当过之，谨宗其旨。

病候缠绵，变幻不测，刻诊脉软，形疲气坠，都系虚象。外热已轻，舌苔既退，内热料亦无多。大便未圊，腹无苦楚，听其自然。知饥啜粥，胃气渐开。一意固本培元，当此九仞，加意留神为上。

吴妇血崩

经云：阴虚阳搏谓之崩。又云：悲哀动中，则胞络绝，阳气内动，发为心下崩。病机已见大端。至于治法，方书虽有暴崩宜温、久崩宜清之语，要知此温清二字，乃示人大意，未可执论也。夫气为血之帅，暴崩气随血脱，每见晕汗诸证，故宜甘温以益其气。盖有形之血不能速生，无形之气所当急固。初非指"温"字为温烈之温也。阴为阳之守，久崩血耗阴伤，每见躁热诸证，又当滋养以培其阴。盖壮水之主，以镇阳光。盏中加油，浮焰自敛，亦非指"清"字为清凉之清也。

病由半产失调，始而经漏，继则崩中，黑归脾汤一方，按心、脾、肝三经用药，暴崩之顷，洵属合宜。若谓反复之故，除肝脾失其藏、统之外，或情怀不释，因怒动血者有之；或冲脉空虚，不司约束者有之；或肾水下亏，不能坐镇心火者有之；或元气大虚，不能收摄其血者有之，断无因服归脾汤，而反致崩之理。

凡血离宫便成块，未可见血之有块即认为瘀。果真内有蓄瘀，必然胀痛拒按，何崩决数番，腹无所苦耶？血色紫黑，固多属热，然须辨其热之虚实。经言：阳搏其阴必虚。心崩由乎悲哀太甚，其旨可见。再按肾开窍于二阴，冲为血海，脉起气街。据言小解后，血随溢出。此肾真下亏，冲脉不固，益彰彰矣。

许妇内伤经闭，辨明非孕

病由不得隐曲，以致脏真内伤，经期阻闭。女科不察病原，金用清热安胎，愈医愈剧。考《金匮》虽有䗪虫丸治虚痨血痹之法，顾此羸躯，恐难胜任，即水、土、金俱病，古人亦无笼统治理。议以早用四阴煎，育阴保金；晚仿周慎斋前辈，淡养胃气，甘益脾阴。盖土为物母，脾乃至阴。其他退热止嗽之药，皆置不用。叶氏云：勿见热而投凉，勿因咳而理肺。诚哉是言也。

形瘦阴亏，脉虚近数，证见咳嗽侧卧，汗多食少，经停九月，失红三次。据述曩因腹中微动，疑是妊娠。经云：妇人手少阴脉动甚者，孕子也。又云：身有病而无邪脉也。今脉证如此，谅非孕征。果真有孕，不过气血之虚，胎不长养，虽费调理，尚在可为。无孕则血海干枯，势走怯途，殊难着手。且妇人重身，即有病端，但去其病，而胎自安。漫究妊娠之是否，惟论疗治之何如。君以育阴保金，佐以调养胃气，夏至一阴能复，差可保守。

汪孚占翁乃孙暑风惊证，反复治法

一热即搐，幼科呼为急惊。经云：东方青色，入通于肝，其病发惊骇。昨日惊作，至今热发不退，神识昏迷，哭不出声，唇干鼻燥，舌苔中黄尖绛。虽属时感燥邪，然必挟有伏暑，两邪相合，致病势暴如此。叫喊作努，头仰肢搐，肝风动摇，亟亟清解。守过一候，邪净热退，庶可安稳。

夏暑伏邪，秋时感发，病起三日，热甚作惊，新旧两邪，内犯心肝二脏。入心则昏迷，入肝则抽掣。观其撮唇弄舌，尖绛苔黄，伏邪化热显著。夫邪在皮毛，疏散可解；伏热内蕴，非清不除。病来势暴，未可因循，亟当清解伏邪，舍此别无法想。

两服清解，热退七八，惊势虽定，神犹未清，舌仍干黄，唇红目赤，伏邪未净故也。口中生疮，火寻窍出，心热外解之征，清药仍不可少。虑其热盛伤阴，参以养阴亦可。

九朝惊定复作，余烬复燃，肝风息而复动。幸病不由吐泻而来，证属急惊，犹可无妨。热蕴在里，外反不热，肢反厥冷，所谓热深厥亦深也。若谓热盛伤阴，理则有之，若直指为虚寒，思投温补，断乎不可。仍当涤邪清热，平肝息风。

病逾两旬，惊犹未定，神迷齿龄，肢掣头摇。证由夏伏暑邪，兼感秋燥之气，两邪相并，一热即惊。邪传手足厥阴，深伏于里，所谓脏者藏也，邪难入亦复难出，故治法宜守。更有初、中、末三法，病初邪热炽甚，治宜清解，急驱其邪，不使陷伏；中治则和阳息风；末治惟有养阴存津，缓肝之急而已。若云初起热甚，惊作之时，当服桂枝汤，岂不抱薪救火，而犯桂枝下咽，阳盛则毙之戒乎？是病纠缠至今，尚有生机可图者，幸能纳谷，胃气未败，倘一投桂附温补，阳遇阳则为焦枯，胃气消亡殆尽矣。病势溃裂若此，恐难扭转机关。

伏暑至秋而发，邪陷手足厥阴，证经五十余日，肝风虽定，神躁未安，舌绛唇红，鼻疮便结。虽属病久阴亏，而心肝伏邪，总未涤净。今岁少阴君火司天，阳明燥金在泉。故多热燥之证，治病须明运气也。缓肝之急以息风，滋肾之液以驱热。

服药数日，躁定痎安，时或仍有强直之状。经云：诸暴强直，皆属于风。许宣治前辈书称，暑风惊后强直者，属阴虚，治当养阴舒筋，偕仿其旨。

黄禹功兄阴虚咳血，误服阳药致害

操持经营，劳思过度，病起咯血，后加咳嗽。孟秋诊过，告以肺肾阴亏，久咳虚火上升，津液生痰不生血，治当补水制火，则其痰自除。第此甘醇静药，本无速功，更医参附养阳，服至半月，诸证倍增。经曰：刚与刚，阳气破散，阴气乃消亡。是知证有阴阳，药有动静，阳主动，以动济动，火上添油也，不焦烂乎？且一星之火能烧千仞之山，一杯之水，难救车薪之火。恙本火多水少，救阴尚恐不逮，岂堪燥烈更灼其阴乎？三冬肾水枯涸，来春奉生者少。语云：昌阳引年，欲进豨、苓，其斯之谓欤。

方侣丰兄挟虚伤寒，误治致变坏病

年届五旬，心事内伤，兼挟外邪，误药因循，邪留不解，脉濡无神，汗多头晕，交午寒热，此阴阳衰惫，邪正交争，乌可与传经少阳之寒热同语？张介宾云：邪气如贼，其来在外，元气如民，其守在中，足民即所以强中，强中即所以御外。斯证斯时，曰但驱邪，可以却病，吾不信也，曰舍辅正可以拯援，亦不信也。仲圣云：伤寒若吐、若汗、若下、若温针不解者，名曰坏病，知犯何逆，随证治之。虽然理固如斯，而病已濒危，大厦欲覆，一木恐难撑持。

劳感经旬，因循误治，邪陷正亏。喻氏所谓：轻则半出不出，重则反随元气缩入。观其晕汗，每现于寒热之顷，此阴阳交争，正不胜邪，脱机显露。如盗入人家，门户洞开，藩篱不固。主恙如斯，何堪与贼角胜负耶。请先救人后医病。

谢翁证治，并答所问

年逾花甲，天真既薄，酒多谷少，脾胃复亏。书称胃主四肢，脾主肌肉。脾宜升则健，胃宜降则和。睹此手足牵强，肤腠绷急麻痒，岂非脾胃不和，失其升降之道乎？《内经》以胃之大络，名曰虚里，出于左乳下。即今乳房肿胀，胃络不和之证。又按：痰生于湿，湿生于脾，由土薄也。土厚则无湿，无湿则无痰矣。阅所服诸方，均从肝治，以为凡病皆生于郁。但土为万物之母，试以五行言之。木虽生于水，然江河湖海，无土之处，则无木生。是故树木之枝叶萎悴，必由土气之衰，一培其土，则根木坚固，津汁上升，布达周流，木欣欣以向荣矣。

又问肾气丸能治手足麻木否？答曰：天一生水，水之凝处为土，坚者为石，其最坚者为金。水、土、金原同一气。凡人戴九履一，心肺居上，脾胃居中，肝肾居下。胚胎始基，先具两肾，此肾为先天之根，元牝之宅。肾气丸先天之药也，能助右肾命门火，使肾火生脾土，脾土生肺金，肺金生肾水，肾水生肝木。一方而五脏皆调，一法而水火两备。且夫人之手足，犹树之有枝也，人之肾命，犹树之有根也。乌有根本充盈，而枝叶不敷荣畅茂者乎？引指使臂，灌叶救根，何可与言至道？

饶君扬翁脾虚泻血，肺燥咳嗽，证治异歧

诊脉细濡，恙经多时，始而便泻，继则下血，渐致食少欲呕，形疲心愦，药无灵效，略投辛温，血下即多，稍用清凉，饮食即减，辗转却难借箸。然医贵变通，未可见病治病，印定眼目。经曰：湿多成五泻。病始于泻，脾虚酿湿。治湿固宜于燥，但脾为血之统，刚燥过剂，致动其血，内溢不已，阴络受伤。无如养阴之品，恒多腻滞，又与脾胃欠合，此培其中州，抉其土母，不得不为之亟亟也。昔贤治血证，每以胃药收功，土厚自能胜湿耳。酌以淡养胃气，甘益脾阴，宗嘉禾饮。

服药数日，谷食稍增。视其病状，与痢相似，即痢久正气未有不亏，亦当培养本元，资其生气。据述脘中如饥如嘈，是属下多亡阴，兼伤其气，观其得食则安，情已显露。方内参力加重，佐以乌梅，取其酸能生津，并可摄血。再考方书论久痢病根，在大肠曲折之处，药力所不能到。有用至圣丹一方，余仿其法，治验颇多，可备采择。

经云：阴络伤血内溢。然药用清热养阴而不效者何耶？经曰：营出中焦，中焦取汁，变化而赤，是谓血。中焦盖指胃而言。夫胃为水谷之海，气血俱多之经。药之浅者，饮食如常，旋去旋生，病之深者，谷少气衰，所生不偿所耗。脾与胃以膜相连，胃弱则生化无权，脾虚则统摄失职。书称不问阴阳与冷热，先将脾胃为调和。万物以土为根，元气以土为宅。议进归脾，理当如是。又述向有肝阳冲逆之恙，近兼举发。方内加入首乌，既可益阴，又可固摄，非熟地滋腻可比，乌梅畏酸不用亦可，但肠滑已久，须参涩以固脱。李先知云：下焦有病人难会，须用余粮、赤石脂。

便稀食进，大有好机。病缠两月，气血受伤，以故尻骨酸楚，颊车乍痛，便时急坠，行动乏力。初议专培脾胃，乃血脱益气之法，续进归脾，乃虚则补母之方。李士材先生云：先天之本在肾，后天之本在脾，二脏安和，百骸皆治。今既食增泻减，脾胃已调，自当进加肾药。

治疗匝月，诸证均减，寝食俱安，精神渐长。体素阴亏，加以便血久伤阴络，屡服胃药，气分虽充，阴犹未复。金为生水之源，金燥不能生水是以上膈焦干，鼻痒咳呛。夫药随病转，移步换形，医如珠之走盘，贵乎活泼。气不足便是寒，气有余便是火。改议养阴润肺，金水相生，津回燥自濡矣。

经言：虚邪贼风，避之有时。恙后体亏，加受外因，形寒头痛，脘闷欲呕，然舌无苔，脉不急，受邪知不甚重。正气不充，未可直行表散，治宜辅正驱邪。

外感已解，痔疮举发，肛痛便复见红。然每日便止一次，并不溏泻，此乃痔血，非前肠血可比，痔平血当自止。知饥能食，食后脘中微痛。按胃司受纳，脾主运化，脾健失职，运化较迟，若果食滞致痛，则饱闷不饥矣。地黄益阴固妙，稍嫌其腻，不利于脾。暂商养胃调脾，复诊再筹进步。据谕向来冬春，左畔畏风，夏秋上焦热闷，

药投清散，服时虽效，过后依然。揆度其故，谅缘营卫失和，藩篱不固，邪之所凑，其气必虚，断无六淫之邪，久羁人身之理，使非探本寻源，徒泛治标无益。且俟新病瘥后，再为图之。

下极为魄门，魄门亦为五脏使。痔血去多，阴亏阳冒，上焦燥热干咳，阳加于阴谓之汗。前则泻多纳少，故仿胃药收功，兹则大便如常，多食善饥，病情迥别。丹溪谓：男子阳常有余，阴常不足。阳主动，阴主静。理当育阴济阳，静以制动。据言：每届秋时即患咳嗽，服清润之剂颇验。日前感后，恐有余邪，地黄滋腻，似未可服。按质虚偶感，邪本无多，既已驱逐，谅无逗留。肺与大肠相表里，肠热上熏，肺燥则痒，痒则咳，此咳嗽之故，非关于风，而实由于燥也。经云：燥者濡之。痔血、咳嗽，同归一途，无烦分治矣。

方女慢惊

周岁女婴，病经两月，消散多剂，脾元内伤，面青目定，肢掣指冷，证属慢惊。势颇危殆，无风可逐，无惊可疗，治惟温补脾阳，百中冀图一二。

病缘脾元大亏，木横土困，变生慢惊。屡进六君温补脾元，已臻小效，日来停药，神形复疲。小儿脏腑柔脆，初生萌芽，非苍枝老干可比。根蒂伤伐，恐难图效，尽人工以邀天眷耳。

某妪本病风痱，加感暑邪

本证风痱，近加受暑，脉虚身热，倦怠口渴。经云：脉虚身热，得之伤暑。暑伤气，是以倦怠。夫暑乃六淫标邪，虽无大害，特恐质亏不胜病耳。商仿清暑益气汤大意，以俟消息。

脉仍虚急，热甚心烦，夜不安寐，方内酌除芪、术，加以玉竹。《本草》言，其用代参者，不寒不燥，且能治风淫湿毒，寒热痁疟。大便五日未圊，小溲数热。肺与大肠相表里，又与膀胱通气化。古人治暑证，每用生脉散者，以其有保肺清金之能也。

病躯加受暑邪，恙经六日，两进清暑益气，辅正涤邪。形倦肤干，热仍熇熇，心烦口渴，溲数便闭。张介宾云：干锅赤裂，润自何来？但加以水，则郁蒸畅然，而气化四达。宗玉女煎。

早服玉女煎，薄暮复视，病势依然，暑邪留着，原难急驱。今日已服药两渣，未便再进，暂与荷蜜煎代茶。

便通肤泽，往日早晨热缓，交午复甚，心内如焚。今年热势平和，无焦烦辗转之状。病躯治标，亦不得已。兹既势平，自当斟酌，无使过也。

前药退松，昨午其热复甚，溲数口渴，心如煎熬。质虚恙重，况加反复，切虑变更。揣诸病情，得无心营胃液，为热灼伤，以致焦烦嘈杂者与？宗阿胶鸡子黄汤法。

胡某令郎麻后颈生瘰疬，筹治三法

麻出于脏，由阴而及乎阳，火毒燔灼，营血耗伤，故麻后每多遗毒之患。不可补气以助火，只宜养阴以退阳，此治法之大纲也。

病由麻后颈生瘰疬，自春徂冬，滋蔓不已，鄙筹三法而论治焉。盖瘰之未消，由毒之未净。然毒即火也，欲去其毒，须去其火。要知火有虚实，病有新久。麻出之先，其火属实，药宜清凉；麻敛之后，其火属虚，药宜滋养。酌以六味地黄汤，煎送消瘰丸，庶乎瘰消而元气不伤。且人以胃气为本，久病服药，必究脾胃，此养阴软坚消其瘰，培补脾胃扶其元，道并行而不悖也。

家若谷兄乃郎胁痛

感证已逾两旬，胁痛依然不愈。按外感胁痛，病在少阳；内伤胁痛，病在厥阴。今外邪解经多日，胁痛何以不瘳？既无情志抑郁，定属动作闪力之伤，外邪引发耳。夫久痛在络，络主血。防其蓄瘀动红，从《金匮》"肝着"例，用旋覆花汤一法。

梅氏女呕吐经闭

病逾四载，起初呕吐，渐致经期不行，温清攻下，遍投无验，医乃视为痨瘵，弃而不治。诊脉不数，亦无风消息贲，寒热咳嗽兼证，似与痨瘵有间。果真损怯已成，病入膏肓，焉能久延岁月乎？经云：治病必求其本。又云：先病为本，后病为标。恙由呕吐而起，自当以呕吐为病之本也。苟能止其呕吐，则仓廪得藏，生生有赖，气血周流，诸证不治而自安矣。考诸方书，论吐证，非止一途。斯病既非真寒，又非实火，所以温清俱不投机。至于下法，乃治伤寒暴急之方，施于内伤久病，殊属悖谬。询其饮食下噎，停注膈间，不肯下行，旋即呕出，冲逆不平，时时嗳噫。所以然者，乃肝为受病之源，胃为传病之所。胃宜降则和。肝气横逆，阻胃之降，致失其和而为患也。夫脾为湿土，胃为燥土，六君、异功，止可健运脾阳。今病在胃，而不在脾，湿燥异歧，不容笼统而论矣。再按肝为将军之官，脏刚性急，木喜条达，最嫌抑郁。古人治肝病，辛散酸收甘缓，与夫补水生木，培土御木，方法多端，非仅伐之、泻之而已。治宜安胃制肝，厥阴、阳明两调。王道无近功，戒怒舒怀，以佐药力为要。

叶某喉痛

病逾一年，医称阴亏阳升，水不制火。育阴清火潜阳，屡治无效。若云痨瘵已成，非草木之所能治。现在饮食如常，脉不细数，似又不侔。求其何以屡治不效之故，理殊难测，岂非另有隔膜未窥透耶？据述病缘，旧春郊外垂钓，感冒风热而起。经云：肺主皮毛，皮毛者，肺之合也。皮毛先受邪气，邪气以从其合。此肺为受病之原。比诸劳风法在肺下，巨阳不能引精，青黄之涕不能咳出，适足伤肺之例。当时虽曾服过清解之剂，但外邪入肺，如油入面，有仓卒难以浣涤者，胶黏酝酿，郁而为热，郁热熏灼，津液受伤。所谓因病致虚者，由肺病而累及之也。何以言之？凡人咽喉两管，咽通于胃，喉通于肺。今喉虽辣痛，而纳食无碍，可知其病在喉，而不在咽。人身之气，左升右降。肝主升，其脉萦于左；肺主降，其脉萦于右。今左畔肢体如常，而病端偏着于右，足见其病在肺而不在肝。肺脉虽萦于右，然位居上焦，为脏腑之华盖。观其上脘烦热，时冲喉咙，颈下皮肤作痒，搔爬如痂，咯吐痰色灰黄等因，其为肺脏蕴热，金燥液干，情已大露。再按大便坚硬，数日始一更衣者，肺与大肠相表里也。倘果因虚致病，悉属内伤，水不制火，而致喉痛，早已咳血音嘶，走入怯途，焉能缓待？且滋阴壮水，药证相符，何以久服不应耶？然病情虽窥一斑，治法尚难计议。盖治病须分新久，用药贵审机宜。病初体质无亏，治惟涤邪，毋庸顾虑。兹则病魔经岁，正气已亏，岂容孟浪。进而求之，肺为娇脏，喜润恶燥，邪热久处肺中，金被火刑，津干液涸。是以养阴药饵，只可滋其津液之干，莫能驱其蕴伏之燥耳。古人治燥，甚少良方，惟西昌喻氏，会悟经旨，发明燥病根源，见得诸气膹郁，诸痿喘呕，以及心移热于肺，二阳之病发心脾，各种病机，俱关于肺。所立清燥救肺一方，颇有深意。盖辅金制木，即所以治肝；清肺澄源，即所以治肾，僭仿其法，谅当有应。

朱百春兄令婶半产崩晕，寒热似疟

质亏生育多胎，此番重身三月，又复半产，气随血脱，昏晕频发，幸赖独参汤挽回。日来热发不退，时时怯寒，舌白，喜饮热汤，头痛形倦，脉急无力。合参脉证，明是气血两虚，即有外邪，投鼠忌器。丹溪云：产后当以大补气血为主，他证从末治之。仿甘温除大热之旨。

下午复诊，脉象仿佛。早间服药，安眠片时，顷复寒热交作，此属阴阳两虚，正气不胜，非疟证也。原方更进一渣，明日再议。

两进甘温，昨午寒后热甚，扶掖下床，小溲遗出，直至半夜，热始渐缓，切恐今午寒热复来，撑持不住。揣其寒热之故，非阴阳两亏，即正虚邪陷。当时危迫，不问有邪无邪，一意扶元固本。盖辅正即所以祛邪也。《本草》谓：人参能回元气于无何有之乡。古人治气随血脱之候，悉仗参力斡旋。昨药分两，固虽加重，惜乏参力，故难奏效耳。

昨午寒热仍来，神形益倦，二更后，热势渐平。然起床劳顿，即作昏晕，顷进诊间，晕又复发。连服温补大剂，尚未见功，即云寒热由于外因，睹此狼狈情形，焉可再从标治。仍守原制，佐以河车，亟挽真元。医当医人，不当医病。

昨夕昏晕频作，顷诊右脉虚软，左犹带数，体倦无力，气怯懒言，虚象无疑。病缘质亏半产，加之寒热纠缠，波涛汹涌。现在热退神清，固见小效，奈病来势暴，大厦摇摇。前议补元归脾，更从养营进步。

两日未诊，脉象依然。在前发热之际，脉由热搏而数，今外热既退，理当和缓，何至数犹未平。口不干渴，并无火象，无非产时血去过多，营阴受亏，脉乃血派，是以急数不平耳。但诸药皆是草木根茎，人身真元耗伤，仓卒焉能挽转。参力既艰，他策又无可画，前方减去辛温，稍佐柔和之品。

产后崩晕，血气大亏，阴阳枢纽不固，见出种种疲惫之候，赖诸温补药饵，竭力挽回。寒热已除，胃安谷纳，无如事多磨折，臀生疡毒，痛楚不安。疡甫溃脓，痛势稍定。又加时感湿邪，腹痛便泻，节外生枝。暂与香砂六君，俟其痛泻愈后，仍须峻补其元，冀图恢复。

王氏妇妊娠，二便闭塞

孕妇脉来滑数，证见便溺不通，二阴牵胀，足膝浮肿，医药滋阴疏利升举，屡施不验。按肺与大肠相表里，又与膀胱通气化，是二便之通闭，肺有所关系焉。金燥水无以生，清肃之令不能下降，是以二肠交阻。喻氏谓：人生之气，全关于肺，肺清则气行，肺浊则气壅。清肺之热，救肺之燥，治其源也。气行则壅自通，源澄斯流清矣。凡禽畜之类，有肺者有溲，无肺者无溲。故诸水道不利而成肿满者，以治肺为急。前商清燥救肺，小溲虽通，大便未畅，足肿未消，二阴仍然牵胀，夜卧不适，口苦舌黄，原方加枯芩、梨汁。

李某鼻渊孔溃

经云：肺气通于鼻。又云：胆移热于脑，则辛頞鼻渊。可知鼻渊一证，病端虽责于肺，实由胆热移脑之所使然。证经数载，腥涕流多。肺肾为子母之脏，金被火刑，阴液受伤，加之鼻窍右侧，旧夏曾已穿溃，甫经收口，左侧又溃一孔，至今红肿未消。经谓：热胜则肿。虽由胆移之热，酝酿为患，但治病须分新久。诊脉数大无力，是属恙久，阴虚阳浮，非新病实热可比，苦寒伤胃，洵非所宜。计惟壮水保金，冀其水升火降，庶几红肿可消，溃口可敛也。

王某背疡，溃后余毒未净

痈从六腑生，疽从五脏生。营气不循，逆于肉理，乃生痈肿，此先圣论痈疽之大端，疡科之纲领也。证起月余，毒发于背，始初平塌不痛，药服温补内托，得以由阴转阳，焮肿溃脓，腐化新生，疮口渐敛。无如一波未平，一波又起。日前龈微肿痛，渐次肿甚流血。病中饮食本少，兹因龈肿，米汁难啜，人以胃气为本，疡溃之后，胃气空虚，全藉饮食精华资其生气。既不安谷，仓廪必倾，何恃不恐？且疡后与产后同理，应培养气血。现在龈肿咽干，下利粪色如酱，利下龈肿稍轻，利止肿痛复剧。详审病机，似乎余毒未清，奈病久困顿如斯，固正则火势不平，清火则正气不守，如何借箸？姑仿少阴不足，阳明有余之例，宗玉女煎方法。盖肾主骨，齿者，骨之余，上龈属手阳明，下龈属足阳明。据理推详，冀图侥幸。

王锡章肺肾虚喘，畏补致脱

经云：呼出心与肺，吸入肾与肝。是肺主出气，肾主纳气。肺为气之主，肾乃气之根。母藏子宫，子隐母胎，金水相生之义也。前商保金生水，纳气归根，正本澄源，治不为谬。据述服药，脘中微觉痞闷，心疑药补，即不敢尝。此由胃虚不能传送药力之故，与补无干。如果补之为害，何喘不见增，病不见甚耶？经曰：能合脉色，可以万全。岂色悴神疲，喝喝不继者如是，而能以耗散收功者乎？先哲有云：喘生毋耗气。气本弱而复耗之，元本亏而复竭之，抱薪救火，入井下石，脱机甚速，勿怪言之不祥。

吴媪肺痹

恙经三月，脉大而急，证见呛咳气筑，胸满背胀，夜不安卧，卧则气冲，呼吸不利，目烂舌赤，口干心烦。审诸脉证，是属肺感燥邪，加之抑郁，痰气胶结，肺窍阻闭，清肃失司，酿成肺痹危险。盖肺为气之主，肺气逆，则诸气皆因之而逆矣。平素质亏受补，兹则补剂不投，体虽虚而病则实，不去其病，徒补无益。经云：诸气膹郁，皆属于肺。秋伤于燥，冬生咳嗽。计惟清燥宣痹，幸得胸展痹开，方许机关扭转。仿苇茎汤，遵《金匮》法。

服药四剂，喉口燥象稍减，舌根焦苔亦退，脉象依然，痹犹时发，甚则胸膈䐜胀，喘喝不已，欲人槌摩，咯出浊痰，略觉宽展。病由燥邪蕴伏上焦，治节不行，痰壅无形之火，火灼有形之痰，交相为患。夫痹者闭也。内闭则外脱，至危至急，无如上焦不开，未能填补其下，是以每投补剂，其闭更剧。按肺窍蕴结之痰，如屋之游、树之萝、石之苔，胶黏滋蔓，岂寻常消痰之品，所能芟刈。原方加蒌皮、海石。

轻清宣痹，病象未减，下虚不能纳补，上实通之无功。消补两难，颇为棘手。据述每痹甚时，惟饮菔水，则痰气稍平。即此推求，定有顽痰胶黏肺管，阻塞气机。苇茎频投不应，惟有进步葶苈一法，非不虑及老人质亏难任，当此危迫，畏首畏尾，身其余几，奈何？

苇茎、葶苈，乃《金匮》治肺痹两大法门。前因年高恙久，不敢骤用葶苈峻攻，惟取苇茎轻清宣痹，冀其病去，元气不伤。服药虽见小效，痹终未宣。前论燥热酝酿为痰，肺窍气机阻塞，清肃失司，因而逆满，却非谬语。去顽痰滋蔓，譬诸顽民，不服王化，不忍猛而宽，则萑苻盗风，何由而息。所加葶苈，虽系无可如何，亦理之所当然，非徒行险侥幸也。现在痹势稍松，足见有故无殒。从来峻剂，原属可暂而不可常，然证经数月之久，痰热弥漫已极，甫得稍开，若旋行易辙，病根尚在，虑其复萌。今早鼻仍流血，可知肺火未清，方加石膏、山栀、竹沥，彻其痰热余波，今夜得以痹再减轻，明日可为转手。

老人病逾百日，痰凝气壅，肺痹不舒，上实下虚，原难想法。数番诊视，因其痰火势盛，不能受补，无已，初投苇茎，轻清宣肺，继进葶苈，涤饮除痰，佐以膏、栀、竹沥，以彻痰热余波，此皆古人成法，非杜撰也。今痹象稍减，虚状渐露，高年羔久，恐其元气不支，商佐保金辅正。

施妇感证

证逾三候，始而寒热漯澥，继则不寒单热，日晡热甚，黎明渐退。阅方初投逍遥，次用桃仁承气，愈医愈剧。食少便泻，足肿腹胀，热甚胀亦甚，热缓胀亦缓。若云肝气，未必发热，亦不必胀随热至。若云血痹，当在下焦，不应胀在中脘。求诸病因，非关气滞血凝，乃伏邪留着故也。《己任编》云：秋时晚发，感证似疟。本是伏暑之病，暑必挟湿，盘踞膜原，膜原即中焦部位。邪伏既久，乘时而发，自里达表，是以外热内胀。至于便泻足肿，更属湿病无疑。欲消其胀，须祛其邪，邪一日不去，胀一日不除。所谓伤寒究六经，温暑辨三焦。上焦不解，势必蔓延中下，淡渗佐以微辛。盖无形之邪，未可作有形攻击耳。

前议服药，汗出、热退、胀减，伏邪外达之机。盖暑湿伏邪与风寒外邪不同，新邪当先彻表，伏邪当先清里，里清表自解也。日来兼见咳嗽，泻仍未止。按外感以嗽为轻，腑病以通为补，嗽泻均系伏邪之出路，不可止遏。

江妇崩证

女子二七而天癸至，任脉通，太冲脉盛，月事以时下，故曰月经。经者常也，反常则为病矣。是以妇人首重调经，经调则百病不生，失调则诸证蜂起。夫血生于心，藏于肝，统于脾，而冲为血海。血犹水也，若江河之流行。设有枯涸崩决，其为患也大矣。求其致病之因，有谓血枯者。盖女子以肝为先天，素性多郁，木郁生火，火灼阴伤，以致经血日耗，地道不通。经言：二阳之病发心脾，有不得隐曲，女子不月者，此也。有谓崩决者，崩如山冢崒崩，决如波涛横决。盖血属阴，静则循经营内，动则错经妄行。经言：阴虚阳搏谓之崩，阳气内动，发为心下崩者，此也。

病经日久，形瘦阴亏，木火郁勃。旧春经阻崩晕，现又愆期两月，勿愁血之不行，切恐崩患复发。议养肾阴以济心阳，兼培冲任，冀其生生有自，血气调匀，无错妄之虞，复经常之度，不徒病去人安，更可勿药有喜。

江氏子足痹，误治成废

经云：风寒湿三气杂至，合而为痹。风气胜者为行痹。据述证由右足膝盖，痛引腿胭，渐移于左，状类行痹。行痹属风，治以驱逐，理不为谬，但邪之所凑，其气必虚，况童质禀薄，肾元未充，驱逐过猛，血气受亏。肝主筋，筋无血养则挛急；脾主肉，肉无气煦则枯瘦，以致腓日干，髀日肿，足不任地，酿成废疾矣。古云：治风先治血，血行风自灭。闻所服诸方，非全无治血之品也，无如桂、麻、羌、独，药性太狠，难以监制，故只见其害，不见其益。在病初血气未衰，犹可辅驱并行，今则疲惫如斯，尚有何风可逐，何络可通？倘再求速功，见病医病，非但病不能医，而命亦难保矣。要知疾既成废，欲图转泽回枯，诚非易事，惟有培肝肾一法，膝为筋府，肝肾之脉，丽于足，足得血而能步。复有调养脾胃一法，四肢皆禀气于胃，脾病不能为胃行其津液，脉道不利，筋骨肌肉皆无气以生，故不用焉。脾强胃健，四肢得禀谷气，脉道流行，自能充肤热肉。二法虽不言治病，然治病之旨，在其中矣。

叶翰周世侄感证反复，状类内伤

曩议和中通腑，大便解后，痞闷渐舒，谷食稍进，时候寒暄不常，质虚最易加感，以致寒热愈而复作。日来寒象虽除，热犹未净，脉虚近急，是属节外生枝，尚非本证变幻，特元亏未复，腠理空疏，起居最宜谨慎。若谓此番寒热，不关外感，全属内伤，则是阴阳两虚，奇经为病，不应急骤至此。且内伤之寒热，当在日晡，日日如是，不能偶然，其状洒淅，亦不若此之重。据理推详，似当不类。现在大便又复旬余未解，腹中虽无所苦，总觉欠舒，呆补惟恐不受。所以然者，病由湿凝气滞而起，医药庞杂，胃腑欠和，输化失职故耳。淡养胃气，甘益脾阴，参以润肠，不至蹭蹬再生，自可渐跻蔗境。

复诊便虽半月未圊，腹无所苦，下不嫌迟，毋庸呕呕。日前感复，寒热作后，至今申刻仍有微潮。热时口渴，交戌汗出始退，固属余波未清，但热久津液必伤。商进养阴，阴血下润则便通，非徒退热已也。

感证反复，热盛阴伤，肠枯便结，叠进养阴濡液，热退餐加，脉急已平，神采渐转。据述昨午便圊，燥粪依然，努挣艰难，足见病魔经久。元气受亏，津液未充，便通犹防复闭。按救阳气当用建中，救阴液须投复脉。宗《千金》方法，佐以人乳、团鱼、燕窝，血肉有情。且俟液复虚回，胃强脾健，再议善后之图。

林氏活人录汇编

林开燧　著

临床点评

林开燧（？—1739 年），字慕莪，号京白生，福建霞浦人。林氏生于农家，喜涉猎岐黄之术，行医乡里多获奇效。其以《石镜录》为蓝本，并加以校正增益，撰《林氏活人录汇编》一书。后由其子祖成校录，改名《会篇纪略》刊行。

《林氏活人录汇编》按病证分为六十二门，以问答的形式列叙了各科病证的脉象、形证、治法及方药，不仅内容丰富，编撰有序，论述精详，且多有其独特的见解，适用于临床实践，是一部颇有指导作用与研究价值的中医临证著作。本书有以下几个特点。

一、以问答的形式讨论病因病机及证治

全书分为六十二门，每门先以问答的形式讨论病因病机及证治，问答或以一问一答的形式或以几问几答的形式出现。全书中以一问一答形式出现的有"火门""气门""恶寒门""内伤门""中酸门""嘈杂门""呃门""嗳气门""头痛门""腹痛门""腰痛门""肠风门""脱肛门""怔忪门""汗门"等，而更多的是采用几问几答的形式。如"卷五·冒风门"用四问四答详述了冒风与伤寒的区别，以及冒风的病因病机、临床症状，对后学者具有参考价值。问答后，又细列该病的脉象、形证、治法及主方。

二、以主方方名引出其他方面内容

每一病证的脉象、症状与治法之后，一般先列主方，后叙诸方，以及功用、组成、制法、服法、方解、加减等，论述十分精详。

如呕血病，因患者"纵饮，或喜姜桂辛辣炙煿厚味，酿成湿热及燥烈之毒，以伤阳明胃络之膈膜，加以本经有余之火，而呕逆不已"，故宜用清淡滋润之品且静居高枕，后列呕血主方"生地五钱，白芍二钱，知母、茜草各一钱五分，干葛、玄参各一钱，甘草二分，鲜藕节一大枝，水煎，午后、临睡服"。

并根据其病情的转归，灵活加减，进行调理，"如血不止，加山药一钱；已止，加麦冬二钱，去干葛、茜根、藕节。如火盛，加茅根二钱；已清，加麦冬一钱五分，茯苓、山药各一钱，去玄参、干葛、茜根，金水膏宜服。如肝肾素弱，关尺空弦者，兼

服古方六味丸"。不仅详列两方的组成及用法，还对金水膏与古方六味地黄丸进行解读释义。林氏灵活的中医辨证思想、精准的中医药运用能力值得我们研究学习。

《林氏活人录汇编》一书内容丰富，论述透彻，见解独特，具有很强的可读性。

目录

原　序

　　窃惟圣人御极而天下熙熙焉，民无夭扎，物无疵疠，共跻于期颐耄耋者，良由太和元气弥纶布护，无愆阳伏阴之患为之扰凿于其间也，医亦何所施其智哉？然生人之气禀不齐而情态之纷乘莫测，一有所偏，则风寒暑湿燥火之病生焉。自轩岐出而《内经》作，实秉裁成辅相之权。厥后张朱刘李，名宿继起，各抒所学，发先圣之秘钥，启后进之愚蒙，微旨精义，固已窥全豹而集大成矣。噫！后有学者，虽欲出其余论成一家言，而要不越乎前哲之范围，又安能免于续貂覆瓿之讥耶？惟是山陬海隅之士，择焉不精，语焉不详，虽诸家之书具在，而读者无引伸触类之能，非求之过高，即执之太泥，医学之不明于天下也久矣。燧生长农家，遭三藩煽逆之时，不能为朝廷宣布威德，折冲疆场，穷居草茅，涉猎于轩岐之术。乡闾之以病告者，投以刀圭，辄得奏效。因念古人证治诸书，汗牛充栋，门户既别，议论纷起，后学无所持循，不免惑于歧路，思有以导之而未能也。偶得《石镜录》一帙，发而读之，虽持论或即未纯，主治或有未当，然问答精详，绝无影响模棱之病，遂为校正而增损之。中间证各一门，门各为治，随证加减，了如指掌，而更其名曰《汇编》。盖举纲提要之书，虽窄边幅，而实济时用，是在学者会其理，会其意，而并会其旨归之堂奥，庶几简而易明，约而可守，由是扩而充之，神而明之，佐君相以保合太和，而登斯世于期颐耄耋，是则燧之素志也。若谓此书之作，上可以窥轩岐之奥，而下可与张朱刘李诸君子方轨并驾，以调元赞化于草莽间也，此又燧之所不敢居矣。是为序。

古闽长溪林开燧慕羲甫识

《活人录》序

医之为言，意也，毫芒之际，可得而解，不可得而言。诚以用药如用兵，其间标本内外，后先缓急，一或不慎，失之毫厘，遂至谬以千里。经云：望而知其病者谓之神，闻而知之者谓之圣，问而知之者谓之工，至于诊脉浅深，呼吸至数，而后能疗治者，得巧之道焉。夫如是，则临证施治，宣通补泻，岂徒按古人成方遂可毕乃事哉？虽然，神明变化，运用之妙，存乎一心，而规矩准绳则又不能舍方书而师心自用也。上古以前，僦贷季理色脉而通神明，尚矣，然荒远难稽。粤自黄帝与岐伯天师更相问难，上穷天文，下穷地理，中拯民瘼，而《内经》《素问》作焉。他若《难经》，若《甲乙》，若《太素》，以及全元起之解，启玄子之注，俱彪炳宇宙，为一时宗。下此以往，名辈亦间出，而其最著者长沙，而后若东垣、河间、丹溪诸公，莫不各有论说，简册具存，班班可考，后之学者亦何庸再有著述乎？虽然，人各一论，论各一书，苟不类萃前人之用意，用药井井，心目间如暗室之灯，如济川之筏，则泥方固不能治病，而脱离古方，病更不治，此《林氏汇编》所由纂也。是书分别门类，且效《难经》问答，备列方案，俾学者易于检阅，行世已久。司马张公出守吾浙之玉环，政清事简，岂弟慈祥，凡有利于民物，靡不倒囊赈恤。岁丁巳、戊午歉甚，赴楚籴运，以济民艰，全活甚众。又悯是郡孤悬海外，人不识医，婴疾束手，因取《林氏汇编》重为刊布，以救夭枉，遂更其名曰《活人录》，仁人之用心，良溥矣。余与张公有秦晋之好，丐一言弁其端。余既略知八脉，乐此不疲，而又深嘉张公之存心为不朽也，爰奋笔而为之序。

乾隆癸酉夏五武林柴潮生题于听涛书屋

张　序

余任玉环，玉环孤悬外海，风霾湿瘴，无间寒暑，居人易于沉染，往往不瘳，心窃忧之。设局修合丸散以及汤剂膏丹，验证施药，苦无善岐黄者董理其事。适三山林公，与余交好，出赠家藏《活人录》一册，公余之暇，悉心翻阅，见无证不有，无方不备，先讲病源，次酌加减，分门别类，了若指掌，依方试之，无不立起。因念宇宙之大，穷乡僻壤如玉环者指不胜屈，若得此书，则人人卢扁，颇可寿世。其如远隔闽峤，购觅维艰，是以捐资剞劂，延请善岐黄者逐一校正，博施济众，庶使穷乡僻壤如玉环无医之境，咸得救药，岂曰小补之哉？

诰授奉政大夫浙江温台玉环清军饷捕同知

前任金华府粮盐水利通判

兼摄两浙江南都转盐驿嘉松分司加一级纪录四次又议叙

加一级纪录二次关中张在浚题

卷一

中风门

或问：人之于风也，不曰冒，不曰伤，而独曰中者，何也？既曰中风，其邪必由表入里，自浅至深，如何绝无头疼鼻塞、发热畏风诸表证也？

答曰：天之八风自外而入，感之轻者曰冒，见冒风门，感之重者曰伤，见伤寒书风伤卫门。经云风从外入，令人振寒汗出，头痛身重恶寒。则知由外感者必有诸表证，人易得而知之者也。若夫中风之风，多由气虚，则阴血不营，阴虚而阳火偏胜，肾家之气逆火炎，肝家之风从火化，虚风内鼓，神气外驰，一时暴绝，出乎意表，与外感形证绝不相蒙。据愚见，释此"中"字应作"重"字、"危"字看，犹人被箭，卒然而至，其来疾，其力大，其入深之义，必非自外而内，由浅入深之谓也。故余临证三十余年，所见里发者十之八九，即有外触，不过一二。经云贼风虚邪，避之有时。此虽为外感时行八风而言，然推避之之意，亦正欲人防其暗中耳。故治者当以里虚为本，风痰为标，而外触者又标邪中之兼症也。

或问：百病何独中风为甚而先贤必首论之？既云内发者多，则在内何由得风？此风是真象耶？是假象耶？

答曰：经云人之气，以天地之疾风名之。岂天地之风独不可以气言乎？天地之风气，有和风，有邪风，有贼风。人身之风气，有正气，有邪气，有乱气。和风则发育万物，邪风则摧坚振落，堕指裂肌，贼风则伤人损畜。正气者血脉因之以营运，邪气者腠理袭之以致病，乱气者脏腑犯之而绝生。故中风之风，即人身暴乱之气，以其势之鼓掉动荡也，假名曰风，以其发之骤，病之笃也，喻之曰中。经云风为百病之始。先贤所以首论之，既明风即是气，则知不由外来，气即是风，风势岂为真象？学者所当细心体认。而疏风燥血、辛散益热之剂，不宜轻用者也。

或问：血虚者为左瘫，气虚者为右痪，论气血周于一身，无处不到，岂右无死血、左无湿痰耶？

答曰：瘫者举动艰难，痪者不能移换。经云营气与宗气并行十二经脉之中，导引血脉者也。盖大经之道路，左有十二经，右有十二经，共二十四经，背由督脉所分，腹由任脉所界，全藉宗营二气导引转运，血脉由是流通，机关因之便利，自无瘫痪之证。惟其营卫之气不周，偏闭于左则左废，偏闭于右则右废，于理始合。要知气虚则气滞，在血脉不能流通，尽可为死血矣。气虚则气闭，在津液凝结，尽可为湿痰矣。不可执左为死血，右为湿痰也。惟其误认，则必致于消痰破瘀，削伐元气，反伤脏腑，不亦冤乎？

或问：富贵逸乐之人形体丰厚，神气充足，中者十居八九，劳苦瘦弱之人中者十无二三，其故何居？向闻五旬外者方中，今则三旬左右亦中，何也？

答曰：大凡体肥，则肉浮于气，加之斫丧，则真气不足以维持，平日语言气短，行动喘急，一遇劳烦过度，空火陡发，精散神离，暴脱而死。若贫贱辛苦之人，形弱气充，心劳欲寡，力作不宁，何暇酒色？故其血脉流通，机关便利，中者自少。古时天地之气运醇厚，人禀充足，必待衰朽而中。今则天地之元气凋漓，人禀薄劣，加之情欲过伤，身心失调，故少年亦多中也。

中 腑

或问：经谓六腑不合则四肢偏废。是六腑皆不和而齐病，抑一腑两腑不和而病耶？不和者在元气虚耶？实耶？经络有盛有衰，偏左偏右，以致半身不遂耶？

答曰：凡人饮啖倍常，胃强脾弱，土有实邪，则气滞痰壅，经络闭塞，隧道不通而偏废者，谓之有余。此假痰气火之标而偏于盛也，法从实治，新起宜泻，久则宜和，远宜清补。食少事烦，脾胃两亏，土薄气衰，营虚血滞，则肝木偏胜，火旺阴消，血脉凝涩，经络枯燥而偏废者，谓之不足。此因气血两虚而偏于衰也，法从虚治，新起宜调，久则宜补，远宜温补。

或问：中腑者肢体偏废，外显六经形证如何？十有二经，只言六经受病也，岂因六经受病，故只半身不遂耶？

答曰：论中腑，焉有在表诸经不病之理？左右各有十二经，病则俱病，不病则俱不病也。先哲只言六经者，独指足三阳、足三阴所关阴跷、阳跷、阴维、阳维之六经也，故有半身不遂之病。但六腑在内，经络在肌表而颜色外显，所当随证之新久虚实审之者也。

中腑之脉 脉来缓滑，或浮滑，或滑数，有神者，易治。若弦滑，或浮数，或洪大者，难治。总属有余，当以缓法泻之。如两尺不应，寸关搏大而弦急者，不治。

中腑实证之脉 浮弦无力为风，浮滑不清为痰，浮数有力为火，沉弦有力为气，沉实有力为便结，沉涩而数为血凝。

中腑实证 口眼㖞斜，言语或清而謇涩，气塞痰凝，心境或明而恍惚，或左瘫右痪，或四肢无恙，惟麻木而举动艰难，大便燥结，胸膈痞满，口角流涎，面色或红或青或白，或有汗，或无汗。

中腑实证治法 初起之日，胸中痰盛者，先以稀涎散吐去其痰，稍宽，不可复吐，随以清热顺气消痰之剂疏利表邪。如大便秘至三五日者，竟以下剂利之。如标病渐缓，七日之后以平剂和之，三七之后全体相安，以补剂调之。

稀涎散 中风初起，痰涎潮涌，牙关紧闭，汤药难进者，用此探吐风痰，疏通喉膈，吐中自有疏散之义也。

明矾 枯矾各一钱 牙皂二钱，炙黄，去皮

上三味研细末，每服一二钱，白滚汤调服，探吐浮痰则已，不宜多吐。

中腑实证治标主方

天麻三钱 半夏二钱，制 广橘红一钱五分 防风 枳实各一钱 胆星

黄芩各五分 甘草二分

煎十分，加姜汁五匙，竹沥十匙，不拘早晚，日服二剂。

天麻为平肝省风、清痰定晕之圣药，故为君；半夏豁痰，为臣；佐胆星以清之，橘红顺气清痰，佐枳实以利之，防风之辛疏风解表，黄芩之苦泻热和肝；以群药辛散，用甘草和之。热甚，加川连、犀角各五分。关节痛而恶风者，加防风、羌活各一钱。此方顺气消痰，省风清热，不拘气虚血虚，可以先服，急治其标，即为泻耳。如大便久秘，肠胃不和，面红烦渴，重则润下丸，轻则滚痰丸下之。

润下丸 六腑结热，肠胃不通，壮热内盛，烦躁不宁，燥渴引饮，或伤寒热毒传里，舌苔黄黑，谵语神昏，或热入血室，瘀血狂躁，二便秘结者，用以利之。

大黄三两，制 枯黄芩七钱五分 枳实一两二钱五分 朴硝五钱 厚朴一两二钱五分

蜜和为细丸，不拘时，白滚汤吞服二三钱，不利再服。

滚痰丸 上可豁痰利膈，下可涤秽通幽，肺胃痰凝，大肠热结，饮食难进，皆可通用，不独为中风设也。

沉香 礞石硝煅透 枯芩酒润透，炒 大黄酒拌，蒸黑为度

水叠为细丸，不拘时，白滚汤吞服一二钱，以利为度。

中腑实证平剂主方

天麻二钱 半夏 秦艽各一钱五分 茯苓 牛膝一钱 枳壳炒 甘菊

黄芩酒炒，各五分 橘红一钱 甘草二分 生姜一片

早空心、午后服。

照前方，去防风之辛，枳实之苦，胆星之燥；加牛膝以滋肝血，秦艽以搜肝风，菊花、黄芩清阳明之热，茯苓、枳壳理脾胃之气，不泻不补，谓之平剂。

中腑实证清补主方

天麻二钱　半夏制　当归　秦艽各一钱五分　茯神　牛膝　橘红各一钱

车前子　甘菊各五分　甘草二分　生姜一片

早空心、临睡服。

照前方，去枳壳之破气，加茯神、当归，同牛膝以养血安神，以秦艽、甘菊搜风清火，谓之清补。兼服牛黄清心丸。

牛黄清心丸　治体厚气虚，事冗心劳，诸火内亢，风痰壅塞，神昏气乱，眩晕肢麻等证。

西牛黄三钱　犀角尖五钱，锉末　羚羊角二钱五分，锉末　茯神三钱五分

归身三钱七分五厘，酒洗，焙干　川芎三钱五分　白芍酒三钱七分五厘，润透，炒黄

阿胶四钱三分七厘，蛤粉炒珠　真神曲二钱五分，炒　甘草一两二钱五分，生用

柴胡三钱二分　防风三钱七分五厘　桔梗三钱二分　杏仁三钱二分，去皮尖

黄芩三钱七分五厘　黄连四钱三分七厘　蒲黄三钱一分五厘　白蔹一钱九分

干姜一钱九分　肉桂四钱三分八厘　冰片二钱五分　麝香二钱五分　雄黄二钱

黑枣二十五枚，去皮核

蜜丸一钱，重金箔为衣，蜡丸封固，临睡，灯心汤化服一丸。

中腑虚证之脉　脉沉无力为虚，沉滑为湿痰不利，气滞血少，虚微无力为气血两虚，浮数微滑为内热痰凝者，易治。若沉涩不应为气滞血凝，虚弦虚数为血虚内热，浮滑不清为风痰内鼓，浮涩无力为营卫不行者，难治。两尺不起则下元绝，寸关空豁则真气散，举之搏大，按之绝无，孤阳无依者，死。

中腑虚证　左瘫右痪，精神昏倦，寝梦不安，戴阳面赤，颜色不定，气喘自汗，烦躁不宁，痰声如锯，口角流涎，肠鸣泄泻，不思饮食。

中腑虚证治法　初以清剂，先理胸膈浮痰，省风清火，次以润剂，清热和血，调气宁神，兼于理痰，久则调补血气，远则大补精神。

中腑虚证治标主方

天麻三钱　橘红　半夏各一钱五分　茯苓　白术炒　秦艽各一钱　川芎

防风　荆芥各五分　甘草二分

水煎十分，加姜汁五匙，竹沥十匙，早晚空心，日服二剂。

以痰气不清，故君天麻而臣半夏、橘红；以风热未省，故使荆、防、生草；其气虚也，佐苓、术以补之；血虚也，芎、艽以和之。如胸次痰结，痞满不和，当于三日前，用涌涎汤微吐之。

涌涎汤

人参芦一钱　桔梗二钱　牙皂五分，炙，去皮

煎十分，加盐一钱，乘热一气服，服后以鹅翎探吐，未尽再服。

中腑虚证清补主方

天麻二钱　枣仁　归身各一钱五分　茯神　半夏各一钱　橘红七分

秦艽五分　甘草二分　生姜一片

煎十分，午前、午后空心服。

在表无病，里虚居多，以此剂和血醒神，顺气清痰。去荆、防，加归、枣，故曰清补。脾虚者，加白术一钱，去秦艽以防泻。

中腑虚证治本主方

白术二钱，炒　人参　当归各一钱五分　牛膝　天麻各一钱　橘红　车前子

甘菊各五分

水煎，早晚空心服。

参、术健脾益气，归、膝补血舒筋，天麻、橘红清气消痰，菊花省风清热，车前降气导火，为虚证之补剂。

中　脏

或问：前论中风，不因外感，多由内发，辨之详矣。但人必从精气亏损，血脉枯槁，形神衰惫，方知为虚。如何未中之前绝无虚证外现，起居饮食、言语酬酢如常，形体丰厚、面色红润无异，卒然一中而毙者，其故何居？

答曰：经云出入废则神机化灭，升降息则气主孤危。又云：一息不运则机缄穷，一毫不续则霄壤判。须知人命无根，悬于一息，可不慎欤？五脏者，藏精神而不泄者也，有所藏便有生生不息之机，为性命之本。今人自恃形体丰硕，精神充足，恣意斫削，不为樽节，而真气日亏，年逾半百，气血便衰，脏腑不虚而虚，甚有虚火焕发，神彩外驰，不惟不自觉其虚，而反信为有余。日以空虚之体，当七情六欲、八风六气之冲，陡然触发，则诸气逆上而化火，诸火亢极而化风，诸液结聚而为痰，诸水潮涌而为涎。斯时也，有升无降，有出无入，一如疾风暴雷、龙腾水涌之势，元气孤危，无以主持，遂至面赤如妆，痰喘如锯，小便自遗，六脉搏大如涌泉沸釜，少顷汗出如油，一息不续而死。

中脏急证　唇吻不收，舌强失音，眼合不开，或直视摇头，口开手撒，鼻鼾遗溺，痰声如锯。此为邪中五脏，九窍不通，闭绝而死。

中脏急证之脉　下元无根，则两尺不应，或脉来沉涩微细。若痰气并逆，有升无降，则虚弦搏急，一如沸釜。若精神元气一时暴绝，则虚散欲脱。

中脏急证治法　外现有余之症及搏急之脉，正属暴脱暴绝之候。凡消痰降气、清火疏风之剂，及牛黄、苏合、滚痰诸药，搐鼻探吐之法，一概禁用，只有后方十可

救一。

中脏急证峻补主方

人参五钱　当归三钱　黄芪炒　白术炒，各二钱　茯苓一钱五分　附子制

橘红各一钱　甘草五分，炙　生姜二片

煎十分，加竹沥十匙，姜汁五匙，日服二剂。

神气暴绝，非参、附之辛温，不足以追复失散之元阳；阴血有亏，则孤阳无附，非当归之辛润，无以固其根；营卫气衰，以芪、术、甘、苓之甘温培之；痰气壅逆，以姜、橘之辛苦顺之，竹沥之甘凉清之。此剂早服多服，庶克有济。

或问：中脏者，大便秘结，古人有以三化汤通之，则知原有泻法，恐前补剂有未便乎？

答曰：盖五脏之元气随病而脱，方显暴脱之急证，非前方断不能追复失散之真阳，然犹恐未尽其能，必得人参二两，附子五钱，独煎二味速进，胜前十倍。但苦人不能信服，临期掣肘，坐视其毙耳。若中脏缓证，原有补泻之法，非比五脏同病，五绝俱现者也。后立诸方，专为缓证而设。

中脏缓证　缓证者，不过一脏或两三脏受病，但舌不转而失音，鼻不闻香臭，口角流涎，耳聋目瞀，大小便闭结，饮食不思，肢体缓纵，痰涌气逆，神情昏愦，独不现前诸绝症耳。

中脏缓证之脉　六脉虚大空搏，气欲脱而不敛也。浮弦滑数，气虽虚，而外有虚风，内有痰涎也。涩弱血虚，微弱气虚也，两肾有根，真气未脱也。

中脏缓证治法　初中之时，先搐鼻取嚏，有嚏可治。继用探吐上膈浮痰，一日已后，吐法当禁。先宜省神豁痰，继用清补，后服培补为妥。

醒神散　治中风昏愦，不省人事，口噤不能言语。用此搐鼻，有嚏则气道通，神明犹醒者可治，无嚏则九窍闭，神气散者不治。

牙皂一钱，炙，去皮　北细辛一分，焙燥

二味为极细末，男左女右，吹鼻取嚏。此药辛能透窍，用之开关醒神。

涌涎汤方见中风门中腑虚证条

中脏缓证治标之方

人参三钱　半夏　天麻各一钱五分　茯神　橘红　当归　远志各五分

菖蒲　胆星　甘草各二分

煎十分，加姜汁五匙，竹沥十匙，午前、午后空心服。

气虚不能统摄营卫，故君人参以补元气，臣天麻、胆星、半夏以豁风痰；气闭神昏，语言謇涩，佐当归、茯神以活血养神，使菖蒲、橘红、甘草以醒神清火，利窍展舌，用远志以固精宁志。如血枯液燥，大便久秘不行，用滋燥养血润肠丸通之。若气

不顺而大肠结热不通者，可服搜风顺气丸。

滋燥养血润肠丸　专治久病及年老血枯液燥，肠胃闭塞，小水反数，大便虚秘，关格之证，难于传导。

归尾四两　牛膝　麻仁　杏仁去皮尖　枳壳炒，各二两　桃仁去皮尖

红花　玄明粉各一两

蜜丸桐子大，空心，白滚汤吞服三五钱。

搜风顺气丸　治三十六种风，七十二般气，目赤耳鸣头晕，顽痰积饮为痛，血脉不通，肢体酸疼麻木，便结不行，三脘痞结难舒。

大黄五两，九制　车前子四两，去壳　槟榔三两　山药　牛膝　麻仁　萸肉

菟丝子酒浸，炒透　郁李净肉，各二两　防风　独活　枳壳　杏仁去皮，各一两

蜜丸桐子大，早晚空心，白滚汤服一二钱，便秘服三五钱。

中脏缓证清补主方

人参三钱　当归　白术炒，各钱半　半夏制　天麻　橘红　茯神

枣仁炒，各一钱　川芎　远志肉各五分　生姜三片

空心临睡服。

参、术益脾生气，芎、归和肝生血，茯神、远志宁志安神，天麻、橘、半利痰清气。

服灵炁丹方别见

中脏缓证培补主方

人参五钱　白术二钱五分　黄芪　茯苓　归身　橘红各一钱　川芎

附子制　熟地黄各五分　炙草二分　生姜三片

空心午后服。

形不足者温之以气，参、苓、芪、术乃助脾益气之药；精不足者补之以味，熟地、芎、归为填精补髓之剂；附子、生姜以温卫，橘红、甘草以和中。

中　经

或问：中经者，中于经络也。论十二经络周乎一身，既云中经，则全体皆应受病，今则但见口眼㖞斜而手足不遂者何也？

答曰：此云中经者，只中于手足阳明二经之脉也。手阳明大肠经起于食指之端，循臂入肘。足阳明胃经起于鼻，交頞中，循颐环唇绕吻，从缺盆下行两乳，夹脐入气街，下行足跗，出大指之端，与别经无涉。若干涉他经，必连脏腑，又非中经之轻浅者比也。况中经者，中于本经脉络之中，与内脏腑无碍，故云轻浅。但有内发外触之不同。盖邪中足阳明胃经，其脉逆行，左右环绕而反致交错，或尽交于左则㖞左，尽

交于右则㖞右，左右偏盛偏虚，则连眼皮摊下。若不及手阳明大肠，则只于口眼㖞斜。若连手阳明，则手为不遂。若络脉偏盛，营气不能交会足太阴经者，其足亦不遂。然言不遂者，不过举动不便，非比中腑之偏废，竟不能动也。

中经形证　口眼㖞斜，手足不遂，外无六经形证，内无便溺阻隔，言语如故，饮食如常，神情不倦，心志不乱，病在分腠之间，故为轻也。

中经之脉　六脉无异候，知脏腑不病也。或内热则数，血虚则弱，气虚则微，暴怒者弦，风盛者浮，有痰乃滑，气滞自沉。

中经治法　调气和血，省风清热。如有结痰，则临睡服滚痰丸利之。如大小便不通，空心权服搜风顺气丸行之。如遍身痛不可忍，用活络丹和之。如无表里形证，只以平剂调理，而祛风越痹酒及豨莶丸，以虚实酌用。

滚痰丸_{见中风门中腑实证条}　临卧白滚汤或淡姜汤服二钱。

搜风顺气丸_{见中风门中脏缓证条}　空心，白滚汤或临晚陈酒服三五钱。

活络丹　凡因湿痰及风热流滞经络，以致口眼㖞斜，手足搐搦，筋脉不舒，半身不遂，肢体疼痛，用之有效。

何首乌_{四两，生熟各半}　香附_{四两，酒浸，炒}　当归_{三两，全用}　天麻_{三两}　南星_{二两，姜汁制}　橘红_{三两}　枳壳_{二两，炒}　延胡_{二两，酒炒}　抚芎_{一两}　羌活_{一两五钱}　独活_{一两}　红花_{一两五钱}　秦艽_{一两}　乳香_{出汗}　没药_{出汗，各五钱}

蜜丸弹子大，重三钱，空心淡姜汤、临睡陈酒化服一丸。

祛风越痹酒　风寒湿三气留滞经络脉血之中，以致肢体酸疼，筋骨拘挛，久则半身不遂，麻木不仁，兼为湿痰流注，腰膝痿躄。常服可以利关节，通脉络。

白术_炒　当归_{各五两}　杜仲_{盐炒}　牛膝　防风_{各三两}　苍术　川芎　羌活　红花_{各二两}　桂枝　威灵仙_{各一两}

锉片，绢囊盛，用无灰陈酒二十斤浸五七日，隔汤煮透，早晚随量热饮。

中经平剂主方

秦艽_{二钱}　牛膝_{钱半}　车前　当归　黄芩　钩藤_{各一钱}　荆芥　防风_{各五分}

午前、午后服。

风热侵于血分，君艽、归和血搜风，臣车前、牛膝导引血中之气下行至足，佐黄芩、钩藤以清血中伏热，使荆、防者，一曰引经，二曰省风，且有火郁发之之义。

或问：中风一证，古人有真、类之分，今则不辨真、类，不亦变乱古文乎？子将何论以尽其旨也？

答曰：知其要者，一言而终，不知其要，流散无穷。自古迄今，无能辨风之由内由外，是假是真，故不得已而分为真中、类中。及审真、类二门所论之证，则又彼此相似，原无确见以区分委别。虽有刘、李、朱三家之说，亦只言致病之因不同，原不外乎中风二字。由此观之，何必另生支节？即如杂证，其名虽一，而致病之因自有不同，凡我医者，岂可因其不同而强分真、类，反将正名淆乱，使后学有多歧之惑。

或问：真、类固可以不分，而古人之方，亦可以置之不用也耶？

答曰：古论古方，不过后人准绳，其义已悉于诸书，余不复赘。只以平素经验简易之方附载，以俟学者采择云。

或问：凡人初觉大指次指端麻木不仁，或用之不随，三年内防有中风之疾，古人以愈风汤、天麻丸预为未病之药。不识吾子以为何如？抑更有经验简易之方为调摄之法乎？

答曰：预防之理，莫若养气血、节饮食、戒七情、远房帏之为要。若以前方是赖，反至燥血助火，经脉枯萎而招风取中也。今以平日经验之方备用，随证加减，自获全效。

中风预防主方

人参　黄芪　白术各二钱　当归一钱五分　首乌二钱　牛膝一钱五分　半曲一钱

茯苓一钱　橘红七分　甘草三分　姜　枣各一钱

早晚空心热服。

元气不能导引血脉，佐以参、芪、术培补宗、营、卫三气；阴血不能荣养经络，主以首乌滋补肝肾之真阴，且能治热；当归活血通经，牛膝滋肝降火，二陈和中利痰。脾胃虚燥，火盛咳逆者，去白术，加山药二钱，石斛三钱。肺肾阴虚，口渴烦咳者，减芪、术之燥，加麦冬二钱，五味五分。肺胃浮逆之火，痰气不利者，减芪、术，去半曲，加枯苓一钱，贝母一钱五分。风痰内盛而眩晕者，加天麻二三钱，菊花一钱，以省风热。腰膝疼痛，倍制牛膝，而加杜仲一钱五分。腿脚无力，益以石斛、牛膝。心虚无睡，加枣仁二钱，茯神一钱，而去茯苓。盖中风将发之前，未有不内热者，热极生风，此子能令实母也，故先辈谓以火为本，以风为标。治法先以降心火为主，心火既降，肝木自平，此实则泻其子之法也。前方不妨加川黄连七分，清心与肝胃之火。若作风治，而以辛热之药疏散之，反致耗血助火，贻害不小，即调气破气一法，亦百无一验。惟有肥人，神气虚浮，过于饮啖而湿胜痰多者，方宜风药以燥湿，调气以理痰。然亦审其气血之虚实，而加减补泻之法，庶无他虑，是在学者精思之。

中寒门

或问：前言中风二字，在有无真假之间，则今中寒之义，同乎？否乎？

答曰：中风尚有真、类之疑，中寒确无真、类之别，惟中之一字，自与伤寒、感寒不同。如感冒寒邪，邪在皮肤腠理之间，浅而轻者也，只头重如裹，眉棱酸痛，拘紧恶寒，乍寒乍热，饮食如常，或身体不热，虽热而止，发不定，其势缓于伤寒，故曰感冒。若伤寒之邪，六经受病，先表后里，自经传腑，腑传脏，其势缓于中寒，故犹曰伤。所云中者，乃真寒直入阴经，深而危笃，险在旦夕，惟有三阴虚实内外之别，故亦谓之中也，学者辨之。

或问：风寒暑湿燥火乃天地本有之气，如何谓之六淫，犯者必病也？

答曰：盖天地有正气，有淫气。如寒热温凉，顺四时而无舛错亢逆之灾，则万物生长收藏之令正焉，谓之正气。若太过则谓之淫，淫者，盈溢之义也。今言中寒者，乃天地过于严寒，虚家受其寒淫杀厉之邪而病，病且必危，是天气不可过寒者也。又冬令当寒，寒则万类潜藏，精神闭密，以为来春发生之本。若当寒不寒，应藏而反泄，则谓之冬不藏精，至春奉生者少。又曰：冬不藏精，春必瘟病。可见精神不可不藏，正气不可不寒者也。然同一寒淫，何以有犯有不犯？盖卫气者，人身真阳之气也，起于下焦，昼则行阳二十五度，外护皮毛而充腠理，以捍御六淫之外袭者也。若阳虚之人，卫气不密，则寒邪乘虚而直入肝脾肾之三阴，更因平素失调，致五脏伏匿之真阳亏损，是以表里虚寒之体而敌阴凝肃杀之气也，宁有不病、病而不危之理？原有不由外邪，只因平素中气虚寒，而多食生冷寒凝湿腻之物而病者，亦谓之中寒，其治法即附于太阴脾经之后。

寒中太阴脾经之脉　中气久虚，寒邪直入，脉必沉紧而弦细。若内因生冷，中虚而发者，脉必沉迟弦紧或弦滑。

寒中足太阴形证　中脘疼痛，吐利腥秽，恶心腹满，四肢厥逆，惟头不疼，身不热。

寒中太阴治法　温中补脾，顺气行痰，兼之温消食积，而外用熨法以止腹痛。

寒中太阴主方

白术三钱　陈皮　半夏各钱半　肉桂一钱　干姜八分　炙草二分　生姜三片

不拘时，日服二剂。

因中气久虚，故以白术、炙草之甘温，为君；中虚者必气滞，气滞者必痰凝，故以陈皮顺气，半夏利痰，为臣；寒淫之毒，非姜、桂之辛温不能散，故用之为佐使。如元气虚极，不能接续，加人参钱半。如真阳亏极，肢体厥逆，加附子一钱。如饮食停滞而不消化，加厚朴一钱。如寒食阻碍，气道不通而发呃逆，加丁香五分。如肢体骨节疼痛，加羌活一钱，川芎五分。如寒邪暴中，头疼寒战，呕吐腹痛，身冷无汗，煎剂一时无办，急用太阳丹温散表里寒毒。如上则呕吐恶心，呃逆不顺，下则胸腹绞痛泻泄，急服苏合香丸。愈后脾胃虚寒，命门无火，呕恶腹痛泄泻，止发不常，因其缓，而用参附理中丸以温补之。

太阳丹　培补脾肾阳和之气，温散表里寒冱之邪，盖取太阳所照，幽谷可以生春，重冰因之立泮也。

北细辛　麻黄_{去节,各五钱}　干姜_{二钱五分}　桂枝_{二钱五分}　附子_{一钱五分}

为细末，收贮。遇证，即以生姜汤调服二钱，暖卧，里实者以出汗为度，虚则听其自然。

苏合香丸　外感风寒暑湿、山峦毒瘴、尸侵鬼注之客邪，内伤湿热、郁痰积饮、阴寒凝滞之气，或宿食停饮、凉冰水果、生冷难消之物，以致阴阳不和，上下阻隔，呃逆恶心呕哕，心腹绞痛泄泻，与夫干湿霍乱之证，皆可通治。

香附_{一两}　白术_{五钱}　广藿香_{五钱}　木香　檀香　沉香　丁香　乳香_{各二钱五分}

麝香_{五分}　诃子肉　荜茇　广陈皮　朱砂　苏合油　肉豆蔻_{各二钱半}

为极细末，炼蜜和丸，重五分，外用蜡圆封固，不拘时，以浓姜汤化服一丸或两丸。不省人事者，乘热灌下。

参附理中丸　盖土无火则不生，命门真阳有亏，所谓釜底无火，脾胃平素虚寒而饮食少减，或难于消化者，陡被外袭之寒淫所中，或内因有形之冷积所伤，一时肢体冷厥，心腹窘痛，恶心呕吐，暴泄清溏。可以备急，可以常服。去参、附，为理中丸。

白术_{四两}　人参_{二两}　附子_{五钱}　肉桂　干姜　陈皮_{各一两}　甘草_{五钱}

蜜丸，早空心，姜汤服二三钱。

如胸膈饱闷，腹痛不止，泻者用麸皮一升，结者用盐一斤，炒热，为两分，以重布包紧，熨于胸腹之上下左右，冷则轮换热者。

寒中少阴肾经之脉　房劳过度，命门真阳亏损者，两尺自应不起，或沉细虚微，或虚散欲脱。

寒中足少阴形证　一时暴昏，不省人事，口噤舌强，失音不语，小便清冷频数，两足厥冷过膝，骨节疼痛，强直不舒。

寒中少阴治法　导火益气、温补下元为主。

寒中少阴主方

人参_{三钱}　当归　白术_{各钱半}　附子　肉桂_{各一钱}　炙草_{五分}　生姜_{三片}

大枣_{二枚}

煎，不拘时服。

元阳一时暴绝，非参、附不能挽回造化，非姜、桂之辛温，亦不能扶阳散寒，而导阴火以归命门，且参、术、归、草皆甘温之品，气血兼补，乃房劳虚损所宜，且助脾胃之营气而培养精血，非若熟地、枸杞之腻滞而反益阴凝之气也。如自汗不止，加炒黄芪二钱。如烦躁而渴欲饮冷，及饮而不能下咽者，寒气固结于下，隔拒真阳于上，非真有热也，颧红如染，四肢厥逆，六脉虚浮细数，按之空散不应，皆虚阳泛上之证，倘若认为阳厥则误矣。以其烦渴而躁，故于前方加麦冬一钱，五味子七粒，滋金水之化源而生脉。如腹痛难忍，用胡葱一大把，粗线缚紧，切为几段，约长二寸，用火烘热，置脐上，以熨斗火徐徐熨之，烂则易之，痛止为度。前丸丹三种，皆可审其兼症而用之，以备其急。如汗虚不敛，可以熨斗贮炭火，以醋喷之，令病者嗅其烟气，则汗自止，且能祛阴邪秽恶之毒。

寒中厥阴肝经之脉 谋虑不遂，郁怒暴怒伤肝者，脉必沉涩虚弦。阴血素亏，禀性多怒者，脉当弦急。若沉细如丝，六脉空弦散乱者，死。

寒中足厥阴形证 四肢厥冷过肘过膝，或强直不舒，或挛急蜷卧，少腹疼痛，唇青囊缩。

寒中厥阴治法 滋肝补血，润燥舒筋，温散下焦寒凝之气。

寒中厥阴主方

当归三钱　吴茱萸钱半　川芎钱半　附子　干姜各一钱　桂枝　炙草各五分

煎，不拘时服。

肝本厥阴风木，为纳血之脏，本经气血两虚，则寒毒直中于内，故芎、归、桂枝之辛润以和血舒筋；燥气入肝，则用吴萸之辛热以达幽隐，用姜、附之辛温以散其固结；炙草甘温而善缓，用和诸药之燥烈，以防僭上冲逆之害。如元气虚者，加人参一钱五分。如呕逆，加橘、半各一钱五分，去芎、归不用，减甘草三分，桂枝二分，以呕家不喜于甘也。丸丹三种，亦不妨视兼症，量缓急而用之。如寒邪闭塞经络，筋骨挛急为痛，可用雷火针针之。如少腹痛不可忍，用盐汤泡过吴茱萸升许，焙干，乘热分为二分，以布包，轮换熨于大小腹之上下左右。

止痛雷火针 寒湿二气，有一流注于经络关节之间，便成痛痹，或沉着一处，或流走不定，甚至气血虚寒不能营运，加之风寒外袭，筋脉凝塞不通而痛，或过食生冷坚硬之物难消，胸腹胀满，窘迫而痛，或房劳亏损肾气，而寒邪侵于肾俞，督脉为痛，不分虚实，皆可通治。

蕲艾末一两　雄黄二钱　乳香　没药　丁香　白芷　阿魏各一钱，治痞方加

麝香三分

为末，匀摊细草纸上，卷紧如筒一钱粗细，外用棉纸封固，每料分作五条，晒燥收贮，用时灯上烧红，隔青布五七层，于痛处针之。

中暑门

或问：暑热火三者，其性若相似，然亦有所分别否？

答曰：暑与火，名虽为二，其热则一也。然天地万物，各具五行，莫不有火，又不可与暑同论，故另有火门，不在此例。夫暑热者，本天地间无形至阳之气，从地上升，顺时而行长夏之令，其气过热则炎蒸酷烈，有铄石流金之势，故虚人感之难免于病也。

或问：诸家所论，有以伤暑为中暑，以中暑为中暍者，又云静而得之为中暑为中

喝，动而得之为伤暑为中暑，各是其说，从无定论，何也？

答曰：伤暑者轻，中暑者重，中暍在轻重之间，乃寒暑兼病也，致病故有轻重动静虚实之别，而暑热之邪则一也。后列三门，可为一定不易之准绳。

伤暑之脉 脉者，吾身之元气也。凡遇暑热所伤，阴虚者脉必浮溢空散，盖阴血亏损则元阳无所依附也，气虚者脉必浮濡而虚数，盖热则气驰血溢，因元气素虚，故脉不能静敛也。

伤暑形证 有三：凡人体薄而气血两虚者，谓之阴虚火盛之人，不能胜暑热之气，则致肢体困倦，饮食不甘，烦躁口渴，眩晕自汗。若体肥性躁而元气素亏者，谓之阳虚之人，不能当暑热之气，则喘息自汗，肢体懈怵，眩晕痰塞，不思饮食，烦躁不宁，而独不渴，纵渴而不引饮。更有一种辛苦作劳之人，平素虽无暇于酒色，斫削精神，然未免于勤劬，伤其筋骨，冒暑应酬，一时感发，多由劳倦所致，四肢困乏，烦躁不宁，恶心痞满，饮食不甘，上则呕哕不和，下则腹痛泄泻。此等只可名为伤暑，伤者，其邪轻，其势缓也。

伤暑治法 有三：阴虚之人，其脉虚浮而数，以清补滋血为主，兼之清暑；阳虚之人，其脉微弱而带数，以补益营卫为主，而兼清暑；劳顿之人，其脉缓弱，以调中益气为主，而佐以清暑之味。

阴虚伤暑主方

麦冬二钱　干葛　当归各一钱　茯苓　人参各七分　陈皮　白芍各五分

五味子　川黄连　甘草各二分

煎服，午前午后。

肺主腠理而统周身之气，故伤暑者肺先病之，用生脉散，正补益肺之元气也；热则血驰，以归、芍和之，干葛、黄连清散表里之热邪，总为清暑；茯苓、甘草、陈皮和脾胃之气，以脾主长夏，扶脾正所以抑暑也。气虚者，加人参七分，黄芪一钱。汗多者，去干葛，加黄芪。不烦渴，去黄连。暑气已清，去干葛、黄连，加木瓜、黄芪。如烦渴引饮，欲得凉水，及小便不利，即利而短涩，热而不清者，先以辰砂六一散，井水调服。

辰砂六一散 暑毒干于心脾，则身心烦躁，咽干口渴；暑热陷于大小肠，则前阴不利，大便泄痢。以此散清解在表之风暑，通利脏腑之结热。因其水调，不碍脾胃，谓之益元散。能清解时行热证，故又谓之天水散。顾名思义，乃有益于暑家之圣药也。

滑石六两，飞净　粉甘草一两　朱砂五钱，飞净

为极细末，新汲窨井水调服三五钱。

阳虚伤暑主方

人参一钱五分　黄芪炒　白术炒，各一钱　当归　陈皮各七分　藿香　木瓜各五分

川黄连三分　甘草　香薷各二分

煎，午前、午后服。

人参补宗气，白术补营气，黄芪补卫气，故以三味为主；佐当归、木瓜以和血；使陈、甘、藿香以和胃，黄连、香薷以清暑。如痞满，加砂仁五分，去当归；如腹胀，加厚朴三分，去黄芪；如渴烦，加麦冬七分，五味子七粒，去藿香。暑气已清，可用千里水除烦解渴。

千里水 暑毒伤元，元气不能主持，以致自汗烦渴，神昏喘急，药饮一时不及，阳虚冷水未宜，急以此药噙化。至于虚弱之人，事繁劳心，奔走伤力，冒暑远行，茶水不能接济者，可预备此丸，不时噙化，大有裨益。

麦冬二两　薄荷叶一两　真柿霜一两　人参五钱　乌梅肉　嫩儿茶各三钱

硼砂　冰片各五分

蜜丸约重钱许，水磁盒盛，包置袖中，不时取用临用入蜜，久糊令燥。

劳倦伤暑主方

香薷二钱　扁豆　干葛各钱半　木瓜　陈皮各一钱　白术　厚朴各七分

人参　黄芪各五分　甘草二分　生姜一片

煎，午前、午后服。

暑湿伤于脾胃，以香薷、干葛清暑，以扁豆、厚朴清湿，参、芪、术益元气，木瓜舒筋和血，陈皮、姜、草调和脾胃。如呕恶，加半夏一钱，藿香五分，去参、芪之过补，木瓜之酸寒，以中宫有寒痰积食为碍也。如泄泻，加泽泻一钱，白术一钱，去木瓜、香薷。

中暑之脉 暑毒暴中，元气不能维持，其脉必虚，故多空大而急疾，或虚软而无根。若沉微欲脱者，死。形神暴脱而脉散大或虚微者，不治。

中暑形证 卒然昏晕颠仆，头重体热，口开手撒，气喘而呼吸短促，口干齿燥，烦渴躁急，不语自汗，状如中风。

中暑治法 时当盛夏，冒暑途行，卒然中毒而仆地者，不可轻动，即将道旁泥土绕脐堆起成圈，以小便溺于圈中，再将泥土用童便乘热搅匀，澄清灌服。如牙关紧闭，以乌梅擦开，或以引线刺大指外侧指甲尽处少商穴，亦开，俟其苏醒，抬至静室，方可服药。

中暑主方

香薷三钱　扁豆二钱　干葛钱半　陈皮　木瓜各一钱　黄连五分　甘草三分

煎浓，并水顿冷服。

如气虚，加人参一钱五分，减干葛五分。如烦渴，加知母一钱，减香薷一钱。平素中寒者，不必顿冷通口，可服千里水，不时噙化，以生津养神。

中暍之脉 浮弦而数，数为内有暑热，浮弦则外有风邪。或沉弦而数，是寒暑交沍之候。或浮弦滑数，乃风暑痰积所干。沉弦滑数，系寒暑食积停滞也。

中暍形证 凡人在天地气交之中，天热则人气血亦热，热而有汗者，暑气得以发越者也。若避暑凉亭广厦，兼食冰果冷物，外且迎风挥扇，卧地藉凉，表里受寒，致暑邪郁遏，无从发泄，谓之中暍。暍者，遏逆不通之义。心为火脏，暑为热邪，所以神昏气喘，身心烦躁，头疼口渴，恶心痞满，身热无汗，关节酸疼，体重烦冤，畏寒恶热，总属本热标寒，郁遏不散之故。前人误以中暍为中暑，以中暑为伤暑，淆乱难明，故余详列三种形证，庶几学者知所指归焉。

中暍治法 暑热在内而风寒外固，必先疏散表邪，兼清里热，脾胃不免于寒积所伤，又当温中顺气，煎剂不能卒办，可用正气丸以救其急。若平素气虚中寒，病发而肢体厥逆者，用二炁丹即来复丹先服。

正气丸 暑伏于中则神昏烦躁，口渴体倦，寒侵于外则身热无汗，恶寒拘紧。此药表里兼疏，火郁发之之义。

飞净滑石八两 香薷四两 藿香三两 陈皮 扁豆各二两 干葛 苏叶 厚朴 泽泻 木瓜各两半 猪苓 青皮各一两 砂仁五钱

水叠丸，空心，淡姜汤吞服二三钱。

二炁丹 夏月阳气外泄，伏阴在内，加之元气久亏，脏腑虚寒，陡感暑湿寒冷之邪，以致心腹肠胃绞痛，霍乱吐泻，身冷恶寒，四肢厥逆，神昏志惰，此阴证也。此丹调和阴阳，追失元气。

制硫黄一两 制玄精石一两 五灵脂去砂土净 青皮 陈皮各二两

酒和为丸，空心，姜汤吞服一钱。

中暍主方

干葛三钱 防风 陈皮各钱半 荆芥 香薷各一钱 藿香 苏叶各五分 生姜三片

水煎，不拘时服。

暑郁于内，忌用寒凉润下之剂，须以香薷、藿香辛甘发散之药以越之，所为顺其性也；寒闭于外，忌用香燥辛温之味，以苏、防、荆、葛辛散甘凉之剂以解之，所谓达其表也；陈、藿顺气，姜、草温中，固脾胃之本也。如骨节疼痛，加羌活钱半，去荆芥。如痞满，加厚朴一钱。如恶心，加半夏钱半，去香薷。如有食积，更加豆豉三钱，以腐熟生冷，宽胸理气，且能便吐涌越为阳，吐中兼有发散之义也。

或问：古人以大顺散治静而得之之病，恐前方未为人彀，奈何？

答曰：古人禀气独厚，后天兼之保养，根本坚固，脏腑充实，投之古方，必然获效。今人禀受浇薄，古方存为准绳，难言不用。余生也晚，所遇之证或有如古者，而所接之人皆不如古，故以今日之方治今日之人也。从古从今，是在学者与时消息，临机制变可耳。

卷二

湿　门

或问：湿之为病，何丹溪独重？且曰西北方风高土燥无湿，东南地卑土薄无燥，二说是耶？非耶？

答曰：湿之为言实烦，不能尽举，只以两间必有之湿，平日常见之病分列于后。若四方高下，有无是非，可不必辨。盖湿有有形之湿，无形之湿。如郁蒸阴霾，山岚云瘴，乃无形之湿也；如饮食乳酪，茶酒水果，以及雾露雨雪，泥淖汗液，有形之湿也。在天地间均有此湿，在人不拘表里上下均有此病，且有兼感不同，湿本属土，常兼四气，若木胜合为风湿，火胜合为湿热，金胜合为燥湿，水胜合为寒湿。丹溪揣摩十得八九，余则除兼证之湿附见各门，但以上下表里之证详论于下。然而脾属太阴湿土，统运中州，喜燥恶湿，故病湿者必因脾弱，所以治湿者又当专责于脾也。

表湿之脉　微浮而濡软，按之无力如絮，湿感于腠理脉络也。

表湿形证　面黄畏风，体重困倦，皮肤浮肿，淫湿多汗，四肢烦疼，关节肿痛，腰膝酸软。

表湿治法　宜疏风燥湿，培土理气，调和血脉，导引经络，先用胜湿丹，后服煎剂。

胜湿丹　外感风湿、寒湿、湿热之邪，面目浮肿，肢体沉着，不能转侧，关节疼痛，脉濡自汗。

苍术四两　羌活　防风各二两　川芎　厚朴　陈皮各一两　藁本　独活各五钱

桂枝　甘草各三钱

为末，空心，姜汤调服二三钱。

表湿主方

防风三钱　白术钱半　苍术　川芎各一钱　羌活　独活　桂枝各五分　生姜三片

煎，食远服。

脾主喜燥恶湿，以苍、白术培之，适其性也；湿沦血脉，以川芎、桂枝疏通；湿碍关节，以羌活、独活导引。盖湿从外侵，故用羌、防、芎、桂轻扬辛散之剂以解表邪，正所谓风能燥湿之义也。无汗，去桂枝，加苏叶一钱。冬月，加麻黄五分。痞满，加陈皮一钱。

里湿之脉 沉滑而濡软者，湿痰食积之病。沉弦无力者，所谓浊气在上为膜胀；沉弱而虚微，清气陷下为飧泄也。

里湿形证 恶心呕逆，口不渴而喜香燥之物，否否胀满，绵绵腹痛，肠鸣泄泻，小便不利。

里湿治法 温中开胃，健脾燥湿，分利阴阳，温消积滞。初起平胃散可愈，日久气虚，湿热为病，褪金启脾丸常服。

平胃散 湿淫于胃，中气不和，分消失职，食积与浊气填胸，胀满不通，恶心呕吐，大便溏泄，小水不利，嗳腐吐酸，饮食难化，以此温消内积之湿。

苍术四两　陈皮三两　厚朴二两　甘草一两

为细末，空心，姜汤调服一二钱。如中气虚寒，腹痛吐利，肢体冷厥，小水不通者，配五苓散同服，谓之胃苓散。

五苓散 脾胃平素虚寒，膀胱复干寒湿，土寒则滞，水寒则凝，饮食难克，二便不调，以此温消分利中寒之正剂也。

茯苓四两　猪苓三两　白术三两　泽泻六两　肉桂一两五钱

为细末，空心，白滚汤调服二三钱。

褪金启脾丸 中气久虚，湿热内滞，胃强脾弱，多食易饥，面目、肢体虚黄浮肿，呕恶喘急，绵绵腹痛，形神困倦，腰脚酸软，行走不利，兼治懒黄诸证。

白术　茵陈各四两　苍术　陈皮　香附　神曲各二两　青皮　红曲

猪苓　泽泻各两半　针砂　绿矾各一两

醋糊为丸，空心，米饮汤或姜汤吞服一二钱。

里湿主方

白术二钱　茯苓　泽泻各钱半　陈皮　半夏各一钱　神曲六分　苍术五分

甘草二分　生姜三片

煎，空心午后服。

君白术者，益脾元以助营气也；臣茯苓、泽泻，分利水道而湿从下渗也；湿者多痰，以陈皮、半夏消之；食积不化，以苍术、神曲运之。如痞满腹痛，加厚朴五分，木香二分，苍术五分，去甘草。如元气虚陷，泄泻不止，加防风五分，升麻二分，以升阳燥湿。如小水不利，加猪苓一钱。如恶心，加藿香一钱，砂仁五分。如伤酒面茶饮，加白蔻仁一钱，干葛二钱。

上湿之脉 两寸关浮缓，按之濡软，两尺沉缓，虚微无力者，湿家之候也。微数为湿热，微弦为风湿，滑为湿痰，迟为寒湿，此兼症也。

上湿形证 头重如裹，鼻息不利，言如空中出，面目浮肿，气粗痰塞，此至高之湿从外感而得。

上湿治法 高者因而越之，故以轻清之剂以散在上之湿。盖肺主巅顶，而鼻为肺之外窍，故湿淫于肺者，头必重，鼻必塞，气道为之不利也。后方专取轻扬辛散以清肺，辛润以降气，合上下而分消其湿也。先用圣灵丹宽胸理气，导痰浚水。

圣灵丹 脾肺肾三焦之元气为湿邪所蔽，上不能输运气道则喘嗽胀闷，下不能通调水道则二便不调，以此导水渗湿，宽胀利喘。

苦葶苈四两　人参　白术　茯苓　汉防己　槟榔　木通各二钱半

枣丸绿豆大，食远桑皮汤吞三十丸。

上湿主方

苡仁三钱　茯苓皮　桑皮各钱半　陈皮　荆芥　半夏各一钱　杏仁

藁本各五分　生姜皮一钱

煎，午前后服。

盖脾与肺为子母同气，面目有湿而用苡仁、茯皮者，正理脾肺之气使湿下行也；桑皮、杏仁疏泄肺气，而使湿可散可降；高者越之，藁本、荆芥可使风湿从上而散；壅者开之，陈皮、半夏可致湿痰滞饮由下而利也。山泽通气，凡地中湿气上蒸而阴霾闭塞空窍，则天为之阴雨晦冥，其气人触之则病，物遇之则腐，苟非疾风震霆为之驱驰迅扫，而阴凝之气不能涣散，所以病者必用荆、防、藁本诸风药，以取风能胜湿，阳升阴散之义也。如头重而疼，加川芎五分，北细辛三分，去苡仁。如气逆痞满，加枳壳五分。如兼风邪，筋骨酸痛，加防风一钱，羌活五分，去苡仁。

下湿之脉 湿滞于下，两尺脉反浮缓，然按之而濡软无力者，脾气下陷也。此不独足三阴之脉不能上行，即三阳之脉亦因而陷也。

下湿形证 足跗先肿，渐至腿膝，行动重着，两腰如坠重物，大便泄泻，小便黄涩，外则臁疮，湿火流注。

下湿治法 生阳益气，健脾燥湿，升清利浊，分消湿热胃苓散可通用。

下湿主方

白术三钱半　防风　泽泻各钱半　苍术　羌活各一钱　汉防己五分　生姜二片

煎，空心午后服。

或问：下部有湿，足膝无力，苡仁、牛膝反置不用者，其故何居？

答曰：足跗肿者，外则湿从下受，内则脾湿下陷也，合宜升阳燥湿，故用白术为君以益土，苍术为佐以渗湿；风能胜湿，则用防风为臣，清阳下陷，则用羌活为佐；以泽泻为臣，分利水道，以防己为使，渗下焦隐伏之湿。此剂升中有降，降中有升，不似苡仁、牛膝有降无升，能使清阳之气反陷。今人不解此义，凡遇下部有病，气分必用苡仁，血分必增牛膝，不惟不能治肿而肿愈甚者，岂非清气愈陷之明验哉？如下焦湿久郁遏而生热者，用盐酒炒黄柏五分。如元气久虚者，加人参一钱。如中气不顺而痞结有痰者，加半夏一钱五分，陈皮一钱。如自汗，加桂枝五分。如心脾之火郁陷于下焦，为痰火流注，或廉股生疮，流脓腐烂，即以前方加连翘七分清心火，酒炒黄连五分清心脾之郁火，盐酒炒黄柏五分清湿火，金银花二钱解毒，外用滚过葱椒汤温温洗，拭干净，以后白玉膏、隔纸膏、铜皮膏药贴用扎紧，四五日一洗一换，内则必须保养精神，忌食诸般发毒滞气之物。如年久气虚，脾胃虚寒，食少脾泄，脓少血多，痛不可忍者，不可再作湿治，除外用生肌收口膏丹，内必多服补中益气汤加桂、附以大补精神元气，使脾胃健旺，饮食日增而易克，气血调和，肌肉内生而疮愈也。

神妙玉灵膏 即白玉膏

麻油一两五钱　嫩松香七钱五分　嫩乳香出汗　嫩没药出汗，各二钱　轻粉一钱，乳细

官粉一两，水煮透，炒干，细研

先将麻油熬去烟净，下松香化过，缓火熬至滴水成珠，或纸上不渗水，必须搅不停手，勿使焦粘罐底，春夏宁老，秋冬酌中，倾出俟冷，渐渐调入后四种药末令匀，浸清水内盖好，天热换水。每用照疮大小，以药撅做薄饼贴之，外以陈油纸扎紧，切勿见水，数日一换，亦勿频动。

隔纸膏

黄蜡　轻粉研细

用陈油纸一块，照疮大小略放宽些，将针密搠细眼，先以净瓦一片烘热，将纸放瓦上亦热，以黄蜡一块乘热化匀纸上，再以轻粉掺匀蜡上，用贴患处，扎紧，数日一换。不可令见生水。

铜皮膏药

薄铜皮一片，愈薄愈妙

用新杉木一块，将铜皮两面不住手擦磨两三日令匀，然后火上烧红，用清凉水淬冷，再烧再淬，如是两日后，于深土内埋三日夜，后出土收贮净处。每用照疮大小剪一块贴上，用布扎极紧，不可轻动，久则脓干收口。

或问：升阳用羌、防而不用升麻、柴胡者，亦有说耶？

答曰：盖以清纯之元气虚陷于至阴之下而不能举，当用升提之法，故以升麻升发脾胃之营气，以柴胡升达肝胆之生气，其力能佐参、芪、白术，为补中益气之用，故不可少。今湿乃有形凝浊之物，苟非羌、防气辛味厚之药，焉能发扬鼓荡，以散其阴霾遏逆之气？此二品者不独有功于下焦，即上下表里之湿可祛。若误用升、柴，反提有形之湿热上冲，能不令人增喘胀浮肿之患哉？

燥　门

或问：风寒暑湿，得而知之矣，未知燥者，在天地间为何气而亦配于六淫之中？其从热乎？寒乎？幸详言之。

答曰：经谓诸涩枯涸，强劲皴揭，通谓之燥，俱属手足阳明燥金之气，其气在天为凉，在地为燥。盖燥之为病，热亦能燥，寒亦能燥，何也？热主消耗，寒主收敛也，然总不越于津精血液涸竭为病。经谓无阳则阴无以生。夫精血之不足，本五脏之生气先虚，不能化生阴血，阴血衰少，自不能灌注脏腑经脉，润泽皮毛腠理，所以成燥。大概虚为本，寒热为标，所见燥证，各随脏腑之虚实而现，故有表里寒热之不同。今分而主治，庶得其要。

诸燥之脉　脉紧而迟涩，或虚弦而涩者，此为寒燥，浮主表，沉主里，有力为实，无力为虚。弦急而涩数，或虚弱而涩数，此为热燥，浮主表，沉主里，有力为实，无力为虚。脉若微弱而细数，或沉涩而不应者，非关外淫寒热之燥，而实为虚燥也。

表寒燥证形　证卫为阳，阳虚者，即如冬令严寒，必至水冰地坼，故血因气寒而凝，液因气寒而燥，以致皮肤干皱，指甲断裂，形神枯槁也。其燥在表而不在里者，盖因冬天阴气外越，阳火内伏也。试观严冬久晴，血虚之人多患此证，是此验也。

表寒燥证治法　益卫气以肥腠理，和营气以温分肉，营卫气充则精血自溢，加之肺气四布，金能生水，适其润泽之性，则燥宁有不愈之理？

表寒燥证主方

黄芪三钱　当归二钱　秦艽钱半　防风　川芎各一钱　桂枝五分　升麻二分
姜皮一钱

煎，午前、午后服，服后饮醇酒一二杯，助药力以达于腠理经脉之中也。

气为阳，阳生则阴长，以黄芪为君者，益脾气而生表液也；防风为使者，地气上为云，清阳发腠理也；芎、归为臣者，补血生液，血主濡之，润泽之义也；防风、升麻、姜皮，取其益气以达肌表，秦艽、桂枝，取其和血而润肌肤。元气虚者，加人参一钱五分。如恶寒，加附子三分。

表热燥证形证　血脉者，营养百骸，滋润五脏者也，惟其血枯内热，则金燥液竭而皮肤皱裂，搔之屑起，血出痛楚，指甲厚折，肌肉枯燥，筋缩拘挛。

表热燥证治法　补气血以和营卫，发腠理以通津液，清燥火以凉血脉，滋肺金以助水源。

何首乌三钱　生地二钱　麦冬　当归各钱半　知母　甘菊各一钱　生黄芪五分
薄荷　荆芥各二分　人参五分

煎，早空心服。

参、芪、归、地补益气血而营卫和，故以为主清燥，以知母、菊花凉血，以首乌、生地滋肺，以人参、麦冬壮水，以生地、知母透达腠理，以薄荷、荆芥兼散郁火。如大便秘结，由气虚血枯者，去黄芪，另研松子肉五钱，以药泡服。如血虚内热，热极生风，为之风燥，可用搜风顺气丸润燥清风；如大肠实火燥结，咽干口燥，欲得冷饮者，可用润下丸清火通幽。

搜风顺气丸见中风门中脏缓证条

润下丸见中风门中腑实证条

里寒燥证之脉 脉多沉而涩滞，或沉而弦急，此气滞血凝而虚寒冰结也。甚有阴寒固结于下，阳火逼散于上者，当察其六脉浮大搏急，按之空豁如无，而外证畏寒不渴，即渴而不欲饮，上部面红喘嗽，下部足冷至膝者是。

里寒燥证形证 大便秘结难解，及解而不甚燥硬，喜食温热之物，面红不热，气促痰凝，小便清长，此坎中无气，肾水虚寒而冷燥也。

里寒燥证治法 导火归元以益坎中生阳之气，使寒水得暖而气腾，不独肠胃之燥可润，而周身亦被春温融畅之益也。

里寒燥证主方

　　肉苁蓉五钱　当归三钱　牛膝　杏仁各钱半　枳壳一钱　肉桂五分

煎，早空心服。

云行则雨施，故欲天气下降，必先地气上升。今若水中无气，即为坎中无火，而山泽之气不通，云蒸之液不腾，安望皎皎晴空而澍甘霖时雨，以濡枯润槁哉？其燥有由来矣。今以苁蓉之温润，峻补肾中真阳之气而温水脏，使水气上腾也；又肾苦燥，急食辛以润之，故以肉桂之辛温滋肾；燥由血液先枯，故以当归之辛润、牛膝之凉润以滋补之；杏仁、枳壳名为理肺气，其意实在宽肠而通幽门之结滞也。益血润肠丸可以常服。

益血润肠丸 治久病及老年肾水虚寒，精枯血竭，脾肺之元气虚，失统运传导之用，里急后重，时泄清水，利之恐气下脱，固之则燥矢膨胀，升之浊气反逆，呕恶不堪。煎剂不能常服，宜此缓治，自获殊胜。

　　熟地黄六两　杏仁炒，去皮尖　麻仁去壳净　枳壳炒，各三两　广橘红二两五钱

　　阿胶两半，炒　苁蓉半两，酒洗，炙干　苏子炒　锁阳酥炙　荆芥穗各一两

先将地黄、麻仁、杏仁三味捣极细成膏，和诸药末杵千余槌，加炼蜜丸如桐子大，早空心，白滚汤吞服五六十丸。

里热燥证之脉 脉多沉涩而数，或短而紧涩，或沉弦急疾。

里热燥证形证 燥万物者，莫燥乎火，火壮则金衰，而水之上源先竭。盖肺为天，天一生水，天地之气不交，雨露之泽不施，遂成亢旱而万物焦枯。又肺属金，金水相

生，若金为众火所烁，自成热燥之证，失其承流宣布之职，而金水之化源自绝，脏腑亦为之枯涸，况肺与大肠相表里，肺燥则大肠无不燥之理，所以大便秘结，坚涩难解，粪如羊矢，胸膈痞满，不思饮食，或嘈杂吞酸，三消口渴，肌肤皱裂，筋缩爪枯，风癣疥癫，燥症不一。

里热燥证治法 滋金润肺、顺气益血为主，以虚火非滋补不清，虚燥非血液不润也。

里热燥证主方

松子肉五钱，捣泥　紫菀三钱　当归尾二钱　生地　牛膝各钱半　红花

杏仁各一钱

煎，空心午前服。

天气不降，金燥水穷，以松子之辛润，杏仁、紫菀之辛苦，以利肺气而滋阳明大肠之燥；血以濡之，归、地、红、膝益心、脾、肾之津精血液，以滋厥阴肝经之燥。如口渴，加麦冬二钱，知母一钱五分，去红花、杏仁。如元气虚，加人参一钱五分。如中宫痞滞，加枳壳、杏仁各一钱，去生地。滋燥养血润肠丸可以常服，金水膏不时兼用，且能顺气止嗽，生津解渴。

滋燥养血润肠丸见中风门中脏缓证条

金水膏 肺与大肠相表里，肺燥则大肠亦燥，乃自然之理，况金为水源，凡津精血液皆属于水，故金燥则精津血液亦枯也。此药能治里热虚燥之证。

生地六两　麦冬四两　山药四两　天门冬三两　紫菀三两　葳蕤三两　款冬花二两

白芍二两　百合二两　茜根一两　川贝母一两，去心，另研极细末，听于膏成后用

知母一两　广陈皮一两

上药用泡制净足分两，清水煎浓汁聚一处，药味已净，出渣不用，以汁熬膏，用竹片不停手搅，俟至滴水成珠，或滴绵竹纸上不渗水为度，春夏须老。然后用炼蜜四五两收之，冷过一周时，将贝母粉渐渐调入令匀，放好窨泥地上，以轻纱蒙口，出火气三五日后，每用三四匙，不拘时噙化口中，临睡及睡醒时服尤妙。忌用汤调。出火后收贮磁瓶内，扎紧，霉天不时蒸晒，毋使化。

或问：屡见润剂必用熟大黄、玄明粉、车前、郁李仁，今方中不用何也？

答曰：津精血液枯而生燥，令肺金不能生水，肾精不能生液，心血不能生津，脾阴不能生涎，肝木不能生滋，则五脏皆枯，方成燥证，甚至肠胃干枯，气道闭塞，传为关格而死。安可再用硝、黄咸寒苦燥之物削伐脏腑之生气，以走气利水之药竭肠胃之津液哉？非徒无益，而又害之矣。

或问：燥本火证，如何不用芩、连、知、柏以泻诸经之火？

答曰：芩、连、知、柏，苦寒之药也，苦以燥之，寒以收之，犹之硝、黄之苦寒，

反耗津液，愈增其燥。大约此类，实火方宜，虚燥最忌。苟不审虚实而妄投，此医者之故，非药之罪也。

火 门

或问：火在天地之间，无处不有，无物不具，小则一星，大则燎原，人皆得而知之。独人身中有云少火、壮火、虚火、实火、君火、相火、五志之火、三焦之火、龙火、雷火、阴火、阳火、湿火、风火、燥火、五脏六腑十二经之火、民火、食火，种种火名不一，究竟是火非火？旺则何因？熄归何地？幸详悉之。

答曰：火之名，分而悉之则多，总而言之，一气而已。其气随脏腑而命名，亦即随气之虚实盛衰升降而现病，所以火之症不同而火之名亦不一也。然则气有余便是火，一言足以蔽之矣。盖气为阳，贵乎舒畅流通，稍有郁滞则诸病丛生，皆为气之变象，非人身真有光焰炳耀之火也。古人论火者，河间、丹溪至矣极矣，后人焉容复赘一词？故余但以一气概之耳。大凡人之生长乎两间，莫不恃气血以维持其性命，所以气不能离血，血不能离气。若血离气，则为死阴，为真寒；若气无血，为孤阳，为虚火。火即气，气即火，天地无此火，不能生育万物，人身无此火，不能长养精血，是即少火生气，于人有益无损，但须水火相配，气血流行，方得无恙。正所谓气血相从，阴阳相和，何火之有？倘使七情交感，六欲损伤，谋虑不遂，心脾郁结，营卫失调，阴阳舛错，即我之真元正气变而为销金铄石之烈焰，此乃壮火食气之谓也。若人之气血变乱，则精津血液由此而枯，枯则虚火愈炽而百病咸生，轻为头风斑疹，舌破口糜，齿疼目痛，吞酸呕吐，二便淋秘，上下不清等症，重则痰红呕血，气逆痰壅，骨蒸痨嗽，喉痹失音，甚至精枯液竭，热极生风，风痰内鼓，头目眩晕，痰厥气喘，或瘫痪不遂，或暴中卒死，种种急证骤至，谁谓火之患小而可不预为之地哉？今凡风痰燥湿诸火，另悉各门不赘，只以脏腑虚实之火开后。

心与小肠虚实火证之脉 心脉多洪，实则洪大有力，或沉实而数，虚则微洪无力，或空大而数。盖左寸有余为心与包络之火，左尺盛为小肠之火，虽曰心与小肠为表里，然小肠实居下部，脉无反现于上之理也。

心与小肠虚实之火形证 实则心烦焦躁，烦渴引饮，舌破口糜，小便短赤，梗涩作痛，淋漓不净，及诸痛痒疮疡，斑疹痤痱；虚则心嘈微痛，虚烦无睡，神思困倦，魂梦飞扬，咽干口燥，上下消渴，或淋浊不清。

心与小肠虚实之火治法 心经实火以苦泻之，虚火以甘寒补之。小肠实火分利乃清，虚火滋补自退。心为君主之官，神明出焉。若心自病，危在顷刻，岂可轻言患哉？今之所云心者，乃厥阴包络之谓，非实言心也。

心与小肠实火主方

生地黄三钱　连翘　玄参各钱半　黄连　犀角梢各一钱　甘草　薄荷各五分

灯草二分　竹叶十片

煎，午前、午后服。

心主血脉，心包络有火者，血热也，故以生地凉血为君，以连翘散包络之火为臣，以黄连之苦寒泻火为佐，以薄荷之辛凉散火为使，佐玄参者壮水以制火，犀角清热以解毒，使甘草者，以其缓火之势而又泻之也。如小便热结，加木通五分以导火。如淋浊不净，加车前一钱以利之。如阴茎痛者，加牛膝、车前各一钱五分，乳、没各五分，以通之，去连翘、薄荷。如斑疹，加荆芥一钱。若前诸证，凉膈散、上清丸可以通用。如疮疖痈疽之类，更有外治诸方，对证施治可也。

凉膈散　或心火刑金，或胃火壅逆，头目不清，痰气不利，口舌生疮，牙疼目赤，周身斑疹，二便不调。以此清散上焦有余之火，兼治表里郁滞之风热。

连翘四两　生大黄二两　玄明粉二两　生山栀　薄荷　荆芥穗各一两

甘草　桔梗各五钱

为细末，午后，白滚汤调服二三钱。

上清丸　治火刑金燥，热极生风，痰凝喘嗽，口燥舌干，咽喉肿痛，鼻息不利，上焦一切浮火之证。

薄荷叶四两　粉甘草　嫩桔梗各一两　官硼砂五钱

为极细末，炼蜜和大丸，不拘时分为数分，噙化口中。

心与小肠虚火主方

生地三钱　麦冬二钱　玄参　知母各一钱　黄连　丹皮各五分　甘草三分

灯草二分

煎，午后、临睡服。

生地补心血，佐丹皮以清包络血分之火，热去凉生，则神明敛而魂梦安矣；麦冬清肺气，佐知母以滋金水之化源，使金不受制而反制所不胜之火也；黄连、甘草泻心与小肠之火，玄参制刑金之火而滋肾水，金水相生，火有所畏，而诸症悉平。是方补中有泻，允成清热之平剂也。如不睡，加枣仁钱半，茯神一钱。如小便不清，加车前一钱以利之。安神丸可以常服。如热极生风，风痰壅塞，头目眩晕，胸膈不利者，少以牛黄清心丸以清之。

安神丸　经谓：静则神藏，躁者销亡，矧人之心宜静而恶烦，于神喜清而畏热。若劳烦太过，谋虑不遂，五志之火内炽，而致神明不安；或肝虚胆热，相火行权，包络热而心液竭，亦致神明不安，梦寐若惊；或久病血虚，心肾不交，火炎水涸，其神不敛而无睡；亦有伤寒之后，邪热未尽，遗于心肺，使神明不清而无睡。此药专清血中之伏热，滋心液之内燥，能凉血清心，宁神定志，所谓静则神藏是也。

生地黄　枣仁各六两　柏子仁　茯神　麦冬各四两　川黄连　当归各三两

五味子二两　甘草　朱砂飞过，各一两

蜜丸，朱砂为衣，临睡，灯心汤吞服三钱。

牛黄清心丸见中风门中腑实证条

肝胆虚实火证之脉　肝脉多弦，实则弦长有力，或沉弦实数，虚则微弦无力，或虚弦而数。近人迎盛者为肝火，近神门盛者为胆火。

肝胆虚实之火形证　肝乃多气多血之脏，实则风木为变，当得头眩、抽引为痛、耳疼目胀之证。木郁化火，则胸胁刺痛；若暴怒伤肝，火炎气逆，则阳络满而血溢枯；肝气郁结，瘀血凝滞，则致二便不通。虚则血不足以养筋，则筋缩拘挛，如痉如瘈，风木之变，或搐搦如惊。血虚则流经络如痛痹。邪在胃则为目昏，邪碍空窍为目痛，肝肾之窍开于耳，复为耳鸣，虚风鼓掉为头眩。

肝胆虚实之火治法　肝胆有余者，气滞气逆而火郁火炎也，当以疏泄之剂达其结滞之气，苦寒之味泻其曲折之火也。虚由阴血不足，木燥火炎，治当凉润之剂以滋肝润燥，辛凉甘润之味以凉血清火。

肝胆实火主方

防风二钱　柴胡一钱半　酒大黄　生山栀各一钱　龙胆草酒浸，炒透　青皮各七分

木通　甘草各五分

煎，午前、午后服。

木郁达之，则用柴胡，火郁发之，则用防、胆，从其性也；山栀、木通屈曲下行，使郁结之火疏泄下利也；大黄、胆草借酒性而达于血脉，以泻火下降也；使青皮之苦辛，泻肝胆结滞之气；以诸药过于迅利，独用甘草以缓之。此方正所谓降者必先使其升，升者必欲令其降，滞者泄之，急者缓之，虽泻药之中，原不失升降出入守中之义也。如血溢，加炒白芍一钱。如血郁，加川芎五分。如血虚，加当归一钱。如血热，加丹皮五分。如狂笑妄言，舞手掷足，而大便燥结者，加玄明粉三钱，大黄二钱。如大便不调，加酒炒黄芩一钱，去大黄不用。气郁，加枳壳一钱，可服当归龙荟丸。

当归龙荟丸　肝木有余而抑郁不达，暴怒伤肝而气逆火化，以致头眩眼痛，目赤耳鸣，口苦胁痛，瘀血凝滞，二便不通。

龙胆草一两　芦荟五钱　当归　山栀　黄连酒浸，炒　黄芩酒浸，炒，各一两

大黄五钱，酒浸，炒　黄柏一两，盐酒炒　木香一钱半　麝香五分

酒糊为丸，午后，淡姜汤吞服五分至一钱。

肝胆虚火主方

何首乌三钱　当归一钱半　甘菊　牛膝　秦艽各一钱　川芎　丹皮各五分

煎，午前、午后服。

肝血不足则木燥火炎，以首乌凉润之品清血中之伏火，为君；当归、牛膝滋补本经之血虚血燥，为臣；丹皮、川芎和本经之血虚血郁，为使；秦艽、菊花省本经风热燥热，为佐。是肝家血虚火盛之妙剂也。目昏，加生地二钱。目痛，加连翘一钱五分。风热甚者，加防风一钱五分，羌活一钱，去牛膝。如头眩，加黄芩五分。

脾胃虚实火证之脉 脾胃本脉，实而有力，或滑数而弦急，虚则滑数无力，或沉滑而数。气口盛为胃火，神门盛为脾火。

脾胃虚实火之形证 头疼齿痛，口干作苦，两颐焮肿，结痰壅闭，喉痛口靡，呕恶嗳气，吞酸嘈杂，肠鸣腹胀，二便燥结，甚则痛疽疮疖，两股湿毒，遍身浓窠，外证虚则面目浮黄，四肢倦怠，小便黄浊短涩，大便泄而不利，吞酸嗳腐，饮食难消之症。

脾胃虚实火证治法 胃火因其高而清散，脾火随其势而分利，虚火宜清，实火宜泻。

脾胃实火主方

石膏五钱　白芍一钱五分　黄连一钱　防风一钱五分　枳实一钱　升麻五分
甘草五分

煎，午前、午后服。

石膏甘寒而气辛，可升可降，专泻脾胃之实火，故以为君；白芍之酸，甘草之甘，以缓石膏下行之势；防风之辛，升麻之升，以佐石膏辛散之力；用黄连者，清脾胃之实火；加枳实者，泻肠胃之结热也。如齿痛，加连翘一钱五分，去枳实。头痛，加川芎五分，蔓荆子二钱，去枳实、白芍。胸中痞满，加陈皮一钱。大便不通，加大黄二钱，去石膏。防风通圣散及紫雪可以参用。

防风通圣散 治脾肺积热，肠胃燥结，兼之风寒外蔽其表，则头疼鼻塞，皮寒内热，诸火交固于内，则两颐肿痛，舌破苔黄，耳疼目赤，斑疹毒疮，二便结涩。

薄荷　荆芥　防风　川芎　当归　麻黄　连翘　白芍　大黄　芒硝各一两
甘草　滑石　石膏　黄芩　桔梗各二两　白术　山栀各五钱

为细末，午后、临睡，白滚汤调服二三钱。

紫雪 伤寒热邪传里，火毒攻心，狂躁谵语，神昏自汗，舌苔芒刺，二便秘结，以此清解肠胃有余热邪。

石膏四两　玄明粉二两　硼砂　薄荷各一两　朱砂　甘草各五钱

为细末，不拘时，白滚汤化服三钱。

脾胃虚火主方

茵陈三钱　干葛　连翘各一钱五分　黄连　神曲　泽泻　红曲各一钱　枳壳五分

煎，午前后服。

湿热不化则肠胃不通，郁蒸发黄，遂成疸证。君茵陈之陈朽而分清湿火以下行；臣干葛之升散而透发湿火以达表；黄连、连翘之苦寒，用以泻诸经之郁热；神曲、红曲之热腐，藉以消内蒸之积滞；泽泻、枳壳渗泄宽利之药，总在通利二便闭结之气。大便燥结，加瓜蒌一钱以润之；小便不通，加猪苓一钱以利之。若眼白皮肤黄肿，肢体懒倦，肚腹绵绵作痛，脾胃虽弱而元气无恙者，可暂服褪金启脾丸。

褪金启脾丸见湿门里湿条

肺与大肠虚实火证之脉　有余则浮弦而数，举按有力；不足则虚浮而数，举按无力。右寸盛为肺火，右尺盛为大肠火。

肺与大肠虚实之火形证　肺属金，与大肠相表里，故大肠亦属阳明燥金。金喜清润而恶燥逆，无论外感内因，总为热淫所胜，则为之实火，病当息粗气喘，鼻塞咽干，浓痰咳嗽，甚至衄血嗽血，大便燥结。虚则本经精血不足，虚火内燥，或心火刑金，失其金水之化源而气逆作咳，喉间淫淫作痒，干嗽无痰，即有而清薄不多，或鼻息不利，鼻衄痰红，或胸膈胀闷，二便枯涩。

肺与大肠虚实火证治法　实则火郁于上焦，当以辛凉之剂散之，热结于大肠，宜以凉润之味清之。虚则滋金润燥，降气清火，所谓虚热非滋补不清，虚燥非滋补不润也。

肺与大肠实火主方

花粉二钱　玄参一钱五分　黄芩一钱　薄荷一钱　枳壳五分　桔梗五分　甘草二分

煎，午后、临睡服。

肺为天，其位至高，其体至清，故用轻清顺利之剂投之，使肺气清肃而火易散也。以玄参制刑金之火，以花粉清热结之痰，以黄芩泻中焦之热，以薄荷散上焦之火，以枳壳利气宽肠，以甘、桔为诸药舟楫。如干咳，加杏仁一钱五分，瓜蒌仁一钱。如痰多，加川贝母一钱五分。如大便燥结日久，加玄明粉、生大黄各二钱，去桔梗、花粉。或用滚痰丸利之，清金丸、上清丸可以随证而服。

滚痰丸见中风门中腑实证条

清金丸　脏腑实火内炽，以致肺金枯燥，气逆喘嗽，甚至热极反兼风化，则头疼目胀，鼻息不利，或为渊，或为衄，耳脓胀闷，舌破喉干，斑疹发痒，三消燥渴，二便不通，悉能治之。

黄芩四两　黄连二两　黄柏八钱　山栀一两六钱

水叠为丸，午后、临睡，热茶吞服一二钱。

上清丸见火门心与小肠实火证

肺与大肠虚火主方

麦冬三钱　紫菀茸　知母各一钱五分　干葛　玄参　白菊花　杏仁各一钱

煎，午后、临睡服。

麦冬之甘寒清心补肺，同知母、玄参专滋金水之源；肺苦气上逆，急食苦以泄之，杏仁、紫菀泄肺气，使气衰而火自清也；高者越之，火郁于肺，则鼻息不利，故以干葛、菊花辛凉升散之品，清散上焦之郁热。如痰多，加贝母一钱五分，橘红一钱，清金化痰丸可服。如胸膈不利，加橘红、苏子各一钱。如大便枯燥，加松子肉五钱，杏仁五分。如鼻塞，加荆芥一钱。如鼽衄咳血，加生地二钱，茜根一钱，金水膏可服。

清金化痰丸　金为火烁，则水枯津燥，咽嗌不润而干咳，胃火熏蒸，则气结痰凝，上焦不利而嗽喘。久服润燥清咽，化痰缓嗽，和血止血，兼治老年肺胃痰火有余，与滋阴导火之药兼服。

紫菀　茯苓各五钱　杏仁　陈皮　苏子各四两　黄芩　花粉　桑皮各三两

黄连　蒌仁　半夏　桔梗各二两　甘草一两

水叠为丸，午后、临睡，白滚汤吞服二钱。

金水膏见燥门里热燥证　盖金燥不能生水，水竭不能制火，火复刑金，则气逆痰凝，喘嗽不利，甚则咯血吐血，喉哑声嘶，久嗽成痨。久服润泽燥金之体，滋养肾水之源，制无根之火，止嗽止血，壮真一之水，济阴补血方。

肾与膀胱虚实火证之脉　肾脉沉实为平，实则沉大而弦数，或沉弦而数，虚则微弦而数，或沉细而数。

肾与膀胱虚实之火形证　实乃肾气郁陷于下焦，膀胱之湿火有余，为淋为浊，或为腰痛，或成浮肿；虚为肾阴不足，水涸精枯，少火不能潜伏以生气，而时有虚炎僭上之危，或因志气不扬而虚火内闭为病，以致溲便赤涩，小腹痹痛。

肾与膀胱之火虚实治法　升清利浊，以泻有余之火，散闭结之气；滋金壮水，以补不足之阴，制无根之火。辛以润之，苦以坚之，后方气血兼治，补泻实有同功也。

肾与膀胱实火主方

当归三钱　茯苓　泽泻各一钱五分　黄柏　知母各一钱　丹皮　升麻

荆芥子各五分

煎，空心午后服。

当归气味辛温而性滑润，能滋血脉而行气滞，故为君；茯苓淡渗，泽泻咸润，用以导泄痹气而分消湿热；知、柏之苦辛以清下焦之实火；丹皮之辛凉以散三焦之相火；升麻、荆芥赖以举扬清气上行而释下滞之苦，正所谓降者欲其升，涩者欲其通也。小便不通，加车前一钱五分。如血淋而黄浊，加生地三钱，车前一钱，白芍一钱，去当归不用。

肾与膀胱虚火主方

熟地_{三钱} 知母 麦冬_{各一钱} 牛膝 黄柏_{各一钱} 丹皮 车前_{各五分}

煎，空心午后服。

壮水之主，以制阳光，故君熟地以补肾阴之不足；臣知、麦者，虚则补其母也；水涸则三焦之火必盛，以牛膝、丹皮泻之；气闭火郁，则成痹而痛，以黄柏、车前导之。骨蒸内热者，服滋补济阴丸或加减地黄丸。

滋补济阴丸 治心肾不交，水火不济，心液竭而心火独亢，肾水枯而骨蒸痨热，或干嗽痰红，或精滑淋漓，总属阴虚不足之故。

熟地_{五两} 山萸肉 山药_{各三两} 茯苓 泽泻 丹皮 芍药 龟板_{各二两}

地骨皮_{二两} 黄柏 知母 青蒿 五味子_{各一两二钱半} 牛膝 杜仲_{各一两五钱}

蜜丸，早空心，白滚汤吞服三五钱。

加减地黄丸 润肺滋金，益水之上源，补阴壮水，制阳火之空发，培土以蓄火生金，滋肝以养血润燥。

生地 熟地 茯苓 山药 天冬 麦冬 牛膝_{各二两}

枸杞_{小茴、川椒、盐酒、芝麻四制} 人参 萸肉_{各四两} 当归 何首乌_{各一两}

丹皮 泽泻_{各五钱}

蜜丸，早空心，白滚汤吞服四五钱。

卷三

气 门

或问：风寒暑湿燥火，为天地之六气，凡人有所感触，则现症不测，既得闻命矣。今言人身之气亦有七情九气之不同，其气从何而生？因何而病？可得闻欤？

答曰：天道善贷，贷人以三气，上曰始，其色青，中曰元，其色白，下曰玄，其色黄，即是宗、营、卫之三气也。故曰人身之气即天地之气，为造化之主，神变莫测，万物得之则生，失之则死者也。况人在气交之中，一呼一吸，未尝不与天地之气相接，故《内经》又云：天食人以五气，地食人以五味。五气入鼻，藏于心肺，上使五色修明，声音能彰。五味入口，藏于肠胃，味有所藏，以养五气，气和而生，津液相成，神乃自生。抑知人之气与天地之气无二，为吾身造化生长之元不缪也，其气顺之为生生不息之机，逆之则灾害并至，夭扎随焉。所以《内经》谆谆告诫曰：恬淡虚无，真气从之，精神内守，病安从来？又《道藏》云：含精养神，德通三元，精液腠理，筋骨致坚，众邪辟除，正气常存，累积既久，变形而仙也。今人不独不能佩服妙训，而且不知所以节省，反恣意斫削，致真元受亏而病。医者又昧于兹理，并不分营卫脏腑虚实，每每用劫夺之剂取快一时，以致真气耗散，生机绝少，乘成不救。正所谓一误再误，良可叹息者也。余虽愚鄙，凡治一病，必先审其元气之虚实而后用药，大约中病即止，不敢妄投，盖以有病则病受之，无病则元气受之也。经不云乎必先岁气，无伐天和，若不曲体此义，暗夺人寿，宁免鬼神之责乎？

脏腑诸气虚实之脉 脉长，为气治而无病。若弦长，为怒气伤肝，木燥火炎之象，宜以疏泄之剂平之。短则气郁不舒，当用调畅之剂开之，所谓木郁则达之也。洪大者，血不足而气有余也，气无体，以血为体，血虚则气无所依归，故以清润之剂和之，使其相平也。数则气结塞而化火，五心为之烦热不宁也，以辛凉甘润之剂清之。脉上盛而气高，高则逆而喘嗽，以清顺之剂和其肺胃。下盛为气滞，乃膀胱、大小肠癃闭结涩之病，随其虚实寒热而通之。沉细虚微为三焦元气不足，以温补之剂益之。涩数为心气郁而化热，主心与包络血液枯燥，而得嘈杂烦痛怔忡之证，以甘寒辛润之剂滋之。

脉代为气衰，乃脏腑之元气虚脱，不能接续，有盛衰代谢之意，当急用竣补之剂以夺之，夺之不能，则与死期。凡病脉自小而渐大者为病进，自大而渐小者为病退。脉之为道甚精微，自在学者神而明之者也。

心包络膻中虚实之气形证　盖大气积于胸中，胸中即膻中也，为宗气之源，心肺统之，本为清纯至高之气，轻而上升，与营气并行于十二经络之中，以为血脉，所以言心主血脉也。若人忧思郁抑，怀抱不舒，志气不扬，使宗气失其宣化流动之机而逆归膻中，以致否否不快，怏怏不乐，久之郁而化火，隐隐作痛，梗塞不通，遂成噎膈者，是此气之为病也。

包络膻中虚实之气治法　实则气郁而化火，故膻中痞结为痛，为烦躁嘈杂，或怔忡惊悸，以开郁顺气、清火消痰为主；虚则气衰而血亦不足，必至心虚胆怯，神思昏惰，胸中抑抑不乐，怏怏不舒，当以益气滋血、宁神定志、发扬疏散之剂主之。

包络膻中气实主方

　　　　紫菀三钱　贝母二钱　橘红一钱　菖蒲　远志　益智仁各五分　黄连三分
　　　甘草二分

煎，午后、临睡服。

肺主宗气，忧愁则伤肺，肺主收引，故气郁而不通，紫菀、贝母辛苦之味，能清肺顺气使之下行；益智、远志、菖蒲能开郁散结而调心气，醒神明；气郁化火，火郁生痰，以黄连、甘草清火，橘红、贝母消痰。若火盛而膻中嘈痛者，加黄连五分，当归一钱，去益智、远志之辛燥。如痛极难忍者，为心疝，加延胡、川楝子各一钱五分，去黄连不用。安神丸可以常服。

包络膻中气虚主方

　　　　枣仁三钱　当归　丹参各一钱五分　人参　茯苓各一钱　远志　菖蒲
　　　益智仁各二钱

煎，午后、临睡服。

思虑伤神，心脾之营气阴虚而停滞不运，逆归膻中。膻中者，臣使之官，喜乐出焉，气逆膻中，心致抑郁不舒，怏怏不快，神思昏愦，睡梦不宁。今以枣仁、茯神安神宁志，丹参、当归养血开郁，人参育气而使宗气运行三焦，远志、菖蒲、益智之辛温可以散结而醒神。如元气虚，再加人参一钱。如中气不足，饮食少思，加白术二钱。如心家有热，加生地二钱。天王补心丸、宁志丸可以随证调治。

安神丸见火门心与小肠虚火条

天王补心丹　忧思郁结，谋虑不遂则伤神，劳苦心勤，用力作务则伤气，使心运智，决策筹画则伤血，因而液竭虚烦，血枯内热，以致心不清，神不宁，胆怯气弱，怔忡恍惚，睡梦不安，咽干舌燥诸症。

人参二两　黄芪一两五钱　茯神　枣仁　麦冬　生地各三两　丹参　天冬

柏子仁各二两　玄参　知母　远志肉各一两五钱　百部　菖蒲　五味子

甘草各一两

蜜丸，临睡空心，灯草龙眼汤吞服三五钱。如大圆，化服。

宁志丸　足少阴肾在令为冬，在神为志，本藏精之脏，为生气之源。若人情性抑郁，志气不扬，精神虚惫，形容枯萎，昼则贪眠，夜反不寐，虽寐而惊悸易醒，或谋虑不遂，劳烦过度，气逆膻中而怔忡痞闷，彻夜无睡，及睡而神昏气惰，甚至饮食不思，肢体懒惰，盗汗怯寒，梦遗滑泄。总由心肾不交，精神不固之故。此药气血双补，精神兼固，阳虚火弱者宜之。

枣仁五两　人参　黄芪各二两　白术　茯神各三两　当归身三两五钱

莲须　远志各二两　朱砂　益智仁　甘草各一两　乳香五钱

蜜丸，早晚空心，灯心汤吞服二三钱。无睡，用陈酒送下。

肺与大肠清浊之气形证　肺气通乎天，上主咽喉鼻息巅顶，凡有所病，则鼻渊脑漏，不闻香臭，咽嗌不利，喉咙肿痛，气闭火郁则喘急，痰凝梗塞而痛者是也；大肠之气通乎地，凡有所病，则里急后重，窘迫作痛，肠鸣腹满，浊气滞下而后泄者是也。无论虚实，总以调气为主。余证尚多，自有本门可考。

肺与大肠清浊之气治法　经云：高者抑之，使天气下降而浊气化，下者举之，使地气上腾而清气升也。

肺经浊气主方

贝母二钱　荆芥　苏子各一钱五分　杏仁　橘红各二钱　薄荷　枳壳各五分

煎，午后、临睡服。

肺气专于通调四布，以征清肃下输之令，今本经之气秘而不散，故有前证。盖苦能利气，辛能散气，以贝母、杏仁、苏子之苦辛而理肺，使肺气清而天气降，橘红、枳壳利于下，以其苦也，荆芥、薄荷越于上，以其辛也，而兼有利痰散火之能。如气逆而喘促，加紫菀三钱，桑皮一钱五分，去荆芥之辛散。

大肠清气主方

生黄芪二钱　当归一钱五分　人参　白术　陈皮各一钱　柴胡　防风各五分

升麻二分

卫气出于下焦，恃其悍气之慓疾，昼夜行于阴阳经脉之中，外及皮肤分肉，内暨五脏六腑，虚则陷于至阴之下而不能举，故有下迫渗泄诸症。黄芪专补卫气，生则其力更旺，用以为主；人参补宗气，白术补营气，气不足者血亦虚，血不足者气无附，当归补血，正以辅气也，气血冲和，则营卫有益；升、柴、防风引生阳之气达上焦，入腠理，以陷下而化为清升也。

脾胃营气形证　脾胃所有诸病另见，本门不赘。今只将脾胃之元气表而出之。此气即营气也，营者，经营运动之义，即天地斡旋造化生成万物之元气，人之脾胃与之相匹，故能健运不息，融化水谷之精微，布于四脏，四脏禀受其气而成精津血液，以奉生身滋养灌溉之用。即所服之药，或补泻，或升降，或通利，或发散，亦莫不藉其营气而运化分消，入于诸经者也。若脾胃之元气一虚，则五脏无所禀受而生机绝少，故曰脾胃者，万物之父母也。

脾胃营气不足治法　脾为太阴湿土，言湿则土原赖水为用，盖因水土相滋，动植得以化生，土不得水，草木为之焦枯，此造化以相克为用之妙也。故脾土过燥，则干枯坚硬而不能运。又脾胃之性喜燥恶湿，喜温恶寒，若过于湿，则脾又为之凝滞软弱而不能运。治之之法，以培补三焦之元气为主，腐熟水谷之精微为佐，盖气化而阴阳和，营卫调，永无燥湿之偏克，正健行之用矣。

脾胃营气不足主方

　　白术　麦芽粉一钱五分　人参　陈皮　神曲各一钱　黄芪七分　砂仁

　白蔻仁各五分　炙甘草二分　木香三分　生姜一片　大枣一枚

煎，空心午后服。

胃为水谷之海，无物不容，脾为转输之官，无物不运，能纳能运，皆后天资生之本也。是方以白术启脾为君，参、芪佐之，以益三才之元气；神曲、麦芽，谷类也，藉之以腐熟水谷，为臣；香能开胃醒脾，和中理气，故以香砂、白蔻为使；陈皮、甘草和中，姜、枣温胃滋脾，皆助营之要药，性禀中和，不偏燥湿者也。冲和资生丸、固本健脾丸、香砂健脾丸、胃爱丸可服。

冲和资生丸　盖胃主司纳水谷，脾主运化精微，人因谋虑过度则伤肝，饥饱失时则伤脾，肝脾之气不和，则资生造化之机日拙，遂致胃强脾弱，既食而运化不及，气逆膻中，不食而犹然痞满，日久五脏无所禀受，三焦清气虚陷，精血日亏，形神销铄，大便滑泄，溲便短浊，浊气僭上，渐成中满，土虚水泛，周身肿胀。是药不独培补脾胃之营气，兼能补肺以统气，疏肝以达气，滋心以育气，益肾以生气，五脏之元气有神，而精津血液赖以有成也。

　　白术四两　茯神　枣仁　当归　莲肉各二两五钱　人参二两　黄芪　陈皮

　砂仁　楂肉　神曲　麦芽粉各一两五钱　白蔻仁　远志　益智各一两　木香五钱

蜜丸，早晚空心，米汤或参汤吞服二三钱。

固本健脾丸　胃虚恶食而不能容，脾虚能食而难于消，上则嗳腐痞满不舒，下则膨胀迫滞而泻。久服温补脾元，和中醒胃，进食止泄，推陈致新。

　　白术四两　陈皮　茯苓　陈冬米各二两　神曲　麦芽粉各一两　肉果　砂仁

　木香各五钱

水叠丸，早空心、午后，白滚汤吞服三钱。

香砂健脾丸 喜温恶寒，喜燥恶湿，喜香恶臭，喜通恶滞，本脾土之性也。此丸即前方加制香附八两，以疏肝健脾，开郁理气，兼之甘温香燥，适其性而启发营气，则胃自易纳，脾自易化，渐至三脘通畅，二便均调，肌肉肥腻，体肢强旺矣。凡男妇小儿有不思饮食，即食而不消，倒饱嗳气，吞酸呕恶，肠鸣泄泻，面黄肌瘦，四肢浮肿者宜之，食前姜汤吞服二三钱。

胃爱丸 脾胃虚寒，闭塞不通，不食则嘈杂而似饥，及食则呕恶而难进，此土虚胃败之故，非伤食、恶食之比。其症口干而不欲饮，喜热而畏寒。其脉两寸口虚弱无神，知其三脘空虚，中气有亏也。以此药急进之，培脾胃之真元，醒垂绝之生气，不拘老少，可俾常服。

人参　白术　山药　茯苓各二两　莲肉一两　白豆蔻六钱　陈皮五钱　苏叶

甘草各三钱

炼白蜜为丸，重三钱，早晚空心，米汤化服一丸。

如泄泻，加咸炒益智仁五钱，用荷叶煎汁调谷芽粉为糊，丸绿豆大，早晚米汤各吞二三钱。

肝胆生发之气不足形证 甲胆乙肝，为春令发生之始，能令万物向荣，其性喜条达而恶抑遏，古人所以方长不折者，顺其性而毋伐天和也。今人只论肝木多有余而无补法，必以克削为事，此但言其标而竟忘其本也。其标固有木燥火炎，热极生风之变，及愤满痞胀刺痛之苦，其本则春令不行，木气郁陷，失其条达之性，伤其生发之机，所谓春伤于肝，夏必洞泄者也。惟东垣独悟此理，能以补中益气之剂升发清阳之气于至阴之下，而救千载之弊也。

肝胆生发之气不足治法 肝胆具风木之体，全在滋养以制其燥，疏畅以适其性，治有余亦不过平肝滋燥，补不足无出于升阳益气，所谓木郁达之者，即此义也。

肝胆之气不足主方

当归身二钱　陈皮一钱五分　人参　白术　川芎各一钱　柴胡五分　升麻三分

甘草四分　生姜一片

水煎，早空心、午后服。

睡则血归于肝，肝得血以滋养，则春升之令行。故用芎、归以补本经之血而制其燥，以参、术益本经之气，升、柴佐升发之机，木陷于土中，则脾为之不舒，以陈、甘和之。如两胁作痛，胸腹如刺，加木香三分，楂肉一钱，炒白蒺藜一钱五分。如两腰重坠，加羌活、独活各五分。

肾与膀胱之气不足形证 肾与坎卦同体，外阴而内阳，《易》云：天一生水，地六成之。故坎具一阳之气，而肾为生气之源。又曰：山泽通气。其气在天地，出自水中至阴之分，腾而上之，为云为雾，在人则子后一阳生，时其气出阴入阳，循脊而上透于高巅，化而为精为髓，故脑为精髓之海，犹之云从地生而雨由天降，所以古人云：水出高源也。其气一虚，则水成寒水，地冻水凝，气不舒泄，遂致雨露不施而精枯液竭。今人惟知肾属水脏，误为有形之物，非苦寒不足以滋补，究未达气为水母之义，益气正所以滋水之化源也。且此气出乎肾，又系于心肺，为吾人呼吸之主，三焦生化之源，前哲之主助阳生炁，而又能招虚火之归阴，良有以也。

肾与膀胱之气不足治法　水中无火则地气不腾，故以温补肾元而兼培脾土。

肾与膀胱之气不足主方

　　　人参二钱　熟地一钱五分　茯苓　山药各一钱　泽泻　丹皮各七分　山茱萸

　　肉桂各五分

煎，早空心服。

肾脏所主者真炁也，故以人参益元气为君，熟地壮水，山茱填精，水无土不蓄，故以茯苓、山药培土，丹皮启发三焦之生气，肉桂补益坎水之生阳。有土则水蓄，有精则水壮，有火则气腾，有气则水升，经云：地气上为云，云出地气是也。

古方肾气丸　盖肾具水火，备阴阳，统气血，左右互相为用，乃男女玄牝之门，系天地化生之本，离言之则分肾与命门，合言之则肾为一脏。今人但知壮水之主以制阳光，未悉益火之源以消阴翳，况天地非此火不能生万物，人身非此火不能长精血，而可以偏用苦寒主于滋阴抑火以绝其生阳之炁乎？大概黄柏、知母，虽禀北方寒水之气而生，然其性降而不升，杀而不生，真阴不足，阳火有余者，或可暂用。其寒而抑水制火，倘久服，其苦反能生燥而助火，且能寒胃而伤脾，火无土则不藏，水无土则不摄，愈见其火炎气逆、土败水溃之为害不浅也。是方以六味滋阴，象坤之六爻，加桂、附之热，象乾之一阳，以阳填阴，遂成坎体，阴中有阳，水暖气腾，得春和之性，培生长之基，以无形之造化生有形之精炁，用之得宜，功难备述。凡少年阳痿，高年乏嗣，脾肾久泄，便溺不禁，下元虚冷，腰膝痿痹，火不归元而顿嗽，水泛为痰而喘逆。年深痰饮隐伏，日远五积窃发，孤阳在上，阳络伤而吐血衄血，结阴在下，阴络伤而便血溺血，水溢于四肢为浮肿，寒固于三焦则胀满。诚为虚损久病培元固本之要药，医与病家不可不知者也。

　　　熟地四两　山药二两五钱　山萸肉二两五钱　丹皮　泽泻　茯苓各一两五钱

　　　肉桂一两　附子五钱

蜜和，槌千余杵，丸梧子大，晒焙极干，早空心，百沸汤吞服三钱，渐加至五钱，服后用糕果压之。

金匮肾气丸　脾肺肾三经之元气虚，失其统运输布固摄之用，致有气逆火炎、土败水溢之病。气无根而气短促喘嗽，气逆上而胸腹刺痛，小腹胀满，火不归阴而壮火食气，致面赤烦躁，舌破咽疼，水不归源而水泛为痰，烦嗽呕逆，浊气在上则中满䐜胀，气寒化水则四肢浮肿。此仲景专为肾与膀胱之元气不足、寒水不能施化而立也。

> 茯苓四两　熟地二两五钱　山药　山萸肉各二两　丹皮　泽泻各一两五钱
>
> 车前　牛膝　肉桂各一两

蜜丸，早空心吞服三五钱。

此方分清利浊，浚水化气。加沉香一两，治奔豚气攻逆上焦为痛。

益气丸　坎为阴，内函真阳之气，其气即天一之真，藉以发生万物，长养精神，为生生不息之本。若两尺举按无力，阴中之阳有亏，安望生机之日进乎？

> 熟地八两　人参　山药　山萸肉各四两　茯苓　丹皮　泽泻各三两
>
> 附子　肉桂　补骨脂各两半

蜜丸，早空心，滚汤吞服三五钱。

和中益气丸　培补三焦不足之正气，疏泄肠胃有余之浊气，温养在下之真火，以消凝结之至阴，浮逆平而喘嗽自已，元阳复而肿胀渐消。

> 人参二两　白术四两　茯苓一两　广橘红一两二钱五分　泽泻一两　丹皮七钱五分
>
> 沉香七钱五分　川椒　肉桂各五钱　桑皮　苏子各一两　附子二钱五分

水叠丸，早空心，滚汤吞服二三钱。

固本暖脐膏药　男子先天不足，下元虚冷，劳伤痿痹，腰膝酸疼，精寒阳痿，白浊梦遗，用此培元益气，祛寒和血，调补精气。兼治妇人经水不调，沙淋白带，子宫虚冷，难嗣半产，不拘老少，暴泻久泄，肚腹疼痛，遍身寒湿风痛。

第一次，真麻油一斤四两，桑柴火熬透。

第二次，甘草片二两，入油熬焦，去渣。

第三次，天冬、麦冬、熟地、肉苁蓉、牛膝、枸杞、当归、杜仲、汉防己、防风、羌活、独活、川芎、续断、锁阳、虎胫骨、远志肉、桃仁、杏仁、菟丝子、巴戟肉、蛇床子、红花、木鳖子、姜黄片、延胡索、南星、半夏、天麻、威灵仙、淫羊藿、骨碎补、鹿茸、肉桂、附子、蓖麻仁、紫梢花、谷精草、肉果、益智仁、人参、黄芪、何首乌、苏木屑、苍术、五灵脂、白僵蚕、穿山甲、苍耳子、麻黄、荔枝草、三角尖、益母草、清风藤、五味子、皂角刺、粟壳、诃子肉、葱子、韭子。上药六十种各五钱，入油熬焦，重绵绞去渣净。

第四次，东丹飞净，炒黑色者十两，入油搅匀。

第五次，嫩松香绞去脚，提至色白者四两，入油搅匀，以时候之寒暖，看老嫩出火。

第六次，嫩黄蜡提净脚者四两，入油搅匀。

第七次，硫黄、雄黄、龙骨、牡蛎、玄精石、赤石脂，俱用制净末者各三钱，入油搅匀，俟冷，再入后药。

第八次，乳香、没药、沉香、丁香、木香，俱用制净末各三钱，入油搅匀。

第九次，麝香、蟾酥、阳起石、阿芙蓉，制净末各三钱。

血门

或问：人生之血，有曰心生，有曰脾生，有曰气属卫，血属营，似从营生。又曰无阳则阴无以生，盖气为阳，血为阴，则血又当从气以生也。究其所以，应属何生？幸以教我。

答曰：气血者，后天之阴阳也，阴生于阳，血配于气，自由气生。盖人有三气：宗气者，天气也，积于胸中，出咽喉，贯心脉而行呼吸；卫气者，地气也，出于下焦，行于四末分肉皮肤之间，昼则行阳，夜则行阴，而无休息；营气者，运气也，出于中焦，泌其津液，注于脉中，化以为血，以荣四末，内注五脏六腑。由此观之，则血仗营气以生，亦必本于五谷精微之气而变化者也。大凡五谷之入于脾胃，即从而运之，以清纯之气上输于肺，使宗气统之，所谓宗气以浊气归心，淫精为脉而化为血液，以灌五脏，实经络，注百骸，以奉生身者是也。因其属五谷之精微，由脾胃而运化出之，故曰脾统血。蒸其津液，由心而注于脉中，故又曰心主血脉。究其实，血必藉营气以生，非血即为营气也。

或问：吾闻乳汁之与月水，皆系营血所化，然而在上则白，在下则赤者，何也？

答曰：人与天地造化本同一体，阴阳互为其用，阳中有阴，阴中有阳，理固然也。血本五谷之精微，所云中焦受气取汁，变化而赤，是之谓血。若下注冲脉，则成月信，所谓女子二七而天癸至，月事以时下也。冲脉即为血海，血海复禀丹田至阳之气而统摄其血，所以月事犹仍其赤色而不变。若上溢包中，注于中气之海，则成乳汁。气海属于肺经，禀太阴之气而化成之，其色故白。虽乳房为阳明胃腑所络，因离肺不远，故不及变赤而仍为白也。血本阴物，其色赤者，阴中之阳，乳本阳质而色白者，阳中之阴，所以言阴阳互为其根也，信然。

或问：人之所患血证不一，而血从何来？复从何止？所谓引血归经，则又从何归？请详晰之。

答曰：气为生阳，血为死阴，统运血脉而周流一身者，营气也，故经曰营行脉中。又曰：血随气配也。由是气行血亦行，气止血亦止，气溢血溢，气陷血陷，有自来矣。所以怒则肝气上逆，甚而呕血，是其证也。至云引血归经者，非谓引已离经之死血而复还本经也，唯调气清火，使血安流而各守其位，不致上溢下渗，此即归之之义也。

或问：既言血从气配，如何又有三焦火盛，载血妄行之说？

答曰：气有余便是火，岂人身真有所谓火哉？经云少火生气，壮火食气。壮火者，即有余之淫气也。吾人但知气逆火炎而血遂因之妄溢，竟不解血之在脏腑，又有膈膜为之固摄，而不致散逸于外也。其膈膜者，极薄极脆，而性又奇燥，倘遇慓悍之气、炎亢之火而攻之，极易破损而渗血，故云阳络伤而血上溢，阴络伤而血下注也。但所伤之膜，初则甚微而火势犹缓，血来自少，更有余血凝结伤处，则血亦遂止。若不加意静摄，息心调气，或因形劳动气呕逆而触损其伤，或虚火空发，驾胃气冲逆而重伤其旧，则血来如潮涌，自觉有声，必至龙雷之火一齐升发而势难止遏，甚则喘息不定，面如酒醉，心神惑乱，烦躁不宁，而较前尤甚矣，轻则三日，重则七日，直待气平火退而后止。医者知此则治血有本，病者体此则身心宜静，慎毋纵性肆志而徒恃医药为长城也。

诸血证虚实之脉 寸脉独盛，血必上溢；尺脉独盛，血必下陷；两关盛者，呕吐不已。血后阴火空发，应现芤数之脉。芤者空大之象，因虚火附于血络，故大，以其失血，经络已虚，其脉故空。空大者，浮数无力之候也。大凡失血之脉，喜其微弱平缓，或不妨细数，或先大而渐小，或先数而渐缓，皆称吉兆。如弦急短促疾而无伦，或搏指空硬者，为难治。

咳血形证 咳血者，或无痰干咳而见血，或因痰致嗽而带血，或一丝一点，或一口两口。云门、中府微胀而气急促者，乃肺体自燥，且为火制，因而咳伤肺膜而血随痰出，当以清火顺气、滋金润燥之剂多服。若脉弦气促，咽痛声嘶者，不治。大凡血证，非身心静养，难以回春。

咳血主方

麦冬三钱　生地二钱　阿胶　川贝母　知母　紫菀各一钱　百合五分

水煎，午后、临睡服。

麦冬专于润肺而清本经之燥火，知母抑龙火之僭逆而保肺，阿胶、生地清血中之热而止其妄行，贝母、紫菀、百合清肺家浮逆之气以缓痰嗽。如火盛而脾胃强者，加玄参一钱。血不止，加白芍一钱。气急，加紫菀、桑皮各一钱。元气虚，加人参一钱五分。金水膏、琼玉膏、培元固本丸必须兼服。

金水膏 金为水源，肺为肾母，房劳过度，肾水虚涸，坎水少，火无水以济，则不能静伏而空发于上，谓之壮火。壮火食气，反正为邪，销铄精神而肺金反受其克，所谓子能令母虚也。肺主气，因虚则不能统摄宣布，反逆归本经，未有不咳逆喘嗽，以致痰红咯血之理。是膏非止清痰治嗽，和伤止血，盖专于润肺滋金，力培金水之化源，肃清诸气而下引。兼用培元固本丸大补肝肾之真阴，使阳火有所依附而归原返本，水暖云蒸，天泽下沛，还成坎离既济之体。水足一分则火退一分，火既渐退，则精神自成而诸患亦渐平，其时壮火复为少火，静藏本位，犹之招来乱民复为良民，且能耕桑力作以供王税，方谓之少火生气也。既曰生气，则精神血液咸能克足矣。凡老幼男妇虚痨烦咳，肺痿痰红，必须之药，当亟用之。

天门冬　紫菀茸　葳蕤炒，各六两　怀生地十二两　麦冬肉八两　白芍炒　百合

款冬花各四两　知母　炒山药略炒　陈皮　川贝母另研细末，听用　茜草各二两

如法熬膏，炼蜜收，冷后调入贝末，不拘时噙化口中，听其自然，临睡及睡醒时服尤妙。

培元固本丸　夫肾为阴脏，于卦为坎，其形有二，左属阴水，右属阳火，阴阳互用，原成一体，居下焦地道，万物无不藉之以化育生成者也。吾人不能体此精义以调摄，恣情纵欲，损气伤精，必至阴阳舛错，水火分张，火无水则飞扬僭越，水无火则不能生焉，由是朝凉暮热，烦嗽痰红，神驰不寐，盗汗遗精，肌消色萎，肢痿体弱，饮食不甘，脾胃虚泄，遂成虚损痨瘵之证。此药专补坎体之阴水以生血，益坎中之阳火而培元。必兼金水膏滋金润肺，以佐金水之化源，所谓母能令子实也。从此地气升而为云，天气降而为雨，又何患根本之焦枯、生机之不复哉？挽回造化，莫此为最，毋视为肤浅而忽诸。

人参五两　麦冬四两　五味子　肉苁蓉制净，炙干，各二两　熟地八两　山茱

山药各一两　茯苓　丹皮　泽泻各三两

蜜丸，早空心，滚汤吞服三五钱。

太平膏　男妇壮火炎上，销铄肺金，气失清化，致干咳烦嗽，痰红咯血，呕血吐血，咽痛喉哑，喉癣喉痹，梅核肺痿等证，总由火盛金衰，津枯液竭之故。此药散结热以止痛，生津液以润枯燥，顺气清痰以治咳嗽，便于噙化而无伐胃伤脾之患。

紫菀茸四两　款冬花　杏仁霜各三两　知母　川贝母　茜根　薄荷末各二两

百药煎　粉草　海粉飞净，各一两　诃子肉　嫩儿茶各五钱

为极细末，炼白蜜烂和，不拘时噙化。

咯血形证　不因咳嗽而咯出者，谓之咯血。或一口，或两三口，其色紫，或黑或黄，此系心包络受伤，随气逆火炎而咯，亦有时乎因痰嗽而咯。病由劳烦思虑过度，日久失治，急宜息念安神，调气静养，服清热和血、安神育气之剂。

咯血主方

生地三钱　麦冬二钱　枣仁一钱五分　茯神　白芍各一钱　山药　茜根各五分

莲子肉五枚

水煎，午后、临睡服。

血热而后妄溢，以地黄补血凉血，兼清包络之火；谋虑不遂，多伤肝动火，以白芍抑肝而敛血；血虚则心不清，神不宁，故用枣仁安神，麦冬清心；山药、莲肉用以健脾胃而育心气；茜草性温色赤，以和伤止血。如内热盛而脾胃旺者，加玄参以助水制火，知母肃清龙雷之火以保肺。血虚，加归身五分，去茜草。气虚，加人参钱半。

无睡，加枣仁一钱，桂圆肉一钱，去白芍、茜草。安神丸、琼玉膏、培元固本丸早晚兼服。

（朱砂）安神丸见火门心与小肠虚火条

培元固本丸见血门咳血条

琼玉膏 脾肺肾之元气不足，情志郁结，生机不能启发，致精神气血有亏，遂成虚痨咳嗽，嗽久音哑，咳血咯血，渐及神销形萎，自汗气促，睡梦不宁，遗精泄泻，皮寒骨蒸，肢体酸弱诸症。凡阴火冲逆，畏寒喜热者宜之。

熟地　麦冬　枸杞各八两　葳蕤　牛膝　桂圆肉　黑枣各六两　人参

黄芪　白术　天冬各四两　广陈皮二两

熬膏，炼蜜收，早晚隔汤顿热，噙化二三钱。

如无寐，加枣仁六两，茯神四两。骨蒸盛，加制何首乌六两，地骨皮四两。如有郁痰，加白蒺藜六两，川贝末四两。

呕血形证 呕者有声有血，一气五六口，或数口之外，其色或黑或紫或红，此胃腑之血也。盖胃为多气多血之所，生血之乡，致病多由纵饮，或喜姜桂辛辣炙煿厚味，酿成湿热及燥烈之毒，以伤阳明胃络之膈膜，加以本经有余之火，而呕逆不已。患此血者，当忌一切助火动气致嗽生痰之物，宜用清淡滋润，静居高枕，坐卧不使形劳气逆，轻则五日，重至七日，其势自定。以后方为主，视其缓急加减调理，愈后三年不发，方为全好。倘仍前纵恣不谨，触发不常，必增痰嗽诸证，击动诸经虚火，则死不旋踵，虽卢扁却走矣。

呕血主方

生地五钱　白芍二钱　知母　茜草各一钱五分　干葛　玄参各一钱　甘草二分

鲜藕节一大枝

水煎，午后、临睡服。

阳明胃腑多受饮食之积热，阳络伤而血自妄行，故多用生地以清火凉血，甚则用童便捣生地为汁和药尤妙；芍药之酸，茜草之寒，可以敛火止血；玄参、知母清三焦之热，以救炎炎之势。如血不止，加山药一钱；已止，加麦冬二钱，去干葛、茜根、藕节。如火盛，加茅根二钱；已清，加麦冬一钱五分，茯苓、山药各一钱，去玄参、干葛、茜根，金水膏宜服。如肝肾素弱，关尺空弦者，兼服古方六味地黄丸。

金水膏见血门咳血条

古方六味地黄丸 先天元阴不足，后天精神亏损，致水火为仇，金木相刑，而有咳血唾血，痰红烦嗽，喉哑声嘶，朝凉暮热，遗精盗汗，形神枯萎，虚痨不足之证。此药大补肝肾之真阴，俾阳火得所归依，不致僭越也。

熟地八两　山药　山萸肉各五两　茯苓　泽泻　丹皮各三两

蜜丸，早空心吞服五六钱。

吐血形证 吐者独有血而无声，一吐数碗，甚至倾盆，非散块即或黑或紫或红，此肝经之血也。盖肝统受心脾之血而藏之，故为多血之脏。病由暴怒，或郁怒伤肝，或负重疾走，或斗殴跌扑，因内伤而发，发则不宜速止，止则使败血瘀积，复不宜攻逐，致伤元气胃气，只用后方缓治，加意调摄，自愈。

吐血主方

生地五钱　白芍二钱五分　茜草一钱五分　玄参　花粉各一钱　车前　黑山栀各五分
鲜藕节一大枝

水煎，午后、临睡服。

血去既多，则三焦之火必乘虚而逆上，故多用生地，佐以白芍平肝清火，滋阴凉血，茜草、藕节止血消瘀，玄参、花粉之甘凉清热，车前、山栀之苦寒泻火。如中脘作痛，必有瘀积，加山楂肉二钱，减生地一半。大便秘结，以润肠丸行之。滋补济阴丸须常服。

滋燥养血润肠丸见中风门中脏缓证条

滋补济阴丸 专主心肾不交，水火不济，心液竭而心火独亢，肾水枯而遗精淋浊，五心烦热，晡热骨蒸，干咳痰红，上下失血，咽干唇燥，性急善怒诸证。

黄柏　知母各一两二钱五分　熟地五两　山茱肉　山药各三两　泽泻　丹皮
白芍　龟胶　地骨皮　茯苓各二两　青蒿穗　牛膝　杜仲
五味子各一两二钱五分

蜜丸，早晚空心吞服三五钱。

衄血形证 春病善衄者，春气上升也。足阳明胃脉从头走足，起于颊中，由鼻之两旁环绕唇吻，从两颐由肩内胛下，引至两乳房，再由肋及两内股直下，至两足次指之端而止。春夏之交，阳明之气自多升发上行，其火亢极，血亦因之而上溢，故有衄衄之病。衄血竟自胃来，其色犹赤。若衄者，由肺经气海传变而至，犹之乳汁，其色故白，然亦由鼻出者，肺窍开于鼻也。概因酒色过度，阴虚火盛多犯之，而幼童胃火有余，亦有是证。倘不善调摄，日久屡发，多有眩晕喘急而死者，宜清金化热救其标，壮水滋阴治其本。

衄衄主方

麦冬三钱　生地二钱　知母一钱五分　天冬　熟地　车前各一钱　玄参
牛膝各五分

水煎，午前、临睡服。外用凉水浸青布贴眉心，及口衔窨水，以遏壅逆之势。

金水二脏，子母同病，以二地、二冬滋补化源，玄参、知母清约僭逆之火以保肺之受烁，车前、牛膝顺气导火以分炎上之势。如血不止，加白芍一钱五分，茜草一钱，去熟地、天冬。金水膏、固本丸常用兼服。若初起，则用剪红丸。

金水膏 见血门咳血条

固本丸 即古方六味地黄丸，见血门呕血条

便血形证 先血后粪，大肠之肠风脏毒，痔中之血是也，此阳明热毒蕴积所致，以辛凉升发之剂、祛风清火解毒之药止血。先粪后血，乃冲脉之血，足厥阴肝经主之，谓之结阴便血，宜甘温之剂调补气血，使血有所统摄，则不至于下渗而自止。倘日久不愈，邪乘脾胃，渐传肢肿腹满，腰脊酸疼，泄泻诸证。

大肠便血主方

生地三钱　防风　秦艽　槐米各一钱五分　川黄连一钱　升麻　乌梅肉各五分

甘草三分

水煎，早空心、午前服。

大肠结热，以生地之甘寒凉血，川连、槐米之苦寒清火，防风之辛、秦艽之苦以搜风，佐升麻而升发滞下之气以止血，盖取血随气配之义，乌梅之酸涩，力能敛气固血，甘草之中和，用为清热解毒。如腹痛，加金银花二钱。剪红丸兼服。

剪红丸 治男妇脏腑不和，龙火陡发，冲于肺则鼻衄痰红，乘于心则烦躁咯血，附于肝则气逆吐血，伤阳络则牙宣鼻衄，呕血咳嗽，伤阴络则便红溺血。大凡上下血证初发，其势汹涌者，急用此丸以治其标。

生地八两　白芍四两　茜草四两　扁柏二两五钱　牛膝二两五钱　熟大黄一两

蜜丸，不拘时，白汤吞服三钱。

结阴便血主方

生黄芪二钱　人参　山药各一钱五分　防风　茯苓各一钱　陈皮　炮姜炭各五分

炙甘草二分　荷叶蒂一枚

水煎，早空心、午前服。

血为死阴，附生阳之气而为升降，故以生芪为君，人参为臣，益气以摄血归经，山药为臣，茯苓为佐，实脾土以防血之下渗，防风、荷蒂助春升之气，陈、甘、炮姜暖阳和之性，不使结阴虚陷。结阴丸兼服。

结阴丸 脾虚气滞，肝虚血热，血随气而沉陷于阳明大肠，始为肠风脏毒，久则渗漏无度，传为阴结便血之证。盖脾统血，肝藏血，肾固血，三经阴脏，血本属阴，诸阴沉聚于下焦，故曰结阴。以前方升发清阳之气，引血归经，用此丸清热凉血，祛风散滞，以解沉郁痼闭之毒。

生地四两　白芍　山药各二两五钱　槐米　川黄连　黑荆芥　茜草

地榆各一两五钱　乌梅肉　升麻　扁柏　罗汉松叶各一两

蜜丸，早空心吞服三钱。

溺血形证　前阴解血，男妇俱属房劳过度，甚至热药助阳，伤其阴络，致血下渗。若心包遗热，或膀胱积热，亦能令血由小便而出者，虽童稚所不免。总由血热妄下之，故轻则少而易治，重则多而成块，难出者难愈，日久形神枯萎，饮食减少，虚眩喘急，行立艰难，则与死为邻矣。专心绝欲静养，庶有生色。

溺血主方

　　熟地三钱　麦冬二钱　白芍一钱五分　知母　阿胶各一钱　茜根五分　甘草二分

　　鲜藕节一枝

水煎，早晚空心服。

肾主二便，开窍于二阴，若房劳不谨，及有所触，内伤阴络而溺血，必藉滋阴壮水，故以熟地、知、麦助金水之源，而且清火凉血，白芍之酸寒，藕节之凉涩，阿胶之凉润，皆能止血，山药、甘草和中益脾者，实土以防血而生血也。如痞闷，加陈皮五分。上焦热甚，加玄参一钱。如茎痛，或频举胀硬，加知母五分，黄柏一钱。如元气虚者，加人参一钱五分。如心脾郁结痨烦，思虑过度，肝脾不能统摄，亦有是证，当审其虚实寒热，以归脾汤、补中益气汤加减参用，所谓二阳之病发心脾，溲便为之变也。

补中益气汤　治思虑伤脾，郁怒伤肝，肝脾不能统摄阴血，恰因房劳而发，脉洪大而按之无力，或沉弱而虚数少神，四肢倦怠，口干发热，饮食无味，虚烦躁急，以此方加减治之。

　　黄芪一钱五分　人参　白术　当归身各一钱　陈皮八分　升麻　柴胡各三分　炙甘草二分

　　水煎，早晚空心服。

如溺血，加熟地三钱，麦冬二钱，阿胶一钱，荷叶蒂一枝，黄芪五分，人参、白术各五分，杜仲一钱。

归脾汤　思虑过度，致心脾营气大伤，不能统血，下渗小肠冲任之间，男则溺血便血，女则崩漏赤白带下，上则健忘怔忡，惊悸盗汗，心胃作痛，嗜卧少食，下则大便不调，疟痢久泻，白淫遗浊等证。凡气血两虚，阴火不缉，阳火不足者，宜之。

　　人参　白术　黄芪　茯神　枣仁　桂圆肉各二钱　远志肉　当归身各一钱

　　木香　炙甘草各五分　生姜一大片　黑枣一大枚

水煎，早晚空心服。

如溺血，加熟地三钱，麦冬二钱，阿胶一钱，杜仲一钱，柴胡二分，去木香、生姜。如虚寒腹痛，加炮姜五分，肉桂三分。

瘀血形证　斗殴跌扑，伤损经络，疾走恐惧，负重积劳，能伤脏腑，气不流通，血液停滞，初发易于疏散，日久凝结难消，或青紫变色，或燉肿寒热，痛不可按，二便结涩，六脉沉涩数而有力，或弦紧洪大有力。

瘀血主方

苏木_{三钱}　延胡索_{二钱}　归尾　川续断_{各一钱五分}　桃仁　红花_{各一钱}　枳壳_{五分}

滴乳香　没药_{各三分}

水七酒三煎，空心服。

行血消瘀，和伤止痛，不专攻逐而恐损胃伤元，久服自获全效。如大便久秘，燥渴有火，加酒浸大黄二钱，枳壳五分，和伤拈痛丹兼服。

和伤拈痛丹　治跌扑损伤，瘀血停留，二便热结，肚腹膨胀，邪火恶血上攻心胸，闷乱呕恶，头目肿胀，眩晕昏花，寒热交作，饮食不进之证。

制大黄_{四两}　玄明粉　桃仁　归尾　红花　制鳖甲　枳壳_{各一两}　延胡索_{二两}

桂枝　木通_{各五钱}

蜜丸，苏木汤或陈酒空心吞服三钱。

或问：和血有芎、归、丹皮，清火有芩、连、知、柏，古人多用而前方不用者，何也？

答曰：芎、归、丹皮气味辛而性燥，多窜上而动血，凡气虚血寒而凝滞陷下者，藉其统运流行。若失血之证，多由阳火独炽，以致血热妄行，惟宜甘寒凉润之剂顺其性而平其势，苟能中病则已，误用之，反有助火动血之患。至于芩、连、知、柏，虽禀北方寒水之气而生，丹溪误为补肾之药，然其性降而不升，其气味苦寒，最为伤脾损胃，暂用或可益水清火，多服反能助火致燥而生机不滋，传为痼疾，可不慎欤？

或问：所吐之血或黄或紫，甚有黑而成块者，宁非瘀积凝滞之寒血耶？

答曰：血始离经，鲜红而散，少停则紫而渐凝，若半日或一日瘀积而成者，其色自黑，其形成块矣。吐久有余未尽之血，继来则色渐淡而黄，如丝如缕，实非瘀血。若血经久积，形色有如败酱，全无血意者皆是。

或问：每见血证，服凉剂不效，竟以姜、桂温补而愈，亦有说否？

答曰：凡病有虚实寒热新久之别须审，何况血证更有阳火、阴火、虚火、实火、结阴、虚陷之当究。大约实火、阳火及阴虚血热之证，宜于甘寒凉润，清火滋燥，凉血顺气，以下导之。设遇五脏六腑三焦元气虚弱，有降无升，结阴便血，或有升无降，阴火冲逆，呕吐咯血，而元阳不足，脾胃虚弱，面白无神者，苟非参、芪之补益，桂、附之甘温，焉能奏功？误用生地、麦冬、知母，不亦谬乎？倘有呕吐不已，血去倾盆，其时有形之阴血将竭而不能速生，几微之元气无所依附而渐至暴脱，当急用独参汤两许救之。如素属阳虚，或两尺不应，四肢冷厥，虚汗如注者，更加附子。

卷四

痰饮门

或问：吾人自幼至老，自壮及衰，莫不有痰，若言因痰致病，原有有痰而竟不为害者，若曰因病致痰，则又有病后而竟无痰者，其故何居？

答曰：人身本无痰，有痰者，乃津液所聚也。盖津液本出自五谷之精微所化，由三焦宗、营、卫三气统摄，分注于五脏六腑及皮肤肉分、四肢百骸、脉络隧道之间，随气之盛衰动止为停留消长之节，气实则行，气虚则聚，聚则为痰为饮，散则还为精津血液。初非经络脏腑中别有邪气秽物可称曰痰，以为身害，必去之而后已者也。大凡元气渐复，则痰不治而自消，元气渐虚，则痰愈消而愈多，况消痰之剂又多伤脾胃之元气，正所谓欲出其蠹而不顾根本者矣。

或问：既因气病而生痰，复因治痰而损气，则痰岂终无去法哉？

答曰：人有虚实，而病有新久轻重，则治有标本缓急。大约病久而虚者应治其本而补先之，新而实者宜先其标而补后之，重者急之，轻者缓之，无不以扶元固气为本而治病为末也。犹之用兵，必须剿抚兼施，招良纳叛，方称仁者之师。倘不分良善，恣行杀伐，残害地方，则良民不能安其身，而势亦必至为乱矣。何异粗工，不审虚实，罔顾元气，泥于治痰而妄施克削也哉？

或问：既曰津液所聚而成，则一"痰"字尽之矣，何又有痰饮、痰癖、风、火、寒、湿、虚、实、五饮之别哉？今既别矣，则治法又当何如？

答曰：经云邪之所凑，其气必虚。盖人平素因元气不足而生痰，隐伏于中而无苦，即尔之所谓有痰而不为害者也。忽逢风火寒湿之邪乘虚而入腠理，为外感，或受饮食之辛热生冷，或触肝脾之怒火沉寒，为内因，于是内患外侮一时生发为病，则不得不因其所感何气而分之也，曰风、火、寒、湿、痰、饮、虚、实耳。然虽有多种之别，总不出于三焦元气所主。故上焦宗气不足，则无论风寒燥火，其痰多聚于咽喉胸膈，为之鼻塞气粗，喘嗽胀闷，此心包、肺、胃所统之部也。中焦营气不足，亦无论风寒湿火，其痰则壅闭脉络肠胃隐曲之间，为酸痛，或肿胀，或呕吐，此肝、脾、胃与大肠之分也。若下焦卫气不足，则势不悍疾，亦无论风火寒湿，其痰随之滞于四末分肉之中，为麻木不仁，为关节不利，此脾肾所辖之地也。至于痰则稠黏浓结，饮则散薄清稀，状如污水，变幻不一，故分为五癖者，隐伏深痼之义。治之之法，不外乎稠者澄而清之，散者收而摄之，下虚上溢者导而复之，上壅下塞者引而坠之，寒者温之，热者清之，湿者燥之，燥者濡之，结者散之，留者行之，坚者削之，涌者越之，客者除之，走者摄之，见于《素问·至真要大论》者，应变无穷，尤为治痰之要，是在圆机之士熟察而妙用，不可执一途而取也。若乃并无感触，亦无兼症，惟有一虚，看其主于何脏，当勿理其痰，但治其虚，虚者既复，则气血健旺，津液流通，又何痰之有？今人乃谓补药能滞气生痰，真所谓聋瞽之言，流害无尽矣。

痰饮之脉 浮大而滑者为风痰；濡软而滑者为湿痰；沉紧而滑者为寒痰；洪数而滑者为火痰；沉实而滑者为食积痰；沉微细弱而无神者为气虚痰；空弦细数而无力者为血虚痰；浮濡，按之无力而两尺不应者，为水泛为痰；空大，按之无力而六脉相类者，为阴火冲逆而生痰；若饮之为脉，则当沉滑有力，或兼弦细而滑者为是。再审诸脉现于上中下之何部，五脏六腑之何经，并知痰之起伏根源，则更不难于穷治矣。

饮之形证 夫饮者，较痰则散薄而多，比水则微稠而黏，其形仿佛似汤饮之类，其色亦有黑绿清浊不同，而所处之地则又有高下隐显之不一，古人因释而名之曰五饮焉。

溢饮者，满而溢之，其饮积于胃家三脘之间，上脘则数日，中脘则弥月，下脘则数月，或以地之远近为呕吐之期，或以气之虚实为举发之数，大约盈满则有覆溢之象，吐则倾倒而后已。

悬饮者，虚悬无著、流行不定之义，其饮在六腑及脉络关节隧道之中，随气之上下出入，为害于所经之处，而难迹其踪。发必头眩项强，肩背为痛，胁背前后隐隐胀闷，腰脊酸疼，胫脚肿坠，而痛处微肿，迁转不定。治亦随其上下而攻逐之。

支饮者，乃分支别条之谓，犹之江汉之有支流小港，无一非此水之灌注。其饮之于人，旁通曲引，渗入周身胸胁腰背经络脉道之中，比悬饮无二，但无流走不定之患，而痛处始终不移，其害或上下左右牵引而痛，或窘迫而痛，或因寒而痛，或因热而痛，或乍寒乍热，有似外感。治以疏散分浚之剂。

伏饮者，犹济水之伏，流行于地中而不见，其饮伏匿于脏腑之募原、脉络之隐曲及关节空隙之处，为疼痛，为麻痹不仁，或肿或胀，而行走不利，坐卧不安，一时药力难到，不能速效，以重剂利之。

留饮者，积而不溢者也，居于肠胃之外，空隙之处，中下二焦，辘辘有声，为呕恶吐酸，痞满泄泻。盖其地宽转能容，非若胃之易满，而覆溢可指日以待也。

五饮治法 盖致饮之因，总不外于脾胃之营气先亏，不能健运，而肺复不足，失于输化而成。为患之法，受害之处，各有不同，而饮则一也。后方止于调气为主，化痰为辅，审其形证之所属，为之加减，以分治之。若拔本澄源之法，则更有丸散以备采用。

五饮主方

茯苓三钱　制半夏二钱　广橘红五钱　车前子　嫩桑皮各一钱　前胡五分
生姜二片

水煎，午前、午后服。

饮即水类，茯苓浚水而能降气，故为君；半夏燥湿利痰为臣；橘红佐桑皮，调和脾肺之气，使有所统运，车前佐茯苓，分利水道，所谓引而决之；前胡之辛消痰下气，生姜温能治呕，辛能豁痰。此为通治痰饮之方，后分五饮加减之法。

溢饮，病在中脘，专责于脾胃。加白术一钱五分，以培营气而固本，以枳实之苦辛利气逐痰，去前胡不用。

悬饮，流走不定，在上部，加天麻二钱，佐荆芥、甘菊以省风豁痰，去桑皮不用；如在下部，加泽泻一钱，车前五分，分消水气，从下而去，苡仁二钱，甘平益脾保肺，力能去湿消肿，理脚气，舒筋骨，去前胡不用。

支饮，加前胡一钱，搜肝胆之风痰，柴胡一钱，宣通气血，开郁清火，治寒热往来，止周身诸痛，更除饮食痰水结聚，白芥子一钱，辛热能散肺胃之寒痰积饮，凡痰匿胁下及皮里膜外，非此不达。

伏饮者，隐匿于至阴之处，兼风湿而闭固不通，苟非气味辛温浓厚之药，力不能至。加前胡一钱，专去风痰，羌活一钱，入经络而理游风，理周身诸痛，手足不随，麻痹不仁，苍术一钱五分，发汗而祛寒燥湿，下气而消痰浚水，开郁舒肿，止呕住泻，去桑皮不用。

留饮，乃停留结聚之义，以白术二钱为臣，苍术一钱为佐，专于健运转导而释滞破结，更加防风燥湿行痰。

此五证加减之大概。若初病而精神血气犹旺者，照此用之。如病久元气衰惫，形神虚萎，饮食不甘，脾胃泄泻，无论五证，必加人参二钱，白术三钱，以培元气，兼于治饮。倘下元虚冷，则桂、附、干姜亦所不免，盖辛温总属治痰行气之要药，自在医者用之适当耳。

导痰丸

治停痰积饮隐僻难除，犹贼之盘踞巢穴，艰于剿捕，当称形神壮健，正气未衰，以此导利，肃清源流，即前论中所谓稠者澄而清之之义也。

黑丑三两　枳实　橘红各一两五钱　朴硝三钱　生矾　枯矾各二钱五分
牙皂一钱五分

浓萝卜汁丸芥子大，早空心，姜汤吞一钱。

神佑丸 治积水成饮，内壅肠胃，辘辘有声，逆上则痞满呕恶，咳嗽喘急，外溢皮肤分肉则肿胀疼痛，酸麻不仁，滞下则窘迫而痛，泄利不畅，随气流注，或轻或剧。早用此丸分导以折泛滥之势，亦所谓下者引而竭之也。

甘遂醋煮　大戟醋煮　芫花醋煮，各五钱　黑白丑　生大黄各一两

滴水丸绿豆大，早空心，姜汤吞服三五十丸。

瓜蒂散 肺胃气虚，失其游溢宣布、通调转导之职，致水饮壅蔽上中二焦，气道为之不利，饮食阻隔，喘急不舒，早用此药使之涌吐，以断蔓延之根，所谓高者因而越之也。

瓜蒂七十五个　赤小豆七十五粒　人参芦五钱　甘草三钱

细末，用淡白萝卜汤空心调服三五分。

橘半枳术丸 脾胃元气久虚，不及消导饮食，运化精微，渐有停饮积于三脘，以致痞结倒饱，痰唾稠黏，呕逆咳嗽，肠鸣泄泻。此丸消补兼施，治标之缓剂耳。

白术四两　枳实　前胡各二两　广橘红　半夏　神曲　麦芽粉各一两

陈黄米炒，八合

荷叶汤叠丸，午前、午后，姜汤吞二三钱。

金匮肾气丸见气门肾与膀胱之气不足条

痰之形证 痰字从"炎"，乃火之势盛而气之变现也。人之气血均调，阴阳配合，何病之有？苟元气偏于有余，则为阴虚火盛，痰由是生，偏于不足，则又为阴盛阳衰，真火不足，气不能化，凡五谷之精微并周身之血液聚而为痰。故无论风寒燥湿之痰，总责成于一气。盖气为本，痰为标，其形有厚薄稀稠之别，其色有黄白青黑之分。若病者素有积痰，其气反因痰而滞结者，必先逐去其痰，则滞气自行，亦一法也。

风痰，别见于中风、伤风二门，伤则头涨鼻塞，浓痰流涕，中则虚风掉眩，手足瘛疭，痰声汹涌。方亦附见。

湿痰者，脾胃气虚，命门火衰，土中无火则阴气凝聚，釜底无火则饮食不消，两者俱能生湿，由湿生痰。其人必体肥气浮，动则多汗喘息，外为肿胀，关节疼痛，内为中满，肠鸣泄泻。以健脾燥湿、分清利浊为主。

寒痰者，平素卫气先亏，表虚则阳气不能外护，陡遇风寒而痰喘不宁，营气先亏，里虚不能健运，则肠胃虚寒，积痰痞塞，喘嗽恶心。故内以温中益气，外以散寒固表。

火痰者，金为火制，津液不能四布，结聚于上焦而为痰，气壅痰结，喘嗽喉干，大肠枯燥，治以凉润通利之剂。

肺因脾胃虚而多痰者，谓之气虚生痰，其痰色不一，稀薄似涎，而形神萎弱，宜补益元气为主。

心血不足，阴虚火盛而痰多者，谓之血虚生痰，痰多必嗽，血少心热，口燥咽干，

息粗气短，当滋补金水之源以济心火。

肾经元阳不足，水不归源而泛滥为痰。其色黑，其形薄，其味咸，以肾气丸补逐之，所谓复之之法也。

痰证主方

茯苓二钱　半夏一钱五分　橘红一钱　甘草二分　生姜一片

水煎，午前、午后服。

二陈汤，治痰之准绳也，四味为主，审病之寒热虚实，加减而分治之。

湿痰，脉来濡软沉滑者是，加白术一钱五分，苍术一钱，健脾燥湿，泽泻一钱，佐茯苓浚水利浊，使有形之湿从下而去也。

寒痰，脉来浮紧而滑，为表寒，加防风一钱，前胡一钱五分，去风痰，桂枝五分，辛温达表以去寒。其脉沉迟而滑者，寒痰在里，加炮姜、肉桂、苏梗、桔梗各五分，增生姜二片，藉辛温以温中，则沉寒自释而痰气自散。若脾胃虚寒者，更加白术钱半。

火痰，则气口脉必洪滑有力，乃气实火盛痰凝之候，去半夏、生姜之辛燥，而用花粉一钱，甘凉清热，贝母一钱五分，瓜蒌仁五分，开郁气而消热结之痰，桔梗七分，枳壳五分，佐诸药豁痰利气。

食积痰，盖寒能停食，而食积又有生火者，故附于寒痰、火痰之后以加减。如寒痰食积，加厚朴、枳实、白术、苍术、香附、砂仁、山楂、卜子温消之类，而减茯苓之半。如食积化热生痰，当照火痰加减，而再用麦芽、神曲、陈皮、枳壳之类，去半夏、生姜，减茯苓。寒用橘半枳术丸，火用清气达痰丸、清金化痰丸、上清丸、沉香滚痰丸。

气虚生痰，加人参一钱五分，黄芪一钱，白术二钱，炙草二分。

血虚生痰，去半夏、生姜、甘草，减橘红五分，茯苓一钱，加生地二钱，清心火以滋血，麦冬一钱五分，清心润肺以滋嗽，贝母一钱，清痰顺气。如痰结不利，色黄便燥，加杏仁一钱。如肺气不顺而反逆者，加紫菀一钱，桑皮五分。胃火浮逆而作喘，加苏子七分。太平膏、金水膏、固本丸、滋补济阴丸可服。

肾虚水泛为痰，加熟地三钱，泽泻一钱，人参一钱五分，牛膝、车前各一钱，去半夏、生姜、甘草。金匮肾气丸可服。

橘半枳术丸　见痰饮门五饮条

清气达痰丸　肺属金以应天气，轻清成象，肃而顺下，有输布宣化之能。若或寒邪客于肺俞，郁热闭于上焦，则肺气失之清润，致津液凝滞而为痰为嗽，甚之痰气壅逆而喘急，或咽嗌不利而烦咳，或浊气痞结而不舒，或寒痰久伏而哮嗽。无论远年近日，一切有余痰火悉皆治之。

广陈皮　茯苓　杏仁各三两　苏子　嫩桑皮　制半夏　前胡各四两　枳实

南星　白芥子　瓜蒌仁各三两　甘草一两

水叠丸，午后、临睡，清茶、白汤吞服二三钱。

清金（化痰）丸见火门肺与大肠虚火条

（沉香）滚痰丸见中风门中腑实证条

上清丸见火门心与小肠实火条

太平膏见血门咳血条

金水膏见血门咳血条

固本丸即古方六味地黄丸，见血门呕血条

滋补济阴丸见火门肾与膀胱虚火条

金匮肾气丸见气门肾与膀胱之气不足条

或问：嗽必有痰，有痰亦必因嗽而出，前方只言痰而不及嗽者何欤？

答曰：有痰为嗽，无痰为咳，故嗽必因痰而致。前论专于治痰，则止嗽之义在其中矣。然咳虽曰无痰，而咳之良久，亦必有微痰出而后已。大概未咳之先，自因气逆火炎，金燥水涸，以致喉干咽燥而烦咳不休，必致提动下焦肝肾之气，一时龙雷火驾诸经津液而上逆喉间，反得藉此微润而咳亦自缓，实系下焦肝肾之液，究非痰也，故另有咳嗽门，以为后学参考。

郁　门

或问：天地不外乎阴阳，人不外乎气血，言郁止于气血为病，何有六郁之分哉？

答曰：郁者抑也，抑有屈而不伸之义，又郁者结也，结有凝而不散之象。盖气贵乎宣畅流通，则生机为之启发，稍遇摧抑拂郁之情事，遂使志不能伸，气不得畅，随所触而为患，则有六郁之病。犹之天地阴阳之气，失其常度，非郁而成阴雨，则积而为亢旱。此言六郁者，但言其末而未究其本也。

或问：古今方书治郁之论，不出乎散气破结，消积导痰，从未有及本末者，何也？

答曰：凡霆霖亢旱，奇灾异荒，皆本于阴阳舛错不和，四时寒燠不正而致，故曰时和则世泰也。今人有六郁之病，孰不知由脏腑不和，三焦不利，营卫不调之故而然哉？若更推原其本，则又有不然者。盖人气血之盈虚通塞，实本乎情志之逆顺，怀抱之伸屈，意兴之抑扬。倘三者有一不遂，其气便郁，郁久而生机不浃，饮食渐减，则五脏六腑无所禀受，而精神气血亦无不病，故六郁之证有自来矣。苟不揣其本而惟病是求，每见嘈杂吞酸，呕逆倒饱，渐至于噎膈番胃，不可救药而坐视其毙也。大约方书所载多论其末，而余独揭其本以勖后学焉。

或问：郁既本乎情志，则不当复论六郁之证矣，今从本乎？从末乎？

答曰：凡病为标而致病之原为本，又病为本而所兼之病为标，故治法亦在衡其缓

急而后先其标本也。即如因卫气虚而受寒，则表虚为本而寒邪为标，先散其寒而后固其表，是先标后本之征也。受寒为本而头痛身热呕恶为标，散其寒而诸证自愈，则又先本后标之征也。今此证当以情志为本，而气血不和为标，既病之后，则又当以气血为本，而以嘈杂吞酸、倒饱呕恶为标。为治之法，必先调其情性，遂其心志，开其怀抱，节其喜怒，慎其饮食，和其气血，但用滋血顺气之剂以缓图，毋使辛香燥辣苦寒伤胃之药劫夺元气，耗散精血以求快。吾常见胸满腹膨，悒悒不快，未必成胀也，服破气之药而胀证成矣。气滞膈塞，饮食不下，未必成膈也，服青、陈、枳宽中之剂而不已，则膈证成矣。古人所以不治已病治未病也，可不慎哉？不体此意，而又茫然乎病之标本，吾未有不立见其殆者也。

或问：据言情志先病，以致五脏之气不和，方显六郁之证。人惟五脏而病反有六，其故何居？郁固可开，而气血亦不难复，但情志之病将何以疗之？幸以教我。

答曰：喜怒思悲恐，五脏所属之情志也；金木水火土，五脏所禀之气也。郁怒伤肝，木气不能条达，则成气郁；悲哀伤肺，金气不能转输，津液不能四布，则成湿郁；思虑伤神，心包之火不能宣明敷畅，则成火郁；忧思过度伤脾，失饥过饱伤胃，土气不能营运腐熟，则成食郁；暴怒伤肝，则冲脉不和，木旺乘脾，则营气不和，二者不能统摄，其血散溢于三焦肠胃之间，为之血郁；三焦元气不能统运精津血液，行于五脏六腑则停聚成痰，为之痰郁。凡此六证，据鄙见立有成方，随病加减，可以获效。但"情志"二字大费商量，虽经云怒胜思，悲胜怒，喜胜悲，恐胜喜，思胜恐，盖因其情性过于执著，遂成痼疾，药石所不疗，古人即以其情之所胜者制之而愈，或以其所旦暮思之而不果得者，一朝获之而愈。昔晋郗超死，其父悁思之，至废寝食，门生弟侄忧之，因以超平日与桓温谋逆书示之，悁反恨超死之不早，而寝食如故。此怒胜思之验也。明季松陵富宦厚藏，一旦被盗，因乡城之隔，闻报，遂暴病城邸，昏迷瞀眩中历数所蓄多寡，念之不置，时怒时悲，寝食遂废，医药罔效，即耳目亦为之不明。无可奈何，谋之于众子，范锡数百锭，贮其卧床之内外左右，使其自摸而得，一时欣喜无任，问所从来，方言所失无几而窖金具在，于是诸病不药而愈，日事饮食，渐有起色。诸子恐其复明而见此赝宝也，因以乡城多盗恐之，耸其分授一空，所存为怡老计者，诸子则以真者易之。由是精神复旧，而昔之歌哭怒骂凡医之所为痰者火者，并未进方寸匕，竟不知何自而去。此予之所亲历而为之筹画，非得之于传闻，见之载记者，此又喜胜悲之一证也。然而此翁之思故物，乃楚弓也，尚不能妄冀其复来，而以假鼎售之。可叹生当末季，世富民贫，凡饮食被服无不以纷华靡丽是尚，概以淫逸游惰之人而设虚诬诞妄之念，欲遂其欲，何啻登天？既不能知命守分，复不悟幻世空华，每每怨天尤人，攒眉蹙额，即有熙熙其外，能免戚戚于中？一病难起，十之八九，如此人情，何可挽回？庶几天雨金粟，各餍其志，而立起沉疴也，区区方药，顾安能补偏救弊，以至于胜天也哉？

六郁之脉 盖郁结之脉，自然沉涩弦细而数，若随证现脉，更有不同。六脉沉弦者，气郁也，气郁化火，亦应带数；六脉濡软微滑，按之无力者，湿郁也；两关脉沉涩，或沉弦而数者，血郁也；两寸及右关脉沉滑而数者，痰郁也；两寸关沉数，有神而带滑者，火郁也；两关沉实而弦滑者，食郁也。

六郁形证 气郁则肝木不得疏泄，郁陷于土中，故三脘为之痞满，与两胁胀痛不舒，吞酸嗳气。

湿郁于上，则头目浮肿，眼白带黄，鼻流浊涕；湿郁于肠胃，则呕恶欲吐，小水短浊，大便溏泄；湿郁于肉分经络，则周身肿胀，关节酸痛；湿郁于四肢，则肢节重著不利，足跗肿胀至腿。可与湿证参究，因其有内外上下之不等也。

血郁则心坎上下胁肋左右为痛，膈间若有物碍而不妨饮食，郁久生热，眼白微黄，略似蓄血，小腹或有块作痛，大便或下坏血。

痰郁咽嗌，则咳唾不清；痰郁胸膈，则气为喘促。

火郁于上焦，则心烦发躁，郁冒不宁；郁于中焦，则嘈杂易饥，口苦舌破，大便秘结；郁于经络，皮寒骨热；郁于下焦，小便短赤，甚则淋浊。

食郁则三脘膨胀，倒饱恶食，吐酸嗳腐，脾泄飧泄。

六郁主方

楂肉三钱　贝母二钱　橘红一钱五分　神曲一钱　黑山栀七分　红花五分

水煎，空心服。

郁有六证，不外一气，辛香燥烈之药始终宜慎。楂肉有疏肝和血之功，能消阴分之积聚，故以为君；贝母、橘红为臣，诚有开郁化气消痰之力；神曲为佐，化食积而消湿热；红花为使，助山楂消瘀血而活经络，山栀导火清热，开郁平肝。此方不偏寒热，无损胃气，洵乎平剂。

气郁者，去红花，加制香附一钱，砂仁一钱，白蔻仁五分，散三脘愤积之气，柴胡五分，疏达肝气，勿使陷于土中而止胀满胁痛。有痰，仍用贝母，无痰则去之。初起，越鞠丸、沉香化气丸、芩连橘半枳术丸可用以止痛或消痰清火。精神不足者，用三因冲和丸。

湿郁者，去贝母、红花，加苍术一钱，防风五分以燥湿，茯苓、泽泻各一钱以渗湿，生姜一片温中和脾。如有湿热蕴积于肺胃之间，肌肉浮黄，可留山栀导上焦之湿热下行，无则去之。有痰，加半夏曲一钱。平胃散及胃苓散可加减用。

血郁者，去山栀、贝母不用，加桃仁辛苦，佐红花之辛润，以滋燥行气而去瘀，抚芎滋肝，开血中之郁气。如疼痛，加延胡索一钱五分，止痛消瘀，桃仁、抚芎各一钱。兼服清郁丸。

痰郁者，去红花、神曲、山栀，加枳壳一钱，桔梗五分，佐贝母、橘红以开郁利气，庶结痰可散。若因痰喘逆不舒，加桑皮七分，苏子一钱，降肺胃浮逆之气。有余则用清气达痰丸、芩连橘半枳术丸以理痰。神气虚者用三因冲和丸。

火郁者，去红花、神曲，加柴胡一钱以散上焦郁滞之火，黄连一钱清包络肝胆脾胃之火，增山栀五分去肺胃浮结之火而使下行。凉膈散，用以清热。精神不足，虚火郁滞，用三因冲和丸。

食郁者，去贝母、红花、山栀，加厚朴五分温中下气，枳实一钱佐神曲消食，半夏一钱五分消食积之痰，生姜二片温中益脾。保和丸可服。

越鞠丸 七情六郁九气为病，以致痞满嗳气，嘈杂吞酸，饮食减少，食后倒饱，渐成番胃、噎膈等证。此药通治诸郁，不止为气郁而设也。

苍术　神曲　抚芎　麦芽粉　香附　山楂肉　黑山栀各一两

水丸，午前后白汤吞一二钱。

沉香化气丸 治气积食积，积痰积饮，久滞肠胃，痞满刺痛，痛连心腹，两胁胀满，渐成痞块，膀胱寒疝胀痛，一切五积六聚，有余之气，初起可服。

三棱　蓬术　大茴香各三两　黑丑　白丑　陈皮　桑皮　青皮　枳壳

木通　卜子各二两

神曲糊丸，午后，姜汤或砂仁汤吞服一二钱。如疝气，茴香汤下。

芩连橘半枳术丸 肝脾之气不和，气郁化火，火郁生痰，三者结滞于胸膈而不开，渐致痞满倒饱，嘈杂嗳气，吞酸泄泻等病。此药疏肝健脾，营运水谷，清火消痰，杜郁之平剂也，痰气火三证皆可参用。

黄芩二两　黄连一两　神曲　麦芽粉　半夏　橘红各二两　陈皮　枳实各四两

白术八两

水叠丸，午前、午后，姜汤吞服一二钱。

平胃散 中气不和，不能分消有形之津液，以致湿浊之气停滞不散，而有胸腹胀满，恶心呕吐，饮食难消，大便溏泄，小水不利诸症，以此散温中和胃，消内积之湿。

苍术四两　陈皮三两　厚朴二两　甘草一两

为细末，空心，姜汤调服二钱。

胃苓散 脾肺元气虚寒，不能统运有形之津液转输四布，因而滞于小肠，闭于膀胱，失之泌别分注，遂使阴阳不分而大便绵绵泄泻，小水闭绝不通，胸膈痞闷，小腹肿胀，以此温消湿积，分理阴阳。

泽泻六两　茯苓四两　猪苓　白术各三两　肉桂一两五钱

为细末，入前药，空心，姜汤调服二钱。如皮肤眼白发黄，加茵陈三两，即名茵陈五苓散。

清郁丸 盖血随气配，气行则血行，否则停滞于三焦，成渗积于脏腑，久则胸胁痞胀，结涩为痛，或小腹窘痛，渐至饮食难进，形枯色萎，传为关格血郁之证。

楂肉_{六两} 神曲 川黄连 青黛_{飞，澄净} 黑山栀_{各二两} 桃仁 红花

延胡索 抚芎_{各一两}

韭汁丸，空心，白汤吞服二钱。

清气达痰丸_{见痰饮门痰证条}

芩连橘半枳术丸_{见前}

凉膈散_{见火门心与小肠实火条}

保和丸 男妇小儿脾胃元气素亏，饮食停滞难消，胸膈痞满，吞酸腹胀，呕恶泄泻等症，以此健脾开胃，和中运气，化积清痰。

山楂_{六两} 陈皮 茯苓_{各三两} 神曲 半夏_{各二两} 连翘 卜子

麦芽粉_{各一两半}

荷叶汤叠丸，午前、午后，姜汤吞服二三钱。

三因冲和丸_{方见积聚门心脾之积条} 心肝脾胃气郁化火，火郁生痰，三者并结中宫，升降出入之机不利，有痞满膈塞，恶心嘈杂嗳腐等症，此药力能畅达三焦，融通五脏，乃和中开郁之神剂。

发热门

或问：发热者必恶寒，今不言恶寒而另立一门，讵有说乎？

答曰：发热兼恶寒者，系伤寒传经热证也。今之所谓发热者，由感冒而热也，受邪微浅，只于发热，或觉怯寒，不若伤寒之恶耳，所以类入热证一门，而另立恶寒一门于后，亦与伤寒之恶寒为别也。

或问：感冒既由寒邪，必然恶寒肢冷，何反发热？既热，则当以寒凉之剂清之，何又用辛温之药散其寒也？

答曰：卫气者，阳气也，外护皮毛腠理，诸邪不得而侵。虚则腠理不密，或因天寒受邪，或因被服单薄，形寒受邪，或暴热易衣，当风受邪，寒气暴袭于皮肤腠理之间，致卫气抑遏不行，邪正相持，郁蒸为热。体固热矣，而寒邪尚稽留于太阳脉络之中，一时凝涩不通，必致拘紧酸疼，怯寒无汗，阴阳凝滞，无从解散，犹之天气郁蒸，躁闷难遣，必得暴风疾雷迅扫阴霾而骤热自除。所以不用凉剂，而仍以辛温之药助阳气，以疏泄在表之郁热，即凝滞之血脉亦藉辛温之气，蒸为汗液，发泄于外，邪从汗解，卫气因之透通，热可不治自清。

或问：热证既为一门，由外感，由里因，其故可得闻乎？

答曰：发热有外感内伤、阴虚阳虚、郁蒸烦躁、劳倦虚劳之不同，其中但有标同

而本不同者，有本同而标不同者，虚实真假之间最易淆讹，苟不体认真切，分别详悉，实实虚虚，误人不浅。不惮繁琐，备列于后。

外感发热之脉 但冒风寒，左寸口必现浮紧。若有寒痰食积，右寸关亦应浮滑而实，或沉滑而实。

感冒发热形证 寒邪初感，只在肌表，尚属太阳膀胱，未至别传，故曰轻浅。症现头疼身热，怯寒无汗，关节酸疼，肢体倦怠，或饮食有味如常，或饱闷恶心欲呕。

冒寒发热主方

防风三钱 羌活二钱 苏叶一钱 淡豆豉一钱五分 陈皮 川芎各一钱

甘草二分 生姜三片 葱头一大枚

水煎十分，不拘时热服。

寒邪客于肌表，非苏、防之辛散不能达，寒邪郁于太阳血脉，非芎、羌之辛温不能通，葱、姜气味辛温，能透表里上下之处，初感外邪，胃中岂无宿食？惟不因食而病，故但言疏解，以姜、豉、陈皮温中腐熟，不独停滞速化，而汗液亦易于疏泄也。此药服后盖暖安卧，随进二钟，汗吐俱可。如无汗，再进一剂。若连进无汗，其人营气必虚，盖汗乃血液所成，气虚则津液内竭，自不能汗，当进最稀热粥一碗，以助脾胃，庶营气蒸为汗液，辅药性以透达肌表，以速其愈。倘视感为轻，不以汗吐早却其表里之邪，而反从事饮食，必至传变经络，反轻为重。经云：善治治皮毛，其次治肌肉，其次治经脉，其次治六腑，六腑者半死半生，若传五脏，其人必死。养生之士，可不慎欤？

饮食内伤发热脉与形证 或饥饱失时，或纵性饮啖，或恣食生冷，致伤脾胃，气口之脉紧盛浮滑，或沉滑有力，胃脘痞胀，暧腐吞酸，鼻干口燥，呕吐恶食，但热而不头疼，不恶寒。全无外感诸表证，只宜和中益脾，消导饮食，法在内伤本门。

劳力内伤发热脉与形证 左右脉沉弦虚数无力，多由负重行远，伤筋动骨，气馁血弱，经脉不和，周身倦怠，四肢无力，关节酸疼，往来寒热，自汗嗜卧，不头疼，不恶寒，饮食无味。法在内伤本门。

阳虚发热脉与形证 阳虚者，气虚也，六脉空大无力，热在子午之分，热亦不甚，交阴即止，体倦自汗，恶风怯寒，面无华色，头目涨而不疼，饮食无味。法在虚损本门。

阴虚发热脉与形证 阴虚者，血虚也，六脉虚数弦细无力，热在午后子前，烦渴干咳，唇红颧赤，不头疼，不恶寒，饮食有味。法在虚损本门。

郁蒸发热脉与形证 热郁经络血脉之中，蒸蒸然不能透达肌表，外虽不热，而时有乍寒乍热之意。其脉浮数无力，浮数因热，无力因虚。或沉涩而数，热郁于内，故现沉数，本因血虚，其脉自涩。热在午后子前，或有汗，或无汗，饮食如故，面色红活，不头疼，不恶寒。此证妇人患者居多，盖由情志不遂，肝脾郁结而成，或始因微邪，失于疏解，寒热不清，只因起居饮食失调，遂至久延不治，热之不已，则真阴销铄，天癸渐涸，月信愆期，水火不济，传为劳瘵骨蒸，烦咳泄泻而死。特为拈出以示将来，万毋缓视，以贻后悔。

郁热主方

当归二钱　干葛　秦艽各一钱五分　川芎　柴胡各一钱　陈皮　丹皮各五分

甘草二分

水煎，午后、临睡服。

热郁于血分，其血必虚，故以当归为主补血而活血，佐川芎之辛辛以散之，丹皮之凉凉以清之，三味同行血分，补而不滞，使郁结可散，正合火郁发之之义；干葛辛甘发散为阳，顺火之性而扬之，专清肌表之热，为臣；秦艽之苦搜风，柴胡之辛苦散热，总属升阳散火；而甘、陈为和中调气之用。如咳嗽有痰，加贝母一钱五分，知母一钱，此二味亦能开郁清热，去川芎、丹皮以防嗽血。如胸中痞闷不舒，以苏梗煎汤代水，得其疏肝利气之益，而无辛燥耗血之虞。如口干目赤，加麦冬一钱，白菊花八分，滋金清热以益水源，而预防肝肾之虚火空发。男服滋补济阴丸，女用调经济阴丸。

滋补济阴丸 见血门吐血条

调经济阴丸

盖天之阴有余而月满，地之阴有余而潮湿，人之阴有余而天癸至，任脉通，太冲脉盛，月事以时下，谓之月信，此人之阴阳与天地之理相符也。凡五脏属阴，藏精而起合谷，营卫之气不调，则精神气血不能秘藏，不藏则阴虚，阴虚生内热，热郁于经脉之中，久而不清，遂成骨蒸瘵热。由是火炎金燥，水涸精枯，先致咯血吐血，咳嗽音哑，渐及自汗盗汗，虚寒虚热。后天之气血不应而冲任不和，致先天之元阴有亏而天癸闭绝。是药开郁清热，滋阴济火，早服常服，俾免沉疴。

生地五两　山药　茯苓　香附　当归　白芍各三两　山萸肉　泽泻　杜仲

地骨皮　丹皮各二两　青蒿　蕲艾茸　川芎　知母　黄柏　牛膝

鳖甲各一两三钱

蜜丸，早晚空心，白汤吞三五钱。

调经清郁丸

调和冲任之气血，清散经脉之郁火，热证初发，用以滋营散郁，以杜内蒸之患。

生地　当归　续断　杜仲各三两　川芎　阿胶　香附　知母　黄芩

川连　柴胡　干葛各二两　白芍三两

蜜丸，早晚空心，白汤吞服三钱。

虚烦发热脉与形证

劳烦过度，思虑伤神，致心火散溢于外而发热，不头疼，不恶寒，但觉烦躁不宁。盖心不宁为烦，身不宁为躁，良由精枯血少，肾衰水涸，心肾不交，水火不济之故。其脉虚数，按之无力，甚至神志不定，头目昏花，喜静恶闹，喜暗畏明。急以后方清补，自愈。

虚烦发热主方

麦冬二钱　生地二钱　枣仁二钱　知母一钱五分　人参　茯神各一钱　五味子三分

水煎，不拘时服。

麦冬、五味、人参，生脉散也，能生津而接补元气，同知母滋金水之化源而清热润燥，生地生血凉血，枣仁、茯神安神宁志。如不寐，加枣仁三钱，人参二钱。血少，加当归身一钱五分，龙眼肉一钱。如火盛而烦渴引饮，寸脉有力，加黄连一钱，甘草五分，竹叶二十片。如脾胃气血素亏，阴火乘其土位，气高而喘，身热而烦，脉洪大而按之不实，头涨而目懒开，口干而舌破燥，当以前方去知母、生地，加人参一钱，白术二钱，黄芪一钱，当归一钱五分，炮姜、肉桂、升麻、柴胡各五分，炙甘草二分，所谓甘温除大热也。安神丸、天王补心丹常服。

安神丸见火门心与小肠虚火证条

天王补心丹

心乃虚灵之府，神明之宅，包络以相之，血液以养之，肝木育其气，肾水济其阴，深居高拱，静默无为，有人君之象，为一身之主。无奈谋虑不遂则伤肝而气不足，房劳过度则伤肾而阴不足，忧愁抑郁则伤脾而血液不足，曲运神思，劳烦不节而相火妄动，于是邪贼僭居心宫，神明为之出走，而肺金因之枯燥，水源不浃，元气不充。病现内热烦躁，口渴咽干，睡卧不安，梦魂飞越，怔忡恍惚，心怯惊悸，溺短便结，种种燥证。急将后药清心滋燥，益气宁神，兼服培元固本丸滋阴养血，壮水抑火，辑群邪而正君位也。

枣仁　茯神　麦冬　生地各三两　丹皮　柏子仁　天冬各二两　黄芪

玄参　远志肉　知母各一两五钱　五味子　百部　菖蒲　甘草各一两

蜜丸，灯心大枣汤吞服三五钱，于临睡时。

培元固本丸见血门咳血条

虚痨发热脉与形证

肾家真阴有亏，水竭精枯，热在骨髓之中，所谓骨蒸痨热者是也。六脉虚数弦急，乃精血不足，气逆火炎之候，或涩弱，或芤数，涩弱为气血两虚，芤数则失血内热。症见烦咳痰红，唇红颧赤，肌消骨立，暮热朝凉，遗精淋带，梦与鬼交，胃气上绝则饮食不进，天癸下竭则经水不至。治法在痨瘵本门。

恶寒门

或问：有寒可恶，此寒从外来，抑从内生？若外来体必热，内生中必寒，真象耶？假象耶？幸以教我。

答曰：此寒非内有，亦非外来，言有则无头疼发热诸表证，言无则确有怯之之意，此盖阴阳不和，互有偏胜之故也。夫阳者卫外而为固，其气出于下焦至阴之下，以其性慓疾悍利，不与宗营二气行于脏腑经隧之中，而独行于四末皮肤分肉之间，昼则行阳二十五度，夜则行阴二十五度，行阳则外护皮毛，肥腠理，温分肉，虽有疾风严寒不能为害，行阴则神得归藏，气得默运，目瞑而卧。若夜不得睡而昼反倦卧者，阴阳错行之故也。至于恶寒者，乃元气自虚，失其慓悍周行之势，以致卫护不固，腠理不密，本无风寒外袭而自生畏怯。此属阳虚恶寒，偏于不足，只宜温补元阳，壮卫气而实腠理，则畏怯自己，非真有寒可祛也。若夫脏腑阴阳不和，壮热偏胜，致肺金受克，亢极而反兼水化，内本为热，外反恶寒，此谓内真热而外假寒，阳气偏于有余而阴为不足，亦非真有寒邪外袭而可畏也。只宜清散在里之郁热，则寒可不治自止。

阳虚恶寒脉与形证 阳虚脉必沉细微弱，即浮而按之无神，独不至数，体不热，头不痛，无风亦觉畏缩，喜闭户重帏，亲火自处，起居饮食如常，但无故而心虚胆怯，遇事多疑，体倦懒言，面白神枯，自汗少睡，喜食热而口不干。此脏腑阳气皆虚之证，在天谓之严寒，在人谓之真寒，非温补不愈。

阳虚恶寒主方

黄芪三钱　人参二钱　白术一钱五分　当归一钱　附子　肉桂各五分　炙甘草二分

水煎，空心午后服。

宗营卫者，分之则三，合之总一元气耳，虚则皆虚，故以四君子之甘温补益三焦元气为主；桂、附之辛温大热，培阳气以益少火，所谓形不足者，温之以气也；气病而血脉未有不病之理，故少加当归以滋营血，乃取阳根于阴之义也。如无寐而心胆怯弱，加枣仁二钱，茯神一钱五分，远志肉五分，以安神宁志。如自汗多，以桂枝五分易肉桂，加麻黄根五分，酒洗以敛之。如膻中气逆，否否不快，脾胃虚寒，饮食不甘，浊气不分者，加茯苓一钱，益智仁五分，木香二分，炮姜五分，温中醒脾以散凝浊之气。如大便泄泻，加益智仁七分，煨肉果一钱，茯苓一钱，白术一钱，肉桂五分，去当归不用。

参附理中丸见中寒门寒中太阴条

十全大补丸 三焦元气虚弱，内外真阳不足，外则恶风怯寒，面白神枯，内则心虚胆怯，意兴不扬，阳痿脾寒，奔豚疝气。

人参二两　黄芪三两　白术二两　茯苓一两五钱　肉桂一两　附子五钱　沉香五钱

川芎一两　熟地二两　当归身一两五钱

蜜丸，早空心，烘热白汤吞三钱。

脏腑热极恶寒脉与形证 夫一阴一阳之为道，苟有偏枯，亢则害承，故火位之下水气承之。凡脏腑素有实热，或虚热积久不散，其势必亢极而反兼寒化，渐渐恶寒，微有拘束之象，然终未若阳虚之甚怯也。或初畏而久自坦然，但内有烦躁气促，口渴欲饮，痰嗽咽干，多食易饥，二便秘结诸热证，且六脉洪大或沉数，按之有力者，为实热。若阴虚血少，则脉自涩数无力。此证虽曰恶寒，而内外实无其寒，若曰因热，而肌表又无其热，多由阳邪内亢，逼阴于外，内热外寒，辛温大忌，甘凉乃安。惟从清散郁热为主，后方乃借火郁发之、金郁泄之之义。大凡因火因热而外兼恶寒者，各证有之，又须体认虚实，庶无他误。

热极恶寒主方

干葛二钱　贝母一钱五分　前胡一钱　连翘一钱　黄芩一钱　薄荷五分　桔梗五分

水煎，午前、午后服。

肺位至高，肺受火克，当因其高而越之，故用干葛、薄荷辛凉轻微之剂以扬之；肺主气，肺病气亦病，以贝母、桔梗之苦开郁顺气清痰，则其火易散；黄芩之苦泻本经之火，连翘辛苦以泻上焦之火；热极生风，则前胡搜风利痰。如咳嗽，去连翘，加杏仁一钱五分。如结痰不利，更加蒌仁一钱，枳壳五分。如大便燥结，去桔梗，加枳壳一钱，泡玄明粉一钱，以其咸苦润之。

凉膈散

上清丸 俱见火门心与小肠实火条

卷五

冒风门

或问：伤风者内热鼻塞流涕，伤寒者头疼发热恶寒，据证自应有别，今则风寒混称。至于"伤"与"冒"之字义，岂无轻重之分？而病者总谓之曰"伤"，先生讵无一言以救其弊哉？

答曰：风与寒迥异，不可混称。盖风乃天地浩荡之气，有四时八方之别，其性属阳；寒乃天地阴凝之气，其令在冬，其性属阴。阴主杀伐，故伤寒为重；阳主生长，故伤风为轻。仲景所以有伤风、伤寒之论，以风为阳，风伤卫，故有汗，寒为阴，寒伤营，故无汗。二者病在营卫，与腠理不密，感冒风寒者大相迳庭。今世俗遂以病营卫之重者自为伤寒，而感冒风寒之轻者概曰伤风，正不知伤有风寒，冒亦有风寒，但伤为重而冒为轻也。感冒者，偶然感触冒犯之义，若言伤，则被物所伤之谓矣，字义原分轻重，岂病反无深浅？若以感冒为伤，尤与仲景之旨不合。且风善行而数变，伤风者亦不止鼻塞痰嗽已也。余明白晓畅，另立冒风一门，以伤风仍归之仲景伤寒门，用正俗误。

或问：不当言伤风，只言感冒风邪，理固然矣。但世俗向以伤风为轻，而感冒反以为重，恐子一己之见不足挽回众口，奈何？

答曰：风与寒，冒与伤，在病家何妨混淆？若医者，正当于此四字中分别亲切，庶无错误。倘亦随顺世俗，漫不经心，甚至著书立言，贻误苍生于无穷，为害不浅矣。故医者非徒称能读父书，必先识字为要耳。

或问：冒风较寒为轻，只于鼻塞打嚏流涕，或咽痛痰嗽则已，如何亦有时而头疼发热恶风诸表证者，岂又兼受寒所致耶？

答曰：风寒固有不同，然风有温凉寒暖之异，非若寒之止于肃杀，故言冒风，则寒亦该之。其邪客于肺经，治法与感冒一体，但与因热生风者有别耳。肺为天，风行天上，肺之易感风邪者，声相应而气相求也。肺窍开于鼻，鼻司气之出入，一如橐籥，风邪客肺，必从鼻受，气为风遏，窍因邪碍，故出入之息不利，不利则肺气欲出不出，欲止不止，先有酸涩难忍之势，而后嚏作为快，乃肺气宣通之应也。肺主皮毛腠理，卫气既虚，故冒风亦恶风，冒寒亦恶寒耳。风达高颠，肺为风邪所鼓，失其清肃顺下之性，冲逆于脑，故头亦微疼。而金津与胸液同降于下，则鼻流清涕，其清涕者亦即肺金所生之水源，出乎脑，所谓水出高源者是也。咽喉为肺之门户，肺窍为邪气所闭，则为音哑声重。风寒内郁而化热，热极则痰生，痰气火壅塞气道，则云门、中府之间为之胀闷，喘急，痰嗽不清，或口干咽燥，喉痒咳逆，甚之火炎金燥，气滞痰凝，水源枯涸而大肠秘结，小便短涩，燥证毕至。故感冒一证，总属肺金受病，肺乃轻清之质，位居上而病亦在上。若太阳膀胱并病，则项强头疼，眉棱作痛，肢体酸疼，是为重感冒，与伤寒门太阳表证相同。因太阳膀胱经之络脉自脊至项，由项至巅顶，尽于发际，与脑相表里也。感之轻者则不然，只宜清利肺气，自愈。

或问：冒风既称轻浅，何以屡见伤风咳嗽多变痨病而死者？吾恐冒之一字未为确论。或有伤风之后不戒酒色，以致风邪入里，并犯荤腥炙煿，助火益燥，热沦骨髓，久嗽成痨者。或有尼僧孀妇，室女童子，色欲未亲，荤酒不尝，偶因感冒，遂至斯疾者，其故何居？而子泥感冒为轻，不有说乎？

答曰：寒伤营，风伤卫，传经数变，例在伤寒一门，与冒风迥异。子之所问，皆由冒风不醒而成咳嗽，咳嗽日久而传为痨瘵也。感冒风邪，最易轻忽，惟其忽之，亦足伤生，但其致死之道不一，余不得不详悉之，为后世炯戒。盖人以冒风微病，甘犯众忌，引邪深入，或病者率意用药，补泻误施，医者卤莽发散，寒温不当，病未除而元气先伤，渐致危殆者，一也。或人气血先虚，冒风在后，乘虚陷里，邪热虚热并病，病者不自觉，医者不及详，认虚则表不及清，认表则重损其虚，因而致困者，二也。或有遗体素弱，禀性多郁，阴虚而兼郁热者，冒风伤肺而咳逆不清，渐至热伤血络而痰红烦嗽者，三也。有因乘醉裸露行房，风邪陷入肺肾，精枯髓竭，痨热不清者，四也。有因乘热纵淫，汗出当风，邪入三阴，传为风痿及痨风者，五也。又有童子室女，情性执滞，每多愁郁，罕得嬉笑，肝气过旺，心脾郁结，偶冒风邪咳嗽，表里不清，郁热不解，遂成痨病而死者，六也。又有体肥气盛，情性躁急，偶冒风邪，不能静养，惟求速愈，暴怒焦心，故犯禁忌，以致久嗽成痨，痰红烦嗽，音哑声嘶，朝凉暮热，大肉消尽而濒危者，七也。或有负重远行，劳形努力，因躁热而入水取凉，或热浴而当风图快，因而外凉内热，郁遏不清，渐成痨嗽，吐血不起者，八也。或有师尼寡妇及婚嫁愆期，情欲不遂，忧心郁结，心相二火内炽，复冒风邪咳嗽，积渐而寒热往来，既久而经枯胃绝死者，九也。有产后气血两虚，起居不慎，为风所袭，邪入血室，为热为嗽为烦渴，医者狃于里虚，未及清散而早用酸敛补益之剂，邪愈固而热愈炽，遂至不救者，十也。以上十死，始虽由于感冒，岂感冒遂能杀人？实从根本先败而致。余所目睹而身犯其难者，不知其几，苟非医者曲谕而痛诫之，则世人焉知后患若此而肯早为之计哉？先圣所以垂训云：虚邪贼风，避之有时也。

冒风之脉与治法　形证论之已悉，脉亦所当细辨。微浮滑数者，易治而易愈。浮弦急疾，空大搏指，或沉涩细数而无神者，为难愈。其初也止于清散，久则风化为热，随其兼症加减。

冒风主方

防风二钱　荆芥一钱五分　杏仁一钱五分　苏叶一钱　前胡一钱　川芎五分

桔梗五分　甘草二分　生姜二片　葱头一根

水煎，食后服。

风邪初感，以荆、防、苏、芎之辛以散之，前胡之苦辛用治风痰，杏仁、桔梗润燥清痰，苦能顺气，甘草和中，葱、姜佐升散之不及，且能通窍，开腠理以祛邪。初起用之，稍迟则去葱、姜，以防辛热。是方总属轻清，可以达肺疏表，清利头目，理痰和嗽。如兼寒邪客于肺俞、风府、肩井，必经太阳膀胱之络，亦当项强头疼发热，而且头重如裹，鼻流清涕，痰嗽声壅，可加细辛三分，羌活一钱，仍用葱、姜。如天寒，加麻黄五分，宜用芎苏散。如外有风邪，内有郁热，表证外现而加内热，咽干喉燥，黄痰浓涕，加干葛二钱，黄芩一钱，宜用茶调散。如热极发渴烦咳，去川芎、葱、姜。痰结气盛而喘嗽者，加蒌仁一钱，枳壳五分，苏子一钱，桑皮五分，宜用消风百解散。如本热标寒，系热郁于内而兼风化，非外感之风，忌用发散，视其脉浮洪滑数，审其证头不疼，鼻无涕，但苦咽干喉痛，浓痰烦嗽，此因重衣厚被壅热生风之证，只宜轻扬清散，就前方加干葛二钱，黄芩一钱，薄荷、枳壳各五分，去防风、川芎、苏叶、前胡、葱、姜温燥之药。如日久风邪已散，鼻不塞，涕不流，惟痰嗽不清，加紫菀一钱五分，半夏、陈皮各一钱，桑皮一钱五分，去防风、苏叶、川芎、荆芥、前胡诸风药。如人元气素亏，体弱而易于冒风，痰嗽日久，脉必虚浮微滑而数，外证乍寒乍热如疟，发散之剂不宜多服，恐腠理不密，更易受风，以致畏寒自汗气喘，前方止服二剂，即加人参一钱，陈皮五分，去荆芥、苏叶、川芎，减防风五分。如平素阴虚火盛，曾有痰红症者，脉必虚数或浮数，忌用辛热散表发汗之药，然风邪不得不散，故加干葛二钱解肌清热，去川芎、前胡之辛燥，以助火而防痰红复发，二帖后，即加紫菀二钱，桑皮一钱，去苏、防不用。更有虚弱之人，情志郁结，精神不守，饮食减少，痰红烦嗽，盗汗遗精，经事不调，淋浊带下，偶感风邪，不得不治，加干葛一钱五分，贝母一钱五分，款冬花一钱，去苏、防、川芎等辛热之味。若三四月或八九月天气暴热暴凉之时，所感与前热极生风大同小异，内用酒食过醋，或疾走气驰，外以重衣厚被，脱著不常，以致冒风，因而鼻塞咽干咳嗽，所谓热伤风者是也，宜用辛凉发散，当加干葛二钱，薄荷七分，枳壳八分，去川芎、苏叶、葱、姜之辛热，即黄芩、花粉寒凉之药亦不宜早用，能使风热闭于肺中不散，致成咳嗽痰红、音哑声嘶之渐耳。

大凡感冒一门，论证实轻而致病独易，余之所以为轻，在能虑之于先人之所以为重，每致贻悔于后也。然而防微杜渐之说，又岂止冒风已哉？以上数款，皆为风邪未清者加减。若外邪已去，止于痰嗽，则另有咳嗽本门分别调治。若久远不愈而兼虚者，又当于虚损、痨瘵二门参考者也。已后丸散，亦为风邪初感备急而用。

茶调散 冒风初起，鼻塞喷嚏，头疼声重，外寒内热，痰嗽咽干，二便结涩，内火有余者可治。先以此散疏风解表，清热消痰。

滑石　石膏　黄芩　桔梗　甘草各二两　薄荷　荆芥　防风　川芎　当归

麻黄　连翘　白芍　大黄　朴硝各一两　白术　黑山栀各五钱

为细末，午后、临睡，或浓茶或白汤调服三钱。

消风百解散 或冒风，或伤热，甚则热极生风，外则头疼脑涨，鼻塞流涕，内则咽干喉痛，痰凝烦嗽。

干葛四两　杏仁　荆芥各二两五钱　防风　桔梗各二两　前胡　薄荷各一两五钱

甘菊　枳壳各一两　甘草五钱

为细末，临睡，白汤调服三钱。

上清丸见火门心与小肠实火条

防风通圣散 风寒客邪在表，则头疼鼻塞，目昏脑涨，皮寒骨热。脏腑积热在里，则痰凝烦嗽，舌破喉疼，斑疹自赤，二便秘结，疮毒颐毒。

午后、临睡，白汤调服三钱方与茶调散同。

芎苏散 感冒风寒初起，其邪在表，头疼项强而鼻塞，周身酸痛而恶寒，身热无汗，急用此散疏解表邪。

防风四两　苏叶　干葛各二两五钱　川芎　羌活　前胡各一两五钱　麻黄一两

桂枝　甘草各五钱

为细末，不拘时，葱头姜汤调服三五钱。

咳嗽门

或问：咳与嗽有何分别？孰轻孰重？甚至于不起，此病者失于调理，抑医者治之不得其法也？

答曰：嗽为轻，咳为重。盖因痰致嗽，痰出嗽止，但治其痰而嗽自愈。若咳由气逆火炎，无痰可出，倘火势易透，气随顺下，咳或暂止。否则喉间非痒即燥，咳不能止，必提动脏腑，少少津液为痰出而后缓，而喉亦藉此少润，暂停干痒。如气复逆，火复炎，则复咳，咳伤血络，渐成血证，所以难愈。延至血竭精枯，喉疼音哑，阳无所附，气无所归，虚脱而死。今人惟知治咳不出顺气、清火、消痰三法，不悟此气即吾身之根本，升降出入之真元，静以养之，为我生生不息之基，动以挠之，即成损精耗血食气之壮火。苟不急于培补，壮水之主以制阳光，未有不至于危殆。病与医者皆应体此，则治咳庶几获效也。

或问：人之咳嗽亦常所有事，何至气逆火炎，遂成不起？

答曰：咳虽由肺而致，咳之因不独责肺。若非五脏之真阴不足，气逆火炎，则肺润气清，不失其统御传导之职，何咳之有？惟人或曲运神思以伤心，则包络之火刑金，或暴怒郁怒伤肝，而肝火空炎，或房劳伤肾，坎中阳火无水以制，则飞扬跋扈。始则由气逆而咳，继则因咳而火转升，久则伤经损络，血随气溢，痰从火炼，精神气血从此日削，甚至金水之化源绝，坎离之交道乖。上则喉疼声哑者，肺痿而金枯；下则泄泻跗肿者，脾虚而土败。病至于此，丧无日矣。大半以咳嗽为常事，慎之不早，而至于此极也，可不畏哉？

或问：肺家受病关系若此，应用何法斟杜其患？

答曰：肺乃清虚之府，纤邪不容，形如覆釜，为脏腑华盖，其象法天，统率周身之气，位乎上焦，所谓宗气者是也。宗者，乃众气所宗从之，禀受津液而为润者也。又宗者大也，大气积于胸中，亦名气海，与肾间动气呼吸相应，一升一降，均平清肃。经云肺者，相傅之官，治节出焉。本无咳逆之道，或因元气自亏，或受客火所制，则失传导宣布之用，而诸气不就约束，反得逆来侮之，致咳之道实由乎此。故咳之初起，必先审确肺之虚实。肺果虚，则自治不暇，法当滋补；肺邪实，乃客火来乘，法当清火。更须认切火从内发，或自外来，来自何经，若精神元气无碍，可以一药而愈。即使根本有亏，在医者明识标本，补泻得宜，何难反乱为治？然病者亦须自知保养调摄，与医互相为理，乃获全功。若徒恃医药，而率性纵欲，劳神动气者，终无生理。多因肺之体属乾金，系清空轻微之物，凡人言笑謦咳之声，皆出于肺，即金空则鸣之义。故其为具也，七叶下垂周身，二十四窍上通大管，连于咽喉，其间复有小系者二，一则上通乎心，一则下贯于肾。若天气下降，则离中之阴从肺降入于地，转居左肾阳部生水之道路，所以为肺乃肾之母也。其肉最嫩，其膜最薄，其窍最细，不能苟容，其管为气之橐钥，出入由之，不能更纳他物，故水误入之则呛，风偶乘之则嚏。若气塞痰壅而窍闭，或火炎金燥而叶萎，或积热肺腐而成痈，或咳伤膜翳而渗血，遂致音哑声嘶，咳亦无声，咽痛喉烂，咳唾脓血。病至于此，非真有虚凝静定之功，炼息归根之法，惟责成于草木，果何补哉？然而医者必先知主气之原本乎肾，治宜导火纳气，滋金壮水，使子母交通，而诸经之气亦得平缓清顺，永无亢逆克制之虞，毋专于顺气止嗽、清火消痰为也。须知痰、气、火三者，即我之精神元气所成，气则当用纳之之法而归于根，火用导之法而反其原，痰用复之之法而塞其源，方称正治。盖坎中之阳，火气也；坎体之阴，血水也。其气无形无质，附于阴而成体，潜于水而生气。其火互从右肾之阴而上行生脾土，脾土生肺金；其水互从左肾之阳而上行生肝木，肝木生心火。所以为万物皆生于地，长于地也。至于心肺，位居上焦，法天行道，因地气生至于天，其动已极，极则复静，而天气下降。故离体之阳火退入于地，转居右肾之阴部以藏精者，即导火纳气、反本还元之义；离中之阴水从肺降入于地，转居左肾之阳部以生水者，即壮水之主以制阳光之义。吾人非忧愁思虑以伤心脾之营血，即恼怒淫欲以损肝肾之真阴，阴血既亏，则阳无依附而不得不恣其炎上之性，以为咳嗽、呕血、骨蒸之证。苟非大补坎体之阴水，安能反坎中空炎之阳火而敛之，使反乎宅哉？医者明此，则不难于治矣。后列诸方，分治痰嗽烦咳之标，复备丸药，专主培元固本之用。

痰嗽之脉与形证 痰嗽者，系脾胃营气不足，或过于湿，或过于燥，不能泌别水谷，游溢精气而生痰，其痰壅塞肺之气道而为嗽，此正所谓因痰致嗽之证，痰出而嗽止者也。其脉若浮滑则兼风，洪滑则因火，滑数为热，沉滑为湿，寸关俱实为有余，寸关微滑按之无力为不足。审脉之属，加减分治，再用痰门参究。

痰嗽主方

茯苓二钱　橘红一钱　半夏一钱五分　甘草二分　杏仁一钱五分　桔梗一钱

枳壳五分　生姜一片

水煎，午前后服。

因痰致嗽，故以二陈汤主之。杏仁辛以润燥，苦以利气，枳壳以破滞，甘、桔为舟楫，生姜温中豁痰。不寒不燥，痰嗽之平剂也。

风热之痰为嗽，脉必浮滑而数，初起即加前胡一钱以清风痰，荆芥、苏叶各一钱以疏风清热。气滞痰凝，嗽不快利，脉主沉滑，加苏子一钱五分，清降胃中之浊气，桑皮、金沸草各一钱，清利肺家凝痰滞气。寒痰凝结，脉自沉迟而微滑，加苏叶一钱五分，桂枝、麻黄各五分，温散沉寒。毋论浮沉，但滑数不清者，火痰为嗽也，去半夏、生姜之辛温以避热，加黄芩一钱清肺胃之火，贝母一钱五分以苦润而清痰，紫菀二钱以辛温而顺气。或寸关或六脉微滑而按之无力者，此肺胃气血两虚之痰嗽也，加贝母一钱五分，麦冬一钱，知母、紫菀各一钱，去枳壳、桔梗、半夏、杏仁以顾其虚。如元气虚极，畏风怯寒，面白无神，可加人参一钱五分，相安即芪、术可用。濡软微滑之脉，肉浮气馁之体，此湿痰咳嗽也，加白术一钱五分，苍术一钱，去杏仁、桔梗。脉来洪大，或弦数不清，乃阴虚血少，火炎金燥，肺气浮逆之证也，宜预防吐血，加生地三钱凉血，使无妄行，麦冬二钱，知母一钱五分，玄参五分，滋金润燥，而且清刑金之火，贝母、紫菀各一钱五分，清痰顺气以止浮逆，去枳、桔、杏、半。

实火痰嗽脉与形证 火嗽者，因火盛金燥而嗽也。但火有虚实，须同脉证参究而后治。如六脉洪大或洪滑，举按有力，形实神旺，饮食如常而易饿，咽痛喉干，舌破唇燥，渴欲饮冷，痰色浓厚，不恶寒而恶热者，有余之痰火也。

实火痰嗽主方

贝母_{二钱} 花粉_{二钱} 黄芩_{一钱} 杏仁_{一钱五分} 紫菀_{一钱五分} 桔梗 薄荷_{各五分}

甘草_{二分}

水煎，午后、临睡服。

火炎金燥，当急于清热而滋金，薄荷、花粉、黄芩散火清热之剂，杏仁、贝母、紫菀滋金润肺，顺气清痰之药，病在上，故以甘、桔载之。如痰盛结滞，大便不通，脉滑有力，加瓜蒌霜七分，先用清金化痰丸，如便秘，方用（沉香）滚痰丸。

清金化痰丸_{见火门肺与大肠虚火条}

（沉香）滚痰丸_{见中风门中腑实证条}

虚火痰嗽脉与形证 虚火者，非火虚也。因人精血有亏，无阴以维阳火之根，则少火变为壮火，食我元气，元气不足，无以约制其下，则三焦五志之火各恣其炎逆之性，同乘于肺，金为火灼，则气失其清顺之度而咳逆不宁。初起尚有津液因火成痰，少润咽嗌而嗽犹缓，久则金水生化之源绝，惟有燥火逆气，渐至咽干喉痒，烦渴难忍，而喘嗽不已，饮食减少，即痰亦清薄，其脉微弱而数，或浮弦而数，按之无力，或细数不清。此皆虚火痰嗽之证也。

虚火痰嗽主方

麦冬_{三钱} 生地_{二钱} 贝母_{一钱五分} 茯苓 紫菀 知母_{各一钱} 牛膝

车前_{各五分}

水煎，午后、临睡服。

三焦之火非滋补不归，生地、麦冬、知母质重味厚，正补阴之重剂也；知、麦且能滋金水之化源，即所谓壮水之主以制阳光；茯苓、牛膝、车前导火纳气；肺气清则嗽自缓，故以贝母消痰顺气以清肺。如元气虚而脉按无神者，加人参一钱。金水膏、固本丸早当兼服。

金水膏_{见燥门里热燥证条}

固本丸_{即古方六味地黄丸，见血门呕血条}

培元固本丸_{见血门咳血条}

风寒痰嗽脉与形证 脉证与感冒风寒相同，惟多痰嗽耳。

风寒痰嗽主方

防风 前胡_{各一钱五分} 杏仁_{二钱} 苏叶 羌活 半夏_{各一钱} 桔梗_{五分}

甘草_{二分} 生姜_{一片}

水煎，不拘时服。

肺为寒邪所遏，则气不利而鼻塞流涕，肺窍为痰气所阻，则不通而咳嗽喘急。苏、防、羌活疏解风寒，杏仁、前胡、桔梗、半夏、甘草利气清痰。三日内宜用此方。三日后风寒化为热者，加干葛一钱五分，桑皮一钱，陈皮八分，荆芥七分，去苏叶、防风、羌活、生姜。如七日已后，不宜发散，加贝母一钱五分，紫菀一钱五分，桑皮、陈皮各一钱，减杏仁一钱，去半夏、前胡、苏叶、羌活、防风、生姜。宁嗽百花膏可于初起噙化。

宁嗽百花膏　腠理不密，易于伤风受寒，寒痰伏于肺窍，气道不清，痰涎壅闭，咳嗽不已，积久遂成喘嗽，不时举发，此膏无论新久可治。

乌梅肉　杏仁霜　粟壳　粉甘草　广陈皮　前胡　知母　麻黄各二两

苏叶　紫菀　嫩桑皮　款冬花各三两　肉桂一两

细末，炼白蜜烂和，不拘时噙化。

肺胀咳嗽脉与形证　肺统周身之气，肺之元气自虚，不能宣布施化于外以润泽脏腑，而反逆归本经，则诸窍闭塞。凡中府、云门、两腋，上至咽喉、鼻孔，后至肺俞，是肺气往来出入之道，各不通利而胀满不舒，即于肾家呼吸之气亦为阻塞，故气高若喘，有升无降，实非喘证也。偏左则左体不能贴席，偏右则右体不能贴席，贴席则喘嗽不已，此为气胀之证。在左则人迎弦急，在右则气口弦急，或兼滑数。

肺胀咳嗽主方

紫菀三钱　桑皮　苏子各一钱五分　贝母二钱　车前　橘红各一钱

水煎，午后、临睡服。

紫菀气辛味苦，辛能散，苦能利，为肺家理气之要药，贝母清痰而开郁，桑皮、苏子分利肺胃凝浊之气，橘红和中清气，车前导火顺气。六脉微弱无神，加人参一钱五分，麦冬一钱，减紫菀之半，去桑皮、苏子不用。如脉弦数或细数，火盛者，加麦冬二钱，知母一钱。初起暂服清金化痰丸。

清金化痰丸见火门肺与大肠虚火条

肺虚咳嗽脉与形证　此肺之元气自虚而自病也，盖肺主皮毛腠理，气虚则腠理不密，外则无风而恶风，不寒而怯寒，内则阳虚气弱，呼吸短促，微咳无痰，即有而清，神思困倦，意兴不扬，嗜卧懒言，饮食减少，面白形羸，色枯皮缓，遗精滑泄，肚腹虚泻，六脉虚微细弱，举按无神，惟宜补益元气，则嗽不治而自愈。若泥于清痰止嗽，误用甘寒凉润，损其脾胃，反速其死。

气虚咳嗽主方

枣仁三钱　人参　黄芪各一钱五分　白术　茯神各一钱　桑皮五分

陈皮三分　炙甘草二分

水煎，黎明空心及午后服。

人参专补宗气，渐加至三钱，白术补营气，须加至二钱，枣仁渐减其半，黄芪照旧，以补卫气，三焦元气旺而复行，则不至停碍气道而为咳，故用为君；枣仁、茯神宁神益志，神宁则气固，志益则气足，故以为佐；陈皮、甘草和中理气，桑皮清本经之浊气以止咳逆，泻中自有补义，无碍于元气也。琼玉膏、古方肾气丸、金匮肾气丸、益气丸、和中益气丸皆可参酌而用。

琼玉膏见血门咯血条

古方肾气丸

金匮肾气丸

益气丸

和中益气丸俱见气门肾与膀胱之气不足条

肺燥咳嗽脉与形证　金性喜润，润则生水，灌溉五脏，滋养百脉。若兑中禀受于脾土之一阴不足，则本体自燥而水源先竭，火无所制，金受火烁，即自润而不可得，外则形神萧索，皮毛枯槁，肌肤干燥，内则气滞痰凝，咳逆不利，喉干音哑，烦渴引饮，便燥难解，脉必虚数，或涩数无神。法当滋阴润燥，顺气清热，与燥门里热燥证参看。

肺燥咳嗽主方

　　　松子肉三钱　紫菀　贝母各一钱五分　牛膝　知母各一钱　枇杷叶　甘菊各五分

水煎，临睡服。

松子肉气辛香，味甘性润，本经滋补之妙药，故为君；紫菀、贝母利肺气而不燥，故为臣；甘菊辛凉，清散本经之热于上，枇杷叶之苦润，清利本经之气于下；以牛膝之甘润和肝润下，知母之甘寒壮水滋燥，大肠燥金之气藉此滋润而通利之，则无蕴隆烦灼之患。如燥热之气浮逆于上，加苏子一钱五分，橘红一钱，杏仁一钱三分，以疏泄之。金水膏可服。

金水膏见燥门里热燥证条

虚痨咳嗽脉与形证　痨嗽者，因阴虚内热，郁蒸生虫，虫侵五脏，延及于肺而为咳。或先从外感风热，久嗽不清而成痨；或小儿所患五疳，其中肺疳必嗽，嗽久为痨。痨证尚多，至因嗽成痨，因痨为嗽者，不出于此。但病初起，六脉平缓有神，虽数而不至急疾无伦，饮食如常，大肉未消者，后方煎丸调理，庶获再生。若迁延日久，喉痛声嘶，脉现弦细而促数者，多不治。

痨嗽主方

　　　贝母三钱　真蛤蚧二钱　百部　知母各一钱五分　地骨皮一钱　橘红　薄荷

　　　甘草各三分

水煎，于人静亥时及鸡将鸣未鸣之际热服。

痨证起于郁结，外从风热之邪不清，内因情欲不遂，志气不畅，忧愁思虑过度，则气郁生火，火郁生痰，三者郁结不清，或内热，或咳嗽，甚则生虫，延蚀脏腑骨节。

故用知、贝二母消痰清热而功多开郁，蛤蚧透骨追虫，以百部佐之而杀虫独胜，骨皮、薄荷清散内蒸之热，橘红、甘草调中和胃为先。如血虚，加茜根一钱，制何首乌一钱五分。气虚，加生脉散。脾虚，加茯苓一钱五分。大便秘结，加杏仁二钱五分。

灸肺俞、膏肓、百会诸穴，如见血后忌灸。

烧乳香昼夜不绝。如发咳，少焚及远焚之。

擦背脊及四弯法　桃头四十九枝，麝香一分，捣烂烘热，俟其睡熟，细擦脊梁上下及四肢关节之间，内服青蒿鳖甲丸。

青蒿鳖甲丸即调经济阴丸，见发热门郁蒸发热条　三阴虚耗，六阳偏炽，血热精枯，朝凉晡热，痰红烦嗽，色萎肌消，梦与鬼交，寒热似疟，郁热生虫，传尸痨蛀，此药主之。

肺痿之脉与形证　痿者，即如草木，上无雨露，下失灌溉，以致萎谢之萎。凡人百骸五脏皆可云痿，不专于肺。今言肺者，一身七歧，本具叶形，若气血均调，则舒张翕闭自如，与肾一气，相为呼吸之数，以应时刻。多因脾土有亏，母不能顾子以来生我，即肾气不足，子盗母气而为所窃，则元气为之不足，因而津精血液无所不亏而有枯萎之象。其始必因金体自燥，绝寒水生化之源，继而肾水枯涸，受龙火潜越之祸，犹之既失雨露之滋，反遭风日之炙，有不萎落者乎？此证虽热，不至炎火焚灼，故止于干萎。若亢火熏蒸，必致溃烂成痈，岂止于萎谢而已哉？外证自现皮毛枯萃，肌肤皲裂，形羸神怯，内则音哑声嘶，干咳气逆，皮寒骨热等症，六脉沉涩细数不清。倘气口皮肤枯燥，脉来急疾无神，饮食减少，息粗气高者，死。治宜壮水滋金，润燥清热，兼补元气。

肺痿主方

麦冬三钱　生地二钱　人参　知母各一钱五分　葳蕤　紫菀　贝母　天冬各一钱
水煎十分，不拘时徐徐服。

此方煎膏噙化亦妙。痿本虚燥所致，以人参补元气，生地滋阴血，先顾其虚，君；麦冬佐天冬而润其燥；知母、葳蕤能清虚热；紫菀、贝母顺气清痰。气血滋培，金清水澈，内蒸不治而自除。如痞结，加橘红五分，苏子一钱，辛以散之，暂去生地、天冬之凝滞。如脾泄，加山药、茯神各一钱五分以培土，去天冬、生地、知母之寒润，空心服。培元固本丸，不时噙化。琼玉膏、集灵膏、金水膏，三者之中用之宜者，常服莫辍。

培元固本丸见血门咯血条

琼玉膏见血门咯血条

金水膏见燥门里热燥证条

集灵膏　盖难成而易亏者，阴也，故阳常有余，阴常不足。日恒满而月恒缺，人之精津血液，凡为有形之阴，尤其难成易亏，先圣所以教人以保精而固真也。精属阴，真属气为阳，盖无阳则阴无以生，无阴则阳无以藏，藏即固之义也。是膏甘平温润，专于益气生精，壮水抑火，滋金水之化源，裨坎离之既济。凡劳烦过度伤心，思虑伤脾，暴怒郁气伤肝，房劳纵欲伤肾，诸阴亏损，六阳偏炽，而成虚损痨怯，咳嗽吐血，发热内蒸等证，用此久服，不偏寒燥，有裨气血。

> 熟地　麦冬　枸杞子各四两　牛膝　桂圆肉　黑枣肉各三两　天冬　人参
>
> 黄芪　白术各二两　陈皮一两　枣仁　制何首乌　白蒺藜各三两　茯神
>
> 地骨皮　贝母末各二两

熬膏，熟蜜收，冷调贝末，不拘顿热噙化。

肺痈之脉与形证　三焦五志之火总来烁金，凡中府、云门肺经所属之地，积热熏蒸，蕴结成毒，至于肺叶，尤其柔脆，易于糜烂，于是缺盆、鸠尾，或两乳之旁，抽引为痛，渐见喉腥口臭，秽气逼人，所唾似痰非痰，似脓非脓，或白或黄或红，若吐至紫黑块如烂肺者，其死更速，皆由纵色恣饮，喜啖厚味炙煿辛辣所致。初起六脉平缓，性情恬静，痰色黄白，饮食如常者，可治。若脉来空大弦数，或急数无伦，皆死候耳。

肺痈主方

> 贝母三钱　生地二钱　白及　桑皮各一钱五分　茜草　紫菀　百合各一钱

水煎，不拘时服。

贝母清痰开郁，且能解毒，故以为君；生地凉血清热，为臣；白及能清肺而合疮口，桑皮、紫菀能清气而宽胀闷；茜草凉血和伤，百合滋金敛肺。如火盛而脾胃旺者，加黄连五分，玄参一钱。如毒盛而痛极者，加金银花、连翘各一钱，去桑皮、百合。如血热痰红，加生地、阿胶各一钱。白及去皮，为细末，以猪肺煮烂醮末，不时食之，所谓以类补类，而白及性黏，用以结痂也。前方可煎膏，以便不时噙化。固本丸，早空心服五六钱，不可少。痈本热毒，外科辛香燥热之药概忌，只以清金润肺、凉血解毒收敛为主。

固本丸即古方六味地黄丸，见血门呕血条

或问：致咳之因，不外气逆火炎，不专用芩、连、知、柏清火，枳、桔、苏子顺气，蒌仁清痰者，何也？

答曰：此火即我三焦之元气，命门之真火，人非此火不生。但火本无根，以阴为根，须知培养有形之精津血液以配之，使其有所依附，而不至僭越于上，飞扬于外，乃为保真之士。若既已亢炎，化为壮火，亦惟从正治，专用质重味厚之药大补其阴，以收摄浮散，返乎故乡。而误以苦寒之味为泻火之良剂，或火属有余，脾胃强盛者，暂得其助水抑火之力，倘元气不足，真阳有亏者，无不受其克伐胃气，以速其死。至于肺之元气不足，不能清肃顺下，逆而为嗽，不得已用清润平缓之药，如桑皮、贝母、

车前之类以顺之。若枳壳之苦能破滞，苏子之辛能散结，瓜蒌之寒苦泻热利痰，无不损伤元气，安敢用之？

或问：本草专以沙参能补五脏之阴，故世人多遵用之。今子独不用，反以人参补气，宁不虑补气助火，有肺热伤肺之虞乎？

答曰：肺之元气有余而生实火，或伤风热外邪，法当辛凉以横散之，寒苦以直折之，误用人参，则有以火益火、肺热伤肺之患。若内则精神不足，气血有亏，六脉虚数无力，外则形尪色萎，肉消肌燥，不于滋阴养血剂中兼补元气，而虚火焉能就敛？阴精何以克生？一用参而气血双补，寒热不偏，岂沙参平淡之味所得同日而语？况东垣、丹溪诸先哲俱称人参有泻阴火、清癆热、补虚羸、益真气之功，舍人参不用而用沙参，不亦谬哉？且沙参无道地之物，乃浙直土桔梗伪充，若专用之，非徒无补真阴，反提浊气以僭乱，不亦昧乎？

喘 门

或问：喘本肺气不能清肃下行，有喘而易愈者，有终身止发不常而无恙者，有才喘而即死者，亦能历指其故乎？

答曰：呼出心与肺，吸入肾与肝。盖肾为纳气之脏，为人有生之根本；肺为司气之脏，为人一身之枝叶。病在枝叶则易愈，虽病久而不伤；病在根本则难愈，若更伤其根本，无有不速死者矣。

或问：喘证之缓急难易，固由于根本、枝叶之分，而致喘之因岂无分别？

答曰：喘之一证，有表里，有虚实，有脏腑，有寒热，有新久，最宜分晰晓畅，而后施补泻温凉之法，则病无不愈。其致病之由故有不同，具列于后。

肺经初感风寒发喘脉与形证　风寒暴感，其病在脉，其邪在腠理。盖寒邪痰积，闭塞诸窍，则出入不利，呼吸不通而喘逆者，症必头涨鼻塞，气高息粗，两寸脉浮紧浮滑。法当疏散表邪，后方主之。

外感风寒发喘主方

　　杏仁二钱　苏叶　前胡　枳壳各一钱　麻黄　桂枝各五分　甘草二分　生姜二片

水煎，食远服。

杏仁、枳壳辛以散之，苦以利之，使闭固之气得以舒泄；邪从腠理而入，以桂枝、苏叶之辛温，麻黄之轻扬，祛寒解表；前胡能去风痰而利窍，生姜、甘草温中和胃以益气此方七日前宜服。

定肺膏　或腠理不密，初感风寒，气闭作喘，或肺家素有寒痰，因寒邪触发而哮喘。此膏疏利表里之风寒痰气，无论病之新久，初发用之，以治其标。

　　杏仁三两　苏叶　前胡　枳壳　桑皮　橘红各一两　款冬花二两　紫菀茸二两

麻黄五钱　桂枝五钱　甘草二钱

细末，蜜和，噙化。

肺经寒痰哮喘脉与形证　寒痰伏匿肺窍之中，久而难出，或外感寒邪触发，或劳烦辛苦，因虚而发，或饮食生冷而发。发则喉间有声，耸肩捧腹，坐卧不安，三日后痰出滑利，喘势方缓。患者颇多，俗谓冷哮、盐哮者是。虽举发不常，竟有终身无恙者。脉必沉而不起，或沉滑，或沉紧。法当顺气为主，而佐疏解消痰。

哮喘主方

杏仁三钱　桑皮　橘红各一钱五分　半夏　苏叶各一钱　枳壳五分　甘草二分

生姜二片

水煎，食远服。

伏痰在肺，以杏仁之辛以散之，苦以利之；佐桑皮泻本经滞气，苏叶散在表之风寒，橘、半清胃腑之痰气，枳壳能破结滞，姜、草温中和胃。喘定，即去枳壳、苏叶，加苏子一钱五分，茯苓一钱，减杏仁二钱，桑皮五分。宁嗽百花膏不时噙化。

宁嗽百花膏见咳嗽门风寒痰嗽条　寒痰伏于肺窍，遇风寒生冷咸醋诸物，或劳烦形冷触发，耸肩捧腹，坐卧不宁，得痰而缓，俗称冷哮者，以此治之。

南星三两　蜂房　马兜铃　矾盐矾上盐下碗中煅过三种，各五钱　半夏八钱　蛤粉

青黛各一两

炊饼丸，每服三五七分，量老少虚实加减，荠菜汤调服。

胃腑痰气暴喘脉与形证　胃中浮逆之气化火生痰，并结而冲逆上焦，致肺气不得下降为喘，喘则喉间无声，惟胸膈痞胀不舒，可俯坐而难仰卧。气口脉浮滑，或弦滑而数，大便秘结，时唾痰涎，其喘不定，为有余。脉沉微而滑，饮食减少，神气怯怯，大便泄泻，其喘艰难而多汗，此谓胃虚。

胃腑痰气暴喘主方

苏子三钱　贝母二钱　紫菀　橘红各一钱五分　茯苓一钱　枳壳五分　甘草二分

水煎，不拘时服。

胃为水谷之海，多气多血之腑，苏子专主浮逆之气；佐茯苓有降纳之功，贝母、紫菀清痰顺气以保肺，橘红、枳壳释胸中之结滞，而以甘草和之。如胃中兼有停痰食积者，加姜制厚朴五分，半夏一钱，去贝母。如胃中元气虚者，加人参七分，茯苓五分，减苏子二钱，去枳壳。胃实，用清气达痰丸。便秘不解，用（沉香）滚痰丸。胃虚，脉微浮而滑，按之无力者，苏子降气汤。

清气达痰丸见痰饮门痰证条

（沉香）滚痰丸见中风门中腑实证条

苏子降气汤　脾肾元气素亏，胃腑浮痰逆气为喘，脉非空大无根，即沉微细滑无

力，大便不实而足冷，两颧戴阳而自汗。

　　　　当归　甘草　前胡　紫厚朴各一钱　半夏曲　真苏子　陈皮各五分

　　　　肉桂三分　生姜二片　大黑枣二枚

　　水煎，不时温服。

　　此方温中降气，为虚喘之平剂。若元气虚，量加人参七八分。

　　肺经痰气暴喘脉与形证　脉气郁而不利，化火生痰，碍塞空窍，以致喘息不通，喉间无声，口干舌苦，结痰凝塞，胸膈不快，大便燥结，脉来浮洪滑大者，为实，理宜泻之。喉间有声，时唾痰涩，形容憔悴，梦寐不宁，饮食减少，大便泄泻，六脉虚浮不实，或微弱无力者，为虚，理宜兼补。

　　肺经痰气暴喘主方

　　　　贝母三钱　橘红　苏子各一钱五分　茯苓　枳实各一钱　瓜蒌霜　黄连各五分

　　　　甘草二分

　　水煎，午前后、临睡服。

　　气郁痰凝，必兼内热，故以贝母之寒润以代半夏之辛燥，黄连、枳实、瓜蒌之苦寒利气清火豁痰最速，痰气火三者清，肺窍通而喘自平矣。初起有余，此方主之。若病久元气不足，当去枳实、瓜蒌、黄连，而加麦冬二钱，紫菀一钱五分，茯苓一钱，桑皮一钱。虽非补益之剂，取其不伤元气，而使肺气清肃下行为补耳。初用神秘丹，便结滚痰丸。

　　神秘丹　经谓：胃气不和则睡不安。胃家浮浊之气不舒，自胃而上迫于肺，肺气因之不能施布，而喘逆不舒，是为息贲之积，以此丹治之。

　　　　橘红二两　苏子　杏仁各一两五钱　枳实　桑皮各一两　槟榔　沉香各五钱

　　蜜丸弹子大，重二钱，临睡，白汤化服。

　　（沉香）滚痰丸见中风门中腑实证条

　　肺经气虚作喘脉与形证　宗、营、卫本三焦统运之元气，不及则病，何况于虚？经谓：出入废则神机化灭，升降息则气立孤危。今肺主宗气，虚而失其升降出入之常度，则喘病作矣，不待内外有所感触而后发也。形神尫怯，嗜卧而无寐，畏人懒言，气浮自汗，饮食无味，行动则喘咳愈加，安坐庶几少缓，六脉虚微欲脱，理当补益元气为主。若恶寒喜热者，为阳虚，更宜温补。不恶寒，不喜热，烦渴便燥者，为阴虚。阳虚者服集灵膏、金匮肾气丸；阴虚者服培元固本丸，亦用集灵膏。如火炎气逆，为便燥者，用金水膏。

　　肺气虚喘主方

　　　　麦冬三钱　人参二钱　枣仁一钱五分　茯苓一钱　车前　橘红各五分　五味子

　　　　甘草各二分

水煎，早空心、临睡服。

经云：虚则补之。因肺虚不能统布诸气，以致逆而作喘，喘而欲脱，故阴虚者以生脉散补其精气，佐枣仁以敛阴固神；阳虚者减麦冬之寒，加参、芪、附子以温之。此证又有阴虚之别，最易淆讹，须细审脉证，苟认以为有余，泻之即死。如有痰，加贝母一钱五分。阳虚自汗，脉微欲脱，加黄芪一钱五分，人参一钱，附子一钱，减麦冬二钱。

集灵膏见咳嗽门肺痿条

金匮肾气丸见气门肾与膀胱之气不足条

培元固本丸见血门咳血条

和中益气丸见气门肾与膀胱之气不足条

金水膏见燥门里热燥证条

肾经气虚作喘脉与形证　肾虚不能纳气，则气逆火炎，有升无降而喘，喘则水源枯涸，壮火空发，由是心烦躁急，神情恍惚，昼夜无睡，虽睡而魂梦飞扬，惊扰不安，心窝自汗，渴欲饮冷，而大便或泻或秘，六脉或空浮博指，或虚微细数而两尺不应，或虚大无力，上部觉热而下身畏冷。若误为火证痰喘，则速其死。甚有面红目赤，唇红舌黑，身心烦躁，坐卧不定，与有余火证无二。及细审其脉，必虚浮微细，按之则无。此证多于病后真阴不足，孤阳无附而空发于上之所为。在病为虚喘，为阴躁。缓则金匮肾气丸，急则金匮肾气汤，以导火归原、纳气归根为主。

肾虚气喘主方

人参三钱　麦冬二钱　熟地　茯苓各一钱五分　车前子　山药各一钱　山萸肉

牡丹皮　泽泻　肉桂　附子各五分　牛膝一钱

水煎，早空心、午后温服。

六味汤，壮水滋肾之剂，加人参、麦冬，统补肺肾之元气，子能令母虚，肾虚，肺无不虚之理也；桂、附导火归阴，车、膝纳气归根。凡大病久病之后，形神已脱，目陷耳吊，鼻煤齿干而喘急者，必死无疑。其时气逆火炎，反致六脉有神，此为灯尽复明之兆，切不可妄投药饵。所谓九候虽调，形肉已脱者死，医者又不可不知也。

卷六

内伤门

或问：内伤者，伤乎内也。五脏六腑，精神气血，非内乎？凡此有伤，自宜调和补益，何世俗之治内伤者反用破气行血之药也？

答曰：内伤外伤，截然不同，何可不辨？若内伤则诚如所问，岂近来概以跌仆斗殴、破损闪胸之外伤称为内伤？若外伤而用行气消瘀之剂，原不为过，无奈病与医者莫不曰内伤也。试问内伤脏腑精神气血，汲汲补缀不遑，安敢以破气行血克伐之药妄投寸匕哉？此盖病者狃于不知，医者仍其积误耳。流而至于今日，凡遇些小疼痛，不究人之劳逸，患之内外，不曰内伤，即曰箭风。此唱彼和，牢不可破，竟致外伤、痛风两门于不辨，犹之冒风为伤风，轻重失入，误人不少。东垣且以内伤形证有与外感伤寒相类者，恐后人之谬误，论之甚详。其爱人之心若此，岂知后世置内伤、外伤于不究？余今以病之有类于内伤者，一一分解，明列于后，破积误以诏将来，期与斯民共登仁寿之域焉。

七情内伤脉与形证 困苦忧愁，沉思积想，郁怒暴怒，恐怖惊疑，哀痛迫切，谋求失望，凡情之所钟，志之所在，精神气血莫不为之飞扬震荡。阻阂膈塞既久，阴阳不和，调理失宜，或火炎水涸，咳逆痰红，渐至假热虚寒，形消骨瘘而瘵证成，或中气不运，痞满不舒，或噎塞干呕，格拒饮食，非臌即膈，遂至不起。盖脉多沉弦涩数，或虚弦微滑，大概神情意气毫无开爽生发之机，法当调补气血，开郁醒神。但忧愁气恼多者，乃其天性所禀，非若酒色可戒，风寒可散，必待自能痛改，死中求活乃可。若医者虽具好生之心，而草木之滋焉能易其性哉？

七情内伤主方

　　枣仁三钱　当归　贝母各一钱五分　茯神一钱　远志肉　益智仁各五分

水煎，午前、午后服。

情志之病，本无形之气郁结而起，久则阴虚内热，或痰气不清而凝滞不通，随其气血之偏枯而成证，故以茯神、枣仁收摄精神元气；佐当归滋血而固神气之根，远志益精补肾，益智醒脾开郁，橘、贝顺气清痰。火盛，加酒炒黄连五分。元气虚，加人参一钱五分。临睡服宁志丸或归脾汤。

宁志丸 足少阴肾在令为冬，在神为志，本藏精之脏，为生气之源。若或天性多忧疑，寡言笑，怀抱不舒而气郁，形容枯萃而神衰，昼嗜卧而夜不眠，梦昏扰而心惊悸，或劳烦不节，思虑伤神，气逆膻中，火郁包络心脾，痞结为痛，神志恍惚多惊，血枯肝燥，善怒而夜卧不安，气弱精虚，男遗滑而女多带下，总由心肾不交，神志不藏之故。

枣仁五两　茯神　当归各三两　黄芪　远志肉各二两　人参　白术　甘草

益智仁　朱砂各一两　莲须二两　滴乳香五钱

蜜丸，临睡，灯心汤吞二三钱。无睡，以白酒陈浆或酒下之。

归脾汤 治思虑伤脾，营血大亏，健忘怔忡惊悸，昼嗜卧而夜无睡，神昏盗汗，心脾作痛，痞满少食，大便不调，体肿肢疼，梦遗滑泄，妇女月经不准，赤白带下。

人参　黄芪　白术　茯神　枣仁各二钱　当归　远志各一钱　木香五分

甘草三分　桂圆肉十枚　灯心二分　生姜一片　黑枣二枚

水煎，早晚空心服。

房劳内伤脉与形证 纵欲宣淫，伤精走气，有形之阴精泄之不已，无形之阳火飞越无制，于是头目眩晕，五心烦热，肢体困倦，自汗乏力，饮食不甘，皮寒骨热，经络骨节拘挛抽引，痛难转侧，腰膝酸痛，腿脚软弱，阳事不时妄举，溺出两歧而淋漓不尽，脉非空大虚数，即沉微涩数而无力。以培补精血、益气安神为主。

房劳内伤主方

枣仁三钱　熟地　麦冬　人参各一钱五分　茯神　当归　黄芪各一钱

五味子二分

水煎，早空心、临睡服。

神、枣收摄神气，归、地补精益血，使神气有所依附而不至散越；生脉散佐黄芪益气生津，补肾水之上源，所谓虚则补其母也。内热，加知母一钱。脾胃虚，加白术一钱五分，黄芪五分，去麦冬、熟地之寒腻。

集灵膏 见咳嗽门肺痿条　不热，去首乌、骨皮；无痰，去蒺藜、贝母。

河车大造丸 先天不足，精气本虚，强力入房，恣欲无度，精枯气遗，头目眩晕，皮寒骨热，肢体羸弱，神枯色萎，非此不治。兼起病后精虚血弱，妇人多产，老年虚弱，月经不调，赤白带下。

紫河车膏二具　熟地黄八两　人参　白术　当归　枸杞　茯苓　芍药各四两

黄芪　川芎　杜仲　牛膝　山药各三两　甘草　肉桂各三两

蜜丸，空心，白汤吞服三五钱。妇人虚脱，淋带不止，加鹿角霜三两。

劳烦内伤脉与形证 奔走劳形，事烦劳心，言多伤气，饮食失节伤脾，由是阴血亏损，阳火有余，口干舌燥，寒热交加，肢体困倦，腰膝酸疼，神昏志惰，目花虚眩，其脉涩数或虚数者，为阴虚，以后方滋补精血、清热养神为主。如气高而喘，身热而烦，头涨而不痛，口渴不欲饮，其脉洪大，按之无力，此则劳倦大伤心脾之营气，不能统运周行，致虚阳陷下，阴火冲逆，甚则舌肿燥硬，唇干口破，两目虚赤。早用补中益气汤升阳散火，晚用归脾汤养血安神。

劳烦内伤阴虚主方

> 枣仁三钱　人参　当归各一钱五分　丹参　茯神　麦冬　桂圆肉各一钱
>
> 五味子二分

曲运神机，劳伤乎心；多言利辩，劳伤乎肺；谋虑过度，劳伤乎肝。茯神、丹参、桂圆育心以宁神，枣仁、当归养阴血而滋肝木，人参、麦冬、五味生津脉以益肺气。心血少而内热，加生地一钱五分。火盛，加黄连五分，早晚丸药调补。

补中益气汤 启发失陷之生阳，调补心脾之营气。

> 黄芪一钱五分　人参　当归　白术各一钱　陈皮八分　柴胡五分　升麻三分
>
> 炙甘草二分

水煎，早晚空心服。如下焦虚寒，火不归原，加肉桂五分，附子三分。

天王补心丹见发热门虚烦发热条

归脾汤

滋阴百补丸 治脏腑不和，营卫不调，精神不足，气血不充，以致形衰色萎，骨软筋枯，腰膝酸痛，步履艰难，饮食减少，嗜卧懒言，皮寒内热，精寒阳痿等症。

> 熟地五两　杜仲　牛膝　枸杞子各三两　当归　茯苓　山萸肉
>
> 鹿角胶各二两半　人参　黄芪　白术　白芍　肉苁蓉　龟板胶各二两
>
> 锁阳　知母　黄柏各一两五钱　肉桂一两

蜜丸，早空心，白汤吞服四五钱。

劳力内伤脉与形证 负重担远，作务劳苦，皆能伤筋动骨，耗气损血，以致经络不和，肢体疼痛，口干舌燥，乍寒乍热，其脉虚弦涩数。调气和血、舒筋壮骨为主。

劳力内伤主方

> 杜仲二钱　延胡　当归各一钱五分　川芎　牛膝　陈皮各一钱　羌活　独活
>
> 枳壳　红花各五分

水煎，午前、午后服。

服后用陈酒尽醉，以行药力。劳碌辛勤，气血必虚，以芎、归补血而荣筋活络，红花、延胡和气血以止痛，牛膝滋肝以养筋，杜仲补肾以壮骨，羌活、独活行经络以祛风活血，陈皮和中，枳壳利气。胸胁痞闷而刺痛者，加山楂二钱疏肝去瘀，去牛膝、杜仲，虎潜丸常服。如有瘀血，腹痛发热，加硝黄、桃仁、黄芩以涤除之。

虎潜丸 气虚不能导引血脉，血虚不能荣养经络，关节枯涩，筋骨软弱，阴维、阳维之脉虚则周身烦痛，或麻痹不仁，阴跷、阳跷之脉虚则屈伸不利而步履艰难。此药培补气血，壮骨舒筋。

用滋阴百补丸全料，加虎骨二两五钱，羌、独活各一两。早空心四五钱，晚空心二三钱，白汤吞服。

饥饿内伤脉与形证 忍饥理事，空腹远行，伤脾胃清纯之元气，反使胸膈倒饱，心嘈窘痛，肢体困倦，虚寒假热，其脉非空大无神，即涩弱无力。以和中益气、调胃健脾为主。

饥饿内伤主方

　　白术二钱　神曲　当归各一钱五分　人参　白芍　茯苓　陈皮各一钱

　　炙甘草二分

水煎，午前后服。冲和资生丸，早晚空心，米饮吞服三五钱。

失饥胃气伤于馁，过饱则脾不及运，参、苓、白术大补营气，久病所必用，归、芍以益营血，甘、陈和中，神曲助运。胀闷而嗳腐，加山楂二钱，麦芽一钱五分，去人参、当归。发热，加干葛一钱五分，柴胡一钱，去人参、白芍。劳力、饥饿二症，或竟用补中益气汤亦可，但须随兼症加减。

补中益气汤见本门劳烦内伤阴虚条

冲和资生丸见气门脾胃营气不足条

固本健脾丸见气门脾胃营气不足条

食物内伤脉与形证 胃强脾弱，多食而不及消化，三脘胀满，痞痛不舒，遍身壮热，恶心呕逆，嗳腐吞酸，上则呃逆，下多矢气，头不痛，不恶寒，知非外感发热也，其脉气口弦滑有力。以和中消导为主。

食物内伤主方

　　山楂三钱　神曲　麦芽粉各一钱半　陈皮　厚朴　淡豆豉各一钱　甘草二分

　　生姜二片

水煎，不拘时服。和中顺气丸，午前后服。

因脾虚不能健运，只宜平和之剂佐其消化。若以三棱、蓬术、槟榔、枳实克削元气，则更不能速化矣。如伤生冷，加藿香一钱五分，木香五分。伤炙煿，加姜炒黄连五分，枳实一钱，去厚朴。伤诸肉肥腻，加砂仁一钱，木香三分。

和中顺气丸 脾胃素亏，饮食不节，肥浓太过，坚硬难消，以致胸膈胀痛，嗳腐吞酸，用此治之。兼消五郁六积痰饮之类，而诸肉麸面之积尤宜。

　　山楂六两　陈皮　茯苓各三两　半夏　神曲各二两　卜子　连翘

麦芽粉各一两半

荷叶汤叠丸，食前后，姜汤吞服二三钱。

香砂枳术丸 盖脾喜香恶臭，喜燥恶湿，喜开爽恶抑郁，喜运动恶停滞。今以木香、香附、砂仁开郁醒脾顺气，释胸中之痞胀，白术补脾胃之元气而复营运之机，神曲、麦芽、枳实腐熟五谷而佐健行之用。

白术四两　枳实二两　陈黄米　姜制香附各一两五钱　神曲　麦芽粉各一两

木香　砂仁各五钱

荷叶汤叠丸，早晚空心，姜汤吞服二三钱。

芩连橘半枳术丸见郁门痰郁条　治食积痰火，吞酸嘈杂，倒饱之证。

备急丸 中寒脾弱，复伤生冷肉食，不能腐熟，停滞肠胃，心腹绞结为痛，大便塞结不通，精神素旺者，以此备急。

延胡索三钱　木香　五灵脂各钱半　沉香一钱　巴霜七分

蜜丸芥子大，十丸起，五丸止，空心，姜汤吞服。

饮酒内伤脉与形证 脾性喜燥恶湿，酒系湿热所成，多饮故能伤脾。酒性属火，善走血脉经络之中，故易伤心，盖心主血脉也，心火刑金，熏蒸蕴酿，肺胃受毒，则有肺痈胃痛之患。酒体属水，水溢则土伤于湿，所以呕逆恶心，腹痛暴泄，甚有神昏体倦，或狂妄燥渴之病，其脉洪大滑数，治以和中调胃、上下分消之剂。

饮酒内伤主方

干葛三钱　泽泻　半夏各一钱五分　陈皮　茯苓　苏叶各一钱　白豆蔻

藿香各五分　生姜三片

水煎，午前、午后服。

和中燥湿用陈皮、半夏，温中清胃用藿香、豆蔻、生姜，透表汗以干葛、苏叶，利水道以泽泻、茯苓，如此则无形之酒积分消矣。

上清丸见火门心与小肠实火条　解酒中湿热之毒，以止心肺之烦渴。

冰梅丸 停痰积热，使肺胃之气不和而烦渴恶心干呕，及酒毒郁于三脘而作呕哕，既久而脾胃不醒，饮食不思，及霍乱吐泻之证。

干葛五钱　苏叶一钱五分　薄荷二钱　藿香一钱五分　白豆蔻一钱　甘草一钱

桔梗一钱　乌梅肉一钱，炙干　白硼砂二钱　人参二钱　麦冬三钱　花粉三钱

广橘红一钱

蜜丸圆眼核大，不拘嚼化。

香连健脾丸 脾胃虚弱，不能营运，犹有积滞不清，绵远难愈者，休息痢也。以此补益脾胃而消湿热之积滞，故与酒积腹痛而泄泻者宜之。

乌梅炭十六两　生姜五两，干　制半夏五两　麦芽粉　神曲　山楂各二两五钱

  槟榔一两 三棱 蓬术 青皮各七钱 陈皮 枳壳 木香各八钱

水叠丸，空心，米汤吞服二三钱。

芩连橘半枳术丸见郁门痰郁条 治酒毒不清，脾胃不和。

外伤脉证 跌打损伤皮肉筋骨，负重力作挫筋闪气，经络关节疼痛，不能转舒，气闭而呼吸吊痛，血虚而寒热交作，呕恶胀满，内连脏腑，此皆外伤所致气血不和，经脉阻碍为病。今医家称为内伤，岂不大为背谬哉？其脉洪大而数，沉涩而数。沉涩为气滞血凝内热之候，洪大而数，必兼伤风焮肿、寒热有余之证。

外伤主方

  当归三钱 山楂二钱 防风 延胡索各一钱半 红花 桃仁 陈皮 羌活各一钱

水、酒各半煎，不拘时服。

  当归养血而活血，血活则筋骨自舒；红花佐山楂、延胡消瘀止痛；桃仁、陈皮顺气以行结涩；防风、羌活能通经络血脉，无微不入，且去外袭之风寒也。瘀血不尽，加苏木五钱，先煎片时而后入药。大便不行，口干引饮者，加酒浸大黄三钱。

和伤拈痛丹 治跌仆伤损，瘀血不行，二便不通，气逆火炎，心胸闷乱，肚腹膨胀，头目肿胀，呕恶不食，寒热交攻，口干烦躁。

  酒制大黄四两 朴硝一两 桃仁 归尾 红花 延胡各一两 肉桂 鳖甲酒炙脆
  枳壳 木通各五钱

蜜丸，苏木煎汤吞服二三钱。

调营养卫酒 劳烦辛苦，负重力作，气血不和，经络不通，筋骨疼痛，走注不定，胸膈痞闷，饮食不思，寒热交作，嗜卧烦倦。以此活血通经，顺气止痛，与劳力内伤通用。

  当归身五两 川芎二两 川续断三两 牛膝四两 杜仲四两 羌活一两五钱
  防风一两五钱 红花二两 黄芪二两 白术三两

锉片，绢囊盛，空悬瓮中，用无灰陈酒二十斤浸五七日，隔汤煮透，早晚随量热服。

温经活络丹 气中血滞，血中气滞，经络隧道不通，筋骨关节疼痛，内伤外伤，气郁血郁，并能治之。

  酒制香附八两 陈皮 当归尾各六两 延胡索 枳壳各四两 羌活 红花各三两
  抚芎 独活各二两 滴乳香 没药各五钱

蜜丸弹子大，重三钱，午后、临睡，陈酒热化一丸。

疟 门

或问：疟之为病，寒热交作，独异于诸证者，何也？

答曰：疟者，虐也，有凌虐之义。寒则战栗振动，热则烦渴躁妄，经谓阴阳相争也。当其寒热交作，神志变乱，不能自主，符药不能禁截，任其凌虐，故名曰疟。

或问：疟之来，病必有其因，所云夏伤于暑，秋必痎疟，岂暑邪即为疟之因耶？

答曰：《内经》所谓夏伤于暑者，非为暑所伤也。夏令应热而反凉，谓之夏行秋令，暑气不伸，民病疟痢，是众所共伤之时气，非一人独受之暑也。但疟之触发，有外感内伤之不同。外感者，先足太阳膀胱、足少阳胆、足阳明胃三经，属表，凡从风寒暑湿瘴疠传染，谓之外感之邪，以疏散为主。内伤者，先足太阴脾、足少阴肾、足厥阴肝三经，属里，凡从饮食痰积、郁气劳烦房劳及素有疟痞而发者，谓之内伤之邪，以和解为上。内伤者未必不因外感而发，外感者未必不因内触而病。临证用药，必须审明兼主，或内伤为主而兼治外感，或外感为主而兼治内伤，并当辨明新久虚实，三阴三阳，与伤寒热证参治，则万无一失矣。

或问：疟发必然寒热交作，不若伤寒但热不寒，不知热从何生？寒自何来？请悉其义。

答曰：寒热之故，由于阴阳相争。争者，彼此亢拒，互有胜负，以现寒热之外证也。但此阴阳非三阴三阳经络之阴阳，乃指营卫之气，人身之大阴阳也。营为阴，不与卫气同行，独得行于脉中，循上下前后左右之脉，循环转运而不息者也。卫为阳，其气慓悍，不行于血脉之中，独行于肉分皮肤四末之间，以护外者也。前云受病，固有表里内外之分，大约邪从外入卫气必先受之，在内营气必先受之。所受之邪虽有风寒暑湿饮食痰积之不同，实由营卫之气先虚，邪得乘虚凑之。而且营卫之气各各行于所由之地，实则行，虚则聚，聚则为痰涎浊液，流注浸润于脏腑经络之中，为致病之根，而后因外感之风寒暑湿，或内触之饮食痰积而发。然不无外感兼内伤，内伤兼外感，但各有深浅不同，即分有寒热多少之相去，而况加营卫同病，本有阴阳不和，互相胜负之争哉？何以见其营卫同病而阴阳互争也？试观伤寒冒寒诸证，不过发热恶寒而已，并无寒热同作而变乱。若疟之甚者，盖发之时，凡内外表里之邪与新久积聚之痰与随，营卫不和之气交错，妄行于脏腑经络上下募原之间，为寒热，为头疼身痛，为恶心呕逆诸证。若营气偏盛，僭越于外，使卫气不得行其慓悍之势，拒截于内而不出，则阴气独盛而为寒，寒则战栗鼓动，床座为震，虽重裘烈火不能御者，多由阴盛格阳，卫气衰于内而营气盛于外也。逾时阴气亢极就衰，卫气复仇，由内而透发于外，则表里兼热，热极亦格拒营气于内，而卫气独盛，此谓阳盛格阴。故致烦渴躁妄，神昏志乱，谵语挥霍，纵饮冰卧水不能济者，多由阴气已竭而卫气独盛也。逾时阳气渐衰，阴气渐复，而营卫和平，痰涎由呕而稍去，风暑由汗而稍散，或一二时而止，或五六时而止，故言疟之为虐，信不虚也。

或问：疟之发，有一日一至者，有两日一至，或三日一至者，何也？

答曰：盖邪之所凑有表里浅深之分，故疟之发有远近早晏之殊。如邪气与痰涎渗于经络之中者，为浅，在营卫，易触而易发，发则随汗吐清散而亦易愈。若邪气与痰涎伏于六腑募原之间者，为半深，营卫不易触发，发时必由汗吐下三法而后清解，故不易愈。若邪痰沉陷于五脏至阴之处者，为愈深，营卫更不易触发，发则诸邪不能随汗吐下三法而出，故难愈。而况病入三阴，无可汗可吐可下之证也。

或问：诸疟既得闻命矣，俗有胎疟之说，出自何典？见其一日一发，邪不为深，但有至百日或半年不愈者，何也？

答曰：俗云胎疟者，乃自出母胎始经之疟也。先哲置之不论，后学茫然不知，概以疟为微疾忽之。不分年少年暮，里虚里实，病者寒暖不节，饮食无忌，医者行痰去癖，过用克伐，或符药禁截，以求速止，使邪气不散，疟痰不清，乘脏腑营卫之元气亏损而变成别证，以至于死者不少，故不可不预为之计也。盖疟之寒热，本由营卫不和，不和则气血愈衰，而疟邪得以沉伏，其根蔓延，其势所以日久不愈。今人惟知执方治病，不求病之外感里因，邪之深浅新久，元气虚实，人年老少，率臆妄治，无有不误。偶遇已发再发及新发而已经多次者，其邪本经不能久留，随汗吐下而即解者有之，或服药或不药而愈者亦有之。若胎疟则不然，初经寒热不甚而发，寒则近火饮热，热则就凉饮冷，恣餐水果以解烦渴。岂知已病之寒热不能因汗液而透达，则新进生冷饮食之积复停滞于肠胃，而佐疟痰以为厉？甚有初发胃气强盛，不惟不断饮食，而反触禁忌之物，于是内伤外感交互不清，更加符药强截，使疟邪闭固无从发泄，遂至流连不已，半年百日不能即愈。医者须知扶脾胃之元气，以助营卫之阴阳，阴阳和则在表之汗液自透，营卫调则脏腑经络之痰涎自清，脾胃旺则在里之食积自消，新谷渐进，胃气既昌，不惟疟邪易于清解，即精神气血亦不难于平复矣。余当此病，即以胎疟之禁忌、胎疟之调摄详示，使之外避风暑，内忌腥荤及节饮食，先服疏散风寒暑湿之药二剂，使表邪从汗液而解，继服和解表里、清痰清食之药二剂以清里，再服清痰理气、开胃健脾之药二剂以和中。凡消散诸药及禁截之法，一切不用，听其自发，发时只用热姜汤助汗，使汗透如雨。候其面目指甲黄如金色，寒热虽发，其疟邪已轻，即用升柴六君子汤四剂，则无不愈。若邪尽者，竟可不药而自愈矣。此始终清理表里之邪无误、调和脾胃营卫之气无怨之效也。若病者欲速，医者勉就，非止截太早，即克伐伤元，而祸不旋踵。要知胎疟从幼早发者病轻，多因真气未漓，邪气易透而愈亦速也。中年发者必重，年老发者必危，大约精神气血渐衰，而汗吐下三法不能尽施，内外之邪愈深，更多七情六欲伤伐本元，不能当寒热之铍铍铢铢也，药饵调摄，愈当谨慎，可保无虞。如青皮、草果、槟榔削伐元气之药，不可妄投，盖此三种本非疟证必须之物也。

或问：常见疟者，有服药不效，竟以禁法愈者，人皆谓之邪疟。若以风寒暑湿为邪，必由发汗而解，则非药不愈。若以符咒禁止，则真有疟鬼为祟，而诸药可废，岂无说乎？

答曰：邪者，惟外感六淫为在表之邪，痰涎食积为在里之邪。纵使扬手掷足，躁妄谵语，头目眩晕，眼中若有所见，沉思积腾，梦魂为之飞越，实由热邪狂炽，神昏气乱所为，即伤寒里热之证亦然，非止于疟而真有鬼魅之邪，可以符咒禁截者也。即有之，其故有二：一则里外邪气原轻，汗液发泄已透，但知符术之神，竟忘药力之效者有之；一则脾主信而多忧，凡疟之将来未来之际，必先忧疑，病之再至而有畏缩寒栗之态，神情意气无非疟之为患而惨然色沮，今日如此，明日复然，此所谓信也，因惧病之复来，深信法之可恃，则又预必其不发而精神焕发，情志畅达，或因广筵谈笑，或遇事冗奔驰，遂至相忘而竟亦不来者有之。究而言之，来病者非鬼祟之邪，祛疟者非符篆之灵也。若遇阴疟胎疟，受其禁截，反使浅者入深，轻者变重，自一日而变为两日，由两日而转成三日，于是整年累月止发不常，为害匪浅，亦符咒所贻之患也，可不慎哉？

或问：有寒多热少，有热多寒少，或先寒后热，或先热后寒，或寒热甫定而复寒复热，或有汗无汗，或日发夜发，或半日终日，或一定不移，或参前过后，其义何居？

答曰：阴邪盛则寒多热少，阳邪盛则热多寒少，营气先争则先寒后热，卫气先驰则先热后寒。寒热交互，始终藉阳邪外达，故重热汗出而解。血气足，营卫和，则有汗而易愈；气血虚，营卫衰，则无汗而难愈。邪在阳分之表则日发，日发者易愈；邪在阴分之里则夜发，夜发者难愈。由内而达外，则日早而易愈；由外而传里，则日迟而难愈。邪浅半日而愈，邪深终日始解。初起则如期而发，将愈则前后不一。

或问：患疟者求其速愈，先生独无速效之法乎？

答曰：惟营卫不调，阴阳不和，邪得乘之而疟。苟非自始至终分清和解，标本兼顾，难于速愈。倘若欲速，罔分虚实，惟发散消导，是务伤其根本，方变证丛起之不遑，安望疟之速已？王道所以无近功，而欲速者多不达也。向后分别六经形证甚详，能体此推察病情，虽平剂治之，无不速愈，又何法之别求？

诸疟之脉 疟脉多弦，左关偏大。弦数为热，浮弦为风，浮紧而弦为表寒。右关弦滑多痰，弦实有力为食积，迟弦为里寒。六脉弦长气盛，弦涩血虚，虚弦无力，气血两亏而疟邪未尽。病后脉来微滑平缓，无弦数空大之象，为将愈之兆。

太阳之疟脉与形证 风寒暑湿为六淫之外邪，必由表而传里。邪自太阳之表，必致头疼项强，周身关节酸疼，恶风畏寒，恶心呕逆，寒多热少。六脉浮弦为风，弦紧为寒，弦数无力为暑，弦而濡软无力为湿。后方疏散为主，汗透乃妙。

太阳之疟散表主方

防风 三钱　苏叶　羌活　半夏 各一钱五分　川芎　陈皮　淡豆豉 各一钱

甘草二分　生姜三片　葱头三枚

水煎，露一宿，黎明、午前空心热服。

羌、防、苏、芎辛温发散为阳，佐葱、姜疏解在表之邪，橘、半、豉、草清痰顺气、和中清胃，以安其里。有食须消，加神曲、麦芽各一钱。胃寒不和而呕恶者，加姜制厚朴七分。脉来弦数无力，不恶风寒而多热汗，神昏烦渴者，暑疟也，去川芎、羌活之辛燥，加干葛三钱、香薷一钱以清之。湿邪为疟，脉必濡软无力，症必头重如裹，鼻塞声重如在瓮中，肢体重著，酸软无力，恶心呕逆而痰多盈盈，汗溢而不热者，加炒苍术一钱，去川芎不用，后备丸散可以兼服。

疏解和中丸　疟疾初起，外感风寒暑湿之邪，内伤生冷粉面之积，兼之停痰积饮为患，致表里不清。营卫不和而寒热交作者服之，重者可轻，而深者易散也。

干葛四两　陈皮　半夏各二两五钱　前胡　神曲各二两　防风　香薷各一两五钱

青皮　厚朴　槟榔　羌活　苏叶各一两

水叠丸，早空心、午前，姜汤吞二三钱。

芎苏散　感冒风寒初起，其邪在表，头疼项强，鼻塞身热，恶寒无汗，周身关节酸疼，急服此散取汗。

防风四两　苏叶　干葛各二两五钱　川芎　羌活　前胡各一两五钱　麻黄一两

桂枝　甘草各五钱

为细末，不拘时，葱头姜汤调服三五钱。

此散与前剂，不拘一日两日三日，疟在七日内可服，七日外当因证加减，或以疏解和中丸表里和解。治疟之药，必在隔晚浓煎，露于星月之下，取天之正气以胜邪，黎明阳气初生，乘疟未来，隔汤顿热服下，暖睡。正寒热时，只宜姜汤助汗，不宜进药，所谓毋治熇熇之热，毋治浑浑之脉，毋治漉漉之汗者是也。盖邪正不分，气血变乱之际，服药未必去邪，正气因之反损也。后皆仿此。

少阳之疟脉与形证　外邪直感少阳者，头微疼，不恶寒，周身不痛，惟胸胁胀满，耳聋口苦，恶心呕吐，两气口脉必弦数。若从太阳转并少阳者，则寒热相等，两寸关脉必浮弦，或弦数而滑，只宜后方和中清散。

少阳疟和解主方

柴胡三钱　前胡　半夏各一钱五分　防风　陈皮各一钱　黄芩五分　甘草二分

生姜三片

水煎，露一宿，黎明空心热服，不拘日发间日发，七日内服。

邪在少阳，为半表半里之证，汗吐下三法皆禁。无论本经传并及风寒暑湿，总以柴胡之辛苦专清本经之热，防风清在表之风，前胡清在里之风而兼治痰以解表，黄芩、甘草和中清热，陈皮、半夏顺气消痰以和中。如内外热盛，鼻干口渴者，去防风之辛燥，加干葛二钱，甘寒清胃。如疟经十四日外，六脉弦数无力，内无宿垢发燥者，去防风、前胡之辛散，减柴胡一钱，加人参、茯苓各一钱，当归一钱五分，以顾气血。

阳明之疟脉与形证　阳明胃与大肠本系燥热之腑，复感热邪，其热愈甚。病则寒少热多，大热大渴，鼻中火出，目生红晕，舌燥口苦，头疼烦躁，呕吐干哕，引饮喜冷。脉必浮弦洪大，若兼痰嗽则必洪滑。法当清解，忌用辛燥。

阳明之疟清解主方

　　　　干葛三钱　柴胡　陈皮各一钱五分　贝母二钱　知母　茯苓各一钱　甘草二分
　　　　生姜二片

水煎，露一宿，黎明空心热服，不拘日发间发可用。

两阳合明，故热多寒少，躁热烦渴，目不得瞑。以干葛之甘凉清阳明之燥热为主，柴胡清表热，知母、甘草清内热，陈皮、贝母顺气清痰，茯苓、甘草和中养胃。如血虚内热而烦躁者，去生姜，加何首乌五钱，知母一钱。如有寒痰恶心者，去知母、贝母，加半夏一钱，茯苓五分，生姜一片。如日久虚热内盛，脉弦数无力者，加人参一钱五分。如汗多热渴，背恶寒而喜饮水者，去柴胡、生姜，加石膏一两，人参、知母各一钱。

正气丸见中暑门中暍条　暑邪客于太阳、阳明之间，为暑疟，热渴烦躁，小便短涩者，以此清解表里之热邪。

防风通圣散即茶调散，见冒风门冒风条　外冒风寒，内有结热，头疼身热，恶寒口渴，二便秘结，用此表里清解。

太阴之疟脉与形证　脾本太阴湿土，喜燥恶湿，外受风寒湿气，内伤生冷食积，兼之寒痰伏饮，因而成疟者，发于辰戌丑未之日。三脘胀满，恶心呕吐，不思饮食，腹痛泄泻，寒多热少，四肢畏冷，头不疼，口不干而喜热饮，脉必沉弦微滑。法当和中温散。

太阴之疟温散主方

　　　　半夏三钱　防风一钱五分　藿香　茯苓各一钱　厚朴　桂枝各五分　甘草二分
　　　　生姜三大片

水煎，露一宿，黎明空心热服，不拘日发间发，七日内可服。

太阴之疟，脾胃元气素亏而湿痰居多，故以半夏燥湿豁痰为君，俗云无痰不成疟也；防风、桂枝、生姜之辛温以透达表邪，香薷（编者注：疑为藿香）、厚朴之辛苦以理浊气；佐甘草、生姜温中调胃。如关节有湿痰而疼者，加羌活一钱五分。如内热烦渴，身热无汗，减半夏一钱五分，生姜二片，去桂枝不用，加干葛三钱。七日后脾胃虚弱，减半夏一钱五分，防风五分，去厚朴，加白术二钱，人参一钱。如呕吐泄泻，饮食不思，腹痛肢冷者，先服苏合香丸。如寒邪虽经温散，而积痰留滞经络肠胃募原之间，寒热止发不常者，用截疟丹攻逐顽痰伏饮，以杜疟母。

苏合香丸 见中寒门寒中太阴条

截疟丹 无痰不成疟，况脾为生痰之脏，胃为贮痰之器，表邪虽清，而停痰积饮为疟不止。不拘何经，通用禁截，于七发之后用。

雄黄精一两　制硫黄五钱　明矾末五钱　飞辰砂　肉桂　巴豆霜

飞青黛各二钱半

听青黛，共研为细末，端午日午时用棕子尖四十九枚捣匀，丸如鸡豆肉大，即以青黛末为衣。和合时口念神咒云：我从东方来，海内一条龙，九头十八尾，问渠吃何物，专吃疟疾鬼。至诚观想龙形，嘿念此咒四十九遍。合就，净处晒干，收藏。凡遇疟疾至七发九发已后，大人三丸，小儿一丸，五更空心向东方立，先备滚热淡乌梅生姜汤，存想此丸从太阳日轮中坠来手中，其光异亮，其热异常，一口吞下，将汤连咽，并要想此热丸直至脐下丹田，自觉如火之热，通身融和快畅，盖暖熟睡一时，其疟自止。小儿不晓其义者，大人代想代念，观此热丸犹如日光，吞入小儿腹中，即如自己一般融畅暖睡可也。

少阴之疟脉与形证 足少阴肾经受病，必由房劳内伤，精气先虚，疟邪得而陷入，其脏远，故其邪深，自成三阴之疟，发于子午卯酉之日。初起肾与膀胱为表里，亦须先服升散之药四剂，清补兼施，后用培补元气。其症腰膝酸疼，肢体困倦，骨痿无力，形容黑瘦，身心烦躁，六脉虚弦细数无神，治法不出清升补益之剂。

少阴之疟升散主方

当归二钱　茯苓一钱五分　人参　川芎　陈皮各一钱　独活五分　升麻

甘草各二分　生姜二片　大枣二枚

水煎，露一宿，黎明空心热服。

邪陷少阴，以升麻、独活升散之；邪入血分，以芎、归补阴和血；参、苓益元气，佐大枣而生津解烦；陈、甘和中气，佐生姜而温胃养正。有痰，加半夏一钱五分。恶寒汗多，加桂枝五分。

少阴之疟补益主方

当归二钱　人参　黄芪各一钱五分　知母二钱　柴胡一钱　陈皮　川芎各五分

升麻三分　甘草二分　生姜二片

水煎，露一宿，黎明空心热服。

养正可以胜邪，故以参、芪益元气，芎、归补阴血；升麻、柴胡举发陷下之邪，陈、甘、生姜温和脾胃之滞。有痰，减当归一钱，川芎二分，加半夏一钱五分。如阴虚内热，去川芎以防咳嗽；有痰，减生姜一片，加何首乌三钱，贝母一钱五分。

厥阴之疟脉与形证 厥阴者阴之尽也，病从劳伤力乏，血气亏损，谋虑不遂，暴怒郁怒，其邪易陷而难愈。疟发于寅申巳亥之日，寒少热多，六脉虚弦无力。初以小柴胡合四物汤先为清散，继以补中益气汤主治。

厥阴之疟清散主方

柴胡三钱　陈皮　半夏各一钱五分　人参　茯苓各一钱　升麻五分　甘草三分

生姜二片

水煎，露一宿，黎明空心热服。

厥阴风木受病，以柴胡为君，升麻为佐，升散郁陷之邪，二陈汤顺气消痰，助人参和中健脾，不使肝木反制而邪热易解。如头目涨痛，暂去人参、升麻，加防风一钱五分，清其浮风。

厥阴之疟补益主方

当归二钱　人参　半夏各一钱五分　黄芪　白术　陈皮　柴胡　茯苓

川芎各一钱　升麻　甘草各五分　生姜三片　黑枣二枚

水煎，露一宿，黎明空心热服。

参、苓、芪、术益气以和卫，芎、归补血以和营，二陈为健脾理痰之要药，升、柴乃达虚陷之清阳。大凡疟发三阴，寒热留连者，胜金丹可用。

胜金丹　患疟日久，气血两虚，形神枯萎，外邪虽尽，而痰涩犹伏匿于三阴经及经络关节隐曲之处，药力不到，寒热仍作。此丹藉酒力以沦濡皮肉骨髓，无所不周，庶疟痞可以追逐而去其根底，营卫之气得以流行而反其故道，则寒热不治而自止矣。

人参七钱　黄芪四钱　白术五钱　陈皮二钱五分　半夏二钱五分　常山二钱

茯苓五钱　甘草一钱　柴胡二钱　升麻一钱　防风一钱五分　桂枝一钱

为细末，姜汁糊丸如芥子大，朱砂为衣，每服约二两，用无水白酒酿一斤浸三昼夜，每日五更空心或临睡空心，尽量热饮，以醉为度。如药味尚厚，再加酒浸。若平素阴虚内热，凡温燥之剂不能用者，须用后方。

清补胜金丹

制何首乌七钱　川石斛五钱　葳蕤五钱　人参四钱　橘红二钱　川贝母二钱

知母一钱五分　柴胡二钱五分　当归三钱　地骨皮一钱五分

为末，神曲糊丸，余如前法。

或问：疟有但寒不热，但热不寒者，何也？

答曰：但寒不热者，牝疟也，元阳不足，阴气偏盛之证，以温补为主；但热不寒者，牡疟也，元阳虚极，阳气偏盛之证，以清补为主。初起以后方主治，久则亦以胜金丹，分别阴虚阳虚常服。

牝疟温补主方

制半夏二钱　茯苓一钱五分　防风　陈皮　干姜　肉桂各一钱　羌活五分

炙甘草二分　生姜三片　黑枣一枚

水煎，露一宿，黎明空心热服。

元气不足，沉寒伏匿，是方温补元阳，升散阴邪，兼理寒痰，以祛疟母。日久元气虚者，加人参一钱五分，白术三钱。

牡疟清补主方

制何首乌五钱　柴胡二钱五分　知母二钱五分　当归　贝母各一钱五分　人参

橘红各一钱

水煎，露一宿，黎明热服。

阴虚则邪热伏于血分，是方滋阴养血而兼清散疟邪。如日久不止，加乌梅一枚。此证多有久不能愈而成疟癖者，当以鳖甲丸早服固本，以胜金丹浸酒止疟。

痨疟鳖甲丸 即滋补济阴丸，见血门吐血条。女科即调经济阴丸，方见发热门郁蒸发热条

男妇素因阴虚血弱，内热不清，复感风暑之外邪而成疟，疟邪乘虚入里，加之寒热交作，发之不已，早宴不定者，速以此丸，分别男妇常服，补益气血以固根本，清散表里虚实之热，以杜疟癖。

或问：无痰不成疟，然而无积不生痰。前人治疟如当归饮、四兽饮，无不以槟榔、青皮、常山、草果为去积消痰之圣药，而吾子概置不用。及经验方，子又不时用之，岂反胜于当归、四兽乎？

答曰：古人著书立言，莫不因时致宜为用。盖古人所禀之气血充足，精神完固，故临证不惮攻逐荡除，甚至药以两计，水以斗计。试想今人之精神元气，无论虚实，谁足当此大剂者？余三十年中，治疟以槟榔、草果愈者百之一二，用青皮、常山者不过百之二三，盖有病则病受之，无病则元气受之。深虑今人无可当者，不敢轻投，非竟置不用也。经云必先岁气，无损天和，岁气尚不可损，况人之精神气血，可不顾乎？至于经验方，颇有对证近理者，余不惜采择，以备参用。

或问：疟癖、疟痞二证，当何以治？

答曰：外感之疟失于表散，则邪热陷于经络血脉之中，日久不清，寒热交作，遂成癖癥，即伤风不醒成癖之证也，治法用前清补之剂加减。若疟痞，则由内伤过于削伐，脾土受伤，肝木反制，致中气不和，而肝邪与痰积混陷于至阴之分为病也。元气壮盛则痞渐消，脾胃虚弱则痞漫长，治法以温补之剂加减，培补脾胃为主。若专于治痞，无不偾事者也。

绝疟秘方　三阳经风寒暑热疟，痰多食少者可服。

猪苓　厚朴各一钱　防风　羌活　柴胡　干葛　黄芩　半夏各八分

生知母六分　穿山甲五分，土炒　升麻　甘草各三分　生姜三片

水煎十分，露一宿，五更空心热服取汗。不拘日发间发，至重者五服，稍重三服，

轻者一二服。

绝疟秘方歌 虽曰六经俱稳，而三阳热多寒少者更宜。

羌活独活干葛好，升麻前胡柴胡高。

甘草赤芍枳壳止，有食去壳换枳实。

桔梗白茯同薄荷，黄芩川芎亦如是。

饮水多增干葛等，黄芩倍加天花粉。

此方亦不用姜枣，自引六经发散稳。

水煎十分，露一宿，黎明空心热服。若凭臆增减，每多不效，亦一奇也。

绝疟药枣 和中健脾，清痰止疟，最为稳当，故取之。

白术 黄芩 槟榔 醋酒煮常山各一钱 半夏一钱 柴胡八分 茯苓七分

橘红五分 炙甘草三分 白僵蚕三条，炙黄 乌梅一大个 生姜五钱 红枣四十九枚

水、酒各一大碗，用武火煮三五滚后，再用文火煮一枝香，去渣，露一宿，黎明空心热服。即以枣子过药，一齐吃完毋剩，自效。

截三日疟神丹 消隐伏之痰液，破结滞之余气，试之屡验。

陈香橼一个 雄黄精一钱

将香橼挖一孔，放雄黄于居中，原以香橼块盖好，细铜丝扎紧，炭火煨过，碗合净地上存性，研细末，黎明空心，淡姜汤吞服七分，小儿及老年者减三分。倘恶心，任其呕吐痰涎可也。

痢　门

或问：痢者利也，似取通利之义，如何欲去则闭塞难通，淋沥不净，不欲去则里急后重，窘痛下迫。利而不利，名义矛盾者，何也？

答曰：痢之一证，病者欲其利而不能，医者使之通而后愈，《内经》所谓滞下也，顾名思义，乃有形饮食之积滞而不行，无形湿热之气迫而下坠耳。湿热之性如火之急，所以刻不容缓也。

或问：所去之积，或红或白，或红白相兼，或黑如豆汁，或腥如鱼脑，或有即愈，或有难愈，甚至于死者，何也？

答曰：痢有新久脏腑虚实之分，其先必有外感内伤寒热之因，医者必须审之于初。内伤者，积滞未消，湿热未清而骤用补涩，外感者，失之升散，早用通利而风暑内陷者，为难愈。倘不分虚实，误伤元气而传入五脏者，死。其色之不同，由湿热之毒干于气分则白，血分则红，又寒积多白，热积多红。大约白者易愈，红者难治，红白相兼，尤其难理。盖心肺为气血之主，大小肠为心肺之合，此证由心肺受邪，传入大小肠，湿热积久，郁滞为病也。积滞者，虽云湿热之气蕴酿而成，然必由水谷之糟粕而

化，故早节饮食者易愈。治法宿积宜下，下后营卫之气血复陷，自成新积，不宜再下，但理卫气以通腠理，和营血以调阴阳，其积不治而自止。若日久脾胃气虚，饮食日减，毒气渐深，由腑传脏，其积如鱼脑酱豆汁者脾病也，如腌鱼卤者肝病也，如屋漏水者肾病也，此所谓传入五脏者死也。

或问：痢疾多见于夏末秋初而春冬则少，岂所谓夏伤于暑，秋必疟痢者乎？

答曰：暑毒干于脏腑，则必霍乱吐泻而伤暑中暑之病立发，焉容久留安然无恙之理？经云夏伤于暑，秋必疟痢者，非指为暑所伤，乃夏令应热而热，则汗液透彻，凡受风寒暑湿之邪由汗而解，则无疟矣。若逢长夏，阳气外泄，阴寒内伏之时，禁截冰桃瓜果肥脓酝酿之物，以避其寒，但饮暖食热，使汗液淋漓，便溺清利，而湿热之积无停留，则无痢矣。倘交夏而风雨连绵，凉多热少，暑令不行，则天自伤其和，而人概感其气，所谓时行疟痢，虚者受之。若人畏热贪凉，乘风露坐，使汗液不透，暑气不伸，秋令复凉，郁蒸之气欲出不出，遂至寒热交攻，营卫因之亦病，而阴阳变乱，互相争胜，则成疟。若恣食生冷油腻，使暑气阻于大小肠，则湿热相混，久而成毒，秋行收敛，其气愈滞而不通，则成痢。甚有内蕴有形湿热之积，外兼无形风暑之邪，其痢尤甚。若外邪陷里，则自疟变痢，或邪从外泄，自痢变疟者有之，故此伤之一字，非指外感所伤，乃伤时违令之义。保生者，所以贵乎顺天时，慎起居，节饮食也。

或问：三伏之中，人多预服香薷饮、六一散以解渴清暑，且杜疟痢，竟有服之颇诚而二病不免者，何也？

答曰：人于溽暑中，苟能节饮食，慎起居，远房帏，惜精养气，定志凝神，胜服香薷、六一者多矣。若果曾伤暑，内有伏热，服此药者，则病受之而病去。倘凉庭广厦，身逸心闲，用此无异饮水茹柏，反伤脾胃元气，是乃招来疾病之由，可不慎之戒之？

或问：病痢不外乎内伤外感，治法亦未为难，何以有噤口者及老年、茹素者多至不起也？

答曰：前论治病之原由于伤暑而发，病之因各有外感内伤所触不同，且体性有虚实，肠胃有厚薄之分。若外感之痢，应与伤寒同治，分三阴自利、三阳自利。初起必见头疼发热，呕吐恶食诸表证，倘不先清散，竟以六腑积滞通之，必致风暑之邪乘虚下陷，痢伤元气而死。老年元气已虚，肠胃素薄，不乘新起用意分消，因循良久，致积滞不清，邪毒陷里，痢久元气愈虚，暴脱者死。茹素者，肠胃元气之薄犹之老年，若表里分消不早，则湿热之毒不清，痢伤元气者亦死。故治痢之法必于七日以前，辨明外感内伤，审确元气虚实，量其肠胃厚薄，问其胃气有无，在表先须发汗，在里早当消导，继以荡涤，必使表里分清，肠胃清脱，只以谷气稍稍养胃，毋以荤腥生冷滑肠，自获速效，永无后患。由外感者利于汤剂，由内伤者宜于丸丹，如此分治，十无一损。但今病者漫无禁忌，而且讳疾忌医，医者罔分表里虚实，而补泻先后舛错，未有不至于危者也。

外感之痢脉与形证 外感者，外受风寒暑湿之邪未经表散，随秋收之令陷入肠胃，与湿热之毒相并而成痢也。医者泥于现症，急于通利，先以硝、黄荡涤有形之积滞，竟不知外感无形之邪气不惟不及疏散，而反乘虚陷入脏腑，上则痞结不舒，使胃气因之而闭，俗云噤口是矣，下则滞下无度，痢伤元气而陷于危者，医之故也。凡遇头疼身热，或寒热似疟，呕恶痞满，不思饮食，肠胃窘痛，下痢浓积，其脉浮弦为风，浮紧为寒，浮数无力为暑，浮濡无力为湿，此属三阳自利，宜用羌活汤先疏在表之邪，俟汗透体凉，方可议服香连导滞丸去其积滞。若饮食未化者，尚宜消导而后通利者也，三日之后表里俱清，量以柴葛解肌之药和解，用香连丸治痢，七日之后自得痊愈。若表里一差，则变证蜂起。脉若沉微涩滑，或虚微无力，恶心呕吐，乍寒乍热，四肢厥逆，下痢如鱼脑、豆汁、屋漏水者，此三阴自利也，宜桂枝汤解表。表邪已透，方以香连导滞丸稍稍导其积滞，随以理中汤或四逆汤温补，及香连固本丸培补根本，为一定之理。

三阳自利疏表主方

> 防风三钱 羌活 干葛 神曲各一钱五分 苏叶 淡豆豉 陈皮各一钱
> 甘草二分 生姜三片

水煎，午前、午后服。

上方防风去风，羌活去湿，苏叶散寒，干葛清暑，豆豉、神曲消食去积，陈、甘和中顺气，通治三阳表证之要剂。汗液透而表证悉去者，用香连导滞丸以利之。如兼暑则烦躁口渴，加干葛、香薷各一钱五分，减防风钱半，去豆豉、生姜。如恶心呕吐，湿热痰积为患，加半夏一钱五分，去干葛。三日前用此方，三日后以后方和解。

疏解和中丸见疟门太阳之疟条 先解风寒暑湿之表，兼之顺气消积以释其滞。

香连导滞丸 外感无形之暑湿，内伤有形之食积，并结于肠胃而作痛，里急后重而不通。无论红白脓积，量病之浅深，用药之多寡，急攻有余，以利为快，毋使久延，致伤脾胃元气也。

> 制大黄四两 枳实 芒硝各一两 枯黄芩七钱五分 当归尾 槟榔各五钱
> 木香 肉桂 白芍各二钱五分

蜜丸，早空心，用苏叶香薷汤吞服三五钱。不通，再服三五钱；不快，再服二三钱。

三阳自利和解主方

> 干葛三钱 柴胡 山楂各一钱五分 白芍 陈皮各一钱 黄连一钱 厚朴
> 甘草各二分 生姜一片

水煎，午前、午后服。

邪热在少阳、阳明之表，以柴、葛解肌；积滞在肠胃之间，以楂、朴、陈、甘分消化导；黄连清湿热，白芍和血脉。如阳明自利，去厚朴，服香连丸。如恶心有痰，加半夏一钱五分，去白芍。旬日已后表里俱清，另议调补。

赤痢香连丸 男妇小儿之痢，表里俱清之后，里急后重，肚腹仍痛，所去血积或鲜或黑，亦有滞下而不痛，久不能愈者宜服。

川黄连二两五钱，用吴茱萸一两三钱同煮汁干，去茱萸用连，切片焙干　白芍药一两，醋炒

黄芩五钱，炒　当归七钱五分，酒焙　地榆五钱，醋炒　广木香五钱　乌梅肉二钱半，炙

陈神曲一两二钱，炒黄，为末听用

为细末，即以神曲调糊为丸如麻子大，早空心，米饮吞服一钱五分，病久及年老者以参汤下。

三阴自利清表主方

防风三钱　羌活二钱　茯苓　陈皮各一钱五分　苏叶一钱　桂枝五分　甘草二分

生姜三片

水煎，午前、午后服。

三阴自利，多属里虚而外邪凑之，法宜温中散寒。三日后早辨脉证虚实，实则服香连导滞丸以清积滞，虚则急用后方温补，以防虚寒呃逆，滑下不禁之虞。

香连导滞丸 见本门三阳自利疏表条

三阴自利清里主方

白术三钱　人参　黄芪　茯苓各一钱五分　陈皮　泽泻各一钱　炮姜　肉桂各五分

砂仁七分　甘草二分

水煎，早空心、午前服。

此方温中补气，以却三阴之沉寒而痢自止。如四肢厥冷，呃逆，加附子、炮姜各五分。如痢久后重不禁，加升麻、柴胡各五分，黄芪一钱五分，去泽泻。白痢香连丸，早空心，参汤吞服二三钱。

白痢香连丸 内外疏解通利之后，犹有无形暑毒湿热之气伏匿未化，白多红少，或红白相杂不清，胃虚体弱，饮食减少而缠绵不愈者宜之。

即赤痢香连丸一料，去地榆、当归、黄芩、乌梅四种不用。

香连健脾丸 痢久脾虚不能分运，则积滞不清，腹中余痛未止。此药健脾开胃，消积化滞。

乌梅肉八两　生姜二两五钱　半夏二两五钱　三棱　蓬术　青皮　陈皮　枳壳

木香各四钱　神曲　山楂　麦芽粉各一两二钱五分　槟榔五钱

水叠丸，早空心，米汤吞服二三钱。

香连固本丸 久痢真气脱，血液枯，湿热之余毒不尽，随肝脾之气虚陷而肾气不能固摄，或积或水或粪，不时滑泄无度，甚至脾胃虚寒，饮食不进，即进而难消，四肢厥冷而呃逆不已。以此温中益气，固本培元。

白术四两　人参二两五钱　肉果二两　粟壳一两五钱　诃子肉一两五钱　肉桂　附子

黄连吴茱黄汁煮干　白芍醋炒，各一两

醋调神曲糊为丸绿豆大，早空心，参汤或米汤吞服二三钱。

内伤之痢脉与形证 内伤饮食则肠胃湿热不清，兼之无形暑湿之气并合，与大小肠郁蒸为积，以致胸腹痞满，里急后重，窘痛下迫，或恶心呕逆，口干作渴，六脉洪滑，或弦滑，或弦数。此初起食积未消，滞气未化，暑毒未清之故，三日前表里分清之后，急以丸药通利。

内伤三日前后清理主方

干葛三钱　山楂三钱　陈皮一钱五分　香薷　厚朴　黄连　车前各一钱

木香五分　甘草二分

干葛、香薷、黄连清表里暑热之邪，陈皮、山楂、厚朴消肠胃停滞之积，木香顺气止痛，车前分利，甘草和中。如白痢，加半夏一钱，生姜三片，去黄连。如红痢，加白芍一钱五分，当归一钱，去厚朴、木香。此方表里兼清，再用香连化滞丸攻逐积滞，万勿迟疑，痢伤元气，使积毒陷内也。

香连化滞丸 肠胃湿热不分，疏利未尽，或痰积食积酒积不消，三脘痞胀，小腹滞痛，里急后重，粪积相杂及腹满水泻，小便不利，并能治之。

黄芩　黄连　当归　白芍　陈皮　青皮　厚朴　枳实各一两　滑石一两二钱

槟榔八钱　木香五钱　甘草四钱

水叠丸，早空心，姜汤吞服二三钱。如食积已消，但积滞不通，或通而不畅，当乘其精神元气尚好，急用香连导滞丸以利之，不利再服，以利为度。

香连导滞丸见本门三阳自利疏表条

内伤七日前后和中主方

扁豆三钱　车前子　白芍各一钱五分　茯苓　黄连　陈皮各一钱　升麻五分

甘草二分

水煎，午前、午后服。

表里有余之邪已经疏利，允宜此方调和脾胃、分清暑湿为主。如气虚，加人参一钱五分，减黄连、白芍各五分。如红积尚多，加乌梅肉五分。腹痛，加金银花二钱。香连丸分赤白色用，早空心，姜汤吞服二三钱。

赤白香连丸见前

内伤半月前后调补主方

白术三钱　人参　黄芪各一钱五分　茯苓　陈皮各一钱　砂仁　升麻各五分

水煎，午前、午后服。

痢久中气必虚，饮食日减，非参、苓、芪、术不足以培补脾土之虚，砂仁、陈皮调气开胃以释中宫痞结，升麻升清举陷而止后重。小水不利，加车前二钱，泽泻一钱五分。如积气未尽，以香连化滞丸或香连导滞丸兼服。元气虚极者，以香连固本丸调治。

香连固本丸见本门三阴自利清里条

内伤血痢脉与形证　暑毒陷入冲脉，其血伤于热而不和，随肝脾之气下陷，或鲜血散血，或紫黑瘀血，或滞下而痛，或不痛，久则腰疼腿软，面目浮黄。其脉滑数，血粪相间者，易治；脉若弦急，或涩数，或空弦搏大，血自血，粪自粪者，难治。此肝经之痢，与脾同治方安。

内伤血痢主方

白芍三钱，醋炒　地榆一钱五分　人参　黄连　阿胶各一钱　乌梅肉　升麻各五分

甘草二分

水煎，午前、午后服。

此证乃冲脉受证，系肝虚不摄血，脾虚不统血所致。上方和肝益脾，补气固血。赤痢香连丸，早空心，白滚汤吞服二三钱。

赤痢香连丸见本门三阳自利和解条

或问：患痢至半年或数月不愈者，何也？

答曰：久痢不已为之休息，多因忽之于初，失于通利，致湿热之气留于冲任之间，日久气血愈陷，则清气不升，绵远不休。只宜调气和血，培补脾胃元气。盖有胃则生，无胃则死。若徒事消导及止塞者，非徒无益，而又害之矣。此证冲任虽病，幸与脾胃无碍，故有饮食如常，或减而犹进，所以久病不死。倘误用寒凉克伐之剂，使胃气闭绝，脾不能运，必致肢体浮肿，气逆喘急而死。即使红痢过五十日外，亦止于调和气血，升补肝脾，慎毋泥于清热消积也。

休息痢主方

白术二钱　人参　茯苓各一钱五分　神曲　泽泻各一钱　白芍　陈皮　砂仁各五分

升麻　甘草各二分　生姜一片　大枣一枚

水煎，早晚空心服。此方与内伤补剂义同。香连固本丸，早空心宜服。

香连固本丸见本门三阴自利清里条

久痢脾虚浮肿喘逆痞胀主方

茯苓二钱　桑皮　橘红各一钱五分　人参　白术　车前　桔梗各一钱　姜皮五分

水煎，午前、午后服。

脾土虚寒则气凝化湿，故以白术健脾，茯苓渗湿，佐车前、桑皮有降气泄水之功，以宽胀满，橘红、桔梗清肺气以定喘，人参补元气以固本，盖水得暖气易于分消，故用姜皮，取无酷烈之毒而有利导温散之益也。经云：必先岁气，毋伐天和。天和者，四时当行之令也。至其时必有其气，气淫则病，故知命者当顺天时，慎起居，节饮食，固神气，则何病之有哉？

卷七

黄疸门

或问：疸乃微疾，犯者颇多，竟有服草药而愈者，甚有用药日久反成中满而死者，何也？

答曰：因其病浅，忽而不治，或治之不善，遂成中满。故得病之因，表里虚实，不可不知也。若病由饮食不调，肠胃湿热不清者为轻，寒湿之邪客于肌表，不得疏泄者亦轻。倘因内伤元气，劳烦不足，房劳酒积，忧思失血而得者，其病属脏而不止于腑，苟一误治，无不速死。若治得其法，草药可以活人，不得其详，古方亦能为害，好生者可不慎哉？

或问：疸证固有轻重表里之分，然而致黄之故可得闻乎？

答曰：黄乃土色，系脾土湿热之气郁蒸而成，法如酱为黄色。其病在腑，其黄在肌表，可以分利小水，透发汗液，使内外湿热之气表里疏通，即草药亦能获效。苟不识此，误用寒凉，内伤正气，致脏腑之精津血液无不酱而为黄，则营卫血气无一不病。斯时也，表里不及分清，补泻先后罔措，遂至脾元大坏，气血两亏，未有不成中满而死者。及中满将成，复从脏治，速死之冤，莫甚乎此，大可叹也。

或问：治疸之法，亦有别乎？

答曰：湿热为标，内伤为本，标重则专治其标而不失其本，本虚则固其本而兼治其标，病日久而本更虚者，惟本是赖矣。凡证如此，不独疸也。

外感表邪黄疸脉证 寒湿之邪客于肌表，抑遏卫家生阳之气，使不得透达，郁蒸而成黄者，其黄从外始，因内热未甚，故小便犹白，止于头重体酸，往来寒热，为病正浅。急用后方疏解，使汗液透彻，则湿热之气外泄而血脉自和，不致内渗。其脉微浮而数。禁用诸荤海味糟面酸甜生冷等物。

黄疸疏表主方

茵陈三钱　干葛二钱　荆芥　淡豆豉各一钱五分　防风　羌活　秦艽各一钱
生姜三片　葱头一个

水煎，不拘时热服。

湿热闭遏于皮毛腠理之间，谓之金郁，金郁则泄之，故用荆、防、羌、葛味辛气薄之剂以疏泄之；酓蒸为黄，邪在肌表，故用茵陈、豉、葛气平味苦之药以分清之。诸药复兼辛散，亦具风能燥湿之义。胸中痞满，加枳壳一钱。有痰恶心，加半夏一钱五分。头重鼻塞，大小便不通，用澄清散分利之。

澄清散 外感内伤有余之湿热为病，上则头重鼻塞，时流浊涕，下则二便短涩，黄赤不利。以此分清上下前后初起有余之证。

瓜蒂 母丁香各二钱 黍米 赤小豆各三分 醋炒大黄一两

为极细末，每夜以一分吹两鼻孔内后睡，当时以涕泪横泗，次日以二便顺利，则湿热自消。不效，再吹。

饮食内伤黄疸脉证 多饮茶酒则伤湿，好食糟面则气滞，有形之物蕴积肠胃，不能分消，湿热之气渗入肌表，不能疏泄，酓而为黄。黄从内发，故小便先赤，由内达外则两目通身无不黄矣，甚至胸膈胀满，恶心烦渴，二便短涩黄赤不利。此为实证，脉当沉滑，或弦滑有力，三日前先用前方散表，俟汗液通透之后，以后方荡涤有形之积滞，以清其里。

黄疸清里主方

茵陈五钱 山楂三钱 神曲 陈皮各一钱五分 红曲 枳实各一钱 木通五分

水煎十分，生大黄三钱另用热酒浸透盖紧，俟煎药将好，先绞去大黄取浓汁，冲入热药，尽服，以利为度。不利，如前再服。

经云：邪在下者，引而竭之。此方使湿热之气由荡涤而清也。茵陈具陈腐之性，用以从治，去湿热之气，为君；二曲消化内蒸湿热之积，为佐；大黄气味苦寒，泄肠胃之湿热，为臣；山楂、枳实、陈皮、木通辛苦之味，利肠胃之积滞，为使。如有瘀血，脉必弦涩，外则寒热交作，内则小便独利而大便秘结者，加桃仁二钱，当归、红花各一钱，去神曲、陈皮。抵当丸亦可。

抵当丸 瘀血积滞日久，心腹胀满疼痛，小便利而大便不通，或月经阻滞，渗入冲任，积成血臌，以此推荡，故蓄血发黄亦能兼治。

水蛭七个，炙干 虻虫八个，炙干 桃仁七钱 大黄一两

为末，微醋面糊为丸，每服一二钱，空心，百沸汤吞服。

黄疸表里和解主方

茵陈五钱 泽泻二钱 干葛一钱五分 神曲一钱五分 陈皮 猪苓 黄连

红曲各二分 生姜二片

水煎，午前、午后服。

茵陈、干葛清其表，使余邪由汗而出；猪苓、泽泻清其里，使余邪由溺而下；黄

连、红曲清湿热之气，神曲、陈皮去湿热之积；生姜和中暖胃。此方乃七日后表里虽清，黄色未尽，胸膈不快，二便不利，脉滑而虚数不清，余邪为病，和解之良剂也。胸膈作胀，加陈皮五分，枳壳一钱。大便秘结，加山楂二钱，枳壳一钱。褪金启脾丸可以常服。

褪金启脾丸 见湿门里湿条

内伤脾胃元气虚寒黄疸脉证 大凡黄疸，不论外感内伤，有余者多，里虚者少。倘使缠绵日久，元气不虚而虚，脾胃失于营运，症必饮食减少，体瘦肢弱，懒行嗜卧，肌黄色暗，寒热交作，上则胀满，下则泄泻，六脉沉微涩弱，或涩数不清，于法调补无疑，前者煎丸概行禁用。如肚腹膨胀，气逆喘急，脉来空弦搏指，系五脏之真气已绝者，不治。

茵陈五钱　茯苓三钱　陈皮　泽泻各一钱五分　炮姜　防风各一钱　肉桂五分

姜皮一钱

水煎，空心、午前服。

防风、茵陈升阳燥湿，茯苓、泽泻淡以渗湿，陈皮、姜皮辛以散之，炮姜、肉桂温以行之，使寒凝湿滞之气有所分消而不至于胀满也。如脾虚作泻，饮食渐减，虽食而不运者，加白术一钱，渐至三钱，茯苓渐减至一钱五分。如元气虚极，加人参一钱五分；真阳不足，更加附子五分。此治内伤里虚之证，所谓阴黄者是也，非参、术、桂、附温补之剂，难以挽回。若泥治黄疸，以致气喘腹胀，脉弦短涩者，死。参附理中丸、太阳丹可服。

参附理中丸 见中寒门寒中太阴条

太阳丹 见中寒门寒中太阴条

通治阳虚之人为无形之阴寒湿气所遏为黄，谓之阴黄，俱以山茵陈煎汤吞服。

妇女虚痨黄疸脉证 肝脾肾之元气先亏，致冲任之血脉小调，月事愆期，淋带不净，复犯房劳，酒食瘀浊湿热之积并发为疸，此为不足中有余之证也。其色黄黑，其颜枯萎，甚至晡时寒热不常，膀胱急而小便自利，六脉虚数，或微弦而涩。乃阴虚火盛气郁之候，宜用清补之剂主治。

妇女虚痨黄疸主方

茵陈三钱　知母　茯苓各一钱五分　车前子　干葛各一钱　牛膝　丹皮各五分

湿热不清，以茵陈、干葛散之，茯苓、车前利之，知母、牛膝滋阴而不滞，丹皮清火而不寒，允为清补之平剂。七日后元气虚者，加人参一钱，增至一钱五分。腹痛胃疼，大便不快，小便短浊，砂淋带下者，服胜金余粮丸。上则喘逆，下则浮肿，脾肾虚寒泄泻，小便不利者，服金匮肾气丸。

胜金余粮丸 男妇心胃疼，面黄肌瘦，白淫淋带，湿汗浮肿，二便不调等证。

　　余粮石_{六两，煅净}　　绿矾_{四两，煅红}　　当归身_{酒焙}　　广陈皮　　浮麦_{炒，各三两}

　　川椒_{出汗}　　六安茶_焙　　砂仁_{炒，各二两}　　黑枣肉_{三两，去皮}

　　为细末，即用枣肉捣烂，加熟蜜和，丸如梧桐子大，每早空心，陈米汤或百沸汤吞服一钱。

　　金匮肾气丸_{见气门肾与膀胱之气不足条}

　　女痨疸证，额黑身黄，少腹满急，腿脚浮肿，大便溏泻，小便短浊，以山茵陈煎汤吞服。

　　黄疸之为病，不出脾肺二经。肺主皮毛，脾主肠胃，皮毛之邪当汗解，肠胃之积宜下引，故分内外伤二证。若曰表里，则无病不兼，自在医者别其轻重而已。至于内伤元气及女痨黄疸，俱由里虚发为外证，不可与前二证同日而语。苟不急于调补，而谬以有余治之，则未有不立毙者也。

水肿门

　　或问：水乃有形之物，不居肠胃，不由便溺，而反见于皮肤腠理为肿为胀者，何也？

　　答曰：此气也，非水也。经云膀胱者，州都之官，津液藏焉；三焦者，决渎之官，水道出焉，总由气化乃能出血。又云：饮食入于胃，游溢精气，上输于脾，脾气散精，上归于肺，肺气通调水道，下输膀胱，水精四布，五经并行。以经义揆之，则知水道之蓄泄皆由元气以施化。若三焦元气虚微，必至凝塞不行而成水肿也。

　　或问：即云气不施化则水蓄于胸腹肠胃，何由达于皮肤分肉之外？而况皮肤分肉间又焉有容水之地？且水不能自行，必藉元气以行，则既能率水入于皮肤，遍于四体，又何言气不施化而不能通调水道，下输膀胱也？

　　答曰：此言水者，实非水也。此水不独气之所使，亦即气之所化也。若真水，自能下渗小肠，不致外溢为肿。只因脾肺肾三经元气虚而成此证，盖脾虚不能营运于中，肺虚不能施化于上，肾虚不能通调于下。不运不化不通，三焦之气闭塞，决渎之官自危，则上下出入之机关不利，不利则不止六腑之水道不通，即经络隧道中之精津血液，莫不因气之不能流行，亦随地凝塞而成水。水由气闭，气因水壅，即气即水，岂真有形之水渗入肌表而后为肿胀也哉？

　　或问：肿与胀有所分别否？

　　答曰：无形之气既成有形之水，则水有流走渗溢之能，所以头目四体无处不肿，肿久则胀，势所必然。若只言胀者，乃脾肺无形之元气，因虚寒失于统运，但胀于胸腹之间，而四肢则不胀也。即有胀者，亦因脾属四肢，或左右手足相代而兼肿胀者也，故另立一门以详之。

或问：肿属水，胀属气，孰吉孰凶？医治相符否？

答曰：气本无形，胀则反致有形，凶则难治。若水肿者，始因气闭而水道不通，若使脾肺肾三经之元气复能上下交通运化，则在皮肤者溃以为汗，在膀胱者通以为溺。实者利之，虚者益之。水寒则凝，故寒者温之；元气虚而湿热乘之，则绝其寒水生化之源，故热者清之。医者果能分别虚实寒热无误，无有不愈者也。然以调气为先，分利次之，又不可不知也。倘遇面浮跗肿，小便闭涩，未必成水，不先调气而骤用渗利之药，无有不陷于危者也。

水肿脉证 水证之脉，大约濡软沉弱者多。濡软为水湿之候，沉弱乃气虚气滞之征。若沉涩者为血虚，濡软而细数者为湿热，必须参以外证，方无遗义。外证已见前文，故不再赘。只立一方为主，临病加减自宜。

通治水肿主方

苡仁三钱　茯苓皮二钱　桑皮　泽泻各一钱五分　苏叶　陈皮　生姜各一钱

肉桂五分

水煎，早晚空心服，日二剂。

土能制水，苡仁、茯苓淡渗而能利湿者也；陈皮之苦，生姜之热，热以行之，苦以利之，所以理脾胃而非补益脾胃也；桑皮之甘淡，泻肺中之水气而泻中有补；苏叶辛芳，姜皮辛热，用以达表，所谓金郁则泄之，亦开鬼门之义也；泽泻咸寒，泻中有润泽之性，专于利肾，佐肉桂之温润，茯苓之淡渗，以利小便，所谓在下者引而竭之也。营运转输在脾，初起先理脾胃，加苍术一钱，陈皮五分，去苡仁，服二日。施化宣通在肺，次则先理肺气，肺主皮毛，故加荆芥二钱，去肉桂，服二日。决渎通调在肾，继则疏利膀胱，故加车前子一钱五分，猪苓一钱，服二日。七日之内尽此三法，毋论虚实寒热皆可服。如气逆作喘，则肺苦气上逆，当急食苦以泄之，加杏仁一钱五分，枳壳五分。胸膈胀满不宽，似中满者，当泻之，于内加大腹皮一钱五分，青皮五分。如日久中气虚而脾泄胃薄者，加白术一钱五分，去薏仁、苏叶，兼服金匮肾气丸。如内热口渴，汗液不透者，加干葛一钱五分，黄连五分，去肉桂。元气虚寒，体倦形萎，神志不扬，日久不愈者，去薏仁、苏叶，加人参一钱五分，白术自一钱加至三钱，肉桂、附子各五分，兼服金匮肾气丸，温补脾肾元气。脾肺肾三经元气亏损，泄泻不已，水泛气急，喘嗽不舒者，亦用金匮肾气丸及和中益气丸，导火纳气，浚水利痰。水肿暴发，元气未亏，急以五龙丹导之。水湿痰饮积于三焦，渐渗于肌肤为肿者，神佑丸主之。外感风湿以致暴肿，胜湿丹治之。肺胃之气为湿邪所蔽遏，以致水道不利，暴得喘急而肿胀者，圣灵丹调之。脾胃虚寒，水湿之气不能温消分利，外肿内胀，小便不通，呕吐泄泻者，平胃、五苓散各半以温消之。

五龙丹 外肿内胀初起，速去三焦之水，所谓引而竭之，亦水郁折之之义也，趁元气之未亏，急以治标之剂也。

甘遂　大黄　赤豆　苦葶苈　木通各等分

醋糊丸芥子大，每服二三分，量勇怯老弱增减，早空心，白滚汤吞服。肿胀已宽，利犹不止，米饮补之。

神佑丸见痰饮门五饮条

胜湿丹见湿门表湿条

圣灵丹见湿门上湿条

金匮肾气丸见气门肾与膀胱之气不足条

和中益气丸见气门肾与膀胱之气不足条

胃苓散见湿门里湿条

臌胀门

或问：臌者，其形似鼓，于理为近，若以蛊称，则此证亦由蛊融而成耶？

答曰：臌以象形，蛊以会义，胀以言病，总由一气之所使也。盖气运则宽，气聚则胀，得生阳之气则宽，禀阴凝之气则胀耳。

或问：屡见此证多死少生，其故何也？岂世无良医，治无良法，抑药无良材耶？

答曰：世谓疯痨臌膈，实病难医，未尝苦于不医及无医无药而至坐以待毙也。所苦者，苦于病人自昧受病之原及病之深浅，而但急于速愈，求一刻之宽为快也。在医者亦不审病之标本新久，元气之虚实温寒，惟执己见，恃成方，自矜为臌胀专门，遇即试之无疑。若初起气旺之人，得其洞泄而宽，遂以为愈者十之一二。宽后果能保养自重，或至无虞，苟不善于调摄，则反覆而原罹于死。医者遂谓此方可以通治天下之臌，即遇久病气虚之人，亦用是法，因其洞泄，脾元大败而愈胀甚，至泻脱喘急而死者十居八九。即有医家自谓遵东垣，从丹溪，宗立斋，能以王道为主，然不先分别标本虚实，一竟补益脾胃，以为气旺其胀自宽，不及疏泄有余之邪而骤用峻补，初或少愈，久则反胀，致病家疑为补益之过，而医者亦悔补之过早，复行通利，以冀一效。如此补泻互投，中无定见，由是病者欲速更医，议论纷纭，彼云该补，此云该泻，此云宜守，此云宜和，病未成而速之成，命未倾而速之死。昔王肯堂先生云：胸满腹胀，悒悒不快，未必成胀也，服破气之药不已，则胀证成矣。斯言良可味也。余之所谓难者，亦谓不死于病，而死于病之人及医与药也。

或问：既不死于病而死于医，可以不藉医药而能愈耶？

答曰：臌胀原非必死之病，亦非难治之证。医家固须审知病之虚实，及致病之由，已成未成之机，补泻先后之法，在病者亦须自知受病之因，致胀之故，自知调养性情，排遣心境，自知慎起居，节饮食，毋欲速，毋贪小效，毋轻试单方，知人善任而弗讳疾忌医，俾医者尽展其技，渐臻宽适以获全效。故余三十年中，历证千人，活者十有二三，皆赖彼此相成，非全藉于医药也。今以平素得心应手方法，备载于后，请正高明。倘有不以愚谬见鄙，医者病者一一效法而底于无恙，即可以征不肖救世之本怀矣。

或问：既有得心应手之法，何止十全二三？

答曰：药能医病，不能变易性情，救济贫乏。此证本由七情六欲内伤所致，迥异他证，倘病后纵欲骋性，多忧善怒，起居饮食罔知禁忌，生机日拙，自就死途，纵有金丹，难以夺命。余前文所以有不死于病而死于病之人者，正为此也。

臌胀先调性情　禀性躁急，恃强使气，素无和缓谦退之心，反纵酒色嗜好之欲，精神元气，无一不损，惟阳火独炽，怒气难平，少有不堪，势不得伸，以致郁结不舒，忿忿不平，快快不快，复藉酒色遣怀，愈伤其精而致胀。更有素性执滞，外寡言笑，内多思虑，常见忧戚憔悴之容，绝少春生畅达之气。或事有蹉跎，财有失脱，结想含怒，郁郁终年，营卫闭塞，生阳衰少，惟一腔阴凝痞塞之气胶固不开，则胀满不旋踵而自成。凡人具此两种性情，多致臌胀之证，胀则性情尤其乖舛，岂医药所能治疗？必待病者一旦悔悟，痛自更张，不独屏除旧习，而且勘破生死，凡身外之物，分内之事，尽情放下，致之不理，所谓示之以死而后生也。更得另处静室，绝人事，断烦恼，潜心安养，百日之中再以药饵调理，庶有生机。

臌证次节饮食　盖饮食本欲资养后天生气，而臌病正由脾不健运，胃不司纳而成。调理之法，首改性情，次节饮食。节食之法，屏除生冷坚硬、炙煿油腻、麸面腥荤、野兽海味、糟醋酸甜，一切凝滞收敛难消发病之物，只以谷气为主，而肉食次之，盖谷气不断则生机不绝也。所食之物，宁使易饥，毋得过饱。一日之食，宜频进而少用，毋恣意而不时。性情、饮食两者果能如法调治百日，则病疾可瘳，培养百日，则元神易复，更得谨慎保摄，三年以后，保无反覆。

臌胀脉证　元气虚寒，脉必沉微细弱。血虚兼涩，虚热微数，沉弦则肝脾不和。脉多和缓为有胃，有胃者生，空弦搏急者死。胀则暮急朝宽，神安有睡，谷气不绝，二便调，呼吸匀，内虽胀满，而皮软肤皱者，易治；神昏气喘，下肿上急，二便不调，四肢相代，肉硬腰直，筋露脐突，性躁善怒者，难治。

臌胀治法　病由情志抑郁，营气凝滞而成，前文论之已详。用药先宜调理脾胃，兼益心肾，不惟忌用克伐，而且不宜峻补，主以后方轻清疏利之剂以和之。

初治臌胀主方

白术二钱　茯苓　陈皮各一钱五分　泽泻　防风　砂仁各一钱　川芎

当归身　炮姜　肉桂各五分　煨姜二片

水煎，午后空心服。

气滞中宫，以白术益营气，使之健运，为主，服五日加五分，加至三钱止；茯苓之淡渗，泽泻之咸润，分利凝浊之气，为臣；砂仁、陈皮和中理气；防风、姜、桂透达清阳，温散阴凝；川芎、当归滋肝益血，调和营卫。是方半月已前宜服，补中而具疏泄利导之用，频服数剂，其胀自然渐宽。如元气虚极，生阳不接，继服后方温补。

臌胀温补主方

白术三钱　茯苓连皮　人参各一钱五分　陈皮　泽泻　肉桂各一钱　附子五分
煨姜三片

水煎，午前、午后服。

营卫乃人身阴阳之纲领，参、附益卫，术、桂和营，营卫温和，则发生健运之机有神矣；陈皮、茯苓疏理中宫凝浊之气；防风升清，泽泻利浊，而煨姜辛热，佐桂、附有温散之功。此方可以常服。人参加至三钱，肉桂加至一钱五分，附子加至一钱或一钱五分，白术加至五钱，四味为治胀之要药。早空心，继服益气丸或和中益气丸。

益气丸

人参一两　泽泻　丹皮各五钱　沉香　椒红各三钱　附子　肉桂各一钱五分

蜜丸，黎明空心，白滚汤吞服三五钱。人参益三焦元气，为君；泽泻、丹皮清利三焦相火，为臣；沉香、椒红化中宫凝浊之气，附子、肉桂补命门生阳之火。胀满既消，用金匮肾气丸以收全功。

和中益气丸 见气门肾与膀胱之气不足条

金匮肾气丸 见气门肾与膀胱之气不足条

或问：前方有补无泻，何也？谚不云乎气无补法？用补剂而愈胀，岂无说耶？

答曰：治胀之道，亦微矣哉。盖治病之本原于虚，发病之标因于实，故先标后本、先本后标及标本兼顾之机宜，必须精审，不可慢施。若真气充实，精神无损，偶因怒气食积停滞阻碍，致营气不和而胀者，谓之有余，庶可以疏导之剂攻之。气无补法，盖为此耳。然攻后原藉前方调理，保无后患。倘不明标本虚实之理，一遇此证，补虚疑其胀而忌之，泻实惑其虚而畏之，先后不合，攻补失时，多致败坏，不可收拾。前方概为久病虚者而设，然而初起应攻逐可分消者，备有后方，对证取用可也。脾肺肾三经之元气虚寒而成气虚胀满者，金匮肾气丸以温补之。腹胀喘急如息贲者，神秘丹治之。中气不运，寒痰结滞而痞胀者，来复丹温之。脾胃虚寒，阴凝固结而成胀者，参附理中丸散之。瘀血积滞，阻塞气道，心腹疼痛而兼胀满，小便利而大便不通，或妇女经脉停阻，营气不运，渗入冲任，日久而成血臌者，以抵当丸下之。男妇营卫两虚，气血凝滞，隧道阻塞，肠胃不通，表里脏腑之气不相融贯出入而成气臌者，沉香分消丸以通之。

金匮肾气丸 见前

神秘丹 见喘门肺经痰气暴喘条

来复丹见中暑门中暍条，又名二炁丹

参附理中丸见中寒门寒中太阴条

抵当丸见黄疸门黄疸清里条

沉香分消丸

大枳壳四两，分四分　苍术一两　萝卜子一两　大茴香一两

干漆炭一两，上四味各炒枳壳一分，以黄脆为度用　香附二两，醋炒

槟榔一两　延胡索一两，酒浸炒　三棱二两

蓬术一两，上二味用童便加黑豆三十粒，浸一昼夜，同煮干，炒至黄脆，去豆用

上枳壳及香附等六味为细末，即以苍、卜、茴、漆四味熬浓汁，入少醋，调神曲末为糊，丸绿豆大，每服二钱，早空心，米饮汤吞服。枳壳有和中化滞、豁痰利气之能，故为君；苍术佐之以渗湿行痰，卜子佐之以消粉面食积，茴香佐以温消寒气之凝固，干漆佐以消瘀血而杀虫；同香附可以开郁，同槟榔顺气止疼，同延胡和伤行血，同棱、术破积消坚。此药能治诸胀诸积诸痛，及肝脾疝痛初起，趁精神元气可为早服。

卷八

积聚癥瘕痞块门

或问：积聚癥瘕痞块，其证是三是六？积聚似乎属一，而癥瘕痞块形证尤其相类，亦有所分别否？

答曰：证分六种，各有不同，备载诸书。余但于六种中分别有形无形、属气属血、在腑有脏、宜攻宜守、应补应泻之法于后。

或问：积者，有似积累之意，盖自小至大，自无形至有形也。其物又应五脏而分居本位，其始则何因而生？继用何法以治？

答曰：五脏属阴，阴主闭藏。积之始生，本于无形之气，其气由五脏之情志郁结而起，日增月累，积久成形，形成乃病，固闭不消，盘踞本位，故名曰积。患者颇多，初起其积尚微而易消，日久根深蒂固，举发不常，精神因之亏损。医者不究虚实，泥于攻伐，则元气受伤，积久滋害，以致神枯气脱不起者有之。

肺之积为息贲 肺主气，司呼吸之息。若因平素善悲，悲则气消，多忧，忧则气闭，本经之元气既消既闭，则呼吸之机不通，其名曰贲。贲者，闭也。其息闭而出入不通，其气积而有增无减，其症也喉间吞吐不利，若有所碍，语言怯而费力，胸中似喘非喘，似痛非痛，以言有物则不梗，以言有痰则不吐，究之无物无痰，乃无形之气机为病也。其脉右寸口弦沉无力，沉为气郁，弦为气滞，无力为虚。余临此证，断以天地之气不纲，失其升降呼吸之节，每得力于温补，不拘古法古方而获效也。

息贲主方

紫菀三钱 人参 桑皮各一钱五分 茯苓 泽泻 橘红 车前各一钱

水煎，午后、临睡服。十剂后，渐加肉桂三五分，再十剂，渐加附子三五分，人参渐加至三钱，紫菀渐减至一钱五分。

肺主气，以人参专培元气，紫菀开郁顺气，桑皮泻气，橘红清气，泽泻、车前引气归元，桂、附导火归阴，总之分散胸中痹结之气也。愈后随以金匮肾气丸加沉香一两常服。倘日久因寒触发者，定肺膏温散之。胃气不和，上迫而发者，神秘丹降之。

因浮逆之火而发者，清金化痰丸清之。

金匮肾气丸见气门肾与膀胱之气不足条

定肺膏见喘门肺经初感风寒发喘条

神秘丹见喘门肺经痰气暴喘条

清金化痰丸见火门肺与大肠虚火条

心之积为伏梁　此非心家自有积也，乃膻中之气积累而成耳。经云：膻中者，臣使之官，喜乐出焉。苟因心境不畅，情志郁结，气逆膻中，怏怏不乐，积久成痹，初本无形，只宜后方，速治自愈。若或认为有形之积，从事攻伐，则神气愈伤，反致有形，恍如臂之横亘心胸之间，状似屋梁，故曰伏梁。久则形容憔悴，饮食日减，食亦无味，虚寒虚热，心中若有所失，时时叹息不休，其脉弦伏不起，或沉弦而急，或细数无神。

伏梁主方

丹参三钱　人参一钱五分　茯神　枣仁各一钱　远志肉五分　石菖蒲五分

益智仁五分

水煎，黎明空心服。用十剂，人参渐加至三钱，丹参渐减至一钱。二十剂后，如血虚，加当归一钱或一钱五分。阳虚，加附子五分。气滞血郁，隐隐作痛者，每药一服，调入细郁金末五分。

伏梁因心气不足，神情抑郁而成，故君丹参以开郁，而且具育气和血之功，远志益肾而通心气，益智、菖蒲辛能开郁，香能化痞而散膻中之积，人参、当归补益气血，茯神、枣仁宁神定志，以安心主，心益神明，所谓主明则下安也，郁金开郁消瘀，附子启发生阳而散凝结。宁志丸兼三因冲和丸常服。

宁志丸见气门包络膻中气虚条

三因冲和丸　养心扶脾，疏肝开胃，畅达三焦，疏通五脏，赞坎离有升降之能，和表里无壅塞之患，利用一元，斡旋五内，家传十世之秘也。

人参　川石斛　广陈皮　白蔻仁各一两

山楂肉二两，上五味以纸绢两重包好，贴饭熟蒸一次　远志肉一两　香附

山栀仁各二两，上三味照前法蒸　海石一两　茅山术二两，上二味如前法蒸

抚芎　青黛　北柴胡各一两，上三味如前法蒸

共为细末，用谷芽净粉打糊和丸，外以六一散及辰砂各五钱为衣，空心，白滚汤吞服二三钱。

肝之积为肥气　盖由郁怒伤肝，肝气不能条达，使生阳之气抑而不升，郁滞于左右两胁之间，形如覆杯，积成肥厚之气，可大可小，日久乘虚攻发，心脾之际窘迫为痛，因而恶心呕逆，妨碍饮食，痛久则精神气血愈亏，而外证寒热似疟，渐至形枯神

萎，其脉两关沉弦而急，或弦滑而数，以后方同丸药调理，自愈。若求速效而恣用克伐，则反伤肝脾之真气，变为中满，中满传为臌胀而死。更有病疟者，疟邪发散未尽，用术禁截，正在发时恣食生冷腥荤、酸敛滞腻之物，致风寒暑湿之邪不清，内与痰涎饮食之积胶痼结滞而成疟母。虽比前证易治，然而昧于标本虚实之理，失其补泻先后之机者，吾未见其效也。

肥气主方

半夏三钱　楂肉二钱　橘红一钱五分　白术　柴胡各一钱　人参七分　川芎五分
生姜一片

水煎，早空心、午前服。

橘、半、生姜消痰清气为主，楂肉消积疏肝而不伤脾，柴胡清散肝邪，川芎和血开郁，人参、白术培补营气。如病初起，可加白芥子五分攻隐伏之痰，青皮五分破固结之气，久则忌用。白术渐加至三钱，人参渐加至一钱五分，楂肉渐减至不用。虚寒者，加肉桂五分。同后方相兼常服。

肥气丸方

生半夏一两　人参　白术　川芎　青皮各五钱　沉香　木香
瓦楞子醋煅，各三钱　白芥子　广橘红各一钱

醋调神曲糊为丸，午前、午后，白滚汤吞服二钱。

肥气与痞气往往相似，然肥气初起多在左胁之下，渐渐挨至中宫，是木临土位，所胜者妄行，所不胜者受克，其势至危。上方虽曰疏肝，实为益脾之剂，所谓不治已病治未病也。愈后三因冲和丸常服。

三因冲和丸见本门心之积为伏梁条

脾之积为痞气　痞者，痞塞之义也，天气不能降，地气不得升，天气地气皆积于两间而痞塞不通，阴阳不和，混沌之象也。病者多由思虑伤脾，脾气郁结不舒，则营气凝滞，不运不舒，并积于中宫而成痞。痞而后满，满而后胀，能用温升运化之剂则易愈，误用香燥破气之药则反甚，而其形渐大，遂成臌胀。盖以六阴之脉聚于腹，得温而散，得寒而凝，补益之剂多温，克伐之剂多寒也。王肯堂先生云：胸满腹胀，悒悒不快，未必成胀也，服破气之药不已，则胀证成；气滞膈塞，饮食不下，未必成膈也，服青、陈、枳、朴宽中之剂不已，则膈证成。审是则用药可不慎哉？其脉必沉，或沉弦，或浮滑，皆气郁痰凝，阴寒闭塞之证也。

痞气主方

白术二钱　陈皮　半夏各一钱五分　防风　苍术　枳实　泽泻　人参
炮姜　肉桂各五分　生姜一片

水煎，空心午后服。

脾具坤顺之德而有乾健之能，土力弱而不能健运，则营气积而成痞，故以培补营气为主而分消佐之。白术渐加至五钱，人参渐加至三钱，去枳实，加茯苓一钱五分，常服。六脉沉弦而肝脾不和者，三因冲和丸疏之。沉微无力，脾肾虚寒，和中益气丸温之。心脾不足，饮食不进，冲和资生丸运之。

三因冲和丸见本门心之积为伏梁条

和中益气丸见气门肾与膀胱之气不足条

冲和资生丸见气门脾胃营气不足条

肾之积为奔豚　盖江豚每遇风雨晦冥之时，则浮沉水面，奔逸不定，此证不独形似，而义亦相符，故曰肾之积为奔豚也。其积从下升上，块磊不一，微微作响，直攻心坎，冲塞胸中，少顷复随响而下，原归于无形者是也。此由肾元亏极，命门无火，其阴凝固结之气日累而成。早治乃妙，久则精神元气因之愈虚而积愈固，发则攻至心胸，卒不能下，多至不治，盖水乘火位，心主无权故也。六脉极微极弱，沉而无神。宜用后方温散为主。

奔豚主方

泽泻三钱　人参　茯苓　附子　肉桂　沉香各一钱

水煎，午前、午后空心服。

泽泻咸润之味，咸能顺下，佐以茯苓之淡渗，而专疏泄肾家有余之浊气，沉香、桂、附之辛温，阴凝得之而立散，人参益元气而五脏兼培，渐加至三钱，泽泻渐减至一钱。丸药兼服。

奔豚丸方

人参　茯苓　泽泻各一两　沉香　牡丹皮各七钱　肉桂　椒红各五钱

附子　吴茱萸各二钱半

蜜丸，早空心，白滚汤吞服三钱。

肾中生阳之气不能温升运化者，多有此证。初似寒疝，人多忽之，究非参、附温补之剂不愈，前方屡获全效。最忌寒凉苦泄破气之味，即芪术芎归、芍药知柏，总属不宜。愈后古方肾气丸常服，永不再发。

古方肾气丸见气门肾与膀胱之气不足条

或问：六聚与五积，其脉证亦有别乎？

答曰：五积病于五脏，初本无形，因郁而有，日久真气愈亏，积气渐大，始有性命之忧。若六聚者，乃六腑蕴结之浊气也，其气聚则有形，暂集于肠胃两胁心胸之间为痛，痛时有形，痛止自散，一如盗贼，聚则攻劫，散则潜踪。若能惩忿窒欲，戒气节劳，可以无药而愈。其发也，必由外触，宜随其所触，加减后方以治之。

六聚主方

山楂肉_{三钱} 半夏_{一钱五分} 枳实 延胡索 陈皮_{各一钱} 木香 砂仁_{各五分}
生姜_{三片}

水煎，午前、午后服。山楂力能疏肝开郁，佐以枳实则消食，佐以延胡则去瘀；气实则痛，以香、砂理肠胃膹郁之气；气滞生痰，以橘、半利脾胃实湿之痰；生姜温中散寒，行痰利气。因寒触发，脉多沉紧或浮紧，症必恶心畏寒，头体酸痛，加苏叶一钱五分，羌活、防风各一钱，去木香、砂仁。如怒气触发，脉必沉弦而滑，症必恶心、恶食饱嗳，加麦芽二钱，神曲一钱五分。寒气为患，苏合香丸、沉香化气丸兼治。怒气胃气，越鞠丸、和中顺气丸理之。

苏合香丸 外感风寒暑热，山岚瘴气，尸侵鬼注之客邪，内伤生冷瓜果难消之物，寒凝湿热郁痰积滞之气，以致心腹绞痛，呕吐泄泻，干湿霍乱之病，此丸主之。

香附_{四两} 白术 广藿香_{各二两} 沉香 乳香 白蔻仁 丁香 檀香
诃子肉 荜茇 木香 广陈皮 苏合油 朱砂_{各一两} 麝香_{二钱}

蜜丸龙眼核大，蜡丸封固，不拘时，姜汤化服一丸。

沉香化气丸_{见郁门气郁条}

越鞠丸_{见郁门气郁条}

和中顺气丸_{见内伤门食物内伤条}

青盐陈皮 脾虚胃薄，不能营运，致有凝痰浊气停聚三脘，痞结不舒，饮食不化，嗳气吞酸，胸膈胀满。时用嚼化，开胃理脾，生津止渴，利痰宁嗽，宽胸消胀。

广陈皮_{取新会合掌者，滚水泡一二时，捞起，冷水淋一过，装入蒲包扎紧一二时，略去浮膜筋蒂，每日用清水浸分上中下三次，换水浸过一二宿，以味不苦为止，不得使烂，仍旧晒极干，每斤一斤用后药一料煎浓，入皮同煮汁干，去药用皮} 天冬_{去心} 麦冬_{去心} 川贝母_{去心} 乌梅肉 甘草_{各一两} 青盐_{三两}
薄荷叶 苏叶_{各二两} 硼砂_{五钱} 嫩桔梗_{一两五钱}

水煎浓汁，入陈皮煮干，去诸药渣净，晒极干，收贮磁瓶封固。

夫气者，即氤氲浩瀚之元气，在天地资生万物，在人身导引百脉，运化有形之饮食，资长精津血液，充溉五脏百骸，一有抑郁，百病丛生。凡补益之剂，另备气之本门。今上列诸方，乃特为五积六聚而设，以治有余之实证耳。

或问：积聚既闻命矣，而癥瘕又何分别？治法亦有异乎？

答曰：癥者，有物可征，有形可验者也，或湿痰，或食积，或死血，非积聚无形之气所比，男妇小儿咸有。此证偶因停滞日久不消，有形似块，病居肠胃，其脉沉滑，或滑而有力。

治癥主方

山楂肉_{三钱} 陈皮 半夏_{各一钱五分} 枳实 砂仁_{各一钱} 木香 槟榔_{各五分}

生姜三片

水煎，午前、午后服。

方与六聚治法相同，但以槟榔力能摧坚破结，顺气杀虫，专理有形之积滞，为食积之要方。若湿痰为患，脉必濡滑，其块软而不痛，时大时小，加半夏一钱五分，苍术、白术各一钱，去山楂、木香。如死血为害，脉必芤涩或弦涩，其块按之觉痛，加桃仁、归尾各一钱五分，红花一钱，去半夏、木香。后备丸方缓治，可俾常服，恐煎剂不能多服也。

阿魏丸 男妇肠胃内外或食积血积成块，虫积久聚经络肌理之间，寒痰湿气留滞不通，久则成形，痞块癥瘕，一切并治。

高良姜东壁土炒 黑牵牛各八两 蓬术 赤豆 砂仁各四两 三棱 青皮

陈皮 干姜 草蔻仁 槟榔 肉桂各一两 真阿魏五钱

醋调神曲糊为丸，午前、午后，姜汤吞服一钱。

妙应丸 男妇小儿不拘远年近日一切虫积蛔结，心腹疼痛，吐呕泄泻，止发不常，喜嗜生米茶叶绌布泥炭，皮黄面青，肢体困倦，此丸主之。

君子肉 槟榔各二两 陈皮 麦芽粉 山楂肉 神曲各一两 三棱 蓬术

砂仁 青皮 雷丸 干漆炭各五钱 胡黄连 芜荑 甘草 鹤虱 木香

高良姜各三钱

醋调神曲糊为丸，空心，黑糖汤吞服二三钱。

沉香保灵丸 气积食积血积虫积并治，兼能调和血气而开郁结。

山栀仁四两 当归身 山楂肉 枳实 紫厚朴 广陈皮 香附

延胡索各三两 蓬术 青皮 郁金 五灵脂 抚芎 广藿香 高良姜

白蔻仁各二两 沉香 木香 槟榔 草蔻仁各一两

醋调神曲糊为丸，空心，淡姜汤吞服二三钱。

化积保中丸 脏腑营卫之气不和，致痰积食积结滞于肠胃隐曲之地，窒碍流行之气，于心腹胁腋间为痛，饮食不甘，形神枯萎。此丸可俾常服，养正气以消积滞。

白术三两 苍术 陈皮 香附各二两 山楂肉四两 神曲 半夏 萝卜子

白芥子 黄连各一两 三棱 蓬术 青皮 槟榔各七钱 砂仁 木香

干漆炭 瓦楞子灰 人参各五钱

醋调神曲糊为丸，早空心、午前，淡姜汤吞服二三钱。

或问：瘕为何物？与癥又何分别？甚至终身有不愈者。

答曰：瘕者假也，假物以成，非若癥之湿痰食积为病也。此证独在妇女经行时不谨，及产后失调，或寒邪客于胞门子户，或怒气郁于冲任脉络，瘕血成形，谓之血瘕，多在小腹隐僻之处为痛，六脉沉弦涩数者是也。治法当于早晚服煎剂，以培营理气，活血调经，于午前后空心服用丸药，化痕止痛。

补中益气汤见内伤门劳烦内伤条　早服。

归脾汤见内伤门七情内伤条　晚服。

治痕调理丸方　理气开郁，活血通经，气通则痛止，血活则痕消，兼补兼消，允称平剂。

当归四两　川芎　香附各二两五钱　延胡索　砂仁各一两五钱　五灵脂

红花　木香　蕲艾各一两

蜜丸，午前、午后空心，米汤吞服三钱。

神化丹　专消血痕痰癖，下伪胎，通经脉，有形积滞，一切治之。

硇砂　干漆炭　血竭各三钱　红娘子二十个　斑蝥三十个　乳香一钱五分

共为极细末，黑枣肉研匀，丸黄豆大，每服一丸，午前后空心，米汤吞服。用前调理丸不应，方进此丸。然服药之先须以炒猪肝或炒肉嘬口内细嚼，不可咽下，俟腹中若有所动，即刻吐出，将药随涎吞下，乃妙。

盖血痕之证，竟有置之不治而终身无恙者，亦有专于攻治而痕未及消身先朝露者。医与病家须知此物处于人身隐僻之地，药石所不能到，攻之亦甚难，惟有用前法，先补精神气血使之充足，则其物反藉人之气血以资生，遂伏匿而不动。即使必欲去之，当于午前、午后少饿片时，口衔香物，使其闻食臭而口向上时，速吞丸药，冀彼得药而死，直至形消骨化，随粪而出。倘病者惟求速去，医者专于攻治，不顾其人之老幼虚实，一味克削元气，行瘀破血，伤其根本，而痕不惟不能制其死命，反因气血虚羸求食而起伏不常，则虚人不堪，恣其吮啮，疼痛难忍，饮食日减，以致形枯神萎而死。此不死于病而实死于药也，好生者可不慎之？

治龟痕神方　一咬一死，推墙爬壁之痛，至尾搅出阴户，饮食不进，肌肉尽消者，此药一服，痕即不起，数服白化。

用顶好茄茸一对，火燎去毛，酥炙，研成细末，绵纸包固，将方砖四块烧红，乘热将两块铺地上，以黄土末铺砖上，以茸包放土上，再以土末盖包上，然后将砖两块重重压之，砖上放炭火少许，恐砖冷也，过一时开看，将茸换纸包好如前，用热砖再压。压四五次，以纸上无油印为度，空心用温陈酒调服三钱。元气大坏者只服此茸，元气尚好者以后方兼服。

真鹿角霜一两　白真僵蚕三钱，炙老黄色　桃仁五十粒，炒，去皮尖

红娘子三十个，去头足，粘米炒黄色

共研细末，每服二三分，温陈酒下。

盖鹿茸去瘀生新，以补为行，故治痕捷效。至若芎、归、参、术，虽补气血，不能行瘀，而反滋痕壮也。

或问：痞块之形证，为病之利害，与癥瘕宁无别乎？

答曰：痞者，即脾之积也，不必重论。若言块，亦即瘕之类耳。癥之为块，又与瘕相似，总属假借痰气血积为病也。但癥之与痞块，不过块然无知之物，非若瘕之有形有象，生动知觉，而能为人害，如前论若是之甚者也。况癥瘕二物，多在肠胃腰腹空隙隐曲之间，动则可见，伏则无形。若此痞块，则在皮里膜外，形常外露，可见而知，可按而取，或痛或不痛，乃卫气不足，剽悍之气不能周行于经络隧道之中，使精津血液有所阻滞积累而成，永无移动。药不能到，惟外有膏药及针灸熨烙乃消。且与脏腑元气无碍，即使服药，亦必归咎于营卫，而专于补益为当，所以六脉平和，饮食如故。倘若误信庸医，内事攻削，反伤脏腑元气，必增他证，而块究不能去。并不须刀针刺割，致伤筋脉。苟不至蔓延长大为碍，何妨听其自然之为稳也？

阿魏万灵膏 顽痰积气，寒湿客邪，停滞于皮肤分肉经络隧道之间，或积累成块，或阻塞为痛，药石难攻，宜乎外治者用之。

真芝麻油二斤四两，浸后药，春五夏三秋七冬十日 当归 川芎 防风 白芷

肉桂各一两 木鳖仁四十九粒 蓖麻仁一百二十粒 巴豆仁四十九粒 穿山甲七大片

槐枝三十寸 柳枝三十寸

上药油浸足日期，用文武火煎至药焦为度，以三五重丝绵滤渣务净，将渣另于铜勺内烧出药油，共得净油约二斤，次第入后药：

飞丹炒黑，净一斤，上丹乘油出火渐渐调入令匀，冷后再加后药。

真阿魏一两，用葱汁顿化，搅入令匀，再加后药：

滴乳香 没药 血竭各一两 肉桂 附子各五钱 麝香一钱

共研极细末，渐渐搅入令匀，收贮有盖厚磁罐内封固，取用后仍须盖紧。凡用看患之大小，摊厚青布上，先以水姜擦过方贴，贴后以热手或热盐包熨之。

或问：前论何备于五积，而甚忽于六聚癥瘕痞块也？

答曰：六聚癥瘕痞块尽属有形之积，初起病浅，真气未虚，何难抉而去之？即久而精神元气充足者，犹可兼用攻伐。倘气血素亏，得病日久，当以不治为治，可保无虞者也。至若五积之为病，内属五脏，起于情志郁结，或由心肾不交，或因肝脾不和，或呼吸之息不通，或升降之机不续，动辄乖乎天真元气，与六聚等大相径庭，治不中窾则变为中满，为臌胀，为浮肿，为膈塞，渐至元气大败而死，故予独重其证而论之甚详也。

脾胃门

或问：脾胃于人自宜并重，何独曰有胃者生，无胃者死也？

答曰：脾胃总属中央戊己之土，举胃气而脾即统焉。盖胃为水谷之海，主司纳之

令，脾具坤顺之德，有乾健运化之功，凡人之精神气血全赖脾胃以生，故曰土德无惭而生机日进也。犹之天地化生万物，必藉土王用事，若四季无土，则不能主生长收藏之造化。所以木无土则不植，火无土则不藏，金无土不生，水无土不蓄也。胃气者生气也，生气者神气也，谷气也，故人以胃气为本。如胃虚不纳，则水谷之精气先绝，脾虚不运，则四脏无所禀受。脾与胃皆为人后天资生之根本，并重而不可偏废者也。故五谷之入胃，亦必藉脾之能运，则精神气血各有裨益，所以云得谷则昌，绝谷则亡，孰谓脾胃有所偏重也哉？

或问：脾胃不宜太过不及，反是则生机日拙，可不危乎？

答曰：胃主司纳，脾主营运。若人饮食不节，形体劳役，则脾胃之元气先伤，伤则胃不能纳，脾不能运而诸病蜂起。盖失饥则胃空，而胃之元气必馁；过饱则胃实，脾不及运而胃有停滞。更有过寒过热伤胃，过燥过湿伤脾，而自损后天资生之本，遂至形神色泽日就衰惫，何况别证相传？所以东垣治病先以脾胃为主也。

或问：求脾之能运，胃之能纳，而不至于病，其法可得闻乎？

答曰：脾胃宜于调理，调理之法，以和为贵。盖脾主运，饮食宜少而频，使其易消；胃主信，饮食宜准而匀，毋失其时。胃喜温而恶寒，喜通而恶滞，宜暖宜热，宜松软易消，而忌生冷坚硬之物；脾又喜燥恶湿，喜香恶臭，宜干脆，宜辛芳醒脾开胃，而忌酏酸腻滞之味。况脾胃有厚薄有虚实有寒暖存乎？先天之体性大有不同，医者必先审察无疑，无论本病以及兼症，总以脾胃为主，脾胃若和则诸病易愈，而服药亦易为力也。

或问：脾胃之病及治之之法，已尽于此乎？

答曰：凡杂证而兼脾胃者，各见于本门。若脾胃自病而又见于虚损，今所论者正五脏各有一脾胃，即土之寄旺于四时，而四脏禀受水谷之精气于脾胃之义也。

肺之脾胃虚者脉证 母能令子虚，因脾胃之元气先亏，则水谷之精气不及游溢，上朝于肺，肺失母气而亦虚，所以形萎气弱，畏寒自汗，肢体困倦，胸满喘急，烦咳咽干，痰气不清，不思饮食，食亦无味，六脉虚微缓弱，以清补脾肺之元气为主。

清补脾肺元气主方

石斛二钱　人参　茯苓各一钱五分　黄芪　紫菀各一钱　桑皮　橘红各五分

五味子一分

水煎，午前、午后服。

石斛甘能悦脾，香能省胃，益中气而除热，故以为君；参、芪补气，紫菀、桑皮顺气清气，橘红理气，茯苓、五味纳气敛气，使气各有所统摄，故补气而无助气之虞，清气而免损气之患也。喘咳已缓，加麦冬一钱五分，去桑皮、紫菀。琼玉膏继服。

琼玉膏见血门咯血条　脾肺肾三经精神元气虚者，以此滋补。

止嗽润肺膏　肺之元气虚，逆归本经而喘嗽不止者，以此膏清补兼之。

人参一两　麦冬二两　五味子五钱　紫菀茸三两　款冬花一两　桑皮五钱

蜜炼桃核大丸，不时噙化。

心之脾胃虚脉证　多虑则神明耗散，多思则脾气郁结，所以精神恍惚，睡卧不宁，气逆膻中，痞结不舒，情志不畅，悒悒不快，嘈杂舌干，怔忡烦闷，肢体困倦，饮食不思，食而无味，六脉虚微而细数，以补益心脾之营气为主。

补益心脾营气主方

枣仁三钱　人参　当归各一钱五分　黄芪　白术　茯神　龙眼肉各一钱

远志肉　益智仁各五分　炙甘草二分

水煎，早空心、临睡服。

虚则补其母，以神、枣、当归滋肝养血；远志、龙眼益心气而补心血，以安神明；参、芪、白术、甘草补益脾胃之元气，以滋营血益智，调畅心脾，收摄精津涎液，而且能进食。

宁志丸见气门包络膻中气虚条

冲和资生丸见气门脾胃营气不足条

参苓白术散

白术四两　人参　茯苓　苡仁　甘草　山药　桔梗　砂仁各二两　莲肉

扁豆各三两　石菖蒲一两

米糊为丸，早空心，米汤吞服三五钱。

肝之脾胃虚脉证　肝胆甲乙木，为元气生发之萌，应天地春生之令；脾胃戊己土，为后天资生之本，应寄旺四季之序。倘肝脾生发营运之令不行，或行之不力，其气反陷于至阴之下，使生阳之气不能透达，则胸腹痞满，或脾胃飧泄，久则语言懒惰，饮食不甘，行步艰难，四肢困惫，六脉虚微，或沉弦无力，以升阳益气、疏理肝脾为主。

升发肝脾生气主方

人参二钱　白术　当归各一钱五分　黄芪　橘红各一钱　柴胡五分　升麻五分

甘草二分　生姜三片　黑枣二枚

水煎，早空心、午前空心服。

虚者补之，精纯之元气虚极，补以人参、白术；下者举之，清阳之气陷下，举以升、柴、黄芪；陈、姜、甘草和中启脾，黑枣、当归滋营益血。木临土位，清气陷而飧泄者，加白术一钱五分，防风、桂枝各五分，去当归以防滑润。恶心有痰，胸膈痞满，加半夏一钱五分，橘红五分，去当归。

肾之脾胃虚脉证　肾乃生气之源，为先天立命之基；脾主营运之权，为后天资生之本。肾气虚则根本不固，门户不谨，而大便滑泄，小便频数，或欲解不利而腰枢坠痛；脾气弱则仓廪失职，而饮食减少，肌肉消瘦，中脘痞结，四肢无力。脾肾虚寒，清阳陷下，而飧泄不已，六脉微弱，或沉微濡软，以温补脾肾元气为主。

温补脾肾元气主方

杜仲二钱　人参　白术各一钱五分　茯苓　肉果各一钱　补骨脂　砂仁各五分　五味子二分

水煎，早空心、午前服。

杜仲、骨脂温补肾气，五味、肉果固塞门户，人参、白术培补元气，茯苓、砂仁调和脾胃，盖气得暖而能营运，得香而能疏散也。小腹隐隐作痛，乃沉寒固结也，加肉桂五分以温散之。小便不利，加泽泻一钱以分利之。

和中益气丸 见气门肾与膀胱之气不足条

固肾启脾丸　肾主二便，司开合，包涵水火，皆赖真土以蓄藏。若脾肾之元气两虚，或水无土以蓄泄，而有泄泻肿胀之恙，或土无火以腐熟，而致倒饱嗳腐之证，此脾肾相因为用而又相因为病之征也。久服此丸，俾脾元足而营运分消之力旺，肾元足而开合固摄之权行，于是阴消阳长，气暖精和，水道分而泄泻自止，仓廪空而饮食易消，不独沉疴立起，而生机日进矣。

白术八两　茯苓　补骨脂　杜仲各四两　肉果　五味子　粟壳各二两　肉桂　吴茱萸各一两

醋调炒米粉糊为丸，早空心，米汤吞服三钱。

泄泻门

或问：世人多有以泄泻混称者，而汝宁无分别耶？

答曰：泄者泄也，五脏之病也。五脏者，藏精气而不泄者也。五脏之真气先虚，失其统运蓄泄之机，闭藏收摄之令，致元气陷下而为泄，泄则脏气更虚，久久形神枯萎，中气凝滞，传为中满肿胀，多由病势觉缓，失于早治，担延日久，元气耗竭而病亦随剧也。五脏各有泄证，又当分别主治，然而有虚无实，宜于补益为主，非若泻之为病而有寒、暑、痰、湿、食、积之标也。盖泻为倾泻之义，乃六腑之病，与泄不同。六腑为传导出入之司，必由外感内伤触发而泻，泻则直倾，势不容缓，甚有完谷不化，水道不分，以至泻脱元气危在旦夕者，治法当随其所感之邪，所伤之积，或升散，或分消。然泻之势固暴，而求愈亦速，不若泄之缠绵岁月而难取效也。

或问：前论泄泻有五脏六腑标本之分，何今古论家专言脾胃也？

答曰：诸证各有专司，譬如咳嗽专责于肺，而泄泻专责于脾胃也。盖胃为水谷之海，无物不容；脾司健运之职，无物不化。能容能化，然后游溢精气，上潮于肺，肺则通调宣布，使津精血液分溉五脏。故脾胃者，为五脏资生造化之源，犹之五行万类，无不下赖土气以生长收藏者也。若人之五脏无土，则无从禀受水谷之精微，而精神气血之化源已绝，所以形神色脉日就枯萎。当知泄证虽分五脏，而脾胃则一，不得不预为调理，故曰脾胃者，乃人一身之本，五脏化生之源也。

五脏五泄脉证 心泄者，每遇劳心焦思太过，则致五心烦热。盖掌心之穴属心，名劳宫，故其热尤甚。心火沉郁下陷，小肠因之而小便涩数，大肠因之欲泄不泄，而里急后重，其泄如火，似痢非痢，心脾之脉沉而细数，或沉滑而数，以香连丸兼治。

肝泄者，经谓洞泄也。春令宜温而反寒，寒则收引，春生之气不得升，肝木之邪不能达，郁陷于脾土之下，每至寅卯之时，生阳之气欲升不升，腹中作响，暴注而下，无所阻碍，故曰洞泄。未泄则似乎有物，及泄则无非虚气，此气即沉陷之清阳也，其脉虚弦，或沉弦无力，宜升阳益气汤兼四神主治。

脾泄者，飧泄也，飧者，渗漏之义。本经气血失于营运，致浊气泛上而生膜胀，清气陷下而生飧泄，昼夜无度而时时若有渗漏之意，久则元气愈亏，多致传为肿胀，六脉濡软无力，或沉滑不实，以升阳胜湿汤、六神丸兼治。

肺泄者，大肠滑泄也。肺与大肠相表里，肺气虚，大肠亦虚，肺统周身之气，虚则大气不举而时时欲去，无所阻隔，所谓滑泄者是也，甚至随浊气下泄而失于禁固者有之，其脉微弱无神，或空大无力，以升发益气之剂同兜涩固精丸治之。

肾泄者，当子丑黎明而下泄也。肾之门户开窍于二阴，主闭藏周身之精气，每子后阳生，其气上升，泥丸为升发之始。若本经虚寒，则子后肠鸣气陷而泄，久则气陷不已，交黎明而又泄，如是生气日虚而精神困惫，六脉虚弱而涩，或两肾无根，或空大搏指，以温补脾肾元气之剂及八味丸兼服。

通治五泄主方

白术三钱 人参 黄芪各一钱五分 茯苓 煨姜各一钱 炙草一分

水煎，午前、午后服。

泄由气陷，气陷则升发营运之机不利，已上诸药温以补益，甘以平缓，使气有所统运而固摄也，宜从五脏之现症加减。心泄者，脉必虚数不清，加酒炒丹参二钱，盐炒益智仁一钱。如暑天，暂加茱萸炒黄连三分，兼服香连丸。

香连丸即痢门白痢香连丸 能清火顺气，以止里急后重。

川黄连二两五钱，用吴茱萸一两三钱同煮汁干，去茱萸用连，切片，焙干用

白芍药一两，醋润一宿，晒极干，炒黄色 广木香五钱 陈神曲一两二钱，炒黄，为细末听用

以前三味为细末，即用神曲调糊为丸如麻子大，早空心，米汤吞服一钱五分。肝泄者，脉必浮弦或沉弦，加防风一钱五分，柴胡一钱，升麻、川芎各五分，以升阳益气，兼服四神丸。

四神丸 肝脾肾元气虚弱，大便不实，饮食不思，此方主之。

补骨脂_{四两，盐制}　肉果_{二两，煨熟}　五味子_{二两，焙干}　吴茱萸_{五钱，滚水泡过，醋炒}

生姜_{四两}　红枣_{五十枚}

前四味为末，以姜、枣用水一大碗煮汁干，去姜，用枣肉和末为丸，每早空心及午前，白滚汤吞服二三钱。脾泄者，六脉濡滑，或微弱少力，加防风一钱五分，苍术、羌活各一钱，陈皮五分，去黄芪不用，以升阳燥湿。先服香砂万安丸，继服六神丸。

香砂万安丸　男妇小儿脾胃虚寒，不易杀谷，而胃脘痞满，恶心欲呕，肠腹冷痛不和，大便滑泄不止，肠鸣如雷，隐痛无时，以此调和脾胃，温散虚寒。

香附_{八两，醋炒}　蓬术_{醋炒}　山楂　广藿香叶_{各四两}　甘松　益智仁_{盐焙}

厚朴_{姜炒}　甘草_{各二两}　丁皮　木香　砂仁_炒　干姜_{各一两}

水叠丸，早空心，姜汤吞服二钱。

六神丸　脾主营运，为健行敦厚之土，肾主二便，司开合，为水脏，藉脾之真土以藏蓄。若使脾肾元气两虚，则诸津液泛为水者亦随气下陷，不能秘藏而有五泄之证，久则昼夜无度，滑泄不禁，则至精力虚惫，形神枯萎。久服能使脾土健运，肾气固摄，阳升阴降，水道分利，不独久泄可愈，而生机日进矣。

白术_{八两}　肉果_{面煨}　五味子_{焙干}　粟壳_{醋炒，各二两}　补骨脂_{四两，盐炒}　肉桂

吴茱萸_{滚水泡浸，晒干醋炒，各一两}

醋糊为丸，早空心，姜汤吞服二三钱。肺泄者，脉多虚弱微细无神，加人参一钱，肉果、附子、升麻各五分。兼服兜涩固精丸及固本启脾丸调治。

兜涩固精丸　脾肺肾元气虚寒，素有湿痰积饮留滞肠胃，上则呕吐冷涎，恶心痞满，下则滑泄不禁，昼夜无度，久则胃弱而食减，脾虚而不运，男兼滑精，女兼淋带。此药常服，可起沉痼。

白术_{四两}　人参_{二两五钱}　茯苓_{二两五钱}　半夏_{二两}　远志肉　肉果_{面煨}

补骨脂_{盐水炒}　赤石脂_{醋煅，各一两}　五味子_焙　益智仁_{盐炒，各五钱}

炒莲肉粉为糊，丸梧子大，早空心，米汤吞服三钱。

固本启脾丸　男妇脾肺肾元气久虚，清阳不能实四肢，而反沉陷于至阴之下，不克启发，凡交黎明或午前随气下迫，泄泻数次，日久无度，而精神虚惫，形消骨痿者，宜于久服。

六神丸_{一料}　人参_{二两}　茯苓_{四两}

黎明，米汤服。肾泄者，两尺必虚，或微弱无神，或空大无力，加肉果、补骨脂各一钱，五味子七粒。先服固本启脾丸，继服肾气丸。

固本启脾丸_{见前}

肾气丸_{见气门肾与膀胱之气不足条}　治黎明肾泄，每早空心，米汤服三钱。

或问：凡治泄泻，必先分利水道，谓之分理阴阳，今前方不用分理，岂无说乎？

答曰：前论泄证，有虚无实，则知用药有补无泻，故凡宽中破气、淡渗利导之味概所禁用，恐致元气有碍。纵使胸中有积气宿滞，以至否否不快，则当于补益之中稍加陈皮、砂仁、木香、益智之类以和之。至于既用升麻、防风升发之品，则清阳升而浊阴自降，上窍通而下窍自利，又不待分理而后阴阳相判也。泄非泻比，本无分利之义。若泽泻、木通、车前、猪苓淡渗之味，宁不耗泄元气而反使清阳之气益陷耶？

或问：五泄之证已明，而泻起于何义，幸以教我。

答曰：泻本一证，惟脾胃主之，但触发不同，当别内外。外感者有寒有湿有暑，内伤者有食积，有酒积，有生冷，有湿痰，更有内外相兼，寒热并发，务须体察，勿贻后患，毋以轻证而忽之。

通治外感主方

防风三钱　茯苓　陈皮　半夏各一钱五分　苏叶　羌活各一钱　甘草二分
生姜三片

水煎，空心午后服。

二陈汤专和脾胃而兼寓分利，君防风则风湿皆除，佐苏、羌而寒泄自散，生姜辛温，能治表里之寒而扶正气。寒邪作泻，脉则寸关浮紧或沉紧，症必恶寒恶心，腹痛体疼，加厚朴一钱温中定呕，猪苓一钱分利水道，桂枝五分益营运。湿邪作泻，六脉濡软无力，外证快快欲呕而口不渴，关节酸疼，四肢软弱，肚腹微痛，小便不通，加苍术一钱五分，猪苓、泽泻各一钱。此二证兼服胃苓散，以理在内之兼症。

胃苓散　寒湿之气滞于小肠，闭于膀胱，失之泌别分理，绵绵而泻，黄白如常，惟小水闭涩不通，以此分消温散在内之寒湿。

苍术炒　茯苓各二两　泽泻三两，盐水炒　白术炒　陈皮　猪苓各一两五钱

厚朴一两，姜汁炒　肉桂七钱五分　甘草五钱

为细末，滚姜汤调服二三钱。

暑毒作泻，六脉虚浮而数，症现烦渴恶热，神昏体倦，腹痛水泻，加干葛三钱，香薷、泽泻各一钱，黄连五分，去生姜、羌活、苏叶。兼服香连丸。如内有积滞，服香连化气丸。

香连丸见本门心泄条

香连化气丸即香连化滞丸，见痢门内伤之痢条

通治内伤诸泻主方

白术二钱，炒　陈皮　半夏　神曲炒黄，各一钱五分　厚朴一钱，姜汁炒　木香五分

甘草二分　生姜三片

水煎，午前、午后服。

内伤诸证，必从脾胃先虚而得，故用白术为君，以助营运；陈皮、神曲和中消食，

为臣；利痰用橘、半，顺气用香、朴；姜、草甘温，温中益气。食积伤者，脉必沉滑有力，症必肚腹胀痛，加麦芽粉一钱五分，山楂三钱，淡豆豉一钱，炒砂仁五分，去白术之峻补，甘草之缓中，以防胀闷，保和丸先服，继用枳术丸及固本健脾丸调理。

枳术丸 治男妇胃强脾弱，能食难消，消则泄泻无度，及老幼中气不和，食后呕恶痞满，倒饱嗳气，早晚受肚泄泻诸证。

白术一斤，炒黄 枳实八两，炒

荷叶汤叠丸，早空心，姜汤服三钱。

固本健脾丸 胃为水谷之府，脾为健运之脏，胃虚则恶食而不纳，脾虚虽食而难消，上则痞满，胸膈不舒，下则肚腹膹胀，泄泻。久服补益元气，佐助运导而虚泻自已。

白术一斤，炒 陈皮 茯苓各八两 陈黄米八两，炒 陈神曲炒 麦芽粉各四两

木香 肉果面裹煨熟 砂仁炒，各二两

荷叶汤叠丸，早空心，米汤吞服三钱。

生冷伤者，脉必沉迟或沉弦，而症必呕恶腹痛，或恶寒发热，加苍术一钱五分，肉桂、干姜、炒砂仁各五分，先服苏合丸，继服万安丸。

苏合丸 治外感风寒暑湿、山岚瘴毒、尸侵鬼蛀之客邪，内伤生冷坚硬、难腐难消之物，及郁痰积滞、凝寒湿热之气，以致恶心呕吐，肚腹绞痛，转筋暴泻，干湿霍乱等证。

白术炒 广藿香叶各二两 香附四两，生用 沉香 乳香 丁香 檀香 木香

白蔻仁 荜茇 广陈皮 诃子肉 朱砂飞净 苏合油各一两 麝香二钱

炼蜜和丸鸡豆大，约重一钱，蜡圆封固，不拘时，姜汤化服一丸。

香砂万安丸见前五脏五泄条 酒积伤者，脉必沉滑或弦滑，症必呕恶腹痛，后重兼积，加干葛三钱，炒泽泻一钱五分，藿香一钱，白蔻仁五分，兼服香连顺气丸。

香连顺气丸即香连化滞丸，见痢门内伤之痢条 痰积多泻，脉多滑数，或沉滑，或弦滑，症现三脘痞闷，嗳腐倒饱，痰唾稠黏，呕恶喘嗽，肠鸣腹痛，绵绵不绝，痛必泄泻而不通畅，加制半夏二钱，茯苓一钱五分，猪苓一钱，去木香、厚朴，兼服橘半枳术丸。

橘半枳术丸见痰饮门五饮条

伤食门

或问：饮食者，乃日用养生之物，如何伤之而至于发热有类伤寒之证也？

答曰：食积类伤寒者，多由中气素亏，兼之失饥过饱，大损脾胃元气所致。善调摄者，每遇劳烦饥饿之后，先以糊饮薄粥之类少济饥虚，调和脾胃，使其易纳易消而免停滞积聚之患。今人反于饥饿之时恣意饱餐，不知已损之脾胃焉能保其营运分消之

如旧？所以停积于中，以致胀闷不舒，嗳腐作酸，恶心呕逆，发热体倦，口苦舌燥，腹满便结，诸病杂出也。既已如此，尤当禁食周时，用温消腐熟、和中下气之剂治之，或先探吐，以去上脘痰涎食饭，使胃气得伸而糟粕传送于小肠，其病势自缓。倘不审新旧，惟取一时之快，误投硝、黄通利之物，或大小肠之旁流宿垢虽行，而三脘未化之新食仍在，反因寒苦之味所淹，一时不能腐熟分消，反至痞胀增剧，壮热日盛，此由脾胃气虚，营卫受伤，而状如伤寒矣。盖伤食下早则成类伤寒，若伤寒下早则成结胸，皆职乎此也。治者当审平日脾胃之虚实，所伤之新久，食物之坚脆生熟，兼症之风寒暑湿，而用后方加减施治，庶无舛耳。

伤食兼外感脉证　气口之脉洪滑有力，为内伤饮食。若人迎之脉亦浮紧，必兼外感风寒，因其外感而食愈难消，则胸中胀闷，嗳腐不清，头疼体痛而寒热交作，一如伤寒之状，必须先表后里，内外和解，使脘中宿垢已消，审二便之通涩而行之。

伤食兼外感主方

防风三钱　陈皮　神曲各一钱五分　羌活　苏叶　麦芽粉各一钱　淡豆豉二钱

甘草二分　生姜三片

水煎，不拘时服。

羌、防、苏叶达表以疏解风寒，麦芽、神曲、豆豉腐熟水谷以消食，陈、甘理气和中，生姜温中止呕。恶心，加半夏一钱五分；作胀，加厚朴一钱。如外寒已解而内热未清，大便燥结不行者，加炒枳实一钱，山楂三钱。如胃火盛，口秽作渴者，加黄芩一钱，花粉一钱五分。二种皆去羌、防、苏叶、生姜不用。无论所伤生冷熟物，概以前方为准。

里实伤食脉证　形神充厚，六脉有力，气口滑大而心胸痞闷，三脘作痛，肚腹膨胀，后出余气者，此食填至阴也，主以后方。

里实伤食主方

山楂三钱，打碎，炒　麦芽粉二钱　陈皮　神曲炒，各一钱五分　厚朴一钱

淡豆豉二钱　槟榔五分　甘草二分　生姜三片

水煎，不拘时服。

消食必先顺气，陈皮、厚朴、槟榔宽中下气之峻剂也；消食先求腐熟，腐熟则小肠易于受盛，山楂、神曲、麦芽、豆豉腐熟水谷之良剂也。如恶心欲吐者，先用豆豉五钱，葱头二枚，生姜三片，煎浓汤二碗，乘热服下，探吐，使食在上者一涌而出，在下者气得升提而易化，然后用前方佐其消导。如先怒气而后停食，或伤食而后加气者，加柴胡一钱五分，青皮一钱。

保和丸即和中顺气丸，见内伤门食物内伤条

芩连橘半枳术丸见郁门痰郁条

里虚伤食脉证 平素中气虚弱，弱则食不易纳，纳则食不易消，三脘痞结不快，以致不思饮食，即食而无味，乍寒乍热，肢体困倦，中寒气滞，腹痛便泄。六脉微弱，举按无神。以温补兼消之剂和之。

里虚伤食主方

　　　　白术二钱　陈皮　麦芽粉各钱半　半夏　神曲各一钱　肉果煨　砂仁炒，各五分

　　　　炙甘草二分　生姜二片

水煎，午前、午后空心服。

君白术以培补中气，开胃健脾；半夏、炙草和中消痰，陈皮、砂仁和中顺气；肉果、生姜温中，神曲、麦芽消食。中气虚寒，加炮姜一钱，肉桂五分。若中宫素有湿痰而恶心者，加半夏五分，茯苓一钱。三脘作痛，加炒山楂三钱，减白术五分。元气虚弱，即前方加人参一钱。初起，服香砂枳术丸，和中顺气，健脾消食。如泄泻，服固本健脾丸。虚则参汤服冲和资生丸。

香砂枳术丸见内伤门食物内伤条

固本健脾丸见泄泻门内伤诸泻条

冲和资生丸见气门脾胃营气不足条

或问：既能伤食，亦有伤饮者否？冷热荤素易消难化各有分别否？

答曰：食为有形有质之物，停留不消则伤胃，饮为有形无质之物，停留不泄则伤脾，所以另叙一方，以便审用。至于荤素生冷炙煿，一入胃腑则混淆莫辨，惟宜理气则易于传导，惟求腐熟则易于消化。前方不偏寒热，从乎中治，能中病而无伤元气。

伤饮脉证 饮即茶汤酒水之类，或暴渴引饮而停留，或乘兴狂饮而沉湎，或僧流韵士茗饮无节，多致湿热干脾，分消不及，久则面黄肌瘦，中满喘急，呕恶烦渴，肿胀泄泻，诸症毕至，再感痢疾，必至危殆难起。初起精神犹旺，而六脉沉滑有神者，易治；若久病而形神虚萎，六脉微细濡软，举按无力，为难治。

伤饮主方

　　　　苡仁三钱，炒黄　茯苓二钱　桑皮一钱五分　陈皮　猪苓　苏叶　泽泻各一钱

　　　　苍术五分，炒　生姜三片

水煎，午前、午后服。

多饮伤脾，脾土过湿则不能营运，必先上下表里分消其湿而脾土自燥，苡仁、茯苓脾家渗湿之药，苏叶、桑皮肺家散湿之味，猪苓、泽泻导膀胱之湿以下行，苍术、陈皮燥肠胃之湿而止泻，开鬼门，洁净府，为治湿之平剂。初起脾胃气旺者宜之，余则加减于后，胃苓散可服。脾虚泄泻者，加炒白术二钱，煨肉果一钱，去苡仁之沉滞，苏叶之辛散。如肺虚，加人参一钱，炒白术一钱五分，去苡仁、苏叶、桑皮。如水气乘金，肺不能输布通条，则面浮气喘，加杏仁一钱，炒苏子一钱五分，去猪苓、苏叶、

苍术，宜服圣灵丹。四肢肿胀，即前方加大腹皮一钱，陈皮五分。如伤酒而恶心呕吐，烦渴者，加干葛三钱，半夏一钱五分，藿香一钱，去桑皮、苍术，上清丸、冰梅丸宜服。酒积腹痛而飧泄者，服香连健脾丸。酒毒蕴积，脾胃不和，服芩连橘半枳术丸。若平素脾胃虚弱而嗜茶者，即前方加炒白术三钱，炒苍术五分，去苡仁不用，常服固本健脾丸。若面黄浮肿，绵绵腹痛，腰脚酸软者，服褪金启脾丸、胜金余粮丸。

胃苓散 见湿门里湿条

圣灵丹 见湿门上湿条

上清丸 见火门心与小肠实火条

冰梅丸 见内伤门饮酒内伤条

香连健脾丸 见痢门三阴自利清里条

芩连橘半枳术丸 见郁门痰郁条

褪金启脾丸 见湿门里湿条

胜金余粮丸 见黄疸门妇女虚痨黄疸条

卷九

霍乱门

或问：霍乱吐泻，病起仓卒者，何气使然也？

答曰：霍乱者，挥霍变乱之义。人身以阴阳和平为贵，若阳争于内，阴扰于外，或阴抗于中，阳拒于外，谓之阴阳错乱，彼此不和，如仇敌然。仓卒间气蔽不通，闷绝欲死，肠腹绞痛，气逆则恶心呕吐，气陷则暴注下泄，危在顷刻，有若医药不及措手之势，故曰乱也。

或问：霍乱暴发，有先吐者，有先泻者，亦有不吐不泻者，有转筋者，有呃逆而四肢厥冷者，或生或死，何以别之？

答曰：霍乱诚为暴证，生死实在顷刻，不可不慎之于初。然致病之因，总不外于无形之暑湿所干，有形之痰食所阻，使三焦气道闭绝不通，以致阴阳舛错，寒热交攻而变起仓卒。其时但求升降分疏，表里透达，气得通畅，不致膈塞，病当随减。若上不得吐，下不得泻，其气闭于胸腹，谓之干霍乱者，其势更危，不拘冷热，汤水入口即死，即定后犹忌，以防变病。治此证者，宜通宣，忌塞忌补。救急之法，惟用生姜五钱，食盐二两，煎汤四五碗，不冷不热，凉水顿温频呷，探之使吐。若急切，不及煎汤顿温者，可用短水、冷白酒调矾红末频呷，约酒一碗用矾三钱，痛定即止，切勿多服。吐后再用打痧法，先刮颈背，次刮两臂肘弯，又次刮两腿弯，俟刮出紫黑痧为快，病势自缓。然后审明属寒属热，属食属痰，分而主治。然此证犹有内伤外感在经在腑在脏及虚实寒热不同，临证必须细察无忽。

外感风寒暑湿霍乱脉证　夏秋之交，暑气正酷而凉风骤爽，人于此时最易感触。盖寒邪遏于外，暑毒郁于中，必致头疼恶寒，身热烦渴，两关脉沉弦或浮紧。此系营卫不通，阴阳舛错，肠胃闭塞，上闭则胃先疼而恶心，下闭则腹先痛而欲泻，吐则胃痛止，泻则腹痛缓，是寒暑随吐泻而散，气得通也。若不能吐泻者，急宜探吐刮痧，继服后方疏通表里。

外感霍乱主方

干葛三钱　陈皮　半夏　藿香各一钱五分　厚朴　香薷　苏叶各一钱

甘草二分　生姜三片

水煎，不拘时服。

苏叶、干葛专清风暑，若头疼关节痛者，加羌活以治在表寒邪；香薷、藿香、姜、朴兼清暑湿，若呕吐泄泻，加炒扁豆以和脾胃之气；凡为呕吐泄泻，多属气滞痰凝，而二陈又为必用之药。头疼关节痛，加防风一钱五分，羌活一钱。如不能吐，加淡豆豉二钱，葱头一个。不能泻，加木香一钱五分，热服即泻。已经吐泻者，加炒砂仁一钱，茯苓一钱五分，去苏叶、香薷。若头疼已减，体热吐泻已止，加炒扁豆三钱，茯苓一钱五分，炒砂仁、炒泽泻各一钱，减干葛二钱，去苏叶、香薷不用。若外受风暑，内停饮食，心腹绞痛，霍乱吐泻，急服苏合香丸。如不能吐泻者，上用盐汤探吐，内用苏合香丸一丸先服，随用备急丸十粒取利，或用玉枢丹连服两三锭以取吐利，俟苏醒，随证用药。若上吐下泻，心腹窘痛，四肢厥冷，倦卧恶寒者，宜服二炁丹。若独受暑热，霍乱吐泻，上则烦渴燥热，下则前阴独秘，小腹胀满者，服辰砂六一散。若卒中暑毒霍乱，急以热童便或人尿灌服，俟苏用药。如转筋吐泻，囊缩挛卷者，服藿薷散。

苏合香丸 见中寒门寒中太阴条

备急丸 见内伤门食物内伤条

玉枢丹 治山岚瘴雾之毒与暑湿之气并结于中为病，或中尸气疮毒及蛇虫兽毒，或食毒菌河豚，一时心腹胀闷不通，绞痛欲死，吐泻不能，上下闭绝，语言错乱，人事不省，急用此丹，连服二三锭，以取吐利。

文蛤三两，焙燥　山慈菇三两，焙燥　千金子两半，取霜

红芽大戟一两七钱五分，酒润，焙　山豆根六钱二分五厘　全蝎三个

朱砂一钱二分五厘，飞净　麝香七分五厘　雄黄一两二钱五分

为细末，五月五日午时粽子尖和，印成锭，约二钱重，临证缓则磨汁，急则捣末，滚汤调服，中暑冷服，霍乱温服。

二炁丹 见中暑门中暍条

辰砂六一散 见中暑门阴虚伤暑条

藿薷散 暑毒伤肝则厥阴风木与火兼化，郁遏不伸，以致霍乱转筋吐泻，囊缩倦卧，肚腹绞痛，急用此剂，表里疏泄。

香薷四两　藿香三两　陈皮　扁豆炒，各二两　干葛　厚朴　苏叶　防风

泽泻　木瓜各一两五钱　猪苓　青皮各一两　砂仁五钱　甘草三钱

为细末，姜汤调服三钱。

内伤暑湿痰饮食积脉证 长夏初秋，暑热用令，最宜谨慎饮食，否则脾胃易伤。若任性违时，当风露坐，浮瓜沉李，冰果饮食，恣啖不择，则风寒暑湿、食积停饮先已隐伏于中，遇有内伤外感，陡然触发，则口干呕恶，胸膈胀闷，肚腹疼痛。若使吐泻不行，上下闭绝，必致四肢厥逆，冷汗如雨，烦渴躁妄而死。六脉或沉伏，或沉滑，或浮弦洪数不一。先宜前列备急诸药及探吐之法，随证施治，继用后方调理。盖外感必兼内伤，而内伤竟有绝无外感者，故诸药俱备列于外感条后。若遇后三证，不妨对病取用。

内伤霍乱主方

淡豆豉三钱　陈皮二钱　藿香　半夏各一钱五分　苍术　厚朴各一钱　甘草二分

生姜三片

水煎，不时服。

凡食填至阴，必先疏通气道为主，前方乃通剂，非利剂也，不偏寒热香燥克伐，中和利于通治。烦渴躁妄，加干葛二钱，去苍术之燥。如不泻，加香薷一钱五分，枳实一钱，去豆豉、苍术。如伤肉食，加炒山楂三钱；粉食，炒谷芽三钱，炒杏仁二钱；面食，神曲二钱，炒卜子一钱。烦渴溺闭者，六一散。恶心欲呕，以盐汤探吐。呕恶腹痛，服苏合丸。吐泻不通，苏合同备急丸。吐泻并行，腹痛肢冷，恶寒倦卧者，服二炁丹。

或问：转筋吐泻，势亦危笃，其由腑由脏？为实为虚？属寒属火？幸以教我。

答曰：转筋之证，纯属暑火，绝无寒湿，正谓诸呕吐酸，皆属于火，暴注下迫，皆属于暑。盖暑具燥烈迫速之性，而宗筋则络于肠胃两阳明之分，若暑毒干于肠胃，则阳明热极而宗筋燥缩紧急，故满腹抽引为痛，此阳证也，四肢不厥，为轻。又肝主筋，若暑毒传于厥阴，则厥阴之络循阴器而主宗筋，所以转筋入腹，有绞肠疼痛之危，甚至四肢厥逆，舌卷囊缩，此阴证也，系阴虚血少所致，故为重。六脉浮弦急数者易愈，若沉伏不应者难治。虽经吐泻，未能痊愈，尚须清暑以和气，润燥以舒筋脉。

转筋霍乱主方

扁豆三钱，炒黄　藿香五钱　木瓜　橘红各一钱五分　车前　茯苓各一钱　香薷五钱

水煎，不拘时服。

病因暑湿而致，不分外清解散。若阳明厥阴，喜润恶燥之物，佐以滋泽清润之味。未经吐泻者，加淡豆豉三钱，香薷一钱，去扁豆、茯苓。已经吐泻而转未愈，烦渴饮冷，肢温多汗，脉浮数者，属阳明证，加人参一钱，麦冬一钱五分，黄连五分，去香薷、藿香。若吐泻之后，转筋腹痛犹在，渴不欲饮，厥冷无汗，脉沉数或沉弦者，属厥阴证，虽曰厥逆，多由痛极，原属于火，忌服温燥，宜加当归一钱，川芎五分，辛润之剂以滋血舒筋，去香薷、藿香之燥。此证初起，藿茹散宜服。若腹痛厥冷，转筋

脉伏，恶寒倦卧，服二炁丹，外以两手兜阴囊，女以两手摩乳头，盖厥阴之经络于阴器，厥阴之气上至乳头而终耳。或以滚醋泼炭熏鼻，或以浓滚盐汤浸两腿，可愈。

或问：有因霍乱而吐泻，或吐泻以致肢体厥冷，自汗烦躁，渴不欲饮，脉或虚浮，或沉伏而欲脱者，何也？

答曰：此等必由酒色过度，或谋虑伤神，平日中气先虚，本元浅薄，适因暑湿外触，生冷内伤，遂成霍乱。或自行吐泻，或使之吐泻，以宣通郁遏闭塞之邪，以致真元之气随吐泻而暴脱，津液随吐泻而枯涸，苟非后方接补，十无一二可生。

虚损霍乱主方

人参五钱　麦冬一钱五分　陈皮　炮姜　附子　肉桂各一钱　五味子

甘草各五分

水煎浓，不时急服。

元气暴脱，全藉参、附回阳；津液暴竭，必得麦、味生津；陈皮、甘草和中，姜、桂辛温益气，即建中、理中之义。不烦渴，不发躁，欲近热饮热者，加白术二钱，去麦冬、五味。如畏寒倦卧，面青肢厥，胸满腹痛，舌卷囊缩，不烦躁发渴，此真三阴虚寒证也，六脉沉伏不起，急加白术三钱，茯苓一钱五分，干姜一钱，去炮姜、麦冬、五味，服参附理中丸。若吐泻不止，胸腹胀闷，加茯苓块三钱，白术一钱五分，半夏一钱，陈皮五分，肉果一钱，益智仁七分，生姜三片，去麦冬、五味，减人参三钱，附子五分。如腹痛不已，服苏合丸或二炁丹。

参附理中丸见中寒门寒中太阴条

或问：霍乱证见于暑天独多，缘何亦有三阴之虚寒者也？

答曰：人以夏日行酷暑之令，有热无寒，恣以六一散、香薷饮、冰桃瓜果种种生冷之物以解暑，遂可杜中暑霍乱及疟痢诸病，毫不解。夏三月阳气尽情发越于外，惟有伏阴在内，过食生冷，不惟无解于暑热，而反以寒益寒，肠胃元气受伤，变起不测，是欲却病而反速之病也，岂不谬哉？况以七情六欲淘溺久虚之体当之，虽届盛暑，焉能免于重阴之交剥也？颐生之士，可不慎之？

呕吐哕门

或问：呕吐哕三者，皆由胃气不和所致，何故又有三阳之别也？

答曰：胃气不和，则呕吐哕三证。然致胃不和者三阳也，太阳寒水主吐，少阳寒热相兼主呕，阳明纯火主哕，不可不察也。

或问：致病之因有三，受病总属于胃，胃既自病，以何法和之？甚有汤药不受者又将何如？

答曰：胃为水谷之海，无物不容，无物不纳，主入而不出者也。若呕吐哕，乃不能容纳，出而不入者也。亦不止于三阳为病，且有新久寒热虚实有形无形之不同。或胃因邪触，其气不和而受此三证，其病去而胃气平复，饮食如故，此邪轻而病浅，谓之新起有余之证者，易治；若病后得之，则不拘三因，乃胃家之元气自虚为病，胃气既虚，则水谷日减，精神日弱，所谓无胃者也，六脉因之无神，而无胃者死，为难治。证分数门，参以古方，庶为人彀。

或问：何以为吐？吐证有几？

答曰：吐者，直出也，一涌而出，有物无声。在伤寒热证门属太阳寒水膀胱经受病。盖太阳初感寒邪，胃家亦必有寒，饮食下咽，为寒隔拒，以致恶心而自吐，外必头疼项强，肢体酸痛，恶寒身热，此太阳表寒吐证也。或因宿食未消而饱胀难忍，特以药探吐而吐者，吐中自有宣发之义耳。其两气口脉浮紧，或浮弦，或沉滑而实，左脉较甚者，当以太阳治表之药为主，兼和脾胃，须知急于疏散，使邪从汗解，不致传里。苟无头疼项强诸表证，止于畏寒体倦，喜食辛辣，欲得热饮而恶心欲吐者，此太阴脾经受病，寒客于胃，内伤生冷有形之物，外兼微寒，其右气口脉必浮紧，或沉滑，或弦滑，宜以调和脾胃为主，而佐辛温疏散之剂。至于伤食伤饮及霍乱番胃恶阻，皆能致吐，各具本门。

吐证主方

半夏三钱　陈皮一钱五分　茯苓　厚朴姜汁炒　广藿香各一钱　甘草三分　生姜三分

水煎，不拘时服。

二陈加姜，和中治吐、顺气消痰所必用；厚朴温中下气而兼消水谷；藿香辛温，辛能散寒，温能治吐。外感寒邪，兼有寒痰宿食者，以表散为主，加防风二钱，苏叶、羌活各一钱五分，去茯苓，服苏合香丸。内伤生冷饮食，外兼寒邪者，以温消理气为主，加麦芽二钱，神曲一钱五分，苏、防各一钱，去茯苓，服木香豆蔻丸。

苏合香丸见中寒门寒中太阴条

木香豆蔻丸　脾胃久弱，中气虚寒，则寒痰冷饮壅滞胸中，以致痞结不舒，怏怏欲呕，及吞酸倒饱嗳腐，不思饮食者宜之。

白蔻仁三两，另末　良姜八钱　丁皮　官桂　丁香　木香　檀香　藿香　三棱

蓬术　三奈各五钱　甘草四两，炙黄　陈皮　山楂　香附姜制，各二两五钱

甘松五钱

自良姜至甘松共为细末，另以豆蔻末为母，水叠丸，午前、午后，姜汤吞服二三钱。

或问：何以为呕？呕之为病有几？

答曰：呕者，有声有物，频频不已，本胃中不能容忍，恶心欲呕，所呕之物无非痰涎水饮。在伤寒热证门属少阳胆，外兼寒热，经云诸呕吐酸，皆属于火。所以有声

有物，乃木火土同病也。若寒热往来似疟者，当从热证治，以和解少阳热邪为主，兼理脾胃。如无寒邪外证，惟止呕逆者，从杂证治，以调和脾胃为主，兼清肝胆。呕家之脉必弦，弦滑多痰，弦数多火，沉迟而弦为寒，浮弦为风。

呕证主方

半夏_{三钱} 茯苓 橘红_{各一钱五分} 广藿香_{一钱} 厚朴 枳实_{各五分} 甘草_{二分}
生姜_{三片}

水煎，不拘时服。

二陈加姜，治呕之圣药；藿、朴温中下气，枳实破滞消食。如兼寒热往来，脉见浮弦而滑者，热证也，加柴胡一钱五分，炒黄芩一钱，干葛一钱，去藿香。无食，并去朴、实，有则仍用。如无寒热，脉弦滑者，痰证也，加炒白术一钱，补脾胃之营气，以去痰之本，增枳实五分，以行痰之标，而去藿、朴，服橘半枳术丸。如食积凝痰，作酸而呕，脉见弦滑而数者，加山楂三钱，神曲一钱五分，姜制黄连一钱，消食清火，去藿、朴不用，服芩连橘半枳术丸或和中顺气丸。六脉沉濡软滑，素多湿痰郁气者，加炒白术一钱五分，炒苍术一钱，去枳实。六脉沉微细滑，本于胃气虚弱，中寒作呕者，加炒白术二钱，人参一钱，炒砂仁五分，减半夏之半，去藿、朴、枳实，服香砂健脾丸。

橘半枳术丸_{见痰饮门五饮条}

芩连橘半枳术丸_{见郁门痰郁条}

和中顺气丸_{见内伤门食物内伤条}

香砂健脾丸 盖脾之本性喜温恶寒，喜燥恶湿，喜香恶臭，喜通恶滞，若或虚寒，不能营运，湿痰食积稽留，则致饮食不思而难进，虽进而难消，于是呕恶吞酸，倒饱嗳腐，肠鸣泄泻，浮黄肿胀，诸症悉起。是药甘温香燥，从其性而启发营气，脾胃易于容纳，使脾速于运化，凡男妇小儿中气不和，三脘痞闷不舒，肢体消瘦无力者，皆宜常服。

白术_{四两，炒黄} 陈皮 香附_{姜制，各二两} 陈黄米_{二合，炒} 神曲_炒 麦芽粉_{各一两}
木香 砂仁_{炒，各五钱}

荷叶汤叠丸，空心，白滚汤吞服二三钱。

或问：哕状若何？治法与呕吐有别否？

答曰：哕者，今之所谓干恶心也。有声而浊，浊而长，无物可呕者，阳明胃腑之实火也。实火者，乃本经痰气食郁滞不通所化之火，或阳明热证邪热留与胃腑不清之火。若无物无声，惟伸颈开口而哕，一息之间随发随止者，胃腑之虚火也。虚火者，乃本经元气虚弱，或阴火冲逆也。总之，所谓诸逆冲上，皆属于火，而哕为火象无疑，实者脉必弦滑数而有力，虚者沉弦数而无力。至于阳明邪热为病，自有身热、口渴、便结诸表证可辨。

哕证主方

半夏二钱　茯苓　橘红各一钱五分　黄连姜炒　枳实各一钱　甘草二分　生姜三片

水煎，不拘时服。胃中痰气火并结为病，以二陈豁痰利气，枳实破结滞，黄连清郁火，服香连枳术丸。若阳明邪热不清，身热烦渴，脉有力者，加柴胡一钱，炒黑山栀、竹茹各一钱。胃虚气弱，脉必无力，加炒白术一钱，人参五分，减黄连五分，去枳实不用。若阴虚火盛，冲逆而哕，脉必微弱虚数无力，加人参二钱，炒白芍一钱五分，竹茹一钱，减黄连五分，去枳实不用，服香连丸。

香连枳术丸　或湿热之气郁于胃腑阳明，热毒久伏不清，以致痞满嘈杂，吞酸吐酸，恶心呕吐。

白术四两　枳实二两，麸炒　广橘红　半夏　麦芽粉　神曲各一两

陈黄米二合，炒焦　木香五钱　川连五钱，姜炒

荷叶汤叠丸，食前空心，白滚汤吞服二钱。

香连丸　伤寒余热及痢后虚火郁滞，胃中不清而干哕者宜之。

川黄连五两　吴茱萸去枝，二两五钱　木香另为细末，听用，一两二钱

先将黄连、茱萸二味用水同煮至汁干，去茱，用连切片，炒至紫黄色，为细末，约有净末四两，加木香末一两，以少醋入浓米饮和丸如桐子大，每服二三十丸，姜橘淡乌梅汤吞服，虚用人参汤下。

或问：更有非呕吐哕，而但觉恶心恶食，或不思饮食，或思食而不能进，或见饮食而反加呕恶者，何也？

答曰：此系胃家元气自虚自病，别无外感内伤兼症。盖其人中气素亏，胃不易纳，脾不易消，无病而常病，脉多微弱者，后方主之。若久病之后，脾胃元气不醒，不思饮食，即食而难消化，或见食恶心者，亦后方主之。至于高年童稚，脾胃本弱，复为饮食过饱所伤，因而见食畏恶，甚至呕恶不和者，总以后方调治。

胃虚恶心恶食主方

白术三钱　人参　茯苓各一钱五分　陈皮　半夏各一钱　黄芪炒　藿香　白蔻仁

砂仁炒，各五分　炙甘草三分　生姜一片，煨焦

水煎，早晚空心服。

脾胃受病，气必郁滞，滞则痞满，虽欲补益元气，必假芳香之药醒发胃气，使之进食。前方甘温健脾，芳香开胃，不惟从其性，而且益其气也。脾不能消，胃不能纳而恶心痞满者，服香砂健脾丸。不思饮食及见食恶心者，服胃爱丸。心脾营气不足，精血不充，无病而病者，服冲和资生丸。

香砂健脾丸见本门呕证条

胃爱丸见气门脾胃营气不足条

冲和资生丸见气门脾胃营气不足条

番胃门

或问：胃主司纳，无所不容，今何以呕吐？呕吐之故可得闻乎？

答曰：胃之下口即小肠之上口，小肠为受盛之官，变化出焉。盖饮食入胃，赖脾气以营运，肾气以熏蒸，则在胃之水谷方能腐熟，其至精至微无形之气游溢上输于肺，肺为施布，转输四脏，四脏禀受水谷精微之气而化为津精血液焉，其腐熟之物渐渐下输于小肠，小肠受盛而变化，下行于阑门，泌别其水液，输于膀胱，化为便溺而出，其糟粕为粪，入于大肠，大肠为传导之腑，由幽门而出，此为常度。只因脾虚不能运，肺虚不能转布，肾虚则釜底无火，不能腐熟，使三焦之气失其常度，有升无降，有出无入，初则泛泛不知，为呕为吐，久则顺其炎上之性，竟成番胃矣。

或问：番胃一证明系脾胃不和，大小肠不能受盛传导，其理至当矣，前文又云肺肾者何也？

答曰：医者病者咸知番胃为胃病，而不知大肠小肠亦病，即知脾胃大小肠病，而不知肺肾先病，乃子母元气先亏，相因而病也。何也？盖肺为天，天气欲其降，降则肾受母气而地道通。地道通者，坎中阳火从右之阴而上行生脾胃之土，而脾胃得命门之火熏蒸则水谷易于腐熟，天气降，则大肠亦得展其传导之力而大便调，况肺与大肠相表里，亦息息相通，以无形之元气传导有形之糟粕。若病番胃，先由肺肾之真气日损，升降上下之气不利，且肾主门户，故大便不通，肺主呼吸，故气出多入少。饮食入口，非呛逆不入，即噎塞不下，延至水浆不饮，皆不能进，进则化为白沫吐出。此证初由气郁化火，火郁生痰，痰气火阻塞三脘之气道所致，继而气血焉能运行，水谷不能下咽，则后天资生之本绝，势必至于肠胃干涸，形神枯萎而死。

或问：病至于此，亦有得生之理乎？

答曰：凡病初生，未必必死，必死之病，病于必死之人耳。此证多因忧愁思虑，恣嗜纵欲，先伤五脏之精神气血，失其升降出入之常度而成。若病后痛改前非，息心静养，加意调摄，择医专任，志诚服药，岂无生理？但恐财帛重于身命，医药轻于妄投，情性不能变易，愁怒过于逸乐，虽有卢扁灵丹，又焉用之？每遇此证，先视其人果能从谏就绳，方与悉心施治。若或不然，则不得不为秦越人望齐桓而却走也。

番胃脉证 胃有三脘，近咽者为上脘，近小肠者为下脘，中为中脘。得食即吐者，病在上脘，此胃家自虚自病而不纳，随气逆火炎而吐，吐出之物犹未变也。停久而吐，病在中脘，乃脾虚不能营运，肾虚不能腐熟，随气逆火炎而吐，吐出之物将腐而未熟者也。朝食暮吐，病在下脘，系小肠不能受盛，随气逆火炎而吐，吐出之物已腐熟而变化者也。初起之脉，两关滑数有神，至数清爽者，可治。若六脉沉涩而细数，或弦急而空大，至数短促，无和缓之象，形神虽好，亦非寿相，此正所谓无胃者死。

番胃治法　得食即吐，胃不能纳，兼之气逆火炎所致，当以调养开胃为主，顺气清火兼之。停久而吐，当佐脾运导、消化水谷为主，而顺气清火兼之。朝食暮吐者，病属小肠，宜顺气降火坠下之药主治。初起虽由脾肺肾三经元气亏损，失其升降上下之节而致，必先有痰气火结滞于肠胃，阻塞气道而成，故先宜开郁顺气、清火消痰治其标，久则兼补兼清，远则调和气血，滋润肠胃。若辛香燥烈之剂暂图开胃，暗耗血液者，始终忌之。

番胃主方

山楂肉三钱　贝母二钱　橘红一钱五分　白术蜜水炒黄　白芍酒炒，各一钱　人参

黄连酒炒紫黄色　枳实麸炒，各五分

水煎，黎明空心，徐徐逐口呷下。不宜骤进，使其呕恶。

番胃之初，必由气虚气郁，火郁生痰，三者并结于脘中而成，故以参、术益气，使脾肺复其营运施布之本；楂肉疏肝开郁，消积清胃；佐枳实以顺气，连、芍清肝胃之火，橘、贝消三脘之痰，是为和中清利之剂。初病饮食仍进，或吐或不吐，元气未大亏者，前方加枳实五分，黄连五分，川石斛一钱五分，量减参、术。如元气久虚，加人参一钱，白术、川石斛各一钱五分，量减黄连、枳实。日远气血两虚，大便秘结，加人参二钱，枸杞、牛膝各一钱五分，去黄连、枳实之寒燥，减山楂之半。精神元气虚极，肠胃枯塞不通，已成上格下关者，用童便浸人参三五钱，枸杞二钱，牛膝一钱五分，松子泥五钱，去楂肉、枳实。如虚寒无火，喜暖饮热者，并去黄连，加洗净焙干肉苁蓉三钱。

或问：番胃既久，不惟吐食，即汤药亦不能受者，将若之何？

答曰：病至汤药不受，脾胃虚极，火与气亢极，当以后方暂止其吐，吐止而后服药可也。若精神犹好，不至虚脱者，用开关散吐去膈中痰涎以通气道；如不堪吐者，用坠痰丸频服去痰。

暂服止吐主方

黑铅二两　山楂肉三钱　川贝母二钱　川石斛一钱五分　白芍一钱　川黄连五分

水浓煎四五沸，入陈年铁锈细末一钱，再煎至六七分，去渣，隔汤顿热，徐徐而服，勿使呕恶。如虚，加人参一钱五分。上药五种，不出顺气清火、消痰平胃为主。加铅与铁者，取金能制木，引肝肾之气下达，以杀炎逆之势。

开关散　番胃初起，不拘三脘迟速吐逆，及噎膈之证，以此探吐凝痰积饮，使气道通而能纳，仓廪空而能容也。吐后进食无碍，当责之脾肾大小肠，以前方量虚实加

减，佐其腐熟受盛传导之用耳。

升麻取绿色坚实者，酒拌周时，俟润透晒干，炒黑色用，八钱　台乌盐水拌透，炒黄色用，八钱

苍术米泔水润透，炙至白烟起，碗覆存性用，一钱

上药用水二碗煎一碗，隔汤顿热勿冷，令病者仰卧正枕，以洗净新羊毛笔蘸药，使病人吮之，欲吐则任其吐，吐后复吮。吐至五六口，当吐痰不吐药，吮至半碗，并痰不吐，吮完自能进食。

坠痰丸　浮痰积饮灌注膈中，不惟食饮阻碍，自反胃而渐成噎膈，即汤药不分补泻，并为膈塞而难展其力。用以后方，浊者澄之，散者聚之，浮者坠之，湿者燥之，净去其痰，以通气道，空仓廪也。较前吐法稍稳，当察证之缓急，量气之虚实而用。

半夏二两，姜矾制，净　乌梅肉二两，焙枯　广橘红二两

明矾二两，童便、姜汁三大茶杯，萝卜汁三饭碗，煮枯焙干　薄荷叶二钱五分

青礞石二钱五分，煅红

共为极细末，姜汁调稀糊为丸如芡实大，每服三丸。少壮分早午晚用淡姜汤吞三服，老弱者日进一服。若气郁火燥，寒痰食饮致吐，更有后方酌用。

牛黄清心丸见中风门中腑实证条　痰气火壅塞气道，先番胃而渐至噎膈、关格者用之，有顺气清火、消痰润燥之功。

交泰丸　气郁则肺窍不利，失其清肃施化之功，痰凝则胃脘阻塞，难展容纳转输之力，初则反胃，继成关格。精血尚壮，寒多火少者，以此通利清道。

白蔻仁　角沉香　郁金　白芥子　降香　朱砂　莨菪子各等分

研细末，烧酒和丸粟米大，午前，百沸汤吞服。

降霜丸　火烈金囚，水源枯涸，咽嗌干燥，胃脘闭塞，先番胃而渐噎膈者，以此生津助液，润燥滋枯，攻逐结痰，以通咽路。

黑豆　绿豆各四十九粒　百草霜五钱　硼砂　朱砂各二钱　牙硝　嫩儿茶

滴乳香　川黄连末，各一钱

乌梅肉捣烂，丸如芡实大，每一丸，不时嚼化。

宽中散　多忧多郁之人，中气虚寒之体，寒痰湿饮停滞三脘，自呕恶而成反胃，由噎塞而至关格，两关沉滑，或濡软无力者，以此豁痰利气，温中散结。为止呕之圣药，而不偏于燥也。

宣姜每块切两片，晒极干者，用二三斤，用粗线穿好，浸极陈无矾真金汁内，七昼夜取出，烈日晒露七昼夜，阴雨不算，挂当风处，一浸一晒，各七七四十九日足，须记明白，不得多少。在空地上放田泥数担，筑实一土堆，于中挖一大孔，能容炭数斤及姜之处，将姜煨透，去炭火净，以大泥砖盖闭，不使透风，一周时后开看，俟姜成炭取出，星月下露七日，然后研为极细末，收贮磁罐，勿使透风经湿，备用。

凡遇此证，每服三钱，白汤调服。

噎膈门

或问：噎与膈亦有分别否？孰虚孰实？是火是寒？幸以教我。

答曰：噎膈之病岂无分别？但只有虚无实，多火少寒，所以少壮不病，而病于年高衰朽、精枯血燥之人也。多由平日忧思郁结，费心劳神，气郁化火，消耗精津血液，食少事烦，资生之本渐减，遂致胃槁肠枯，阴阳不能和顺，气血不能流通。凡有形渣滓之物不易传导，无质汤饮之类少能下咽，其致病之因多缘情志，所生之证每至难救。

噎之脉与形证　咽者，嚥也，饮食到咽，忽然梗塞，不得嚥者，噎也。噎有不顺之义，病在于肺。肺为天，虚则天气不降，因而地道不通，云雾之气不能上腾，则雨露之泽不能下沛，于是咽嗌不利，气逆不顺，遇饮食而成噎。甚有一见饮食而心中先觉噎塞者，机先病也。脉见微滑缓弱者，易治；若沉弦涩数，或空弦急促，而形神枯萎，肌肉消瘦，肠枯便燥者，难治。

噎证治法　此证须知病在气机，乃无形之元气上下不相交浃而成，故后方必先培补真气为主，佐以滋金壮水，而清火消痰则兼之。

噎证主方

麦冬三钱　生地二钱　人参　枣仁　紫菀各一钱五分　知母　牛膝各一钱

橘红五分

水煎，子后寅前热服。

麦冬滋金壮水，补肺之阴，而人参培肺之气，生地滋心之阴，而枣仁育心之气，盖心主血脉，肺为水源也；牛膝、知母清火润燥，紫菀、橘红开郁顺气。人参渐加至三五钱。若心肾不交，金水源竭，阴虚火盛，肠枯液燥者，常服金水膏以滋补。如肺气自虚，自病津液不足，咽喉干燥而噎者，服千里水而清补兼施。如上焦浮逆之火结滞不清，以致咽嗌不利者，犹为不足中之有余，以上清丸就其炎上之势而散也。若痰气火并结于上焦，以致咽嗌不清，阻碍饮食，可称有余，亦用降霜丸清润之药治之。

金水膏见燥门里热燥证条

千里水见中暑门阳虚伤暑条

上清丸见火门心与小肠实火条

降霜丸见番胃门

或问：膈之与噎，其脉与形证治法，同乎否乎？

答曰：噎乃病于咽嗌之下，系肺家无形之气不顺所致。若膈者，则有物阻隔于心坎之间，使饮食不能进于胃脘也。病由心脾郁结，中气不和，气逆膻中而化火，津液凝聚而成痰，痰气火三者并结不开，初则为痛，痛久成膈。亦有暴怒或郁怒伤肝，肝血亏而肝气有余，则木燥火炎，金囚水涸，脾成燥结之土，失其营运转输之职，凡胃中所有津液尽为燥火所炼而成痰，甚至饮食恣用辛辣炙煿，以助胃火，使胃络伤而血溢，久则凝痰瘀血阻碍咽嗌上脘及清气出入之路，于是汤饮犹能渗入，食物即难到胃。病起精神尚旺，当以脉证参究，或积痰，或死血，或气盛而实火有余，或血枯而虚燥不足，认明施治，亦可十全一二。

或问：膈证由于痰气死血，若趁病初起，精神犹可挽回，何难十全八九？而仍云可愈一二者何哉？

答曰：膈证虽成于痰气死血，然而致气郁痰凝及血瘀积为病者，忧思悲愁恐怒之七情也。竭医药之力，不过开郁消痰，去瘀清火而已，能并其性情而变易哉？况疯痨臌膈为病中四大证，尤为不易。非不易也，亦以其禀性难移，习气难改，禁忌易触也。余所以每临棘手之证，不无三致意焉，盖欲与天下来今之医者病者同此兢业也。

膈之脉与形证　六脉沉弦为气郁，沉滑为痰凝，芤数为死血，弦数有力者为实火，沉涩不数为血枯。证则膻中痞结，悒悒不舒，为气郁；恶心干呕，涎沫盈溢，为痰凝；眼白面黄鬖黑，大便燥结，小水独清而心坎痛者，为死血；口燥咽干，痰嗽不利，头目不清，为上焦实火；皮肤干燥，面目黄萎，大肠枯涩，精神萧索，为血虚。

膈证治法　血枯者，血以濡之，当养血滋燥为主；火郁上焦，辛以散之，治以甘凉辛润之剂；血瘀，以行导为先而痛当自止；凝痰，审其燥湿而或清或燥；郁气，视其虚实而或补或清。

膈证主方

紫菀三钱　川贝母　山楂肉各二钱　广橘红　枳实　杏仁泥各一钱　川黄连五分

水煎，黎明、午前服。

紫菀辛苦之味，辛能润燥，苦能顺气；佐枳实、橘红以理郁气，佐杏仁、贝母以清郁痰，佐楂肉以疏肝清瘀；使黄连以清肝胃之火。如有死血，加桃仁、归尾各一钱五分，红花一钱，去黄连、杏仁。如瘀血作痛，加延胡、红花各一钱五分，去黄连、杏仁。如积痰作痛，加半夏二钱，瓜蒌霜一钱。大便闭结不通，加松子泥五钱，牛膝二钱，归身一钱五分，去楂肉。如上焦实火，加干葛一钱五分，薄荷一钱，去楂肉，服上清丸。虚火积于上焦，乃不足中有余之火，以降霜丸、千里水清之。寒痰积气凝结不开者，交泰丸、宽中散治之。凝痰积饮隔绝气道者，开关散、坠痰丸或吐或利。阴虚不足者，金水膏滋补之。不足之痰火阻碍肠胃，以八仙膏润而清之。有余之痰火反兼风化而秘结不通者，牛黄清心丸以清之。血枯液燥，二便久秘及死血为碍者，滋燥养血润肠丸以润之。

上清丸见火门心与小肠实火条

降霜丸见番胃门

千里水见中暑门阳虚伤暑条

交泰丸见番胃门

宽中散见番胃门

开关散见番胃门

坠痰丸见番胃门

金水膏见燥门里热燥证条

八仙膏　肺与肾子母相关，金水相生，所谓地气上为云，天气下为雨者也。虚则天地不交，阴阳不和，水源竭而诸燥生，肠胃枯而气道塞，于是上格下关，津枯液燥之证毕至矣。此药久服，清补兼施，痰气并利。

藕汁　姜汁　梨汁　萝卜汁　甘蔗汁　生白果　竹沥　白蜜等分

熬膏，不拘时，隔汤顿热噙化。如痰多，加川贝粉调入。如吐血，加阿胶数钱化下分两多寡随意。

牛黄清心丸见中风门中腑实证条

滋燥养血润肠丸见中风门中脏缓证条

或问：上不得进饮食，下不能大便，中宫饥饿者，何也？

答曰：此关格证也，盖因天气不降，地气不升，内关外格之义。肺肾胃与大小肠脏腑之气血无一不虚，失其升降营运受盛传导之职，使上下出入气道闭塞不通而致。其脉滑数有神者可治，若沉涩不应，弦急虚搏者不治。以后方调中顺气、滋血润下为主。

关格主方

紫菀三钱　松子肉五钱　人参二钱　牛膝　橘红各一钱五分　枳壳　当归各一钱

水煎，黎明、午后服。

此证虽由五脏气血亏损而致，然肺与大肠相表里，主阳明燥金，因肺之元气先虚，不能施化转布脾胃水谷精微之气，则金水之源不清而阳明之燥气愈盛，以致津液内竭，故以人参益气，紫菀顺气，松子肉润燥，专责于肺也；血主濡之，血枯液燥，大便秘结，以当归、牛膝养血滋燥润下之味为佐；上下气道不通，以橘红顺气宽胸，枳壳宽肠利导。

金水膏见燥门里热燥证条

八仙膏见噎膈门　不拘时，人参汤调服。

或问：不拘噎膈关格，竟有汤饮亦不能进者，尚有生理耶？

答曰：前证总由气血两虚，津液枯竭，咽嗌肠胃无一不燥。余每用后法，将滋补润燥、清气开郁之药不时输饮无间，亦可十全一二。

童便取清白，不拘多少　川贝母五钱　广橘红一钱五分，煎浓汁　沉香二钱

郁金一钱，磨浓汁　人参二钱，煎浓汁　香稻米饮取新鲜清者，不拘多少

人乳_{取新鲜者，不拘多少}

已上六种汤液各贮小嘴茶壶内，用铜锅隔汤顿热，随病增减，输饮无间，旬日之后自有起色。然初起当以开郁降气为主，宜多服童便、贝母沉香汤，而少用参汤、人乳；至半月后上下通顺，当以补益为主，宜多服参汤、人乳、米饮，而少用橘、贝、沉香。元气虚弱，非人参不能补益；血液枯燥，非人乳不能滋培；童便，人身之真水也，以此滋不足之阴，清虚炎之火；米饮，水谷之精津也，以此补中养胃，得谷乃昌；沉香、郁金开郁顺气，乃通关利膈之药；贝母、橘红清气消痰，为润肺清金之剂。用药至此，医之能事毕矣。若得病者潜心静养，加意调摄，无有不效。苟或未然，非医之过也。

卷十

痞满门

或问：痞满者，岂即脾之积名痞气之痞而兼胀满耶？抑另为一证耶？

答曰：此"痞"字固即前文脾积痞气之痞，痞塞不通，按之有形而痛者。若论痞满之痞，当从否泰之否为是。盖天气不降，地气不升，则是天地不能交泰而成否。否者闭也，上下闭塞不通之谓；满者，漫也，散漫不收之义。中宫痞塞，胀满不舒，故又谓之中满。总属脾家营气不足，失其运行之用，则不能分清利浊，而无形之虚气停滞胸膈而成，岂得混于脾积痞气一门而施治哉？

痞满之脉与形证　中宫虚饱，不思饮食，强食亦多少可进，但食而不甘，精神衰弱，意兴不扬，肢体困倦，懒行嗜卧。六脉微弱无神，或虚弦涩数。治宜补益，兼用疏理，分疏则饱胀自宽，补益则元气可复。若泥于消导克削，必成臌胀，慎之慎之！

痞满主方

　　白术二钱　陈皮一钱五分　人参　茯苓　当归各一钱　川芎　泽泻　砂仁各五分

　　白蔻仁　柴胡各三分

水煎，早空心、午前服。

气虚则气滞而不运，以白术为君，人参为佐，以益中宫元气；陈皮为臣，茯苓、泽泻降在上之浊气，柴胡升下陷之清气；砂仁、蔻仁为使，疏理分消痞浊之气；气病则血脉不和，佐使芎、归舒肝和血，使气血有所依附而互相补益也。如六脉虚软，按之无力，形神枯萎，前方疏理分消之剂不应者，此气血虚极，元气无血可依，散漫不能收摄也，人参可加至三钱，白术加至五钱，当归加至二钱，少加酒炒白芍一钱，盐炒益智仁五分，收摄虚无散漫之气，而去砂仁、蔻仁、柴胡、泽泻辛散利导之味。若营卫两虚，脾胃虚寒，清阳不能入腠理则外畏风寒，清阳不能实四肢则四肢不振而常冷，浊气在上则痞满不舒，清气陷下则脾泄不实，中寒则饮食难化而喜热近暖，六脉沉微，或迟弱而细者，此元气虚寒之征也，加人参二钱，白术三钱，煨姜一钱五分，桂、附各一钱，炙草三分，去砂、豆、柴、泻、芎、归不用。若泄泻不止，小便清调者，并加盐炒益智仁末五分。中满，早晚服冲和资生丸；不思饮食，早晚服胃爱丸；泄泻，服固本启脾丸；下元虚冷，浊气浮逆者，服和中益气丸。

冲和资生丸见气门脾胃营气不足条

胃爱丸同前

固本启脾丸见泄泻门五脏五泄条

和中益气丸见气门肾与膀胱之气不足条

或问：余见痞满一证，亦有因气者，有因火者，有因痰与食者，则此证原有虚实之不同，而前方主于补益，岂非偏乎？

答曰：痞证之虚实，盖由新久而分。余之所论者，乃宗、营、卫三焦之元气久虚，失其升降出入周流营卫之常度，已成痞塞中满之证耳。若新起之痞，岂有无因而致之理？为治之法，须知元气不足，不能营运为本，而气郁、火郁、痰积、食积为标，故余备有治标丸药于后，专为新得痞满，元气有余者而设，难与前证同日而语也。若肝脾之气不和，痞结胀满而脉有力，精神旺者，服沉香化气丸。胃强脾弱，易食难消，胸有停积者，服香砂枳术丸。气郁化火，作酸痞满，嗳气叹息，火盛脉数者，服越鞠丸。脾胃虚寒，饮食难消，嗳腐作痞者，服木香豆蔻丸。脾胃不和，痰气食结滞于胸中而作痞者，服和中顺气丸。

沉香化气丸见郁门气郁条

香砂枳术丸见内伤门食物内伤条

木香豆蔻丸见呕吐哕门吐证条

和中顺气丸见内伤门食物内伤条

越鞠丸见郁门气郁条

恶心门

或问：子前论呕吐必先恶心，若哕即干恶心之义，今专言恶心而忽遗呕吐哕之兼症者，不自相矛盾乎？

答曰：前此三证皆有形状可证，今之恶心无象，以形之于外，只因胃中不和，时有畏恶之意，或有痰涎泛溢欲呕之象，而实不至于呕吐也。

或问：然则恶心之病何以致之？

答曰：恶心一证，亦有虚实寒热不同，食积痰饮不等，然而受病者止于胃也。当以脉证参考，则易于调治。苟若虚虚实实，以寒益寒，以火益热，火伤胃气，能令人饮食不进，陟于危亡。盖胃为后天资生之本，所谓有胃则生，无胃者死也。

恶心之脉与形证　无头疼恶寒发热诸表证，但觉泛泛欲吐者，此胃家初受寒邪恶心也，右气口脉必浮紧或浮滑；若常觉胸中痰气不和，喉间泛泛作恶，或吞酸，或吐酸，关脉沉滑或濡软者，停痰积饮也；久病体虚之人，脾胃元气不足，不思饮食，见食恶心者，虚寒之证也，脉自虚微无力。

寒气恶心治法　胃中暴受寒邪，非温中则寒凝不散。若寒痰湿饮，则当和中健脾、利痰燥湿。脾胃虚寒，六脉沉微，非大补元气不止。

恶心主方

半夏三钱　茯苓　陈皮各一钱五分　藿香　厚朴各一钱　甘草三分　生姜三片

水煎，不拘时服。

二陈汤和中清胃，顺气理痰，呕恶之要药；佐以厚朴、藿香、生姜之辛温，则中寒自散，胃气平和而恶心立止。如受寒，加苏叶一钱五分，以其气味辛香，能散寒邪之外触也，苏合香丸可用。有食，服木香豆蔻丸。若痰饮为病，加白术二钱，枳实一钱，炒苍术五分，去藿香、厚朴，服橘半枳术丸。元气虚而胃寒脾弱者，加人参一钱五分，白术三钱，炒砂仁五分，去藿香、厚朴，减半夏之半，服参附理中丸。

苏合香丸见中寒门寒中太阴条

木香豆蔻丸见呕吐哕门吐证条

橘半枳术丸见痰饮门五饮条

参附理中丸见中寒门寒中太阴条

或问：子言恶心有虚实寒热痰食之不同，今仅言虚寒痰饮治法，而竟遗实热饮食之方者何也？

答曰：凡痰气火并结，或饮食停积，皆属有余之证而兼恶心者也，各见本门，故不再赘。不若此三证以恶心为主而别无他证，故止于前方加减耳。

中酸门

或问：人有饮食入胃便云作酸者，何也？更有本无饮食可以作酸，而有咽酸吞吐之不等者，又何也？

答曰：湿热郁蒸之气化为酸，又曰曲直作酸，肝之味也。饮食入胃，苟脾虚不能健运分消，必致停留酝酿，其湿热之气化而成酸，此有形致无形也。若肝脾不和，木陷土中，不能条达，致无形之气抑郁不舒，胃为水谷之海，于是湿热之气相干，火木上交并，遂致清浊不分，而水谷之精微不及游溢，上输于肺，为津为液，以溉五脏，反停滞本胃而变为痰涎，复因脾之不运，并痰涎郁滞而不利。初则咽酸，酸而可咽，尚在有形无形之间，若日久则为吞酸，有酸可吞，浸浸乎成形矣，吞酸不止，遂至吐酸，不惟有形，甚至满而溢也。此从微至显，自无形化有形耳。故咽酸属之湿热郁蒸之气，吞酸乃湿热所化之痰，若吐酸则素有停痰积气，并新入之水谷，三合而成也。譬之物遇秋冬，凉气所袭，则气味不变，可以经久，若逢长夏，湿热郁蒸，易成酸腐。

大约土木火三气酝酿不清而致湿热痰涎食积，复由湿热痰涎食积而成酸证也，明矣。

酸证之脉与形证 凡饮食下咽未几而即酸者，胃中本有湿热之气，欲泄未泄，反因饮食入胃，冲逆而上也。或饮食未及消化，停久方觉作酸，兼之嗳腐倒饱者，脾虚不能健运也。本无饮食，但觉喉间常有酸味，欲茹欲吐，究无可茹无可吐者，咽酸也；喉中时有酸涩泛溢，吞之若有，吐之则无者，吞酸也；有物有声，非酸痰数口，即并宿食水液而倾倒者，吐酸也。吐酸乃番胃之渐，不可不预为之备也。六脉多沉，沉弦为气郁，沉弦而数为郁热，沉数而软滑者为湿热，沉滑而微弦者为痰饮。

酸证治法 此证多由营气亏损，肝脾不和，治法先宜健脾益营，疏肝清胃。健脾即燥湿，疏肝即开郁，清胃即理痰，又所谓木郁达之，火郁发之，土郁夺之也。

酸证主方

　　楂肉三钱　茯苓　白术　广橘红各一钱五分　神曲　半夏　黄连各一钱

　　青皮五分　生姜三片

水煎，午前、午后服。

气郁者，以青皮、楂肉化气；痰郁者，以半夏、橘红消痰；湿郁者，以黄连、神曲化湿热，是病本于肝脾不和，以茯苓、白术健脾，楂肉、青皮疏肝。咽酸者，加炒砂仁末一钱，去楂肉。吞酸者，加苍术一钱，去青皮。吐酸者，加枳实一钱五分。火盛者，加炒山栀仁一钱，服清郁丸。如中气虚弱，加人参一钱，服冲和资生丸。如脾阴不足，血虚火盛，加炒白芍一钱，服安神丸。如气郁痞满，加柴胡一钱，服越鞠丸。如痰多，加半夏一钱五分，服芩连橘半枳术丸。若心脾不足，肝气不和，痰气并火结者，服三因冲和丸。

清郁丸见郁门血郁条

冲和资生丸见气门脾胃营气不足条

安神丸见火门心与小肠虚火条

越鞠丸见郁门气郁条

芩连橘半枳术丸见郁门气郁条

三因冲和丸见积聚癥瘕痞块门心之积为伏梁条

嘈杂门

或问：嘈杂系何气使然？有得食而止者，有得食而反痞满者。论痞满不宜嘈杂，若嘈杂又不宜痞满，作何分治？

答曰：此证有虚实不同，而治法亦异。盖气有余便是火，嘈杂一证，惟火使然。但火有气虚气郁所化之火为有余，有血虚火盛之火为不足，有余责之于脾胃营气郁结，不足当责之心脾阴血亏损。嘈有似乎微疼，杂则类于虚烦，当又有虚实之别，不可不知。大约有余者嘈而不杂，不足者嘈杂兼之。

嘈杂之脉与形证　或脾胃营气不足，或肝脾之气不和，不足则气滞而难运，不和则气郁而不通，不运不通，郁久化火生痰而嘈杂之证成。似饿非饿，似疼非疼，及见食而反加痞满，不能强食，此气郁为本，火盛嘈杂为标，六脉滑数或弦数者，有余之证也。若谋虑不遂，劳烦过度，心虚脾弱，精血亏损，虚火为嘈，以致烦冤，稍稍得食而止者，不足之证也，脉宜虚数或空大无力。更有伤寒热证，大肠秽恶未行，胃家邪火有余，无论身热身凉，因其嘈杂，误为饥饿而进食，其热复炽者，邪火所致也，脉当弦数或滑数，乃外感嘈杂也。

嘈杂治法　虽曰有余，原因营气不能健运，以致郁结而成，故主于和中顺气，而清火消痰则兼之，若不足则以滋血清火为主，而调中益气兼之。伤寒热证，胃火嘈杂，表里清解为主。

气郁化火嘈杂主方

　　　　白术二钱　神曲　茯苓各一钱五分　黑山栀　白芍　橘红　黄连各一钱

水煎，午前、午后服。

白术为君，补中益气以佐营运，而郁滞之气可通；神曲、黄连清湿热，佐茯苓以分利之；山栀、白芍清郁火，佐橘红以辛散之。服芩连橘半枳术丸或三因冲和丸。

血虚火盛嘈杂主方

　　　　白芍二钱　当归　神曲各一钱五分　人参　白术　茯苓　黄连各一钱　甘草二分

水煎，午前、午后服。

白芍益阴清火、泻肝安脾，为主，佐当归以补营血，人参、白术益心脾不足之气，神曲、黄连清湿热有余之火，甘草、茯苓和中分利。常服冲和资生丸或天王补心丹。

伤寒热证阳明胃火嘈杂主方

　　　　柴胡二钱　黄芩一钱五分　黄连一钱　山栀一钱五分　神曲一钱　麦芽粉一钱五分

　　　　枳实　茯苓各一钱　甘草二分

水煎，不拘时服。

柴胡疏肝散郁，清表里邪热，为君；芩、连、山栀分清脏腑诸火，曲蘗、枳实消食利痰除湿；茯苓分理阴阳，甘草和中清热。大便久结至六七日者，去茯苓，加玄明粉一钱五分。若气血有余，数日不解而内外热盛者，去山栀、茯苓、神曲、麦芽，加酒浸大黄三钱，陈皮一钱五分，或服润字丸四五钱以利之。如虚者，内用前方加减，外以雄猪胆略加牙皂末导之。

芩连橘半枳术丸见郁门气郁条

冲和资生丸见气门脾胃营气不足条

三因冲和丸见积聚癥瘕痞块门心之积为伏梁条

润字丸即润下丸，见中风门中腑实证条

天王补心丹见气门包络膻中气虚条

呃 门

或问：呃乃气逆不顺所致，何以有生有死之不同也？

答曰：升降出入之机，乃人生元气所统，为死生之根，故经云出入废则神机化灭，升降息则气立孤危。又云：一息不运则机缄穷，一毫不续则霄壤判也。但呃之一证，非止于气虚不足以息之故，盖呃者遏也，中气抑遏不伸之候。此证有虚有实，有寒有热，总由脾主营运，上可引肺之天气下降，下可接肾之地气上升，或中气自亏，不能从中调和使之交接，或大病后脾胃气虚，失其营运之机，使上下之气抑遏，冲逆上出于口而作呃。此宗、营、卫三气皆虚，以致三焦不和者，虚也；如浊气凝痰阻塞气道，不得升降，及有形之食积填塞胃脘，致营气抑遏不通者，实也。近见医家每遇呃证，不分虚实寒热，总以丁香、柿蒂为主，殊可笑也。

呃逆之脉与形证　元气充硕，本无病苦，或凉风所袭，或薄寒所感，以致肺胃之气不伸而暴呃，六脉平和者，或搐鼻取嚏以透达肺气，或热茶滚水以温胃散寒，皆可以不药而愈者也。若胃受寒邪，脉必沉迟，而呃声亦重；若气虚胃寒，呃声稍轻，脉必沉微而弱；若胃有停痰宿食，结滞不清，标寒本热不和，呃声有力，而脉亦滑数有神；若胃虚本多湿热，而痰饮阻碍中宫者，呃声短弱，脉必虚数无神；或伤寒热证传里，大便久闭，肠胃不通，气逆而呃，脉必洪数有力；或久痢元阳不足，肢体厥逆，及病久气虚失于调补，呃声轻而绵绵不绝，六脉虚微无神，急宜温补。若气血已枯，精神已竭，大肉尽消，六脉虚脱，谓之内吊者，不治。

呃逆治法　标寒本实者，散寒为主；标寒本虚者，温中散寒，补中益气为宜；食积痰凝，寒热不和，先用分清利浊以顺六淫之气，随用消食利痰以疏三焦之滞；胃虚而湿热不清者，以分清而兼补益；肠胃实而邪热盛者，以重剂导之；病后久虚，温补峻补方安。

呃逆主方

　　半夏二钱五分　茯苓一钱五分　陈皮　白蔻仁　砂仁各一钱　甘草二分　生姜二片

水煎，不拘时服。

呃逆之病，大略为痰气作碍者居多，故以二陈汤和中运痰，以砂仁、豆蔻、生姜温中顺气。寒气客于胃而脉沉迟者，加厚朴一钱，丁香五分，服苏合香丸、木香豆蔻丸或备急丸。气虚而胃寒者，加白术二钱，人参一钱五分，丁香五分，减半夏一钱，服参附理中丸。胃有停痰积食，寒热不和，六脉有余者，加枳实二钱，黄连、厚朴各一钱，去砂仁、豆蔻，服二丞丹或滚痰丸。胃气弱而湿热之气上冲为呃，脉数内热者，

加人参一钱五分，黄连、竹茹各一钱，柿蒂五个，去砂仁，减半夏一钱，若大便秘结，可服滚痰丸。伤寒热证传里，肠胃实结不通者，加酒浸大黄三钱，枳实二钱，黄连一钱，去砂仁、豆蔻，减姜二片。如久痢久病，元气虚极，真阳不足，形神色脉俱衰者，加人参三钱，附子一钱，煨姜三片，减半夏一钱，服参附理中丸。如发呃而汗多，六脉虚微欲脱者，先用米醋泼炭火以熏之，然后用方加人参三钱，黄芪、白术各二钱，附子一钱，煨姜三片，减半夏一钱，以补之。或用烧酒浸硫黄，不时嗅之，可治胃寒呃。或以艾火灸期门穴七壮，须分男左女右，以续阳和之气。若元气有余，而数有停痰积饮结滞中宫者，先以盐汤数碗，用鹅毛探吐，吐去痰饮，则气达而呃止。若无病之人一时暴呃，非以灯草搐鼻取嚏，即进热汤以散胃寒，即止。

苏合香丸见中寒门寒中太阴条

木香豆蔻丸见呕吐哕门吐证条

备急丸见内伤门食物内伤条

参附理中丸见中寒门寒中太阴条

二炁丹见中暑门中暍条

（沉香）滚痰丸见中风门中腑实证条

嗳气门

或问：人有胸膈气郁不得伸，痞满不得舒，必须作嗳，或连嗳而愈，此气为何气，必得嗳而后快耶？

答曰：此胃家之浊气也，经曰浊气在上，则生𬸚胀。若中气无亏，止于客气为碍，自能作嗳，嗳出浊气，胸膈自舒，病属轻微。若久沿不治，中气渐虚，客气反盛，传为痞满者，凶。更有一种，略似胸中不舒，或食后稍觉痞闷，每每强为打嗳以求通快，由是习以为常，不嗳便为难过，更须连嗳方舒，遂致胃气时时浮逆，肺气亦因之而失其输布下降之常度，渐成番胃中满之证者甚多。余每以利害之言痛为禁止，犹能不药自愈。甚有率性取快，自致危亡，亦不少也。

嗳气之脉与形证 气逆胸中，不饱而似饱，不塞而似塞，皆气之为病，非有形之积聚为碍也。其气属于胃，故有寒热痰火之兼症。论气逆胸中，寸口之脉当浮盛，浮而有力者为有余，浮而无力者为不足，浮紧兼寒，浮数兼热，浮洪兼火，浮滑兼痰，浮取有余而重按无力者，浊气有余而中气素亏者也。

嗳气治法 脾胃两虚，肺气亏弱，有升无降者，专于培补而疏泄兼之；胃强脾弱，浊气偏盛者，必当调补之中清胃利浊，和中化气。热者清之，寒者温之，痰则利之。

嗳气主方

广陈皮二钱　苏梗一钱五分　制半夏一钱五分　枳壳　白蔻仁　砂仁各一钱

木香_{五分}　生姜_{二片}

水煎，午前、午后服。

陈皮之辛能散滞，苦能利气，为和胃之要药，故为君；少佐木香之苦辛，专治肺胃膹郁之气，苏梗散寒通利，半夏消痰利湿，为臣；枳壳利气宽胸，豆蔻、砂仁辛温散郁，分理肺胃，以为之佐；生姜和中暖胃。纵有痰火湿热之兼，惟求顺气清胃而已，和中顺气丸可服。热，则加炒黑山栀一钱，使肺胃浮逆之火曲折下行，芩连橘半枳术丸可服。寒，加姜制厚朴一钱，沉香化气丸、木香豆蔻丸可服。痰，则橘半枳术丸兼治。虚，则加参、术各一钱，去木香、枳壳，服三因冲和丸或冲和资生丸。

和中顺气丸_{见内伤门食物内伤条}

芩连橘半枳术丸_{见郁门气郁条}

沉香化气丸_{见郁门气郁条}

木香豆蔻丸_{见呕吐哕门吐证条}

橘半枳术丸_{见痰饮门五饮条}

三因冲和丸_{见积聚癥瘕痞块门心之积为伏梁条}

冲和资生丸_{见气门脾胃营气不足条}

头痛门

或问：头痛一证，有因病而痛者，有不因病而痛者，有痛而即止者，有痛久不愈，甚至死者，何也？

答曰：头为六阳之首，手之三阳从手走头，足之三阳从头至足，一升一降，是为常度。头何痛哉？或为风寒暑湿燥火之外感六淫，或因忧愁思虑困苦之七情内伤，以致阴阳之络脉偏胜，逆而不顺，闭而不通，上盛下虚，遂为头痛也。

头痛之脉与形证　外无恶寒发热，内无呕逆饱胀，饮食如常，起居照旧，或巅顶痛，或额角痛，或两阳明痛，或一头全痛，或半边痛，是属头痛之本证。若涉外感六淫之邪，表证互见者，各见本门，不在此例。六脉虚数为血虚，六脉虚大或沉迟者为气虚。气虚则寒，所谓虚寒头痛，必得重绵包裹而痛缓者，是此证也。六脉弦滑为痰厥，六脉弦数为热厥。六脉洪大，二便干涩，口枯舌燥，兼火证者，为三阳热毒也。阴虚血少，虚火上升为痛，脉必虚微而数。若热淫所胜及兼风化者，脉必浮数，然其中又有有力无力之分，以辨火之虚实也。大凡火胜者恶热，虚寒者畏寒恶风，痰必恶心，风必眩晕，虚火尚兼干哕，自在临证者以脉证相参而深究也。

头痛治法　凡证皆有新久寒热虚实之不同，自在医者分别施治，独此证更有外感内伤之别，不可不知。大抵外感六淫之痛，五七日间以发散清利之剂主治，则易愈；若内伤七情六郁，痰火气血诸虚为痛，则难愈；甚有久病久虚之人，寒热误投，补泻舛错，未有不至于死者也。故遇此证，必须审确而后用药，庶几获效神捷而人无夭折也。昔有人往返北地，重感风寒，遂得头痛，数月不愈。人皆于高颠之上惟风可到之论，一切风药无所不服，其痛尤甚，渐至寝食俱废，肢体瘦削。余因熟思此证明是外邪，缘何不效？反覆再三，而后悟得患痛人血必不活，所谓痛则不通，通则不痛，不通即不活之义。大凡风药最能燥血，血既不活，又从而燥之，是以火益热，无惑乎愈治而愈甚也。语不云乎治风先活血，血活风自灭？本因血虚而风寒入之，今又疏泄不已，乌能治哉？余故主以四物为君，专于补血，上用薄荷之辛凉，顺风热之性以散之，下用木通之苦寒，下降通利关窍，血脉以行之，服后继之以醉，去枕熟卧，醒起其痛如失。所以用酒者，欲芎、归之气入于至高之分，而又能释熟地之滞也，醉则沦濡血肉经络，卧则血有所归而神安痛释也。有志活人者推此用之，无病不愈，无效不获矣。

头痛外感六淫主方

蔓荆子三钱　防风一钱五分　荆芥穗　羌活各一钱　川芎　白芷各五分

细辛三分　生姜三片　葱头一个

水煎，不拘时热服，服后去枕仰卧。

上药皆气胜味薄之品，所谓阴中之阳，自地升天者，祛风散寒，倚为圣药。此方专为外感而设，不论六经，皆可主治。如畏寒，加苏叶一钱五分，服芎苏散。如恶热，加黄芩一钱，去细辛、白芷、生姜，服防风通圣散。如火郁于上而痛者，证兼口干舌苦，二便短涩，经云：热淫所胜，民病头痛。治以寒剂，于前方去细辛、白芷、生姜之辛热，加石膏五钱，酒制黄芩一钱五分。

芎苏散方见冒风门冒风条　治风寒入脑，脑寒而痛，以此散内外疏散，内用滚汤调服，外将糯米炊熟，以此散和匀，烘热，轮贴痛处。

防风通圣散别名茶调散，方见冒风门冒风条　头乃手足三阳络脉交会之所，故曰六阳之首。既具至阳之体，复受风热阳邪，或偏于少阳、阳明、太阳之不同，遂有额角、两脑、巅顶之区别。阳明肺胃之火偏盛，右半片为痛；少阳肝胆之火偏盛，左半片为痛。以此散调服，可以通利表里风热有余之邪。

头痛内伤主方

蔓荆子三钱　天麻一钱五分　荆芥穗一钱五分　川芎　黄芩各一钱　丹皮七分

甘草三分

水煎，午前、午后服。

内伤者，非头有所伤损而痛，乃伤于气血两虚，痰火风热之类是也。盖此痰火风热，复从七情六郁，气血不和而生，与前之外感六淫迥别。故以蔓荆为君，佐荆芥以祛风，天麻、甘草平肝而治风痰，黄芩清肺胃气分之火，丹皮泻肝胆阴分之热，川芎滋肝血而引药上走高顶，是为通治虚痛之平剂。若血虚头痛，六脉虚数者，加熟地、连翘、当归各二钱，增川芎一钱，浓煎去渣，乘热泡薄荷末二钱，鼻吸其气，口服其汁，服已安卧，去荆芥，减蔓荆一钱，服滋燥养血润肠丸。如气虚虚寒头痛，脉弦紧沉迟者，加白术、半夏各一钱五分，人参、橘红各一钱，去川芎、丹皮、黄芩。如痰厥头痛，痛连肩臂，恶心便泄，六脉弦滑者，加半夏二钱，白术一钱五分，橘红一钱，枳壳五分，生姜三片，去川芎、丹皮、黄芩。若痛处浮肿不常，按之虚软，肠胃辘辘有声，此不止于痰，而兼饮为痛者，于治痰加减方内量加威灵仙、白芥子以逐之，兼服导痰丸。如肝胆血虚，热厥头痛，脉来弦数者，加黄连一钱，黄芩五分，薄荷一钱，去川芎，服当归龙荟丸。如三阳热毒头痛，六脉洪大有力，加石膏五钱，连翘二钱，薄荷五分，去天麻、川芎，服防风通圣散。如阴虚血少，虚火头痛，而六脉虚数者，加生地三钱，知母一钱五分，牛膝一钱，去川芎、天麻，减荆芥五分，蔓荆一钱。如内有烦热而兼咳逆者，并去丹皮之辛以防血，兼服六味地黄丸，滋肝肾之真阴以敛虚炎之火。

滋燥养血润肠丸方见燥门里热燥证条　　血虚火盛，胃与大肠燥金之火炎头目而为头风作痛者，以此治之。

导痰丸方见痰饮门五饮条　　痰涎积饮随气厥逆，客于头维三阳之络为痛，以此导之使下也。

当归龙荟丸方见火门肝胆实火条　　肝胆之火冲逆于少阳络脉，偏正头疼，目兼赤肿者，用之泻火。

防风通圣散方见冒风门

头风门

或问：证曰头风，乃风为病也。风从何至？属实属虚？止发无常，终年不愈，甚至痛连两目，目损而头风因之得愈者，何也？

答曰：风者，言其受痛之因也。初因感冒风寒，深入头维三阳交会络脉之中，伏留而不散，以至血脉凝涩，或有痰涎留壅，为痛之根。久则原为风寒所触发，或从痰火所僭逆而止发不常，相延永久，遂成痼疾。至于目乃空窍，易为风火所袭，犹之日月虽明，风云得而掩之，况头目络脉相连，目痛必连于头，头痛必连于目，理势然也。然有止于头痛而难愈者，此伏邪无由发泄；损目而痛愈者，邪复由目之空窍而易散也。所以患此证者，每藉针砭出血而取效速者，职此故也。

或问：天下之理，热者喜凉，寒者喜暖。每见头风最喜重绵包裹，必由寒气伏匿于脑为痛，所以得暖为快。今上文咸为风火久郁，或痰火触发，似与寒气无涉者，何也？

答曰：初感寒邪，脉沉迟紧，喜暖畏寒，当从寒治。久则郁而为热，亦有得重绵厚裹为快者，盖虚火得暖而易散，犹之火势正盛，以水激之反炽，以风扬之立散之义。误认为寒，过用辛温，内外夹攻，无从疏泄，其淫邪必自寻空窍而出，所以目受其害而甚至失明，皆庸人不分新久、不辨寒热所致，可不慎哉？

或问：书不云乎伤风畏风，伤寒畏寒？既非风寒，何由外畏寒而喜暖也？

答曰：热郁于内，得暖而腠理疏泄，汗液外驰，其痛少缓，故喜暖也；若郁热痼于内，新寒袭于外，热气不得伸越而反从内壅，其痛尤甚，故畏寒。每见患者频以绞湿热帕熨贴，其痛立止，是热得暖气而散之确验也。

或问：头风损目，郁热所致，固无疑矣，甚有昏愦不省人事而死者，何也？

答曰：头风本因风热痰涩，病久血脉尤虚，偏于痰则痰厥为痛，偏于热则热厥为痛，只宜辛凉苦润之剂疏风清热，行痰利气，更当大补阴血，所谓治风先治血，血行风自灭也。风药最能燥血，误认风寒，专以细辛、藁本、白芷、川芎、辛夷、蔓荆之类频进，何异抱薪救火？阴血耗散，内热尤甚，亢极反兼风化，由是风火空发，痰涩潮涌，暴厥而死。此医之咎，与病何尤？

头风之脉与形证　营卫先亏，脉络空虚，或因冻受寒，或过暖反为寒袭，深入久痼，遇触而发。病在太阳，自眉棱至巅顶脑后为痛，其脉浮紧弦数；在阳明，痛连头维齿颊，烦渴躁热，脉多弦大洪滑；在少阳，则或左或右痛于耳之前后，脉络抽引，即偏头痛也，脉必浮弦而数。若阴经，只有少阴、厥阴二证。少阴多由血虚，证必虚烦，烦躁不寐，脉来虚微细数；若厥阴，必然畏寒，四肢厥逆，目眩神昏，其脉沉弦而急。

头风治法　三阳多属于热，热因气甚，宜用辛凉甘苦，忌用辛温香燥。盖辛凉能清热省风，甘苦乃润燥利气而痰涩亦治，若辛温香燥，多因助火生风劫血致燥，尤头风之痛恶。即三阴病，证在血分，遇厥阴真寒虚痛，宜用温润之味大补气血，而少阴亦属血虚，尤当凉润甘寒之剂，滋阴和血，清热省风。

三阳头痛主方

蔓荆子二钱五分　防风一钱五分　羌活一钱五分　荆芥　黄芩　川芎各一钱

甘草二分

水煎，午前、午后服。

盖头风定属久病复发，血虚火盛者多，但有元气虚实之不同。实者犹宜清散，虚者必兼补益。是方通治三阳，辛甘寒苦，可升可降，可泻可散，清热省风，不偏于辛燥而劫血助火也。如内热，加菊花一钱，荆芥五分，去羌活。如有痰，必现眩晕、麻木、恶心之症，加半夏一钱，天麻一钱五分，枳壳五分，去川芎、羌活，兼服导痰丸。血虚内热，加丹皮五分，生地二钱，菊花一钱，去防风、羌活，服滋燥养血润肠丸。如阳明火亢，痛连齿颊，右半片甚者，加石膏五钱，天麻一钱五分，菊花一钱，减川芎、羌活、防风，服防风通圣散。如太阳满头痛者，即前方去黄芩，服芎苏散。如少阳耳前后及左半片痛甚者，加柴胡、连翘各一钱五分，菊花一钱，服当归龙荟丸。诸方
见头痛门

或问：头痛与头风相去无几，而另立一门，讵有说乎？

答曰：头痛虽有外感内伤之别，总之受邪甚浅而暴，病亦易愈，不若头风有三阳三阴之分，有热无寒，有虚无实，淫邪深固，气血有亏，较头痛难治。故另立一门，犹之痛风、肠风、疠风，习以成风，非寻常小恙比也。

三阴头风主方

蔓荆子三钱　生地二钱　荆芥一钱五分　黄芩　菊花各一钱　丹皮　川芎各五分

水煎，午前、午后服。

凡三阴痛在血分，故以生地、丹皮凉血润燥，川芎和血，总不出乎活血为治风之本也；蔓荆、荆芥以省风，黄芩、菊花以清热。如心包热盛者，加连翘一钱五分，犀角一钱。如上焦火盛气逆，二便短涩者，加牛膝一钱五分，车前一钱。如气血两虚，脉微神困者，加人参、当归各一钱，此病属少阴两额角痛证加减方也。若厥阴头风，痛连巅顶脑后如太阳者，以前方加川芎五分，藁本一钱，当归二钱。如厥阴真寒虚痛，甚至舌卷囊缩，肢厥目眩，六脉沉弦细紧者，加当归三钱，人参一钱五分，附子五分，增川芎五分，去黄芩、菊花。

或问：头痛、头风俱有连目肿痛，甚至损目，而前方并不兼顾，亦有说乎？

答曰：二证总不外乎风寒火热之邪，经曰邪气冒明，邪碍空窍。今前后诸方亦总不外乎升散清理，使邪气发泄而痛愈。若目者，犹之齐鲁附庸之国，大势既定，滕薛可抚而安也。至于用药忌辛温香燥者，以其助火损目也；慎三黄苦寒之味者，以其遏郁风热，不得发扬升散，使邪气稽留空窍而目反承其害也。证虽立有两门，方药亦为备举，不妨前后参用，慎勿泥于疆界，诎其运用也，明敏者谅之。

眩晕门

或问：眩晕之人，头目动摇，身心震荡，陡然而发，天地若为翻覆，神情不能自主者，何气使然也？

答曰：眩晕之发，内虚为本，外感为标。内虚者，必自阴虚内热，热极生风，气逆痰凝，风痰内鼓。外感者，亦必由气血先亏，而后因风寒暑湿外来有余之邪触发内蕴之虚，风痰火一时并病，遂至络脉满而经脉空，上脉溢而下脉虚，外有余而内不足，偏于左右则旋转动摇，偏于上下则头重脚轻，偏于内外则面戴阳而汗外驰，精神不能内守。此证多由风火痰气为害，实与头目身体无干。若气血冲和，止于外感，一经清散，其晕立止。若营卫久亏，精神失守，经络空虚者，客邪传里，岂止眩晕不已？其

有卒中之患，不可不知也。

眩晕之脉与形证　头疼身热畏寒，脉来浮紧或沉急者，寒也；头疼鼻塞多嚏，身不热者，风也，脉必浮弦；若头涨目昏，口干畏热，二便结涩者，火也，其脉必洪数；若头微疼，恶心欲呕而呕只涎液者，痰也，其脉多滑而弦。盖有痰与火者，其气必有余也，虽有浮弦滑数之脉，按之有力者，气血无亏，止于外感也，若轻按有余，重按不足者，内虚也。倘元气久虚，精神耗散，脉来虚搏，或急促，或涩脱者，皆不治之候也。

眩晕治法　此证虽有外感内虚之分，风火痰气之别，总不外乎虚炎僭逆之一气使然。气之偏胜，复由血之独亏，故治法不止虚者宜于滋补，即有余亦当凉润。不得泥为风寒，过用辛温，反致燥血助火，益其昏乱而晕之不已也。

外感眩晕主方

半夏二钱　天麻三钱　橘红　防风各一钱五分　茯苓　羌活各一钱　甘草二分
生姜二片　川芎五分

水煎，不拘时服。

天麻专治风痰，佐半夏以利痰定晕；痰盛者气必不顺，以橘红清气，茯苓纳气，以澄痰之源；防风祛风，羌活散寒，川芎滋肝和血，以防风木之变；甘草缓羌、防辛散之势，生姜温中散寒，豁痰利气。寒证照方，不用加减。如火盛者，加酒制芩、连各七分，去川芎、羌活，减防风五分，生姜一片。如气虚者，加人参一钱，白术一钱五分，去川芎、羌活之苦辛以散气，且减防风五分。如血虚者，加当归一钱五分，秦艽一钱，去半夏、羌活以防燥。

内虚眩晕主方

枣仁二钱　天麻　当归各一钱五分　人参　橘红　茯神各一钱　牛膝　车前
菊花各五分　生姜一片

水煎，不拘时服。

阴血有亏，虚火冲逆，心不藏神，肝不藏魂，怔忡惊悸，烦躁不寐，虚证毕至，何止眩晕？是以神、枣为君，酸以收之，而使神魂有所依附也；当归、牛膝滋肝养血，使无风木之变，且能与车前降火顺气，以杀炎逆之势；天麻利痰，橘红清气，菊花清热省风，人参益元气而且能生阴，生姜利痰而功兼治晕，内虚之正治也。牛黄清心丸可服。如痰盛脉滑者，加半夏一钱五分，去牛膝、当归。如虚热盛者，加制何首乌三钱，菊花五分。如妇人产后血虚气脱而眩晕不已者，加人参五分，川芎一钱，去牛膝、天麻，服二炁丹。如久病之人气血两虚者，加人参一钱五分，黄芪、白术各一钱，去天麻、牛膝，服金匮肾气丸。

牛黄清心丸见中风门中腑实证条

二炁丹　产后血虚眩晕，血逆上行，神昏闷绝，及恶露不止，儿枕攻疼，心腹㽲痛。方见中暑门中暍条

金匮肾气丸见气门肾与膀胱之气不足条

或问：眩晕之因不一，两方讵能尽之？

答曰：无火不晕，无痰不眩，无风寒暴怒之触不发，无气血两虚之原不病，两方分理，复赘加减，庶无遗蕴，明者察之。

卷十一

心胃痛门

或问：心痛之因，可得闻乎？

答曰：心为君主之官，神明出焉，乃人一身之主宰，邪不得而伤，病则危殆，故真心痛者旦发夕死，夕发旦死。今之所谓痛者，心包络病也。包络系裹心之脂膜，犹帝城之有郭郭，属手厥阴经，与手少阳三焦相火为表里。包络为心之相，代心行令，三焦为肾之相，代肾用事，盖心肾之火一气相通，所谓坎离交姤，则包络、三焦之相火亦出一源，治分上下。此言心痛，实包络受邪干之而为病，犹之肾水不足者必曰相火有余之义也。

心痛之脉与形证 包络之痛，痛于两乳之中，鸠尾之间，即膻中也。其痛之状，如痞结不舒，又如嘈杂难过，少欲舒展则碍而痛，否则无恙，此乃郁鞠之气不伸，脉必沉而微急。亦有失血之后，瘀血留滞胸中，隐隐痞痛，绵绵不已者，其脉必沉而弦涩。亦有痰涎停伏，窒碍不通而痛，症兼头晕恶心，脉必沉滑不清。更有本经血滞气郁，久从火化而虚痛难遣，痛虽不甚而烦冤痞闷，悒悒不乐，止发无常，不碍饮食者，脉必涩弱而虚数。此证皆由勤读深思，劳烦过虑所致，必兼虚汗盗汗，烦躁无寐等症。已上四端，皆俗所谓之心痛也。

心痛治法 气逆膻中，久郁不伸，以开郁调气为主，倘气郁化火，兼以清之。瘀血为痛者，以和血消瘀为主，兼之化气，盖血随气配，气行则瘀自消也。气郁化火，火郁生痰，因痰而痛，必兼调气清火者，治痰之本也；包络本经病者，必先和血以清热，调气以开郁，兼之滋益，以培不足。

心包络膻中痞痛主方

川贝母二钱　橘红一钱五分　丹参　当归　石菖蒲各一钱　益智仁
远志肉各五分

水煎，午前、午后服。

气郁必有痰，痰气并结，未有不痛者，故君以贝母、橘红顺气清痰，佐菖蒲、益智开郁止痛，当归、远志、丹参和血醒神，服宁志丸或牛黄清心丸。如本经之气结滞，以致血郁为痛者，加郁金末一钱，以前药泡服。如客血留滞膻中，加红花、延胡索各一钱，去丹参、益智、远志。如痰涎壅盛，脉滑有力，加茯苓一钱八分，枳实一钱，去丹参、当归，服导痰丸或（沉香）滚痰丸。虽有积痰，脉来缓弱者，仍服牛黄清心丸。如郁火盛而口苦舌燥，脉弦而数者，加黄连五分，服清郁丸。如劳烦思虑，心虚血少，加枣仁二钱，人参、茯神各一钱，去贝母，减橘红五分。阳虚喜暖者，服宁志丸。阴虚恶燥者，服安神丸。

宁志丸_{方见气门包络膻中气虚条} 治阳虚心气不足，气郁为痛，神衰志弱，面目黧黑，抑抑不舒。

牛黄清心丸_{方见中风门中腑实证条} 治心虚不足，火侵包络，怔忡烦躁，气逆痰凝。

导痰丸_{方见痰饮门五饮条} 治积痰结滞，致气逆膻中为痛。

（沉香）滚痰丸_{方见中风门中腑实证条} 肺胃痰凝，大肠热结，火炎气逆，膻中结滞而痛。

清郁丸_{方见郁门血郁条} 三焦气郁化火，火郁为痛。

安神丸_{方见火门心与小肠虚火条}

或问：痛在鸠尾之下，三脘之间，其致病之因与前证同乎？否乎？

答曰：此为胃脘痛也，病者之因有气郁、火郁、痰凝、停食、受寒、伤热、蛔厥、瘀血、胃虚九种之异。胃为水谷之海，能受能容，可行可导，非比包络膻中气馁血弱，难于攻逐者也。

胃痛之脉与形证 气郁为痛者，六脉沉而带弦，沉为营气闭塞不通，弦则浊气滞而为痛。痛兼胀满，按之愈甚者，肝脾之气不和也。久郁之气，反兼火化，其痛如刺，痛则痞满嘈杂，止发不常，不食少缓，多食则痛，甚至口干喉燥，吞酸吐酸，二便不利，脉多沉弦，肝胆之气郁火盛也。肝脾之脉弦滑不清，此气滞而津液凝结为痰，或素有痰饮隐伏，阻塞气道为痛，痛则呕吐，吐则少缓者，痰病也。气口脉滑而有力，或沉弦滑数者，此由中气不运，饮食停滞难消，或食后感寒受气，卒然呕恶，膨胀而痛，其痛连心胸肠胃，势不可忍者，食也。一时寒淫感触，不作表热，直达于胃，与胃之水谷痰积并结为痛，外则畏寒，肢体酸疼，内则恶心，胸腹窘迫，其脉沉弦紧涩，或沉伏不起，寒之病也。体弱之人，血虚内热，且素有郁火，而胃腑复感暑邪，痛因火盛，热伤元气，嘈杂烦渴，头眩目胀，脉必浮弦而数，或沉数不清者，热之故也。素有湿热之气，积于肠胃，致生蛔蚘，非寒则热，使虫不安，卒然攻痛，痛则唇青手厥，欲吐不吐，欲利不利，止发不定，痛不可忍，脉来乍大乍小，或沉或浮，平日面带青黄，肌消内削者，此蛔厥也。瘀血停滞中宫，气弱不能行导，时常碍痛，至夜尤甚，眼白淡黄，皮肤黄黑，惟饮食无碍，而脉必涩数，或弦紧急疾者，血郁而内热也。

若中气久虚，胃寒脾弱，失其健顺营运之常，以致浊气凝寒，时为痞痛，喜食辛温热饮，脉来沉迟缓弱，或沉弦无力者，本胃虚气滞为病也。

胃痛治法　气郁者，疏肝健脾为主，理其气而痛自止也。火郁则发之，木郁则达之，疏肝正以达气，清火兼能消痰，而火痛自愈。治痰必先顺气，气顺则痰饮自清，痰清则痛亦自释。停食者胃必寒，气必滞，治当温中理气，佐其运导，而食易消，痛自止。寒邪客胃，非辛温不散，痰食阻塞，非温消不通，能散能通，何患其痛之不止？表热以辛凉散之，内热以苦寒清之，表里兼清，使热得以疏泄而痛自愈。治虫以酸寒安之，以辛苦逐之，安之暂缓其痛，逐之永拔其根。行血必通气，消瘀必润燥，辛以润之，苦以行之，为治瘀止痛之要。胃腑虚寒，理宜温补，培火益气，则脾能健运，胃能受任，凝寒散而浊气消，义何痛之有哉？

胃脘痛主方

山楂肉三钱　半夏一钱五分　枳实　延胡索各一钱　陈皮一钱五分　白蔻仁五分

木香三分　生姜一片

水煎，不拘时服。

盖胃主司纳，为水谷之海，无空虚之日，痛则必由气滞，而水谷因之亦停，所以痛时必先戒食，饮食不断，痛亦不止。故君以楂肉者，不独能消有形之食积，而于疏肝开郁、和血健脾之功不少；痛由气滞痰凝，故以陈皮、半夏消痰，木香、豆蔻开郁顺气，枳实摧坚破积，不惟止痛，复能利痰消食。如气郁气实者，加延胡、砂仁各五分，服沉香宝灵丸。火郁者，加黄连、山栀各一钱，去木香、豆蔻，服清郁丸或芩连橘半枳术丸。痰盛者，加枳实五分，桔梗一钱，去木香、豆蔻，服导痰丸。气滞热结者，（沉香）滚痰丸。脾弱者，橘半枳实丸。停食者，加麦芽二钱，神曲一钱五分，厚朴一钱，去木香、豆蔻、延胡，服保和丸或香砂枳术丸。伤生冷，则服备急丸或香砂万安丸。受寒者，加淡豆豉、防风各二钱，苏叶一钱五分，生姜二片，去木香、豆蔻、延胡，服苏合香丸。伤热者，加干葛三钱，黄连五分，去木香、豆蔻、山楂，服正气丸。蛔厥者，加五灵脂二钱，槟榔、苦楝根各一钱，延胡、川椒、黄连、乌梅各五分，去木香、豆蔻，服化虫丸或妙应丸。如瘀血停滞，加桃仁一钱五分，红花一钱，肉桂五分，去半夏、豆蔻，服抵当丸。脾胃虚寒，加白术三钱，人参一钱五分，炮姜、肉桂各五分，去山楂、枳实、延胡，服理中丸或参附理中丸。

沉香保灵丸见积聚癥瘕痞块门

清郁丸见郁门血郁条

芩连橘半枳术丸见郁门痰郁条

导痰丸见痰饮门五饮条

（沉香）滚痰丸见中风门中脏实证条

橘半枳术丸 见痰饮门五饮条

保和丸 见内伤门食物内伤条

香砂枳术丸 见内伤门食物内伤条

备急丸 见内伤门食物内伤条

香砂万安丸 见泄泻门

苏合香丸 见霍乱门外感霍乱条

正气丸 见中暑门中暍条

化虫丸 不拘男妇小儿，素有蛔结胸中，及寸白诸虫，喜食茶米泥炭等物，面黄肌瘦，痛止不常，久远难愈者，以此治之。

　　　　大黄　槟榔各三两　黑丑二两，头末　锡灰　雷丸　木香　使君子各五钱　芜荑四钱

葱汤叠丸芥子大，或三钱或二钱，量虚实加减，小儿或一钱或五分，以大小酌用，择天气晴明，早粥时分，不可进食，殊觉饥饿，即以砂糖汤吞服，忌肉三日。

妙应丸 见积聚癥瘕痞块门

抵当丸 见臌胀门

理中丸 见中寒门寒中太阴条

参附理中丸 见中寒门寒中太阴条

腹痛门

　　或问：前言心胃之痛有别，致痛之因亦异，今腹与大小肠之痛宁无说乎？

　　答曰：痛则总属气之所使。气在有形无形之间者，曰寒曰火，曰暑湿，曰霍乱，若有形者，或食积，或燥粪，或瘀血，或月信阻。大凡腹痛只在脐之上下左右，自下而上连胃脘者，为逆上，自上而下至小腹及肛门者，为滞下，或痛连冲任之脉，或痛连胞门子户。总之按之痛甚者为实，按之痛即止者为虚也。

　　腹痛之脉与形证　两关沉弦或沉迟，甚至沉伏不起，绵绵而痛，恶心畏寒，喜饮热者，寒气沉于至阴之分也。两关弦滑或弦数，乍痛乍止者，火也。脉弦滑而急数，里急后重，痛至小肠肛门者，暑湿蕴积滞下为痢也。两关沉弦或浮紧，暑郁于内，寒遏于外，寒暑交攻，上逆则胃疼而呕吐，下滞则腹痛而欲泻，甚至头疼恶寒，身热烦渴者，霍乱也。若气口弦滑有力，恶心而痛止不常，或得食而痛尤甚，痛则欲泄，泄则痛止者，食积也。两关尺沉弦或弦急，腹必硬满，后必矢气，按之累累有形，此燥粪内结也。关尺沉弦涩数或弦紧，痛之不止，至夜尤甚，痛处不移其部，手不可按，日黄内热者，瘀血也。痛连腰俞、冲任、胞门、子户，脉来弦紧或弦涩者，月信阻也。痛而恶心欲呕，呕去痰涎而痛止，六脉沉滑或弦滑者，痰饮也。

腹痛治法 寒者温之，散寒顺气，先用苏合香丸一二丸，姜汤化服，外以炒盐频熨。瘴气暑毒吞痧，暴痛难忍，烦渴，不省人事，最忌热饮，瘴用玉枢丹，冷水磨饮一锭，暑用香薷饮，冷水顿温服，痧则外用打痧出血，内用花椒凉水，或生熟矾各半，调新汲水服，俟痛定方用煎药。滞下者，初起以香连导滞丸利之，久则香连丸清之。宿食停积，新宜消导，久宜通利，因寒用备急丸，因热用润字丸。燥粪不通，实火润下丸行之，虚火以辛苦之剂润之，瘀血宜用辛苦之剂清热润燥，顺气行瘀，继以抵当丸推之。月信阻，有虚有实，有寒有热，先以煎剂调气和血，量虚实以补泻，继则调经养营丸治其虚寒，清郁丸治其实热。痰饮亦有寒热之别，寒以六君子汤兼参附理中丸，热用温胆汤及芩连橘半枳术丸调理。

通治腹痛主方

山楂肉三钱　陈皮　半夏各一钱五分　苍术　厚朴各一钱　砂仁五分　木香三分
生姜一片

水煎，午前、午后服。

前方乃温散导气之剂，气能运行则诸邪自退，何有于痛？寒在表，加苏叶一钱五分，羌活一钱；寒在里，加干姜一钱，肉桂五分，服参附理中丸。瘴雾之毒，去山楂之酸收，加苏叶一钱五分，干葛三钱，防风、藿香各一钱，甘草三分。暑热，去山楂、砂仁、木香，加干葛二钱，香薷三钱，扁豆二钱，黄连、茯苓各一钱，甘草三分。痧痛既止，可以勿药，倘脾胃元气不和，于一周时后即前方去山楂之酸，砂仁、木香之燥，加干葛二钱，苏叶、茯苓各一钱，藿香五分，甘草三分，虚者再加炒白术一钱五分。湿热之痢，去厚朴，加神曲一钱，黄连五分，车前一钱，茯苓一钱，防风五分，生姜二片。宿食停滞，加枳实一钱，槟榔五分。大便燥结，实则润下丸通之，虚则加杏仁泥三钱，松子泥五钱，枳壳一钱五分，去苍术、厚朴、砂仁、木香。逐瘀，加苏木二钱，桃仁一钱五分，红花、归尾各一钱，去苍术、厚朴、半夏、木香。通经，加延胡索二钱，归尾、红花、枳壳俱各一钱，肉桂五分，去苍术、厚朴、半夏、木香。痰饮，去山楂、厚朴、木香，加白术一钱五分，茯苓、枳实各一钱，甘草二分，生姜二片。火郁者，更加黄芩一钱，黄连五分，减苍术五分。

苏合香丸 见霍乱门外感霍乱条

玉枢丹 见霍乱门

香连导滞丸 见痢门三阳自利疏表条

香连丸 见痢门三阳三阴条

备急丸 见内伤门食物内伤条

润下丸 见中风门中腑实证条

抵当丸 见臌胀门

调经养营丸 经云：女子二七而天癸至，任脉通，太冲脉盛，月事以时下，故能有子。若先天禀气不足，则天癸之真阴不浃，或后天营气不及，则冲任之血脉不和，遂至月经愆期，参差不准。盖气虚者其来迟，血虚内热者其来数，临时多寡不一，颜色黄紫不正。血欲行而气滞者，则未及期而腰腹先为窘痛；气欲行而血涩者，则及至期而肢体不胜烦倦。亦有气血两虚，带脉不引，既行而腹内空陷为痛。甚至心肾不交，天癸不应，则孕育艰难，赤白淋带。兼之七情郁结，五心烦热，饮食减少，面黄肌瘦，头目眩晕，腰膝酸痛，三脘痞结，四肢乏力，血癥瘕痞，隐痛不一。此药能补能消，不寒不热，允称女科妙剂。

熟地六两　制香附八两　当归　白芍　蕲艾各四两　川芎　白术　茯苓各三两

延胡索　陈皮各二两　木香　砂仁各一两五钱

蜜丸，早空心，白滚汤吞服四五钱。

清郁丸见郁门血郁条

六君子汤 脾虚胃寒，饮食少思，即食而难于克化，作酸倒饱，化为痰饮，恶心呕吐，肚腹胀痛，泄泻不常者宜之。

人参一钱　白术二钱　茯苓一钱五分　陈皮八分　半夏一钱　炙甘草二分　炮姜五分

水煎，早空心服。

参附理中丸 脾胃虚寒，不拘外感内伤，腹痛吐泻，肢体厥冷者宜服。见中寒门寒中太阴条

温胆汤 痰气火并结于中宫，在上则眩晕干呕作酸，下则腹痛便燥诸症。

半夏三钱　橘红一钱五分　枳实一钱　黄连一钱　天麻二钱　苏子一钱五分

厚朴一钱　黄芩一钱　竹茹一钱　生姜汁五匙，泡用

水煎，泡姜汁，午前、午后服。

芩连橘半枳术丸见郁门痰郁条

胁痛门

或问：胁痛乃何气使然？有即愈者，有难愈者，甚有死者，可得闻乎？

答曰：胁乃足少阳胆经所络之地，盖少阳之脉从头过右耳后，下肩内腋，循胁，直至足小指之端而止，左统于肝，右属于脾，上与肺近，下与肾连。两胁虽俱属胆，然亦有内外左右上下之别，痛连腰背心胸两肋之异。其痛之因，盖因营气滞而闭塞不通，则经络隧道之营血亦不行而成痛。或郁怒伤肝，则肝胆之营气不得升发，而经络血脉为之阻塞，气滞血郁，火化于中，而痰液积饮亦得乘之为痛。或负重致远，闪朒挫气，以致劳伤而瘀血凝滞为痛。此则有余之证也。若忧思郁结，疾走恐惧，辛苦劳力，及房劳过度，伤精损脉，气馁血弱者，内伤不足之证也。

或问：胁痛甚有死者，死于病耶？死于医耶？

答曰：初痛安有死理？只因世俗认胁痛为肝病，而又误为肝无补法，无论病之新久虚实，属气属血，概用青皮、枳壳、槟榔、白芥、蓬术、姜黄、大黄、山栀、胆草诸苦寒辛燥之药，非克伐元气，耗散精血，即损伤脾胃，由轻而重，由重而死者，皆因伐肝一语误之也。

胁痛之脉与形证 痛连胸坎乳房，气闷不得升降，口苦目赤，两关弦数有力，或沉弦而数者，肝胆实火也；痛连肩背及腰脊骨节，而脉来沉滑，或弦滑而数，举按搏急有力者，劳伤瘀血也；痛连包络，虚烦无寐，脉来虚弦涩数者，谋虑不遂，忧郁内伤也；痛连两肾，形羸神弱，脉必芤数弦细无力者，房劳也。

胁痛治法 木郁宜达，火郁宜发，血郁宜通，故有余者，治以疏通宜导之药。肝胆气弱，则木不能透发而失其生长之机，血虚则心虚胆怯，虚烦无寐，恍惚无主，悒悒不乐，治以清升滋补之剂。新起先宜治病，以顺气为主，和血佐之；病久须补，兼以调气和血为主，治痛佐之。

胁痛通治主方

　　　白蒺藜二钱　陈皮　半夏各一钱五分　柴胡　木贼草各一钱　当归　川芎各五分
　　　生姜一片

水煎，早晚空心服。

木性喜疏泄而遂其生发之气，故主蒺藜疏肝，佐柴胡、木贼，使气疏泄而得以透达；气滞则痰凝，陈皮、半夏利气以运痰；血枯液燥，则风热行于脉络，佐芎、归以滋阴和血，清热省风。气有余，而脉弦或沉弦有力者，加木香五分。气虚，脉微而沉弱者，加人参七分，去木贼。瘀血痛而脉芤涩有力，加延胡、桃仁各一钱五分，红花一钱，当归、川芎、丹皮各五分，去蒺藜、半夏、木贼，服和伤拈痛丹，脉弱者温经活络丹。外有寒邪，内有寒痰，经络为之不通，而脉多弱滑或沉滑而紧者，加前胡一钱五分，苏叶、羌活各一钱，川芎五分，生姜二片，去蒺藜、当归、木贼。内受寒，无诸表证而喜热饮，脉沉微无力者，加木香、桂枝、独活各五分，去蒺藜、当归、木贼。郁火积热，脉多弦数者，加吴茱萸、制黄连五分，姜汁炒山栀一钱，柴胡、丹皮各五分，去木贼、当归，服当归龙荟丸。脉弦数无力，大便不实，小便淋秘者，服左金丸。停痰积饮，右脉弦滑或沉滑有力者，加半夏五分，枳实、白芥子各一钱，去芎、归，服控涎丹。痛连胃脘，饱闷嗳腐作酸，右脉沉滑或弦滑而有力，则加麦芽二钱，枳实、神曲各一钱五分，前胡一钱，去芎、归，服化积保中丸。房劳内伤，痛连两肾，关尺脉虚弦芤涩，则加芎、归各五分，人参、牛膝各一钱，去蒺藜、半夏、木贼，服集灵膏、滋燥丸。

和伤拈痛丹 见内伤门外伤条

温经活络丹同前

当归龙荟丸见火门肝胆实火条

左金丸　男妇肝气久郁化火，又兼寒邪外袭，并结为痛，及湿热不和，腹痛下痢，胃中积火生痰，呕吐吞酸诸病。

黄连六两　吴茱萸一两

粥糊饮为丸，食远，淡姜汤吞服一钱五分。

控涎丹　男妇素有停痰积饮，隐伏于两胁之下，腰肾肠胃之间，远年则随气走注为痛，屈伸不得，而精神元气犹旺者，以此涤除痰癖伏饮。

黑丑三两，生熟各半　枳实　橘红各一两五钱　白芥子一两　朴硝三钱　生矾

熟矾各二钱五分　牙皂一钱五分

白萝卜汁为丸麻子大，空心，姜汤吞服一钱。

化积保中丸见积聚癥瘕痞块门

集灵膏见咳嗽门肺痿条

滋燥丸　房劳内伤，肾水枯涸，肝木无所禀受，木燥火炎，本经无血可藏，精血既亏，则三焦之火乘虚攻刺于所经所络之地为痛。痛连腰肾心胸，不能转侧，昼轻夜重，躁热增寒，饮食减少，形容衰惫者，宜于常服。

熟地五两　枸杞　牛膝各三两　茯苓　当归各二两五钱　黄芪　麦冬　白芍各二两

人参　知母　黄柏　牡丹皮各一两五钱　五味子　黄连　茱萸　制甘草各一两

蜜丸，早空心，淡咸汤吞服四五钱。

腰痛门

或问：腰乃肾之外府，所称腰痛者，其在肾乎？其在腰乎？

答曰：肾为作强之官，作强者，有坚强不屈之义，故腰为肾之外府。俯仰不能，屈伸有碍，肾虚志弱，不能作强之故也。然痛有虚实之分，虚者肾之精神气血亏损而自病，实者亦非肾家自实，乃两腰之经络血脉中，或为风寒湿热外气所侵，或因劳伤闪胁挫气所碍，更有腰窝空隙之处湿痰瘀血留阻，不通而痛，此病之实也。若腰肾气血自实，则何病之有哉？

两肾本体自虚之脉与形证　背驼腰曲，酸疼无力，行立艰难，其脉微弱而涩，此老年精气不足，髓枯骨痿之证。或久病之体，或病后虚人，或房劳多欲，症必腰膝无力，悠悠隐隐，酸软而痛，嗜卧懒坐，步立不胜，腰中喜暖，脉必涩弱无神，或空大搏指。

肾虚治法　老年虚弱，专于填补，若病后房劳，更宜温补，而虚热盛者，尚宜滋养。肾虚亦分寒热二证，脉如沉细无力，小便清利，宜补其阳；脉大无力，虚火时炎，

膀胱虚热，便短而数者，宜补其阴。

肾虚主方

杜仲三钱　当归二钱　人参　黄芪各一钱五分　白术　牛膝各一钱　川芎五分

水煎，空心午前服。

肾气虚，以参、芪、术益之；血脉虚，以芎、归补之；精亏力弱，以杜仲、牛膝壮之。络脉不通而痛甚者，加羌活一钱，独活五分，以引导之。气虚气滞，闭而不通者，加补骨脂、独活各五分，木香三分，去芪、术。血枯脉闭者，加熟地二钱，枸杞一钱五分，川芎五分，去白术。肾气虚寒，腰窝作冷，喜得暖熨者，加肉桂、独活各五分。已上元气虚寒者服青娥不老丸，精血亏者滋阴百补丸。如肾阴不足，虚热甚者，加知母一钱，车前、黄柏、丹皮各五分，去芪、术，服滋燥丸或滋补济阴丸，妇女服调经济阴丸。

青娥不老丸　男妇气血两亏，精力衰疲，转侧屈伸不利，坐立行步艰难。此药有温肾填精、活血润燥之功，早晚白滚汤或淡盐酒吞服四五钱。

杜仲　补骨脂　胡桃仁各八两　牛膝四两

蜜丸，照前服。

滋阴百补丸见内伤门劳烦内伤条

滋燥丸见胁痛门

滋补济阴丸见血门吐血条

调经济阴丸见发热门郁蒸发热条

两腰实痛之脉与形证　腰胯无力，绵绵作痛，畏寒就热，肢体酸疼，似乎虚寒，而脉独浮弦或弦紧者，风寒外袭也；乍痛乍止，心烦躁热，头昏口渴，小便热涩，其脉浮数无力者，暑热所侵也；腰窝重着，屈伸不利，隐隐而痛，天寒阴湿转甚，脉来濡软而微滑者，湿邪所感及湿痰留碍也；俯仰转侧不利，谈笑呼吸牵痛，其脉沉弦或沉缓者，闪朒挫气所使也；死血瘀积，日夜为痛，手不可按，按之愈甚，目黄溺赤，微寒乍热，脉多芤涩而数，或沉弦而数者，跌打损伤之故也。

两腰实痛治法　寒以温散，暑用分清，湿以升阳除湿，痰以燥湿行痰，挫气必于顺气活络，外伤定先消瘀活血。

两腰实痛主方

当归二钱　羌活　泽泻各一钱五分　川芎　延胡各一钱　独活　苍术各五分

肉桂三分

水煎，空心午后服。

凡痛，必由气滞而血凝，血凝则络闭，络闭则经脉不通而痛。上方专于顺气活血，为通经止痛之要药。外感风寒，则加防风一钱五分，去泽泻，内服祛风越痹酒，外熨止痛雷火针。暑热所侵，加干葛一钱五分，香薷一钱，黄连五分，去延胡、肉桂。湿痰凝著，加半夏三钱，苡仁二钱，陈皮一钱五分，去延胡、当归，内服导痰丸，外用摩腰紫金丹，或万灵膏，或蠲痛膏。闪腰挫气，加枳壳一钱，木香五分，服温经活络丹。瘀血积滞，加红花、桃仁各一钱五分，肉桂三分，去泽泻、羌活，服和伤拈痛丹或温经活络丹。

祛风越痹酒见中风门中经条

止痛雷火针见中寒门寒中厥阴条

摩腰紫金丹　风寒湿三气而兼痰饮，留滞于经络血脉之中，闭塞不通而痛，以此涂于患处，外加万灵膏贴之。

附子尖　乌头尖　南星各二钱五分　雄黄　樟脑　丁香各一钱五分

吴茱萸　肉桂　朱砂　干姜各一钱　麝香二分

蜜熬葱汁和丸如鸡豆大，每丸以姜汁化开，敷患处，上贴万灵膏或蠲痛膏。

万灵膏　男妇风寒湿痹，遍身经络骨节酸疼，跌打损伤，闪胁挫气，心胸腰背攻刺为痛。能补能行，专理百病。

羌活　防风　秦艽　苍术　独活　白芷　萆薢　官桂　天麻　川乌

草乌　干姜　当归　木瓜　川芎　牛膝　防己　豨莶　风藤　半夏

前胡　枸杞　南星　虎骨　白茄根　麻黄　苍耳子　高良姜　晚蚕沙

威灵仙　五加皮　延胡索　川续断　红花　桃仁　苏木　枳壳　丹皮

骨碎补　乌药　闹羊花　棉花子二物倍用，余各等分

麻油熬，炒东丹收起，冷加细料香药：五灵脂、鸦片、血竭、木香、乳香、没药、冰片、麝香，治癣加入阿魏、雄黄。凡用，先以生姜擦过贴，贴后以炒热艾或炒麸皮熨之。

蠲痛（五汁）膏　寒湿气袭于经络血脉之中为痛，痛于两臂两股腰背环跳之间，以此膏烘热贴上，追出湿气水液，自愈。

凤仙梗汁　老姜汁　蒜汁　葱汁　韭汁

五汁各等分，熬至滴水成珠，用蓖麻子油同黄蜡收起，听用。

温经活络丹见内伤门外伤条

和伤拈痛丹同前

疝气门

或问：气以疝称，其义何居？

答曰：积土成山，积气成疝。疝者，山也，其气日积月累，聚而不散而成疝，犹之积土成山，自小至大，由卑至高之义。但气本无形，因虚而凝聚不散，随其所聚之

处为痛，故五脏遂皆有疝。盖即五脏之元气失其温养生发之性，营运转输之常，虚则滞，寒则凝，自无而有，自微而著，自闭塞以至于不通而痛矣。

或问：既由无形之气积久成疝为痛，自应痛无已时，缘何亦有不痛之日？以为散而不痛，则能散似无成疝之法，以为不散，则疝从何归？可以不痛，或有时止时发，甚至终身不愈者，亦由此气时聚时散之所致耶？抑此气暂时隐伏耶？

答曰：若气能散能聚，何由成疝？惟其积而不散，遂成为痛为硬之势。但元气之虚有轻重不同，为病亦有新久深浅之异，大约痛之缓急止发，亦存乎其人之气血虚实，而五脏有病有不病也。

或问：今之所为疝者，必责之寒湿之气，但寒本足太阳膀胱寒水受病，湿乃足太阴脾经湿土用事，缘何又言足厥阴肝家之病？既曰肝病，则当责之湿热，复与寒湿无干矣，宁无说乎？

答曰：五脏有疝，出于《内经》，何得独系之肝？况寒湿二气郁久皆能化热。大凡五行六气传变，自有不同，学者当扩充其义焉。

或问：男子固有睾丸大小及小肠、膀胱、昆仑诸气为疝者矣，据云五脏皆疝，则妇人亦当病疝，疝将何法以验之而愈之耶？

答曰：男妇一体，五脏俱各有疝，外肾虽无，而少阴、厥阴之络脉毕具，治法必依五脏，男妇岂有别乎？但碍于俗，不敢直言之耳。

或问：疝为积气所成，五脏概有，则前五积文中五脏已各有积气为病矣，何独此积又以疝称也哉？

答曰：聚而不散之为积，积久而成高大之形为疝，前后似是而实非。盖前证由乎本经之气各因七情六郁而成积，而此证不独本经因虚自病，且有感触传变之不同。即如肺与肝肾，无有不从内外感触而发，虚实传变而成者也。若正言疝，已具七种之名，已见《医统》《准绳》《指掌》诸书，可以不赘。今以五脏之疝详列于下，以诏后学。

五脏五疝之脉与形证　肺疝者，或为风寒深入肺俞，冷饮寒气直达肺窍，本经元气素亏，复为寒邪所袭，初由聚而不散，渐至积而成疝。盖肺证有三：一曰肺痹，痹者闭也，闭而不通，似喘非喘，咽嗌不利者，痹也，非疝也；二曰息贲，乃肺气膹满，不能下降，日久月深，胸中似有物碍，气道不利，语言因之謇涩者，息贲也，非疝也；三曰肺疝，疝则较前二证不同，鼻息粗暴，呼吸短促，胸膈与云门、中府之间梗塞为痛者，疝也。其名有三，为病亦不相远，惟气口脉弦急有力者，当以疝治。

心疝者，心气久郁不舒，积而成疝，正气日衰，结聚日盛，稍有感触，窘迫而痛，如割如裂，痛则四肢厥冷，汗出如浴。左寸关沉而弦急者，虚寒之疝也。弦涩而数，心烦嘈杂而痛者，阴虚内热而气郁，复兼火化也。

脾疝者，其浊气自下逆上，连嗳不宽，胀满作痛，痛则呕吐清水，或苦水痰涎之类。其脉两关弦急者为实，沉滑者为虚。

肝疝者，阴囊赤肿，坚硬而痛，痛连两胯小腹之间，以厥阴之络络于阴器也。右关尺弦急而数，兼有寒热外证，此湿热之气无由疏泄，传为囊痛也。若妇人则有小腹胀痛，两胯间大筋偏坠，及痛连腰胯者，甚有肝气下陷，户中阴挺突出为痛者，湿热下陷，传为阴户煅肿发痒，甚则生虫臊臭。凡此皆肝家积气所化，犹男子之疝者也。其脉左关尺亦有沉弦而数，或弦急而数者。

肾疝者，大多纵欲房劳之人，里气先亏，寒湿之气得以乘之，积久成疝，其痛自腰肾下连阴茎，小便兼之淋浊艰涩。其脉微而涩，或沉细而濡软。

五疝治法　肺疝，以辛散之，以苦顺之，所为分清也。心疝，寒者治以温散之剂，热者兼补兼清。脾疝，专于温散，若湿热甚者，必先化湿理痰。肝疝，必须升清利浊，分消湿热之气。肾疝，当于温补之中佐以分消之药。后方通治五疝，可以对症加减，然更以古人之七疝参酌为治，尤为详尽无疑。

通治五疝主方

半夏三钱　陈皮二钱　延胡一钱五分　川楝子　猪苓　苏叶各一钱　生姜三片

水煎，空心午前服。

盖人身营卫二气与三焦之气，出入升降，昼夜循环，无一息之停，合于常度，则何病之有？苟失其常，致血脉稽留，经络闭塞，因而脏腑不和，三焦不利，变证无穷。前方七味，固为治疝平剂，其中具有营运升降出入之用，后复详以对症加减之法。

肺疝，加桑皮、杏仁各一钱五分，枳壳一钱，去延胡、川楝。如气虚久病者，加紫菀、苏子、茯苓各一钱五分，人参、车前各一钱，减半夏二钱，去延胡、苏叶、川楝、猪苓。实则定肺膏、青金丹、神秘丹、（沉香）滚痰丸；虚则琼玉膏、金匮肾气丸、和中益气丸酌用。心疝，加丹参二钱，石菖蒲、当归各一钱，益智仁五分，去苏叶、猪苓，减半夏二钱。病久气血虚弱，加当归二钱，茯神一钱五分，人参二钱，远志、益智、菖蒲各五分，去苏叶、猪苓、川楝，减半夏二钱，陈皮、延胡各五分，服宁志丸。脾疝，加山楂肉二钱，苍术一钱，服香砂健脾丸。中气久虚，加白术二钱，茯苓一钱五分，砂仁一钱，减延胡、川楝、陈皮各五分，服冲和资生丸、三因冲和丸。肝疝，加山楂肉三钱，柴胡一钱五分，青皮一钱，木香五分，吴茱萸三分，去苏叶，减半夏一钱五分。或病初得，或人壮实者，服沉香化气丸。如病久气血虚，或挟虚而发者，其脉空弦涩弱，或虚豁无力，加当归三钱，白术二钱，人参、茯苓各一钱五分，柴胡一钱，减半夏二钱，陈皮一钱，延胡、川楝各五分，去猪苓、苏叶，服双补分消丸。妇人治法相同，惟阴挺、阴痒、阴虱诸证，凡气实火盛，二便秘结者，服当归龙荟丸、清郁丸。血虚气滞，郁火下陷，湿热不清者，服加减逍遥散。肾疝，加泽泻一钱五分，茴香、川椒、肉桂各五分，去苏叶、半夏，减陈皮一钱，服双补分消丸。如房劳不足，肾家气血两亏者，加当归二钱，人参、泽泻各一钱五分，补骨脂、肉桂各五分，附子三分，去延胡、半夏、苏叶、猪苓，服益气丸、沉香肾气丸。

或问：《丹溪纂要》一书为世首推，独云疝主肝病，与肾无涉。况肝无补法，故前人之治疝者多用苦辛之味，以破气散坚为主，今子主以参、术、归、苓治疝，已为背谬，而又立肾疝一门，岂不与丹溪故为矛盾耶？

答曰：肝肾之有疝，不独本于《内经》，即今之患者了然有二。盖厥阴肝经之络循环乎阴器，上连小腹左右之旁，以至乎胁下，系外肾二子之根，故肝疝有子胀偏坠、痛连小腹之症。若肾者，开窍于前阴，络脉于两腰，其疝则痛自阴茎，上连腰肾者是也。然而肝为肾之子，子能令母虚，故肝病无有不补肾者，母能令子实，肾实则肝病无有不愈者。况世之患疝由肾虚而致者尤多，故治肝必兼顾肾，治肾必兼顾肝，义治疝之捷要，不可不知也。余所以治肝疝之有余者，原不出乎疏泄温散，以肝家之客邪有余，不得不由疏导而去之耳。若病久肝家之正气自虚，或有挟虚而发，其脉不甚沉急，甚至空豁无力，面青肢厥者，苟非参、术补益而兼用桂、附温补，岂能获效？此正所谓补其母而子自实之义也。世俗苦执肝无补法之说，但逢疝证，不分肝肾，不论虚实，过用克伐，岂知肝虚复盗母气以自益，而肾气亦因之亏损？故有肝病未已，而肾家虚寒之气上冲心胃而危急者也，此正所谓子能令母虚也。昔仲景治寒疝，腹中痛，及胁痛里急者，用当归生姜羊肉汤无不愈者，岂非补肝之验？而王肯堂、缪仲淳治疝气上攻，心腹窘迫者，用八味地黄丸投之立应者，又非补肾之一证乎？甚有疝证大便不通者，当利大便，如许叔微、罗谦甫皆用芫花是已；小便不通者，当利小便，如许叔微治宋荀甫以五苓散是已。若据《纂要》于肾经无涉，则五苓不当用，又言疝无下法，则芫花不当用。所列之药及诸书所用七疝之方，无非苦辛破气，寒热杂收，既不能补肝肾之真阴，又不能通利二窍，使邪有所泄，而徒耗其气于冥冥之中，岂不悖哉？昔有久疝不愈，只于每日空心以淡飞盐滚汤嗽口，咽下无遗，不半年而愈，永久不发。盖齿乃骨之余，夜卧口闭，精气聚于齿间而成垢，以垢补肾，正补之以属也。此又补肾之一征也。

定肺膏 见喘门肺经初感风寒发喘条

青金丹 见喘门肺经寒痰条

神秘丹 见喘门肺经痰气暴喘条

琼玉膏 见血门咯血条

金匮肾气丸 见气门肾与膀胱之气不足条

和中益气丸 同前

宁志丸 见气门包络膻中气虚条

三因冲和丸 见积聚癥瘕痞块门心之积为伏梁条

香砂健脾丸 见气门脾胃营气不足条

冲和资生丸 同前

沉香化气丸

双补分消丸 肝肾之气血两亏，以致沉寒不散，湿热不清，睾丸冷胀，阴囊肿大者，此丸久服，兼补兼消。

当归　白术　茯苓　橘核各二两　山栀仁　香附　川椒子　山楂　陈皮

川楝子各一两

陈米炒熟，为末，醋汤打糊为丸，早空心，白滚汤吞服二钱。

当归龙荟丸 见火门肝胆实火条

清郁丸 见郁门血郁条

逍遥散 肝脾血虚发热，或潮热晡热，或自汗盗汗，或头痛目涩，或怔忡不宁，或颊赤口干，或月经不调，肚腹作痛，或小腹重坠，水道涩痛，或阴挺突出为痛，或阴户㿊肿发痒，阴臭阴虱，或肿痛出脓，内热作渴等证。

当归　白芍　茯苓　白术　柴胡各一钱　丹皮　山栀　炙甘草各五分

水煎，午后、临睡服。

逍遥者，乃轻扬消散之义。盖肝脾血虚气郁，以致热郁于内，不得舒泄，甚至郁陷于下焦，积久而成前列诸证。今以是方为主，再行随证加减，发热则照前方。如脉虚数无力，则加人参一钱，生地一钱五分，当归五分，减柴胡五分。汗多乃包络脾胃之火，脉实可加黄连五分，生地一钱五分，麦冬一钱，去柴胡，虚则加人参一钱五分，麦冬一钱，五味子二分，去柴胡。头痛目涩，加当归一钱，熟地二钱，川芎一钱，薄荷一钱。怔忡不宁，实则加生地一钱，麦冬一钱，黄连五分，虚则加枣仁二钱，生地一钱五分，人参、麦冬各一钱，当归五分，减柴胡五分。目赤口干，实则加生地一钱五分，麦冬一钱，白芍五分，干葛粉一钱，黄连五分，虚则加熟地三钱，麦冬一钱五分，人参一钱，五味二分，当归、白芍各五分，减柴胡五分。月经不调，肚腹作痛，实则加山楂三钱，延胡二钱，苏梗一钱，当归一钱，虚则加熟地三钱，当归一钱，川芎一钱，白芍五分，人参一钱五分，延胡一钱五分，减柴胡五分，去山栀。小腹重坠，水道涩痛，实则加车前一钱，泽泻一钱，猪苓一钱，生地、麦冬各一钱五分，黄连五分，虚则加熟地二钱，归、芍各五分，人参、黄芪各一钱，肉桂五分，升麻三分，减柴胡五分，去丹皮、山栀。阴挺突出，乃肝经虚气挟湿热之气下陷也，即前方加人参一钱，黄芪一钱五分，白术二钱，防风五分，升麻三分，归、芍、茯苓、丹皮各五分。其余㿊肿至作渴等症，皆湿热有余，随气下陷之故，加防风一钱，车前、杜仲各一钱，金银花三钱，黄连五分，归、芍、苓、术、丹皮、山栀各五分。后开丸药四种，对证兼服。

固本养荣丸见腹痛门月信失期条

调经益气丸 妇人元气不足，失其营运转输之用，则气滞气郁而心胸肚腹为痛，营血有亏，失其灌溉滋养之权，则血虚血热而月信愆期不准，于是百病丛生，形神消燥。是方气血兼补，开郁顺气，滋阴清热。

生地八两 当归 白芍 制香附 丹皮各五两 茯苓 杜仲 枸杞子 白术

牛膝 泽泻各三两 川芎 黄芪 延胡索 陈皮各二两

蜜丸，早空心，白滚汤吞服三四五钱。

调经济阴丸见发热门郁蒸发热条

调经清郁丸同前

脚气门

或问：足跗肿痛，明系湿热，如何谓之脚气？既以气称，亦不失为湿热，如何又有外感内因之别，干湿寒热之异，甚至冲心呕逆，谵语神昏，以致于死也？

答曰：此一"气"字，自与平常湿热不同，盖非一朝一夕所致。此证虽由湿气微邪，然而沉伏于足三阴经既久，不能发泄，郁蒸为热，瘀而红肿，肿而后痛。且足三阴之脉从足之内踝而上至于大小腹，更由腹而上溢乎包络咽嗌之间，故肿痛必然牵引经络。而郁蒸之气又自下而上，逆于心胸，遂至寒热似疟，恶心呕逆，所以有类伤寒之别名。况病发之初，未有不由外感内因，或暴怒房劳所触发，于是内外兼症夹杂，仓卒难辨。初学临证，茫然昧于用药，倘使表里虚实之不别，补泻寒热之罔投，未有不至于冲心危殆者也。

或问：虽曰脚气，亦不过湿热久郁而成，有何利害以至于死？若果可以致人于死，则其证更凶于伤寒，何以又谓之类伤寒耶？况曰类者，亦正与伤寒相近，故亦有七日而愈，七日而死，十四日而愈，十四日而死者，据此岂不可谓之脚气伤寒乎？

答曰：脚气与伤寒原属二证，难以混淆，只有寒热呕逆及三阳三阴传变深浅与伤寒相似，故曰类也。若论致死之阅，凡风寒暑湿之邪无有不由于经络而传于六腑，以至五脏，自轻至重，自重至危者，何独脚气为然而必与伤寒并论哉？

脚气之脉与形证 此证湿热为本，客邪触发为标。发时还从足跗红肿微痛而起，肿甚则痛愈甚，而郁蒸之气亦渐由经络入于足三阳之腑，故有寒热交作，畏寒烦躁，恶心呕逆，烦渴引饮，喘急谵语，恶食而复能食，二便秘结不通，其脉浮洪弦数有力者，谓之干脚气，乃三阳经受病也。若二便通利，汗多不渴，恶心呕逆，汤饮不受，肢厥戴阳，神昏谵语，六脉沉伏细软无力者，谓湿脚气，三阴经受病也。

脚气治法 干脚气，初则疏散，中则和解，末则润下；湿脚气，初亦疏散，中亦和解，末则宜乎清补。

三阳脚气主方

　　　　防风三钱　干葛　羌活各一钱五分　苍术　枳壳各一钱　木通　槟榔各五分
　　　　生姜二片

水煎，早晚空心服。

　　上方疏泄表里之风寒暑湿，兼利痰气之要药。初起宜加苏叶一钱，麻黄五分，去槟榔、木通，使湿热之邪从汗解散也，服疏解和中丸；中则加半夏一钱五分，橘红、大腹皮各一钱，去防风、槟榔；末，若二便不通则加大黄三钱，黄连一钱，去防风、羌活、苍术，服润下丸。如烦渴发躁，或无汗，或有汗，而恶热昏倦，脉虽浮洪弦数而无力者，此暑邪所感也，加香薷一钱五分，干葛、黄连各一钱，木瓜一钱，防己五分，去防风、羌活、苍术、槟榔，服正气丸。湿痰甚者，加半夏、陈皮各一钱五分，泽泻一钱，服橘半枳术丸。

三阴脚气主方

　　　　苡仁三钱　茯苓皮　防风各一钱五分　羌活　泽泻各一钱　防己　大腹皮各五分
　　　　生姜一片

水煎，早晚空心服。

　　邪在三阴，误用重浊之药则伤元气。前方轻清利导化湿清热之平剂也，初起加干葛二钱，去腹皮；中则加木瓜一钱五分，去羌活；末则加车前、木瓜各一钱，去羌活、腹皮。血虚内热者，加木瓜一钱五分，牛膝一钱，丹皮五分，去薏仁、羌活、腹皮。气虚者，加人参、白术各一钱五分，去羌活、腹皮，服千里水。真阴不足，命门之火不归者，常服金匮肾气丸。阳虚者，加人参二钱，白术一钱五分，附子、肉桂各五分，去茯苓、腹皮、羌、防、防己，服和中益气丸。

疏解和中丸见疟门太阳之疟条

润下丸见中风门中脐实证条

正气丸见中暑门中暍条

橘半枳术丸见痰饮门五饮条

千里水见中暑门阳虚伤暑条

金匮肾气丸见气门肾与膀胱之气不足条

和中益气丸同前

卷十二

痛风门

或问：痛风一证，系血虚耶？血热耶？热极生风耶？抑风邪客于经络为痛耶？其证与痛痹同耶异耶？其痛流走不定者风耶火耶？其痛多在经络关节之间者，筋病耶？骨病耶？死血为病耶？痛甚于夜而减于昼者何也？轻则三日一移动，重则七日一移动者，何也？甚有痛久而传为痿痹者又何也？

答曰：痛者气滞血凝，经络为之阻塞而不通也；风者善行而数变，乃流走不定之义也。盖风寒湿三气客于经络血脉之中，未经疏散，则郁久生热，热极化火，而更兼风变，其性流走不定，伏行于周身经络血脉之间，是为病原。自后或因营卫之气血偶有阻滞于经络关节之处，则此风热亦因之停阻，欲行不行，遂至浮肿而痛，屈伸亦为之不利。或两三日，或五七日，此处血气已通，而别处复有稽留，则痛亦移换。至于卫气，昼则行于阳分之表，而营气亦易运，故痛缓；夜则卫气归阴，营气不行，其血脉凝涩而痛甚。故此证当责之肝家血少血热，木燥火炎，而虚风复从火化也。盖肝藏血，肝主筋，凡关节皆经脉之总会，血虚既不能滋养筋脉，而风火反因之阻于脉络，于是浮肿而热。浮属风，热属火，肿为气血阻碍，每逢湿热盛行则发，实非筋骨与死血为痛也。若云筋骨死血，其痛定在一处，焉能三日七日移换哉？此实肝经无形之风热为病，盖风热属火，所以善走，若寒与湿则又当始终痛于一处矣。虽云风热，每得嗳气而痛缓者，则虚火之本固寒，其性喜暖。再则治病之法用甚寒甚热之药，当以从治，从治不已，又当求其属以衰之。从与属者，正热痹得暖而易散之义也。若痛久，则饮食起居必废，精神气血亦必因病而虚，所以筋骨无力，关节不利而成痿痹也。

或问：痛风形证，与痹无异，如何不附于痹证之末而又别立一门也？

答曰：痛痹本乎寒，痛风属乎风。血脉得暖则行，得寒则凝，寒留脉中，久成痛痹。况痹者闭也，闭塞不通之义，所以始终痛在一处，非若风之善行而数变者也。盖风气胜者为行痹，故痛风者即痹门之行痹也，然其义相似而实则不同者，乃受病有深浅，相沿有新久，而病之愈也亦有难易。大约风痛每得之于暑湿盛行之时，气血沸腾之际，或衣汗衣，或卧湿地，或汗出迎风，或贪凉熟寝于漆器竹席石床之上，致暑热之气得寒而凝，因湿而著，遇风而闭，由是热淫所胜，反兼风化，行于经络血脉之中，移动不定，痛止不常，非若痹证之为病深久而难愈也。

痛风之脉与形证　形神如故，饮食如常，脉来洪滑浮弦，急数有力，而痛甚者，实也；形神萎弱，饮食减少，其脉虚弦涩数，或微弱无神，或虚搏空弦，酸疼无力，二便不调者，虚也。

痛风治法　治痛风，当分别新久虚实，及属风属火，或有湿热，亦能流注经络关节为痛。新者营卫之气血未亏，当以治痛为主；若病久而精神不足者，以清补兼之。湿热胜者宜燥湿清热，风火甚者宜滋燥养血，大补肝阴，盖治风先治血，血行风自灭。若过用风药及寒燥之剂，反有耗血遏火之患矣。

通治痛风主方

　当归三钱　秦艽二钱　防风一钱五分　川芎　羌活各一钱　车前子　黄芩
　枳壳各五分

水煎，午后、临睡服。

治痛不外乎顺气，治风必先于凉血，气顺则血活而脉络通，血凉则火清而风息，痛则不治而自治。如重感风寒，使内之湿火郁而不散者，加羌活、桂枝各五分，去黄芩、车前，服芎苏散。如外复感暑湿者，加苍术一钱五分，白术、泽泻、黄柏各一钱，去川芎、黄芩、枳壳，服胜湿丹。血脉凝闭不通而痛甚者，加红花一钱五分，桃仁一钱，桂枝五分，去黄芩、车前，服祛风越痹酒及活络丹。病久血枯者，加牛膝一钱五分，制何首乌二钱，服活络丹或加味史国公药酒。病久气虚者，加白术三钱，人参一钱五分，减当归一钱五分，去黄芩、枳壳，服祛风越痹酒兼（加味）虎潜丸。如劳倦内伤及房劳体虚之人，加人参三钱，知母一钱五分，牛膝一钱，去羌活、黄芩，服滋阴百补丸及滋阴百补药酒，或加味史国公药酒。如寒湿风湿之痰，其脉濡软而微滑者，加白术一钱五分，半夏二钱，陈皮、苍术各一钱，去当归、黄芩、车前，服祛风越痹酒，或加味史国公药酒，及四妙散、活络丹、豨莶丸。血虚血热，风热内盛者，服凉血省风药酒。若人便秘结不利者，服搜风顺气丸。

芎苏散见冒风门冒风条

胜湿丹见湿门表湿条

祛风越痹酒见中风门中经条

活络丹见中风门中经条

加味史国公药酒　此方专治肥人，素有湿痰风痰，而气虚不能导引，以致淫溢流注于经络关节之处，为疼痛，为酸麻，手足举动不利，行步痿蹩难前，口眼㖞斜，涕唾纵横，言语謇涩，舌音不清，筋骨拘挛，难于转运。此酒合四妙散兼服，大效。

　　虎骨　乌梢蛇　白花蛇　晚蚕沙　白僵蚕　全蝎　清风藤　海风藤

　　油松节　白茄根　防风　汉防己　羌活　独活　川萆薢　桂枝　麻黄

　　明天麻　天南星　制半夏　威灵仙　广橘红　枳壳　制何首乌　枸杞子

　　生地黄　熟地黄　川芎　当归　牛膝　牡丹皮　五加皮　杜仲各等分

　　黄芪　白术二种加倍

　　锉碎，贮绢囊，以滚酒冲入坛，泥固，外加厚纸密封，放窖处，过黄梅后开用。每酒一茶杯调入桑枝膏五七匙，不拘时温服。若早晚空心，各吞四妙散一服，余时不必。

　　（加味）虎潜丸方见内伤门劳烦内伤阴虚条　即滋阴百补丸加虎骨二两五钱，羌活、独活各一两。

　　滋阴百补丸见内伤门劳烦内伤条

　　滋阴百补药酒　大补气血，调和营卫，温经舒络，壮骨益髓。

　　　　熟地黄　生地黄　制首乌　枸杞子　沙苑蒺藜　鹿角胶各三两　当归

　　　　胡桃仁　桂圆肉各二两半　牛膝　肉苁蓉　白芍药　人参　白术　葳蕤

　　　　龟板胶　白菊花　五加皮各二两　黄芪　锁阳　牡丹皮　杜仲　地骨皮

　　　　知母各一两五钱　黄柏　肉桂各一两

　　锉碎，囊贮，以滚酒冲入大坛，泥固，外加厚纸密封，放窖地，过黄梅开用，早晚随量热饮。

　　四妙散　治湿痰风痹，筋骨拘挛，气虚体肥，经络酸麻疼痛。

　　　　川黄柏　茅山苍术先以米泔水润透，切片，晒干用

　　　　向东桑皮三种各分为二分，以一分用童便，以一分用酒，各浸透晒干，炒微黄色　陈胆星

　　已上各等分，为细末，每服二三钱，早晚空心即以药酒吞服。

　　豨莶丸　风寒湿三气着而成痹，以致血脉凝涩，肢体麻木，腰膝酸疼，二便燥结，无论痛风痛痹，湿痰风热，宜于久服，预防中风痿痹之病。

　　　　豨莶草不拘多寡，去梗取叶，晒干，陈酒拌透，蒸过晒干，再拌再蒸，如法九次，晒燥，为细末，收贮听用

　　蜜丸，早空心，温酒吞服四五钱。

　　凉血省风药酒　血虚内热，热极生风，或外感厉气，稽留经络，内则疼痛，外生疮癣，气实火旺，饮食如常，二便秘结者，常服。

　　　　生地　熟地　归身各二两　川芎　杜仲　白蒺藜各一两半　羌活一两

　　　　金银花一两五钱　苏叶　荆芥　防风　白芷　蝉壳　陈皮　枳壳

　　　　蛇壳　连翘　川连　黄芩　黄柏　粉甘草各五钱　白菊花一两

　　　　白鲜皮四钱　制何首乌一两

　　锉碎袋贮，滚酒冲入大坛，封固密，窖泥地过霉用，空心随量温服。

桑枝膏 滋肾益阴，祛风润燥，肝虚血少，风热内盛者宜之。

青桑皮取朝东者尤妙，不拘多寡，锉碎，晒一周时用

河、井水各半熬膏，至滴水成珠不散，略用熟白蜜收贮，早晚空心，调史国公酒内服。

搜风顺气丸见中风门中脏缓证条

斑疹门

或问：斑疹因何而生？属阴属阳？属虚属实？属表属里？可得闻其详乎？

答曰：斑疹之发，有外感风热者，有胃腑实热为病者，有伤寒失下者，有伤寒阳明经证失汗发衄，不衄则发颐，不生颐则发斑疹者，总属阳明胃与大肠之风热亢盛已极，内不得疏泄，外不得透达，怫郁于皮毛腠理之间，轻则为疹，重则为斑，一如火乘金位，金受火克之故，此乃阳毒，属表属实之斑疹也。有阴虚血热者，有阳虚血热者，有气血两虚而虚热郁盛者，此三焦无根之火乘其气血之虚而空发于上，怫郁于皮毛血脉之中，内不得清，外不得散，遂发斑疹，乃阴虚属里之证也。

或问：何以为斑？何以为疹？阴阳既别，何者为重？何者为轻？

答曰：斑者成片，不分颗粒，一如云朵拱起，淡红者轻，紫红者重，黑者凶，轻者痒而重者痛。疹者如痱痦，或类蚊迹蚤虱痕而不盛，一日之中起伏隐现不常，隐隐见于肌肤之间，不大起发者是。大约阳证斑疹，易看而易治；阴证斑疹，挟虚而发，难看而难治。苟不细审，则阴证误以为阳，立至危殆，可不慎欤？

斑疹之脉与形证 身热无汗，烦渴躁闷，或痛或痒，如云若锦，腹痛胸满，二便秘结，六脉浮洪有力，或浮数有力者，系手阳明大肠、足阳明胃二经风热为病，所谓阳斑也。若内热自汗，渴不欲饮，心烦身躁，胃弱脾泄，喜湿恶热，色白而不红，但痒而不痛，六脉迟缓微弱，或虚数无力者，手太阴肺、足太阴脾、手少阴心、足少阴肾经之阴火内亢为病，所谓阴斑也。疹形虽与斑异，而致病之因、受病之脏腑及所现之脉与形证无不同。盖斑有阴阳，则疹亦有阴阳，自在医者审其证之阴阳虚实、脉之无力有力可也。

斑疹治法 两阳合明，其火自盛，兼有食积，致生积热，故斑疹之因必归过于胃与大肠也。火盛则血热而金燥，盖心为火脏，主血脉，肺为金脏，主皮毛，火聚胸中，肺受熏蒸，心火愈炽，或热极反兼风化，或客风鼓动内火，其病发于心肺二经。所谓阳斑阳疹，必先清散风热于表，疏导积热于内，表里和解，以救炎炎之势。如二便秘结，急宜利之。若脾肾之阴虚火盛，不能归经固藏，发越于上，而心肺受其熏灼而病，亦有因风致火，或因热极生风而发。所谓阴斑阴疹，初则亦宜清解，使其透发，宽其胸膈，解其烦躁，次则察脉之大小虚实，脾胃之实与不实，大便之结与不结，或清补，

或温补。

通治阳证斑疹主方

生地三钱　防风　荆芥各一钱五分　川黄连五分　黄芩　桔梗各一钱　牡丹皮

犀角屑各五分　甘草三分

水煎，不拘时服。

血中伏火，必先凉血和血，故以生地为君，而丹皮佐之；芩、连泻心肺之火，佐桔梗以开郁结；犀角清心家之热毒，而甘草佐之；荆、防用以解散内外之风邪。外感重者，加羌活一钱，川芎、薄荷各五分，暂去芩、连、生地。如阳明胃家热毒，烦渴躁热，无汗背寒，斑疹黑紫色者，速加石膏一两，连翘一钱五分，玄参一钱，犀角五分，去防风、桔梗。伤寒邪热入胃，舌苔黄黑有刺，二便不通，谵语狂热者，加大黄五钱，芒硝三钱，枳实二钱，去生地、防风、丹皮。伤寒阳明失表，烦渴外热，半表半里，大便不去，无下证者，加干葛三钱，牛蒡子二钱，玄参一钱五分，薄荷一钱，去生地、丹皮、黄连、犀角。

防风通圣散见冒风门冒风条　内有郁热，外有风邪，阳毒抑遏而成斑疹，以此表里疏通，解散淫热。

消风百解散见冒风门冒风条　阳明风热失表，头疼身热，烦渴痰嗽，斑疹隐现不透，胸腹胀闷不宽，以此表里解散。

凉膈散见火门心与小肠实火条　肺胃火郁，热极生风，二便不通，斑疹陡发，表里清解。

紫雪见火门脾胃实火条　伤寒热邪传里，火毒攻心，陡发斑疹，便结谵妄，急用紫雪清解。

通治阴证斑疹主方

白术二钱　茯苓一钱五分　人参　炮姜各一钱　陈皮　防风　炙甘草各五分

肉桂三分

水煎，早晚空心服。

上方乃治阳虚血热及气热血热，凡恶寒喜热，二便清利，口不干而反欲热饮，六脉沉微细数，或虚数无神者宜之。此气虚不能统运血脉，致血久郁生热而有风热之变也。

熟地三钱　茯苓一钱五分　山药　泽泻各一钱　丹皮七分　山茱萸　附子各五分

肉桂三分

水煎，空心午后服。

上方治肾水不足，龙火无制，陡发越于上，心肺受其熏逼而成斑疹者，以此导火归阴，兼服肾气丸。

生地三钱　制首乌二钱　当归一钱五分　秦艽一钱　丹皮一钱　甘草三分

甘菊一钱　　干葛一钱五分　　薄荷五分　　荆芥一钱

水煎，午后、临睡服。

上方治阴虚血热，热郁血中而生斑疹，时发时止，或痒或疼，久远不愈者，以此凉血清热，滋肝省风，服滋补济阴丸。虽阴阳俱有斑疹，而阳证发斑者多，且多发于热病之末，阴证则发疹者多，且多发于病之始。盖斑由积热，发之稍缓，疹兼风火，发之尤速。发之速者祸轻，发之缓者，其祸反深，则又天下事理必然之势也。至于时气发疹，由风热之邪乘于肺经，必兼鼻塞气喘，息粗痰嗽，余热不清，遗于阳明大肠，并其糟粕蕴积而为湿热，更成积滞自利，甚至热郁化火，火性急迫，随气滞下而后重不舒者，宜用辛凉升散之剂清其邪热，使郁陷之气透达外解，不惟斑疹自消，而湿热亦散矣。若痰嗽不清，加以清火消痰之药。积滞有余，湿热下迫，加以分清利浊、健运化导之剂，如木香、黄连、山楂、神曲、车前、泽泻之类，更用枳、桔宽胸开郁，升提郁陷之邪。

肾气丸见气门肾与膀胱之气不足条

滋补济阴丸见火门肾与膀胱虚火条

疠风门

或问：何为疠风？何经受病？何故多死而少生者？

答曰：疠者厉也，即阴阳乖戾之气，俗称大麻风者是也。此气乃天地间阴霾湿热贼风不正之气，若人肺家元气先亏，则鼻窍易于触受，而皮毛腠理因之不密，倘然早起晏眠，宵行露宿，则毒气先由鼻入，而阳明独受其邪。盖鼻为肺之窍，而手足阳明经之络起于鼻之交頞中，故人在气交之中，而鼻为肺与肠胃出纳升降之门户，一受风邪，则鼻塞息粗，打嚏流涕，眉棱酸痛，是其征也。所以毒厉之气由鼻而直入阳明之络，先则眉痒而渐脱落，两颧红润浮肿而痒，渐至两臂皮粗毛落，甚而通身肌肤淫淫作痒难忍。其毒深入血脉之中，则湿热蕴积生虫，侵蚀脏腑，沿蚀肌肉，久久精神枯涸，诸虫聚食，传为劳瘵而死。

或问：虽为乖戾之气潜伏脉络之中，若以清散疏解之药治之，自当速愈，何至生虫沿蚀皮肤，脏腑败坏腐烂而死也？

答曰：经云大风苛毒，虚邪贼风。皆阴闭湿热郁蒸之气所化，其性本热，及至阳明，又两阳合明，乃多气多血之腑，由是气温血热，最易生虫，虫多蔓延，尤难缓治。病者先失于不觉不知，继则误于缓视而毒深，再则不得其法而无效，遂至于败坏而死，非厉风即可以杀人也，患者慎之。

疠风之脉与治法　此证须在一月之内速为清散，可保无恙。其精神气血未衰，六脉洪大而实，或洪数有力者，用后方汗吐下三法分表里攻逐之，使毒气不得稽留而速化，继服清热解毒、凉血补血之剂，禁用辛燥之药及耗津精血液而助酷烈之势。但患者必须清心寡欲，远色忌口，方为有益。

初服发汗清散之剂

荆芥三钱　防风二钱　秦艽　羌活各一钱五分　川芎　薄荷　淡豆豉各一钱
葱白头二个

水煎，空心午前服。

前药皆轻扬升散之品，能去肌表之风热，而无辛热燥血之虞。服后以后药煎汤洗浴，兼服前剂，使表里解散，汗透为度，七日后继以后方探吐。

涉浴方

荆芥八两　防风六两　百部六两　苦参四两　阴干浮萍四两，取紫背者

浓煎热汤，无风密室中熏洗。

中服探吐清利胃腑痰液之剂

防风三钱　淡豆豉二钱　广陈皮　牛蒡子各一钱五分　桔梗一钱　皂角刺五分

水煎，午前、午后服。

上药专利阳明胃腑风热之痰，而兼能解毒。如不吐，以鹅毛探于喉间，必使其吐尽积痰，或膈中酸苦稠涎亦可。吐后用稀烂陈米粥早暮调之，忌用一切腥膻辛辣腻格发病之物，七日后精神复旺，再用后方。

末用下剂荡涤大肠蕴积之毒

金银花三钱　归尾二钱　枳实　桃仁各一钱五分　槟榔　红花各一钱　木通
甘草各五分

水煎十分，乘热泡酒浸大黄末五钱，以利为度。不畅，以陈皮汤催之；不止，以陈米饮补之。上药辛润苦寒之味，专除大肠积热之毒，兼能杀虫，并去痰秽。

调补煎方

制首乌三钱　生地二钱　知母一钱五分　车前　白菊花各一钱　丹皮　薄荷各五分

水煎，午前、午后服。

盖肺与大肠相表里，吐利之后脏腑血液枯燥，必然气逆血热，前方清火滋燥，凉血顺气，亦治风活血之余义也。

调补丸方　功效等于前方，取其便于常服。

制首乌八两　百部　生地各五两　秦艽　当归各三两　车前子　牡丹皮
白菊花各二两

蜜丸，早晚空心，白滚汤吞服五钱。

膏方　清气清痰，生津润燥，乃调补肺与大肠之要剂。

天冬肉八两　生地六两　麦冬肉四两五钱　川贝母粉四两五钱　牛膝三两　白菊花

知母各二两

水熬成膏，以滴水不散为度，冷一周时，调入贝母粉，收瓶伏土七日后，临睡时温酒调服五钱。

祛风杀虫净洗肥皂方

百部新鲜者，洗净晒干，蒸烂，十两　　紫背浮萍阴干，温火焙燥，为末，四两　　净皮硝二两

鲜肥皂四两

共捣烂至极细，丸如青梅大，早晚洗浴净脸，用以遍擦。

肠风门

或问：风邪何由入于大肠？毒气何因聚于脏腑？此风与毒有所分别否？

答曰：此风非外感风寒之风，此毒非痈疽脓血之毒，总当以"气"字看。而肠风亦如春伤于风之义，本足阳明清气不能升发透达于四肢腠理之间，而反下陷于大肠，大肠之血脉亦随此气而虚陷，陷久则气血郁结而化为湿热，因此血随气滞。凡登圊气陷火迫之时，其血先粪而至，至则清散不多。初起为之肠风，盖因方中多用荆芥、防风、升麻诸风药升举清阳之气，遂疑为外感之风也。即使是风，亦血热所化之风，岂外风能入于大肠也哉？至于脏毒者，因肠风日久，气血两虚，虚陷之气日甚，而大肠之湿热蕴积日深，手阳明大肠为积血之处，其势必随气下陷，从粪之前后而来，来虽不痛，而其色多黑黯成块，故有毒之名而实无痔漏肠痈脓血疼痛之毒也。若其病久远，气血愈亏，则脾胃之元气谅必先亏，不能统运周身血脉，使之流行无碍，亦随陷于大肠而成结阴便血之证，在下清气不举，便血而兼飧泄之病，在上浊气凝结，中满而兼喘嗽之恙，甚至肢体浮肿，胸腹胀闷而死。是证应分为三，轻曰肠风，甚至脏毒，重则结阴也。

肠风之脉与治法　初起之脉，或沉数有力，或弦数不清，久则芤数无力，或沉涩而弱，或结阴脾虚之脉，非芤涩则虚搏。初则宜于升阳清热，次则清补相兼，和血解毒，结阴则当升清利浊，兼于温补，其血门便血条参治可也。

通治肠风主方

防风三钱　生黄芪　山药各一钱五分　　茜根　槐米　秦艽各一钱　　黄连五分

甘草三分

水煎，空心午后服。

防风佐黄芪，达清升之气以透表；山药、甘草和中益脾，使血无虚渗之虞；秦艽、茜根清风热以和血；黄连、槐米消蕴积之热毒。初起，加炒黑荆芥、黄芩各一钱，去黄芪之骤补；日久，加黑荆芥一钱，乌梅肉、升麻各五分；再久，则加生地三钱，白芍二钱，升麻五分。已上气血未亏，火盛便燥，可服剪红丸或犀角地榆丸。如脏毒，

加生地三钱，茜根、升麻、陈皮各五分，减防风一半，去槐米。日久气血两虚，加人参、白芍各一钱五分，当归头一钱，升麻、陈皮各五分，减防风二钱，去槐米、秦艽，服犀角解毒丸。如结阴便血，浮肿气喘者，加茯苓二钱，人参、桑皮各一钱五分，炮姜、车前各一钱，陈皮五分，减防风二钱，去槐米、秦艽、黄连、甘草，兼服结阴丸。

剪红丸见血门大肠便血条

犀角地榆丸

黄芩　黄连　地榆　枳壳　槐米　当归　防风各等分　生地黄　乌梅肉
木耳各加倍

蜜丸，早空心，滚汤吞服三钱。

结阴丸见血门结阴便血条

犀角解毒丸

犀角　升麻　羌活　防风　甘草　荆芥　牛蒡子　连翘　土枸杞各等分
金银花　当归身　生地黄　白芍药各加倍

蜜丸，早空心，滚汤吞服三钱。

近世患痔者多，而痔中出血者亦不少，多有误认肠风脏毒而用寒剂，不止，复用升提者，再不应，而亦用温补者，总与痔血无干，而补泻尽属妄投。及余细审脉证，方知此血实从痔疮中出，痔愈则血不治而自止。于是病者亦从此大悟，而求治于专门者，不用刀针挂线，使其墩伏在地，如登圊法，挣出所患，以药水洗净，敷药于上，不使缩进，横卧床席，七日之后洗去宿药，仍前再敷，如此三四度，而所患枯瘪如菱壳自脱，肛门痊愈而血从此止。医者亦当细心体察，故复赘于篇末，以诏后学云。

脱肛门

或问：方书云脱肛有气虚者，有血虚者，有血热或火盛者，人患此四者甚多，何遂至于脱肛也？

答曰：肛门乃大肠之尽处，凡有形之糟粕从此而出，为人一身之门户。虚滑则滞下不收，枯燥则坚涩而难于转出，皆足以致病，而必责之于一气。盖凡有形之物，全赖无形之元气以转运出入，且肺与大肠为表里，而肺正统一身之元气，故人之登圊亦由元气为之传导，使大肠有形之糟粕得以传导而出，出已则清升之气复自下而上，达于脏腑腠理四肢，是为常度。若脾肺久虚，气血亏损，则统运转输之机不利，全藉勉力努送而出，久久气滞，则肛门因之脱下矣。其次有病久气虚气陷而自脱者，亦有气虚不能传导而血随因之枯涩，于是努力挣脱者，有阳明燥火亢极而热结便燥难出，因用力强挣，火性下迫，肛门脱出者，有老年血燥，或产后血虚液燥，结滞难下，气弱无力以送，勉强挣脱者，有久泻或久痢，气血两虚，湿热下陷于大肠，因而滑脱者，有小儿亦因泻痢气虚，湿火下迫而脱者。总由气血不和，失其转输传导出入升降之常度，则有是证。自在医者参其脉证，体其虚实以治之。

脱肛之脉与治法 久病虚陷自脱者，脉必虚微无力，以补气升提为主。气虚血竭，努力挣脱者，脉必涩弱而虚数，当以益气之中兼补血润燥升清之剂。大肠实火燥结，肛门肿痛而下迫者，其脉洪大而数，或沉实有力，以清火解毒之中佐以升提。老年产后，总由气虚血少，脉必涩数无力，当以滋补升提。久泻久痢，无论大小，脉必虚微沉弱，虽主补益升提，倘余病未清，则清补相兼。

通治脱肛主方

生黄芪三钱　人参　当归各一钱五分　白术　川芎　陈皮各一钱　柴胡

防风各七分　升麻五分　甘草二分

水煎，空心午前服。

补中益气汤加防风、川芎，于至阴之中升提清阳之气达于腠理，不外地气上腾之义，若地气上腾，则天气自然下降矣。真气虚寒而自脱者，加附子五分。血枯液竭，燥结下坠，及老年产后血燥者，加松子泥五钱，生地三钱，减黄芪一钱五分，去白术、川芎、防风，服益血润肠丸或滋燥养血润肠丸。阳明燥火自亢，实热下坠者，加黄连一钱五分，生地三钱，白芍二钱，去参、芪、术、芎、防，服搜风顺气丸或润下丸。脾胃气虚，泄痢而脱者，加茯苓一钱五分，白术、肉果各一钱，去芎、归，服固本启脾丸或香连固本丸。小儿久痢久泻，湿热下迫而虚脱者，加白芍一钱，黄连三分，减黄芪一钱五分，参五分，去芎、归，服香连健脾丸或香连固本丸。

益血润肠丸见燥门里寒燥证条

滋燥养血润肠丸见中风门中脏缓证条

搜风顺气丸见中风门中脏缓证条

润下丸见中风门中腑实证条

固本启脾丸

香连固本丸见痢门三阴自利清里条

香连健脾丸同前

卷十三

痫 门

或问：痫之一字，何所取义？古人有五痫之别，今吾子之论何如？

答曰：痫者间也，以病势虽凶而止发间断，只以时计，不若他证逾旬累日。其病之初，有一年而发，或数月，或半年，发久元气渐亏，病亦渐密。发时人事不省，声形变乱，发过则神清气爽，毫无病状。痫之为义，盖因乎此。日发为阳，夜发为阴，但有阴阳之别，原未尝有五畜之名，只以发时形状声音宛似五畜，判与五脏之五属相应则可，而治法并不拘此。自来论家俱以为痰，而余独以为火，然亦言其发病之因，独未得致病之本也。

或问：痫之发也，徒然而至，至则头摇目窜，声音怪异，口吐涎沫，面现五色，四肢搐搦，目精上视，肢体温软，一时片刻而苏，病状毫不自觉，惟有目定无神，色萎体倦，犹如醉醒。人见不堪，彼竟无异者，苟非痰火，焉能致此怪疾？吾子之论，别有致痰致火之源，反以清痰降火未为正治，得毋迁避乎？

答曰：痫证不能痊愈而复发者，正医家专认痰火之标而独昧其本也。人见其不省人事，而四肢经络受病，遂以痰为无疑，往往用消痰降火、清心安神为主。余治此证，独重于火，而火亦非心家之实火自病，乃手少阳三焦虚火上合手厥阴包络相火为病也。此火起于下焦，所谓龙雷之火，阴火也，其火发时由下而上，犹龙雷起于山泽，必有暴风疾雨附之而行，顷则风恬雨霁，一如平日，此所以知火为本而痰为标也。

或问：前说固近乎理，无所疑矣，但病发时之情形何致于是耶？

答曰：其人平素肾水不足，虚火先有炎逆之机，兼之元气虚弱，精神不守，偶因惊恐郁怒之气，或风火外邪感触，则神气散乱，魂魄动摇，遂致龙雷之火乘虚窃发于上，并厥阴包络之火互相为患，则心君不能自主。此火自肝肾而发，肾为水脏，肝为风木，由是挟水挟风，倏忽腾涌，势如飓风潮汐，无远弗届，周行于五脏六腑左右十二经络之中，所以头目振掉，声音互变，手足搐搦，眩仆卒倒，如此遍历一周，渐渐退归原位，而人亦苏醒，气亦复元，宛如无恙。惟有肾家之水泛为痰，兼之周身津液随气驱行，泛滥而为涎沫，于醒时口吐而出，究其本因，实非痰病。精神气血，每发每虚，愈虚愈密，医者但求过于痰，而竟昧于相火之本，遂相沿而癫疾。大约火乘阳络及气分者为阳痫，火乘阴络血分者为阴痫。阴痫多发于夜，阳痫多发于昼，又天地之气使然也。

痫证之脉与治法　初得痫证之脉，两尺及左关应有空弦而数，或弦滑而数，左寸或空大，或虚弦。若脾肺固为无恙，当如平日治法，先清痰火之标，因其由虚而发，故必兼于补益，所谓虚火非补不归也。如久病常发，则六脉自然虚数无力，或空弦滑数无力，当固其本之虚而清其标之假象也。此证必于平日预为培补，则不再发，即发亦渐轻，发时兼用针刺，获效尤速，又不可不知也。后立三方，为病发一时之虚实标本而设，若平日以丸药常服，为拔本穷源之计。

通治痫证初起主方

天麻三钱　枣仁一钱五分　茯苓　钩藤各一钱　人参　白术各七分　橘红五分

生姜一片　半夏一钱

水煎，午后、临睡服。

心为一身主宰，以参、术培元养正为先；神、枣宁神，橘、半消痰，天麻、钩藤省风定晕。气虚者，人参加至一钱。血虚者，加当归一钱五分，去半夏。气有余而脉实者，加枳壳、菖蒲各五分，去参、术。阳火盛，唇干口渴，二便秘结者，加黄连五分，菊花七分，去参、术、半夏。如有风寒头疼鼻塞者，加荆芥一钱，防风五分。已上兼服牛黄五痫丸，或紫金锭，或至宝丹。

中治痫证主方

枣仁三钱　人参　当归各一钱五分　茯神　天麻　钩藤各一钱　牛膝

车前各五分

水煎，临睡服。

主明则下安，以神、枣安神宁志，神安则气血冲和；人参益元气，当归补营血；虚炎之火，以牛膝、车前导之；掉眩之风，以天麻、钩藤省之。气虚，倍加人参一钱五分，附子五分。血虚，加当归一钱五分，早空心兼服加减地黄丸。

末治痫证主方

人参三钱　枣仁二钱　白术　当归各一钱五分　茯神　黄芪各一钱　远志肉五分

益智仁　菖蒲各三分　炙甘草二分

水煎，临睡及睡醒服。

大凡病久，不必泥于治病，只补正气以固本元。前方加味归脾汤培补心脾之元气，而后天资生之本自旺矣。早服金匮肾气丸，晚服宁志丸，永久不辍，兼之针灸，可以除根。

牛黄五痫丸　脏腑不和，五神不守，风痰流入，遂成五痫之证。

人参　天麻　防风各一两　粉甘草二两　白僵蚕　全蝎各五分　雄黄

陈胆星　朱砂各二钱五分　麝香一钱　冰片　牛黄各五分

乳细蜜丸，金衣，淡姜汤化服一丸或两丸。

紫金锭　心家气血不足，偶因异类惊触，神明恍惚，痰涎流入心室而成惊痫者，勿论男妇大小，以此治之。

煅紫蛇含石八钱　煅红青礞石七钱五分　朱砂七钱五分　胆星五钱　白附子二钱五分

牛黄二钱　冰片二分五厘　僵蚕二钱五分　天麻二钱五分　蝉蜕二钱五分　琥珀二钱五分

使君子二钱五分　麝香一钱　钩藤七钱五分　天竺黄二钱

五月五日午时粽子尖捣烂和匀，印成方锭，以便磨用，病者不拘时，滚汤磨汁饮。

至宝丹　男妇小儿风痰，入于包络则心神失守，不省人事，凝滞脏腑则气道不通，痰壅喘急，二便秘结，阻塞经络则口眼㖞斜，手足搐搦，肢体振掉，或因惊触，或由恼怒，或从心肾不交，虚火冲虐，或产后血脱，阴火妄行，卒然暴中及癫痫狂躁，一切可治。

西牛黄　麝香各五分　全蝎去尖，酒洗，焙燥　白僵蚕取直者，焙燥，各七分

朱砂一钱，飞细　真佛金十张

共乳细无声，入磁瓶塞固，大人每服七厘，老弱半分，小儿三厘，以后煎药调匀吞服，服后在无风处暖卧，微微出汗为妙。

煎药方

陈胆星　南星　半夏　天麻　橘红　枳壳　防风　防己　川芎　当归

麻黄　薄荷　木通　甘草各七分　生姜二片　大枣二枚　赤金首饰一事

水煎浓汁，不拘时，调前末药温服，取微汗。如无汗，以余汁热服催之。

前方专理风痰，不免于燥，虽曰等分，如胆星、南星可以少减，而倍加当归，一则养血和血，一则滋燥润肠。如医破伤风及干痂风，加猪牙皂荚一枚。如疯邪狗咬，加大斑蝥一个，同煎。

加减地黄丸

熟地黄八两　山萸肉五两　山药五两　茯苓三两　牡丹皮三两　泽泻三两

牛膝三两　车前二两　苁蓉三两　枸杞五两

蜜丸，早晚空心，滚汤吞服五钱。

金匮肾气丸见气门肾与膀胱之气不足条

宁志丸见气门包络膻中气虚条

癫狂门

或问：人本无病，忽而如醉如痴，或怒骂哭笑者，何病使然？有一发即愈者，有愈而复发，有终身不愈者，何也？

答曰：此乃情志之病，亦有阴阳之分。病属五脏为癫，癫为阴证，阴证难愈；病属六腑为狂，狂为阳证，阳证易愈。有触即发，无触则缓。

或问：癫狂虽分阴阳，若论其证，无非痰迷心窍，致使神情变乱，自当独责之心，何得有脏腑之别也？

答曰：癫本起于郁结，或忧思过度，或谋虑不遂，使五脏之神情意气不得舒展，日就衰微，故心虚无主而多疑，肾虚志弱而自愧，脾虚失意而不乐，肺虚多忧而悲苦，肝虚抑郁而恼怒。五者有一于此，遂至气郁化火，火郁生痰，痰气火三者随其所传之脏而现症不一，或言笑悲歌，或时恐惧恼怒之不定，言语则或清或昏，或邪或正，形状则如醉如醒，或呆坐，或沉睡，时乎嬉笑怒骂，时乎叹息愁困。若曰痰迷心窍，则又时乎明爽，宛然无病，以此则知不独心家受病。而致病之因时止时发者，皆痰气火之为变不一，而五脏之神明受病有虚无实，宜补而不宜泻者也。

癫证之脉与治法 病从气郁而起，况属阴证，六脉必沉，火盛则数，痰多则滑，初起脉或有力，久则虚而少神。治法当察其病在何脏为主，何脏为兼，主则专医，兼则佐之，病有余先清，兼补气血，虚宜补而清。然此证多由情志郁结，精神虚损，自应静养调摄。若泥于泻火攻痰，误用金石燥烈之药，必致终身不愈，甚有一病不起者也。

通治癫证主方

生枣仁三钱　当归　天麻各一钱五分　茯神　远志各一钱　柏子仁　菖蒲各五分

甘草二分

水煎，不时服。

心虚神困，以生枣仁宁之，菖蒲醒之；肝虚血少，以当归补之，天麻平之；肾之神为志，远志壮之；脾之神为意，茯神益之，甘草和之；肺之神为魄，柏子仁润之。此方补中有泻，何虑痰火之不清哉？火盛，加羚羊角五分，黄连五分。如郁气郁痰为病者，加郁金五钱，川贝母二钱，橘红一钱。如久远不愈，或元气虚者，加人参二钱，去菖蒲。血虚，加川芎一钱。

或问：狂证属于何腑？起于何因？幸以教我。

答曰：狂证由于郁怒暴怒伤肝，肝木旺而生火，火乘于胃，胃火与肝火并发而病。盖怒气与火气躁烈难遏，非比癫证出于忧思郁结，纯乎阴象，故令人心神躁妄，失志狂言，不避亲疏而詈骂，不畏寒冷而露体，不顾羞耻而裸形，不知饥饿而夺食，甚至叫笑狂走，一刻不宁，升高上屋，如履平地，打人举重，力过虎贲，平素虽怯而无所不能。《内经》阳明篇中论之甚悉，正因阳明乃多气多血之腑，两阳合明，其火亢极，况兼六腑之痰气火一时并发，有实无虚，有泻无补，非若癫之有虚无实，只宜补益者也。

狂证之脉与治法　痰气火有余，脉必洪弦而滑，或弦滑而数，久则经血耗损，或空弦虚数。只宜夺食，早以吐下一法治之，使胃与大肠之火一清，自觉四肢懈惰，精神虚倦而病退矣。然或察其脉证之虚实，或清或补，调和气血，以防复发。

通治狂证主方

枳实三钱　黄连二钱　黄芩　荆芥各一钱五分　薄荷　生山栀各一钱　甘草五分

水煎十分，加滚汤磨铁锈汁二钱，泡酒浸大黄五钱，朴硝三钱，热服，不拘时，服后任其吐泻自止。不愈，再服一剂，亦听其吐泻，倦则任其自睡，只与清米汤调胃三日，后渐与稀粥，如吃早，必至复发而难愈也。

亢阳之火，虽独责之于阳明胃与大肠，然余腑未必无火，诸火毕集，热毒之盛可知。即今病酒之人一时狂乱，遂令胆横肝逆，不知人事，何况六腑齐病哉？故用大承气合三黄解毒，加铁锈者，使肝木有所制也。若胸中痰涎壅闭者，先用瓜蒂散吐尽，然后服药。如狂甚不能服药者，以好甘遂三钱，研极细末，不拘饮食中暗暗调食，食后听其吐泻，轻者即此自愈，重者再服前方一二剂必定。如人事已明，心境无惑，于临睡时，服滚痰丸二三钱。如风痰盛者，服至宝丹。如怒气伤肝，以龙荟丸三钱泻之。如产后血虚火盛，或兼瘀血凝于冲脉，化火化风，一时发狂，脉实者，加归尾、红花各一钱五分，桃仁三钱，但去山栀、黄芩，亦煎十分，加铁锈一钱，泡酒大黄三钱，热服。亦有产后气血两虚，阴火为患，发为癫证者，照癫证通治方加减主治。

或问：癫狂二证，一时暴发，岂无预备丸散可用乎？

答曰：此二证虽有阴阳虚实之分，然不出于痰气火三者之标，而治火治痰之丸散已备于痫证及火门，可以参用者也。

瓜蒂散见痰饮门五饮条

滚痰丸见中风门中腑实证条

至宝丹见痫门

当归龙荟丸见火门肝胆实火条

怔忪门

或问：怔忪、惊悸、健忘三证，皆统乎心，而吾子以为心不受病，病在包络者，何也？至于致病之因及治法同异，幸一一教之。

答曰：心为君主之官，包络代为行事，故受病亦归之包络。然包络系心之宫府，岂宫府为痰气火所窃踞而心主得以宁处乎？虽曰心不受病，而包络既病，则心亦难言乎无恙矣。但致心之所以病者，无非忧愁思虑惊疑恼怒之七情，而治法则大同小异，不外乎调补也。

怔忪之脉证与治法　心忽跳跃不定谓之怔，怔者振动之谓；心若有物撞动谓之忪，冲逆之谓。此证有因三焦之火冲入包络，致包络之火动而心为之不宁，乃冲。若心神自虚，包络无血以滋养，致心体虚而悸动者为怔，其脉左寸右尺虚数不敛可征。治法以调补气血为主，而清火安神以佐之。

惊恐之脉证与治法　惊恐出于仓卒，或眼见异类，或耳闻异声，而究实无所见所闻，惟有心虚胆怯，神不自主。若有所见所闻，常怀忧惧，惟恐复惊，大约惊则神气散乱，恐则心胆恇怯，此惊恐之义也。其左寸关乍大乍小，或浮或沉，乃心不定而脉为之变乱耳。以养血安神、宁志益气之药常服，自愈。

健忘之脉证与治法　健忘者，善忘也，事才过念，随即遗忘，不复记忆，或心虽了然，口欲言而竟不能言。此因平日遇不得意事，郁郁不乐，而心脾之气抑郁而化火化痰，由是痰涎痰饮之类乘虚而渗入心包，则心体为之不灵，或火郁包络，而心神为之散越，则神机不能酬应，非真有所忘也。脉多沉滑而涩数。以养血宁神、开郁顺气、消痰逐饮之药主治。

通治怔忪惊悸健忘主方

　　枣仁三钱　当归　丹参各一钱五分　茯神一钱　远志肉五分　益智仁三分
　　生甘草二分

水煎，早晚空心服。

上三证虽属气血两虚，心神不宁，自应补益，然恐痰气火未免夹杂，而滋补之剂不宜早用。又因其虚燥为致病之原，故于金石珠珀燥劫之药亦不可轻投。前方专于清补，弗损真气。怔忪本三焦之火或包络之火为病也，加生地二钱，人参、黄连各一钱，去远志、益智之燥，服安神丸。惊悸本于心胆虚怯，独宜培补，加人参一钱五分，桂圆肉一钱。若病久，饮食减少，神色枯萎，梦与鬼交，阳虚气馁者，加芪、术各一钱，去丹参、益智，早服肾气丸，晚服天王补心丹。健忘，多由痰气火乘于包络心室所致，加天麻、胆星各一钱，菖蒲五分，去丹参，服宁志丸。如痰气有余，先服导痰丸或牛黄清火丸。

　　安神丸见火门心与小肠虚火条

　　天王补心丹见气门包络膻中气虚条

　　宁志丸见气门包络膻中气虚条

　　导痰丸见痰饮门五饮条

　　牛黄清心丸见中风门中腑实证条

淋浊门

或问：赤白二浊与五种淋证，总属前阴之病，又何以有七证之别耶？

答曰：病虽出于一窍，而致病实由五脏，况有气分、血分、虚火、实火之异。证虽有七，而治法总不外于膀胱、三焦湿热为病也。

或问：致病本于湿热，而湿热复从何生？乃五脏之湿火遗病于膀胱、三焦耶？抑三焦、膀胱之湿热为五脏之患耶？

答曰：凡人脏腑脉络，莫不赖营卫之气为之导引，三焦之气为之升降，其气充满周流，则百病不生，若一失其常度，则内衅外侮立至。经云三焦者，决渎之官，水道出焉；膀胱者，州都之官，津液藏焉，气化乃能出也。所重者只在气化耳，此一"气"字不独指肺气不能通条输化，而心脾肝肾莫不有气，概能致病，而膀胱、三焦恰为脾肾传导转输之外府，凡无形之湿热由此而化，有形之湿火从窍而出，余所以言病由五脏而治不离于膀胱、三焦之湿热也。盖此七证治法当以五脏为本，而三焦、膀胱之湿火为标，病者尤当加意保养精神，调摄起居，毋为淋浊微病，反纵情恣欲而自寻死机也。

白浊之脉与治法　此证病在心脾气分，所谓二阳之病发心脾，溲便为之变，又《灵枢》所谓中气不足，溲便乃变。故所解之溺浑浊如米泔而梗塞作痛者，气闭而火盛也，不痛者，火盛而气不闭也，脉应洪数有力，或滑数不清。此脾肾之湿热为病，以升清利浊、顺气清热之剂治之。

赤浊之脉证与治法　此证病在血分，故所解之溺如红粉，浓浊不清，气闭火盛，阻塞前窍，六脉滑数有力。此正湿热伤于血分而心与小肠受病，以升清利浊、和血清热之剂治之。

血淋之脉证与治法　经云：阴络伤而血下渗。盖冲脉为人身之至阴，为血海，为阴络，其脉起于至阴之下，循环阴器，自小腹夹脐之两旁，上冲于两乳，以至唇吻之交。其血气之余，在男子溢而为须髯，在女子至两乳，复秉阳明之气化而为乳汁。若无所生育，则还归血海，一月一盈满而为月信。或因房劳内伤于冲脉，或由郁怒伤肝，热伤阴络，其血不能复循故道而循环于脉络，或朝宗于血海，则必渗入膀胱，由窍而出。初则溺血相杂，渐至暗渗，时觉下迫，欲解而不痛，日久营气不能统运，其血渗之不止，日积膀胱，瘀滞成块，临便则溺易出，而血块阻塞于溺管之中，不升不降，痛苦万状。病至于此，复不善调摄，而死必随之。脉必涩数，或沉涩而数。治法当于伤精者宜升补，肝气郁陷者宜升清，尚有心脾营气郁结，虚火下迫于小肠、膀胱者，必须补中益气、升清化浊。苟非至诚调治年余，不能痊愈。

气淋之脉证与治法　肾气虚而三焦不能决渎，肺气虚而膀胱不能施化，欲解则梗塞为痛，淋漓不畅，不解则小腹膨胀，溺管急迫，六脉沉弱，或微细无力，或虚大不实。多服清升补益之剂，忌用苦寒渗利之药，尤宜静养调摄，方保无恙。

砂石淋之脉证与治法　或劳烦过度，或纵欲损精，或暴怒郁怒伤肝耗血，致下焦精枯水涸，气闭火郁，凡津液有所流注，被火煎熬，化成砂石之粒，梗塞溺管难通，有时溺亦如常，此湿火亢极所致，两尺之脉必有力，心肺之脉必洪大，治以清补通利之剂，兼之绝欲戒气省劳为第一义。

劳淋之脉证与治法　劳烦思虑，情志内伤，症与气淋相似，有触而发，发即欲解而涩滞难通，不解而逼迫下坠难忍，脉必沉微涩数，当责之心脾之气不足，治以养神益志、升涩补益之剂。

膏淋之脉证与治法　此证必自浊始，浊久成淋，如浓如浆，不时淋沥者，乃阴虚火盛，心肾两亏所致，脉必虚弦细数，当以滋阴壮水、清心降火为主。

或问：方书尚有肉淋、虚淋、寒淋、热淋，而子独遗之，何也？至于妇人之砂淋、赤白带证，或同或异，而治法之补泻可得闻乎？

答曰：凡淋，不离虚与热耳。气淋之中已具虚寒之义，砂淋、膏淋之中亦寓肉淋之义，故不多赘。至于妇人之淋浊，自与男子大同小异，或触发有不同，而肝经之病尤多，总由营气营血不足失调所致，其论详见于血淋，可以参看而治。至于带下，属于肝脾之气血有亏，带脉虚而不固，有虚无实，有降无升，虚寒者多，而湿热乘虚下陷则有之，故治法有补无泻。

通治二浊五淋主方

　　麦冬三钱　生地二钱　知母　白芍各一钱五分　黄连一钱　车前二钱　枳壳一钱

　　　　甘草三分

水煎，早空心服。

淋浊之证，初因阴血不足，金水之源不清，而后至气闭火郁。今以麦冬、知母先清金水之化源，生地、白芍滋阴血之不足；泻火莫过于黄连、甘草，顺气专藉于枳壳、车前。如行房强制不泄，而湿热之毒无从发泄，气闭火郁，败精阻塞不通而痛者，初起气血有余，早宜通利，以牛膝一两，滴乳香一钱，水二大碗浓煎十分，温服，连进二剂，方以前方酌其虚实调理。如心家实热遗于小肠，淋浊梗涩而痛者，以滚汤调服六一散五钱。血淋而脉数有力者，加阿胶一钱五分，茜根一钱，藕节二个，减车前一钱，去枳壳，服剪红丸。日久火清而气虚不能升发者，加人参一钱，升麻五分，去黄连、枳壳，减车前如前。死血阻塞，即前方加红花一钱，或以牛膝、乳香加红花二钱，早服，以行血中之滞气而和血止痛。若气实气闭不通而淋者，加荆芥子二钱，香薷一钱，去生地、麦冬之滞腻。如气虚者，加生黄芪、人参各一钱，升麻、陈皮各五分，去生地、黄连、枳壳。血虚而肝脾之元气不足者，加白术、当归各一钱五分，川芎一钱，柴胡五分，减车前一钱，去黄连、枳壳。如气血两亏而中气虚寒者，加人参、黄芪各一钱，白术一钱五分，当归一钱，川芎五分，益智仁五分，升麻五分，陈皮五分，去生地、知母、黄连、车前、枳壳、麦冬，服肾气丸。砂石淋，加牛膝、黄柏各一钱五分，去白芍，服济阴丸、古方六味地黄丸。膏淋，加生山栀、泽泻各一钱五分，去白芍，服金水丸或济阴丸。劳淋而阴虚者，加茯神一钱，枣仁二钱，丹参一钱五分，菖蒲五分，去枳壳、白芍，服安神丸。气虚者，加参、芪各一钱，白术一钱五分，神、枣各二钱，益智、升麻各五分，去知母、生地、白芍、枳壳、黄连，减麦冬、车前各一钱，服宁志丸。妇人气虚血滞者，服固本养荣丸。血虚气滞者，服胶归丸或济阴丸。肝阴不足，冲脉不和，湿热郁陷者，敛带固真丸常服。

通治带证主方

白术三钱　茯苓一钱　当归一钱五分　杜仲一钱五分　川芎一钱　丹皮五分

生地二钱　柴胡五分　甘草二分　白芍一钱

水煎，早晚空心服。

带下多由肝脾之营血不能循行于脏腑之脉络，随气之虚而下陷，蕴积于至阴而为淋为带。盖淋证由于冲脉不和，带证责之带脉不引。以白术、茯苓、甘草健脾而益营气，为君；当归、川芎补肝血而调和冲脉，杜仲固肾气而培带脉之不足；生地、白芍凉血和血，柴胡、丹皮疏肝清热而兼升举之义。气虚，加人参、黄芪各一钱五分，升麻五分，去丹皮、生地。肺家湿热有余，带下或赤或黄，腥秽不堪者，加黑山栀一钱，柴胡、丹皮各五分，阿胶一钱五分，去川芎。生育多而气血虚寒者，加人参二钱，黄芪一钱五分，熟地二钱，肉苁蓉一钱，肉桂五分，去生地、丹皮、柴胡、杜仲。劳烦过度，怔忪无寐，心气下陷者，加枣仁二钱，参、芪各一钱五分，丹参一钱，龙眼肉一钱，益智、远志各五分，去丹皮、柴胡、生地、白芍、川芎。阴虚内热，服济阴丸。血虚气滞，服胶归丸。气虚气滞，服固本养营丸。肝脾不和，湿热下陷者，服敛带固真丸及余粮丸。气血虚寒，服滋阴百补或河车大造丸。劳烦过度，阴虚兼服安神丸，气虚兼服宁志丸。尚有砂淋白带草方，可以参用。

剪红丸见血门大肠便血条

肾气丸见气门肾与膀胱之气不足条

滋补济阴丸见血门吐血条

调经济阴丸见发热门郁蒸发热条

古方六味地黄丸见血门呕血条

金水膏见血门咳血条

安神丸见火门心与小肠虚火条

宁志丸见气门包络膻中气虚条

调经养营丸见腹痛门

敛带固真丸　郁怒伤于肝阴，则肝气逆而郁热不伸，冲脉为之不和而阴血下渗，蕴积于至阴而为淋。劳倦伤于脾气，则营气虚而湿热下陷，带脉为之不引而血脉不固，随气陷于至阴而为带。或赤或白，或赤白不分，或成黄色，淋漓不净，腥秽败浊，而日夕不止，久则头目虚眩，乍寒乍热，骨蒸烦嗽，肢体倦怠，肌黄形瘦，腰膝痿痹，步履艰难，以此调补而兼收涩。

制香附八两　醋艾四两　白术　茯苓　当归　川芎　芍药各三两　赤石脂

鹿角霜　牡蛎粉　椿皮　黄柏各二两　龙骨一两

金樱膏熬热和丸，早空心，米汤服三四钱。

妇宝胶归丸　盖心和则生血，肺充则摄血，脾健则统血，肝平则纳血，肾足则固血，要之血从气配，气调则血和。若妇人七情郁结，愤怒不常，劳烦太过，食减事烦，使脏腑不知，气血不调，五志之火燔灼而真阴亏损，冲脉受伤，月事先期而至，红紫不一，甚则或崩或漏，淋漓不净，日久去血过多，气亦虚陷，非淋即带，腥秽绵绵，块结脐腹，痛连腰脊，胸膈痞闷，饮食日减，头目眩晕，肢体疲倦。凡系多产成痨，或气虚半产，营卫虚极，形神羸弱，骨蒸烦热，四肢浮肿，昼则嗜卧，夜反无寐，此方不惟能治已病，倘有先天不足，久不怀孕，常服，营卫气足，冲任脉调，则有娠不复半产，无子可以有子，允为妇科之宝也。

生地　香附各八两　芍药　山萸肉各六两　丹皮　杜仲　续断　茯苓

白术各四两　黄芩　椿皮　黑荆芥各三两

蜜丸，早空心，白滚汤吞服四五钱，临睡服二三钱。

滋阴百补丸见内伤门劳烦内伤条

河车大造丸见内伤门房劳内伤条

妇人砂淋单方

陈棕榈或床垫，或凳面，不俱多寡

烧灰存性，每服三钱，早空心，黑建糖白滚汤送下。

白带单方

栳栳底取多年盛米者，烧灰存性，研细

每服二三钱，早空心，用白煮鸡子吃数枚。

又方

薏苡仁淘洗净，煮极烂

每早空心，乘热白吃一饭碗，不用糖拌。

胜金余粮丸见黄疸门妇女虚劳黄疸条

痉痓门

或问：有言痉者，有言痓者，痉与痓何所取义？何所分别耶？

答曰：痉者强劲不和之谓，其证属阳，所谓强痉也；痓者结滞不通之义，其证属阴，所谓柔痓也。

或问：刚痉、柔痓何以感受形证与脉？幸详示之。

答曰：二证原非本病，必由病久气血两虚而至。惟其虚也，外则易感六淫之邪，内则偏于虚风、虚热、寒湿之相胜。盖由阳虚阴盛者，阳络自空而阴络自满，阴寒湿热之气涔行于血脉之中，血脉为之不通，遂成柔痓之证；若阴虚火盛者，阴络自空而阳络自满，风热之变游行脉络，脉络不和，其病为刚痉。至于兼症，触发其类不一：外有风寒暑湿燥火之触，有用药补泻疏利不当，耗损气血之触，甚有病久津精血液枯涸，更为外邪所袭，深入于内，郁而成热，热极生风，风热内薄之触。内有久病久虚之人，真气弱，血液枯而发。有产后失血气衰，汗多亡阳，致虚热内鼓而发；有湿家多汗，而医者误发湿家汗，则气血重虚，虚热内炽而发；有疮家血液先枯，而重发其汗，复夺津液，致虚热内亢，反兼风化而发者也。

痉痓之脉与形证 血脉不通，周身烦痛而振掉，汗出如雨，四肢搐搦，目窜头摇而口噤，甚至角弓反张，面黄肌润，内热身凉，畏寒喜暖者，柔痓也。其脉自微弱涩数，纵有外感风热之邪，亦必空弦虚数，浮而无力。血脉不和，肢体拘挛振掉，头目眩晕，口噤咽干，戴阳面赤，甚至筋骨强硬，角弓反张，体热无汗，烦躁恶热，二便秘涩，遍体疼痛不定者，刚痉也。其脉弦数，或搏大急数有力。若有外感，必兼浮紧，或浮弦有力。此言有力者，乃邪盛之谓，非气血有余之实证也。

刚痉柔痓治法 大约阴血有亏则阳火偏盛，故治痉必主于益血滋阴。气不足者则阴凑之，故柔痓偏于阴盛而元气衰弱，治必专于清补。二证各有风寒暑湿之外触，自在医者体察而消息之，慎毋泥于刚痉为外触，柔痓为内因也。

通治刚痉主方

当归三钱　秦艽　防风各一钱五分　川芎　羌活　黄芩各一钱　甘草三分
生姜三片

水煎，不拘时服。

刚痉本于血虚，君当归而臣秦艽、防风；佐川芎者，正治风先活血之义也；致病由于郁热，以秦艽、黄芩泻经络血脉之火也；非风药不能越关节，透隐微，故以羌、防为导引之用也。如风盛者，加荆芥一钱五分，羌活五分。寒，则加羌活一钱，桂枝五分，去黄芩。暑，则加干葛二钱，香薷一钱。湿，则加羌活、苍术各一钱，去黄芩。燥，则加何首乌二钱，甘菊、牛膝各一钱五分，去羌活。火盛，加何首乌二钱，连翘一钱五分。有痰，加橘红、杏仁各一钱五分。

通治柔痉主方

当归三钱　秦艽　荆芥各一钱五分　人参　黄芩各一钱　桂枝五分　甘草二分

水煎，不拘时服。

柔痉本于气虚血弱，故以人参益气，当归补血；秦艽清血中之伏热，黄芩散气分之郁火；荆芥、秦艽清风热之内鼓，桂枝、甘草固腠理之不密。产后气血虚，加白芍、生黄芪各一钱。发湿家汗者，加生黄芪一钱五分，防风一钱，去荆芥。发疮家汗者，加黄芪、白术、白芍各一钱，人参五分。

此二证，凡膏丸药酒，当与中风中经条及痛风痛痹门参用，忌服辛香燥热及苦燥寒燥，如白芷、细辛、乌药之类。

滋燥养血润肠丸

搜风顺气丸

益血润肠丸

祛风越痹丸

滋阴百补丸

滋阴百补药酒

凉血省风药酒

痿　门

或问：痿痹二证形证相似，亦有所分别否？

答曰：痿与痹证，相去天渊。痿本虚证，有补无泻，虽久处床褥，惟有软弱无力，坐起艰难，行动日废，并无痛楚，其形色绝无病状者也。若痹证，乃不足中之有余，乃风寒湿三气客于经络偏盛而成，非指气血有余也，其症麻木酸痛，行动艰苦，形神色脉无不枯萎，治法有泻有补者也。故痹证属表，乃外邪所感，经络血脉受病，气血因之凝涩而成，痿证属里，乃精神气血不足，不能充溢流行，五脏六腑受病，或情志郁结而成，所以治法亦各有别也。

或问：痿证既属脏腑空虚，似与痨瘵相仿，何云神色绝无病状？而治法与虚痨是同是别，可得闻乎？

答曰：痿证有五，详于《内经》，但未有治法。其因起于脏腑之精气有亏，非五脏六腑一时同病，精神气血无一不虚之可比，此则专责于阳明燥金为害，盖金燥则水源枯涸，而三焦之火附合为病。以其亏损未甚，只于血弱精离，神驰气荡，血热火亢，消中眩晕，怔忪无寐，遍体虚软，不能转侧，四肢懈惰，不获兴居，由五脏六腑之神情意志而现五脏六腑之证，名亦随之而定也。其治法不同于虚痨者，以其不咳嗽、不吐血、不发寒热之为异耳。

或问：痿证之精神恍惚，情志惊疑，肢体虚惫，久而不死者，何也？

答曰：痿者萎也，犹草木之失于灌溉培养，或偏燥偏湿，只于枝叶倾垂，于根本实未有损，故少得阳和雨露之力，即依然欣欣向荣。若痿证者，亦犹乎是，起居失常而饮食如故，营卫虽虚而生机不绝，所以久病可延，不与虚痨同论也。

诸痿之脉与形证 痿证起于精神不足而兼虚火偏胜，必先使人心虚胆怯，情志郁结，然后五脏之真阴愈亏，而六腑之亢阳尤胜，甚则神不能藏，精不能固，汗不能敛，火不能归，由是阳络满而阴络空，遂致肢体疲惫，神情恍惚，中满三消，头目眩晕，烦躁不寐，魄汗遗精，梦与鬼交，诸症毕集。故《内经》之论独责阳明燥金为病，盖肺属金，火炎则金燥而水源不滋，肺叶为之枯焦，犹树木之枝叶黄萎，不能输布津液，滋营卫而润宗筋，以致宗筋缓纵，系络燥急，阴维阴蹻不能转运流动，手足之机关不利，而步履为之艰难。大约痿证之色脉如常者，虚火之所致也，故脉多浮数，洪滑而有力，或软弱无力，而无短涩弦急之象者，其生机犹在，尚可有为。后列五法，当与诸方书参用可也。

通治虚痿主方

枣仁三钱　生地二钱　麦冬　知母各一钱五分　茯神　山药各一钱　黄柏五分

五味子二分

水煎，午后、临睡服。

阳明燥金与三焦之火同病，则心烦神躁而无主持，故有痿顿，四肢不能为用之状，君以枣仁安神敛魄；若肺热则本体自燥，水源先竭，故以麦冬、知母清金润燥也；水既不足，则三焦之火游行于脏腑而现症不一，兼用知、柏壮水制火，使龙雷有所制伏，不致僭逆于上；生地凉血清心，五味固精益肾，山药补土而清虚热，皆所以清补元气、敛塞精神之平剂也。虚烦躁妄，面赤咽干，盗汗，消渴引饮，肢体烦冤疼痛，怔忪惊悸，魂梦不宁，乃包络之火偏盛。脉必寸口洪大，此心虚脉痿之证也，前方加生地三钱，麦冬一钱五分，黄连五分，早空心兼服地黄丸，临睡服朱砂安神丸。面白唇红，怯风畏热，肩背常若寒冷，痰嗽声嘶，咽干烦渴，魄汗多而不敛，乃火炎金燥，水源先涸。脉必虚微涩数，此肺痿之证也，前方加麦冬三钱五分，人参一钱五分，减枣仁一钱，去黄柏，早服地黄丸，晚噙金水膏。脾虚土薄，则营气不运，筋骨不能濡养，症必面黄浮肿，四肢委顿，脉必缓弱无神，微细无力，此脾痿也。若脾虚湿热不清，脉带沉微而数者，加白术三钱，人参、黄芪、石斛各一钱五分，陈皮五分，去生地、麦冬、五味、知、柏。若脉来洪数，或缓弱有力，病兼恶心干哕，嘈杂消中，体肥而倦者，阳明胃腑湿火自病也，加人参二钱，白芍一钱五分，黄芪、黄连各一钱，去麦冬、知母、五味，早服冲和资生丸，晚服养心丹。胆怯惊疑，神劳无寐，目昏头眩，筋急爪枯，转筋腿痛，白淫遗滑，脉来虚弦急数，此筋痿之证，乃肝虚血少，木燥内热所致，加牛膝、木瓜、甘菊各一钱，去生地、麦冬、五味，早服虎潜丸，晚服安神丸。肾虚水涸，髓竭精枯，骨软腿弱，腰膝酸疼无力，阳事易举，举而精滑易泄，小便频数，或淋漓秘涩不畅，溺后余沥不净，脉多沉微涩弱而带虚数，此属骨痿之证，加熟地黄三钱，人参、枸杞、当归各一钱五分，去生地、茯神、枣仁，早空心服固精丸或河车大造丸，临睡服集灵膏。

古方六味地黄丸见血门呕血条

安神丸见火门心与小肠虚火条

金水膏见燥门里热燥证条

冲和资生丸见气门脾胃营气不足条

养心丹

虎潜丸见内伤门劳力内伤条

固精丸一名坎离丸　心肾不交，水火不济，心火亢炎而肾水下竭，有淫梦而遗精，日久玉关不固，遂至无梦而滑泄，渐及五心烦热，神魂飞越，痰嗽喘急，面赤咽痛，肌消色萎，骨蒸盗汗，肢体困乏，腰膝酸软，便数淋漓，淫浊不净，将成痨瘵。

熟地黄捣膏　山萸肉各六两　山药　丹皮各四两　牡蛎粉醋煅　茯苓　莲须

龙骨醋煅　知母各三两　黄柏　远志肉　芡实各二两

膏和为丸，早空心，白滚汤吞服三五钱。

河车大造丸见内伤门房劳内伤条

又方

河车二具，煎膏　熟地黄八两　茯苓　山萸肉　枸杞　菟丝子　山药

沙苑蒺藜各五两　人参　当归　杜仲各四两　黄芪　白术　肉苁蓉各三两

河车膏加炼蜜和丸，早空心，白滚汤吞服五六钱。

集灵膏见咳嗽门肺痿条

卷十四

厥 门

或问：厥与暴中似是实非，然何以别为中？何以知为厥？厥之形证亦有别乎？

答曰：暴中之证，起于顷刻，面赤肢温，息粗气喘，鼾声如雷，体和而顺，惟内现眩晕，通身麻木，人事不省，或心境自明，独口不能言，身不能动，其脉虚浮微细，无神而欲脱，或浮洪搏急，弦紧空豁。此素无病象，因气血久亏，虚火僭逆，神气暴脱之证。若厥者，有因寒因热，因血因气，因痰因虫之不等，其状则面青口噤，牙关紧闭，人事不知，四肢厥冷，甚至过肘过膝，全体僵硬，气息奄奄如死，其脉沉伏不起，或沉涩欲脱，或沉弦细弱，或沉滑虚微，此因病而气血不和，闭塞不通所致，非若暴中得之仓卒者也。

或问：前论厥证有六，而致厥之因可得闻乎？

答曰：厥证不止于六，其中亦有虚实寒热之分，然而致厥之由总不外乎一气，气不流通，经脉闭绝，一时厥逆而致。盖人身营卫之气各有所属，所谓营行脉中，卫行脉外者，常也。若卫气闭格于中，营气反拘于内，遂使气血内格外拒，上下隔绝不通，必致六脉沉伏，肢体僵硬，手足厥冷等症，此厥证之大义若此。若究其理，则所谓厥者极也，热极而反兼水化，故厥逆而反恶寒者，阳之极也，寒入三阴而至于厥阴者，阴之极也。六阴尽而一阳复始，故厥逆之病亦有少顷阴退阳回，体温气转而苏者。此皆实证而兼外感，非比诸虚气脱，真寒陡绝，手足厥逆，过肘过膝，脉微欲脱，或空豁无根，而汗出如油，痰声如锯，绝候必现者也。

诸厥之脉与形证 寒厥者，不拘外感内因，或兼久病虚羸，以致寒入三阴，阴盛阳衰，遂至体冷倦卧，手足厥逆，呕吐泻利，唇青面黑，六脉沉伏，一如中寒。若中寒者，必至舌卷囊缩，肚腹绞痛之异。而阳虚气脱以厥者，又谓之阴厥也。

阳厥者，热厥也，因六腑壮热亢极而反兼水化，四肢虽厥，至腕而不至肘膝，口渴咽干，体温便秘，脉数有力，沉而不伏，此伤寒阳明热邪不解，多有此证也。

痰厥者，平素多痰，元气有亏，偶因营卫不和，不能导引血脉，浚水行痰，致痰涎壅闭于经络隧道，而气道亦因之闭塞以发厥者，神情昏愦，语言謇涩，口角流涎，息粗痰喘，而四肢厥逆，脉来沉滑有力者实，无力者虚，少顷气复脉通，痰涎顺利而苏。

气厥者，或暴怒而气逆火升，或郁怒而肝气愤逆，以致营卫不和，脉络气道格拒不通而厥者，面青身冷，手足厥逆，胸膈闭塞不舒，六脉沉弦不起。

蛔厥者，或因脾胃虚寒，或因肠胃湿热，使蛔不安其位，非逆上而滞下，即东攻而西筑，其类互相搅扰，致肚腹窘迫为痛，痛极而厥，以致面青唇白，四肢厥冷，六脉沉伏，乍有乍无，或大或小，日久不治，肌肉羸瘦，脾胃气虚，饮食不进，进而不甘。甚至种类繁衍，痛无已时，厥逆时发者有之。亦有嗜食异物，湿热生虫，以致痛厥者，谓之虫厥，其症相似。

血厥者，因吐血太过，阴气暴绝，孤阳无附，诸火上逆，并伏于心包而令人昏晕烦躁，自汗肢厥者，谓之薄厥。其证治见于血门。

产后去血过多，或难产力脱，气虚不能主持，虚火空发，亦令人眩晕而肢厥。方见眩晕门

尸厥者，平日正气虚羸，神情尪怯，或为客邪尸气所侵，或被邪神鬼魅所凭，厥则面青口噤，眼合体僵，四肢厥冷，其脉沉微，或有或无，乍大乍小。

诸厥治法　寒厥阴厥，治以温中散阳，益气回阳。实者表里调和，虚者专于温补。

阳厥热厥，外以清凉辛散之剂解其表热，内以苦寒通利之剂泻其结滞。

痰厥者，审其虚实，先用探吐通利气道，继用顺剂降气导痰。

气厥者，先用苏合香丸开通诸窍，疏泄气道，俟其苏醒，治以顺气之剂。

蛔厥，轻则审其寒热以安之，重则量其虚实以行之。

产厥，多由血虚火盛，主以滋阴养血，兼以降火顺气。元气大亏而临危欲脱，先以独参汤主之。

尸厥，乃阴邪闭固，急以苏合香丸温中养正，开气道以祛阴邪，兼烧玉枢丹熏鼻，以辟除邪气。

通治诸厥主方

半夏三钱　茯苓　广橘红各五钱　防风　桔梗各一钱　枳壳　桂枝各五分

炙甘草二分　生姜三片

水煎，不拘时服。

二陈汤通利脾胃结滞之痰气，佐防风、桂枝疏散在表之风寒，枳壳、桔梗利导中宫之痞浊。外感寒邪而厥者，加羌活一钱五分，苏叶一钱，去枳壳、桔梗。若内兼寒食冷饮，再加厚朴、槟榔各五分温中下气，豆豉、神曲各一钱以消食，泽泻、猪苓各一钱去膀胱之湿，苍术五分去肠胃之湿。里气虚寒而受寒发阴厥者，加肉桂、干姜各

一钱，吴茱萸三分以温中，去枳、桔。热厥者，加黄连、黄芩各一钱，薄荷一钱五分，连翘二钱，去桂枝、半夏、茯苓，减橘红五分，兼吞润字丸三钱，以和解表里之热。痰厥者，先用盐汤或稀涎散探吐，吐后前方加荆芥一钱，枳壳五分，去桂枝。如痰气不清，服广东牛黄丸一丸。若大便不利，服（沉香）滚痰丸二钱。蛔厥虫厥，加白术二钱，干姜一钱，乌梅肉、川椒、黄连各五分，苦楝根煎汤煎药，去甘、防、桂、桔，减半夏一钱，空心，吞妙应丸二钱。

苏合香丸 见中寒门寒中太阴条

玉枢丹 见霍乱门

润字丸 一名润下丸，见中风门中腑实证条

牛黄清心丸 见中风门中腑实证条

稀涎散 见中风门中腑实证条

（沉香）滚痰丸 见中风门中腑实证条

妙应丸 见积聚癥瘕痞块门

痹 门

或问：人之一身，莫不藉精血以滋养，营卫以导引，而后百脉流通，肢体便利者也。今有麻木不仁，偏枯萎躄，或上或下，或左或右之不等者，此气血不足耶？抑营卫不行耶？或经脉不通所致耶？若论气血不足，何左有而右无？何上有而下无？若论营卫不和，何运于左而遗于右？何导于上而阻于下？若曰百脉不通，何通于此而窒于彼？甚有饮食起居如旧而言笑不减平昔，虚实莫辨，形证疑误，吾子其畅言之。

答曰：痹者闭也，脾之疾也，脾主营气，营运而不息者也。盖脾虚则营气亦虚，不能统运经络血脉，则血脉闭而不通，方成痹证，此论致病之本也。正气不足，邪得凑之，营气既虚，则风寒湿外感之气有一乘之，遂滞著于经络血脉之间，合成痹证，此论受病之因也。然三气之中，须分各有所胜者，正其病名，而治亦有法。盖于风气胜者为行痹，风属阳，善行而数变，其性走而不守，不拘上下左右，流走于关节之间为痛，痛至三日五日，随处移换，故名行痹，俗曰流火是也。火与风名异而义同，又名白虎历节风，言其流移关节，一无定迹，而痛亦如虎咬，日轻夜重故耳。于寒气胜者为痛痹，寒属阴，阴性凝结，营卫既虚，复感阴凝之气，则血脉愈见其凝固而不通为痛，其痛定于一处而不移，且常痛而不止，故曰痛痹。于湿气胜者为著痹，湿属阴寒，复能生热，与风寒不同何也？风寒只言其气在有形无形之间，若论湿，有寒湿，有湿热，有湿痰，在热与痰，则无形而有形矣。以有形之物著滞于血脉间者良久，并血液而变为湿热湿痰，邪正混一，寒热不分，遂至肌肉先麻而后木，木则痛痒不知，谓之不仁，故名曰著。着者着滞不通之义，血脉阻塞，肌肉麻木，内外兼病，痛痒无

知，故不仁者又漠不相关之义也。无论上下左右，凡受湿之处先病，若浸淫日久，则蔓延不一。此论痹之现症而定名也。

或问：风寒湿三者合而成痹，假如三者未必合受，其痹安生？此属营气受病耶？抑属卫气受病耶？幸明悉之。

答曰：大凡痹证，惟营气受病，盖因营行脉中故也。卫气慓悍，另行脉外，故不受病。虽不受病，其虚可知，盖风寒湿三气自外而感，必由皮毛腠理而入，则卫气亦不能无之也。但此三气人最易受，而血脉之中亦最易稽留而为病。风火或多独行，而寒热每每相兼，应以脉证详审，孰有孰无，孰胜孰轻，分别治之。

或问：前论痹证多从风寒湿外感而得，若除此三者，尚有别感别名耶？

答曰：经旨论病甚详。若外感四时之气，内合五脏以成病，为外感之痹；若五脏六腑之淫气郁而成病，则又有脏腑诸痹。名状甚多，总不外于外感内伤，而外感者易愈，内伤者难痊。盖外感为有余，内伤为不足，有余者只于治病，故易愈，内伤者，补其虚则邪因补而留滞，攻其邪则元气因攻而愈损，多由补泻兼施，成功不易。更有一种，本无外感，亦非内伤，只缘情志抑郁而成痹者，书多未载，余手疗数人，皆获奇效。大凡病情变幻莫测，虽经先圣阐发，而疑似之间究竟未悉举，自在后学体物会心，临机应变之妙用也。

或问：痹虽不一，而主治之法可以预定，以为后学准绳否？

答曰：治病犹治国，盈虚消息，治乱不常，有治人，无治法，其理一也。大概气运有今昔之不同，则禀性有厚薄之各异，执古方而医今人，泥一法而治万病，犹圆窍而方凿，徒见其不知量耳。即有后方，亦不出余平素对证用药得心应手之法，与诸书所载古方无异，只堪为后人准绳，亦非一定不易之理也。

风痹脉证 风痹之风，其性属热，如火善动，故痛在四肢关节之间，或肿或红，恶寒喜温，三五日移换别处，流走不定，医者当以风热之风施治。若误为风寒之风而误用辛温，则益其热燥而风愈盛矣。脉多浮大有力，或浮弦而数，日轻夜重，病在阴分者是。

风痹治法 因血虚而内热，自当凉血而滋阴；因热极而生风，兼宜省风而清热。

风痹主方

当归_{二钱}　秦艽_{一钱五分}　防风　牛膝　羌活_{各一钱}　黄芩_{酒炒}　车前_{各五分}

水煎，午前、午后服。

病在血脉，以和血为主，当归、秦艽、牛膝和上中下之血脉也；非风药不能引经，羌活、防风主之；非泻火不能止痛，酒芩、车前清火顺气。日久元气虚者，加人参二钱五分，兼服凉血省风药酒。大便枯燥难解，加何首乌一钱五分，兼服搜风顺气丸。

寒痹脉证 寒气主于收引，血脉既已虚涩，而寒气乘之，则脉络闭而不通为痛。

甚而血枯经燥，筋骨失于温养，肢体因之拘挛，脉多沉涩，或弦紧，为难愈。

寒痹治法 初宜温经散寒，使邪从汗解；久当顺气活血，驱除沉寒。外用膏药熨贴，内兼药酒行经。

寒痹主方

当归二钱 羌活 防风各一钱五分 海桐皮 川芎各一钱 桂枝 独活各五分
生姜一片

水煎，午前、午后服。

血脉素亏，主以芎、归之辛温以温经活血；寒凝于血脉，以桂枝、桐皮之辛热以通之；羌活、独活之辛苦，力能祛伏风，散沉寒。气虚营弱者，加人参一钱五分，白术一钱。阳虚者，更加肉桂一钱，附子五分，外用葱、艾、生姜捣烂炒熟，敷贴，或熬五汁膏外贴，以炒熟蕲艾熨之，内服祛风越痹酒及史国公酒。

湿痹脉证 湿本滞着难散，虚则营卫不行，合而成病，则血脉肌肉无不闭塞而湿气滞着，轻则麻，重则木而不仁，四肢重着，艰于移动，脉多濡滑无力，或沉濡无力而兼弦细。

湿痹治法 病本营气不能营运，致湿气稽留而血脉凝滞，当以内外分消，或汗或分利，务去其湿，日久气虚血少者宜兼补益。

湿痹主方

白术二钱 秦艽 当归各一钱五分 川芎 羌活各一钱 苍术 防己各五分
生姜一片

水煎，午前、午后服。

脾本湿土，过于湿则营运之机不利，故主白术培营，苍术燥湿；血脉不通，以芎、归和营益血；风能胜湿，湿在经络，故用羌活，湿在血脉，故用秦艽，湿在下部，故用防己。日久气虚，可加人参一钱五分，兼服史国公药酒。

或问：外感之痹治法，既闻命矣，而四时五脏六腑之痹，其法可得闻乎？

答曰：邪应四时而合五脏以名痹者，其论有二，即前云外感与内伤之义耳。若外感三气，以应四时，而合五脏之痹者，乃因外感先病，有违岁气，日久正虚，邪传脏腑者也。其治法与前三证相同，只审元气之虚实，邪正之偏弊，加工于补泻气血之药，培元固本之剂，用意消息，十医九效。若内伤诸痹，即余前论，别无外感，只因情志抑郁而成者是也。因其绝无三气之外感，遂亦别为七情之内伤，与治风寒湿三证迥乎不同，成书虽亦备列，而治法内外混淆，全在学者明辨之耳。

或问：七情内伤之痹何由而致？何法以治？幸以教我。

答曰：内伤之痹多由七情郁结，情志不能宣畅，致脏腑之营气闭塞不通而成。其病不在肌肉经脉而现于肠胃脏腑，或上或下，随感而聚。故淫气喘息者，其痹在肺；

淫气忧思者，其痹在心；淫气遗溺者，其痹在肾；淫气乏竭者，其痹在肝；淫气肌绝者，其痹在脾。味此经义，宁非内伤？既属内伤，则与外感之风寒湿三气无涉，历观成书，外感内伤治法绝无分别。

或问：内伤固与外感不同矣，而淫气聚于五脏者，必竟由内耶？由外耶？此"淫"字与外感六淫之"淫"字，其义同耶？否耶？

答曰：此"淫"字当与淫精于脉之"淫"字用，若涉六淫，则属外感矣。淫乃盈淫偏盛，邪正不和之义。盖五脏之正气各具营运转输之用，若因情志抑郁不畅，其气遂致闭塞不通，逆归本经，积成淫气而成痹证，故曰痹者闭也，聚而不散，闭而不通，即正成邪，岂由外至？自来内伤脏腑诸痹有论无方，即有成方，又混于外感，不便于用。今定一主方，随以脏腑所有之淫气消息加减，存为准绳。倘有高明后起之辈再为阐发，以补余之不及。

内伤脏腑诸痹脉证　痹家六脉，无论内外，总而名之，痛脉必弦。寒多而痛，或沉弦，或弦紧。风盛则行，行脉浮数空大，痛则浮弦而数。湿重则着，着脉沉濡虚软无力，湿热微数，痛则微弦。在骨者重而不举，脉必沉涩；在筋者屈而不伸，脉必弦涩；在肉者麻木不仁，脉必缓弱而涩；在脉者血凝滞而不流，其脉沉涩而短；在皮则肌肉枯燥而皱揭，脉当紧涩而无神。勿论痛与不痛，逢寒则急，逢热则纵，此犹论内外相兼之脉证。若按七情内伤，则当审其痹属何脏何腑，而以六脉之虚实及逐部之浮沉紧涩弦数之脉与证参之，体察消息，自然得心应手而百不失一也。

内伤诸痹治法　病属情志，痹曰郁结，非独药饵可疗，当先情理开导，苟能变易性情，药自宣通和畅。大凡气郁者多火，血虚者内燥，治取调和气血，祛邪养正，不当破气燥烈，取快一时。每见此证过用香燥通利之剂而反剧者，医之咎也。

内伤诸痹主方

薏仁三钱　紫菀二钱　丹参一钱五分　泽泻　橘红各一钱　白甘菊　牛膝各五分

水煎，午前、午后服。

脾主营气，以薏仁、橘红治脾肺；若气膹逆，而以紫菀治肺，丹参治心，甘菊、牛膝治肝，泽泻治肾。虽曰治脾，而实顺五脏之气，以补为泻者也。如淫气喘息，心胸痞闷，气逆而欲咳不咳，状似息贲之证者，肺痹也，宜加川贝母一钱五分，桑皮一钱，开郁利气清痰，去丹参、薏仁不用。若淫气忧思，心中怏怏不乐，否否不舒，不思饮食，形神萎弱，似乎气逆膻中者，心痹也，宜加人参一钱五分，茯苓一钱，远志肉、益智仁各五分，去薏仁、牛膝。淫气遗溺，而膀胱胀满，如热汤所沃，小便不利，欲解不解者，胕痹也，加车前一钱五分，丹皮五分，去薏仁、紫菀。淫气乏竭者，闪劳力负重，疾走恐惧，体倦肢懈，神思疲极，谓之肝痹，加枣仁二钱，当归一钱五分，去薏仁、紫菀。淫气肌萎者，周身缓弱，四肢懈怢，肌肉麻木不仁，转侧坐卧艰难也，此为脾痹，宜加白术三钱，茯苓一钱五分，去紫菀、牛膝不用。

凉血省风药酒_{见痛风门}

搜风顺气丸_{见中风门中脏缓证条}

蠲痛（五汁）膏_{见腰痛门}

祛风越痹酒_{见中风门中经条}

虚损门

或问：虚损痨瘵，人概谓之痨病，又谓之怯证，其说不一，而子亦有所别耶？

答曰：虚损痨瘵，迥然不同，岂堪混称？若怯证，即虚损之别名。五脏六腑之精神血气本来不足，或后天生机不旺者，为虚。若过于用心则损无形之神智，过于作劳则损有形之气血。虚损之人，营卫既亏，形神羸弱，无风而畏，不寒而栗，自有一种畏怯之意，故曰怯证。经云虚者补之，损者益之。终保无虞，岂痨瘵所可同日而语哉？

或问：虚损之证，补益之法，将何以别？

答曰：脏腑各有所损，而一脏一腑之中又有营卫阴阳气血虚实之不同，医者须凭脉证参酌，病家告以致病情形，早为调治，何患不起？若虚实不分，补泻妄施，脾胃受伤，后天生机不浃者不治，则后悔亦无及矣。

或问：痨怯，古今通论而子分为两途，前与先哲不合，后为后学所驳，不亦谬乎？

答曰：虚损痨瘵两证，不独情形迥异，而治法亦属不同。余临证三十余年，所活几千百人，故敢瓜分缕析，诏诸来学。先哲方书虽然充栋，而后学不善抉择，每致疑误，故余不惮群议而尽一得之愚，任继起者虚衷采用焉。

心经虚损脉证　虚者即如仓廪空虚，可以复充，损则犹之房舍倾颓，何难重茸？但要大匠工师确见破漏所在，添瓦易椽，便成新创。倘或付之粗工，舍基址而不固，惟粉饰之是修，终须倾敧颓弊之患，医者病者均当详慎。心经虚损，多因曲运机神，大耗心血，阴血亏而阳火盛，则神气亦为之耗散而不能宁居，魂梦飞扬，夜无熟寝，加以包络之气郁化火内迫，而心神为之烦躁，怔忡不寐，壮热盗汗，口燥舌干，味苦口糜，嘈杂少食，梦遗滑精，小便短赤，脉必微洪虚数，此心经之阴血亏而神气不安之证也。若六脉无神，虚微涩弱而不数，心虚胆怯，畏风恶寒，喜温饮热者，乃心经阳虚气弱神衰之候也。

心经虚损治法　阴虚宜用养血安神，阳虚专于培元益气。

通治心经气血虚损主方

枣仁_{三钱}　人参　当归_{各一钱五分}　桂圆肉　茯神　丹参_{各一钱}　甘草_{二分}

水煎，早晚空心服。

神气飞扬，君枣仁之酸以敛之，茯神之附木以安魂宁志，当归、桂圆滋阴养血，人参益气，丹参开郁，甘草清热，为补益心经之平剂。若阴虚火盛者，加生地二钱，麦冬一钱五分，五味子二分，服安神丸。阳气虚而神无主持者，加黄芪二钱，人参一钱五分，白术一钱，益智五分，去圆眼、丹参，服天王补心丸或宁志丸。

肺经虚损脉证 元气为忧愁思虑所伤，则卫气不充，腠理不密，时有畏风怯寒之状，面白无神，魄汗淫溢，体倦懒言，即言而气微不续，不咳而咽嗌间淫淫欲咳，此阳虚气弱之证，六脉虚微细弱，按之虚豁无力者是。若至申酉之交，两颧见红，唇红面白，咽燥口干，气喘烦嗽，喜凉畏热，内热痰红，梦遗精滑，二便秘结，六脉虚数，或数而不清，此本经阴虚血少之证也。

肺经虚损治法 阳虚者温补卫气，阴虚者清补宗营，兼以滋阴抑火。

通治肺经气血主方

麦冬三钱 人参 枣仁 葳蕤各一钱五分 茯神 黄芪各一钱 五味子二分

生脉散滋补本经之精神元气，神、枣安神定魂，葳蕤清热，黄芪益卫，此通治本经虚损之平剂。如火炎金燥，津液不足，阴虚火盛者，加生地二钱，知母一钱，去芪之燥，减参五分，服培元固本丸。脾胃气旺，大便燥结者，兼服金水膏。元气不足，喜热畏冷，脉微形弱者，加人参、黄芪各一钱，白术一钱，炙草二分，去麦冬、五味，服集灵膏、河车大造丸。若六脉虚微，畏寒足冷者，加附子五分，并去葳蕤。

脾经虚损脉证 或因思虑伤脾，或因劳倦伤脾，致脾胃之元气有亏，而中宫之营气不运，初则虚饱减食，继而恶心中满，肌肉消瘦，肢体困倦，喜热恶寒，脾虚飧泄，肢肿腹胀，睡卧不安，六脉缓弱，虚微无力，此脾阳不足，营气有亏之候。若六脉虚数不清，滑而无力，大便燥湿不调，消中嘈杂，多食易饥，名曰食㑊，此脾阴不足，营血有亏也。

脾经虚损治法 阳虚气弱，理宜温补，兼佐营运升清；血虚胃热，自应清补，培营益血。此证多有别经先病，传入脾胃，或脾胃先虚而病移他脏者，尤当参以主客，酌缓急先后而调补。

通治脾胃气血虚损主方

白术三钱 人参二钱 黄芪一钱五分 茯苓 当归各一钱 陈皮五分 炙甘草二分

水煎，早晚空心服。

君白术以大补脾元，佐参、芪以兼培宗卫，使气各能统运而不滞；当归专补脾血，陈、甘调气，茯苓分利，使无凝滞之虞。元气虚弱，意志不扬者，此阳虚也，即前方加远志、益智各五分，服冲和资生丸。脾胃精血不足，虚热内盛，肌肉黄萎，消中消渴者，谓之阴虚，加枣仁二钱，丹参一钱五分，芍药一钱，增当归五分，去黄芪，减人参五分，服三因冲和丸。

肝经虚损脉证 或谋求不遂，郁怒伤肝，或气愤不泄，怏怏失志，或胆虚不决，多怯多疑，或虚寒假热，似疟非疟，或淫梦惊惕不寐，或眩晕目赤耳鸣，妇女则淫带淋漓，月经妄溢等证。六脉虚数而弦急者为阴虚，沉微缓滑者为阳虚。

肝经虚损治法　阳虚气弱，宜温补而升发春生之气；阴虚血少，宜滋阴益血而疏肝清热。

通治肝经气血虚损主方

枣仁三钱　生地二钱　当归　人参各一钱五分　枸杞子　茯神　丹参各一钱

牛膝五分

水煎，早晚空心服。

肝藏魂而主筋，虚则魂不归肝而筋为缓纵挛急不和，故主神、枣而兼归、膝；肝热则有风木之化，因滋以枸杞而清以生地；气虚，培以人参；气郁，和以丹参。如阴虚血少而内热者，加甘菊一钱，去人参。热极而便燥者，更加何首乌二钱。阳虚气弱而虚寒者，加黄芪、人参各一钱五分，远志五分，去生地、丹参、牛膝、枸杞，滋阴百补丸、滋燥丸可以酌用，妇女则以逍遥散、敛带固真丸、调经清郁丸、调经济阴丸对证参用。

肾经虚损脉证　肾与三焦虚者，多因男妇房劳不节，淫欲过度，男则梦遗滑精，腰膝酸软而乏力，阳虚阴萎而不振，女则白淫淋带，冲任不调而天癸闭绝，腹痛寒热。六脉微细涩弱无神为气虚，若弦涩而数或虚数有力，为阴虚血少。

肾经虚损治法　阳虚专于温补，阴弱自宜滋补，兼清虚热。

通治肾经气血虚损主方

熟地三钱　人参　麦冬各一钱五分　山药　茯苓各一钱　山萸肉　丹皮各五分

五味子一分

水煎，早晚空心服。

肾为藏精之脏，熟地、山萸专于补精；生脉散益气生精，兼能固涩；茯苓、山药培土蓄精，丹皮开郁清热。脉微不数，形神羸怯，血不华色，是为阳衰，加人参、黄芪各一钱五分，桂、附各五分，去麦冬、五味，服八味地黄丸、益志固精丸、调经养营丸、河车大造丸。虚数有力，三焦火盛者，加知母一钱五分，黄柏一钱，服男妇济阴丸、妇宝胶归丸。

或问：五脏各有所主所藏，即如心主神，肝主血，脾主营，肺主气，肾主精是也。今据前文，则每脏各具有精神气血者，何也？

答曰：五脏五行，各有分配，人所共知。若论天地造化之妙，则一脏中又各具一五行，所以人之五脏咸得并受营气，咸能资生造化，互能统运精神气血，为无穷之益也。

或问：心肝脾肺肾，木火土金水，各自为用，虽有相生之益，不无相克之虞，君言各具五行，不亦过乎？

答曰：造化之妙，无有限量，五行之中，复具五行，固不必论，而生克之间，且能互相为用，生生不息，变化无方，所以肖天地，贯三才而该万理。若只具一五行，则造化复有限矣。

安神丸见火门心与小肠虚火条

天王补心丸见气门包络膻中气虚条

宁志丸同前

培元固本丸见血门咳血条

金水膏见燥门里热燥证条

集灵膏见咳嗽门肺痿条

河车大造丸见内伤门房劳内伤条

冲和资生丸见气门脾胃营气不足条

三因冲和丸见积聚癥瘕痞块门心之积为伏梁条

滋阴百补丸见内伤门劳烦内伤条

滋燥丸见胁痛门

逍遥散见疝气门

敛带固真丸见淋浊门带证条

调经济阴丸见发热门郁蒸发热条

调经清郁丸同前

八味地黄丸即古方肾气丸，见气门肾与膀胱之气不足条

固精丸一名坎离丸，见痿门

调经养营丸见腹痛门

滋补济阴丸见火门肾与膀胱虚火条

妇宝胶归丸见淋浊门带证条

痨瘵门

或问：前论虚损，固有脏腑阴阳之分，精神血气之别，而痨瘵不识何因而生，与虚损何以为异。请详示之。

答曰：痨者牢也，譬人陷于牢狱，永无出期，又如牢固不拔，难以除根之义；瘵者败也，坏也，有蠹蚀中腐，随致败坏，死期近而生机少也。

或问：痨瘵之义虽悉，致病之由未明，何妨明示后人，使之防微杜渐，其利世不更溥哉？

答曰：致病之因不一，亦各随其所触而发，然患痨之人，可以预料其必病，亦可

防微而杜渐也。何以知其必患此证？盖人之死生寿夭，察其平素之形神情性可知。即如万物在天地间，得春夏生阳条畅之气则生，生者申也，禀秋冬阴凝肃杀之性则死，死者止也。但草木之止，谓之伏气，反为来春生发之机。人则不然。大凡人之性情最喜畅快，形神自宜精采焕发，方刻刻具阳春之气象而时时有生长之情怀，不惟却病，可以永年。倘其人本无所事而沉思默想，兀坐寡言，形容愁惨，眉宇不舒，临欢乐之场反生厌恶，处富贵之境毫无愉色，人以为老成，不知夭折之兆已现于形容矣，则人亦宜知所趋避也。致病之因，则有抑郁成瘵，多气成瘵，久嗽成瘵，传染成瘵，穷思积想成瘵，嗜饮成瘵，患得患失，悭贪执性成瘵，男女纵欲贪淫，及过时失配成瘵之不一，总不出乎情性之偏执，习气之乖戾而致。患此者，医药每多不效，盖药能疗病而不能变易性情也。

或问：瘵病人每多壮年及处富贵逸乐之家者，何也？其病有多年而死，或三年一年而死，甚有才及百日而死者，又何也？

答曰：但看瘵病，多在四旬以内及童稚之年，或男女情窦早开，过时失配，或男妇少年鳏寡，欲心不遂，及僧尼强制，非出自然无欲者，大可想见其脏腑之精神气血未必尽亏，而风寒邪热亦未必深入鸠缠，惟一情志抑郁沉思积想所成。盖其精血未枯，因气郁不能散达，致壮热内蒸而虫生骨节之中，久则蔓延，蓄害不浅。譬之华屋，栋梁外倚，丹垩壮丽，而木之滋性犹存，湿热内蒸，白蚁延蚀而中朽不觉。然梁柱犹可脱换，而骨节隐微焉能荡除？即有良方，难施其巧。惟有初起，自知利害，求生心切，情性忽易，抑郁顿舒，兼用辛凉宣发之剂，如逍遥散、济阴丸之类，清散郁热，毋使内蒸，调和脾胃，培补气血，外以艾灸、熏洗、熨擦之法杀虫祛祟，以图侥幸。然不若改途易辙，大开怀抱，放下一切，以求生路之为切也。

或问：前论气郁生热，热郁生虫矣。但人之因郁而热者甚多，何不尽至于生虫，而老年之人又独无此证也？即生虫还在既病之后，抑病后而后生虫也耶？

答曰：瘵瘵必先抑郁气血，内蒸为热，郁热不能清散，随触而先发瘵热，乍寒乍热，或止或发，久郁不散，遂假我之精神气血而生虫。虫生则周身延蚀不已，始则精血有余而尚堪供其侵削，久则神枯气竭，随宅舍而颓毙不支。若老年精血已亏，虽有郁蒸，不能生虫，故患者不若壮年之多耳。但观腐草为萤，汗衣生虱，则知瘵瘵所以生虫之义矣。

瘵瘵脉证 瘵疾初起，虽属郁结内蒸，而热犹未盛，或因暴怒，或因惊疑，或因忧虑，或因外感，相并成热。及小儿疳疟成瘵，或疳嗽瘵热，其形势似疟，必先觉微寒而后发热，或片时，或半日，或有汗无汗，或乍发乍止，虽热而饮食起居如常，容颜似旧，神气不衰，惟有内觉五心烦热，息粗气热而咽喉淫痒作咳，咳久则气逆为喘，水枯金燥而痰红，诸症悉现，故形证与疟悬绝不同。盖疟之初起，必先头疼畏寒，振栗烦躁，大寒大热，汗出热止，发作有时，发后形神瘦弱，脾胃气虚而肢体浮肿，疲倦不振为异。惟痨热之脉与疟相类，或虚数，或浮弦，或沉弦，或弦急，或急数搏大，然多两寸盛而两尺无力。

痨瘵治法　治痨不宜骤补，当用后方消息加减，清散郁热，兼之开郁顺气。外用熏洗诸法，祛秽杀虫。

通治痨瘵主方

干葛二钱　秦艽一钱五分　柴胡　当归各一钱　薄荷　丹皮　川芎　陈皮各五分

水煎，空心午后服。

火郁则发之，木郁则达之，金郁则泄之，大约痨热郁蒸于血分，自宜升散疏泄为主。当归、川芎、丹皮辛凉甘温之剂，能补血而活血，不使血脉凝滞；佐秦艽、丹皮，亦和血搜风之药，以散血中之郁热；干葛、薄荷之辛，柴胡之苦，透达郁蒸之气，泄其湿热之滞，以杜生虫之患，即逍遥散之取义耳。如初感风邪，六脉浮数，则加杏仁、荆芥各一钱五分，防风、前胡各一钱，去芎、归、柴、牡以避辛燥。暴怒伤肝，痰红烦嗽，朝凉暮热，六脉芤数者，加生地三钱，茜根、地骨皮各一钱，知母五分，去芎、归、柴、牡。如情志抑郁，忧疑惊恐，思虑过度，朝凉暮热，骨蒸痰嗽者，加枣仁一钱五分，人参、丹参、茯神、知母、地骨皮各一钱，减干葛一钱，秦艽五分，去芎、归、丹皮。如气虚，六脉微弱者，加人参一钱五分，黄芪、茯苓各一钱，甘草二分，减干葛一钱，秦艽五分，去川芎、丹皮。如血虚，六脉芤数者，加生地三钱，人参、丹参、知母各一钱，去薄荷。脾胃虚弱，六脉微弱无力，大便泄而饮食日减者，加人参、茯苓各一钱五分，黄芪、白术各一钱，甘草五分，去芎、归、荷、葛。气血两亏，肌肉消瘦，形容枯槁，痰嗽不已，饮食减少，六脉细数者，加人参一钱五分，渐至三钱止，黄芪、山药、茯苓、白芍各一钱，减艽、葛各一钱，去芎、归、薄荷、丹皮。初起，内服青蒿鳖甲丸。久嗽痰红，肺痿喉疼，服噙化丸。喉癣破碎，用吹喉散。

灸法　膏肓左右二穴，百会一穴，用真蕲艾茸捣结成壮，每穴灸七壮或九壮，审精神虚实增减。

浴法　百部一斤，生蕲艾八两，煎汤，早晚洗面，遍及周身。

擦法　向东桃头七个，生艾头七个，柳头七个，三味捣极烂，雄黄一钱，麝香一分，一总另研极细末，连前三味拌匀烘热。由百会穴起，循脊之中，行下至尾闾，及手腕臂弯，脚腕腿弯，每七日各处遍擦一次，务使药气浸淫，血脉流通，郁火解散，以杜虫患。

熏法　玉枢丹一味，常烧，鼻嗅其气，亦能杀虫。

利法　玉枢丹三钱，凡浴擦熏洗之后，于早空心用白滚汤调服，取利，亦祛除脏腑虫孽之法。

镇法 桃木七尺，四面削方，选天罡日，用朱砂虔书祛痨辟尸鬼符篆于上，延正一有道法师，就于病人卧室，醮祭一坛，钉桃木于室内，即病者本命内星辰为雠作难方向镇之。

或问：试以君所立之诸方法，能尽保天下之痨疾者可以立起乎？

答曰：痨疾初起，形神色脉未枯，情志条畅者，多效。若神色尫羸，大肉尽消，喉哑声嘶，喘嗽不停，痰如白沫，壮热不已，息粗气高，耳焦目陷，六脉急数无伦，昼夜眼开不寐，泄泻少食，性躁急而善怒多忧者，不治。前备数法，亦尽医者好生之心，讵能夺造化之权哉？

逍遥散 情志抑郁，则营卫不和而气血内蒸，为寒为热，久则生虫而延蛀矣。方名逍遥，有升发舒畅、透达解散之义，不拘男妇，气血不和，郁热内盛者，允宜用之。

　　白术　茯苓各一钱　甘草三分　当归一钱五分　白芍一钱　丹皮　柴胡

　　山栀仁炒黑，研，各七分

水煎，午后、临睡服。

滋补济阴丸见火门肾与膀胱虚火条

太平膏见血门咳血条

玉枢丹见霍乱门

青蒿鳖甲丸 五阴虚耗则六阳偏盛，血热精枯则骨蒸内热，或寒热似疟，或朝凉暮热，渐至痰红烦嗽，肌消骨痿，郁热生虫，鬼交淫梦，痨瘵而死，是药清补相兼，允宜早服常服。

　　人参　黄芪各一两五钱　白术一两　生地黄四两　鳖甲　龟板胶　青蒿穗

　　地骨皮各二两　秦艽　知母各一两五钱　川芎　牡丹皮　黄柏各一两

蜜丸，早晚空心，百沸汤吞服三五钱。

噙化丸 清散上焦郁火，滋溉心肺燥热，顺气清痰，杀虫宁嗽。

　　生地　麦冬　紫菀　川贝母各二钱　知母　百部　桔梗各一钱五分　青黛一钱

　　川黄连　硼砂　薄荷叶　粉甘草各五分

研极细，用金水膏代蜜和丸，不时噙化。

三消门

或问：三消证，消渴则善饮，消中则善食，消下则善溺者，何也？

答曰：消者销也，有销金铄石之象，不出乎燥火狂热之为病，但有新久虚实之不同。上消属心肺而兼肾，此证虚实兼半；中消则属阳明胃而兼燥金大肠，其证则多实，而虚亦有之；若下消，则属肾与膀胱，必因平素房劳太过而得，故独判此证为多虚少实也。

或问：消为火病，固闻命矣，而三消脉证，请详悉之。

上消之脉与形证 心肺之脉洪数有力，而肾脉沉静有神，止于烦躁干咳，渴欲引饮，所饮甚多，所解甚少，大便或兼之燥结者，心肺之实热独盛，火炎金燥之确证也，其证必由暴得。若消之日渐日久，心肺之脉微弱而虚数，肾脉兼之虚寒细数，症兼怔忡少睡，气促烦嗽而引饮渴愈甚者，乃心肾不交，火炎金燥，金水不能化生之故也。盖少阴肾脉系于舌本，故舌下之穴为廉泉，肾家真水从廉泉源源而来，上溢于华池，则津液津津满口，而心肺有所禀承，咽喉为之润泽，焉有是病哉？其证得之日久，属肾水不足以济心火，心火刑金而水源虚涸之为患，当以虚治者也。

中消脉与形证 中消乃足阳明燥土自病，胃中津液枯涸，时时嘈杂，如饥不食则嘈杂难过，食则胀满难消，愈食愈瘦，精神倦怠，不因多食而体肥肉长，饮食无度，大便有限，故曰中消。先贤所谓多食易饥，虚者此也。初起营卫尚充，六脉微滑而数，数而有力者，以实治；病久营卫已亏，六脉虚数无力者，以虚治。

下消脉与形证 此证多由纵欲伤精，肾家真水内竭，虚热内盛，津液浑浊短涩而膀胱无所禀受，三焦无所出纳，故便溺因之涸竭。非膀胱本有所藏而三焦失其决渎，水道为之不通也。始则频数无度，淋漓不尽，久则如脂如膏，绵绵下渗，急坠欲解，解则不多，甚至梗塞为痛，心烦口渴，形羸神萎，脉多滑数而虚涩无神者，有虚无实之证也。

三消治法 上消，初起有余者以黄连、花粉、玄参之类清火，日久虚弱者以地黄、知母、参、麦之属润之。中消，有力者以硝、黄、川连苦寒之剂泻之；无力者以参、麦、知、芍、石膏清补之味主之。下消，专于阴虚水弱，惟以二地、二冬壮天一之水，清金水之源为主也。

通治三消主方

　　麦冬五钱　生地三钱　知母　黄柏　玄参各一钱五分　黄连一钱　甘草三分

水煎，午前、午后服。

生地、知母乃补肾壮水之要药，麦冬滋补金水之化源，虚则补其母也，三味皆润泽之剂，亢火赖其直折耳；玄参、黄连、黄柏分清上中下三焦之实火。消渴者，加天冬二钱，去黄柏。虚者，加人参一钱五分，五味子三分，去连、柏，清金丸、金水膏参用。消中，加石膏一两，白芍二钱，去玄参、黄柏。大便燥结不通者，加酒浸大黄三钱，玄明粉二钱，去麦冬、知母，防风通圣散、润下丸参用。下消，加熟地五钱，减麦冬二钱，去玄参、黄连、甘草。元气虚者，加人参二钱，五味子三分，滋肾丸、培元固本丸、金匮丸参用。

汗 门

或问：汗本何物？属于何经？何由而致？何因而出？请详言之。

答曰：汗乃五脏六腑之津液因表虚而外泄。盖肺主皮毛腠理，得西方之金令，主收敛者，一也；又卫气行阳二十五度，外护皮毛，肥腠理者，二也。诸汗皆因气虚，失其收敛捍卫之常，故多外泄也。然而致汗之由则又不然，多由脏腑不和，阴阳偕乱，郁蒸为热，以致津精血液变而为汗，乘卫气不守溢出于外。若独罪于表，则犹之严郛郭之扃钥而忘萧墙宫阃之内祸矣，故汗也有脏腑虚实之不同，随症得名，各宜详审脉与形证，分别施治，则思过半矣。

诸汗之脉与形证 卫气虚而阳气衰弱，则腠理不密，症必畏风怯寒，皮毛枯燥，面白神衰，此阳虚自汗也，脉必微细缓弱，按之无神。若阴虚内热，心烦身躁，面赤唇红，脉来洪数，按之空弦虚大，或弦涩而虚数无神者，此阴虚内热盗汗之证也。如气虚血热，面白唇红，乍热乍寒而自汗者，乃阴阳两虚，营卫不调所致，故脉多虚数，或沉微涩数者是也。若湿热内蒸，腠理不密而自汗者，汗出津津不绝，但不至淋漓外溢，症则面目黄黑，肢体倦怠，中满泄泻，自便自利无度，其六脉濡软无力，或按之沉细而数也。有痰火内壅，津液不敛而头面上半身多汗者，乃肺胃受病，阳明燥火为患，症必痰嗽有余，面红气喘，二便秘结，脉必滑数有力，或按之空大而数。若心血不足，包络火盛，怔忡嘈杂而魂梦多惊者，脉必左寸关虚数。如心神不足，包络阳虚自汗，症则形神虚萎，情志抑郁，健忘惊悸，嗜寐懒言，脉必微弱无神，其汗多在心胸间者是也。或本无病，骤触惊疑而汗出者，为之魄汗，脉必空大，或虚数，或乍大乍小，乍数乍缓，而症则恍惚无主，神气不定者是也。若少年斫丧过度，精气暴脱，汗出如雨，头不痛，身不热，但寒战口噤，喘急目瞪者，脉非空大而散，势如鼎沸，则虚浮不敛，按之无根，与久病气血两虚，口开目陷，肢冷手撒，神昏气喘而汗出如油者相去不远，皆为之绝汗，不治也。

通治诸汗主方

生地三钱 黄芪二钱 白芍 枣仁各一钱五分 当归一钱 黄连五分 五味子二分

水煎，临睡空心服。

汗即津精血液所成，俱因气血两虚，血热内蒸而致。故君以生地滋阴凉血，臣白芍之酸寒，禀金化而敛汗清热，枣仁之甘酸，禀木火之正化而止汗为佐；黄芪益卫以肥腠理，为臣；当归佐生地，以和血脉，补津液之偏枯；黄连之苦，以泻心包之火，五味之酸，益肺肾之精气以固密秘敛，为使。阳虚自汗者，加人参一钱五分，黄芪、白术各一钱，桂枝七分，此皆温表固气之品，去生地、当归、黄连、五味，减白芍七分。阴虚内热而盗汗者，即前方加麦冬一钱五分，黄柏五分，滋肺金，清肾火。若血气两虚自汗者，加人参一钱五分以益元气，知母一钱以清龙雷之火，去当归之辛滑。如湿胜自汗者，加白术二钱，茯苓、麻黄根各一钱，防风、羌活各五分，盖术能健运以去湿之本，羌活、防风能燥湿以治标也，去生地、当归、白芍、五味、枣仁，减黄芪一钱。若痰火多汗者，加贝母二钱，茯苓一钱五分，知母、橘红各一钱，黄连五分，去生地、当归、枣仁、黄芪。如心包气血虚者，加人参一钱，麦冬二钱，去白芍。阳虚者，加人参一钱五分，芪、术各一钱，茯神一钱，桂圆肉七枚，去生地、白芍、黄连、五味。触惊而汗者，加人参、麦冬各一钱五分，去黄连。虚脱及久病者，或用独参一两，附子三钱，早服，庶获十中一效耳。

宁志丸

安神丸

清气化痰丸

固本丸

济阴丸

八味地黄丸

遗滑门

或问：肾为藏精之脏，而遗滑之证乃精满自覆耶？抑肾虚不能固摄耶？至于有梦为遗，无梦为滑，其故何居？

答曰：精气神乃人身之三宝，为主命之基本，先天无形之灵气，但能运用固守，则可以延年益寿。若一落后天，涉于有形，便难秘藏，虽寡欲而淫梦无制，则遗滑随之矣。

或问：精本有形有质之物，而与神气同论者何也？

答曰：肾藏精者，非谓能藏有形有质之精也。盖精液未遗之先，本由心经之神一动，谓之君火，而肾经之相火应之。此相火者，非真所为火也，即坎中生阳之气也。此气潜伏于至阴之下，生生不息，在人即生精生液之气，在地为生云生雾之气也，《易》云山泽通气者是也。有如天气欲雨则云先从地生，若云气透天而散则无雨，如云气凝结于半空则雨立至。人身一小天地也，子后阳生，坎中之生气必应，应则少火从之，精气自生，生则从尾闾由夹脊直透顶门而化为精髓，故脑为髓海者是也。倘阴中生阳之气一虚，而子后生气虽应，然不能上透泥丸而化神化气，至中道坠落，变为有形之浊液，即有梦遗滑精之症矣。初则五脏之神足，随机而有梦，久则气陷机滑，玉门不固，随举随泄，虽无梦而遗，甚至日久元气虚脱，虽白昼而亦自滑矣。

或问：人患遗滑年久不愈而未尝至于危殆者，当此证无死之理乎？

答曰：精本养命之元，生气生神，吾人资之以始者也，但人身之精有二，学者不可不辨。《灵枢》云生之来谓之精，此我所禀先天元生之精也。《素问》曰食气入胃，散精于五脏者，此后天所禀水谷日生之精也。然水谷日生之精亦必从先天元生之精所化，而后生生不息，分布五脏，五脏盛满，则输之于肾，故曰五脏盛者，乃能泻也。今之遗滑者，犹属后天水谷之精微，而先天元生之精犹未病，而生生不息之机未绝，盖有所生即有所泄，故肌肉虽枯，形神萎弱，而谷气仍旺，生机尚在，犹可静摄调养而自愈。若心脾虚损之人，忧思郁结，食少事烦，阳虚阴痿，虽无遗滑之患者，亦至与死为邻，何也？乃坎中生阳之气已竭，丹田少火不生，土中无火，则水谷不化，精微之气竭而奉生之本亏也。

或问：有持筹握算，曲运神思，或强力作文，劳心过度，皆致白日滑精者，此元生之精耶？抑日生之精也？

答曰：精气神分而有三，合而成一，本虚无混一之灵物，彼此循环，相生相固以为常。三者之中，有一物病则犹可延，若两物病则一物不能孤立而危矣。盖精能生气，气能生神，神复生精，生生不息，神依气，气附精，合则相生相固，分则精散神离。若思虑过度，必先伤神，神伤则气散，气散则精亦不固而自离矣。若房劳纵欲必伤精，精败则气无所附而散，气散则神无所傍而脱矣。若劳伤竭力者必伤气，气败则精绝，精绝则神不能独藏而自散矣。至于伤精者则阴虚，阴虚者多火，火盛者多梦遗，伤气者为阳虚，阳虚者多自滑，则又阴阳二气之所使也。

遗精之脉与形证　夜多淫梦，昼或妄举，颧赤唇红，五心烦热，此系阴虚火盛之证，脉必两尺空弦，或细涩而数。若阳虚者，面白唇青，怯风畏寒，形神尪弱，意兴不扬，而六脉虚微，或微涩而数，数而无力者是也。

通治遗滑主方

　　枣仁三钱　人参　黄芪各一钱五分　茯神　山药各一钱　远志肉五分　五味子二分

水煎，早晚空心服，兼吞固精丸。

万物之生，生于一气，气本无形，可以透巅顶，可以散四肢，是清升之阳气也。盖人精气之不固，多由神明之不清，前方以枣仁、茯神、远志、五味先安五脏之神，用参、芪、山药以固五脏之元气，神清气固，则精自秘藏矣。阴虚火盛者，加生地三钱，麦冬一钱五分，丹皮、黄柏各五分，去黄芪、远志。心气虚微，肾气虚陷而遗滑不止者，加人参一钱五分，益智末五分，减枣仁一钱。脾肾两虚，气陷而滑，此土虚不能防水也，加白术二钱，益智五分。脾经湿热不清，湿痰下陷于前阴而滑泄者，加半夏二钱，白术一钱五分，黄连五分，防风五分，去枣仁、五味、山药。如五脏之气血两虚，营卫不能转运输布，以致精气下陷，遗滑不止，形神虚萎，饮食减少者，黎明服补中益气汤，以助卫气之升发，午后服归脾汤，以裨营气之健运以资生。若肾气虚寒而精不固者，宜服八味丸。

固精丸 心肾不交，火炎水陷，有淫梦遗滑之症，日久不固，遂传虚损痿怯之证，宜固本培元，兼以静养身心。此丸补心气以安神，益肾气以宁志，培土防水，酸涩固精，苦以泻火。心气虚者，兼服宁志丸；心血虚者，安神丸兼服，或服坎离丸。

山萸肉四两，连核　莲须二两五钱　茯神　山药各二两　黄柏一两五钱　远志

五味子各一两

金樱子熬膏代蜜为丸，白滚汤早空心吞服三钱。

上方皆气分药也，不偏燥湿温凉，允成固涩之要剂。不用地黄、知、麦壮水之药者，以其助湿滑之性以润下也，况湿能生热，热即生痰，湿痰下陷，是益其滑耳。

宁志丸见虚损门

（朱砂）安神丸见痿门

坎离丸 心火亢而肾水竭，则虚烦不足，腰膝酸疼，或鬼交淫梦，遗精滑泄，或虚火妄动，淋浊梗塞，甚至肌销骨痿，形神困乏，五心烦热，骨蒸盗汗，痰嗽咳血，声嘶咽哑，遂成痨瘵。此丸能使心肾交而水火济，固气塞精，允称平剂。

熟地四两　山萸肉六两，连核　山药　牡丹皮各四两　茯苓　芡实　莲须

知母　黄柏各三两　远志肉　龙骨　牡蛎粉各二两

金樱子熬膏和丸，或参汤，或白滚汤，早空心吞服二三钱。

益志固精丸 夫脏者藏也，惟其能藏，则万物方寓发生之意。况精气神本先天虚无妙有之灵机，互为根本，为人性命之基，宜静不宜动，宜藏不宜泄者也。凡因劳烦过度，思虑无穷，谋为不遂，淫欲任意，皆能损神动气，神气不守，则精无统摄，遂有淫梦自遗、白淫白浊、五淋滑脱诸证。是药培元益气，养神宁志，固肾涩精，乃补益根本之良剂。内服此丸，外贴神应膏。

人参　黄芪　茯神　枣仁　山药　杜仲　丹皮　远志　益智　黄柏

知母　莲肉　芡实　山萸核

金樱子熬膏和丸，早空心，滚汤吞服三五钱。

梦遗神应膏 暖脐膏虽有益精固涩之功，难免兴阳助火之患，不若此膏专于收敛固摄之为妥切也，妇人敛带亦效。

荔枝草　三角尖　益母草　清风藤　五味子　玄精石醋煅，末　粟壳

诃子肉　龙骨　牡蛎各一两

除玄精、龙骨、牡蛎外，先将七味用麻油二斤熬枯，漉去渣，再熬至滴水不散，方搅入炒黑铅粉十二两，停火俟冷，徐徐调入前三种末，摊鹿皮上，用狗皮亦可。

跋

　　吾家施济黎洞神丹历三十载，活人无算。凡拣选炮制，悉皆躬亲，修合从不假手，以昭诚信，是以医之一道深究心焉。自辛丑至壬戌岁，山左、粤东诸当事先后招致。及归，适玉环，司马念亭先生出示《林氏活人录》一册，捐俸付梓。缘鲁鱼亥豕，原刻舛讹甚多，因余知医，谆嘱校正。余仰体仁人君子一片婆心，朝夕勘对，三阅月而书告竣，无方不备，岂特黎洞神丹而已哉？谨附数语，以志明德。

钱塘张涛学海氏跋言

醉花窗医案

王堉 著

临床点评

　　王堉，字蓉塘，号润园，清代山西介休人，生平无考。道光年间因母病开始学医，此后即不断给人看病。1848 年中秀才，1850 年选拔赴廷试，官至内阁中书。其著述有《醉花窗医案》，共收录医案百余则。

　　通过对其医案的研究，可将其临证经验概括为以下几点。

一、长于脉诊

　　王氏临证常据脉象论病，王氏尝谓："（诊脉）须合三部十二脏腑，参考而斟酌之，方有定见。若诊寸而忘尺，诊右而忘左，滑则治其痰，数则去其火，虽有小效，亦难去病，况审之不清，而未必效乎。"书中所载医案，多数记载了脉象，可见其对脉诊十分重视。如诊治某夫人大便不通之病，王氏仔细诊察，"其六脉微弱，右关尤甚，右尺脉细如丝"，根据脉象，推断出该病病机为脾虚不能运化，遂以"塞因塞用"的治法，用四君平胃汤治之，用四君"提其中气"，平胃散"调其胃气"，又由于"治脾胃虚弱，土湿下陷，饮食不思者，专用潞参"，方中重用党参。又如治疗某茶商夏月疟疾，其脉象出现"六部皆沉细迟微，右关更不三至"。王氏认为患者由于之前的误治，导致"此时满腹虚寒，中气大馁，仍作疟治，是速其毙也"。患者满腹为虚寒，中气大虚，仍然按照疟疾治疗必速死。又"六脉虽虚，毫无坏象"，仍可救治，治以附子理中汤，再以补中益气汤加味，半月后痊愈。王氏根据脉象来进行临床辨证及处方用药，并且可以据此判断疾病转归，可见其深明脉理，且脉法卓绝。

二、辨证准确

　　王氏临证，因其辨证准确，故常取得佳效。如其诊治星槎侍御之女，"乙卯夏，偶患发热，身面皆赤"，众医诊治无效，故请王氏诊治。王氏仔细询问症状，患者无头痛、腹痛吐泻，无扪之炙手，又无烦渴出汗，认为非瘟疫、中暑、脾郁、实火等病，并且推断出患者有"午后转甚""眼黑耳鸣""口干咽痛"等症状。因此，王氏认为："'此为阴虚内热，既非彼，则在此。症如是，脉必沉数，不必诊也。'投以大剂归芍地黄汤，加生地、蝉蜕。二服而愈。"王氏诊断为阴虚内热，并断定其脉象不用诊，定是呈沉数之象，用归芍地黄汤而取效。再如治疗工部主政张汉槎，"秋初忽得吐疾，胸膈痞痛，浆汁不入口"，他医按照中暑、中寒、蓄水治疗，均无效。请王氏诊治，"诊其六脉俱伏，胸间高起，且闭不大便"，脉证结合，辨"此气郁也"。用苏子降气汤治之，两剂后呕吐止。再投分心气饮，五日后愈。辨证精准，确有独到之处。

三、从痰论治

《醉花窗医案》列述王氏治痰病案尤多，如痰结喘咳、痰蒙清宫、气郁痰壅、脾湿痰晕、风痰昏乱、痰厥头痛、痰凝不孕等。王氏在多年临证实践的基础上，独具见解地提出："凡不可名状，无从考核者，大抵皆痰为之也。"从而为许多怪病奇证的论治开拓了新的途径。如诊治段某之妻，二十余岁，忽然昏乱，全身战栗汗出，腹中满闷不舒，颠倒欲昏厥，结巴不能言语，"此风痰也。少年气盛，下之则愈"。王氏认为此为风痰，因患者年盛，正气充沛，可用下法治之。令服用祛风至宝丹，晚间大便排出大量红黄秽物，次日清早便痊愈。其医术之精湛，医道之高超，给后世诸多启示。

四、治法灵活

王氏临证治法灵活，因而书中有多处在辨证精准的前提下，运用非药物治疗而取验的记载。饮食疗法如生姜汁灌之用于急救，米粥调治食积；运动疗法如取水治食滞便闭；外治法如生豆腐贴治臁疮，通草汤洗治发颐，龟尿点舌治语謇，以及刺尺泽、委中治霍乱转筋等。

纵观《醉花窗医案》一书，深感王氏学养深厚和医术精湛，文章短小精悍，寥寥数语，却能画龙点睛，如实地反映诊脉与处方的过程和思路，正所谓"工夫在诗外"。王氏辨证处方虽善师古人，但无门派之囿，其丰富的治疗经验值得后人仔细玩味，深入挖掘。

目录

自　序

　　忆道光辛丑壬寅间，先慈梁太宜人，以勤劳故，膺痰疾，发则头痛寒热，必大吐痰饮而后已。越年，发疟疾，继又染疫疾，床卧经年，药不离口，凡阅数十医而后瘳。余时亲寝膳，见医立一方，必翻阅医书，较其药性，察其议论，其合古法者，十不四五。因私进一二方，间或中肯。然以攻举子业，不暇留心岐黄也。而里党传闻，时或有人延余诊治，义不获辞，遂有医人之目。每遇一病，不敢以私心揣度，不得不搜考医书，久而积累颇多。一行作吏，同年僚属，亦皆知之，而此事遂不能废。因思《金匮玉函》而后，医书已汗牛充栋，其中专门名家者，固各有心得之妙，即兼收综蓄，分门别类诸书，虽著书者不必皆其自得，而阐发先圣之微言奥旨，亦有足备流览者。无如学者挟一家之说，懒于收罗，宗仲景者薄河间，喜东垣者辟丹溪，依门傍户，施而不效，乃归咎于命，噫！岂足与语此道哉。

　　盖尝论之，庄生有言，六经者先王之陈迹也，读书者得其意而已。若泥其迹象，则荆公之周礼，适误苍生，陈涛之车战，适害唐室，岂书之咎哉？

　　余于岐黄，自愧未见门户，而每遇一病，必察其脉证之合与否，参以古法，心领而意会之，时时出于法外，而投之辄效。至素习之人，不必诊脉，或但问其形证，亦或一愈。历年已久，因将所临之证，笔之以备遗忘。偶有浅见，亦缀数语，以为之说，适见他人之良方，亦随录之，期公同好。若云问世，则吾岂敢。

咸丰辛酉夏，蓉塘氏识

书 论

医书始《内经》，赅括群言，为医家之祖。后仲景之《伤寒论》、河间之《瘟疫》、《东垣十书》《丹溪心法》四大家如日月行天，江河在地，前辈论之详矣。然其卷帙浩繁，学者不免望洋而叹。近则钦定《医宗金鉴》一书，兼集诸家之长而条贯之，又分门别类，编为歌诀，使学者便于记诵，诚此道之津梁也。学者诚能熟读精思，本之仲景以正其源，参之河间以穷其变，内伤则法乎东垣，滋补则遵之丹溪，其于斯道，思过半矣。再能博极群书，自有左右逢源之妙。于是得兔忘筌，得意忘言，未有不精妙入神者。每见吾乡业斯道者，叩其书，小则《寿世保元》《医宗必读》，大则《景岳全书》《张氏类经》，是书岂为不善，无奈学者执一以求，胸中头绪不清，手下必歧误杂出，虽背诵《内经》无益也。噫！难言矣。

医书中方药之多，无过许景亮之《东医宝鉴》，有一病而录数十方者，学者苟无根底，按而用之，反多遗误。惟其每论一证，必集诸家之说列于前，实为简便。甚至矛盾抵牾者，非胸有成竹，乌有别其是非哉！

孙真人《海上方》，药味不多，施之辄有神效。至《千金衍义》则说多神奇，用圆、用散，多至数十味，且有用玉屑、珊瑚、空青、石胆者，穷乡僻壤，何能有是，学者求其说焉可也。

阴热目痛

郭鹤轩名昌年，医士也，货药于村。甲辰夏，忽患目痛，因自知医，用黄连、山栀、菊花、薄荷之类清之，转益增剧。不得已，延余视之。观其不红不肿，又无翳障，惟黑珠起红一点。诊其脉，沉数细弱，知为阴虚血热，郁于肝脏，无怪寒凉之不应也。因以杞菊地黄汤易生地而投之。一服而疼减，三服而红点除，疼全止矣。遂设席请教，乃告之曰："凡眼疾有内外之分，前人虽谓眼无火不病，然火有虚实，病有内外。如暑天酷热，天行暴肿，羞涩难开，此外证也，但用黄连、蝉蜕等洗之即可。如湿热内淫，脾胃郁火，因而攻目，必兼头晕口渴、上下眶暴肿，此内实热也。可下之。若夫不红不肿，又无翳障，断为阴热无疑。君用寒凉，截其生发之源，能无增剧乎。经云阴虚生内热。又云乙癸同源。又云壮水之主，以制阳光。合此数者观之，其用丹溪之法必矣。若夫阴虚而寒，必生翳障，转成大证，又不可同日而语矣。"鹤翁乃谢不敏。

痰结肺胃，喘咳晕绝

刑部主政杨星臣，宁乡人，与余为前后同年，喘咳廿余年。每咳甚，或至晕绝不醒。医药不啻百数，而终罔获效。在星槎侍御处谈及其病，喟然长叹，忧形于色。余问："君服何药？"星翁云："医家皆谓余好内阴亏，所服药皆滋补剂。年近五旬，不敢强辩，然心窃非之。"余问："君发嗽时，面赤气急否？"曰："实有之，不自知也。"次早星翁即来求予诊视，因诊其右寸关脉坚凝而滑，几乎搏指，余则平平。乃曰："滑者，痰象也；坚凝者，痰结也，见于右部寸关之间，盖顽痰结于肺胃之管。肺为清道，胃为浊道，两道为痰所壅，故甚则晕绝也。此病非汤剂可疗，非礞石滚痰丸下之不可。"星翁曰："岐黄家畏礞石如砒毒，何可入口？"余曰："然则先贤留此方，为毒人耶？君试服之，如误，当甘庸医杀人之罪。"星翁见余言确有定见，乃市三钱服之，卧后觉胸膈烦扰，欲吐不吐，不移时，中脘漉漉，解下黑秽数碗，倦而归寝，爽适异常，至晓而若失矣。急驱车揖余，谢曰："奇哉！奇哉！君有胆有识，三钱药去数十年之病，孙思邈之神奇，不是过也。诸医谓余阴亏，抱此不白之冤久矣，得君并雪是耻，感铭何既？"至今函札往来，犹时时道谢也。

阴虚内热，身面皆赤

星槎侍御之女，年十三，能读葩经、四子书，唐诗古文，略皆上口，写画亦颇有法度。星槎爱如拱璧。乙卯夏，偶患发热，身面皆赤。延医视之，或曰瘟疫也，用藿香正气散；或曰过食生冷，阳郁于脾也，用散火汤；或曰中暑，用香薷饮；或曰实火，用承气汤、天水散，而皆不效。急遣纪纲迎余。问曰头痛乎？曰否，然则非瘟疫也；

问腹痛吐泻乎？曰否，然则非中暑也；问扪之炙手乎？曰否，然则非脾郁也；问烦渴出汗乎？曰否，然则非实火也。余曰既无此数者，必午后转甚也。曰然。且眼黑耳鸣也。曰然。且口干咽痛也。曰然。星槎惊曰："尚未诊脉，何了如指掌如是？"余曰："此为阴虚内热，既非彼，则在此。症如是，脉必沉数，不必诊也。"投以大剂归芍地黄汤，加生地、蝉蜕。二服而愈。星槎谢曰："他人诊脉，移时不放，立方之际，不胜迟疑，君寥寥数语，所见如是其捷，奏效如是其速，非绝顶聪明曷有此哉！"余谢过奖。

红痧危证，昏不知人

甲寅春，同乡寻管香太史，在文昌馆作团拜。申未之交，忽患身疼，众以为坐久而倦也。嘱之少息，晚餐初上，竟命驾归矣。次早张太常炳堂，专车迎余，问何为？曰管香病笃，危在顷刻。其纪纲乃多年旧人，涕泣长跪，求余救主人之命，余曰："昨在会中尚同席，何至如是？"因系心腹交，不暇栉沐，而往视之。四肢椎床，昏不知人，提腕诊脉，无一丝可见，按太溪，则沸如涌泉，心头突突乱动。余曰："此红痧也，证虽危，却无碍。"乃刺其委中、尺泽，出黑血半盏，神气稍定。急进柴葛解肌汤灌之，因嘱众人勿动，后半日当有红紫点发于肢体，晚再进一剂，明早当再来也。越日往视，炳堂太常迎门云："君言果验，此时紫斑夹痧而发，遍身如涂，而心地清明，约无害也，已进粥矣。"余惊曰："谁使食粥！痧最恶粥，恐增剧也。"炳堂又惶恐自怨。逮余入，又手足乱动，烦闷颠倒矣。急取麦芽汤灌之，始少安。晚以犀角地黄汤解其热，又以小陷胸汤解其烦，越五日而病安。惟余热未清，身如束缚。余曰："血热伤阴，固应尔尔。"命服滋补之剂，半月而后，安然如常矣。

霍乱吐泻

管香病愈未一月，其兄伟卿大令，在都候选，忽有友人招饮，醉饱之余，又苦炎热，自恃气壮，吃西瓜一颗。卧后觉腹中绞痛，吐泻并作。夜已四更，遣人招余。余询其由，知为霍乱，命服藿香正气丸，不必往视也。其家人逼之不已，疑予深夜懒行，因随之去。见伟卿呻吟不已，腹膨膨如鼓。余笑曰："西瓜作怪也。"问小便利否？曰否。乃命其家人循腹极力推下之，不十度，腹中漉漉有声，溺下数碗，而痛少止矣。因仍使服藿香正气丸。次午衣冠来谢曰："西瓜如此可恶，余当与绝交也。"为之一笑。

脾虚失运，大便不通

薛鹤亭侍御名鸣皋，陵川人，古道照人。在吏部时掌选事，胥吏不敢欺以隐。后作御使，数条奏忤上旨，而公正无阿，识者服焉。甲寅夏，其夫人患大便不通，医士或以为实热，投承气汤不效；或以为肠燥，投火麻仁亦不效；或以为食滞，投平胃散，通而旋塞。延余治之，诊其六脉微弱，右关尤甚，右尺脉细如丝。乃曰："此脾虚不能转运攸也。"遂立四君平胃汤，重用潞参至一两。鹤翁曰："病苦不通，塞之不转剧乎？"余曰："君不识此。《内经》云塞因塞用。盖人大小二便，全凭中气转运，中气不摄，则泄泻；中气太虚，则不能下送。夫人之病，非不欲大便，盖欲便而不下也。今以四君提其中气，平胃散调其胃气，再不通者，吾不复为此矣。"晚即照方服之，次早即便数下，肚腹空虚，精神爽健，早餐已进三碗矣。午后来信云：贱内之病，已十去八九，何神妙若是，昨日之言，思之不得其解，愿暇时一请教也。次日即来拜谢。余曰："君未读医书，诚难细喻。譬如布囊盛物，非提其口，则物难下也。人之脾胃，何独不然。"鹤翁曰："闻所未闻，今乃知大便不通之不无虚证也。"遂与余为至交焉。

邪风中腑，卒然昏噤

商人穆楼桐，吾介东乡人也。在京为号中司事。体素肥胖，又兼不节饮食。夏有友人招饮，酒后出饭肆，卒然昏噤，口不能言，四肢不能运动，胸腹满闭，命在旦夕，车载而归，其契友南方人，颇知医，以为痈也，用续命汤治之，数日无效。乃转托其同事延余视之，余诊其六脉缓大，惟右关坚欲搏指，问其症，则不食、不便、不言数日矣。时指其腹，作反侧之状。余曰："痈则痈矣，然邪风中腑，非续命汤所能疗，必先用三化汤下之，然后可疗，盖有余症也。"南医意不谓然，曰："下之亦恐不动。"余曰："下之不动，当不业此。"因立进三化汤，留南医共守之。一饭之际，病者欲起，肠中漉漉，大解秽物数次，腹小而气定，声亦出矣。惟舌根謇涩，语不甚可辨，伏枕视余，叩头求命。因问南医曰："何如？"南医面赤如丹，转瞬间鼠窜而去。因命再服二剂，神气益清。用龟尿点其舌，言亦渐出。不十日铺东逼之归家。余在京供职，今不知其如何也。

肝郁呕血

穆某之副夥，忘其姓名。素有呕血疾。因见穆某病危，铺事纷集，以急躁故，呕血转甚，亦求余治。余问曾服药否？曰："药不离口者数年矣。而作发无时，见逆事则益甚。"为诊其脉，并不甚虚，左关弦滑如涌，且有坚象。余曰："此肝郁也。君初得病时，必因暴怒，此后必胁间时时刺痛，甚则呕，色必紫黯。"曰："诚然，先生何如见也？"乃以左金丸合颠倒木金散解其郁，继用逍遥散舒其肝，命常服养血平肝之剂，戒其忿怒。一月而后酒肉来谢，余却而问其病，曰："服逍遥散后，已胸胁宽舒，血归乌有，先生命长服之药，不欲服也。"余听之。

食积致痢

又有银商，忘其名，夏得痢疾，医家以为火，用承气汤下之，逐日下数十次；又一医以为虚，补之，痢不止而胸满腹胀，委顿不起。司事者惧其死，邀伊表兄某引之出铺，在寺中赁一屋居之，又十余日医药罔效。其表兄已为市殓具矣。一日午饭后，其表兄来请曰："舍亲病至重，恐不能起，闻阁下脉理清真，欲枉驾，以决生死，如可苟延半月，拟即遣之还家，较胜殁于旅舍也。"余随而往视，屋中臭不可近，急命异置他处，见其合眼朦胧，转侧之，并不知矣。提腕而诊之，俱微弱沉细，然至数匀称，惟右关独大，按之搏指。乃曰："此病因食积致痢，初医下其火，未去其食也。此时必肚腹膨胀，醒时见食作呕，病虽危，不惟不即死，并可生也。"其表兄曰："果尔，请治之。"乃以平胃散加神曲、麦芽等类进之，至夜解下秽物极多，腹平而知人矣。越日视之，脉小而气虚。因以真人养脏汤固其痢，三剂而痢止，略进食矣。因继以人参养荣丸半月而健。余当其病时曾见二次，不识其人，越两月，有以靴帽等踵门而谢者，不知何人，入门自称乃前病痢者也。叩头不起，谢曰："蒙先生再生之恩，不惟病愈，且健壮胜于往日，衔环结草所不惜也。"余却其物而善遣之。

脾湿痰晕

祁寿阳相国，予告京居。素有头晕疾，每发则呕逆旋转欲跌。延医数辈，皆以为虚，参芪之类，久不离口，而病终不去。见天阴则转甚。一日雨后无事，邀余闲谈，并求一诊，见其左寸独虚，右三部俱滑而缓，并见弦象。乃曰："老师劳心过度，脾湿停痰，且时泻时止，身体重困，非燥湿祛痰不可，而古人云治痰不理脾胃，非其治也，非健脾不可。脾健则痰消，痰消则晕止，相因之势也。乃进以香砂六君子加益智、泽泻之类，五服而晕全除矣。"继相国邀晚餐，席间告同乡云："头晕属痰，此语未经人道。润园为此语，吾始不信，服其药，竟去宿恙，非深明脉理，何能见及于此。"余谢不敏。

中风臂痛

仲秋又苦臂痛，使部曹某治之，乃为部曹述前病，并道余治之之法。部曹乃因而附会曰："王某之言诚然，今之臂痛，仍系痰之为害，不早除之成瘫痪。"乃以大秦艽汤进。药甫入口，痛益增，不可屈伸，次早而寝食俱废。乃使其子子禾部郎延余，急往视之，脉浮而弱，面津津有汗出，而神气清明，语言便利。乃告相国曰："此肩臂中风而痛，病极微末，部曹小题大做，用秦艽汤，岂知秦艽汤以十全大补为主，风在皮肤，以疏发腠理为要，兹用参芪固之，岂非益之痛乎？老师勿为所惑，药三进，必无苦矣。"因进东垣羌活胜湿汤，加威灵仙、苍术各二钱。一进而痛减，三进而若失。越日谈及，曰："中风之言不谬，余以书名，持纸素索书者颇多，因循堆积未暇搦管，尔日无事，开窗作字，窗外多竹，适风起觉冷，晚而痛作。子言之，余忆之矣。然何以所用皆汗药？"余曰："老师营心经济，医道小技，究未深考，羌活、藁本，乃太阳皮肤疏散之药，非发汗也。汗证用之者，以其能开腠理，非谓能动汗也。"相国惊曰："此言更觉入微，医家多不识此，可谓才大于身，心细如发矣。君少年乃造诣如此，将来必岐黄中自树一帜，勉之哉！具此才思，早缀高科，老夫当避三舍。"余惶愧而退。在陕需次时，相国来书，尚称之不已。

肝热郁血

相国之长媳，子禾之夫人也。性颇暴，而相国家法綦严，郁而腹胀，月事不至者两度，众以为孕，置而不问。且子禾未获嗣，转为服保胎药，则胀而增痛。一日子禾公退，偕与往视，诊其左关弦急，乃肝热郁血。以逍遥散合左金丸处之，子禾恐其是胎，疑不欲服，余曰："必非胎，若胎则两月何至如是，请放心服之。勿为成见所误。"乃服二帖，腹减气顺，惟月事不至。继以加味乌药汤，两日而潮来。身爽然矣，至是每病必延余，虽婢仆乳媪染微恙，皆施治矣。

脾劳过食，误下致危

商友王定菴，幼在京，权子母，工于心计而贪诈猥琐，兼嗜面食，年四十后，得脾劳病，遇冬更甚，医药数年矣。余常劝其节食节劳，而以经营生息，刻无暇晷。每食过饱，则痰嗽喘满，终夜不寝。壬子冬，疾增剧，乃俯余治。余进以健脾诸品，痰嗽少止，而狂啖如故，因之时发时愈。病甚则服药，稍痊则不肯，余以其不能调摄，置之不问。年终，岁事匆匆，劳扰更甚，一日早起，则面目四肢俱浮肿，而烦满益不堪，余告其同事曰："脾绝矣。尚未立春，虽交木令，尚可到家，立春后，则不能矣。盖肝木克脾土，仲春必难过也。"同事者不为意，延之。继请一同乡医视之，则曰此水病，下之则愈矣。问用何药？则曰舟车丸。余力陈不可，而病者误信之，急服三钱，肿未减，而卧不能兴。诊其脉若有若无。同事惟恐其殁于铺，急觅车倩人送还，出京甫数日，殁于松林店。计其时，立春后五日也。吁！人生固有命，而始则不知爱养，继则不信良言，迨疾不可为，又信庸医，以速其死，亦愚之甚矣。故录之，以为不知调摄者戒。

寒疟误治

茶商某，忘其名，在都中，夏得疟病。医药数进，而午后必寒战经时许。沉绵者数月，渐至体肤削减，饮食少进，出入随人扶掖。又年过五旬，获利不丰，家无子嗣，言必长叹，已不作生活计矣。适秋间，余到其铺，有契友田时甫扶之来求余治。见其面若败灰，气息仅属，诊其脉，则六部皆沉细迟微，右关更不三至。乃曰："此固疟疾，然疟系外感，初发时，解之清之，无不愈者。君病时所服，必草果、常山等劫药，中气本属虚寒，再克伐之，必无痊日。此时满腹虚寒，中气大馁，仍作疟治，是速其毙也。"时甫曰："尚可治否？"乃云："六脉虽虚，毫无坏象，何至不治？"因进以附子理中汤，越日而寒战去。再进以补中益气汤，加白芍、白蔻、肉桂数种。五日而饮食进，半月后如常矣。

气郁吐痰

工部主政张汉槎，学问人品为吾乡之翘楚，其弟铁华大令余已酉同年也。乙卯在京赴京兆试，汉槎送场，误入龙门，以违例镌级，兼旅费增艰，百感交急。秋初忽得吐疾，胸膈痞痛，浆汁不入口。延医视之，或以为中暑，或以为中寒，或以为蓄水。日日易方，而竟无毫发减。不得已铁华邀余视之，诊其六脉俱伏，胸间高起，且闭不大便。余曰此气郁也。因进以苏子降气汤，两服而吐止，再令服分心气饮，五日后，如常趋公矣。

酒肉内伤，感寒生痰

裕州刺史李莲舫，幼与余为文字交，以辛亥孝廉由议叙得州牧，在京候选，与余同住襄陵会馆，寝馈共之，每日与各相好宴乐，暮出夜归，风寒外感，且数中煤烟毒最可畏。一日余卧中夜尚未起，其弟小园促之曰："家兄病甚，速请一视。"余急披衣视之，浑身颤汗，转侧不安。问之，则胸中烦闷特甚，欲吐不吐，且心头突突动。急提左手诊之，则平平无病状，余曰："病不在此也。"易而诊右，脉寸关滑而泉涌。乃曰："此酒肉内熏，风寒外搏，且晚间煤火，渐而生痰。"乃以二陈汤加麦芽、山楂、神曲，并芩、连、枳实等立进之，刻许安卧，至巳刻急起如厕，洞下红黄色秽物数次，午后胸平气定，进粥一盂。又欲趋车外出与友人作消寒之会，余急止之曰："朝来颠倒之苦竟忘之耶。"一笑而罢。

后腊月莲舫西归，余移与小园同榻，一日天未明，闻小园呻吟甚急，起而视之，病证脉象与莲舫无少区别。乃曰："君家昆玉，真是不愧。"乃以治莲舫之药治之，所下与莲舫同，其愈之速亦同。晚间其仆乘间言曰："家主兄弟之病，幸老爷一人治之，若再易一医，必别生枝节，支曼不清矣。"其言近阅历者，乃首颔之。

饱食冷饮，凝结不通

余在京用庖人某，忘其名，拙艺粗才，百无一长，以奔走枵饿之腹，骤得饱餐，啖饮兼数人之量。又常饮凉水，众止之，曰："余惯此，不吃茶也。"一日忽患腹痛，少食辄吐，大便闭，汗出如雨，呼号辗转，众以为急证。余曰："此饱食伤胃，兼冷水凝结，大便通，则愈矣。"故置不问。晚餐后，匍匐求余，挥涕不止，乃难之曰："疾由自取，余何能为，必欲余治尔病，先取十桶水，置两缸倾倒之，必足三十度，然后可。"庖人曰："小人病莫能兴，十桶水何由致！"余曰："不能则勿望余治也。"不得已，饮恨力疾而起。同人以余为太忍。庖人乃取水如命倾倒之，未至二十度，腹中漉漉鸣，汗津欲滴，急如厕，洞下之，软不能起。同人扶之床，坦然睡去。二刻许稍醒，则腹虚体轻，求饮食矣。余入厨问曰，腹尚痛否？曰不痛矣。尚作呕否？曰不呕矣。乃曰："尔之病，我已治之愈，比汤药针灸何如？取水之苦，可不怪我矣。"庖人惭惧叩头。又告之曰，后须少食，下然将复痛，庖人敬诺。

同寓者请其故，余曰："……余命取水倾倒，则俯仰屈伸，脾胃自开，焉有不愈者。"众乃服。或曰何不用药？余曰："用平胃散合承气汤，未尝不可，但药可通其肠胃，不如令其运动，皮骨具开，较药更速也。"

过劳中暑

伶人某，忘其名，四喜部名旦也。六月初，演泗州城剧，众称善。有某官爱其艺，又出钱命演《卖武》一折，身体束缚，刀矛剑戟之类，旋舞越二时许，卸妆入后台，则大吐不已，腹中绞痛，急载归家，吐止而昏不知人，推之不醒。其师怒，遣人寻某官，某官知余名，又转同乡请余诊视，乃偕之往，则剩粉残脂，犹晕面颊，汗出如油，气息促迫，呼之不应。提其腕，则六脉浮濡，按之反不见。余曰："此中暑阳邪也。"命守者以热鞋熨其脐，刻许，稍醒。遂以大剂香薷饮进之，二日而安。后三日，有投小片者，不知其人，问阍人，乃知某伶来谢也，余却而避之。

痘疹气虚，过服寒凉

乙卯夏在都，一日将值圆明园，衣冠而出，将登车，忽一老妪跪车下，自言伊孙病痘甚危，闻老爷善医，敢乞一救小孙之命。余恐误公，辞以本不善医，痘疹尤所未习，使之再觅他医，而妪涕零如雨，挥之终不去，叩头几见血，旁多代为请者，无奈，急随之，走不数步，已至其家，盖右邻有乳媪，日在街望，阍人告之也。视之，乃一男，约四五岁，见其痘形平板，色不红润，手足发厥，且时作泻。法在危险，而颗粒分明，大小匀称，且日进粥三二碗。余曰："气虚不能托送，又过服寒凉，以致不起。"

问几日？曰十日矣。视所服之方，则芩、连之属类多，因示以六味回阳饮，其家问几服？曰须二三服乃可。随言随走，连日公忙，几忘其事。又一日雨后，不能远出，闲到门外，前妪抱儿而至，投地作谢。余方忆其事。戒之曰，痘后之风，当谨避也。妪遂携儿而返。

阴虚血热，误用桂附

商友梁某，素有痔，兼好鸦片，发则痛不能起，且有隐疾，未尝告人。一日痔发，不可忍，延一南医治之。梁素弱，面目削瘦，饮食不思，南医以为虚也。用桂附补之，二日而腹膨如鼓，烦闷不安，因而痔益增痛。急延余往视之，脉细数而有力。余曰："阴亏血热，且增烦躁，故痔作。鸦片最燥肺，肺主气，气燥而血亦不润矣。再以桂附火之，无怪其增痛也。"

昔人虽谓痔有虚实，而未有不由湿热内蕴者，先清其热，则痛止。遂用槐花散加归芍而进之，夜半痛少止。次日又往，则进以归芍地黄汤，十日而愈。他日告余曰："不惟病愈，痔亦愈。"余曰："痔何能去？特血润则不痛矣。须薄滋味，谨嗜欲，节劳逸，方可渐望其去。否则发作无时。目中所见，固少因痔而死者，亦少治之痊愈者。"梁首肯。后余以内艰归家。越三年余，梁来信云：本年痔发特甚，惟服君前药少止，然成长命债矣。

外感风热

马景波孝廉，与余为文字交，又同出龙兰簃先生门下，故称莫逆。乙卯谋纳粟作宰，都中有女校书，才色超群，马昵之。一日余赴同乡之饮，在前门酒市，席未半，景波遣其仆，趋车迎余曰："家主得暴疾，危在顷刻，亟请视之。"余颇惊骇，乃投箸登车而去，曲折经数处，见非景波所栖止。因问其车夫，车夫扬鞭掉臂曰："老爷至则自知。"到陕西巷则景波依闾已久，揖余曰："校书病甚，惟恐君不来，故托于余以速之，急请人一施汤剂。"余乃知为校书病。人其室，数媪环守之。启衾看，则校书蓬首赤体，昏不识人。扪其肌，热可烙手，面赤气粗，颠倒烦乱。提腕诊之，六脉浮数，几乎七至。乃曰："此外感风热也，一发可愈。"乃开防风通圣散易麻黄以桂枝。景波争曰："硝黄劫药，校书娇姿恐不堪。"余曰："君情深如此，宜校书之倾倒，然君解怜香，我岂好碎玉耶，有病则病当之，保无恐。"急遣下定货药，煎而进之。嘱曰："三更后，当大汗，渴，勿多与饮，明早必愈，我去矣。"

越日申刻，余公退将入门。景波又遣车迎余曰："校书病益甚，请再视之。"余骇曰："既病甚，则药病枘凿，可请别人，余不必往也。"其仆曰："家主望君如岁，不去，恐小人获戾。"不得已，随之至。则景波犟戚曰："病益甚，当奈何？"见校书仍拥衾卧，蒙其面。揭之则花妆簇簇，跃然而起。继命媪辈，皆敛衽叩头曰："昨宵服君药，三更如梦醒，浑身出汗，到晓，病若失。服君之奇，感君之义，特设一筵，置酒为乐。恐君不来，故托辞招之耳。"余故不喜此辈，拟托公而辞，校书跪留曰："自知垢污之肴，不足染高贤之腹。然献芹之忱，窃难自已。"言之泪欲下。景波急进曰："勾栏中一杯水，未必即阻两庑特豚，何惺惺作态乃尔。"余不敢再辞，相与狂饮，肴错纷陈，至夜四更始罢。归检衣袱则罗香囊一对，紫绢方巾二事在焉。知为校书之遗，越数日，转景波而还之。

饮食伤胃

商人曹某，忘其名，豪于饮，而食量亦复兼人。夏月奔走发渴，多食生冷，遂致停滞，头痛发热，腹胀神昏。他医以为感冒，以风药散之，不效。乃迎余视，其右关坚大，右尺弦缓，并无浮象。乃曰："此饮食伤胃也，必见食作呕逆。弦者，停饮之象，不去之不快也，此类伤寒中五证之一，视为外感，失之远矣。"急以对金饮子加大黄、槟榔等破之，二服而腹减热退。五日后来谢曰："余未病时，常有呕逆手颤疾，不知何故？"告之曰："此酒积也。试服葛花解酲丸，当必愈。"曹即服之半斤而宿疾全清矣。

湿热内蕴，实而误补

庚戌春，余以选拔赴廷试，有同年张君，久雨之后，兼嗜茶饮，六月初患小便不通，数日而手足渐肿，渐至喘咳不能卧。有其同县人商于京，颇知医，告之曰，此阳虚水肿病也。少年酒色过度，精气内虚，非金匮肾气丸不可。张信之，服未一两，肿愈甚，喘亦增，转侧需人，自以为不可救药矣。有同乡荐余往视，六脉俱伏，目睁睁不得合，乃曰："此谓水肿信不谬，而阳则不虚，盖由湿热相搏，水不由小便去，泛于皮肤，故作肿耳。实证而补之，焉有好处！且病即虚，而古人云：急则治其标。先消水泻肿，后补其虚，乃为正路。今以补虚为泻水，非通之，乃塞之也。"命市舟车神佑丸服之，四钱而小便泉涌，越两日而肿消喘定，又命服桔半枳术丸半斤，而痊愈矣。

过饮致泻，误用提补

大同同年姜验熊，入京赴京兆试，与余同寓三忠祠，文酒谈宴甚相得也。秋初阴雨经旬，兼北人不耐潮湿，一日友人招饮，归来渴甚，饮水过当，越日而泻，日经数十次，颇觉困惫。乃自市补中益气汤提补之。次早，则头晕呕逆，腹痛身热，午后高卧不起。余叩其门，乃曰："今日病甚。"余曰："夏月得泻疾，可去腹中糟粕，何必过计。"姜乃以所服之药告。余曰："君何贸贸若此？"姜曰："曾忆家君得泻疾，服此甚效，兹则增剧，实所不解。"余曰："尊大人必年老气虚，中气不摄，日久滑泻，故以补中益气提之无不效者。君饮水过度，清浊不分，小便不通，水皆从大便而出，急宜疏利，乃反提之，若大便再不通，则腹鼓身肿，成大证矣。"遂遣仆买胃苓丸二两，令以姜水送之。次日而小便通，又次日而水泻止矣。

阴虚内热，伤脾唾血

同年娄丙卿，壬子捷南宫，得庶常，亦寓于三忠祠。素有唾血疾，人不知也。一日宵坐，其仆携汤药来饮之。因问君何病，所服何药。丙卿曰："弟有血疾，经数年矣，医药不啻百辈，竟无效。昨遇医士，以为肺金受火伤，赐一方服之。虽不甚效，然尚平平无大误，弟觉病非旦夕病，故药亦无旦夕效也。"余请一诊视，丙卿曰："润翁解此手？相处不知，几交臂失之。"乃伸其腕，觉六脉沉细而数，脾部尤甚，而肺部却浮短而涩，非病脉也。乃告曰："君所患为阴亏生内热，兼思虑伤脾，脾不统血，故午后有时发热，水泛为痰，或梦遗失精，怔忡惊悸，然否？"丙卿曰："所言之证，无毫发差，当作何治？"乃视其所服之方，则救肺饮也。告曰："君病在脾肾两经，与肺并无干预，果肺病，当喘咳。君不喘咳，而以紫菀、兜铃凉之，是诛伐无过也。久而肺寒气馁，则成瘵矣。此时夏令，宜常服麦味地黄丸。令金水相生，水升火降，血亦当少止。秋后以人参归脾丸摄之，不过二斤，保无病矣。"丙卿乃买麦味丸服之。五日后，热退神清，唾少止，继以归脾丸。至仲秋后分手时，则血全止而无病矣。次年散馆作武邑宰，秋寄函问余，有曰：自服君药，顿去沉疴，怀念良朋，时形梦寐，每公余独坐，犹忆握腕清谈时也。余复谢焉。

肝气凝结，而致寒疝

常少张炳堂同乡，甲寅得疝病，肾囊重坠，膀胱时作痛楚，适入值圆明园，出城门路砌以石，长数十里，行者车倾侧，车中人四肢竭力支持，多以为苦。炳翁一往返，疝痛甚，肾囊欲肿。延医视之，仓卒不暇细诘病状。因曰肾囊肿多是湿热下陷，利水清火痛自除。炳翁于岐黄素愦愦，急服其药，痛增甚，腰胁不可屈仲。乃命余视，诊其脉象沉迟，季肋丸丸，直上直下。乃曰："此寒疝也。病由肝气凝结，胁下如柱，非温血养胁不可，利水清火，不增甚何为。"乃为合茴香丸一料送之，服未一两而痛减。适有盛京视学之命，炳翁即束装出关。冬季来函，则曰：药已服完，疝不再发。余犹以温养告之云。

内有积热，伤风致疟

少司成马介樵所狎伶人名阿二，秋后发疟疾，寒多热少，精神困惫。介翁亦知医，云是虚寒，施桂附补之，疟不少减，而转寒为热，发则烦渴汗出。一日有友人在吟秀堂招饮，介翁命呼阿二车载以来，则坐立不能自主。介翁云："今日招尔非为侑酒，王老精于医，拟令去尔病也。"阿二请安将叩头，余曰："病体如此，何必拘拘。"诊其脉，则浮而缓，沉取之，内甚实。乃告介翁曰："疟疾是外感病，阿二内有积热，外伤于风，须先解其表，后清其热。"用桂附似未当，乃命服五积散，以桂枝易麻黄。二日疟少止，而烦渴依然，又进以桂枝白虎汤，十日而全清矣。后在文昌馆文宴，阿二在三庆部，晚饭后，专为余演《桂花亭》一折。情深文明，的是佳剧。后余呼之必来，虽极忙促时，必匆匆一至也。

阴疽发背

商人某，不知姓名，亦西人，在质库为经纪。秋后疽发于背，延医治之未效也。一日其弟专车到门叩头迎余。问何病，则曰背疽。余以医疡甚污秽，辞以不能外科，宜请专门名家治之。其弟曰："已请疡医数辈，俱曰阴证不能治，念兄弟零丁，千里投商于京，兼获利无多，稍有不测，骸骨亦难归里，请君一视以决之，必不可为，亦不怨也。"余以情词哀切，至，则肺俞处，溃烂口如茶碗大，不红、不肿、不痛，肉色带青，流出黏黄水，非脓非血。而病人昏昏欲睡，精神全无。余曰："疡医谓是阴证，良不谬。然转阴为阳，尚有方术，何竟无知之者？"其弟急请之，余曰："此病余实不能动手，况此时外治亦无益，须建中提气，觉肿痛则有望矣。"乃开补中益气汤，重用参芪，并加桂附、干姜命服之。越二日，其弟又来曰："家兄疽已红肿，精神顿生，饮食小进，请施外治。"余辞曰："外治则吾不能，宜仍请前疡家治之，彼能动手，必无虑矣。"乃延前疡医敷药去腐，凡二日一洗涤，半月后疮合而愈。

风痰昏乱

里中段某之妻，年廿余，忽患昏乱，浑身颤汗，口謇不能言，腹中满闷，颠倒欲绝。其家以为祟，招女巫驱之。女巫多索粟帛，用香褚祈禳之，病不减。三日后，求余视之，诊其六脉乱动，沸如泉涌，且手足乍屈乍伸，不可把握。乃告之曰："此风痰也。少年气盛，下之则愈。"乃命服祛风至宝丹。至晚则大便出红黄秽物数筒，次早而安。又请往视，六脉俱平，神气清爽。告曰："病已去，不必服药，但避风寒，节饮食，不久痊愈。"半月后酒肉来谢，余知其贫，却之。

产后腹痛

友人孟曦之妻，年四十余，新产后，患腹中块痛。延余诊视，按其两脉实大而坚，知非吉象，而以至好，不便明言。乃聊以人参泽兰汤进，服之未效。又请余治，余曰，痛不减，则药不效，请延他医视之。孟不肯，至余门者日三四次。不得已，实告曰："产后之脉，宜缓宜小，今见坚大，恐难愈也。"孟曰："试再进一方，万一不愈，亦不敢怨。"余曰："岂在怨不怨，但竭力经营，徒费钱无益耳。"孟忧疑而去。凡更十数医，无毫发效，五十余日而殁。

产后胸痛，乳儿痰疾，暴怒伤肝三案

内人之妹适武举张某之长子，产后患心胃痛。发则饮食俱绝，气促口干。其翁延人视之，皆曰虚，况产妇尤无实证，当培其气血，气血流通，则痛止。始服八珍汤，继服十全大补汤，月余不止。乃来外家求余治，诊其左寸关脉，坚凝而涩，知为瘀血停于胸膈。乃曰："胸膈痛，非心胃痛也。发则内如针刺，口渴气喘，宜散瘀以定痛，不宜补气以益瘀也。前服多补药，何能有效。"乃命服失笑散二剂，而痛若失。三日后视之，则其儿始岁余，手足发热，神痴气粗，乳食不进，喉中时时如锯声，众以为惊风，延一邻媪针灸之。余曰："此痰也，针灸则益甚，必平日多置暖处，其母卧而乳之所致也。嘱服白玉饼数粒，至晚则下绿色粪如许，乳食进，热退而安。"后返其家未逾月，乃婿忽来，下车入门，面目黑腻，胸高气喘。问系吐血疾，自言心中时时作呕，两胁刺痛发咳。来求治之。诊其脉弦而滑，乃曰："此气秘也，必有大不遂事，暴怒伤肝，乃致是疾。"张曰："然。"余曰："曾施治否？"张曰："有村医以余为阴亏，命服地黄汤，转增腹胀，乃辞，而求阁下。"余为开苏子降气汤，又开逍遥散方，付之曰："路远病劳，归先服降气汤，气当舒，再服逍遥散，血当止，十数日保无恙，无烦再来也。"张谢而去，如言服之，月余，遣人来言，主人病痊愈，恐在念，令小人先告知，有暇必衣冠来谢也，余固止之。

肝郁气逆，脉不应病

同谱王丹文茂才之父，余执子侄礼，少游江湖，权子母，工于心计，故握算持筹资无少缺。晚年出资在永宁州生息，忽为典商负千金，州郡控诉，未获归赵，忧郁而病，兼家务多舛，遂得气逆证。腹满身痛，转侧不安。他医投补剂，转增剧。丹文邀余诊视，其脉多伏，惟肝部沉坚而涩，且三二至辄一息。知为肝郁，因以苏子降气汤合左金丸进，三服而气稍舒。又视之，肝部有长象，又益颠倒木金散进之，十剂后，腹减而气舒，饮食进，精神作矣。一日留晚餐，座中仍令诊之，脉息如故，余未便明言，归语家人云："三伯肝脏已绝，病恐不起。"家人曰："已愈矣，何害？"余曰："此脉不关此病，此病易愈，此脉不可转也。况见肝脏，必死于立春前后。"家人以余故神其说，置不信，余遂北上。至冬病作，竟医药无效，于腊月廿四日终于家。余由京归，家人语其事，咸诧异焉。

热郁伤暑，误用桂附

丙辰春，余需次入秦，西安守沈小梅，余内阁前辈也。时税骖，即召余入谳局，昕夕相从，蒙其奖拔，信足感也。是年至四月不雨，至于六月旱甚，大吏忧之，谋所以祈雨者，星甫年伯以八卦坛进。遂延僧道数十人讽经设醮，派余及州县数人监其事。小梅素壮，自是夙兴夜寐，奔走不惶，兼旱天酷暑，事务增烦，遂得热病，烦躁不安，精神昏瞀。余在雨坛未知其事，越日，小梅不来，问两首县，则曰太尊病两日矣。问何病，两县不能悉言。次候补府何保如仆从而来曰："小梅之病甚危，外似实证，内实虚寒，已进桂附理中汤，不知可获效否？"因问其脉，保如以微对。余心窃以为不然。而未知形证，不敢辩也。盖小梅浙人，保如亦苏产，恐俗医误事，故延保如治之。次日，星甫惶恐而来曰，小梅病危在旦夕，昨服药后，益僵不能动，仅存余息而已。余告同人恐不至此，小梅病当是药误，急登舆而视之。至署，则合家环泣，幕僚咸啧啧耳语。余急止之曰："病才数日，未必不可治，请一视之。"其子似竹，急揖余曰："老伯既解此，宜施拯救，前实不知。"随入视之，小梅横卧，呼之不知，面汗出如油腻，气息粗急，视其腹，浑身如赤，按之鼓甚，且鼻有血涕，两目白珠全红，口吻肿破，舌强不可卷伸。问饮食乎？曰不食三日矣，惟饮水而嫌热。问二便乎？曰点滴全无。诊其脉则丝毫不见，而血络棱起带紫色。乃告其家人，此实热内郁，外伤于暑。保翁误认为虚寒，投以桂附，若再服，则九窍出血，遍体紫黑而毙矣！幸气息尚盛，虽危尚可治，勿忧也。为立一方，以大承气汤、白虎汤、六一散合之。其幕孙桂珊曰："南人畏大黄、石膏如鸩毒，今用至数两之多，恐虎狼之性戕人命也？"余曰："病势至重，轻剂断不能达。"孙曰："南人脾胃虚弱，不比北人强壮，宜少减之。"余不得已请之曰："古人留石膏、大黄专为北人耶？抑为天下后世耶？君如此多疑，以为可，则进，不可，则否，余不能误人性命。"急拂衣而起。其家见余言激切，急煎服之。而其子留余不使出署，越二刻许，小梅呻吟求凉水，目开而语出。家人禁其饮凉，余曰："尽饮之无伤也。"乃饮凉水两碗。刻许，而呼小便，下如血。余曰："何如？"至晓，则胸腹雷鸣，下黑粪数十粒，精神渐爽。家人共喜，急告以故，次早肩舆迎余，握余手曰："蒙君再生，感激无既，前药尚可服否？"余曰："一服始通，病尚未清，连服三四乃可，君何怯焉。凡五服，而病全除。"数日后，小梅问余曰："大黄素实不敢沾口，今借此得愈，深为南人卖。"余曰："前辈固南人，而京居十数年，脾胃亦与北人等。况医之一道，认病为先，不必存南北之见。"小梅又欲服参补虚。余曰："本不虚，何容补？如参茸能壮人，则神农、后稷，何不教人食参茸而食五谷乎？"小梅拍案曰："痛快之论，得未曾有闻者，咸首肯焉。"

发　颐

小梅之次媳，初秋忽患项脖肿痛，延一医视之，曰此厥阴瘰疬也。外贴膏药，内服疏肝解郁之剂，五六日来并无功效。其夫似竹延余视之，见其高肿焮红，按之坚凝，知非瘰疬。问初发时寒热否？曰："不但寒热，并带头疼，且头目眩掉，时时有汗出。"按其脉，两寸浮数。乃曰："此发颐病，并非瘰疬。盖内蕴积热，外伤于风，以致火郁经络，四体不舒，骨节烦痛，若作瘰疬治，失之万里矣。且贴膏敷药，势将破溃，遂至缠绵，愈且无日。"急命去其膏，用通草汤洗净，投以连翘败毒饮，越日而痛止，再服而肿消，五日后全清矣。

胃热与脾寒

泾阳令周备三之岳母，并其内嫂，两代孀居，食息仰给于周。一日谳局公退，备三邀余曰："舍亲病甚，乞往视之。"余随至其家，问何病？备三曰："家岳浑身发热，烦渴汗出，胸满便闭，腹中增痛。内嫂患肚腹闷胀，有时而痛，不热不渴，四肢无力，精神困倦，饮食不思。"余两诊其脉，其岳母则沉而数，右关坚大，其内嫂则六部迟缓，右关尤甚。乃告之曰："二证老少悬殊，老者胃热；少者脾寒。热者宜下；寒者宜温。"遂令其岳母服调胃承气汤，其内嫂服桂附理中汤。备三曰："下则用芒硝、大黄，补则用肉桂、附子，二证虽殊，不应迳庭若此，少缓之何如？"余曰："泰水病若实火内攻，缓之恐发狂疾。内嫂脾土弱极，缓之必成泄泻。急救之尚恐不及，况敢犹豫。"备三曰唯唯，余辞而出。过数日，问两病何如？备三曰："二病俱有小效，然未痊愈。"余骇曰："服硝黄而不下，服桂附而不振，难道热者怀铁石？寒者成痨瘵耶？"备三笑曰："前日之方，实恐太峻，君去后，承气汤去硝黄，理中汤去附子。谚云：当迟不当错，非药不效也。"余曰："令亲何拘之深，药病相投，如机械之对发，过则为害，少则不及，此间分隙不容毫发，何得私意抽添。请照方服之，错则我当之，必无害也。"备三乃以原方进。次日其岳母下燥粪，火退而身清矣。其内嫂腹痛递减，饮食少思。又延余往视，余曰："令岳母病已去，不必服药，唯令调摄保无虞。令内嫂则此药非十数剂不可，且须常服温中理脾诸药，方无反复，非旦夕可望也。"余辞去。一月后，以官绢酒点八物来谢，余与备三为莫逆，乃封还之。

思虑伤脾，痰扰心包

备三之夫人，工诗善画，刺绣尤冠一时，人亦风流自喜，词辩滔滔。余在备三处闲谈，诸寅作斗叶之戏，余不喜此事，作壁上观。晓餐甫设，有媪自内出，启备三曰："太太不知何放，忽患心烦发呕，坐卧不安，闻王大老善医，急请入视。"余偕备三人，则二婢扶坐，粉汗淫淫，作捧心状。急诊其脉，脾部细弱，左寸滑数特甚。乃曰："夫人所患是脾虚停痰证也。盖由思虑伤脾，饮食不化，平日必有健忘惊悸之疾。此时痰涎绕心包络，故烦呕交作。须先清其痰，后理其脾。清痰须用莲子清心饮，理脾须用人参归脾丸。病以渐来，亦以渐去，旦夕难痊愈也。"乃先以清心饮投之，二日而烦呕止。再进归脾汤，十日而四视之，病若失矣。

气郁喘嗽

典史宋晓岚，同乡也。丙辰春，与余同携眷入秦。将至临潼，其孙女甫周岁，坐车为雨泥所滑，女失手坠车下，轮辗其腹，顷刻而毙，亦气数也。其媳以恸女故，日切悲哀，兼介人，安土重迁，乡思颇切，晓岚尤吝于财，虽宦游而饮食衣服不遂妇愿。至夏忽患胸胁大痛，喘嗽不宁，饮食俱减。晓岚来求治余，诊其左脉弦而牢，右寸坚而滑，知为气郁，乃以左金丸合颠倒木金散进。二服后，吐痰涎数碗，再视之，则左少软，而右亦渐平矣。因以逍遥散加木香、青皮等叠进之，半月后始就平复。因劝晓岚曰："儿女情怀，须少宽假。前日之病，久则成癫，若不去其痰，遥遥千里，携带而来，竟成废人，不悔之甚乎。"晓岚遵之，辞色稍温，三月后，如居故土矣。

劳倦失眠，脉坏难治

商州牧赵笏山同乡，崞县人。以进士宰秦中，所至有政声。丙辰夏，以天旱祈雨，夜作早兴，又商地皆山，每祷出入崎岖甚苦。秋末忽病，商僻地少医，遣干仆人省，求余往治。余以需次人，不敢私出省，同乡武芝田观察，言于抚军吴仲容先生，乃治任随之，越秦岭而视焉。至其署，笏山尚危坐，议论风生。问何病？曰夜不瞑目者廿日矣。问何所苦？则曰胸满气急，饮食不思。茶后诊之，六脉俱形沉数，而右关毫无神气，乍沉乍浮，乍缓乍急，且三至而一息。余以脉非吉象，不便明言，乃曰："君所患为心火上炎，心肾不交故也。急滋阴以壮水，则得寐。"笏山急索一方，乃以地黄汤加生地、桔梗进之。药下二刻，倦而就枕，沉沉酣睡，晨钟动方起。请余入曰："真仙丹也。前屡服天王补心丹，以为睡觉良药，而竟不寐。今服君药，彻夜常眠，披衣而起，如释重负，弟病虽危，有阁下神手当无恐也。"再诊之，脉似稍起，而右关依然。乃进七味都气汤，又开香砂六君汤敷衍之。亟欲归省，而笏山再三款留，不得已为延三日。临行笏山食亦少进，起坐颇自如，嘱余笔论其病，余乃书曰：金水不生，脾胃枯竭，室欲惜精，少思淡食，一阳始生，病将自绝。笏山铭之。余归途无事，戏作挽联云：越秦岭而视君，愧余寡术。牧商山而怀古，想尔同仙。入省后，芝田问笏山之病何如？余曰："必不起！"曰："何故？"曰："脉已败坏，焉得不死。"因告以已作挽联，同人皆笑，芝田阴为料理身后，至十一月二十四日殁于署。其弟来省交代，余即书前联挽之，并道及论病数语。其弟憬然曰："阁下何神哉！"叩头而去，扶柩归焉。

气郁吐逆

同乡张文泉司马，于余为同谱弟。丙辰春，先后入秦需次，公余则酒宴过从，其戚乔某亦介人，为楚郧阳府经，以提饷来秦，馆于文泉之室，文泉厚遇之。而乔鄙甚，饮食之外索洋烟，洋烟之外索衣服，又索小费。文泉稍拂之，则裂眦负气。久而不堪其扰，拟遣之去，又以军饷未齐，迟迟两月，临行诟谇百端，几乎握拳相向。文泉素讷于言，不能发泄，心甚患之。一日由咸宁过余，余留晚餐，言次文泉含泪欲滴，余劝以不仁之人无可计较，既去矣，置之可也。文泉归馆，则气急腹痛，呕吐大作。急遣车邀余，至则痰涎溢地，犹张口作吐状，汗出如流，面带青色。诊之，则六脉俱伏。乃曰："此气郁而逆也，甚则发厥。"急命捣生姜汁半碗灌之，刻许而吐定，然胸腹闷乱，转侧难安。乃以越鞠丸合顺气汤进之，至天明而腹舒，仍命服顺气汤，三日而愈。

阴虚血弱，胃绝难医

邻人刘锡庆，商于楚，年三十余无子，父母共忧之。娶妻数年，百方调补终莫效。一日刘忽患腹痛，邀余往视。众以为霍乱，服藿香正气散不效。诊其六脉沉弱，知为阴虚。因曰："君腹痛必喜按，且时作时止，非常病也，且痛发必在脐下。"刘曰："然。"乃投以七味都气汤加肉桂二钱，两服而痛止。归后家人问其病，余曰："此阴虚血弱，腹痛易治，惟两尺细仅如丝，毫无胃气，恐命之不久也。"越年许，余自京师归，已于数月前，以瘵终矣。刘本孤子，家极贫，以刘贾少裕，刘殁后双亲衰独，抚养无人，兼两餐不继。见者皆恻恻云。

寒湿下注，关节疼痛

介之罗王庄张冠英，家称小有，继娶吾里中李姓女。张得腿病，骨节痛楚，不可屈伸，且时作肿，卧床已半年矣。延医视之，或以为下痿，用虎潜丸补之；或以为瘫痪，用续命汤散之。皆不效。其内弟请余往治，余诊六脉缓大。告之曰："既非下痿，亦非瘫痪。所患乃寒湿下注，关节不灵，肿痛必在关节。病虽久，可治也。"乃先进羌活胜湿汤加牛膝、防己以疏利之。三服后，杖而能起。又往视之，投以五苓理中汤，四服后，肿痛全消。意不愿服药。余曰："湿气未清，恐将复作，不如多服，以免后患。"张听之，服药二十余剂，乃以酒肉来谢。余告以谨避风寒湿气。相隔十余年，余见于其戚家席上，称健步焉。

肝郁气结，土败难愈

里中田大授，家少裕。而年老无子，妻悍不敢置妾，后以失业窘于财，郁而为病。城中有老医名荣同者，田素信之，请其诊视。荣曰风寒外感也，散之不效。又视之曰年老气虚也，补之益甚。荣穷于术，乃邀余治。诊其肝脉滑数，脾部见弦急，且三至一息。乃曰："君所患为肝气郁结，木来侮土，土已败矣。病可小愈，命不可保也。"田似嫌其唐突，请示一方，余以逍遥散合左金丸进之。数服而病减，进饮食矣。又请视之，诊其肝脉稍长，而脾脉如故。知不能愈，乃以逍遥散敷衍之。半月，精神爽健，出入游行。值村中演优戏，相见于庙庑，告余曰："病已全除，当无恐。"余曰："脉至不息方可。"后半年，余赴都，及来春归，询之，已殁数月矣。

肠有蓄水，小便不出

甲寅春，余内阁供职时，以军饷浩繁，开钱铢例赠附生，并准捐教，以京铢二贯抵银一两。砚友宋懋之，名敏德。以附生入都捐训导，一切余为经纪，宋甚德之，上兑后，宋日邀余游观。一日归来，宋忽小便不出，兼腹痛。疑是感寒，忌生冷者数日，病仍不减。乃邀余治，诊其六脉俱弦，两尺尤甚。乃曰："此蓄水也，利之可愈。"投以五苓散加木通四钱，两刻许，小便泉涌，腹颇舒泰。越日再诊，左尺平，而右尺仍弦。乃曰："小肠之水已除，大肠之水尚在。不去之，恐召湿作泻。"又以胃苓汤去肉桂加砂仁等进。服药后，宋寓居客店酣睡，劳不自觉，天明始醒，而被褥粪秽粘染殆遍，急呼人湔涤之。觉腹中馁甚，自此食量兼人，颇称壮健。归来至家，已选安邑校官矣。安乃广文极优之席，到任后寄谢余曰：既蒙除去宿疾，又蒙经理得此官。感激之忱，铭于肌骨。而宋赋性鄙琐特甚，余见时尚酬应，余则寅友亲戚较锱铢如性命，不数年竟以大计失官。所积金，往来蒲洛作艋贾，兹闻以疫疾，殁于茅津渡。所获赀财，皆为他人赚去。贪鄙悭吝之骨，安能富厚终哉？因忆其病，故并志之。

子 痫

丁未戊申间，余与诸窗友伴读于里中文庙。有窗友燕君名受祯，宽于量，而艰于读，年近三旬，文笔尚未清，故屡试蹶焉。夏间其继室患发热，医药数进，热如故。乃邀余治，诊其六脉沉数，右尺偏旺。余曰："此阴火大动也，不但发热，兼苦头晕。"视其方，则所服皆四物类也。乃投以知柏地黄汤，三服而热除。越三月，忽痫疾发，手足反张，昏不知人，痰涎壅结。其里有郭医，以半身不遂治之，药数进而痫发如故。不得已，邀余治。至其家，人适清醒，急诊其脉，则少阴动甚，右寸滑大。乃告之曰："此喜事也。按之而散，胎必三月。"其妻红涨于面，首肯之。燕曰："既是胎，何得痛疾？"余曰："阴火内甚，胎必不安。壅而生痰，流连肺管，故发则气晕昏倒耳。医书谓之子痫，治之极易。今郭某以半身不遂治之，岂有少年妇人而半身不遂者？"乃命服羚羊角散，戒之曰："初服后必大吐痰，勿致惊怪。吐后再服两付，保无事矣。切勿听信郭某，致贻后患也。"燕听之，数日而愈。

久痢致虚，阴阳将绝

燕之表兄，遗其名，商于湖北。在楚得痢疾，芩、连、芍药之类，不啻数十服，痢少止，而困惫已甚。束装归里，至来春犹时时下血，四月燕偕来求余治。见其面白如石灰，气息增喘，坐移时而后语，一语数绝。睹此情形，殊增观望，哀之切。乃诊之，六脉微弱之极，而时有数象。问其病由，乃曰："此虽痢证，而沉绵经年，尚作痢治，医中无此理也。君气质本虚，加以寒凉大伤脾胃，阴阳将绝，此时下红，非痢疾，乃脾气不能统摄，非大滋补不可。"乃命服地黄汤，加归、芍、肉桂四服后，精神颇健，饮食少进。再来求诊，脉稍起，又告曰："此本宜服圣愈汤、养荣丸之类，所以先服地黄汤者，阴分尚有小热，今血热既清，可峻补矣。"乃进以大剂圣愈汤，命十服后，接服人参养荣丸，其人谨遵之。一月后，衣冠酒肉而谢，精神顿作，议论风生矣。

产后气虚，升降失常

邻人郝某之次女，产后经数月，饮食不思，精神减少，时兼胸满，面黄肌瘦。延医视之，以为痨瘵。投以八珍汤，获小效，而病复如故。或又以为产后血虚，用大剂四物汤合生化汤，转增腹痛。继有庸手，作伤寒阴证治，去益远而病增剧。法无可施，来求余治，诊其六脉浮弱，右关尤甚。乃曰："此气虚，非血虚也。当补气以生血。他人多用血药，品多清降，不转馁其气乎。"因处以补中益气汤。其父素明针灸，颇知医，难之曰："病苦胸满，益以补中，不增甚乎？"余曰："令嫒胃气下陷，清阳不升，故浊阴不降，以致饮食留滞，故胸苦满。若清阳既升则浊阴下降，胸中自当痛快。命如方服之。三剂而精神作，饮食进。更命易汤以丸，一斤而痊愈矣。

湿痹似瘫

介之田村乔某，忘其名，年老得痹疾，或手或足，痛发左右无定。医药数辈皆以瘫痪治之，药不啻千百剂，竟罔效。委顿经年，已为治丧具矣，而痛则饮食二便尚无大害。其里中有商于都者，知余名，因嘱请治。余至其家，未见病人，先问其子曰："遵大人是何病？"其子以瘫痪告。余曰："老年人得此病十无二三愈者，恐治之亦无益也。然既来不得不一视之。"入其室，则病者拱手称谢，问答数语，口舌便利，视其口眼无歪斜状，神气亦清。乃问手足麻木乎？曰："并不麻木，惟有时作痛，不可忍耳。"因诊其脉，六部俱缓而沉，兼带弱象。告之曰："君所患乃湿痹，既非瘫痪，又非痿证。盖寒湿着于皮肤，四肢重滞，每转侧则重不可举，如移山挪石，非人不行。"病者曰："不错，不错，先生所认既真，急请施方必可愈也。"余曰："愈则可愈，然无速效，须服药数十付，起居调摄，乃杖而起，早亦在三月外，迟则半年。"病者曰："但求病愈，何必急急。"乃先以五苓理中汤加附子、苍术进之。五服而痛少止，肚腹宽，饮食进。又易羌活胜湿汤加牛膝、肉桂等类，命多服之，半月痛全止。惟举动艰滞，步履尚难。更以白术附子汤，加松节、萆薢等。命十服后，丸服之。更命每早晚遣人扶掖，往返数十步不必再视也。病者遵之，越三月，趋车备物衣冠而来，见其行走如常，而履阶遇限，尚多不利，急遣还而养之。冬十一月遇于城中酒市，则指挥如意，毫无痛苦矣。此事相隔十余年，辛酉其子来求治眼，谈次具陈本末，乃始忆而录之。

阴虚肝郁，双目痛楚

乔某之子名夏清，忽踵门，先以函入，拆视之，词极文雅谦抑，延之入。问之，已入县庠。据云一别十余年，家道零落，又以嫂氏妒悍，避其虐，舌耕于祁县。春来乍得眼疾，两珠痛楚，夜则尤甚。易数医，无少效。因忆前治家君之病，甚有确见，故特来请治。余拨其眶视之，则黑珠周围起白膜，带二三红血点。诊其脉，则左关弦滑，尺微细。乃曰："此阴亏肝郁也。幸未久，尚无害。若再迟数月，则生外障，翳膜遮睛，则揭去匪易。"乃先开一疏肝散，又继以杞菊地黄汤，二方并付之。告之曰："先服疏肝散三四剂，痛当止；继服地黄汤不十剂，当无事矣。每晚临卧，以火酒洗之，避风寒辛热，遥遥数十里可勿再来省往返也。"夏清揖而去。半月后，忽自称谢，谓目疾痊愈，专申感悃，并偕邻村郭某来云，亦有病求治，余适在城中宴会，未及见，后不果来。

年老血崩，阴阳两虚

邻人刘锡庆之姊，三醮而仍寡，年近五旬，忽患血崩，村医以为蹉跌，用发灰、地榆类涩之而不效。经月余，来邀余治，见其面白如灰，气息仅属，甚不堪。视其脉则沉细迟弱，凡虚象无所不有。乃曰："此病危如朝露，过半月，恐不救也。"又贫寒难事药饵，急欲辞归，其婿忽止之曰："岳母病如可愈，药钱我任之，万一不救，则不必矣。"余感其义，乃告之曰："君热肠如是，余当竭力，虽无旦夕效，然性命或无碍也。"投以大剂六味回阳饮，二日而精神起，然崩则如故。其婿来曰："命似可救，而血崩不止。"余曰："君无虑，止血崩实易事，但岳母阳阴两虚，不固其气，血崩难止。今有回阳饮以作其气，再用提补，靡不效矣。"又投人参养荣丸，加柴胡、升麻以提之，又加芡实、龙骨以涩之，凡五进而血止，因命专服人参养荣丸，两月后，偕其婿来敛衽拜谢。就内人取针线数事而去。越数日精心密缕，封而呈焉。并云贫无可酬，聊以手指答救命之恩云耳。

霍乱转筋

业师庞芸圃夫子，秋间抱丧弟之戚，忽患水泻，自辰至申酉如厕者三十余次，如桶泻水。继之以吐，困顿不堪。且时时作转筋，急遣人呼余至，问其形证，按其脉俱弦直，知为霍乱。以霍香正气散进，泻少止，而二刻许，复吐，所服药点滴无存，前病发作。至天明，转筋将近腹，两腿不可曲伸污便床褥。及余视之，神气仅属，濒于危矣，举家惶恐，余急命刺尺泽、委中二穴，出紫黑血半盏，刻许而吐定，可服药矣，仍煎前方与之，逾时安卧，至午后则腿舒而泻少止。至晚又进一剂，三日而安。而先生知无害，便不服药。余视之见其皮粘于骨，面色青黯，乃以老亲在堂之说，竭力劝之方许焉，告以香砂六君子汤。半月始得如常，而出入动作矣。

热 疟

先生之母，余太师女也，年过八旬，颇壮健。夏秋，忽得疟疾，发则如火烧身，狂叫反侧，他医用药截之不效。招余治之，见其目如赤珠，口干唇破，时时呼冷水。问二便，则小便如血，大便闭数日矣。按其脉，则六部弦数尤甚。乃告曰："此热疟也。单热不寒，须内清其热则火退而疟自止。若徒用截法，万无效理。"因投以大剂白虎汤，重用石膏至两许，二服而热退，四服而疟已。

脾虚肝郁

先生之弟妇，患头痛发呕，饮食不思。时瘟疫盛行，疑为时证。余偶到塾，其侄兰芬兄言其状，并邀之治。问身觉憎寒壮热乎？曰否。问身痛鼻塞乎？曰否。然则非时证。诊其脉，则左关弦滑，余俱细弱。告兰芬曰："此脾虚肝郁也，作时证治，必散之，虚而散，则大误矣。"兰芬请一方，因以逍遥散进。余过而忘之，越数日，见兰芬，告余曰："药才二服，病全除矣。"

寒 疟

丁未岁，余读于乡之僧寺。是年太阴司天，五月后阴雨经旬，里中地极下湿，而农家露宿于野，外感风寒，必病疟利。因先配常山酒一坛施之。六月半，疟果大作，凡十人而五六，取酒者接踵至，保全颇多。至七月中，疟少息而酒亦罄矣。寺僧名昌裕，素无赖，以余在寺稍敛迹。旋亦病疟，向余求酒，余以酒已完，欲再制之非浸渍十数日不可，仓卒不能办。昌裕似嫌余吝，乃招而来曰："子怒我错矣，疟虽一病，而人之虚实禀赋不同，余所施之酒，未必人人尽效。我为若治之何如？"僧始转怒为喜，乃诊其脉，则弦而迟。告曰："弦是疟正脉，而迟则寒象。子患寒疟，发必多寒少热，且先寒后热，身痛无汗。"僧曰："良是。"乃以越婢汤发之，二日疟少止，令五服则痊愈矣。

食积腹痛

黑六，里中人，遗其名。一日腹痛欲绝，强步至门，跪求余治。余曰："何忽得此疾？"泣诉曰："昨日吃荍面条半大碗，饭罢入瓜田渴甚，饮凉水二碗，归家则腹痛作矣。胸中如碗鼓甚，按之如刺。"余曰："此食积也。但汝胸中如石塞窦无隙可通，用药治之，恐药弱而病强，攻之不破也。"痛者曰："然则听之乎。"余曰："尔欲病愈，须遣人扶掖，在田野中，往返疾行数百步乃可。"病者辞以不能。余曰："不能则难治也。"再三苦求，乃以大剂承气汤加麦芽、槟榔疏之。告曰："三服乃可。"病者归，初服而胸中如坠，二服后下气暴作，急如厕，则如桶脱底，胸腹空虚，负耒而耕矣。

胃热血结

里中钮某之妻，体素壮，忽患月事不至。始以为胎。久而腹痛，又以为虚，补之益甚。留连数月，腹大如鼓，饮食不思。迎余治之，诊其脉，两关坚劲。问发渴乎？曰："前半日多渴，后半日方可。"余曰："此胃热血结也。寻常必患胃热，发则胸膈如烧，甚则发咳，痰必稠。"病者曰："良是。"先以三黄四物汤破之，二服后下紫块十余，腹少减。又以两地地黄汤加山栀、连翘、通草，叠进之。逾月而潮至，然前后尚不齐也。命常服归芍地黄汤，数月后，如期血至，久而受孕矣。

痰火郁肺

邻人郭某之女，再醮于邻村，归宁恒数月不返。一日忽患咳嗽，初略不为意，久而增盛，延人治之，则曰此虚劳也。始而补气，继而行瘀，又转而理脾疏肝。药屡易而病不减。一日其母偕之来，俯余治。因问曰："嗽时作时止乎？抑咳则面赤气急声声接续乎？"曰急甚。观其面色红润，知非虚证。乃诊其脉，则右寸浮滑而数，余则平平。告曰："此痰火郁在肺经，常苦胸膈满闷，发则痰嗽俱出，不但非虚劳，且大实热证也。"进以芩连二陈丸加桑皮、木通以疏之，三日而嗽减。再请余治，则数象减而滑则依然。余曰："热退而痰仍在，不去之，恐复作。"因用平陈汤加枳实、大黄下之。凡二进，下顽痰数碗胸膈顿宽，而嗽亦止矣。

风痰致咳

咳嗽一证，风寒暑热，饮食郁滞，思虑劳倦，皆能致之。《医宗必读》阐《内经》之旨，讲此证最为详尽，学者当究心，若一概施治，未有不致悖谬者。

同乡郝某号秀山，在都作银商，自秋发嗽至十一月，数医之尚未愈也。余侨寓襄陵馆，与郝某素昧生平。一日梁某偕之来求余治，问何病？对以咳嗽四月矣。问曾治否？对以药以百计而嗽如故。言次探手于怀，出药方隆然一裹。细检之，皆参、苓、芪、术等类。盖郝素弱，又富于财，俗医皆作虚论也。乃诊之，余平平，肺独浮滑。告之曰："浮者风象，滑者痰象。君素积痰，复感于风，风痰相搏，而嗽作矣。又以参、芪固其腠理，腠理不开，风无去路，嗽何时已乎？数药可愈。"郝见余言易，进曰："年少时有唾血疾，体本虚，故畏克伐药。"晓之曰："此他医之所以用参、芪也。要知少年唾血，未必虚证。即虚，而此时血止而嗽作，医不治嗽而治血，请问君见我为治嗽乎？为治血乎？"病者笑而是之。乃以杏苏饮加山楂、枳实进。嘱曰："不过五服病必愈，无烦再来也。"病者持而去，越五日，投帖请余观优戏，晚则筵席丰隆，殷勤周至。时余方以分发赴秦，因遣其同类，随之到秦，开设银肆，听昔过从称莫逆焉。

忧郁致疾，腿目渐废

李莲芳茂才，少与余共笔砚，后以童军屡蹶，商于楚。后失业归，复矢志功名，遂入县庠。莲芳少失怙恃，三娶而仍鳏，茕无子嗣。丙辰余自京归，已败累矣。以忧郁故，腿渐废，目渐瞽。然步履出入，尚可作字，悯其贫，携之入秦，经理馆事，继余以内艰旋里，念莲芳无依，因荐于朝邑主薄冯子安作幕，冯亦同乡，又杂职，莲芳虽非素优，然小心持算，无不井井有条，宾东相得。而莲芳私念年逾五旬，妻子全无，顾影增凄，倍形忧郁，明年秋，单车而归。余以为宾东不合，急视之，则莲芳两目起外翳，腿迟重不可曲伸，且冯以缺瘠告病，不得不归矣。因求余治其目与腿。余诊之，心肝弦急，两尺似有似无。仓卒难显言，因劝旷怀自慰，病非旦夕可疗，静心调摄数月，再作计议。莲芳听之，而家计寥寥，益不自释，目益盲，腿益滞。

有赵城眼医，名家也。一年来介两次，凡外障虽数年，无不针之而愈者。余甚佩服。急请视莲芳眼。医审视之曰："障皮尚嫩，恐不胜针，再数月，皮厚色苍，一拨而去矣。"眼医出告余曰："瞳仁已坏，治之亦断不效，不如听之。前乃托言耳。"半年许，果殁。余挽一联云：君罪伊何，乃如左邱盲目，孙子病足。天心莫测，竟使黔娄失妇，伯道无儿。

阴火大炽，清下无功

病之奇，有不可解者，徒执方药论之，辄不效。同谱弟王丹文之母，春仲忽患热，口渴神昏，发晕出汗，热如火，几发狂。其母家弟以茂才业医，视之知为热。曰此阳明正病也。投白虎汤用石膏至一两，而热如故。又有邻人李茂才亦业医，用承气汤下之，二便少利，而热如故。丹文邀余往视，按其脉极沉数，知阴火大炽，而肠胃燥甚。告丹文曰："中无实物，火热熏心，下之无可下，宜清降之。"急用地黄汤加山栀、三黄进。药服而心颇清，热如故。是夜忽大雪，天甫明，病者知之，要食雪。丹文以其年老，靳不与。逾时，丹文外出，匍匐出户，就阶取雪，卧啖之，凡三碗许，觉心境顿清；又啖之，归而卧于床。至夕则热退身凉，越日而起。三日后，病若失矣。噫！药则罔效而天降雪以除其病。盖雪阴寒，不假烟火，较药之清降胜万倍矣。医家无此法，亦不敢用也。

风寒水肿，误作虚治

谚云：老医少卜。殊未必然，盖此事全关天资学力。资质清者，读书多，则虽少亦佳；资质浊者，胸中无物，老而亦愦愦也。辛酉春正月，家君体素壮健而年过七旬。以新年酬应劳攘，且多食厚味，又年前偶感风寒，痰咳流连。上元后，目下暴肿，渐而两足增胀，渐而两手亦胀矣。堉屡欲施治，而家君素不服药，自以体壮，俟其病之自已也。越三日更甚，以长媳有小恙，前曾经杨医治之，乃托治媳病，遣人招杨治家君病。下车视之，则须发苍然，步履迟重，戴眼镜矣轮扶杖而入，毫无谦抑态，扬扬睨一切，余唯唯听命，窃意必斫轮手也。茶后以家君病请教，杨曰："脉后再谈。"诊之越时许，乃释手曰："年老气虚，宜有此疾。此时宜先补虚，不必治肿。气不虚，肿自已也。"余以其统混无头绪。辨曰："经云水肿初起，目下如卧蚕形。今家父病适合，似宜先导水。"杨怫然曰："治病拘定书本，焉有是处。请服余药，方信余之不谬也。"余未便非之，而心窃不谓然，因请一方。乃八珍汤加桂附也，又加陈皮五分，木通三分。云可利水，掉臂而去。知必不效，而家君以其年老，当有确见。药初进而胸腹增满，肿愈甚。不得已，私以杏苏饮加木通、牛膝、防己各三钱，煎成请家君服，至半夜，则小便五六次，天明腹宽，而肿处作绉形，嗽亦少止矣。家君见药效，连进四服，肿俱消，惟肾囊尚胀，停三日，又以原方加葶苈、二丑进。凡一服，小便洞下十余碗，肾囊如常，而病全息矣。谚之重老医者，以其阅历深，而见闻广，如杨某者，虽松鹤之寿，此事安得梦见乎！

阴虚血热，误作痧治

吾里中有口头语，见卧病者，则曰伤寒热病，医者来，则曰汗证也。而不知伤寒与热病二者大相反。盖伤寒，则真伤于寒，须用热散，仲景之法是也。热病，则外而风寒暑热，内而饮食嗜欲，皆能致之。一或不慎，杀人易于反手。春温夏热，河间之法最善。至饮食嗜欲，则合东垣、丹溪之法，参而通之，无遗蕴矣。

长媳初入门十余日，得温病。呻吟叫号，反侧不安。因新妇，急告其父。其父延一医来，则吾里中丙午茂才也。幼尝同考试，其人玩世不恭，乡党薄之，颇落拓。虽通医理，而所读不知何书，每治病，药寥寥三四味，皆以分计，故获效甚少。请视长媳，出告余曰："痧也。宜服犀角解毒汤。"尚觉近理，急服之，痧未出而热如故。又易一医，乃河南武安药侩也，初解药性，立方字常误，胸无墨水，而治病颇有一二效者。适为邻治病，延之来。诊脉不一刻，即出曰："此是痧证，又兼胃寒，故胸烦作呕耳，须用温散。"请其方，则平胃散也。余不欲令服，而家中人皆曰："时医常以误效，请一试之。"药入口则热几如狂，昼夜不安，实无可处。余乃入诊之，脉极沉极数，而外证甚险。告其父曰："以弟愚见，当是阴虚血热。此热证，非痧证也。如是痧，流连将十日，何无一点发耶？此虽新来，乃弟儿妇，当以私意治之，倘有误，亲家亦相谅也。"其父诺。乃以大剂地黄汤易生地，合三黄汤满饮之。二更许沉沉睡矣。又恐余热未清，加蝉蜕、灯心，四服而热止，病始安。令常服麦味地黄丸，半月痊愈。

阴热斑疾

余甥名映昌，以服贾奔走，兼不节饮食，四月忽得斑疾。初斑未清，请董医视之，董以时证兼食，用五积散，病益重，浑身如丹，目睛皆赤。有老女医为人按摩，延视之，知为斑，乃以针刺其舌，又刺其阴而吮之。心稍清，气稍定，而热则如故。余知而省之。见面汗如流，口唇焦破，以为阳明胃热。诊其脉则沉而数。问二便，则小便赤，大便如常。腹亦绵软。知为阴热无可下，宜清之。乃以知柏地黄汤进之。初服而热减，三服而热清。困卧不起，面目黄瘦矣。惟急索食。告之曰："病已去，不必服药，惟饮食宜清淡减少，否则恐复发也，调养一月而安。此亦阴热证也。"

血虚肝郁

同谱王丹文之母，夏月染疫证，留连数月。屡易医，病渐去，而苦发热头痛，胸中烦扰。而性情反复，忽而不服药，亲邻力劝之而不肯也。一日头痛甚，丹文专车迎余，因视其病，以同谱故侄呼余，余亦伯母呼之。再三开导，乃许服药。诊脉则沉数，而肝部涩，左寸微。告丹文曰："此血虚肝郁也。专滋阴以润血，热当已，且'乙癸同源'，血润则肝亦舒，头痛亦当止。"乃开归芍地黄汤，加薄荷、山栀以清之。二日后，丹文来，问之，则身凉而头痛止矣。又不服药，余以其病无碍听之。

论人参

曾读纪文达公五种笔记，载有一条，辩论人参。谓关东人参，得东方生发之气，偏于提补；上党人参，得中央土厚之气，偏于培脾，其用颇疏。此语真前人所未发，余尝因而思之，古方所载人参，即上党之潞参也。其时关东未必有参，即有亦未必入中国。

前明，吴守备到辽沈，闻东参能延年益寿，乃服至半斤，遂至腹泻不止，可见关东人参，至明始入中国。明以前所用之人参，即潞参也。不过在前古则潞参皆地中自植，年深日久，其力颇厚；近则以此为利，年年种而收之，其力较薄耳。

本草谓用参多则宣通，少则壅滞，此言尤要。盖草木之性，全以气胜，况参俱甘温，甘温则能滑泻，吴守备之腹泻，盖由于此。不比五谷之性，专有益于脾胃也。

每见近日士丈夫家，日日用参，且用东参，以求调养，少则足以减食，多则必致泻腹，亦何惑之甚耶？

余尝本文达公之意，凡气虚而怯，或痘疮危急，平板不起，用东参辄应手而效。治脾胃虚弱，土湿下陷，饮食不思者，专用潞参，以益健运，亦无不验。

每见近世业医者多货药，临一证则用参、用茸，惟恐其药之不售，其罪恶岂浅鲜哉！因附志于此，以为妄而无知者，示之戒焉。

实证似虚

同乡张七兄名守秩，其夫人患痢疾，屡治不效。托其戚梁某转邀余视之，则年五十余，人甚枯瘦。诊其脉，浮数特甚。问发热否？曰热甚。问渴否？曰渴甚。余曰："若然，则腹必胀痛也。"曰然。乃告张曰："外似虚，却是实证，非下之不可。"张不然其说，曰："体素虚，况痢则愈虚，再下之恐不相宜，万一病不可补，微利之可乎？"余告以利之无益，若再迟数日，恐内蕴攻胃，成噤口也。张不得已，嘱余开方。余以大承气汤进。归经数日，又请往视，余曰："此病当大效，何迟迟至是？"问来人，则前方恐过峻，减去芒硝故也。乃告其来人曰："归语张某，不服芒硝，勿望余治也。"来人归以实告，张勉强加芒硝服之，越半时腹中如坠，暴下如血块数次，病者气乏而卧，痢亦止矣。越日遣人又问，告曰："病已去，不必再下，但病实伤阴，以芍药汤和之，数剂则无误矣。"归遂服芍药汤，半月而安。中秋备物作谢，言之始知其详。

痰热上潮，喉中结核，数年不孕

越二年，张七兄之女，适吾乡大郎神村宋，数年不孕，月事不以时至，饮食亦少。春间忽患咽痛，人以为感冒瘟疫，凡解毒散风、销火凉血诸药，无所不施，而喉痛如故。张求余治，诊其脉沉而滑，恐喉中肿烂，以箸按其舌而视之，则痰核累累如贯珠。自喉连及上腭，且复如此。乃笑曰："如此不着紧病，乃累赘至是乎。头不痛，鼻不塞，非感冒也；项不肿，喉不闭，非瘟疫也；不渴不热，非火也；不汗不昏，非风也。此乃痰热上潮，结而成疮形，按之软而滑，其痛若口疮。况病者体素肥，痰膜凝结，故数年不孕，月事不至。但去其痰，则血络通，不惟止喉痛，即月事亦当至也。"其父喜，急索方，余以芩连二陈汤示之，告曰："二服喉痛自止，再合加味二陈丸一料，时常服之，不半年必更壮矣。"病者听之，余亦不问。迨戊午春，于宗人处，见张至，急揖谢曰："小女病，诚如君言，今抱子矣，鄙亲家亦极感谢。"为之一笑。

脾虚血崩

戊午秋，张七兄亲家之夫人，继室也，即前病喉痛者之姑，年未四旬，得血崩疾。其家富甲一乡，因距城颇远，恐有仓猝病，医药不便，乃设药肆于家。而乡中贫苦者，辄造而请视疾。故亦时时观医书。以夫人病崩，自用血余散止之不效。更一医，又以为热，用寒凉清之，转益甚。乃嘱张俯求余治，余以路远辞，而张哀恳至再，不得已，随之去。入而视之，见病者面如石灰，唇指皆白，知为血虚之极。乃诊其脉，则微弱特甚。乃曰："此中气下陷，脾虚不能摄血，故崩不止。再服寒凉恐血脱也。此时不宜峻补，但提其中气，气能统血，则崩自止。涩之、截之皆非法。"因为开补中益气汤，宋似嫌其平平无奇。乃告之曰："君曾读医书，不闻士材先生之言乎，其云：补气有行血之功，补血无行气之理。二语极为明确。可见血随气行，气升则血升，气降则血降。若不摄其气而徒止其血，所谓扬汤止沸也。今升其气，使摄血而不下降，然后再用圣愈、养荣之类补其虚，气血相调，并可受孕，治病犹余事耳。"宋豁然悟，首肯者数四。更为开大剂圣愈汤，告曰："服补中汤不四帖血当止，后以圣愈汤继之，如恐其烦，可易汤以丸。余去矣，不必再视也。"归不数日，时将春夏之交，宋遣人担过牡丹二本。并道病已痊愈。再三申谢。余受而栽于盆，培植灌溉，以吾乡水土杂盐卤，其性极恶。除石榴、葡萄而外，凡花果皆不宜此水，宋所送之牡丹，来时正含苞欲吐，余遣人灌溉，不数日，苞萎而枝渐枯，拔而弃之，增惜焉尔。

食积经闭

妇人经闭一证，其因多端。而各有虚实之分。审其实而攻之，察其虚而补之。偶一不慎，致祸尤速。

友人王福友之妻，少以贫寒致痞疾，适王数年，面黄肌瘦，月事不至，至或淡少，久而腹痛增胀。延医视之，见其形证，皆以为虚，补之不应，而王固粗质，亦任之。半年腹大如鼓，见食辄吐，渐至不起，乃邀余治，诊其六脉坚大而迟，知为寒凝食积。问曰："胃中按之有坚块否？"病者曰然。告曰："此自幼生冷风寒伤胃气，故甚则增痛，且四肢发厥，盖虚人实证也。不温胃以散其结，则气凝而血必闭，无怪补之增剧。"乃以五积散投之，两服而腹稍舒。又以香砂平胃散合乌药散并用之。有邻人素看医书，见方诧曰："病属经闭，治当行血，乃用消食之剂，无乃非法。"余曰："君自不信，看药后效验何如。"王命其妻服之，越两日而下秽物，腹膈顿舒。又命常服香砂养胃丸，廿日余而月事至矣。

邻人请其故，告曰："人身之气血，相须而行。若置气而理血，断无效验。且人以胃气为主，乃一身生化之源，而胃经多气多血，气舒则血行，气结则血滞，气热则血凝，气寒则血少。前人调经诸方，理血无非理气也。今王某之妻，气为寒食凝滞，故血亦不行，非血本亏也。若用四物等类血药多凉性，转于胃气有碍而愈不行。今以祛寒消食之品投之，气温则行，食消则通。气行而通，血不通者，未之有也。"闻者首肯再三，凡有疑，辄质问焉。

气滞经闭

又邻人李寿昌之妻，年四十余，忽患经闭。其夫素务农，日用颇窘，兼无酒德，醉后辄加诟厉。妻久而郁结，遂成病。适夏间阴雨，李忽踏泥而至。问何为？曰家人病甚，拟请诊视，余问何病？则曰："经闭数月矣，此时腹中胀痛，饮食不下，人皆以为蛊。请一视之，果不可治，亦听之矣。"问身体肿否？曰不肿。乃曰："不肿则非蛊也。"问痛多乎？胀多乎？对曰："痛有止时，胀则时时如此，几乎大便不利。"余曰："此气滞碍血也，无须诊脉，但服药三四付，则病愈。"李曰："不如一诊，较为稳当。"余曰："此病显而易见，何在诊脉，尔无非愿病愈，但能病愈，何必诊也。"乃处以《本事》琥珀散，命服四付。李持而去，余亦忘之。至中秋晚餐无事，余巡行田垅间，李忽携镰自禾黍中出而叩首，余惊问何故？对曰："内人服君药一服，即胸膈雷鸣下气而胀减，再服之，病全失矣。余以其病已愈，不必再服，至今月事不愆，饮食壮健，真仙方也。"以农忙未得叩谢，兹遇君敢申意也。余笑而扶之起，说麻问稷，日暝而归。

论绵山血见愁

绵山为吾介一巨观，峰峦秀美，洞壑幽深，而抱腹崖、蜂房泉尤为奇绝。夏秋间游人如织，其山产奇花异草，药材尤多，绵黄芪、汾甘草，载在本草，传之古今，卓然不朽。惜介人性不辨药，甘草尚有土人掘而市之，余则无采之者矣。其高山之阴，产一药，名"血见愁"，土人游绵者，辄携以归，治血证，无不奇效。余家常藏之。其枝杆类枯蒿，味色极其平淡。

余十岁后，得便血疾，更数十医无效。有老农以此药遗之，煎而当茶饮，不数日，血竟止。后服理脾药廿日遂瘳。乃珍视之。

后邻人有患吐血者，以少许服之，吐亦止。庚申秋，内人产后血晕，诸药无效，忽忆此药，服之遂醒。越数日，余在县署谈及此药，适比部刘麟甫在座，请曰弟患吐血数月矣，参茸服斤许，而血不止，君盍赐一撮。乃封寄两许，数日而愈。又县幕钱席宾季刚先生之侄媳，产后血晕，百药无效，季刚已为置殓具矣，余以此药遗之亦愈。后与邻里谈及，凡得此药治血晕，无不愈。故妇人又呼为血晕草。

余以此药名问之药肆，持出，则自禹州来者，形类赤首乌，绝非绵产。后遍翻本草，亦无载此药者。因思奇才异品，护世无穷，而味不经神农之口，品不列金匮之书，遂至淹没深山穷谷，医林无知之者，亦此物之不幸也。噫！独血见愁也乎哉！附志于此，以补本草之缺，有心者，幸勿忽焉。

天花逆证

邻人赵楚仁，天津典商也，家小康而妇甚悍，生数女一男，极钟爱之。戊午夏，其五女，年六七岁，发天花。遣人邀余视之，见其形密如蚕种，平板细碎，几乎遍体。而口唇外，尤环绕无隙，且手足发厥，饮食不进。问几日？曰两日矣。余曰："发热否？"曰："不甚发热。"问二便如常否？曰："大便溏，小便过多。"告曰："痘证发热，三朝自头至足，渐次见点，须颗粒分明，形色红润，饮食二便如常方好。今令嫒之痘，不两日一齐拥出，且形色、饮食、二便如此，兼带锁口，真逆证也，恐治亦不效。"其妇嫌余言唐突，语涉怨怼，其夫目怒之，乃止，余曰："来看病非生气，请待以十日，果有能治之者，余当师之。"拂衣欲出。其夫力求一方，乃以升麻葛根汤加参芪付之曰："此敷衍法也。"赵服之，越日而痘稍起，急遣人告余曰，痘有转机，可再视之，余力却之，赵似怨余，乃请他医。不十日，痘靥而毙。其家乃信余言，后遇赵于街，长揖作谢。余曰："病不能治，何谢为？"赵曰："早听君言，可省药钱数贯。"余曰："此亦有定数，不费此钱，恐不殁也。"赵含泪而去。

小儿乳积

东邻李喜阳，与余往来甚契。庚申秋，生一女，其夫人乳素壮，凡子女幼时，无不肥健。一日余至其家，见所生女昏睡不醒，喉中如锯，问何病？李曰："不知何故，早来忽得此疾，乳之不哺，二便亦闭，腹大如鼓，定是急惊，恐不救。"余曰："何至如此。"扪之浑身发热作汗，胸膈高起。告曰："此乳积也，下之可愈。"李之表兄梁某，在李之前设药肆，命取笔研。开白玉饼方，急令取药捣而灌之，两刻许，胸间漉漉作声，下秽物数次，汗止热退，醒而啼矣。乳之似甚饿，告曰："寄语夫人乳须从容，勿令过急，且乳必坐起，切忌卧乳，永无此疾。"其夫人闻之而笑。问何故？则前夕卧乳半夜之所致也。李痛戒之。

气郁成痰

医士郭梦槐之妻，以家道式微，抱郁而病，发则胸膈满闷，胃气增痛，转侧不食。郭以茂才设童蒙馆，而赀不给饘粥，见其妻病，以为虚而补之。病益甚。乃来求余，诊其六脉坚实，人迎脉尤弹指，因告之曰："此气郁而成痰也，发则头晕，且增呕逆，久而胃连脾病，恐成蛊。"郭求一方，乃以香砂平陈汤加大黄、枳实以疏之，二服而大解，病若失矣。

误用失笑散致死

心胃痛一证，《内经》条目甚多，先辈名公，分为九等，极为详尽，《金鉴》遵之，编为歌诀而莫不有虚实之分，可谓无遗蕴矣。

曾忆邻村有医士姓王名维藩者，余同谱弟丹文茂才之族叔也，故业医，货药饵，邻有妇人病胃痛者请王治之，王用《海上方》中失笑散，服之立效。后凡有患心胃痛者，王辄以失笑散治之，效否各参半。王素食洋烟，一日自觉胃痛，亦自取失笑散服之，痛转甚，至夜半痛欲裂，捣枕推床，天未明寂然逝矣。

因思失笑散为逐瘀之药，王之邻妇必因瘀血凝滞，故用之立效。其余风寒暑热、饮食气郁，皆能致之，若概以失笑散施治，又不求其虚实，几何不误人性命乎。

王用失笑散不知曾杀几人，故己亦以失笑死，殆冥冥中之报也。业医者，可不多读群书，以求其是乎。

水积吐食

里中相周庞兄之母，年五十余，得吐食证。始以为霍乱，吃塘西痧药数粒，吐如故。又请一医以为气郁，用四七散开之，仍如故。庞求余治，余细问形证，既非霍乱，亦非气郁。按其脉，则右关弦甚，余各平平，乃顿悟曰："此水积也。病必小便不利，好饮水，胸膈闷滞，时兼头晕。"病者点头称是。因以五苓散加苍术、木通利之，越日吐止。庞又请视，告曰："不必再视，但常服香砂六君子丸，不但不能停水，且大益于脾胃，于老人甚相宜也。"庞遵之，其母遂健。

审证与慎药

治病之道，如钥之启锁，无论显然相反，即相近者，辨之不明，治之不当而亦无效验。其间毫厘之差，千里之谬，如痰之与饮，皆水也，而有阴阳之分。温之与热，皆火也，而有微甚之别。其间或虚、或实、在腑、在脏，尤须详审。审之奈何？形、气、脉、证是也。合而参之，断无背谬。俗医知有心肝脾肺肾，而置六腑于不问，不知人生全以胃气为主，胃气盛则脏腑皆盈，胃气衰则脏腑皆败。不但饮食谷气，全凭胃经生发，即病者服药，亦先入胃腑，而后达于它脏，故曰：得胃者生。又诊脉以胃气为验。然则胃者生死之关也，不明乎此，而能达精妙者，未有也。且一病只有一法，故余治病未尝私自立方，所开皆古人成方，又不敢妄为增减。每见病者粗识字，则厌故喜新、求日易方药，不知药之为物，非五谷平和之气，利此则害彼，医士用之不当，必有诛伐无过之虑。久之，胸中混淆。病者非病病，乃药病也，富贵之家，尤易犯此，曾屡屡言之，以为以药饵调养者戒。

水停不寐

不寐之病，厥有数端：食积则消导，水停则逐水，阴燥则安阴，脾虚则补脾，阳盛则敛阳。实证多而虚证少，治之极当分别。

余读书于城东之三道河，有友人李君香泉年四十许，未博一衿。素嗜茶，自早至晚，约饮茶数十碗。见炉鼎热沸，则喜形于色。久之面乏血色，食量减少。每至秋初，则彻夜不寐，天明益渴。一日由家至塾，携丸药来，朝夕服之。又常蓄熟枣仁一囊，不时咀嚼。余问何故？则谓医家云，枣仁能安神，苦不寐，故常嚼之。问服何药？则因不寐请医士习天主教者，名王凝泰，令服人参归脾丸，谓是读书劳心，心血亏损所致。余曰："药效否？"香泉曰："并不见效，然尚无害。"余请一诊，则脉多弦急。告香泉曰："此水停不寐，非血虚不寐也。就枕则心头颤动，胸胁闷胀，小便不利，时时发渴，乃有余证，宜逐水则寐自安。若以归脾丸补之，久而水气上蒸，恐增头昏呕吐，年老恐成水肿。"香泉曰："是是。急请一治。"余以茯苓导水汤付之，二更许，小便五六次，启衾而卧，则沉沉作梦语曰："好爽快。"须臾转侧至明始觉，则遗尿满席，被褥如泥，而饮自此少，食自此进。命常服六君丸以健脾胃。香泉逢人说项焉。

食积作吐

里中庞守愚茂才之子，年四岁，忽患痛，浑身发热，见食作吐，汗出不止，已昏昏不知人。庞以训蒙在外，其家乏人经纪，听之，病增甚，乃转人求余治。往而问之，则以未出天花，邻媪以西河柳、胡荽等发之。提其腕，则脉颇弦大。问饮食乎？曰：

"不食数日，且见食则吐，即粥不进矣。"问二便乎？曰："小便赤如血，大便绝无。"
按其腹胀甚，按胸则张口作痛状。乃告曰："此停食也。不下之，何能愈？"乃以平胃
散加芩连大黄以进，服后时许，下黑粪数粒，又下赤色粪数次，腹减而醒。又视之，
则脉已小，惟胃气尚滞，又用保和丸加槟榔末而进之，晚即呼食，其母以蒸馒头付之，
狂啖数口，三更后，病复发矣。次早又请治，得其状，乃责其母曰："小儿何知，食积
甫去，顿令食面，恐新积较旧积难去也。"仍令服平胃散，重用莱菔子投之。嘱曰：
"不必再看，一月内谨忌食面，只可以米粥调之，若再发，则不治矣。"其母惭而听之。
多方调摄，适值中秋，其父酒肉致谢，余以文字交固却之。

湿痰流注

风寒暑热，饮食劳倦，内因外因，病各有一定之证，一定之脉。惟痰之为病，奇
奇怪怪，实有千变万化之势。凡不可名状，无从考核者，大抵皆痰为之也。

同年李友兰，亦精医理。辛亥秋在会垣闲寓，得痛病，或手或足，或头或腹，或
腰或胁，发无定时，亦无定处。自以为痹病，用续命汤不效。又以为寒，用麻黄汤亦
不效。一日与余闲谈，告余曰："弟病实不可测。"余请一诊，则缓而滞，乃告友翁曰：
"君之病乃湿痰流注也。"欲再言，友兰顿悟曰："不差！不差！余已知之，君破题，
下文我自作也。"相与一笑。越两日，病良已。问服何药，友兰曰："箇中人岂烦明言，
君试言何药。"余曰："不过二陈汤加苍术、姜黄、羌活、独活也。"友兰出方示之，
种种不谬。石虞琴广文在座，叹曰："二公可谓心心相印矣。"

脾湿停痰，上扰心包

又司徒芝邻方伯藩秦时，体素肥。时各省提拔军饷，员弁充集会垣，而库款支细，
芝翁忧形于色。至夏，得痴呆病。坐卧不安，时而独言独语，时而浑身痒搔。又合眼
则睡，睡则梦二鬼在前：一自缢者，索挂于项；一无首者，以手提头，发蓬蓬，血模
糊。以是，不能独卧，不接属员者十余日。延医治之，皆曰冤业，恐不起。又易一医，
则曰心血亏损，用天王补心丹，饮食顿减，乃饬门者请余，余入见，则曰："病至此，
恐不能治，但请君决之，果何经受病，须详悉言之，勿隐护也。"按其脉，则六部弦缓
而滑，寸部浮取尤甚，知是痰证，乃启芝翁曰："大人乃脾湿停痰，又加以劳倦伤脾，
心火浮动，以致痰涎绕心包络，故时迷时悟，平时必喜唾痰，唾则胸腹宽舒。此时痰
涎停结，必不能唾。且时而发烦，时而动躁，时而口渴，时而心颤并手足，时而二便
不利，皆痰为之。"芝翁曰："二鬼何物？"余曰："二鬼亦神魂烦乱所致，其实无之，
大人不必多虑。病虽多端，卑职保能愈也。"芝翁喜，问服何药？余曰："大人病非汤
药可疗，须先以矾郁丸吐之，次以控涎丹通之，再多服去痰健脾诸药则无虑矣。"芝翁

急索矾郁丸，余以此药市中多无，乃制而送之。服数粒，则刻许而吐痰絮胶黏，色兼青黑，自谓心境顿开，欲再服，余曰："痰已吐，再服恐伤胃气。"继以控涎丹投之。两日后，设便饭邀余，扶杖告余曰："两夜二鬼不见，神气亦清，君之高名实所佩服，敢问不治成何证？"余曰："若不治，不癫则痫，甚则成痰厥。"其幕友皆来周旋，饭后而归。不数日，余以内艰、闻讣回籍辞丧。至八月，芝翁以官钱案发，奉旨革职。案定，其阍人黄五绞死，就刑之际，芝翁闻之，痰厥而殁于馆。后小梅来书，犹道芝翁之死如君言焉。

湿热内淫，实证遗精

黄庚垣先生，江西人，以捐饷奉特旨议叙举人，加藩司衔并赏花翎，补西安粮道。道缺甚优，兼家赀优厚，而观察性尚清廉，接下以宽，故属下皆颂之。年五十许，曾患遗精病。观察侍妾数人，幕友有善医者，以为许多姬妾，必致虚损。用三才封髓丹补之，而观察又讲颐养，日食燕窝、东参以调之，然遗精如故。幕友以为已成虚劳，不可救药。

一日午后无事，忽召余至署，且命便服，余急趋命，观察便衣而出，揖而延之上座，余惊问故，观察曰："患遗精数年矣，曾服汤药百余付，丸药数斤，而毫无效。"余问饮食何如？观察曰："虽不能多，然尚非不能食者。老夫子以我为虚痨，故不敢多食也。"问咳嗽气少，发热自汗乎？曰否。乃告之曰："既无此数者，恐有余证，非不足证也。"观察惊曰："遗精尚有实证乎？"余对曰："大人未窥医书，兼脾胃虚弱，不特医者不敢以实论，即大人亦自疑其虚也。岂知遗精之由有数端：相火太旺，夜梦失遗，阳必壮健，宜滋之；饮食厚味，湿热内淫，则迫而失精，宜消导之；久旷气充，精满而溢，宜疏泄之。外此，中气下陷，清阳不升，则亦遗；色欲过度，心肾不交，则亦遗。又有恐惧暴怒，精窍滑而不涩，皆能致遗。若或坐或卧，无故遗精，则为虚极之证，最为危险。俗医不细求其故，不分虚寒实热，见遗精者，则曰色欲过度也。"又曰："年少好淫也。致病者，多受不白之冤，而治之多不效。"遂归咎于病之不可治，不亦惑乎。

观察蹶然起曰："闻君讲解，无不确当晓畅，心为之开，然则我之遗精绝非虚证，请一视之。"乃诊其脉，缓而坚，右关尤甚。告之曰："大人之病，所谓湿热内淫是也。胸膈常患闷滞，大便颇形后重，当消导之。"进以震亨渗湿汤。观察阅方内有黄连恐不宜，且厚朴、苍术恐伤胃气。告曰："胃苓汤是湿热要药。平胃散者，培卑监而使之平，非削平之谓也，前辈言之甚明，此方用黄连、川芎素亦疑之，细思其理，苦能燥湿用黄连而焦炒之，用其苦非用其凉也。湿热能瘀血，用川芎以行之，震亨此方，具有深意。大人成见在胸，一误岂容再误，他人必谓此方，非治遗之药，岂知治病必求其本，本治而末不治者，未之有也。请放心照服四付，常服香砂六君丸以调之，不但精不遗，即饮食亦当倍也。"观察如言服之，五日后，约晚饭，至则告曰："前闻君言甚有理，而心窃疑之，今服君药，遗已止，果觉精神增健，食量亦佳，并阳事亦壮。非君妙达精微，几乎冤我，可见医道无方，在究其理而变通之耳。"后余诸蒙奖许，即内艰而归，犹寄函问讯者数四。

诊脉如审案

昔人谓用药如用兵，余尝谓诊脉如审案。其微言妙旨，前辈论之详矣。惟仕才先生"四言要诀"简明切当。其云：四时之脉，胃气为本，尤为诊家要着。盖胃气者，脉之神也。所谓神者，极力形容而总归之曰有力。窃谓有力二字，尚不足尽神字之义。盖有力而兼活动，不疾不徐，不软不硬，方是如春风弱柳气象。本此参之，百不失一。审案，有正凶，有左证，有致事之由，有受害之所，有连坐，有挂诬。审之既确，而刑罚之轻重随之。姑就一端言之，如脾湿停痰一证，脉必沉滑。则沉滑者，正凶也。而脾湿必便难，停痰必减食，此左证也。湿或饮水过多则兼弦，劳倦思虑则兼弱，此致事之由也。或因湿而泄泻，或因痰而咳嗽，则泄泻者，右尺必虚；咳嗽者，右寸亦滑，此连坐也。且脾湿者，饮食不能健运，精液必致不充，则左尺必涩，此挂诬也。但识定正凶，健脾消痰，病皆自已。若治泄泻而止之，治咳嗽而清之，则抛却正凶，诛伐无过，必至不能治病，而反增他病也。故用药不过古人成方数十，传之于世，而用之或效或不效者，非笔下之愦愦，实指下之未了了也。

吾尝谓诊脉，须合三部十二脏腑，参考而斟酌之，方有定见。若诊寸而忘尺，诊右而忘左，滑则治其痰，数则去其火，虽有小效，亦难去病，况审之不清，而未必效乎。俟高明斟酌之。

湿热内淫，实证吐血

武芝田先生，崞县人，以名进士出宰陕西，后升榆林观察，以榆林地瘠，故在省遥领之。观察素豪于饮，以酒积得吐血疾。余在省候补，一日招余往视其病，谈及其病，观察曰："吐血数年矣，遇郁益甚。已更十数医，或曰思虑伤脾，或曰暴怒伤肝，或曰血热妄行。或效或否，而终未拔其根，可为吾一治也。"余见其气体魁伟，面色红润，食饮兼人，知非虚证。为一诊之，则左部沉实，非病脉，右关沉弦而数。乃告曰："大人乃有余病，非不足病也。如思虑伤脾，则当忡怔健忘惊悸；如血热妄行，则当身热发渴，头晕目眩；如暴怒伤肝，则当两胁膨胀，胸膈不开，兼发呕逆。今无此诸证，则前医皆误也。以愚见参之，必是湿热内淫。热能瘀血，故所吐必血色紫黯，且时而成块。胃口多患刺痛，小便常赤，大便艰涩，时亦带血。"观察曰："语语不谬，当作何治？"余曰："先以葛花解醒汤清其胃，继用枳术胃苓丸行其瘀。再饮食淡泊以调之，不过一月，保不再犯矣。"观察如言调摄，廿日而安。后观察内艰归里，以清风两袖，主讲吾汾之西河书院。余亦以内艰归籍。相隔六十里，文字往还甚密。

脾虚食滞，月事不调

越数月，余送堂儿府试，与观察日日见面。

谈及其如君云，癸水不调，脐腹常疼，精神委顿，饮食不思，偶受孕，三四月辄坠。前在崞，曾服药无数，兹又请教授齐老师治之，又请府幕钱老夫子治之，病仍不愈。皆以为痨矣，请一决之。如君出则荆钗裙布，寒素依然，向余展拜，余答之。诊其脉则六脉俱虚，而无数象，右关尤甚。告观察曰："此乃脾虚土衰之证，故精神少，饮食滞。至月事不调，怀孕辄坠，则中气不能健固之故。极可治。但须积日累月，非旦夕可愈之病也。若迟延不治，则久而泄泻，或久而咳嗽发热，面赤恶寒，真痨证矣。"余先进以六君子汤加益智、干姜、芡实，命服八剂后，服资生健脾丸。观察问："丸药服几斤？"余曰："多多益善。"

后余归介，观察解帐归崞。二年后，在会垣见其长子，问前病状，则曰："迩来体甚壮硕，去年冬，竟举一女，家父犹时时道及而铭感焉。"

气滞水积，痰壅肺窍

痰之为病，甚则发厥，无故昏倒，一或误治，便不能起，最为危险。推原其故，大抵多由气郁，以致痰壅胃口，因而不省人事。旧法以三生饮吐之，攻标之急治也。若不壅于胃，而壅于肺，则痰入清道，尤难措手。其证不昏倒，能知人，惟胸膈间气，能出而不能入，时时作反张形，遂至汤水不能下咽，咽则气逆而哮。

里中布贾姓安名溶者，虽作商，人极推重。辛酉夏，其次子岁余而殇；其三女亦以痨证亡于家；未越月，其次女之婿与其甥男，一日间相继亡。其次女年幼，婿之族人恐席卷而他适，置死人于不问，互争产业。安知之，急与愤争，族人乃散。前丧子女，已抱忧郁，后次女事，又增其愤，放归而得胸满腹泻之疾。求余治之，诊其脉，弦而滞。告曰："此气滞水积也。"用香砂胃苓丸消之，病早愈，安啬于财，不复服药，余亦忘之。越十余日，急遣人招余视其病，余以为泻之未愈也，急视之，则气格格作逆，口唾不能下咽。问膈与胸中作满否？曰否。提其腕，则两手如冰，六部伏不见，惟右寸带滑数。乃曰："此痰壅肺窍也。肺窍为气所出入，今为痰壅，故气不能入。如在胃，则卒然昏噤，三生饮吐之可也。今在肺管恐吐之不出，无可措手。"急辞而出。安固请一方，乃以木香顺气饮敷衍之，出而告其伙曰："安某之病，必不起，可急为料理。"其伙尚不信，因循至次早，乃来省视，安已口张气促而不能言矣。其堂兄见其危，又邀余治，余固辞。乃请邻人扶乩，服一方颇能言，遍召家人以身后属之，转侧而殁。

胃中积滞，四肢肿胀

李赓堂先生以武进士为温州都司，后升江西参将，缺甚瘠，告而归里。其长子号东樵，以北元作户郎，次子号莲峰，屡荐未售，博极群书，在里中与余往来甚契，赓堂先生虽林下，而性情伉爽，排难解纷，里党中多赖之。庚申春，东樵以都中官钱铺案发，下刑部狱，越年许，案未结，赓翁在家忧之。辛酉夏，忽患胸膈满闷，饮食不进，遂致手足肿胀。延医视之，疑为水肿，用利水药不效。继更一医以为虚，用肾气丸仍不效，而肿益甚。适余以其族人丧葬遇莲峰，即请余治。诊其六脉坚实，右关硬欲博指。乃告曰："此饮食伤胃，有余病也。平日多食厚味，积滞胃中，胃主四肢，胃气和，则四肢安；胃气滞，则四肢胀。必至之势也。况胃气既滞，杯勺茶汤皆能停积，虽见小便不利，其实非水能泛滥发为水肿，徒利水，必不效。且此病由湿热内蕴，再用熟地以涩之，附子以塞之，不增胀何待乎！惟年老阳虚，脾胃素弱，治无速效，但欲消肿，则易易耳。用渗湿汤加枳实、木通、牛膝消导之。"莲峰似嫌其峻，余曰："此急则治标之法，但令胃气通，则积自消，肿自愈。不必专治小便，小便必无不利。后再用健脾养胃药治之，须三五月乃成功也。"乃服之，一剂而肿皱，三服而十去其六。莲峰来书云：不意君久持文誉，出其余技，竟使顿失沉疴。昔人云：事亲者不可不知医，弟真赧颜无地矣。明日更烦一视，敬当执帚一待。余往视之，脉稍和，而右关如故。告曰："胃气已行，尚未通也。"问小便利否？曰未利。乃加葶苈、二丑疏之，即小便十余碗，肚腹宽舒，饮食亦进。继以资生健脾丸方，汤服之。告曰："必厌汤药，服丸可也。"莲峰以秋试在即，欲赴省，恐再发肿。余曰："但令勿服附子、东参、熟地之类，渐而培养之，必无恐，惟老人气虚，多需时日耳。"莲峰见无碍，遂束装赴试。赓翁之长女亦知医识字，又有旧仆亦业医，莲峰走后见其羸瘠不堪，力劝其服熟地、麦冬并燕窝、东参等，大补气血；又见其能食，以鸡鸭鱼肉日日调养之。未半月，肿虽不作，而胸腹仍滞，小便仍不利矣。

莲峰出闱而归，又邀余视，则两尺如丝，左关有促象，知非吉象，以六君子丸敷衍之，遂辞而不治焉。

保胎、增乳二方

胎至三月而堕，非损伤也，大抵妇人多忧郁，乃肝脏结热，因而腐化耳。《达生篇》保胎无忧散，最为灵应，屡试屡验。初觉有胎，即按其方月服一付，不但无小产之患，即临娩时，亦无横生逆产，胞衣不下，产后血晕之证。诚仙方也。

至乳食不足，厥有数端：有气血本虚而不足者；有乳窍未通而不足者；有因香辣等物，触回不足者；有因愤怒气郁不足者；其它食积水停，风寒外搏，皆能致乳减少。盖乳者，血也。血随气行，气盛则盈，气衰则少，气郁则滞，气热则结。医者但治其气，使之流通，乳汁断无不通之理。惟妇人年老，真气已虚，是真减少，虽服参茸，究竟草木鸟兽、枯槁之物不能添作乳汁也。

古人下乳之方不下百十数，有验有不验者，缘病情不一耳。近得一方，补气为主，而通窍散结，解热活血诸品，无不毕具。已试数人，历有成效。因录二方于后，以备不时查考云。

保胎无忧散

潞参三钱　全当归三钱　枳壳钱半　荆芥穗钱半　紫根朴钱半,姜汁炒

川贝母二钱,研末另冲　川芎三钱　羌活一钱　生黄芪钱半　菟丝饼二钱,酒泡

白芍二钱半　祁艾钱半,醋炒　生甘草钱半　生姜三片　水煎服

下乳神方

生黄芪八钱　全当归五钱　白芷四钱　陈皮三钱　木通片一钱　漏芦钱半

通草钱半　红花五分　姜炭五分　川芎二钱　王不留钱半　潞参四钱　炮甲珠三钱

水煎成加黄酒二樽热服

肝气不舒，郁而生火

里人张兄清之妹，归宁数日，忽患胸满饮食不进，兼发呕作嗽，其母疑为胎。邀余治之，诊其六脉平，左关带滑象。因告之曰："病乃肝气不舒，郁而生火，且肝冲犯胃土，食必不思。"乃以逍遥散加丹皮、山栀清之，二服而瘥。

肝木克土

介之城东，马如村郭某，在城货烛，人素迂谨。夏间由介赴祁，往返数四，以躁急故，患胸满不食。时我介疫气流行，自以为染疫，急服散药，而气乏声微，愈不可耐，别易一医以为肾虚，用医家肾气丸补之，服四五剂转益甚，几至昏不知人，乃转人延余治。至其家，问何病？则曰："成虚痨矣。"问午热自汗，咳嗽气喘乎？曰否。然则非虚痨。提腕而诊之，则两寸尺俱平平，两关皆坚而滞，而右关微带弦象。乃告之曰："此肝木克脾土也。病由一时气不遂，兼发急躁，以致肝气壅塞脾胃，因而胸满不食，理宜平肝清燥，医者以桂附补之，脾胃愈塞，不增甚何待乎。此时宜先解桂附之药力，然后进以疏肝健脾之品，不过半月保无事矣。"病者喜急索方，乃开平胃散加山楂、麦芽以消之。病者争曰："余素无食积，兼久不进食，君用消食之药，不亦悖乎？"余笑曰："君第知平胃散为消食之药，不知君脾胃中虽无食，却有桂附，我之用

平胃散非消食，乃解药毒也。药毒不解，胸中终难爽快。人第知平胃散消食，而不知药亦积，非此不能开脾胃之路，此俗医拘其方，而不究其理，所以多误也。"病者欣然服之。越三日又请视之，则胸中宽展，渐思食矣。乃继以逍遥散理其脾而清其肝。告曰："不五剂君必起，但服香砂六君子丸半斤，便更壮健。"郭如言服之，半月后仍入城货烛矣。

阴火上冲，以致耳聋

直隶藩库厅张一斋，介人也，以名家子，赴直候补。内艰归里，与余时时作觞豆之会，人亦潇洒不群。以其犹子张文泉司马与余为同谱，故叔呼之。庚申夏，忽患耳聋，人与言者，必大声疾呼方可。适余约作消夏之会，入门与语，貌甚痴。怪问之，方知其聋。谈次便请一诊。问其得自何时？曰四月中旬。延医数四，皆以为肝气，用平肝药数十付竟不效。乃诊之，觉其六脉沉而数，兼带弱象。因告之曰："此阴火上冲也。耳主肾，肾气壮则耳通，肾气虚则耳闷，肾气寒则耳枯，肾气热则耳塞。君所患乃肾热，绝非肝气，吾乡小儿多患此，甚则流黄汁，一予散肝，不益悖乎。"一翁问服何药，乃以知柏地黄汤进。一翁似嫌过凉。余曰："长夏气冲，兼胃中有湿热，必无碍。但耳不聋，则勿服也。否则须服麦味地黄丸，其功稍缓。"一斋归而服之。余略不记忆，越年许，与其兄张立翁茂才谈及，方知四付耳即通。因忆其事，申谢再再。

气郁脾馁

读《医宗必读》一书有治病不失人情论一条。可谓老成练达，道尽医家甘苦。

吾乡张公景夷之弟，素短于才，在湖南作贾。年余而归，益无聊赖，兼嗜洋药，一切衣物日用，仰给于兄。性近侈，私累丛集，又不恭厥兄，终日愦愦抱闷气，食不沾荤，而糖饴瓜果之类，时不离口。辛酉夏，因而成疾，其兄延余诊之，六脉平和，惟左关滑，右关弱，乃气不伸而脾馁候也。因投以逍遥散。其兄以为颇效，而病者不任也，乃入城投荣医者治之。荣素迂滞，问其形证，且恐货药无钱，遂以病不可为辞焉。张归则涕零如雨，其母素溺爱，亦以为不复生矣，举家惊啼。日诟谇，景翁不得已，又请余治，情辞急迫，乃曰："荣某以舍弟病为不起，请决之，如真不可为，身后一切好预备也。"见其景象，本不欲诊，以景翁诚恳相求。又诊之，则脉象如故。乃告其家人曰："此病此脉，万无不好之理，如别生他证，余不敢保，若单有此病，勿药可愈，如有错误，当抵偿也。荣某以庸术吓人，勿为所惑。"景翁颇喜。而其弟则大拂意，奋袂而出。景翁嗟悼再三，问何以处？余曰："此虽弱冠，其心反不如聪明童子，但日给钱数十，令其游行自在，无拘无束，三两月必无虑矣。"景翁如言听之，病者日日入城，颓然自放，不两月病瘥而更胖矣。景翁始信余言之不谬。即其弟亦自云悔不听余言，致多费也。余笑而鄙之。

肝郁头痛

又有杨姓名清礼者，鞋贾也，家颇居积，性好符咒逢人辄谈丁甲，并以法水治病，时有小效，而其实胸中龌龊，块然痴物也。与其弟每同居，弟性好挥霍，然善理财，以故日用应酬诸费能源源接济无缺，兄则不能沾手。辛酉冬，其弟应武童子试赴府，礼忽大病，头痛如裂，身热如火。急请余治，灯下诊之，肝滑而数。告曰："此必有大不遂事，以致肝郁头痛，平肝痛自止。然何忽至此？"暗询之乃知狎邪之费，内外交迫也。乃处以左金丸，三更后颇可。适其弟入武庠，报马络绎。礼不顾严寒，单衣而出，又召外感，次日病益甚。又请余治，余不耐与此辈交，峻绝之。杨日日易医，且医者日数人，而病转甚，将近狂。其弟问余，余曰："此系心病。非药石可疗。"置而不问，过年当自已也。其弟笑颔之。除夕果减，元旦后日愈矣。知者见余无不服。余言观此二病，知此等证候，虽华扁亦无可如何也。不失人情之论，不益信哉。

气郁停痰，喘咳不食

里中武庠杨乐斋之二嫂，廿余而寡，抚一子，人颇精强，一切家政，皆经其手，诸妯娌不及也。然郁郁独居，肝气时作，发则喘咳交臻，呻吟不食，如此者经年矣，延医数辈皆以痨瘵论。壬戌春，病复发。卧床月余，合家无可措手。杨邀余视之，诊其左关滑数，右寸关俱甚。乃告之曰："此气郁停痰，并非痨证。前必多服补药，因而增剧，万勿为虑，药不十剂，保无恐矣。"乃以平胃，二陈、四七汤合进之，药入口才刻许，膈间漉漉作声，顿觉宽展，二帖后，喘咳息，而食少进。家人皆惊其神，以为痊愈，遂停药。余亦忘之，未过三日病又作。又延余视，诊之，脉少衰，而滑数未改。因问服几帖？以二对。告曰："二帖路已开，病未愈，少亦须四服，但得大解胶黏秽物，则全去矣。不必易方，宜照前服之，三日后再见也。"病者听之，越日晨起，暴下恶物数次，食大进，喘咳皆归乌有。更告以香砂六君子丸调摄之，尤当稳固，而其家皆淡漠，不知听之否也。倘调养不善，恐明春再作也。

臁疮外证

臁疮外证，极为缠绵。幼时尝见患此者，脓臭浸淫，经年溃烂。治之法亦颇多，而奏效殊非易事。

辛亥岁，家君曾患此病。洗敷百施，时发时愈。继有县之西堡村多福寺僧，名钟灵者，祖传外科数世矣，极有把握，乃请治之。钟灵来视，则曰："此臁疮也，最畏散药、膏药。若用膏散，必致增盛。生豆腐最好，但切薄片，用暖水泡过，日日更易，不半月必愈矣。"家父如言贴之，果克期而愈。

后余亦因磕伤发溃，渐致成此疮，亦用豆腐贴之，口渐敛而痛时作。又有邻人教以黄腊化融去尽烟，加松香末少许，摊竹纸上贴之，果痛止而愈。

以不紧要之药，治最缠绵之病，功如反掌。乃药病贵相投，不在贵贱也。故志之。

少阳感冒，热入血室

同谱王丹文，续弦至四而仍病。始以为不礼于姑，郁证也。请阴雨苍茂才治之，用逍遥散或效或否。月余又请李笛仙茂才治之，问其癸水不至者两月矣，始疑为孕，继觉其非，以瘵治之，用十全大补汤加桂附，初服则可，继服而热增矣。迁延之久，无计可施，专车迎余。诊之脉细数，而肺部尤兼滑象。告曰："此热入血室证也。初因少阳感冒而起，宜小柴胡汤加生地、丹皮等，以凉其血，则病当愈。阴之逍遥尚近理，李之桂附，则真阴本虚，又加热药以熬煎之，是油沃火也。此时必喘咳并作，午后发热，头目昏晕，精神倦怠。解外感，则外感已散；清内热，则真金久为销烁，恐无效也。"丹文急请一方，乃以东垣拯阴理瘵汤进。告曰："服后当有效，然此病总以癸水为主，癸水至则可治，若癸水不至，虽效亦无益也。"越两日，丹文来喜曰："服兄药凡两剂，病已减半，再服可乎？"余曰："可再服两剂，再看可也。"又两日，迎余去，诊之，数象稍变，而虚弱特甚。惟肺部火不退，乃易以人参救肺汤。三服后，丹文又迎余，问其癸水仍不至，乃辞焉。……午月末，余由定回介，问之，则四月中已殁矣。

痰厥头痛

里中王云集夫妇，习天主教，精于技艺，大而土木之工，小而钟表之细，以致裁衣治膳，骑射技击之术无不通，亦无不精也。而清贫如洗，夫妇诵经奉佛，意气淡泊，乡党皆敬之。壬戌春，得脑后疼，起卧不敢转侧，动则如针刺。请王槐堂茂才治之，以为风也，散之不效。乃邀余治，诊其六脉浮滑，两寸俱出鱼际者半寸。告曰："此痰厥头痛，非外感也。甚则为刚痉，必至角弓反张，身体强直；缓则半身不遂，口眼歪斜，实大证也。止头痛，极易事，但此病须服药数十付，乃除根。不然疼虽止，将复发。"王以贫辞，乃曰："但能止头痛则举动自如，余听之可也。"乃示以东垣通气太阳汤二服，痛果减，遣人告余，拟余易方，余曰："方无可易，但服至五六付，痛全止矣。"王遵之，痛遂已。其妻劝其再治，其夫苦无药资，遂止。余近闻其手足迟重，饮食不思，且皮肤疼痛不自觉。噫！贫人获此大病，若跌扑而痰壅以死，犹为了当，不然恐沉绵床褥，累月经年，其罪状有不可以言语者，伤哉贫也。

气滞停食

医人强学潮之妻，蜂目而豺身，顽物也。夫殁后，益无忌，仇媳而爱女。在家则捶楚其媳。其女适吾里王姓，粗悍不让其母，而其母年过六旬，往返吾里日数四，疾健如奔。壬戌春，气后食停，得心胃疼证。前尚忍之，后不可忍。延任医治之，任更愦愦，谓年老气虚，施补剂，服则痛滋甚。又请任治，任拒，曰疾不可为矣。其女家与前习天主教者为邻，知余看王病，乃请治其母，余本欲辞，而王再三怂恿。不得已，为一诊，见其右关实大而滑数，肝部亦郁。告曰："此气滞停食也，必与人争气后，遂进饮食，食为气壅，郁而作痛。"其女从旁极赞余神，反诉其母："常劝尔勿食时生气，而尔不悛，今谁怨焉！"请一方。乃以越鞠平胃散加枳实，重用香附。告曰："两服后保无虞矣。"后五日遇其女于街，则曰母病已痊愈，称谢数四。

水气下注，腿脚作肿

赵梅村先生，崞县人，工书，兼精笔札，见者辄赏之。以廪生博广文尚在需次，为榆林观察芝田先生记室，后芝翁以内艰归里，梅翁亦家居，近为定襄令同谱弟戴幼安翁司笔札。壬戌夏，定襄县试，幼翁邀余阅卷，与梅翁朝夕聚谈。一日梅翁曰："弟素颇健，近不知何故，两腿连脚作肿，午后益盛，闷滞不能屈伸。"余问皮皱乎？曰然。光亮乎？曰然。小便不利乎？曰然。胸膈发闷乎？曰然。告曰："此必饮水太多，水气下注，不治则成水肿，渐而至腰，至腹则无救矣。"梅翁请一诊，余曰："不必诊脉，但疏泻其水，小便利则肿自已。至于茶水，渴而后饮，不渴时则绝之，勿过贪也。"因进以五苓散加木通、牛膝、防己、瞿麦，至夜则小便五六次，觉肚腹宽舒。天明视之，肿消其半。连服三剂，则肿迹全无，步履矫健。梅翁为书对联、横幅，称神者再再。

脾胃积滞，误用桂附

定襄西厅程裕堂，都中人，春初到任，而定缺苦甚，岁入不足二百金，而定俗尤鄙陋不堪，一切起居日用多不遂意。又以老母在京，迎养则不给，不迎又不可，忧思抑郁，手生一疔，延本处牛医治之，牛屡施针灸，半月而后愈。然程素有积滞，兼日来忧郁，遂胸膈胀满，饮食不思，精神馁惰，面目瘦削，牛以为病后大虚，用桂附补之，二服而满益甚。知余在县署，急衣冠来拜，幼安问其病，即指余告之曰："润翁医道如神，山陕诸相好，无不服者，宜请治之。"余诊其脉，六部沉数，右关坚欲搏指。笑曰："君腹中如塞井而下之石，积滞无隙，宜乎饮食之减少也。此有余之证，急下之，则舒畅。误认为虚，则相悖矣。"程曰："精神馁困，肌肉消瘦，非虚而何？"余曰："俗医但知书上病，不知身上病，焉有是处。精神不足者，气血不流通之故；肌肉消瘦，饮食不生发之故也。盖脾胃为容受转输之官，积则无所容受，滞则不能转输，胃气一停，百脉皆败，无怪其然也。"程请一方，以对金饮合保和汤合进之。两服而胸腹作声，洞下秽物数次，顷刻间，饥不可忍，神气亦清。晚笼灯而来，伏地作叩曰："此方真灵丹妙药，前尚未深信，今乃知俗医之多误也。"余曰："人腹中如常平仓，最须年年出陈易新方好，但旧积既去，胃气尚弱，新物入口，停滞尤易，须节俭也。"程首额之，即折柬相邀，余怜其苦力辞之。越日余束装归里，程乃饬差送数里外。时雨后多泥，凡难行处，即转轮负毂，余遣之去，则曰："家主之命不敢违。"过十里而后返。

热病误治

余舅母王氏，守节三十年，苦而益笃，经纪家政，今已抱孙。体素弱而不甚服药。壬戌夏，忽得热证，烦躁不安，浑身如火。初请其族婿董某治之。董固寡术，以为风也，用小柴胡汤发之。次日，则热几如狂，时而昏不识人。表弟以农忙无暇顾，遣人告余，急往视之。则全家惊惧。诊之则两手沉数无他象，惟舌苔焦黑，语近謇涩，而心甚清。因告曰："此热病也。董以温治，故错。此时必膈间胀闷，咽干口渴，大便秘，小便黄赤。幸血分尚清，无斑痧等类，形证虽危，尚易治也。"因问思凉水否？曰思甚。乃命取新汲水两碗满饮之，顷刻间觉头目俱清，进以三黄解毒煎合犀角地黄汤。两服而热退。又以归芍地黄汤连进而清其血。五日后又视之，则病全清，惟思食过甚。乃告表弟曰："此时胃气初升，食难化之物，最易反复，宜节之，虽得罪，亦断不可任其多食也。"

长夏热病

杨清礼之女，年六七岁亦得热证，请江湖士常治之，常以为温，用荆防败毒汤不效。又请朱医治之，朱素作贾，粗知药性，又以为风，用通圣散而热仍不退。杨不得已，邀余治之，见其脉象沉数，身热如火，告曰："此与余舅母同病，并非风，亦非温，但清其血，热自止。若用荆防等发之，要知春冬腠理为风寒所闭，故用散药解之。此时皮肤皆开，长夏酷热，散之不益耗其气乎。"杨曰："医者意在发汗。"余曰："无汗，汗之可也。有汗，何容发也？"杨又谓："医以为此汗是热天之汗，非应出之汗也，故发之。"乃晓之曰："汗无非人身精液，容有二乎。此时之汗从令爱身上流出，难道以药发出之汗，从他人身上出乎？必以为此时之汗为非汗，以药发出之汗为真汗，必使用麻黄、柴、葛，使汗出不已，真气耗竭而后已。医道不通至此，几何不误人性命耶？"杨语塞。请一方，乃仍用三黄解毒汤。杨痴物，久不见，未知应效否，余不愿问之，然亦难保也。

阴亏血热

同谱张月翁之三弟，血燥食重，亦得热病兼喉痛。请张宝玉视之，张吓曰此红痧蛤蟆瘟也，病甚险，治亦恐不效。其母惊而不安。月翁邀余治。余曰："无碍，非痧，非瘟。不过'阴亏血热'四字耳，二药可愈。"月翁疾索方，因以六味地黄汤加芩连进之。次日往见月翁，则其三弟已笑迎于门矣。问其病，则曰："药后酣睡至三更后，则心体具清，此时惟浑身稍软。"余戒之曰："病初退，尚未痊愈，须节饮食，省奔走方可。不然，再发则无救矣。"尚知信从，数日后，入学而读矣。

蓄水喘嗽

月潭之女，年甫周岁，忽喘嗽交作，浑身发热。月潭以为寻常感冒，忽之，越日益甚。适余视其弟病，亦请一视，见其面发赤，身发热，喉中声如锯，臆断曰痰也。必乳母令睡时吃乳，兼膈间有火，故食为火壅而生痰，但得白玉饼两三枚则可矣。月潭令服之。热稍退而腹作胀，喘嗽仍旧。又请余视，以为已愈，细视之，两目昏闭，精神若无，喉间亦如故。月潭曰："看此形恐不救。"余曰："何至此?"乃视指纹，则红丝出风关，兼按其膈，则胸中作声漉漉然。顿悟曰："前以为痰，乃水也，必小便不利，眼胞虚肿，兼咳而作呕。"乳母曰是。遂开五苓甘露饮，令当茶饮之。次日，月谭邀同进城，问之，则小便十余次，腹减而精神作矣。因劝以再进一煎，两日如初。

大虚腹满，梅核作喘

邻人杨本檀之岳母，贫不能自存，衣食悉仰给其婿，而杨亦失业家居，日用颇窘，面目相觑，日抱忧郁，以爱女故，遂增咳喘，肚腹胀满，饮食不思，杨不忍坐视，邀余治之。至则面目黄瘦，气息仅属。告余曰："不食数日，喉中如有物塞者，咽之不下，唾之不出，他人以为时气，请一决之。"诊之则六脉沉弱，两尺如丝。告曰："此大虚证也，须大剂峻补之方可，且药必得数十付，再能节思忍气，可保万全。若喉中之物，即所谓梅核气，并非时气，药不三服可去之。"杨曰："但使喉中通利，饮食能进，其余缓缓保养。至精神大虚，用药调补，弟近况实艰，药资无从出也。"余曰："亦是。"乃开四七汤加橘皮、香附以疏之，药入口至夜觉喉中之物如坠于腹者，呼吸通利，药两进则思食，而精神作矣。杨疾告余曰："家岳病似痊愈。"余曰："不然，四七汤只能疏通道路，与其本病毫无干涉。盖病日久，故觉爽快，若再迟数日，恐饮食仍不进也。且脉象甚不佳，不如听之，徒费银钱无益也。"杨然之。

气郁胁痛

里中张士美之妻，以夫不自立，常抱抑郁，而性颇桀骜，一切衣食稍不遂意，辄负气相争。壬戌夏，其次子以食积胃热致喉肿，请邻人张宝玉治之，张不学无术，以针刺其喉，用新白布擦之。越日，益水汁不下，三日而殁。士美之妻因丧子而增病，乃胸膈□□□作痛，饮食不思，终日昏睡，头目眩晕，适余至其家，请一视之。诊其六部沉郁，肝脏尤甚，乃告之曰："此气郁也，数药可愈。但须戒忿怒，不然虽愈将复发也。"处以香砂四七汤，三服而痊。

气郁痰壅

同谱弟张月谭之姊，所适非人，贪而好气，以故时增烦闷，久而生痰，又久而积食，因之精神委顿，饮食不思，膈满肚胀，自以为痨。一日同入城，月谭邀余诊之，则脉象沉伏，按之至骨而后见。告曰："此气郁痰也。胃气为痰气所壅，则清阳不升，浊阴不降，而头晕目眩，项粗口干，腹满便秘，诸症交作矣。"病者称是。乃进以胃苓承气汤，二服后，下秽物十数次。又往视之，病者再三称快。命再一服，即继以香砂六君丸，不及半斤，当健壮倍于昔日矣。

暴怒伤肝，热入血室

同谱弟李晓圃，以茂才得广文，后随其堂兄裕州牧理幕事。裕州多得其力，后其堂兄以捻匪滋扰罢任，晓圃随后任守城出力，保举五品衔。辛酉回介，与余往来甚契。一日余至其家，适其侄在坐，似有所求。晓圃代白曰："舍侄因侄孙妇病甚危，已阅十数医矣，愈治愈甚。而此时尚不知何病，拟请大兄一视，果不可为，好备一切。"余以至好随入视之，见病者蒙衾侧卧，形如露骨鸡，而面唇甲爪俱白无色。即曰："此血脱象也，得毋产后乎。"其母在旁曰："自四月小产后至今不起数月矣。"因私计曰："此血大虚之证，用圣愈汤当有效。"细视其头面，血络带紫色而棱起，又疑其血分有热，诊之，则六部沉数，左关肝坚欲搏指。乃顿悟曰："此暴怒伤肝，热入血室之候。其人必性情素暴，此病因忿怒而生，此时必两胁胀痛，目赤耳鸣。且土受木克，脾经大虚，脾虚则肺亦伤，当时而喘嗽，时而泄泻，时而发热，时而心惊，虽非痨瘵，相离不远。赶紧施治尚有转机，若再迟延，恐无及也。"病者就枕点首，妪婢亦以为然。出而告晓圃，大家皆称快，因以加味逍遥散合左金丸并处之。告曰："虽不痊愈，亦当有效，四服后再视也。"越五日，遇晓圃于酒市，问之，则病人不愿服药，缘家务不齐，晓圃亦只听之而已。

食积胸满

间壁郝源林之继室，虽再醮而抚子孙如己出，内外无间言，里党咸重之。秋初忽得不食证，精神馁败，胸膈满闷。且年过五旬，素多辛苦，以子廷楷来求余治，视之，则气乏面枯。问头疼发热否？曰否。诊之，右关独大，余俱平平，知为食积。告曰："病极易治，药须三服必痊愈。"病者摇手曰："余素不能吃药，吃药则吐。"余笑曰："既不服药，此病又非针可除，难道医者只眼一看而病去也？请易以丸何如？"病者有难色。其子曰："请一试之，万一丸药亦吐，则听之矣。"病者应允，乃令服保和丸不一两当愈。其子为入城买保和丸，劝服之才三四钱许，则膈间作声，晓则洞下数次，越日而起，精神作，且思食也。后遇其子于途，称神者再再。

小儿肝疳

里中段克宽之孙，得疳疾不起数日矣。遇野医视之曰此痞也，割之可愈。乃割其耳根并割其手之虎口，而病不去。又数日，则两眼羞涩难间，头大颈细，腹有青筋，时时张口作睡态，无法可施，段乃抱而问余。余视其形状，告曰："野医以为痞良是，但俗之所谓痞，即古之所谓疳也。病有十余种，五脏六腑皆有此病。令孙所患，乃肝疳也。始而发呕，继而胁胀。肝火上冲于目，故流泪羞明，渐而起云翳。不三月，两目瞽矣。目瞽而病蚀其肝，命亦随之而去，此时尚可挽回，若再迟月余，则无救矣。"段以仵作积财，家颇裕，而猥鄙特甚。又告曰："此病性命相关，若重财轻命，小效而中止，不如勿经□也。"段力表其不能，乃先施退翳散，并逍遥散清其肝□□□服而后来，则翳已清，精神亦好。又处以化痞消疳汤服之。数日遇于途，谢曰："孙病已痊愈，天太热不能多服药。"余曰："固知尔之吝也，此时病虽去而元气未复，脾部尚虚，不力培之，将复作也，如不愿服药，宜买芦荟消疳丸过半斤而后可。否则再病，勿求余也。"段笑而颔之。不知能听之否。乃知龌龊之流，不足与论病，并不足论事也。

食为气滞，中脘不通

裕州牧莲舫兄之夫人，号杏云，灵石漪泉翁女也。工书画，善音律，一切博奕棋酒，无所不通。适李时，莲舫尚诸生，劝之读书，不数年得乡举，后以誊录议叙牧裕州。杏云随之往，日行事件，多经其手。而莲舫多萎靡，且好狎邪游，并取二妓。以防捻不力失官，后虽开复，而空坐省城，益不自释，日与夫人反目。辛酉秋，夫人不得已回介，家道式微，翁姑俱老，诸事赖之保全。余曾一次，即为余画桃花春燕扇幅，至足感也。壬戌夏，忽遣人邀余，问之，则杏云病矣。急随之往，则衣饰楚楚，诊其脉，则六部沉伏。余曰："此郁滞也，宜逍遥散。"夫人亦知医，点头称是。二服而全。

又隔月，余赴捕厅之饮，先见晓圃，晓圃曰："兄来正好，五嫂又病矣，何不一视?"入而问之，杏云曰："以为感冒，但觉憎寒发热，肢体沉困，用柴胡四物汤，一服而腹作痛，昨夕犹缓，朝来无止时矣。时疫气流行，恐其为疫，故请大哥一视。"诊之则余脉俱平，惟右关颇实而滞。告曰："此非外感，亦非瘟疫，仍是食为气滞，故中脘不通。不惟增痛，且多胀也。况胸间作闷，时时作嗳气，以藿香正气散疏之则无病矣。"杏是之，称不谬。乃处一方。越二日，遇晓圃于酒市，问之，则曰："二服痊愈，家五嫂命致谢焉。"